U0755205

心血管

内科轮转护士规范化培训手册

主编 张春

XINXUEGUAN
NEIKE
LUNZHUAN
HUSHI
GUIFANHUA
PEIXUN
SHOUCE

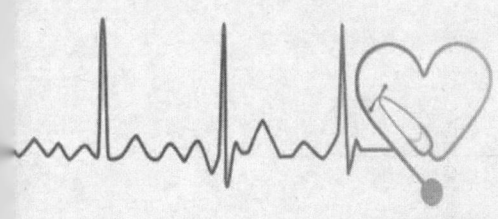

甘肃科学技术出版社
（甘肃·兰州）

图书在版编目(CIP)数据

心血管内科轮转护士规范化培训手册 / 张春主编
. -- 兰州：甘肃科学技术出版社,2018.5（2023.12重印）
ISBN 978-7-5424-2591-1

Ⅰ．①心… Ⅱ．①张… Ⅲ．①心脏血管疾病－护理－
技术操作规程－手册 Ⅳ．①R473.5-65

中国版本图书馆CIP数据核字(2018)第096698号

心血管内科轮转护士规范化培训手册

张　春　主编

责任编辑　刘　钊
封面设计　刘欢婷

出　版　甘肃科学技术出版社
社　址　兰州市城关区曹家巷1号　　730030
电　话　0931-2131570（编辑部）　0931-8773237（发行部）

发　行　甘肃科学技术出版社　　　　印　刷　三河市铭诚印务有限公司
开　本　787毫米×1092毫米　1/16　　印　张　40.75　插　页　2　字　数　916千
版　次　2018年10月第1版
印　次　2023年12月第2次印刷
印　数　1301~2350
书　号　ISBN 978-7-5424-2591-1　　定　价　188.00元

《心血管内科轮转护士规范化培训手册》

编 委 会

主　　编：张　春

编　　委：（按拼音排序）

冯　英　　何冬花　　金芳霞　　刘恒霞

马玉彤　　马蔓娟　　宋婷婷　　尚文静

石夏兰　　施　妍　　张　春　　张银雪

目 录

第一部分 基础培训

第二部分 专业理论培训

第三部分　专业技能培训

第四部分　护理试题部分

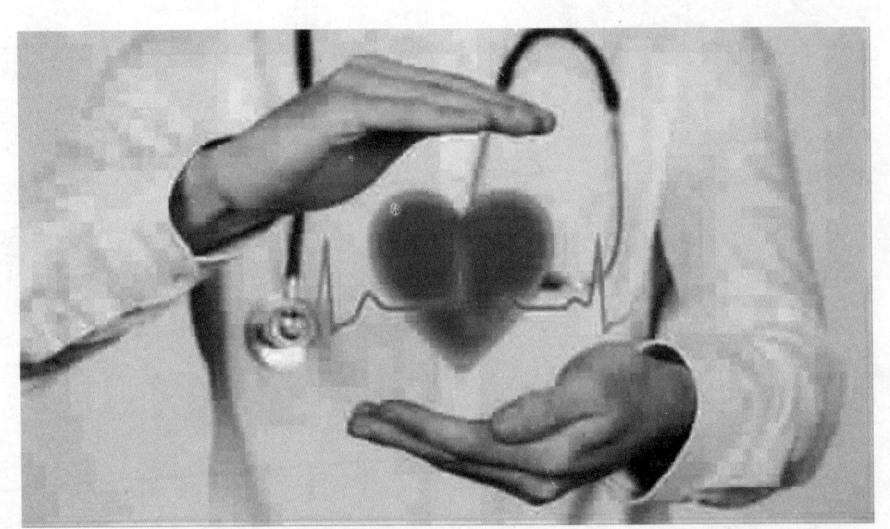

第一部分　基础培训

第一章 院史文化及科室概况

【院训】：厚德精医 博学笃行

【宗旨】：关爱生命 奉献社会

【愿景】：提供高效优质的医疗服务,搭建高水平的科研平台,培养高素质的医学人才,创建国内一流的大学医院。

【精神】：自强不息 追求卓越

【核心价值观】：尊重、关爱、真诚、奉献

【目标】：创建患者满意、社会满意、政府满意、学生满意、职工满意的品牌医院。

一、医院概况

兰州大学第二医院(简称"兰大二院")是一所集医疗、教学和科研于一体的大型综合性三级甲等医院,是"全国百姓放心示范医院"、"全国百姓放心百佳示范医院",拥有甘肃省儿童医院。近年来兰州大学第二医院,以院本部为核心,按照"集团化发展、集约化管理、集成化运营"的医院集团发展思路,定西市人民医院加入兰大二院医疗集团,成立兰州大学第二医院托管定西医院,西固区人民医院也加入兰大二院医疗集团,成立兰州大学第二医院托管西固医院。

1. 历史沿革:医院前身为 1928 年建立的兰州中山医院,1932 年成为甘肃学院医学专修科的教学医院,是甘肃省最早建立的公立医院。1946 年更名为"国立兰州大学附设医院",1948 年更名为"兰州大学医学院附设医院",1954 年从兰州大学分出独立建院,更名为"兰州医学院附设医院",1959 年成立"兰州医学院第二附属医院",2004 年随兰州医学院整体并入兰州大学,更名为"兰州大学第二医院"。

2. 医院规模:医院本部占地 155 亩,总建筑面积约 40.1 万 m²。现有职工 5155 人。开放床位 3500 张,2017 年门诊量 162.15 万人次,同比增长 10.06%;住院病人 11.01 万人次,同比增长 18.26%;手术量 6.67 万台次,同比增长 19.07%。医院本部设有 24 个行政职能处室,118 个临床医技科室、210 个亚学科、5 个国家级重点专科、11 个省级重点专科。

兰州大学第二医院定西医院是一所集医疗、教学、科研为一体的三级甲等综合性医院。医院病床编制 1600 张,实际开放床位 1250 张。内设 42 个临床医技科室。老院区占地面积 55 亩,建筑面积 3.3 万 m^2。新院区占地面积 155.22 亩,建筑面积 7.5 万 m^2。2016 年门诊量 69.56 万人次,同比增长 19.06%;出院病人 2.91 万人次,同比增长 21.94%;手术 7717 台次,同比增长 30.16%,医院现有职工 985 人,享受国务院政府特殊津贴专家 4 人,甘肃省优秀专家 2 人,甘肃省 555 创新人才 1 人,甘肃省卫生系统领军人才 1 人,甘肃省医疗卫生中青年学术技术带头人 2 人,定西市优秀知识分子拔尖人才 13 人。

兰州大学第二医院西固医院是一所集医疗、预防、教学、科研于一体的综合性二级甲等医院。占地 44 753m^2,建筑面积 44 332m^2,业务用房:16 023m^2,开放床位 272 张。现有职工人数 492 人,其中主任医师 3 人,副主任医师 29 人,中级医护人员 75 人。2014 年 5 月通过国际医疗机构评审委员会 JCI 认证。

3. 人才队伍:医院人才济济,享受国务院特殊津贴 11 人;卫生部突出贡献专家 3 人;特聘专家、中国工程院院士 2 人;省级优秀专家 7 人;兰州大学学报(医学版)主编 1 人;甘肃省领军人才 27 人(一层次 13 人);省"555 科技人才工程"人选 17 人(一层次 5 人、二层次 12 人);省"333 科技人才工程"人选 9 人;省教育厅学术带头人 2 人;省卫生系统领军人才 21 人;省卫健委学术带头人 43 人;陇原青年创新团队 1 个;陇原青年创新人才 9 人。中华医学会、中华药学会、中国中西医结合学会、中华预防医学会、中国医师协会等学会常委、委员以上 85 人;各种专业杂志编委 100 余人;甘肃省医学会各专业委员会任主任委员、副主任委员 68 人。

4. 学科建设:医院有 48 个学科,118 个临床医技科室、210 个亚学科,拥有 5 个卫生部国家临床重点专科(骨科、神经外科、普通外科、泌尿外科、急诊医学科);4 个省级重点实验室(甘肃省消化系肿瘤重点实验室、甘肃省骨关节疾病研究重点实验室、甘肃省泌尿系统疾病研究重点实验室、甘肃省血液病重点实验室(培育基地);2 个甘肃省临床医学中心(甘肃省眼科临床医学中心、甘肃省泌尿系疾病临床医学中心);院士专家工作站 2 个;11 个省级医疗卫生重点学科(肝胆胰外科、骨科、院后急救医学专业、神经内科、消化内镜治疗中心、肾病内科、神经外科、耳鼻喉科、小儿重症医学、麻醉科、皮肤科);1 个甘肃高校省级重点学科(外科学);1 个甘肃省心脏外科院士专家工作站;15 个国家级培训基地(卫生部脑卒中筛查与防治工程基地、卫生部腹膜透析中心、中华医学会外科分会腹腔镜内镜诊疗技术培训基地、中华医学会外科分会消化内镜诊疗技术培训基地、卫生部普外内镜诊疗技术培训基地、卫生部消化内镜诊疗技术培训基地、卫生部耳鼻咽喉科内镜诊疗技术培训基地、卫生部初级创伤培训基地、国家药品临床研究基地、国家临床药师培训基地、卫生部专科医师外科学培训基地、卫生部专科医师急诊医学培训基地、"走进西部"万名县级医院医师培训项目基地、全国健康管理示范基地、全国白内障手术培训基地);11 个省级质量控制中心;甘肃省听力障碍诊断中心、甘肃省眼科疾病干部保健中心以及中国西部首家"内镜培训基地。2017 年我院与省内外 204 家医疗机构签订协议,全面启动专科联盟建设。

5. 教学状况：在 20 世纪 30 年代医院就是甘肃学院医学专修科的教学医院，现为兰州大学第二临床医学院。拥有临床医学一级学科专业学位博士学位和专业博士学位授予资格。现有临床医学一级学科博士后科研流动站 1 个，二级学科博士点 2 个，一级学科硕士点 1 个，下设 26 个专业，二级学科硕士点 17 个。具有临床医学、医学检验学、医学影像学、麻醉学、护理学 5 个本科专业。形成了博士后、博士、硕士(学术型和专业型)和学士的完整的人才培养体系。现有 29 个教研室，硕博士生导师 139 人(其中博士生导师 23 人)教授 57 人，副教授 107 人，现在校本科生 1889 人，硕士 501 人，博士 65 人。

6. 科研硕果：拥有甘肃省重点实验室 4 个；专科研究所 43 个；近三年科研立项 349 项，科研经费 2660.22 万元(含地区基金)，科研获奖 45 项(其中厅、局级 11 项、省部级 32 项)。科研论文 1370 篇(其中 SCI227 篇、CSCD 452 篇。统计源 387 篇)，获得专利 84 项，项出版专著 216 部。

7. 先进设备：医院拥有总价值达 10.5 亿元的大型高精尖检测、诊断、治疗设备，包括 Pet-CT，容积旋转调强(VMAT-Elekta Synergy)医用直线加速器，飞利浦放疗专用大孔径 4D-CT 模拟定位机(Brilliance CT Big Bore)，铱-192 高剂量率近距离治疗机，医科达-Monaco 和飞利浦-Pinnacle3 治疗计划系统，医科达肿瘤信息网络系统(Mosaiq)，德国激光定位灯 LAP(DORADO4)以及德国 PTW 三维水箱、瑞典 ScandiDos 公司实时剂量四维验证系统(Delta4)、二维矩阵验证系统，设备伽马刀治疗系统、3.0T 核磁共振、64 排螺旋 CT、宝石 CT、直线加速器、数字胃肠机、体外震波碎石机、数字减影血管造影机、彩色多普勒超声检查仪、大型自动化生化仪、ECT、流式细胞仪、准分子激光仪等国际一流医疗设备。雄厚的技术力量和先进的诊疗手段，促进医院诊疗水平。

8. 医院的成绩：获得 2017 年"全国卫生系统先进集体"荣誉称号。作为省内唯一一家连续三年入围香港艾力彼医院排名 100 强的医院；首次进入"复旦版排行榜"西北地区专科声誉排行榜前十。荣获 2016 年"中国最佳医院管理团队奖"，我校的临床医学进入 ESI 全球前 1%。此外荣获国家卫计委"改善服务创新医院奖"、"国家卫生计生委脑卒中筛查与防治基地"、2015 年"国家卫生计生委脑卒中防治工程示范基地医院"、2015 年度"国家卫生计生委脑卒中防治工程卒中筛查管理先进基地"、"高级卒中中心"；舟曲县人民政府、中共舟曲县委颁发"妙手仁心大爱无疆 天使关爱 情系藏乡"奖励；2015 年"甘肃省卫生应急演练三等奖"；2014 年度"工会工作优秀单位"；"老龄工作先进单位"等 15 项集体殊荣。

9. 社会责任：近年来，医院成功应对"汶川特大地震"、"三鹿奶粉事件"、甲流、"舟曲特大泥石流地质灾害"、"青海玉树地震"、"岷县漳县地震"、"甘南合作(玛曲)八七重大车祸"等多起突发重大公共卫生事件。第一时间启动突发公共卫生事件的医疗救援应急处置预案，安排部署对灾区伤员的救治工作，多次受到上级主管部门表彰。5 年多来，医院出色完成国家卫生计生委和省委省政府下达的各项指令性救治任务。集体和个人多次受到表彰。在省万名医师对口支援农村卫生工程中,派出153名专家前往支农点开展工作,并积极参加"多点执业送医下乡"活动。使当地急危重症患者得到了及时诊治,组织30多位专家赴新疆和舟曲县开展工作,圆满完成医疗援助任务。落实"陇原之光"人才培养计划,已接受57名学员来院进修。出色完成赴马达加斯加医疗援助任务。

10. 社会公益:医院积极参加社会公益活动,为社会提供多方位服务。与民政部门协作开展"明天计划",救治孤残儿童;2007年首家承办卫生部&拜耳公司"走进西部"(万名县级医院医师培训项目)项目;2008年,与方大集团兰州市慈善总会共同成立"方威基金会-兰大二院宁养院",帮助甘肃省内贫困晚期癌症患者;是"微笑列车"(唇腭裂矫治修复行动)项目的合作医院;2009年被中国红十字基金会"情暖西部·女性阳光基金甘肃行"选定为唯一定点合作医院;是"爱在,希望在"多吉美援助项目的指定医院;2010年参与民政厅"贫困家庭先天性心脏病医疗救助活动"项目;2012年,与国际奥比斯眼科飞行医院携手,为甘肃省80多位眼疾患者免费实施手术,并培训带教百余名眼科医生;甘肃省十大惠民工程贫困听障儿童救治工程;2014年参与省委统战部2014光彩陇原行暨智惠陇原行活动。

80多年来,二院人坚持"自强不息,追求卓越"之精神,秉承"厚德精医,博学笃行"的院训,不断改革创新、锐意进取、科学发展,朝着建设一所面向全国,辐射西北的研究型、创新型、综合型的现代化、数字化医院而扬帆远航。

二、科室概况

1. 兰大二院心内科始建于1959年,是甘肃省最早独立从事心血管疾病预防和治疗的专门学科,经过50多年的发展,已经成为集医疗、教学、科研和预防为一体的综合性、现代化专科。一直以来,心内科重视医护人员的综合素质培养,积极参加院内组织的各项活动,互助互爱,充分体现科室凝聚力和团结和谐的科室精神,继承中华民族自强不息、厚德载物的优良传统,体现以人为本、和谐发展的时代气息。形成一种仁心仁术、团结向上的医学人文品格。

2. 曾有第一届全国心血管学会委员,第一届中国高血压联盟理事,前两届甘肃省医学会心血管病分会主任委员,第一届甘肃省医学会心电生理学会主任委员,第一任甘肃省心脑血管病防治办公室常务主任。甘肃省心脑血管病防治办公室挂靠我院。我科现有中华医学会心血管病学会青年委员,中国医师协会心血管病分会委员,中国医师协会先天性心脏病工作委员会委员,甘肃省医学会急诊分会主任委员,甘肃省医学会心血管病专业委员会副主任委员,甘肃省医学会心脏起搏与心电生理专业委员会副主任委员,中华医学会急诊学会复苏组委员,中华医学会急诊学会复苏组委员,世界高血压联盟盟员,中国高血压联盟中青年CHIEF论坛委员,甘肃省医学会内科学分会委员,甘肃省医学会心血管病分会委员,国家级杂志编委7人。省级杂志编委1人。

3. 专业特色

现有床位 150 张,其中心内 1 科 55 张,心内 2 科 55 张,心内 3 科 30 张,CCU 10 张。下设冠心病、高血压、心电生理及结构性心脏病 4 个亚专业学科。

(1)心电生理亚专科:负责人郭雪娅主任医师,该团队能熟练诊断和处理各种心律失常,包括心力衰竭、缺血性心脏病、离子通道疾病等合并的各种严重心律失常,可行复杂心律失常射频消融手术、CRT/CRT-D 植入手术、室上速射频消融手术、起搏器植入手术等。

(2)结构性心脏病亚专科:负责人胡浩主任医师,该团队能熟练诊断和处理各种类型的先天性心脏病,熟悉复杂先天性心脏病的超声、CT 及心导管诊断。进行先天性心脏病介入手术,房间隔缺损(ASD)、室间隔缺损(VSD)、动脉导管未闭(PDA)等介入治疗。

(3)冠心病亚专科:负责人白锋主任医师,该团队能熟练诊断和处理慢性稳定性冠心病及各种类型的急性冠脉综合征,进行普通 PCI 手术、复杂冠脉病变及急诊 PCI 手术。

(4)高血压亚专科:负责人余静教授,该团队能熟练进行难治性高血压、继发性高血压的处理。目前常规开展的业务:高血压病、冠心病、血脂异常的预防和治疗;心律失常药物治疗;急性与慢性心力衰竭的防治;心肌炎与心肌病的诊治;心衰、继发性高血压、心肌梗死实验室检查。

我科自 2007 年开始,全面开展心脏介入手术治疗,逐年增长,至 2017 年完成心脏介入手术 4000 余台,急诊 PCI 手术 300 余台。

4. 人才培养:

1984 年被批准为内科心血管专业硕士研究生培养点,先后培养硕士研究生 45 名。

2010 年我科为博士研究生培养点。

我科于 2008 年开始送医生海外学习,现已有长期学习 2 名(日本和美国访问学者),丹麦学习 1 人,台湾学习 3 人,现一人正在美国克利夫兰心脏中心学习。

我科近五年接受心血管专科进修医生 40 人,内科进修医生 120 人次。

心内科业务学习:我科自 2006 年开始每周非手术日举办 Lunch Meeting,专业英语学习等科室学习。进行指南学习、业务学习和病历讨论。

我科 2010 年开始接受国际进修医生,已接受 1 名美国亚特兰大医学中心住院医师的海外学习。

5. 科学研究、论著及学术交流:

(1)基础研究:近五年承担国家自然基金项目,国家十二五项目等重要的国家级项目和省自然科学基金 10 余项。兰州大学基金 4 项。获甘肃省科技进步二等奖 3 项,甘肃省医药卫生科技进步奖 5 项。发表相关文章 92 篇,其中 SCI 2 篇、EI 2 篇、CSCD 40 余篇。

（2）临床研究：我科于 1994 年成为国家级心血管药理基地，先后开展了大量 Ⅱ 期临床心血管药物相关药理试验。国内 Ⅱ、Ⅲ 期临床试验 10 余项。近五年承担国际多中心研究 8 项。我们自 2008 年开始设计自己的临床试验，并发表 SCI、EI 及 CSCD 文章多篇。

（3）专著 5 部。

（4）学术交流：心内科近 5 年国外学术大会交流 2 次，壁报 10 次。国内学术会议大会交流 38 次，省内会议大会交流 40 次。国际大会主持 2 人次，国内大会主持 12 人次，省内及地区会议主持 36 人次。

（5）对外专家交流：心内科近年来注重对外交流，教授主任级外出美国，加拿大，欧洲和日本等国家及地区，多次进行学术交流。同时我科医生 6 人次赴中国台湾、香港等地区参观学习。我们还邀请了美国、以色列和中国台湾知名大学医学中心的教授来进行讲学、手术演示。

6. 近年开展的护理新技术、新业务：

（1）于 2007 年初步建成 CCU 监护病房。

（2）经桡动脉冠状动脉造影护理。

（3）急性心肌梗死行急诊冠状动脉内支架植入护理。

（4）床旁有创动脉内压力监测。

（5）先天性心脏病介入封堵护理。

（6）心律失常射频消融术后护理。

（7）埋藏式体内除颤器的护理。

（8）肥厚型梗阻性心肌病化学消融；左心耳封堵术；房颤射频消融术；下腔静脉滤器植入；IABP 植入护理等。

（9）心血管疾病患者的健康教育及护理干预。

7. 护理单元特色和人文服务：

（1）健康教育：心内科病区主要收治循环系统疾病患者，以中老年人居多，为了使患者能够尽快恢复健康，我们在全院率先开展了患者健康教育，制定图文并茂的健康教育手册，通过集体患者教育，个体健康教育进行护理干预，从住院须知到疾病相关知识，服药的注意事项，药物效果的观察，均做详细的讲解，使患者在住院期间了解疾病知识，学习出院后自我健康照护的方法，提高对治疗、服药的依从性，有效缩短了住院天数，促进患者早日康复，最终达到提高患者生活质量的目标。

（2）介入围手术期护理：随着医学的发展，介入手术技术不断成熟，介入手术台数逐年增加，手术相关护理技术也日趋成熟，科内护理人员对冠状动脉造影、经皮冠状动脉内支架植入、起搏器植入、射频消融、先天性心脏病等介入治疗的围手术期护理工作已非常娴熟，尤其近年来先天性心脏病患儿的住院人数增多，对先心病患儿的护理技巧也已熟练掌握。由于科室业务的快速发展，80 后护理人员占到了科内护理人员的

70%,我们的护理团队是充满朝气、积极向上、奋进和谐的一支队伍,急救时快速反应,日常工作时细致入微,得到病患的好评,连续多年获得医院"优秀护理集体"和"文明护理单元"的称号。

（施　妍）

第二章　医院感染培训内容

第一节　医院感染及病例报告

一、医院感染

是指住院病人在医院内获得的感染，包括在住院期间发生的感染和在医院内获得出院后发病的感染，但不包括入院前已存在或入院时已处于潜伏期的感染。医院工作人员在医院内获得的感染也属医院感染。

（一）下列情况肯定为获得性医院感染

1. 有明确潜伏期的感染，自入院时计算起，超过其常规潜伏期而发生的感染。

2. 明确潜伏期的感染，发生在入院 48h 以后者。

3. 病人发生的感染是上次住院期间获得的。

4. 在原有医院感染的基础上又出现其他部位新的感染（除外脓毒症的迁徙病灶）。

5. 在已知病原体的原有感染部位又分离到新的病原体（除外污染菌、复数菌或混合感染），属另一次医院感染。

6. 新生儿经产道获得的感染。

7. 住院中由于治疗措施而激活的感染。

（二）下列情况不属于医院感染

1. 非生物因子所致感染。

2. 慢性感染急性发作。

3. 病原体自然扩散（如肝脓肿穿孔所致膈下脓肿）。

4. 脓毒血症的迁延病灶。

5. 新生儿在宫内发生的感染。

二、医院感染的原因

内源性指来自身体部位如皮肤、鼻、口腔、胃肠道、阴道的细菌感染，这些部位正常情况下有细菌定植。

外源性指来自病人身体之外，如陪护人员、医务人员、探视者、医疗器械及医院环境等。

三、医院感染的控制

外源性感染的控制:

1. 改善医院环境,加强消毒隔离。

2. 加强供应室和一次性医用器械管理。

3. 培训和督查增强无菌观念。

4. 加强手卫生。

内源性感染的控制:

1. 合理使用抗感染药物。

2. 尽量减少侵入性操作。

3. 加强患者的抵抗力,如合理营养、充足睡眠。

四、医院感染病例报告

1. 住院病人发生医院感染,应由主管医生于 24h 之内电话报告医院感染管理科。主管医生须即时填写《医院感染病例登记卡》(随医嘱送至护士站存放)。

2. 由医院感染管理科收卡后到病区调查、核对、登记,并定期对医院感染病例进行统计、分析。

3. 凡发现在同一病区三例以上的相同细菌感染的病例,科室质控员应立即电话通知医院感染管理科,及时查找原因并采取控制措施,防止暴发流行发生,对不及时报告的个人与科室予以一定处罚。

4. 疑为医院感染病人应及时采集标本送检,在转科后已留标本报告阳性,并确诊为院内感染者,由转出科室补填登记卡并注明转归。

5. 出现医院感染流行趋势时,医院感染管理科于 24h 内报告主管院长和医务科,并通报相关部门。

6. 医院感染管理科常规进行漏报调查,漏报与隐瞒不报,予以相应处罚。

五、医院感染流行、暴发处置原则

1. 临床科室必须及时查找原因,协助调查和执行管理制度。

2. 医院感染管理科进行流行病学调查处理

(1)证实流行或暴发,对怀疑患有同类感染的病例进行确诊,计算其罹患率,若罹患率显著高于该科室或病房历年医院感染一般发病率水平证实有流行或暴发。

(2)查找感染源,对感染病人、接触者、可疑传染源、环境、物品、医务人员及陪护人员等进行病原学检查。

(3)查找引起感染的因素,对感染病人及周围人群进行详细流行病学调查。

(4)制订和组织落实有效的控制措施,包括对病人做适当治疗,进行正确的消毒处理,必要时隔离病人甚至暂停接收新病人。

(5)分析调查资料,对病例的科室分布、人群分布和时间分布进行描述;分析流行或暴发的原因,推测可能的感染源、感染途径或感染因素,结合实验室检查结果和采取控制措施的效果综合做出判断。

3. 报告主管院长,并及时组织相关部门协助感染管理科开展流行病学调查与控制工作,并从人力、物力和财力方面予以保证。

(1)协助当地疾病控制部门进行医院感染流行或暴发的调查与控制。

(2)组织医院感染管理委员会成员,指导医院开展流行病学调查和制定有效的医院感染控制措施。

(3)根据需要,组织有关专家协助对感染病人的诊治。

4. 当其他医院发生医院感染流行或暴发时,对本院同类潜在危险因素进行调查并采取相应控制措施。

5. 确诊为传染病的医院感染,按《传染病防治法》的有关规定进行管理。

第二节　医院环境消毒与监测

一、与医院消毒相关的定义

清洁:通常用清洁剂或酶,或机械作用,也可借助水或几者兼之,去除物体表面的异物,如血液、污物、蛋白质。

去污:用物理和(或)化学方法去除物体上有害微生物以便于进一步处理的过程。

消毒:清除或杀灭外环境中媒介物污染的病原微生物及其他有害微生物的过程。

消毒合格:消毒后媒介携带的病原微生物数量等于或少于国家规定的数量。在医院消毒中,若能使人工污染的微生物减少 99.9%或使消毒对象上的自然微生物减少 90%,则可以认为消毒合格。

灭菌:完全杀灭或去除外环境中媒介物携带的一切微生物的过程,包括致病微生物与非致病微生物,也包括细菌芽孢和真菌孢子。

灭菌合格:灭菌是个绝对的概念。灭菌后的物品必须是无菌的。实际工作中,要求灭菌过程必须使物品污染的微生物的存活概率减少到 1×10^{-6}。

二、分类法

由 E.H.Spaulding 1968 年根据医疗器械造成感染的危险性大小, 及在病人使用过程之间所要求的消毒或灭菌设立,将医疗器械分为三类,分别是:

高度危险物品(CRITICAL ITEMS):进入人体无菌组织、器官或血流系统或血液从中流过的物品,一旦被微生物污染(包括细菌芽孢),感染的危险性较高。例如:外科器械、血管(介入)导管、移植物、活检钳、针头、腹腔镜、透析器、口腔科(牙科)接触病人伤口的器械和用品、换药器械和用品、各种穿刺包等,要求一定要灭菌! 灭菌方法:压力蒸汽,首选环氧乙烷(EO)等离子体灭菌(HP-Plasma)。

中度危险物品(SEMI-CRITICAL ITEMS):与黏膜或破损皮肤接触,并不进入人体无菌组织,微生物污染后可造成中等度危害。例如:体温表、氧气湿化瓶、呼吸机管道、胃肠内镜、气管镜、口罩、麻醉机管路、压舌板、喉镜、便器、口腔科检查器械、扩阴器等。要求高水平消毒。消毒方法:2%戊二醛含氯消毒剂。

低度危险物品(NON-CRITICAL ITEMS):仅与人体完整皮肤接触的物品,一般情况下无害,若被大量微生物污染时可造成危害。例如:血压计、听诊器、痰盂、毛巾、面盆、餐具、地面、墙面、桌椅、被褥、床、便盆、病历夹、门把手、水龙头、拐杖、床垫等。要求低水平消毒。消毒方法:清洗,机械除菌。

总之,应根据物品污染后的危险程度选择消毒灭菌方法。

三、消毒与灭菌工作

医疗机构应加强对医务人员及消毒、灭菌工作人员的培训。培训内容应包括消毒、灭菌工作对预防和控制医院感染的意义、相关法律法规的要求、消毒与灭菌的基本原则与知识,医疗机构应结合本单位消毒灭菌工作实际,为从事诊疗器械、器具和物品清洗、消毒与灭菌的工作人员提供相应的防护用品,保障医务人员的职业安全。

医疗机构从事清洁、消毒、灭菌效果监测的人员应经过专业培训,掌握相关消毒灭菌知识,熟悉消毒产品性能,具备熟练的检验技能,按标准和规范规定的方法进行采样、检测和评价。

(一)消毒、灭菌基本原则

1. 重复使用的诊疗器械、器具和物品,使用后应先清洁,再进行消毒灭菌。

2. 耐热、耐湿的手术器械,应首选压力蒸汽灭菌,不应采用化学消毒剂浸泡灭菌。

3. 环境与物体表面,一般情况下先清洁,再消毒;当受到患者的血液、体液等污染时,先去除污染物,再清洁与消毒。

4. 医疗机构消毒工作中使用的消毒产品应经卫生行政部门批准或符合相应标准技术规范,并应遵循批准使用的范围、方法和注意事项。

(二)消毒、灭菌方法的选择原则

1. 对受到致病菌芽孢、真菌孢子、分枝杆菌和经血传播病原体(乙型肝炎病毒、丙型肝炎病毒、艾滋病病毒等)污染的物品,应采用高水平消毒或灭菌。

2. 对受到真菌、亲水病毒、螺旋体、支原体、衣原体等病原微生物污染的物品,应采用中水平以上的消毒方法。

3. 对受到一般细菌和亲脂病毒等污染的物品,可选用中效或低效消毒法。

4. 杀灭被有机物保护的微生物时,应加大消毒药剂的使用剂量和(或)延长消毒时间。

5. 消毒物品上微生物污染特别严重时,应加大消毒药剂的使用剂量和(或)延长消毒时间。

（三）职业防护

1.应根据不同的消毒与灭菌方法，采取适宜的职业防护措施。

2.污染诊疗器械、器具和物品的回收、清洗等过程中应预防发生医务人员职业暴露。

3.处理锐利器械和用具，应采取有效防护措施，避免或减少利器伤的发生。

4.不同消毒、灭菌方法的防护如下：

（1）热力消毒、灭菌：操作人员接触高温物品和设备时应使用防烫的棉手套、着长袖工装；排除压力蒸汽灭菌器蒸汽泄露故障时应进行防护，防止皮肤的灼伤。

（2）紫外线消毒：应避免对人体的直接照射，必要时戴防护镜和穿防护服进行保护。

（3）气体化学消毒、灭菌：应预防有毒有害消毒气体对人体的危害，使用环境应通风良好。对环氧乙烷灭菌应严防发生燃烧和爆炸。环氧乙烷、甲醛气体灭菌和臭氧消毒的工作场所，应定期检测空气中的浓度，并达到国家规定的要求。

（4）液体化学消毒、灭菌：应防止过敏及对皮肤、黏膜的损伤。

四、清洗与清洁

1.清洗　适用于所有耐湿的诊疗器械、器具和物品；清洁适用于各类物体表面。

重复使用的诊疗器械、器具和物品应由消毒供应中心及时回收后进行分类、清洗、干燥和检查保养。手工清洗适用于复杂器械、有特殊要求的医疗器械、有机物污染较重器械的初步处理以及无机械清洗设备的情况等；机械清洗适用于大部分常规器械的清洗。

2.清洁治疗车、诊疗工作台、仪器设备台面、床头柜、新生儿暖箱等物体表面使用清洁布巾或消毒布巾擦拭。擦拭不同患者单元的物品之间应更换布巾，各种擦拭布巾及保洁手套应分区域使用，用后统一清洗消毒，干燥备用。

3.注意事项

（1）有管腔和表面不光滑的物品，应用清洁剂浸泡后手工仔细刷洗或超声清洗。能拆卸的复杂物品应拆开后清洗。

（2）清洗用水、清洁剂等的要求遵循 WS 310.2（医院消毒供应中心 第一部分 管理规范）的规定。

（3）手工清洗工具如毛刷等每天使用后，应进行清洁、消毒。

（4）内镜、口腔器械的清洗应遵循国家的有关规定。

（5）对于含有小量血液或体液等物质的溅污，可先清洁再进行消毒；对于大量的溅污，应先用吸湿材料去除可见的污染物，然后再清洗和消毒。

（6）用于清洁物体表面的布巾应每次使用后进行清洗消毒，干燥备用。

五、灭菌方法

1.耐热、耐湿手术器械　应首选压力蒸汽灭菌。

2.不耐热、不耐湿手术器械　应采用低温灭菌方法。

3. 不耐热、耐湿手术器械　应首选低温灭菌方法,无条件的医疗机构可采用灭菌剂浸泡灭菌。

4. 耐热、不耐湿手术器械　可采用干热灭菌方法。

5. 外来医疗器械　医疗机构应要求器械公司提供清洗、包装、灭菌方法和灭菌循环参数,并遵循其灭菌方法和灭菌循环参数的要求进行灭菌。

6. 植入物　医疗机构应要求器械公司提供植入物的材质、清洗、包装、灭菌方法和灭菌循环参数,并遵循其灭菌方法和灭菌循环参数的要求进行灭菌。

六、终末消毒

感染源离开疫源地后进行的彻底消毒。对所污染病原微生物的种类选择有效的消毒方法。

1. 患者生活卫生用品如毛巾、面盆、痰盂(杯)、便器、餐饮具等,保持清洁,个人专用,定期消毒;患者出院、转院或死亡进行终末消毒。消毒方法可采用中、低效的消毒剂消毒;便器可使用冲洗消毒器进行清洗消毒。

2. 床单元的清洁与消毒

(1) 医疗机构应保持床单元的清洁,医疗机构应对床单元(含床栏、床头柜等)的表面进行定期清洁和(或)消毒,遇污染应及时清洁与消毒;患者出院时应进行终末消毒。消毒方法应采用合法、有效的消毒剂如复合季铵盐消毒液、含氯消毒剂擦拭消毒,或采用合法、有效的床单元消毒器进行清洗和(或)消毒,消毒剂或消毒器使用方法与注意事项等应遵循产品的使用说明。

(2) 直接接触患者的床上用品如床单、被套、枕套等,应一人一更换;患者住院时间长时,应每周更换;遇污染应及时更换。更换后的用品应及时清洗与消毒。消毒方法应合法、有效。

(3) 间接接触患者的被芯、枕芯、褥子、病床隔帘、床垫等,应定期清洗与消毒;遇污染应及时更换、清洗与消毒。甲类及按甲类管理的乙类传染病患者、不明原因病原体感染患者等使用后的上述物品应进行终末消毒,消毒方法应合法、有效,其使用方法与注意事项等遵循产品的使用说明,或按医疗废物处置。

3. 朊病毒、气性坏疽和突发不明原因传染病的病原体污染物品和环境的消毒方法。

(1) 朊病毒

感染朊病毒患者或疑似感染朊病毒患者宜选用一次性使用诊疗器械、器具和物品,使用后应进行双层密闭封装焚烧处理。

可重复使用的被感染朊病毒患者或疑似感染朊病毒患者的高度危险组织(大脑、硬脑膜、垂体、眼、脊髓等组织)污染的中度和高度危险性物品,可选以下方法之一进行消毒灭菌,且灭菌的严格程度逐步递增。

A. 将使用后的物品浸泡于 1mol／L 氢氧化钠溶液内作用 60min,然后按 WS-3.10.2 (医院消毒供应中心 第二部分清洗消毒及灭菌技术操作规范)中的方法进行清洗、消毒与灭菌,压力蒸汽灭菌应采用 134℃~138℃,18 min,或 132℃,30 min,或 121℃,60 min。

B. 将使用后的物品采用清洗消毒机(宜选用具有杀朊病毒活性的清洗剂)或其他安全的方法去除可见污染物,然后浸泡于 1 mol / L 氢氧化钠溶液内作用 60min ,并置于压力蒸汽灭菌 121℃,30 min;然后清洗,并按照一般程序灭菌。

C. 将使用后的物品浸泡于 1mol / L 氢氧化钠溶液内作用 60min, 去除可见污染物,清水漂洗,置于开口盘内,下排气压力蒸汽灭菌器内 121℃灭菌 60min 或预排气压力蒸汽灭菌器 134℃灭菌 60 min,然后清洗,并按照一般程序灭菌。

注意事项

a.当确诊患者感染朊病毒时,应告知医院感染管理及诊疗涉及的相应临床科室。培训相关人员朊病毒相关医院感染、消毒处理等知识。

b. 感染朊病毒患者或疑似感染朊病毒患者高度危险组织污染的中度和高度危险物品,使用后应立即处理,防止干燥;不应使用快速灭菌程序;没有按正确方法消毒灭菌处理的物品应召回重新按规定处理。

c. 感染朊病毒患者或疑似感染朊病毒患者高度危险组织污染的中度和高度危险物品,不能清洗和只能低温灭菌的,宜按特殊医疗废物处理。

(2) 气体坏疽病原体

A. 伤口的消毒　采用 3%过氧化氢溶液冲洗,伤口周围皮肤可选择碘伏原液擦拭消毒。

B. 诊疗器械的消毒　应先消毒,后清洗,再灭菌。消毒可采用含氯消毒剂 1000~2000mg/L 浸泡消毒 30~45min, 有明显污染物时应采用含氯消毒剂 5000~10000mg/L 浸泡消毒≥60min,然后按规定清洗,灭菌。

C. 物体表面的消毒　手术部(室)或换药室,每例感染患者之间应及时进行物体表面消毒,采用 0.5% 过氧乙酸或 500 mg/L 含氯消毒剂擦拭。

D. 环境表面消毒　手术部(室)、换药室、病房环境表面有明显污染时,随时消毒,采用 0.5% 过氧乙酸或 1000mg/L 含氯消毒剂擦拭。

E. 终末消毒　手术结束、患者出院、转院或死亡后应进行终末消毒。终末消毒可采用 3%过氧化氢或过氧乙酸熏蒸,3%过氧化氢按照 20 ml/m³ 气溶胶喷雾,过氧乙酸按照 1g/m³ 加热熏蒸,湿度 70%~90%,密闭 24h;5%过氧乙酸溶液按照 2.5ml/m³ 气溶胶喷雾,湿度为 20%~40%。

F. 织物　患者用过的床单、被罩、衣物等单独收集,需重复使用时应专包密封,标识清晰,压力蒸汽灭菌后再清洗。

G. 注意事项

a.患者宜使用一次性器械、器具和物品。

b.医务人员应做好职业防护,防护和隔离应遵循 WS/T 311(医院隔离技术规范)的要求;接触患者时应戴一次性手套,手卫生应遵循 WS/T 313(医务人员手卫生规范)

的要求。

c.接触患者伤口分泌物的纱布、布垫等敷料、一次性医疗用品、切除的组织如坏死肢体等双层封装,按医疗废物处理。医疗废物应遵循《医疗废物管理条例》的要求进行处置。

（3）突发不明原因传染病的病原体

突发不明原因的传染病病原体污染的诊疗器械、器具与物品的处理应符合国家届时发布的规定要求。没有要求时,其消毒的原则为:在传播途径不明时,应按照多种传播途径,确定消毒的范围和物品;按病原体所属微生物类别中抵抗力最强的微生物,确定消毒的剂量(可按杀光芽孢的剂量确定),医务人员应做好职业防护。

肌肉、皮下及静脉注射、针灸部位、各种诊疗性穿刺等消毒方法主要是涂擦,以注射或穿刺部位为中心,由内向外缓慢旋转,逐步涂擦,共 2 次,消毒皮肤面积应≥5cm×5cm。中心静脉导管如短期中心静脉导管、PICC、植入式血管通路的消毒范围直径应＞15cm,至少应大于敷料面积(10cm×12cm)。

七、消毒、灭菌工作中的自我保护

消毒因子大多是对人有害的,因此,在进行消毒时工作人员一定要有自我保护的意识和采取自我保护的措施,防止消毒事故和消毒操作方法不当对人的伤害。

热力灭菌:干热灭菌时防止燃烧;压力蒸汽灭菌防止爆炸事故及操作人员的灼伤事故。

紫外线、微波消毒:防止对人的直接照射。

气体化学消毒、灭菌剂:防止有毒消毒气体的泄漏,经常检测消毒环境中气体的浓度,对环氧乙烷气体灭菌还应防止燃烧和爆炸事故。

液体化学消毒、灭菌剂:防止过敏和对皮肤黏膜的伤害。

处理锐利器械:应避免对人损伤。

八、医院消毒卫生标准

（一）各类环境、物表、医务人员手细菌菌落总数卫生标准

环境类别	范　围	标准		医护人员手（cfu/cm²）	
		空气(cfu/皿暴露时间)	物体表面(cfu/cm²)	手卫生	外科手
Ⅰ类	采用空气洁净技术的诊所,分洁净手术室和其他洁净部门。	参照 GB50333	≤5	≤10	≤5
Ⅱ类	非洁净手术室;产房;导管室;血液病区、烧伤病区等保护性隔离区;重症监护病房;新生儿室等。	≤4(cfu/15min. 9cm 平皿)	≤5		
Ⅲ类	消毒供应中心的检查包装灭菌区和无菌物品存放区;母婴同室;血液透析中心(室);其他普通住院病区	≤4(cfu/5min. 9cm 平皿	≤10		
Ⅳ类	感染性疾病科门诊和病区;普通门急诊及其检查、治疗(注射、换药等)室	≤4(cfu/5min. 9cm 平皿	≤10		

Ⅰ、Ⅱ类区域工作人员：细菌总数≤5 cfu/cm²，未检出金黄色葡萄球菌、大肠杆菌、铜绿假单孢菌为消毒合格。

Ⅲ类区域工作人员：细菌总数≤10 cfu/cm²，未检出金黄色葡萄球菌、大肠杆菌为消毒合格。

Ⅳ类区域工作人员：细菌总数≤10cfu/cm²，未检出金黄色葡萄球菌、大肠杆菌为消毒合格。

母婴同室、婴儿室、新生儿室及儿科病房的工作人员手上，不得检出沙门菌、大肠杆菌、溶血性链球菌、金黄色葡萄球菌为消毒合格。

（二）医疗用品卫生标准

1. 进入人体无菌组织、器官或接触破损皮肤、黏膜的医疗用品必须无菌。

2. 接触黏膜的医疗用品　细菌菌落总数应≤20 cfu/g 或 100cm²；致病性微生物不得检出。

3. 接触皮肤的医疗用品　细菌菌落总数应≤200 cfu/g 或 100cm²；致病性微生物不得检出。

（三）使用中的消毒剂

细菌菌落总数≤100 cfu/ml；致病性微生物不得检出。无菌器械消毒液必须无菌。

（四）污物处理卫生标准

污染物品无论是回收再使用的物品，或是废弃的物品；必须进行无害化处理。不得检出致病性微生物。在可疑污染情况下，进行相应指标的检测。

（五）污水排放标准按 GBJ48（试行）（医院污水排放标准）执行

九、环境微生物监测标准（流程）

（一）空气监测

1.采样时间：消毒处理后与医疗活动前。

2.采样高度：距地面垂直高度 80~150cm。

3.采样点设置：

（1）非洁净房间：室内面积≤30m²,在对线上设里、中、外 3 点。里、外两点位置各距墙1m；室内面>30m²,设东、西、南、北、中 5 点。其中东、西、南、北、4 点均距墙 1m。采样点暴露 5min 后送检培养。

（2）洁净房间：清洁房间在空态或静态条件下，根据房间的不同清洁级别进行布点，操作按照 GB50333-2002（医院洁净手术部建筑技术规范）。采样点暴露 30min 后送检培养。

4.采样注意事项：

（1）采样人员注意好手部卫生，佩戴口罩、帽子等，进入清洁房间采样必须穿洁净服。

（2）皿盖打开顺序应先内后外；手臂及头不可越过培养皿上方，行走及放置动作要轻，尽量减少对空气流动的影响，皿盖应扣放，以防污染。

（3）采样结束后，由外向内合上皿盖。

（4）采样完毕的培养皿应及时送检。

5.紫外线灯效果的监测

（1）监测方法：开启紫外线灯5min后，将指示卡置于紫外线灯下垂直距离1m处，将指示卡有图案一面朝上照射1min，后关闭紫外线灯，立即取出指示卡，观察指示卡的颜色变化，将其与标准色块比较，读出照射强度。

（2）结果判定：普通30W直管紫外线灯，新灯辐照强度≥90μW/cm² 为合格，使用中紫外线灯辐照强度≥70μW/cm² 为合格，30W高强度紫外线新灯的辐照强度≥180μW/cm² 为合格。

（二）物表监测

1.采样时间：消毒处理后4h内。

2.采样方法：被采样面积<100cm² 取全部表面；如采样面积≥100cm²，连续采样4个位置（不可有重叠）每个位置采5cm×5cm的大小，用浸有生理盐水的棉拭子1支，在规格板内横竖往返均匀涂擦各5次，并随之转动棉拭子，剪去手指接触部分后，将棉拭子投入10ml无菌生理盐水试管内。不规则的物体表面，用棉拭子直接涂擦，采样面积≥30cm²。

3.采样注意事项：

（1）送检时间不得超过6h。

（2）消毒后采样一定要采用中和剂，不同消毒剂所用中和剂不同，根据要求选择。

（三）手部微生物监测

1.监测时机：在接触患者前或进行诊疗活动前采样。

2.采集方法：

（1）被检人员洗手或手消毒后，在接触患者前或进行诊疗活动前采样。

（2）被检人员将手伸出，五指并拢。

（3）检查者取出无菌棉拭子，并浸沾无菌生理盐水中。

（4）将棉拭子从被检人员指根到指端往返涂擦2次，并随之转动采样棉拭子。

（5）剪去操作者手接触的部分，将棉拭子投入试管内送检。

第三节 医疗废物的管理

一、医疗废物

是指医疗卫生机构在医疗、预防、保健以及其他相关活动中产生的具有直接或者间接感染性、毒性以及其他危害性的废物。医疗卫生机构收治的传染病病人或者疑似传染病病人产生的生活垃圾,按照医疗废物进行管理和处置。

二、医疗废物的分类及处置方法

我国医疗废物分为五大类:(1)感染性废物;(2)病理性废物;(3)损伤性废物;(4)药物性废物;(5)化学性废物。

(一)感染性废物:携带病原微生物具有引发感染性疾病传播危险的医疗废物

1. 被病人血液、体液、排泄物污染的物品,包括:棉球、棉签、引流棉条、纱布及其他各种敷料;一次性使用卫生用品、一次性使用医疗用品及一次性医疗器械;废弃的被服;其他被病人血液、体液、排泄物污染的物品。

2. 医疗机构收治的隔离传染病病人或者疑似传染病病人产生的生活垃圾。

3. 病原体的培养基、标本和菌种、毒种保存液。

4. 各种废弃的医学标本。

5. 废弃的血液、血清。

6. 使用后的一次性使用医疗用品及一次性医疗器械视为感染性废物。

处置方法:用医疗废物专用的黄色包装袋盛装。

(二)病理性废物:诊疗过程中产生的人体废弃物和医学实验动物尸体等

1. 手术及其他诊疗过程中产生的废弃的人体组织、器官等。

2. 医学实验动物的组织、尸体。

3. 病理切片后废弃的人体组织、病理蜡块等。

处置方法:用医疗废物专用的黄色包装袋盛装。暂时贮存病理性废物,应当具备低温贮存或者防腐条件。暂时贮存温度低于20℃,时间最长不超过48h。

(三)损伤性废物:能够刺伤或者割伤人体的废弃的医用锐器

1. 医用针头、缝合针。

2. 各类医用锐器,包括:解剖刀、手术刀、备皮刀、手术锯等。

3. 载玻片、玻璃试管、玻璃安瓿等。

处置方法:放入医疗废物专用的利器盒中。

(四)药物性废物:过期、淘汰、变质或者被污染的废弃的药品

1. 废弃的一般性药品,如:抗生素、非处方类药品等。

2. 废弃的细胞毒性药物和遗传毒性药物,包括:致癌性药物,如硫唑嘌呤、苯丁酸氮芥、萘氮芥、环孢霉素、环磷酰胺、苯丙氨酸氮芥、司莫司汀、三苯氧氨、硫替派等;可疑致癌性药物,如:顺铂、丝裂霉素、阿霉素、苯巴比妥等;免疫抑制剂。

3. 废弃的疫苗、血液制品等。

处置方法:少量的药物性废物可以混入感染性废物,但应当在标签上注明。

(五)化学性废物:具有毒性、腐蚀性、易燃易爆性的废弃的化学物品

1. 医学影像室、实验室废弃的化学试剂。

2. 废弃的过氧乙酸、戊二醛等化学消毒剂。

3. 废弃的汞血压计、汞温度计。

处置方法:化学性废物中批量的废化学试剂、废消毒剂应当交由专门机构处置;批量的含有汞的体温计、血压计等医疗器具报废时,应当交由专门机构处置。

医疗废物实行分类收集管理,设置三种颜色的污物袋:黑色袋装生活垃圾、黄色袋装医用垃圾、红色袋装放射垃圾。锐器盒装放锐器。要求垃圾袋坚韧耐用,不漏水;所有废弃物都应丢弃或放入标有相应颜色的污物袋(桶)中,在装满3/4时有人负责封袋运送。分散的污物袋要定期收集集中。污物袋应每日运出病房或科室,也可根据需要决定搬运时间,并运往指定的收集地点。应防止污物袋(箱)的泄漏。

三、紧急情况的处理原则

遵循废物管理应急预案;清洁污染地区,如有必要应进行消毒;限制暴露者。限制下列影响:对病人;对职员;对环境。

溢出物清洁程序:(1)疏散该地区;(2)防护衣物;(3)净化眼和皮肤;(4)限制溢出物;(5)通知指定人员;(6)收集溢出物;(7)确定溢出物性质;(8)净化该地区;(9)提供最初的援助安全区;(10)漂洗该地区;(11)寻求必要医护措施;(12)预防针刺伤。

第四节　常见多重耐药菌患者的隔离与防控措施

一、常见的多重耐药菌

1. 耐甲氧西林金黄色葡萄球菌(MRSA)。

2. 耐万古霉素肠球菌(VRE)。

3. 产超广谱 β-内酰胺酶(ESBLs)大肠埃希氏菌。

4. 产超广谱 β-内酰胺酶(ESBLs)肺炎克雷伯菌。

5. 耐多药结核杆菌。

二、防控与隔离措施

1. 临床科室对感染病例应及时送检病原学标本,力争有样必采,并追踪检验结果。当接到"多重耐药菌"的报告单,需上报科主任、护士长,并采取相应的预防控制措施。

2. 微生物室检出"多重耐药菌株",立即电话报告院感办,发往科室的书面报告单上加盖"多重耐药菌,请接触隔离"的印章,便于提醒接单人员。

3. 院感办接到报告要立即指导科室做好消毒隔离,并进行流行病学调查。怀疑多重耐药菌医院感染暴发或疑似暴发时,应立即核实,根据核实情况适时启动"医院感染暴发报告及应急处置预案"。

4. 落实多重耐药菌的防控措施是关键。科主任和护士长共同负责本科室多重耐药菌防控措施的落实,医务人员应积极配合,并做好患者及家属的健康宣教工作。

(1)患者安置:首选单间隔离,隔离病房不足时可考虑床旁隔离,可将同类感染患者同室安置,不能与气管插管、深静脉置管、有开放伤口或者免疫功能抑制的患者安置在同一病房。

(2)隔离标识:在住院病人一览表、病历牌、患者床旁公示接触隔离标识,便于提醒医务人员及家属。

(3)手卫生:认真执行手卫生的五个关键时机,即2前3后:接触患者前,进行无菌操作前,接触患者后,接触患者周围环境后,接触血液、体液后。

(4)诊疗护理:在实施诊疗护理时,根据预期可能的暴露选用合格的防护用品,如手套、口罩、护目镜或防护面罩、隔离衣,也包括穿戴合格的防护用品处理污染物品与医疗器械。当实施床边隔离时,尽量将多重耐药菌感染患者安排在最后进行。诊疗结束,应脱下防护用品,做手卫生后再离开。诊疗用品(如血压计、听诊器、体温表、输液架)最好专用。不能专用的物品(如轮椅、担架),每次使用后必须消毒。

(5)环境卫生:对病房频繁接触的物体表面如床栏、设备设施表面,地面每天清洁消毒。保洁用具(抹布、地巾)应专室专用,用后及时消毒。

(6)医疗废物:患者产生的医疗废物使用黄色医疗废物袋收集。

(7)合理选药:药剂科参与多重耐药菌感染患者的会诊工作,指导临床医生根据细菌培养和药敏结果合理选用抗感染药物,以减少和延缓耐药菌的产生。

(8)患者外出:如患者需外出检查,应提前告知相关科室,或由工作人员陪同说明情况。接收部门的器械设备在病人使用后同样应清洁消毒。患者出院床单位应终末消毒。

(9)解除隔离:临床症状好转或治愈,(严重的耐万古霉素肠球菌感染患者连续3次培养(>24h)阴性),方可解除隔离。

(10)其他事宜:建立细菌耐药预警机制,定期召开联席会议、加强培训与宣教也是非常必要的措施。

第五节　手卫生

一、定义

1. 手卫生：为医务人员洗手、卫生手消毒和外科手消毒的总称。

2. 洗手：医务人员用肥皂（皂液）和流动水洗手，去除手部皮肤污垢、碎屑和部分致病菌的过程。

3. 卫生手消毒：医务人员用速干手消毒剂揉搓双手，以减少手部暂居菌的过程。

4. 外科手消毒：外科手术前医务人员用肥皂（皂液）和流动水洗手，再用手消毒剂清除或者杀灭手部暂居菌和减少常居菌的过程。使用的手消毒剂可具有持续抗菌活性。

5. 常居菌：能从大部分人体皮肤上分离出来的微生物，是皮肤上持久的固有的寄居菌，不易被机械的摩擦清除。如凝固酶阴性葡萄球菌、棒状杆菌类、丙酸菌属、不动杆菌属等。一般情况下不致病。

6. 暂居菌：寄居在皮肤表层，常规洗手容易被清除的微生物。直接接触患者或被污染的物体表面时可获得，可随时通过手传播，与医院感染密切相关。

7. 手消毒剂：用于手部皮肤消毒，以减少手部皮肤细菌的消毒剂，如乙醇、异丙醇、氯已定、碘伏等。

8. 速干手消毒剂：含有醇类和护肤成分的手消毒剂，包括水剂、凝胶和泡沫型。

9. 手卫生设施：用于洗手与手消毒的设施，包括洗手池、水龙头、流动水、清洁剂、干手用品、手消毒剂等。

二、手卫生的管理与基本要求

1. 医疗机构应制定并落实手卫生管理制度，配备有效、便捷的手卫生设施。

2. 医疗机构应定期开展手卫生的全员培训，医务人员应掌握手卫生知识和正确的手卫生方法，保障洗手与手消毒的效果。

3. 医疗机构应加强对医务人员工作的指导与监督，提高医务人员手卫生的依从性。

4. 手消毒效果应达到如下相应要求：

（1）卫生手消毒，监测的细菌菌落总数应≤10cfu/cm²

（2）外科手消毒，监测的细菌菌落总数应≤5cfu/cm²

5. 手卫生设施

（1）洗手与卫生手消毒设施

①设置流动水洗手设施。

②手术室、产房、导管室、层流洁净病房、骨髓移植病房、器官移植病房、重症监护病

房、新生儿室、母婴室、血液透析病房、烧伤病房、感染疾病科、口腔科、消毒供应中心等重点部门应配备非手触式水龙头。有条件的医疗机构在诊疗区域均宜配备非手触式水龙头。

③应配备清洁剂。肥皂应保持清洁与干燥。盛放皂液的容器宜为一次性使用,重复使用的容器应每周清洁与消毒。皂液有浑浊或变色时及时更换,并清洁、消毒容器。

④应配备干手物品或者设施,避免二次污染。

⑤应配备合格的速干手消毒剂。

⑥手卫生设施的设置应方便医务人员使用。

⑦卫生手消毒剂应符合下列要求:应符合国家有关规定;宜使用一次性包装;医务人员对选用的手消毒剂应有良好的接受性,手消毒剂无异味、无刺激性等。

(2)外科手消毒设施

①应配置洗手池。洗手池设置在手术间附近,水池大小、高矮适宜,能防止洗手水溅出,池面应光滑无死角易于清洁。洗手池应每日清洁与消毒。

②洗手池及水龙头的数量应根据手术间的数量设置,水龙头数量应不少于手术间的数量,水龙头开关应为非手触式。

③应配备清洁剂,并符合 5.1.3 的要求。

④应配备清洁指甲用品;可配备手卫生的揉搓用品。如配备手刷,刷手应柔软,并定期检查,及时剔除不合格手刷。

⑤手消毒剂应取得卫生部卫生许可批件,有效期内使用。

⑥手消毒剂的出液器应采用非手触式。消毒剂宜采用一次性包装,重复使用的消毒剂容器应每周清洁与消毒。

⑦应配备干手物品。干手巾应每人一用,用后清洁、灭菌;盛装消毒巾的容器应每次清洗、灭菌。

⑧应配备计时装置、洗手流程及说明图。

6. 洗手与卫生手消毒应遵循以下原则:

①当手部有血液或其他体液等肉眼可见的污染时,应用肥皂(皂液)和流动水洗手。

②手部没有肉眼可见污染时,宜使用速干手消毒剂消毒双手代替洗手。

7. 洗手的指征

直接接触病人前后,接触不同病人之间,从同一病人身体的污染部位移动到清洁部位时,接触特殊易感病人前后;接触病人黏膜、破损皮肤或伤口前后,接触病人的血液、体液、分泌物、排泄物、伤口敷料之后;穿脱隔离衣前后,摘手套后;进行无菌操作前后,处理清洁、无菌物品之前,处理污染物品之后;当医务人员的手有可见的污染物或者被病人的血液、体液污染后。

WHO 推荐:洗手的五个重要时刻

8. 洗手的方法

采用流动水洗手,使双手充分浸湿;取适量肥皂或者皂液,均匀涂抹至整个手掌、手背、手指和指缝;认真揉搓双手,每个步骤至少 15s,应注意清洗双手所有皮肤,清洗指背、指尖和指缝,整个过程应不少于 1min。具体揉搓步骤为:

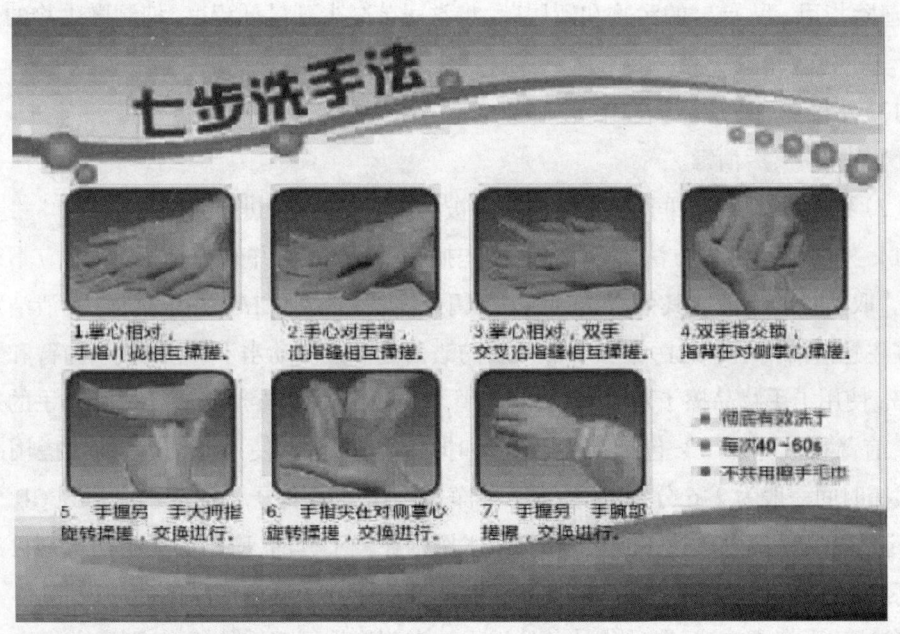

9. 手消毒指征

(1)接触患者的血液、体液和分泌物以及被传染性致病微生物污染的物品后。

(2)直接为传染病患者进行检查、治疗、护理或处理传染患者污物之后。

10. 医务人员手消毒时应注意以下几点:

(1)如果手被感染性物质污染以及直接为传染性疾病患者进行检查、治疗、护理或处理传染性患者污染物之后,应先用流动水冲洗,然后使用手消毒剂消毒双手。

(2)进行侵入性操作时应戴无菌手套,戴手套前后应洗手或进行手消毒;戴手套并不能替代洗手或手消毒。

(3)一次性无菌手套不得重复使用。

11. 速干手消毒剂

医务人员手无可见污染物时,可以使用速干手消毒剂消毒双手代替洗手,或进行手消毒,方法如下:

(1)取适量(3ml)的速干手消毒剂于掌心。

(2)严格按照医务人员洗手方法进行揉搓。

(3)揉搓时保证手消毒剂完全覆盖手部皮肤,直至手部干燥。

速干手消毒剂的特点:速干手消毒剂作用快、使用方便;可以节约工作时间、提高效率;具有出色的杀菌效果;加入了护肤成分;可以提高医护人员对洗手规范的依从性。

12. 外科手消毒的目的

清除指甲、手、前臂的污物和暂居菌。将常居菌减少到最低程度。抑制微生物的快速再生。

13. 外科手消毒应遵循以下原则:

(1)先洗手,后消毒。

(2)不同患者手术之间、手套破损或手被污染时,应重新进行外科手消毒。

14. 外科手消毒的方法:洗手之前应先摘除手部饰物,并修剪指甲,长度应不超过指尖。取适量的皂液或其他清洁剂刷洗双手前臂和上臂下 1/3,并认真揉搓,清洁双手时,应注意清洁指甲下的污垢和手部皮肤的皱褶处。在流动水下冲洗双手、前臂和上臂下 1/3。使用干手物品擦干双手、前臂和上臂下 1/3。用手消毒剂认真揉搓至双手的每个部位、前臂和上臂下 1/3,包括指尖、指缝和拇指等,揉搓可使用海绵、其他揉搓用品或手,揉搓时间一般为 2~6 分钟,流动水下冲净,无菌巾彻底擦干。流动水应达到 GB 5749 的规定。特殊情况水质达不到要求时,手术医师在戴手套前,应用醇类手消毒剂再消毒双手后戴手套。手消毒剂的取液量、揉搓时间及使用方法遵循产品的使用说明。

免冲洗手消毒方法:取适量的免冲洗手消毒剂涂抹至双手的每个部位、前臂和上臂下 1/3,并认真揉搓直至消毒剂干燥。手消毒剂的取液量,揉搓时间及使用方法遵循产品的使用说明。

15. 外科手消毒的注意事项：

(1)不应戴假指甲,保持指甲和指甲周围组织的清洁。

(2)冲洗时避免水溅湿衣裤。在不冲洗时应关闭流动水。

(3)在整个手消毒过程中应保持双手位于胸前并高于肘部,使水由手部流向肘部。

(4)洗手与消毒可使用海绵、其他揉搓用品或双手相互揉搓。

(5)术后摘除外科手套后,应用肥皂(皂液)清洁双手。

(6)用后的清洁指甲用具、揉搓用品如海绵、手刷等,应放到指定的容器中;揉搓用品应每人使用后消毒或者一次性使用;清洁指甲用品应每日清洁与消毒。

16. 手卫生效果的监测

(1)监测要求：

医疗机构应每季度对手术室、产房、导管室、层流洁净病房、骨髓移植病房、器官移植病房、重症监护病房、新生儿室、母婴室、血液透析病房、烧伤病房、感染疾病科、口腔科等部门工作的医务人员手进行消毒效果的监测;当怀疑医院感染暴发与医务人员手卫生有关时,应及时进行监测,并进行相应致病性微生物的检测。

(2)监测方法：

①采样时间:在接触患者、进行诊疗活动前采样。

②采样方法:被检者五指并拢,用浸有含相应中和剂的无菌洗脱水液浸湿的棉拭子在双手指曲面从指跟到指端往返涂擦 2 次,一只手涂擦面积约 30cm²,涂擦过程中同时转动棉拭子;将棉拭子接触操作者的部分剪去,投入 10ml 含相应中和剂的无菌洗脱液试管内,及时送检。

(3)检测方法:将采样管在混匀器上振荡 20s 或用力振打 80 次,用无菌吸管吸取 1.0ml 等检样品接种于灭菌平皿,每一样本接种 2 个平皿,平皿内加入已溶化的 45℃~48℃的营养琼脂 15~18ml,边倾注边摇匀,待琼脂凝固,置 36℃±1℃温箱培养 48h,计数菌落数。

(4)手卫生合格的判断标准

①卫生手消毒,监测的细菌菌落总数应≤10cfu/cm²

②外科手消毒,监测的细菌菌落总数应≤5cfu/cm²

第六节　标准预防

一、概念

标准预防是指认为病人的血液,体液,分泌物,排泄物均具有传染性,需进行隔离,不论是否有明显的血迹,污染,是否接触非完整的皮肤与黏膜,接触上述物质者,必须采取预防措施。根据传播途径采取接触隔离,飞沫隔离,空气隔离,是预防医院感染成功而有效的措施。

1. 隔离对象:将所有病人血液、体液、分泌物、排泄物视为有传染性,需要隔离。

2. 防护:实施双向防护,防止疾病双向传播。

3. 隔离措施:根据传播途径建立接触、空气、飞沫隔离措施。其重点是洗手和洗手的时机。

二、基本特点

1. 强调双向预防:防止疾病从病人传至医护人员;防止疾病从医护人员传至病人。

2. 防止血源性疾病的传播。

3. 防止非血源性疾病的传播。

4. 根据疾病的主要传播途径,采取隔离措施:接触隔离,空气隔离,飞沫隔离。

三、操作原则

1. 标准预防针对所有为患者实施操作的全过程。

2. 不论患者是否确诊或可以感染传染病均采取。

3. 包括洗手、戴手套、穿隔离衣、戴防护眼睛和面罩等基本措施。

4. 进行可能接触患者体液、血液的操作时须戴手套。

5. 操作完毕脱去手套后应洗手,必要时手消毒。

6. 有可能发生血液、体液飞溅到医务人员面部:戴具有防渗透性的口罩、防护眼镜。

7. 有可能发生血液、体液大面积飞溅污染身体:穿戴具有防渗透性的隔离衣或者围裙。

8. 手部皮肤破损有可能接触患者血液、体液:戴双层手套。

9. 戴手套操作过程中,应避免已经污染的手套触摸清洁区域或物品。

10. 进行侵袭性诊疗、护理操作过程中:① 保证充足的光线;② 特别注意防止被针头、缝合针、刀片等锐器刺伤或划伤。

11. 使用后的锐器防刺伤:① 直接放入耐刺、防渗漏的锐器盒;② 使用具有安全性能的注射器、输液器。

12. 立即清洁污染的环境。

13. 禁止将使用后的一次性针头重新套上针头套。

14. 禁止用手直接接触使用后的针头、刀片锐器。

15. 保证废弃物的正确处理：① 运输废弃物的人必须戴厚质乳胶清洁手套；② 处理体液废弃物必须戴防护眼镜。

四、预防措施

1. 洗手：接触血液、体液、排泄物、分泌物后可能污染时，脱手套后，要洗手或使用快速手消毒剂洗手。

2. 手套：当接触血液、体液、排泄物、分泌物及破损的皮肤黏膜时应戴手套；手套可以防止医务人员把自身手上的菌群转移给病人的可能性；手套可以预防医务人员变成传染微生物时的媒介，即防止医务人员将从病人或环境中污染的病原在人群中传播。在两个病人之间一定要更换手套；手套不能代替洗手。

3. 面罩、护目镜和口罩：戴口罩及护目镜也可以减少病人的体液、血液、分泌物等液体的传染性物质飞溅到医护人员的眼睛、口腔及鼻腔黏膜。

4. 隔离衣：穿隔离衣为防止被传染性的血液、分泌物、渗出物、飞溅的水和大量的传染性材料污染时才使用。脱去隔离衣后应立即洗手，以避免污染其他病人和环境。

5. 可重复使用的设备：(1)可重复用的医疗用品和医疗设备，在用于下一病人时根据需要进行消毒或灭菌处理。(2)处理被血液、体液、分泌物、排泄物污染的仪器设备时，要防止工作人员皮肤和黏膜暴露，工作服的污染，以致将病原微生物传播给病人和污染环境。(3)需重复使用的利器，应放在防刺的容器内，以便运输、处理和防止刺伤。(4)一次性使用的利器，如针头等放置在防刺、防渗漏的容器内进行无害化处理。

6. 物体表面、环境、衣物与餐饮具的消毒：(1)对医院普通病房的环境、物体表面包括床栏、床边、床头桌、椅、门把手等经常接触的物体表面定期清洁，遇污染时随时消毒。(2)在处理和运输被血液、体液、分泌物、排泄物污染的被服、衣物时，要防止医务人员皮肤暴露、污染工作服和环境。(3)可重复使用的餐饮具应清洗、消毒后再使用，对隔离病人尽可能使用一次性餐饮具。(4)重复用的衣服置于专用袋中，运输至指定地点进行清洗、消毒，并防止运输过程中的污染。

7. 急救场所可能出现需要复苏时，用简易呼吸囊(复苏袋)或其他通气装置以代替口对口人工呼吸方法。

8. 医疗废物应按照国家颁布的《医疗废物管理条例》及其相关法律法规进行无害化处理。接触隔离：接触传播指通过接触而传播的疾病，接触传播是医院感染主要而常见的传播途径，一般包括直接传播和间接传播。

对确诊或可疑感染了接触传播病原微生物如肠道感染、多重耐药菌感染、皮肤感染等的病人，在进行标准预防的基础上，还应采用接触传播隔离预防。

1.病人的隔离：(1)病人安置在单人隔离房间，无条件时可将同种病原体感染的病人安置于一室。(2)限制病人的活动范围。(3)减少转运,如必须转运时,应尽量减少对其他病人和环境表面的污染。

2.接触隔离、防护隔离:(1)进入隔离病室接触病人包括接触病人的血液、体液、分泌物、排泄物等物质时,应戴手套。(2)离开隔离病室前,接触污染物品后摘除手套,洗手和/或手消毒。(3)进入病室,从事可能污染工作服的操作时,应穿隔离衣;离开病室前,脱下隔离衣,按要求悬挂,或使用一次性隔离衣,用后按医疗废物管理要求进行处置。(4)隔离室应有隔离标志,并限制人员的出入。

空气隔离:空气传播是指病原微生物经由悬浮在空气中的微粒(粒径小于 5μm)\气溶胶来传播的方式,这种微粒能在空气中悬浮较长时间,并可随气流漂浮到较远处,所以可造成多人感染,甚至导致医院感染暴发流行。因此,病人所处的环境需要屏蔽,可使用单人房间、专门的空气处理系统和通风设备防止空气传播。

医务人员和进入该环境的人员应使用呼吸道保护装置。如果病人确诊或可疑感染了经空气传播的疾病,如结核、流行性脑膜炎、腮腺炎、水痘、麻疹、肺鼠疫、肺出血热等,在标准预防的基础上还要采用空气传播的隔离预防,要采用以下隔离措施:

1、病人的隔离:(1)病人应单间安置,加强通风,并注意风向。(2)无条件时,相同病原微生物感染病人可同住一室。(3)尽快转送有条件收治的传染病院或卫生行政部门指定的医院进行收治,并注意转运过程中医务人员的防护;当病人病情允许时,应戴医用防护口罩。(4)限制传染病人的活动范围。(5)做好空气的消毒。

2.空气隔离、防护隔离:(1)医务人员进入确诊或可疑传染病人房间时,应戴帽子、医用防护口罩。(2)进行可能产生喷溅的诊疗操作时,应穿隔离衣。(3)接触病人及其血液、体液、分泌物、排泄物等物质时必须戴手套。

飞沫隔离:飞沫传播是指经较大的飞沫气溶胶微粒(粒径大于 5μm)而传播的疾病。在空气中悬浮的时间不长,喷射的距离不过 1m 左右。

五、预防制度

一级防护:适用于发热门(急)诊的医务人员。

1. 严格遵守标准预防的原则,遵守消毒、隔离的各项规章制度。

2. 工作时应穿工作服、隔离衣、戴工作帽和防护口罩,必要时戴乳胶手套。严格执行洗手与手消毒制度。

3. 下班时进行个人卫生处置,并注意呼吸道与黏膜的防护。

二级防护:适用于呼吸道传染性疾病的留观室、隔离区的医务人员。

1. 严格遵守标准预防的原则,根据传染性疾病的传播途径,采取相应的隔离措施,并严格遵守消毒、隔离的各项规章制度。

2. 进入隔离区和专门病区的医护人员必须戴防护口罩,穿工作服、防护服或隔离衣、鞋套、戴手套、工作帽。严格按照清洁区、半污染区和污染区的划分,正确穿戴和脱摘防护用品,并注意呼吸道、口腔、鼻腔黏膜和眼睛的卫生与保护。

三级防护:适用于为病人实施吸痰、气管插管和气管切开的医护人员。除二级防护外,还应当加戴面罩或全面型呼吸防护器。

六、医护人员的防护要求

1. 基本防护:

(1)防护对象:在医疗机构中从事诊疗活动的所有医、护、技人员。

(2)着装要求:工作服,工作帽,医用口罩,工作鞋。

2. 加强防护

(1)防护对象:进行体液或可疑污染物操作的医护人员,传染病流行期的发热门诊的工作人员;SARS 病区的工作人员;转运疑似或临床诊断传染病的医护人员和司机。

(2)着装要求:在基本防护的基础上,可按危险程度使用以防护用品。

(3)隔离衣:进入传染病区时。

(4)防护镜:有体液或其他污染物喷溅的操作时。

(5)外科口罩:进入传染病区时。

(6)手套:操作人员皮肤破损或接触体液或破损皮肤黏膜的操作时。

(7)面罩:有可能被病人的体液喷溅时。

(8)鞋套:进入传染病区时。

3. 严密防护

(1)防护对象:进行有创操作,要给 SARS 病人进行气管插管,切开吸痰等操作和做传染病尸解的医务人员。

(2)要求:在加强防护的基础上,应使用面罩。

(施　妍)

第三章　护理相关法律法规与规范制度

第一节　护士条例(节选)

一、护士执业注册

应具备的基本条件《护士条例》于 2008 年 1 月 31 日由中华人民共和国国务院令第 517 号公布,自 2008 年 5 月 12 日起实施。按照《护士条例》的要求,申请护士执业注册应当具备以下四个条件:

1. 具有完全民事行为能力。

2. 在中等职业学校、高等学校完成教育部和卫生计生委规定的普通全日制 3 年以上的护理、助产专业课程学习,包括在教学医院或综合医院完成 8 个月以上护理临床实习,并取得相应学历证书。本规定强调凡申请护士注册资格必须具备两个基本条件:一是专业的要求,必须经过护理专业教育;二是学历要求,必须取得普通中等卫(护)校的毕业文凭或高等医学院校大专或以上毕业文凭。

3. 通过卫生计生委组织的护士执业资格考试;护理专业学生毕业当年可以参加护士执业资格考试,考试成绩合格是申请护士执业注册取得护士执业证书的必要条件之一。

4.符合护士执业注册管理办法规定的健康标准。

二、护士的权利

护士执业过程中依法享有权利,《护士条例》规定:国务院有关部门、县级以上地方人民政府及其有关部门以及乡(镇)人民政府应当采取措施,改善护士的工作条件,保障护士待遇,加强护士队伍建设,促进护理事业健康发展。《条例》规定了护士应履行的义务与怠于履行义务所应承担的法律责任。

1. 享有获得物质报酬的权利　护士执业有按照国家有关规定获取工资报酬、享受福利待遇、参加社会保险的权利。任何单位或者个人不得克扣护士工资,降低或者取消护士福利等待遇。

2. 享有安全执业的权利　护士执业有获得与其所从事的护理工作相适应的卫生防护、医疗保健服务的权利。从事直接接触有毒有害物质、有感染传染病危险工作的护士,有依照有关法律、行政法规的规定接受职业健康监护的权利;患职业病,有依照有关法律、行政法规的规定获得赔偿的权利。

3. 享有学习、培训的权利　护士有按照国家有关规定获得与本人业务能力和学术水平相应的专业技术职务、职称的权利;有参加专业培训、从事学术研究和交流、参加行业协会和专业学术团体的权利。

4. 享有获得履行职责相关的权利　护士有获得疾病诊疗、护理相关信息的权利和其他与履行护理职责相关的权利,可以对医疗卫生机构和卫生主管部门的工作提出意见和建议。

5. 享有获得表彰、奖励的权利　国务院有关部门对在护理工作中作出杰出贡献的护士,应当授予全国卫生系统先进工作者荣誉称号或者颁发白求恩奖章,对长期从事护理工作的护士应当颁发荣誉证书。具体办法由国务院有关部门制定。

6. 享有人格尊严和人身安全不受侵犯的权利　扰乱医疗秩序,阻碍护士依法开展执业活动,侮辱、威胁、殴打护士,或有其他侵犯护士合法权益行为的,由公安机关依照治安管理处罚法的规定给予处罚;构成犯罪的,依法追究刑事责任。

三、护士的义务

为规范护士执业行为、提高护理质量,是保障医疗安全、防范医疗事故、改善护患关系的重要方面。因此,《条例》明确规定护士应当承担以下义务:

1. 依法进行临床护理义务　护士执业应当遵守法律、法规、规章和诊疗技术规范的规定。这是护士执业的根本准则,即合法性原则。这一原则涵盖了护士执业的基本要求,包含了护士执业过程中应当遵守的具体规范和应当履行的义务。通过法律、法规、规章和诊疗技术规范的约束,护士履行对病人、病人家属以及社会的义务。

护士依法执业的另一重要体现,就是有关正确书写包括护理记录等病历材料的问题。医疗机构应当按照国务院卫生行政部门规定的要求,书写并妥善保管病历资料。因抢救急危病人,未能及时书写病历的,应当在抢救结束后 6 小时内据实补记,并加以注明。这是对医疗机构及医务人员书写和保管病历的规定要求。病历是指病人在医院中接受问诊、查体、诊断、治疗、检查、护理等医疗过程的所有医疗文书资料,包括医务人员对病情发生、发展、转归的分析、医疗资源使用和费用支付情况的原始记录,是经医务人员、医疗信息管理人员收集、整理、加工后形成的具有科学性、逻辑性、真实性的医疗档案。

2. 紧急救治病人的义务　护士在执业活动中,发现病人病情危急,应当立即通知医师;在紧急情况下为抢救垂危病人生命,应当先行实施必要的紧急救护。

3. 正确查对、执行医嘱的义务　护士发现医嘱违反法律、法规、规章或者诊疗技术规范规定的,应当及时向开具医嘱的医师提出;必要时,应当向该医师所在科室负责人或者医疗卫生机构负责医疗服务管理的人员报告。

4. 保护病人隐私的义务　护士应当尊重、关心、爱护病人,保护病人的隐私。所谓隐私是病人在就诊过程中向医师公开的、不愿让他人知道的个人信息、私人活动或私有领域，如可造成病人精神伤害的疾病、病理生理上的、有损个人名誉的疾病、病人不愿他人知道的隐情等。由于治疗护理的需要，护士在工作中可能会接触病人的隐私，根据条例，护士对保护病人隐私负有义务和责任。

5. 积极参加公共卫生应急事件救护的义务　护士有义务参与公共卫生和疾病预防控制工作。发生自然灾害、公共卫生事件等严重威胁公众生命健康的突发事件，护士应当服从县级以上人民政府卫生主管部门或者所在医疗卫生机构的安排，参加医疗救护。

四、护士违反上述义务的表现及应当承担的法律责任

1. 违反法定义务的表现

(1)发现病人病情危急未立即通知医师的。

(2)发现医嘱违反法律、法规、规章或者诊疗技术规范的规定，未依照规定提出或者报告的。

(3)泄露病人隐私的。

(4)发生自然灾害、公共卫生事件等严重威胁公众生命健康的突发事件，不服从安排参加医疗救护的。

2. 违反法定义务应当承担的法律责任　护士条例规定，护士在执业活动中出现违反法定义务的情形，由县级以上地方人民政府卫生主管部门依据职责分工责令改正，给予警告；情节严重的，暂停其6个月以上1年以下执业活动，直至由原发证部门吊销其护士执业证书。

由此可见，承担法律责任有三种形式：警告、暂停执业活动和吊销其护士执业证书，并且一旦被吊销执业证书的，自执业证书被吊销之日起2年内不得申请执业注册。同时所受到的行政处罚、处分的情况将被记入护士执业不良记录。

此外，《护士条例》规定，护士执业不良记录包括护士因违反护士条例以及其他卫生管理法律、法规、规章或者诊疗技术规范的规定受到行政处罚、处分的情况等内容。

五、病人的权利与义务

在护患关系中双方应按照一定的道德原则和规范来约束、调整自身的行为，尊重彼此的权利和义务。护理人员尊重病人的权利并督促病人履行相应的义务，是提供高品质护理服务的重要方面。

1. 病人的权利

我国法律法规规定，病人的权利包括下列主要内容：

(1)病人有个人隐私和个人尊严被保护的权利　病人有权要求有关其病情资料、治疗内容和记录应如同个人隐私，须保守秘密。病人有权要求对其医疗计划，包括病例讨论、会诊、检查和治疗都应审慎处理，不允许未经同意而泄露，不允许任意将病人姓名、身体状况、私人事务公开，更不能与其他不相关人员讨论病人的病情和治疗，否则就是

侵害公民名誉权,受到法律的制裁。

(2)病人有获得全部实情的知情权　病人有权获知有关自己的诊断、治疗和预后的最新信息。在医疗活动中,医疗机构及其医务人员应当将病人的病情、医疗措施、医疗风险等如实告知病人,及时解答其咨询,但是,应当避免对病人产生不利后果。

(3)病人有平等享受医疗的权利　当人们的生命受到疾病的折磨时,他们就有解除痛苦、得到医疗照顾的权利,有继续生存的权利。任何医护人员和医疗机构都不得拒绝病人的求医要求。人们的生存权利是平等的,享受的医疗权利也是平等的。医护人员应平等地对待每一个病人,自觉维护一切病人的权利。

(4)病人有参与决定有关个人健康的权利　病人有权接受治疗前得到正确的信息,如手术、重大的医疗处置等情形下,只有当病人完全了解可选择的治疗方法,并同意后,治疗计划才能执行。病人有权在法律允许的范围内拒绝治疗。医务人员要向病人说明拒绝治疗对生命健康可能产生的危害。如果医院计划实施与病人治疗相关的研究时,病人有权被告知详情并有权拒绝参加研究计划。

(5)病人有权获得住院时及出院后完整的医疗　医院对病人的合理的服务需求要有回应。医院应依病情的紧急程度,对病人提供评价、医疗服务及转院。只要医疗上允许,病人在被转到另一家医疗机构前,必须先交代有关转送的原因及可能的其他选择的完整资料与说明。病人将转去的医疗机构必须已先同意接受此位病人的转院。

(6)病人有服务的选择权、监督权　病人有比较和选择医疗机构、检查项目、治疗方案的权利。医务人员应力求较为全面细致地介绍治疗方案,帮助病人了解和作出正确的判断和选择。病人同时还有权利对医疗机构的医疗、护理、后勤管理医德医风等方面进行监督。因为病人从到医疗机构就医开始,即已行使监督权。

(7)病人有免除一定社会责任和义务的权利　按照病人的病情,可以暂时或长期免除服兵役、献血等社会责任和义务。这也符合病人的身体情况和社会公平原则和人道主义原则。

(8)有获得赔偿的权利　由于医疗机构及其医务人员的行为不当,造成病人人身损害的,病人有通过正当程序获得赔偿的权利。

(9)请求回避权

2.病人的义务

权利和义务是相对的,病人在享有正当权利的同时,也应负起应尽的义务,对自身健康和社会负责。

(1)积极配合医疗护理的义务　病人患病后,有责任和义务接受医疗护理,和医务人员合作,共同治疗疾病,恢复健康。病人在同意治疗方案后,要遵循医嘱。

(2)自觉遵守医院规章制度　为了保障医院正常的诊疗秩序,就诊须知、入院须知、探视制度等都对病人和家属提出要求,这是为了维护广大病人利益的需要。

（3）自觉维护医院秩序　医院是救死扶伤、实行人道主义的公共场所。医院需要保持一定的秩序。病人应自觉维护医院秩序，包括安静、清洁、保证正常的医疗活动以及医院财产不被损坏。

（4）保持和恢复健康　医务人员有责任帮助病人恢复健康和保持健康，但对个人的健康保持需要病人积极参与。病人有责任选择合理的生活方式，养成良好的生活习惯，保持和促进健康。

六、护士执业中的医疗卫生机构的职责

医院、卫生院、诊所是我国医疗机构的主要形式。护士条例中规定了医疗卫生机构三方面的职责：

1. 按照卫生计生委要求配备护理人员　因此条例要求，医疗卫生机构配备护士的数量不得低于卫生计生委规定的护士配备标准。尚未达到护士配备标准的医疗卫生机构，应当按照卫生计生委规定的实施步骤，逐步达到护士配备标准。

2. 保障护士合法权益包括：

（1）应当为护士提供卫生防护用品，并采取有效卫生防护措施和医疗保健措施。

（2）应当执行国家有关工资、福利待遇和社会保险等规定。

（3）对在艰苦边远地区工作，或者从事直接接触有毒有害物质、有感染传染病危险工作的护士，所在医疗卫生机构应当按照国家有关规定给予津贴。

（4）根据需要，开展护士培训。

3. 加强护士管理包括：

（1）应当按照卫生计生委的规定，设置专门机构或者配备专（兼）职人员负责护理管理工作；不得允许未取得护士执业证书的人员、未依照条例规定办理执业地点变更手续的护士以及护士执业注册有效期届满未延续执业注册的护士在本机构从事诊疗技术规范规定的护理活动；在教学、综合医院进行护理临床实习的人员应当在护士指导下开展有关工作。

（2）应当建立护士岗位责任制并进行监督检查。

七、护士执业中的法律责任

1. 医疗卫生机构违反本条例规定，护士的配备数量低于国务院卫生主管部门规定的护士配备标准的；或允许未取得护士执业证书的人员或者允许未依照本条例规定办理执业地点变更手续、注册有效期的护士在本机构从事诊疗技术规范规定的护理活动的，由县级以上地方人民政府卫生主管部门责令限期改正，给予警告；逾期不改正的，将会受到核减其诊疗科目，暂停其 6 个月以上 1 年以下执业活动的处理。

2. 医疗卫生机构未按照国家有关规定保障护士合法权益的，将会受到有关法律、行政法规的规定的处罚。

3. 护士执业过程中，违反法定义务应当承担法律责任。《护士条例》规定，护士在执

业过程中有下列情形之一的，由县级以上地方人民政府卫生主管部门依据职责分工责令改正，给予警告；情节严重的暂停其 6 个月以上，1 年以下执业活动，直至由原发证部门吊销其护士执业证书：

（1）发现患者病情危急未立即通知医师的。

（2）发现医嘱违反法律、法规、规章或者诊疗技术规范的规定，未依照本条例第十七条的规定提出或者报告的。

（3）泄露患者隐私的。

（4）发生自然灾害、公共卫生事件等严重威胁公众生命健康的突发事件，不服从安排参加医疗救护的。护士在执业活动中造成医疗事故的，依照医疗事故处理的有关规定承担法律责任。

由此可见，承担法律责任有三种形式：警告、暂停执业活动和吊销其护士执业证书，并且一旦被吊销执业证书的，自执业证书被吊销之日起 2 年内不得申请执业注册。同时所受剑的行政处罚、处分的情况将被记入护士执业不良记录中。

八、护士的执业注册申请与管理

《护士执业注册管理办法》全文共二十四条，包括行政部门的职责、申请护士执业注册应当具备的条件、护士执业注册的工作程序以及建立护士执业记录制度等内容。

各级卫生行政部门是护士执业注册的主管部门及发证机关，负责行政区域内护士执业注册管理工作及各级医疗卫生单位护士执业注册的具体工作。其次，护士执业注册的工作程序，包括护士首次执业注册、护士变更执业注册、护士延续执业注册、护士重新执业注册、护士注销执业注册等相关程序。

1. 护士首次执业注册：应当自通过护士执业资格考试之日起 3 年内提出执业注册申请，提交学历证书及专业学习中的临床实习证明、护士执业资格考试成绩合格证明、健康体检证明以及医疗卫生机构拟聘用的相关材料，接受审核。执业注册有效期为 5 年。

2. 护士变更执业注册：执业地点发生变化的，应办理执业注册变更。护士承担卫生行政部门交办或者批准的任务以及履行医疗卫生机构职责的护理活动，包括经医疗卫生机构批准的进修、学术交流的，不需要办理变更手续。护士变更执业注册也需提交护士变更注册申请审核表和申请人的《护士执业证书》，受理及注册机关应在 7 个工作日内进行审查。护士变更注册后其执业许可期限也为 5 年。

3. 护士延续执业注册：护士执业注册证书有效期终止后，需向卫生行政部门提出延续申请，申请应于有效期届满前 30 日提出申请。

4. 护士重新执业注册：对注册有效期届满未延续注册的、受吊销《护士执业证书》处罚的，自届满或吊销之日起满 2 年的护理人员，需要重新进行执业注册。

5. 护士注销执业注册：注销护士执业注册的特定情形包括由于未申请延续护士执业注册、延续执业注册的申请未被批准而造成护士执业注册有效期届满未延续的；护士死亡或者因身体健康等原因丧失行为能力的；护士执业注册被依法撤销、撤回，或者依法被吊销的。

6. 护士执业记录制度：建立护士执业记录是进行护士执业注册变更、延续的依据，卫生行政部门进行监督管理的反映，医疗卫生机构评价护士成绩、晋升职称、进行奖惩的基础材料。有护士执业良好记录和护士执业不良记录。

第二节　医疗事故处理条例

《医疗事故处理条例》分总则、医疗事故的预防与处置、医疗事故的技术鉴定、医疗事故的行政处理与监督、医疗事故的赔偿、罚则、附则等共七章六十三条。

医疗事故的构成要素　本条例所称医疗事故，是指医疗机构及其医务人员在医疗活动中，违反医疗卫生管理法律、行政法规、部门规章和诊疗护理规范、常规，过失造成患者人身损害的事故。"医疗事故"的构成至少包括以下几方面内容：

1. 主体是医疗机构及其医务人员　指依法取得执业许可的医疗机构及取得执业资格的医师和护士等专业技术人员。护士可能成为医疗事故的主体之一。

2. 行为的违法性　"医疗事故"是医疗机构及其医务人员因违反医疗卫生管理法律、行政法规、部门规章和诊疗护理规范、常规而发生的事故。从医疗实践看，最常用、最直接的是部门关于医疗机构、医疗行为管理的规章、诊疗护理规范、常规。在判断是否是医疗事故时，这是最好的判断标准。

3. 过失造成患者人身损害　两个含义：一是"过失"造成的，即是医务人员的过失行为，而不是有伤害患者的主观故意；二是对患者有"人身损害"后果。

一、总则

第一条　为了正确处理医疗事故，保护患者和医疗机构及其医务人员的合法权益，维护医疗秩序，保障医疗安全，促进医学科学的发展，制定本条例。

第二条　本条例所称医疗事故，是指医疗机构及其医务人员在医疗活动中，违反医疗卫生管理法律、行政法规、部门规章和诊疗护理规范、常规，过失造成患者人身损害的事故。

第三条　处理医疗事故，应当遵循公开、公平、公正、及时、便民的原则，坚持实事求是的科学态度，做到事实清楚、定性准确、责任明确、处理恰当。

第四条　根据对患者人身造成的损害程度，医疗事故分为四级：

一级医疗事故：造成患者死亡、重度残疾的；

二级医疗事故：造成患者中度残疾、器官组织损伤导致严重功能障碍的；

三级医疗事故:造成患者轻度残疾、器官组织损伤导致一般功能障碍的;

四级医疗事故:造成患者明显人身损害的其他后果的。

具体分级标准由国务院卫生行政部门制定。

二、医疗事故的预防与处置

第五条 医疗机构及其医务人员在医疗活动中,必须严格遵守医疗卫生管理法律、行政法规、部门规章和诊疗护理规范、常规,恪守医疗服务职业道德。

第六条 医疗机构应当对其医务人员进行医疗卫生管理法律、行政法规、部门规章和诊疗护理规范、常规的培训和医疗服务职业道德教育。

第七条 医疗机构应当设置医疗服务质量监控部门或者配备专(兼)职人员,具体负责监督本医疗机构的医务人员的医疗服务工作,检查医务人员执业情况,接受患者对医疗服务的投诉,向其提供咨询服务。

第八条 医疗机构应当按照国务院卫生行政部门规定的要求,书写并妥善保管病历资料。

因抢救急危患者,未能及时书写病历的,有关医务人员应当在抢救结束后 6h 内据实补记,并加以注明。

第九条 严禁涂改、伪造、隐匿、销毁或者抢夺病历资料。

第十条 患者有权复印或者复制其门诊病历、住院志、体温单、医嘱单、化验单(检验报告)、医学影像检查资料、特殊检查同意书、手术同意书、手术及麻醉记录单、病理资料、护理记录以及国务院卫生行政部门规定的其他病历资料。

患者依照前款规定要求复印或者复制病历资料的,医疗机构应当提供复印或者复制服务并在复印或者复制的病历资料上加盖证明印记。复印或者复制病历资料时,应当有患者在场。

医疗机构应患者的要求,为其复印或者复制病历资料,可以按照规定收取工本费。具体收费标准由省、自治区、直辖市人民政府价格主管部门会同同级卫生行政部门规定。

第十一条 在医疗活动中,医疗机构及其医务人员应当将患者的病情、医疗措施、医疗风险等如实告知患者,及时解答其咨询;但是,应当避免对患者产生不利后果。

第十二条 医疗机构应当制定防范、处理医疗事故的预案,预防医疗事故的发生,减轻医疗事故的损害。

第十三条 医务人员在医疗活动中发生或者发现医疗事故、可能引起医疗事故的医疗过失行为或者发生医疗事故争议的,应当立即向所在科室负责人报告,科室负责人应当及时向本医疗机构负责医疗服务质量监控的部门或者专(兼)职人员报告;负责医疗服务质量监控的部门或者专(兼)职人员接到报告后,应当立即进行调查、核实,将有关情况如实向本医疗机构的负责人报告,并向患者通报、解释。

第十四条　发生医疗事故的,医疗机构应当按照规定向所在地卫生行政部门报告。

发生下列重大医疗过失行为的,医疗机构应当在12h内向所在地卫生行政部门报告:

(一)导致患者死亡或者可能为二级以上的医疗事故;

(二)导致3人以上人身损害后果;

(三)国务院卫生行政部门和省、自治区、直辖市人民政府卫生行政部门规定的其他情形。

第十五条　发生或者发现医疗过失行为,医疗机构及其医务人员应当立即采取有效措施,避免或者减轻对患者身体健康的损害,防止损害扩大。

第十六条　发生医疗事故争议时,死亡病例讨论记录、疑难病例讨论记录、上级医师查房记录、会诊意见、病程记录应当在医患双方在场的情况下封存和启封。封存的病历资料可以是复印件,由医疗机构保管。

第十七条　疑似输液、输血、注射、药物等引起不良后果的,医患双方应当共同对现场实物进行封存和启封,封存的现场实物由医疗机构保管;需要检验的,应当由双方共同指定的、依法具有检验资格的检验机构进行检验;双方无法共同指定时,由卫生行政部门指定。

疑似输血引起不良后果,需要对血液进行封存保留的,医疗机构应当通知提供该血液的采供血机构派员到场。

第十八条　患者死亡,医患双方当事人不能确定死因或者对死因有异议的,应当在患者死亡后48h内进行尸检;具备尸体冻存条件的,可以延长至7日。尸检应当经死者近亲属同意并签字。

尸检应当由按照国家有关规定取得相应资格的机构和病理解剖专业技术人员进行。承担尸检任务的机构和病理解剖专业技术人员有进行尸检的义务。

医疗事故争议双方当事人可以请法医病理学人员参加尸检,也可以委派代表观察尸检过程。拒绝或者拖延尸检,超过规定时间,影响对死因判定的,由拒绝或者拖延的一方承担责任。

第十九条　患者在医疗机构内死亡的,尸体应当立即移放太平间。死者尸体存放时间一般不得超过2周。逾期不处理的尸体,经医疗机构所在地卫生行政部门批准,并报经同级公安部门备案后,由医疗机构按照规定进行处理。

三、医疗事故的技术鉴定

第二十条　卫生行政部门接到医疗机构关于重大医疗过失行为的报告或者医疗事故争议当事人要求处理医疗事故争议的申请后,对需要进行医疗事故技术鉴定的,应当交由负责医疗事故技术鉴定工作的医学会组织鉴定;医患双方协商解决医疗事故争议,需要进行医疗事故技术鉴定的,由双方当事人共同委托负责医疗事故技术鉴定工作的医学会组织鉴定。

第二十一条　设区的市级地方医学会和省、自治区、直辖市直接管辖的县(市)地方医学会负责组织首次医疗事故技术鉴定工作。省、自治区、直辖市地方医学会负责组织再次鉴定工作。

必要时,中华医学会可以组织疑难、复杂并在全国有重大影响的医疗事故争议的技术鉴定工作。

第二十二条　当事人对首次医疗事故技术鉴定结论不服的,可以自收到首次鉴定结论之日起 15 日内向医疗机构所在地卫生行政部门提出再次鉴定的申请。

第二十三条　负责组织医疗事故技术鉴定工作的医学会应当建立专家库。

专家库由具备下列条件的医疗卫生专业技术人员组成:

(一)有良好的业务素质和职业品德;

(二)受聘于医疗卫生机构或者医学教学、科研机构并担任相应专业高级技术职务 3 年以上。

符合前款第（一）项规定条件并具备高级技术任职资格的法医可以受聘进入专家库。

负责组织医疗事故技术鉴定工作的医学会依照本条例规定聘请医疗卫生专业技术人员和法医进入专家库,可以不受行政区域的限制。

第二十四条　医疗事故技术鉴定,由负责组织医疗事故技术鉴定工作的医学会组织专家鉴定组进行。

参加医疗事故技术鉴定的相关专业的专家,由医患双方在医学会主持下从专家库中随机抽取。在特殊情况下,医学会根据医疗事故技术鉴定工作的需要,可以组织医患双方在其他医学会建立的专家库中随机抽取相关专业的专家参加鉴定或者函件咨询。

符合本条例第二十三条规定条件的医疗卫生专业技术人员和法医有义务受聘进入专家库,并承担医疗事故技术鉴定工作。

第二十五条　专家鉴定组进行医疗事故技术鉴定,实行合议制。专家鉴定组人数为单数,涉及的主要学科的专家一般不得少于鉴定组成员的二分之一;涉及死因、伤残等级鉴定的,并应当从专家库中随机抽取法医参加专家鉴定组。

第二十六条　专家鉴定组成员有下列情形之一的,应当回避,当事人也可以以口头或者书面的方式申请其回避:

(一)是医疗事故争议当事人或者当事人的近亲属的;

(二)与医疗事故争议有利害关系的;

(三)与医疗事故争议当事人有其他关系,可能影响公正鉴定的。

第二十七条　专家鉴定组依照医疗卫生管理法律、行政法规、部门规章和诊疗护理规范、常规,运用医学科学原理和专业知识,独立进行医疗事故技术鉴定,对医疗事故进行鉴别和判定,为处理医疗事故争议提供医学依据。

任何单位或者个人不得干扰医疗事故技术鉴定工作,不得威胁、利诱、辱骂、殴打专家鉴定组成员。

专家鉴定组成员不得接受双方当事人的财物或者其他利益。

第二十八条 负责组织医疗事故技术鉴定工作的医学会应当自受理医疗事故技术鉴定之日起5日内通知医疗事故争议双方当事人提交进行医疗事故技术鉴定所需的材料。

当事人应当自收到医学会的通知之日起10日内提交有关医疗事故技术鉴定的材料、书面陈述及答辩。医疗机构提交的有关医疗事故技术鉴定的材料应当包括下列内容:

(一)住院患者的病程记录、死亡病例讨论记录、疑难病例讨论记录、会诊意见、上级医师查房记录等病历资料原件;

(二)住院患者的住院志、体温单、医嘱单、化验单(检验报告)、医学影像检查资料、特殊检查同意书、手术同意书、手术及麻醉记录单、病理资料、护理记录等病历资料原件;

(三)抢救急危患者,在规定时间内补记的病历资料原件;

(四)封存保留的输液、注射用物品和血液、药物等实物,或者依法具有检验资格的检验机构对这些物品、实物作出的检验报告;

(五)与医疗事故技术鉴定有关的其他材料。

在医疗机构建有病历档案的门诊、急诊患者,其病历资料由医疗机构提供;没有在医疗机构建立病历档案的,由患者提供。

医患双方应当依照本条例的规定提交相关材料。医疗机构无正当理由未依照本条例的规定如实提供相关材料,导致医疗事故技术鉴定不能进行的,应当承担责任。

第二十九条 负责组织医疗事故技术鉴定工作的医学会应当自接到当事人提交的有关医疗事故技术鉴定的材料、书面陈述及答辩之日起45日内组织鉴定并出具医疗事故技术鉴定书。

负责组织医疗事故技术鉴定工作的医学会可以向双方当事人调查取证。

第三十条 专家鉴定组应当认真审查双方当事人提交的材料,听取双方当事人的陈述及答辩并进行核实。

双方当事人应当按照本条例的规定如实提交进行医疗事故技术鉴定所需要的材料,并积极配合调查。当事人任何一方不予配合,影响医疗事故技术鉴定的,由不予配合的一方承担责任。

第三十一条 专家鉴定组应当在事实清楚、证据确凿的基础上,综合分析患者的病情和个体差异,作出鉴定结论,并制作医疗事故技术鉴定书。鉴定结论以专家鉴定组成员的过半数通过。鉴定过程应当如实记载。

医疗事故技术鉴定书应当包括下列主要内容：

（一）双方当事人的基本情况及要求；

（二）当事人提交的材料和负责组织医疗事故技术鉴定工作的医学会的调查材料；

（三）对鉴定过程的说明；

（四）医疗行为是否违反医疗卫生管理法律、行政法规、部门规章和诊疗护理规范、常规；

（五）医疗过失行为与人身损害后果之间是否存在因果关系；

（六）医疗过失行为在医疗事故损害后果中的责任程度；

（七）医疗事故等级；

（八）对医疗事故患者的医疗护理医学建议。

第三十二条 医疗事故技术鉴定办法由国务院卫生行政部门制定。

第三十三条 有下列情形之一的，不属于医疗事故：

（一）在紧急情况下为抢救垂危患者生命而采取紧急医学措施造成不良后果的；

（二）在医疗活动中由于患者病情异常或者患者体质特殊而发生医疗意外的；

（三）在现有医学科学技术条件下，发生无法预料或者不能防范的不良后果的；

（四）无过错输血感染造成不良后果的；

（五）因患方原因延误诊疗导致不良后果的；

（六）因不可抗力造成不良后果的。

第三十四条 医疗事故技术鉴定，可以收取鉴定费用。经鉴定，属于医疗事故的，鉴定费用由医疗机构支付；不属于医疗事故的，鉴定费用由提出医疗事故处理申请的一方支付。鉴定费用标准由省、自治区、直辖市人民政府价格主管部门会同同级财政部门、卫生行政部门规定。

四、医疗事故的行政处理与监督

第三十五条 卫生行政部门应当依照本条例和有关法律、行政法规、部门规章的规定，对发生医疗事故的医疗机构和医务人员作出行政处理。

第三十六条 卫生行政部门接到医疗机构关于重大医疗过失行为的报告后，除责令医疗机构及时采取必要的医疗救治措施，防止损害后果扩大外，应当组织调查，判定是否属于医疗事故；对不能判定是否属于医疗事故的，应当依照本条例的有关规定交由负责医疗事故技术鉴定工作的医学会组织鉴定。

第三十七条 发生医疗事故争议，当事人申请卫生行政部门处理的，应当提出书面申请。申请书应当载明申请人的基本情况、有关事实、具体请求及理由等。

当事人自知道或者应当知道其身体健康受到损害之日起 1 年内，可以向卫生行政部门提出医疗事故争议处理申请。

第三十八条　发生医疗事故争议,当事人申请卫生行政部门处理的,由医疗机构所在地的县级人民政府卫生行政部门受理。医疗机构所在地是直辖市的,由医疗机构所在地的区、县人民政府卫生行政部门受理。

有下列情形之一的,县级人民政府卫生行政部门应当自接到医疗机构的报告或者当事人提出医疗事故争议处理申请之日起7日内移送上一级人民政府卫生行政部门处理:

(一)患者死亡;

(二)可能为二级以上的医疗事故;

(三)国务院卫生行政部门和省、自治区、直辖市人民政府卫生行政部门规定的其他情形。

第三十九条　卫生行政部门应当自收到医疗事故争议处理申请之日起10日内进行审查,作出是否受理的决定。对符合本条例规定,予以受理,需要进行医疗事故技术鉴定的,应当自作出受理决定之日起5日内将有关材料交由负责医疗事故技术鉴定工作的医学会组织鉴定并书面通知申请人;对不符合本条例规定,不予受理的,应当书面通知申请人并说明理由。

当事人对首次医疗事故技术鉴定结论有异议,申请再次鉴定的,卫生行政部门应当自收到申请之日起7日内交由省、自治区、直辖市地方医学会组织再次鉴定。

第四十条　当事人既向卫生行政部门提出医疗事故争议处理申请,又向人民法院提起诉讼的,卫生行政部门不予受理;卫生行政部门已经受理的,应当终止处理。

第四十一条　卫生行政部门收到负责组织医疗事故技术鉴定工作的医学会出具的医疗事故技术鉴定书后,应当对参加鉴定的人员资格和专业类别、鉴定程序进行审核;必要时,可以组织调查,听取医疗事故争议双方当事人的意见。

第四十二条　卫生行政部门经审核,对符合本条例规定作出的医疗事故技术鉴定结论,应当作为对发生医疗事故的医疗机构和医务人员作出行政处理以及进行医疗事故赔偿调解的依据;经审核,发现医疗事故技术鉴定不符合本条例规定的,应当要求重新鉴定。

第四十三条　医疗事故争议由双方当事人自行协商解决的,医疗机构应当自协商解决之日起7日内向所在地卫生行政部门作出书面报告,并附具协议书。

第四十四条　医疗事故争议经人民法院调解或者判决解决的,医疗机构应当自收到生效的人民法院的调解书或者判决书之日起7日内向所在地卫生行政部门作出书面报告,并附具调解书或者判决书。

第四十五条　县级以上地方人民政府卫生行政部门应当按照规定逐级将当地发生的医疗事故以及依法对发生医疗事故的医疗机构和医务人员作出行政处理的情况,上报国务院卫生行政部门。

五、医疗事故的赔偿

第四十六条 发生医疗事故的赔偿等民事责任争议,医患双方可以协商解决;不愿意协商或者协商不成的,当事人可以向卫生行政部门提出调解申请,也可以直接向人民法院提起民事诉讼。

第四十七条 双方当事人协商解决医疗事故的赔偿等民事责任争议的,应当制作协议书。协议书应当载明双方当事人的基本情况和医疗事故的原因、双方当事人共同认定的医疗事故等级以及协商确定的赔偿数额等,并由双方当事人在协议书上签名。

第四十八条 已确定为医疗事故的,卫生行政部门应医疗事故争议双方当事人请求,可以进行医疗事故赔偿调解。调解时,应当遵循当事人双方自愿原则,并应当依据本条例的规定计算赔偿数额。

经调解,双方当事人就赔偿数额达成协议的,制作调解书,双方当事人应当履行;调解不成或者经调解达成协议后一方反悔的,卫生行政部门不再调解。

第四十九条 医疗事故赔偿,应当考虑下列因素,确定具体赔偿数额:

(一)医疗事故等级;

(二)医疗过失行为在医疗事故损害后果中的责任程度;

(三)医疗事故损害后果与患者原有疾病状况之间的关系。

不属于医疗事故的,医疗机构不承担赔偿责任。

第五十条 医疗事故赔偿,按照下列项目和标准计算:

(一)医疗费:按照医疗事故对患者造成的人身损害进行治疗所发生的医疗费用计算,凭据支付,但不包括原发病医疗费用。结案后确实需要继续治疗的,按照基本医疗费用支付。

(二)误工费:患者有固定收入的,按照本人因误工减少的固定收入计算,对收入高于医疗事故发生地上一年度职工年平均工资3倍以上的,按照3倍计算;无固定收入的,按照医疗事故发生地上一年度职工年平均工资计算。

(三)住院伙食补助费:按照医疗事故发生地国家机关一般工作人员的出差伙食补助标准计算。

(四)陪护费:患者住院期间需要专人陪护的,按照医疗事故发生地上一年度职工年平均工资计算。

(五)残疾生活补助费:根据伤残等级,按照医疗事故发生地居民年平均生活费计算,自定残之月起最长赔偿30年;但是,60周岁以上的,不超过15年;70周岁以上的,不超过5年。

(六)残疾用具费:因残疾需要配置补偿功能器具的,凭医疗机构证明,按照普及型器具的费用计算。

(七)丧葬费:按照医疗事故发生地规定的丧葬费补助标准计算。

（八）被扶养人生活费：以死者生前或者残疾者丧失劳动能力前实际扶养且没有劳动能力的人为限，按照其户籍所在地或者居所地居民最低生活保障标准计算。对不满16周岁的，扶养到16周岁。对年满16周岁但无劳动能力的，扶养20年；但是，60周岁以上的，不超过15年；70周岁以上的，不超过5年。

（九）交通费：按照患者实际必需的交通费用计算，凭据支付。

（十）住宿费：按照医疗事故发生地国家机关一般工作人员的出差住宿补助标准计算，凭据支付。

（十一）精神损害抚慰金：按照医疗事故发生地居民年平均生活费计算。造成患者死亡的，赔偿年限最长不超过6年；造成患者残疾的，赔偿年限最长不超过3年。

第五十一条　参加医疗事故处理的患者近亲属所需交通费、误工费、住宿费，参照本条例第五十条的有关规定计算，计算费用的人数不超过2人。

医疗事故造成患者死亡的，参加丧葬活动的患者的配偶和直系亲属所需交通费、误工费、住宿费，参照本条例第五十条的有关规定计算，计算费用的人数不超过2人。

第五十二条　医疗事故赔偿费用，实行一次性结算，由承担医疗事故责任的医疗机构支付。

六、罚　则

第五十三条　卫生行政部门的工作人员在处理医疗事故过程中违反本条例的规定，利用职务上的便利收受他人财物或者其他利益，滥用职权，玩忽职守，或者发现违法行为不予查处，造成严重后果的，依照刑法关于受贿罪、滥用职权罪、玩忽职守罪或者其他有关罪的规定，依法追究刑事责任；尚不够刑事处罚的，依法给予降级或者撤职的行政处分。

第五十四条　卫生行政部门违反本条例的规定，有下列情形之一的，由上级卫生行政部门给予警告并责令限期改正；情节严重的，对负有责任的主管人员和其他直接责任人员依法给予行政处分：

（一）接到医疗机构关于重大医疗过失行为的报告后，未及时组织调查的；

（二）接到医疗事故争议处理申请后，未在规定时间内审查或者移送上一级人民政府卫生行政部门处理的；

（三）未将应当进行医疗事故技术鉴定的重大医疗过失行为或者医疗事故争议移交医学会组织鉴定的；

（四）未按照规定逐级将当地发生的医疗事故以及依法对发生医疗事故的医疗机构和医务人员的行政处理情况上报的；

（五）未依照本条例规定审核医疗事故技术鉴定书的。

第五十五条　医疗机构发生医疗事故的，由卫生行政部门根据医疗事故等级和情节，给予警告；情节严重的，责令限期停业整顿直至由原发证部门吊销执业许可证，对负有责任的医务人员依照刑法关于医疗事故罪的规定,依法追究刑事责任;尚不够刑事处罚的,依法给予行政处分或者纪律处分。

对发生医疗事故的有关医务人员,除依照前款处罚外,卫生行政部门并可以责令暂停6个月以上1年以下执业活动;情节严重的,吊销其执业证书。

第五十六条　医疗机构违反本条例的规定,有下列情形之一的,由卫生行政部门责令改正;情节严重的,对负有责任的主管人员和其他直接责任人员依法给予行政处分或者纪律处分:

(一)未如实告知患者病情、医疗措施和医疗风险的;

(二)没有正当理由,拒绝为患者提供复印或者复制病历资料服务的;

(三)未按照国务院卫生行政部门规定的要求书写和妥善保管病历资料的;

(四)未在规定时间内补记抢救工作病历内容的;

(五)未按照本条例的规定封存、保管和启封病历资料和实物的;

(六)未设置医疗服务质量监控部门或者配备专(兼)职人员的;

(七)未制定有关医疗事故防范和处理预案的;

(八)未在规定时间内向卫生行政部门报告重大医疗过失行为的;

(九)未按照本条例的规定向卫生行政部门报告医疗事故的;

(十)未按照规定进行尸检和保存、处理尸体的。

第五十七条　参加医疗事故技术鉴定工作的人员违反本条例的规定,接受申请鉴定双方或者一方当事人的财物或者其他利益,出具虚假医疗事故技术鉴定书,造成严重后果的,依照刑法关于受贿罪的规定,依法追究刑事责任;尚不够刑事处罚的,由原发证部门吊销其执业证书或者资格证书。

第五十八条　医疗机构或者其他有关机构违反本条例的规定,有下列情形之一的,由卫生行政部门责令改正,给予警告;对负有责任的主管人员和其他直接责任人员依法给予行政处分或者纪律处分;情节严重的,由原发证部门吊销其执业证书或者资格证书:

(一)承担尸检任务的机构没有正当理由,拒绝进行尸检的;

(二)涂改、伪造、隐匿、销毁病历资料的。

第五十九条　以医疗事故为由,寻衅滋事、抢夺病历资料,扰乱医疗机构正常医疗秩序和医疗事故技术鉴定工作,依照刑法关于扰乱社会秩序罪的规定,依法追究刑事责任;尚不够刑事处罚的,依法给予治安管理处罚。

七、附　则

第六十条　本条例所称医疗机构,是指依照《医疗机构管理条例》的规定取得《医疗机构执业许可证》的机构。

县级以上城市从事计划生育技术服务的机构依照《计划生育技术服务管理条例》的

规定开展与计划生育有关的临床医疗服务,发生的计划生育技术服务事故,依照本条例的有关规定处理;但是,其中不属于医疗机构的县级以上城市从事计划生育技术服务的机构发生的计划生育技术服务事故,由计划生育行政部门行使依照本条例有关规定由卫生行政部门承担的受理、交由负责医疗事故技术鉴定工作的医学会组织鉴定和赔偿调解的职能;对发生计划生育技术服务事故的该机构及其有关责任人员,依法进行处理。

第六十一条 非法行医,造成患者人身损害,不属于医疗事故,触犯刑律的,依法追究刑事责任;有关赔偿,由受害人直接向人民法院提起诉讼。

第六十二条 军队医疗机构的医疗事故处理办法,由中国人民解放军卫生主管部门会同国务院卫生行政部门依据本条例制定。

第六十三条 本条例自 2002 年 9 月 1 日起施行。1987 年 6 月 29 日国务院发布的《医疗事故处理办法》同时废止。本条例施行前已经处理结案的医疗事故争议,不再重新处理。

第三节 侵权责任法(节选)

《侵权责任法》共十二章九十二条,前四章为一般侵权责任,其后的七章为特殊侵权责任。最后一章为附则。该法主要解决民事权益受到侵害时所引发的责任承担问题,其中规定:

1. 患者在诊疗活动中受到损害,医疗机构及其医务人员有过错的,由医疗机构承担赔偿责任。

2. 医务人员在诊疗活动中应当向患者说明病情和医疗措施。需要实施手术、特殊检查、特殊治疗的,医务人员应当及时向患者说明医疗风险、替代医疗方案等情况,并取得其书面同意;不宜向患者说明的,应当向患者的近亲属说明,并取得其书面同意。医务人员未尽到前款义务,造成患者损害的,医疗机构应当承担赔偿责任。

3. 因抢救生命垂危的患者等紧急情况,不能取得患者或者其近亲属意见的,经医疗机构负责人或者授权的负责人批准,可以立即实施相应的医疗措施。就是说在抢救危急患者等紧急情况下,虽然没有患者同意,经医院负责人同意,也可以进行手术抢救。第十六条规定,这种情形实施医疗措施应经医疗机构负责人或者授权的人批准。

4. 医务人员在诊疗活动中未尽到与当时的医疗水平相应的诊疗义务,造成患者损害的,医疗机构应当承担赔偿责任。

5. 患者有损害,因下列情形之一的,推定医疗机构有过错:

（1）违反法律、行政法规、规章以及其他有关诊疗规范的规定。

（2）隐匿或者拒绝提供与纠纷有关的病历资料。

（3）伪造、篡改或者销毁病历资料。

6. 因药品、消毒药剂、医疗器械的缺陷，或者输入不合格的血液造成患者损害的，患者可以向生产者或者血液提供机构请求赔偿，也可以向医疗机构请求赔偿。患者向医疗机构请求赔偿的，医疗机构赔偿后，有权向负有责任的生产者或者血液提供机构追偿。

7. 患者有损害，因下列情形之一的，医疗机构不承担赔偿责任：

（1）患者或者其近亲属不配合医疗机构进行符合诊疗规范的诊疗

（2）医务人员在抢救生命垂危的患者等紧急情况下已经尽到合理诊疗义务

（3）限于当时的医疗水平难以诊疗。

前款第一项情形中，医疗机构及其医务人员也有过错的，应当承担相应的赔偿责任。

8. 医疗机构及其医务人员应当按照规定填写并妥善保管住院志、医嘱单、检验报告、手术及麻醉记录、病理资料、护理记录、医疗费用等病历资料。患者要求查阅、复制前款规定的病历资料的，医疗机构应当提供。

9. 医疗机构及其医务人员应当对患者的隐私保密。泄露患者隐私或者未经患者同意公开其病历资料，造成患者损害的，应当承担侵权责任。

10. 医疗机构及其医务人员不得违反诊疗规范实施不必要的检查。

11. 医疗机构及其医务人员的合法权益受法律保护。干扰医疗秩序，妨害医务人员工作、生活的，应当依法承担法律责任。

第四节　传染病防治法（节选）

一、传染病防治法

《传染病防治法》共九章八十条，包括总则、传染病预防、疫情报告、通报和公布、疫情控制、医疗救治、监督管理、保障措施、法律责任、附则。

修订后的《传染病防治法》列入的法定传染病共 37 种，其中甲类 2 种，乙类 25 种，丙类 10 种。随着传染病疫情的变化，我国在 2008 年将手足口病纳入丙类传染病，在 2009 年将甲型 H1N1 流感纳入乙类传染病，使得法定传染病共 39 种，其中甲类 2 种、乙类 26 种，丙类 11 种。传染性非典型肺炎和人感染高致病性禽流感及甲型 H1N1 流感被列入乙类传染病，但按照甲类传染病管理。

应着重理解和把握的内容：

1. 立法目的和方针　制定本法的目的是为了预防、控制和消除传染病的发生与流行,保障人民健康和公共卫生。国家对传染病防治实行预防为主的方针,防治结合,分类管理、依靠科学、依靠群众。

2. 各级政府在传染病防治工作中的职责　各级人民政府领导传染病防治工作。

3. 卫生行政部门和有关部门的职责　卫生计生委主管全国传染病防治及其监督管理工作。县级以上地方人民政府卫生行政部门负责本行政区域内的传染病防治及其监督管理工作。

4. 医疗机构的职责　医疗机构必须严格执行国务院卫生行政部门规定的管理制度、操作规范,防止传染病的医源性感染和医院感染。应当确定专门的部门或者人员,承担传染病疫情报告、本单位的传染病预防、控制以及责任区域内的传染病预防工作;承担医疗活动中与医院感染有关的危险因素监测、安全防护、消毒、隔离和医疗废物处置工作。医疗机构的基本标准、建筑设计和服务流程,应当符合预防传染病医院感染的要求。应当按照规定对使用的医疗器械进行消毒;对按照规定一次使用的医疗器具应在使用后予以销毁。医疗机构应当按照传染病诊断标准和治疗要求,采取措施,提高传染病医疗救治能力。

医疗机构应当对传染病患者或者疑似传染病患者提供医疗救护、现场救援和接诊治疗,书写病历记录以及其他有关资料,并妥善保管。应当实行传染病预检、分诊制度;对传染病患者、疑似传染病患者,应当引导至相对隔离的分诊点进行初诊。

5. 传染病疫情报告、通报和公布　修订后的法律对现行传染病疫情报告和公布制度作了完善,并新设立了传染病疫情信息通报制度。隐瞒、谎报、缓报者将受惩处。

传染病疫情报告遵循属地原则,疾病预防控制机构、医疗机构和采供血机构及其执行职务的人员,发现本法规定的传染病时应当遵循疫情报告属地管理原则,按照规定的时限、内容、程序和方式进行报告;增加传染病疫情通报制度,县级以上地方政府卫生主管部门应当及时向本行政区域内的疾病预防控制机构和医疗机构通报传染病疫情以及监测、预警的相关信息。规范传染病疫情公布制度,国务院卫生行政部门和省、自治区、直辖市人民政府卫生行政部门定期公布全国或者各地的传染病疫情信息。传染病暴发、流行时由国务院卫生主管部门负责向社会发布传染病疫情信息,并可以授权省、自治区、直辖市人民政府卫生主管部门向社会发布发生在本行政区域的传染病疫情信息。

6. 疫情控制　修订后的法律规定,医疗机构发现甲类传染病时,应当及时采取下列措施:对患者、病原携带者予以隔离治疗,隔离期限根据医学检查结果确定;对疑似患者,确诊前在指定单独隔离治疗;对医疗机构内的患者、病原携带者、疑似患者的密切接触者,在指定场所进行医学观察和采取其他必要的预防措施。

出现甲类传染病病例的场所或者该场所内的特定区域的人员,可以由县级以上地方人民政府实施隔离措施。拒绝隔离治疗或者隔离期未满擅自脱离隔离治疗的,可以由公安机关协助医疗机构采取强制隔离治疗措施。在隔离期间,实施隔离措施的人民政府应当对被隔离人员提供生活保障；被隔离人员有工作单位的，所在单位不得停止支付其隔离期间的工作报酬。

医疗机构发现乙类或者丙类传染病患者，应当根据病情采取必要的治疗和控制传播措施。医疗机构对本单位内被传染病病原体污染的场所、物品以及医疗废物，必须依照法律、法规的规定实施消毒和无害化处置。

患甲类传染病、炭疽死亡的，应当将尸体立即进行卫生处理，就近火化。为了查找传染病病因，医疗机构在必要时可以按照国务院卫生行政部门的规定，对传染病患者尸体或者疑似传染病患者尸体进行解剖查验，并应当告知死者家属。

发生传染病疫情时，疾病预防控制机构和省级以上人民政府卫生行政部门指派的其他与传染病有关的专业技术机构，可以进入传染病疫点、疫区进行调查、采集样本、技术分析和检验。

7. 监督管理 县级以上人民政府卫生行政部门对传染病防治工作履行监督检查职责。县级以上人民政府卫生行政部门在履行监督检查职责时，有权进入被检查单位和传染病疫情发生现场调查取证，查阅或者复制有关的资料和采集样本。被检查单位应当予以配合，不得拒绝、阻挠。

8. 保障措施 国务院卫生行政部门会同国务院有关部门，根据传染病流行趋势，确定全国传染病预防、控制、救治、监测、预测、预警、监督检查等项目。中央财政对困难地区实施重大传染病防治项目给予补助。省、自治区、直辖市人民政府根据本行政区域内传染病流行趋势，在国务院卫生行政部门确定的项目范围内，确定传染病预防、控制、监督等项目，并保障项目的实施经费。县级以上地方人民政府按照本级政府职责负责本行政区域内传染病预防、控制、监督工作的日常经费。

第五节 医院感染管理办法

一、总则

第一条 为加强医院感染管理，有效预防和控制医院感染，提高医疗质量，保证医疗安全，根据《传染病防治法》、《医疗机构管理条例》和《突发公共卫生事件应急条例》等法律、行政法规的规定，制定本办法。

第二条 医院感染管理是各级卫生行政部门、医疗机构及医务人员针对诊疗活动中存在的医院感染、医源性感染及相关的危险因素进行的预防、诊断和控制活动。

第三条 各级各类医疗机构应当严格按照本办法的规定实施医院感染管理工作。医务人员的职业卫生防护，按照《职业病防治法》及其配套规章和标准的有关规定执行。

第四条　卫生部负责全国医院感染管理的监督管理工作。县级以上地方人民政府卫生行政部门负责本行政区域内医院感染管理的监督管理工作。

二、组织管理

第五条　各级各类医疗机构应当建立医院感染管理责任制，制定并落实医院感染管理的规章制度和工作规范，严格执行有关技术操作规范和工作标准，有效预防和控制医院感染，防止传染病病原体、耐药菌、条件致病菌及其他病原微生物的传播。

第六条　住院床位总数在100张以上的医院应当设立医院感染管理委员会和独立的医院感染管理部门。住院床位总数在100张以下的医院应当指定分管医院感染管理工作的部门。其他医疗机构应当有医院感染管理专(兼)职人员。

第七条　医院感染管理委员会由医院感染管理部门、医务部门、护理部门、临床科室、消毒供应室、手术室、临床检验部门、药事管理部门、设备管理部门、后勤管理部门及其他有关部门的主要负责人组成，主任委员由医院院长或者主管医疗工作的副院长担任。

医院感染管理委员会的职责是：

(一)认真贯彻医院感染管理方面的法律法规及技术规范、标准，制定本医院预防和控制医院感染的规章制度、医院感染诊断标准并监督实施；

(二)根据预防医院感染和卫生学要求，对本医院的建筑设计、重点科室建设的基本标准、基本设施和工作流程进行审查并提出意见；

(三)研究并确定本医院的医院感染管理工作计划，并对计划的实施进行考核和评价；

(四)研究并确定本医院的医院感染重点部门、重点环节、重点流程、危险因素以及采取的干预措施，明确各有关部门、人员在预防和控制医院感染工作中的责任；

(五)研究并制定本医院发生医院感染暴发及出现不明原因传染性疾病或者特殊病原体感染病例等事件时的控制预案；

(六)建立会议制度，定期研究、协调和解决有关医院感染管理方面的问题；

(七)根据本医院病原体特点和耐药现状，配合药事管理委员会提出合理使用抗菌药物的指导意见；

(八)其他有关医院感染管理的重要事宜。

第八条　医院感染管理部门、分管部门及医院感染管理专(兼)职人员具体负责医院感染预防与控制方面的管理和业务工作。主要职责是：

(一)对有关预防和控制医院感染管理规章制度的落实情况进行检查和指导；

(二)对医院感染及其相关危险因素进行监测、分析和反馈，针对问题提出控制措施并指导实施；

(三)对医院感染发生状况进行调查、统计分析，并向医院感染管理委员会或者医疗机构负责人报告；

(四)对医院的清洁、消毒灭菌与隔离、无菌操作技术、医疗废物管理等工作提供指导；

（五）对传染病的医院感染控制工作提供指导；

（六）对医务人员有关预防医院感染的职业卫生安全防护工作提供指导；

（七）对医院感染暴发事件进行报告和调查分析，提出控制措施并协调、组织有关部门进行处理；

（八）对医务人员进行预防和控制医院感染的培训工作；

（九）参与抗菌药物临床应用的管理工作；

（十）对消毒药械和一次性使用医疗器械、器具的相关证明进行审核；

（十一）组织开展医院感染预防与控制方面的科研工作；

（十二）完成医院感染管理委员会或者医疗机构负责人交办的其他工作。

第九条 卫生部成立医院感染预防与控制专家组，成员由医院感染管理、疾病控制、传染病学、临床检验、流行病学、消毒学、临床药学、护理学等专业的专家组成。主要职责是：

（一）研究起草有关医院感染预防与控制、医院感染诊断的技术性标准和规范；

（二）对全国医院感染预防与控制工作进行业务指导；

（三）对全国医院感染发生状况及危险因素进行调查、分析；

（四）对全国重大医院感染事件进行调查和业务指导；

（五）完成卫生部交办的其他工作。

第十条 省级人民政府卫生行政部门成立医院感染预防与控制专家组，负责指导本地区医院感染预防与控制的技术性工作。

三、预防控制

第十一条 医疗机构应当按照有关医院感染管理的规章制度和技术规范，加强医院感染的预防与控制工作。

第十二条 医疗机构应当按照《消毒管理办法》，严格执行医疗器械、器具的消毒工作技术规范，并达到以下要求：

（一）进入人体组织、无菌器官的医疗器械、器具和物品必须达到灭菌水平；

（二）接触皮肤、黏膜的医疗器械、器具和物品必须达到消毒水平；

（三）各种用于注射、穿刺、采血等有创操作的医疗器具必须一用一灭菌。

医疗机构使用的消毒药械、一次性医疗器械和器具应当符合国家有关规定。一次性使用的医疗器械、器具不得重复使用。

第十三条 医疗机构应当制定具体措施，保证医务人员的手卫生、诊疗环境条件、无菌操作技术和职业卫生防护工作符合规定要求，对医院感染的危险因素进行控制。

第十四条 医疗机构应当严格执行隔离技术规范，根据病原体传播途径，采取相应的隔离措施。

第十五条 医疗机构应当制定医务人员职业卫生防护工作的具体措施，提供必要的防护物品,保障医务人员的职业健康。

第十六条　医疗机构应当严格按照《抗菌药物临床应用指导原则》,加强抗菌药物临床使用和耐药菌监测管理。

第十七条　医疗机构应当按照医院感染诊断标准及时诊断医院感染病例,建立有效的医院感染监测制度,分析医院感染的危险因素,并针对导致医院感染的危险因素,实施预防与控制措施。

医疗机构应当及时发现医院感染病例和医院感染的暴发,分析感染源、感染途径,采取有效的处理和控制措施,积极救治患者。

第十八条　医疗机构经调查证实发生以下情形时,应当于 12 小时内向所在地的县级地方人民政府卫生行政部门报告,并同时向所在地疾病预防控制机构报告。所在地的县级地方人民政府卫生行政部门确认后,应当于 24 小时内逐级上报至省级人民政府卫生行政部门。省级人民政府卫生行政部门审核后,应当在 24 小时内上报至卫生部:

(一)5 例以上医院感染暴发;

(二)由于医院感染暴发直接导致患者死亡;

(三)由于医院感染暴发导致 3 人以上人身损害后果。

第十九条　医疗机构发生以下情形时,应当按照《国家突发公共卫生事件相关信息报告管理工作规范(试行)》的要求进行报告:

(一)10 例以上的医院感染暴发事件;

(二)发生特殊病原体或者新发病原体的医院感染;

(三)可能造成重大公共影响或者严重后果的医院感染。

第二十条　医疗机构发生的医院感染属于法定传染病的,应当按照《中华人民共和国传染病防治法》和《国家突发公共卫生事件应急预案》的规定进行报告和处理。

第二十一条　医疗机构发生医院感染暴发时,所在地的疾病预防控制机构应当及时进行流行病学调查,查找感染源、感染途径、感染因素,采取控制措施,防止感染源的传播和感染范围的扩大。

第二十二条　卫生行政部门接到报告,应当根据情况指导医疗机构进行医院感染的调查和控制工作,并可以组织提供相应的技术支持。

四、人员培训

第二十三条　各级卫生行政部门和医疗机构应当重视医院感染管理的学科建设,建立专业人才培养制度,充分发挥医院感染专业技术人员在预防和控制医院感染工作中的作用。

第二十四条　省级人民政府卫生行政部门应当建立医院感染专业人员岗位规范化培训和考核制度,加强继续教育,提高医院感染专业人员的业务技术水平。

第二十五条　医疗机构应当制定对本机构工作人员的培训计划,对全体工作人员进行医院感染相关法律法规、医院感染管理相关工作规范和标准、专业技术知识的培训。

第二十六条 医院感染专业人员应当具备医院感染预防与控制工作的专业知识，并能够承担医院感染管理和业务技术工作。

第二十七条 医务人员应当掌握与本职工作相关的医院感染预防与控制方面的知识，落实医院感染管理规章制度、工作规范和要求。工勤人员应当掌握有关预防和控制医院感染的基础卫生学和消毒隔离知识，并在工作中正确运用。

五、监督管理

第二十八条 县级以上地方人民政府卫生行政部门应当按照有关法律法规和本办法的规定，对所辖区域的医疗机构进行监督检查。

第二十九条 对医疗机构监督检查的主要内容是：

（一）医院感染管理的规章制度及落实情况；

（二）针对医院感染危险因素的各项工作和控制措施；

（三）消毒灭菌与隔离、医疗废物管理及医务人员职业卫生防护工作状况；

（四）医院感染病例和医院感染暴发的监测工作情况；

（五）现场检查。

第三十条 卫生行政部门在检查中发现医疗机构存在医院感染隐患时，应当责令限期整改或者暂时关闭相关科室或者暂停相关诊疗科目。

第三十一条 医疗机构对卫生行政部门的检查、调查取证等工作，应当予以配合，不得拒绝和阻碍，不得提供虚假材料。

六、罚则

第三十二条 县级以上地方人民政府卫生行政部门未按照本办法的规定履行监督管理和对医院感染暴发事件的报告、调查处理职责，造成严重后果的，对卫生行政主管部门主要负责人、直接责任人和相关责任人予以降级或者撤职的行政处分。

第三十三条 医疗机构违反本办法，有下列行为之一的，由县级以上地方人民政府卫生行政部门责令改正，逾期不改的，给予警告并通报批评；情节严重的，对主要负责人和直接责任人给予降级或者撤职的行政处分：

（一）未建立或者未落实医院感染管理的规章制度、工作规范；

（二）未设立医院感染管理部门、分管部门以及指定专（兼）职人员负责医院感染预防与控制工作；

（三）违反对医疗器械、器具的消毒工作技术规范；

（四）违反无菌操作技术规范和隔离技术规范；

（五）未对消毒药械和一次性医疗器械、器具的相关证明进行审核；

（六）未对医务人员职业暴露提供职业卫生防护。

第三十四条 医疗机构违反本办法规定，未采取预防和控制措施或者发生医院感染未及时采取控制措施,造成医院感染暴发、传染病传播或者其他严重后果的,对负有责任的主管人员和直接责任人员给予降级、撤职、开除的行政处分;情节严重的,依照《传染病防治法》第六十九条规定,可以依法吊销有关责任人员的执业证书;构成犯罪的,依法追究刑事责任。

第三十五条　医疗机构发生医院感染暴发事件未按本办法规定报告的,由县级以上地方人民政府卫生行政部门通报批评;造成严重后果的,对负有责任的主管人员和其他直接责任人员给予降级、撤职、开除的处分。

七、附则

第三十六条　本办法中下列用语的含义:

(一)医院感染:指住院病人在医院内获得的感染,包括在住院期间发生的感染和在医院内获得出院后发生的感染,但不包括入院前已开始或者入院时已处于潜伏期的感染。医院工作人员在医院内获得的感染也属医院感染。

(二)医源性感染:指在医学服务中,因病原体传播引起的感染。

(三)医院感染暴发:是指在医疗机构或其科室的患者中,短时间内发生 3 例以上同种同源感染病例的现象。

(四)消毒:指用化学、物理、生物的方法杀灭或者消除环境中的病原微生物。

(五)灭菌:杀灭或者消除传播媒介上的一切微生物,包括致病微生物和非致病微生物,也包括细菌芽孢和真菌孢子。

第三十七条　中国人民解放军医疗机构的医院感染管理工作,由中国人民解放军卫生部门归口管理。

第三十八条　采供血机构与疾病预防控制机构的医源性感染预防与控制管理参照本办法。

第三十九条　本办法自 2006 年 9 月 1 日起施行,原 2000 年 11 月 30 日颁布的《医院感染管理规范(试行)》同时废止。

第六节　医疗废物管理条例

一、总则

第一条　为了加强医疗废物的安全管理,防止疾病传播,保护环境,保障人体健康,根据《中华人民共和国传染病防治法》和《中华人民共和国固体废物污染环境防治法》,制定本条例。

第二条　本条例所称医疗废物,是指医疗卫生机构在医疗、预防、保健以及其他相关活动中产生的具有直接或者间接感染性、毒性以及其他危害性的废物。

医疗废物分类目录，由国务院卫生行政主管部门和环境保护行政主管部门共同制定、公布。

第三条 本条例适用于医疗废物的收集、运送、贮存、处置以及监督管理等活动。

医疗卫生机构收治的传染病病人或者疑似传染病病人产生的生活垃圾，按照医疗废物进行管理和处置。

医疗卫生机构废弃的麻醉、精神、放射性、毒性等药品及其相关的废物的管理，依照有关法律、行政法规和国家有关规定、标准执行。

第四条 国家推行医疗废物集中无害化处置，鼓励有关医疗废物安全处置技术的研究与开发。

县级以上地方人民政府负责组织建设医疗废物集中处置设施。

国家对边远贫困地区建设医疗废物集中处置设施给予适当的支持。

第五条 县级以上各级人民政府卫生行政主管部门，对医疗废物收集、运送、贮存、处置活动中的疾病防治工作实施统一监督管理;环境保护行政主管部门，对医疗废物收集、运送、贮存、处置活动中的环境污染防治工作实施统一监督管理。

县级以上各级人民政府其他有关部门在各自的职责范围内负责与医疗废物处置有关的监督管理工作。

第六条 任何单位和个人有权对医疗卫生机构、医疗废物集中处置单位和监督管理部门及其工作人员的违法行为进行举报、投诉、检举和控告。

二、医疗废物管理的一般规定

第七条 医疗卫生机构和医疗废物集中处置单位，应当建立、健全医疗废物管理责任制，其法定代表人为第一责任人，切实履行职责，防止因医疗废物导致传染病传播和环境污染事故。

第八条 医疗卫生机构和医疗废物集中处置单位，应当制定与医疗废物安全处置有关的规章制度和在发生意外事故时的应急方案;设置监控部门或者专(兼)职人员，负责检查、督促、落实本单位医疗废物的管理工作，防止违反本条例的行为发生。

第九条 医疗卫生机构和医疗废物集中处置单位，应当对本单位从事医疗废物收集、运送、贮存、处置等工作的人员和管理人员，进行相关法律和专业技术、安全防护以及紧急处理等知识的培训。

第十条 医疗卫生机构和医疗废物集中处置单位，应当采取有效的职业卫生防护措施，为从事医疗废物收集、运送、贮存、处置等工作的人员和管理人员，配备必要的防护用品，定期进行健康检查;必要时，对有关人员进行免疫接种，防止其受到健康损害。

第十一条 医疗卫生机构和医疗废物集中处置单位，应当依照《中华人民共和国固体废物污染环境防治法》的规定，执行危险废物转移联单管理制度。

第十二条　医疗卫生机构和医疗废物集中处置单位,应当对医疗废物进行登记,登记内容应当包括医疗废物的来源、种类、重量或者数量、交接时间、处置方法、最终去向以及经办人签名等项目。登记资料至少保存 3 年。

第十三条　医疗卫生机构和医疗废物集中处置单位,应当采取有效措施,防止医疗废物流失、泄漏、扩散。

发生医疗废物流失、泄漏、扩散时,医疗卫生机构和医疗废物集中处置单位应当采取减少危害的紧急处理措施,对致病人员提供医疗救护和现场救援;同时向所在地的县级人民政府卫生行政主管部门、环境保护行政主管部门报告,并向可能受到危害的单位和居民通报。

第十四条　禁止任何单位和个人转让、买卖医疗废物。禁止在运送过程中丢弃医疗废物;禁止在非贮存地点倾倒、堆放医疗废物或者将医疗废物混入其他废物和生活垃圾。

第十五条　禁止邮寄医疗废物。禁止通过铁路、航空运输医疗废物。有陆路通道的,禁止通过水路运输医疗废物;没有陆路通道必需经水路运输医疗废物的,应当经设区的市级以上人民政府环境保护行政主管部门批准,并采取严格的环境保护措施后,方可通过水路运输。禁止将医疗废物与旅客在同一运输工具上载运。禁止在饮用水源保护区的水体上运输医疗废物。

三、医疗卫生机构对医疗废物的管理

第十六条　医疗卫生机构应当及时收集本单位产生的医疗废物,并按照类别分置于防渗漏、防锐器穿透的专用包装物或者密闭的容器内。

医疗废物专用包装物、容器,应当有明显的警示标识和警示说明。

医疗废物专用包装物、容器的标准和警示标识的规定,由国务院卫生行政主管部门和环境保护行政主管部门共同制定。

第十七条　医疗卫生机构应当建立医疗废物的暂时贮存设施、设备,不得露天存放医疗废物;医疗废物暂时贮存的时间不得超过 2 天。

医疗废物的暂时贮存设施、设备,应当远离医疗区、食品加工区和人员活动区以及生活垃圾存放场所,并设置明显的警示标识和防渗漏、防鼠、防蚊蝇、防蟑螂、防盗以及预防儿童接触等安全措施。

医疗废物的暂时贮存设施、设备应当定期消毒和清洁。

第十八条　医疗卫生机构应当使用防渗漏、防遗撒的专用运送工具,按照本单位确定的内部医疗废物运送时间、路线,将医疗废物收集、运送至暂时贮存地点。

运送工具使用后应当在医疗卫生机构内指定的地点及时消毒和清洁。

第十九条　医疗卫生机构应当根据就近集中处置的原则,及时将医疗废物交由医疗废物集中处置单位处置。

医疗废物中病原体的培养基、标本和菌种、毒种保存液等高危险废物,在交医疗废物集中处置单位处置前应当就地消毒。

第二十条 医疗卫生机构产生的污水、传染病病人或者疑似传染病病人的排泄物，应当按照国家规定严格消毒；达到国家规定的排放标准后，方可排入污水处理系统。

第二十一条 不具备集中处置医疗废物条件的农村，医疗卫生机构应当按照县级人民政府卫生行政主管部门、环境保护行政主管部门的要求，自行就地处置其产生的医疗废物。自行处置医疗废物的，应当符合下列基本要求：

（一）使用后的一次性医疗器具和容易致人损伤的医疗废物，应当消毒并作毁形处理；

（二）能够焚烧的，应当及时焚烧；

（三）不能焚烧的，消毒后集中填埋。

四、医疗废物的集中处置

第二十二条 从事医疗废物集中处置活动的单位，应当向县级以上人民政府环境保护行政主管部门申请领取经营许可证；未取得经营许可证的单位，不得从事有关医疗废物集中处置的活动。

第二十三条 医疗废物集中处置单位，应当符合下列条件：

（一）具有符合环境保护和卫生要求的医疗废物贮存、处置设施或者设备；

（二）具有经过培训的技术人员以及相应的技术工人；

（三）具有负责医疗废物处置效果检测、评价工作的机构和人员；

（四）具有保证医疗废物安全处置的规章制度。

第二十四条 医疗废物集中处置单位的贮存、处置设施，应当远离居（村）民居住区、水源保护区和交通干道，与工厂、企业等工作场所有适当的安全防护距离，并符合国务院环境保护行政主管部门的规定。

第二十五条 医疗废物集中处置单位应当至少每2天到医疗卫生机构收集、运送一次医疗废物，并负责医疗废物的贮存、处置。

第二十六条 医疗废物集中处置单位运送医疗废物，应当遵守国家有关危险货物运输管理的规定，使用有明显医疗废物标识的专用车辆。医疗废物专用车辆应当达到防渗漏、防遗撒以及其他环境保护和卫生要求。

运送医疗废物的专用车辆使用后，应当在医疗废物集中处置场所内及时进行消毒和清洁。运送医疗废物的专用车辆不得运送其他物品。

第二十七条 医疗废物集中处置单位在运送医疗废物过程中应当确保安全，不得丢弃、遗撒医疗废物。

第二十八条 医疗废物集中处置单位应当安装污染物排放在线监控装置，并确保监控装置经常处于正常运行状态。

第二十九条 医疗废物集中处置单位处置医疗废物，应当符合国家规定的环境保护、卫生标准、规范。

第三十条 医疗废物集中处置单位应当按照环境保护行政主管部门和卫生行政主管部门的规定，定期对医疗废物处置设施的环境污染防治和卫生学效果进行检测、评价。检测、评价结果存入医疗废物集中处置单位档案，每半年向所在地环境保护行政主管部门和卫生行政主管部门报告一次。

第三十一条 医疗废物集中处置单位处置医疗废物，按照国家有关规定向医疗卫生机构收取医疗废物处置费用。

医疗卫生机构按照规定支付的医疗废物处置费用，可以纳入医疗成本。

第三十二条 各地区应当利用和改造现有固体废物处置设施和其他设施，对医疗废物集中处置，并达到基本的环境保护和卫生要求。

第三十三条 尚无集中处置设施或者处置能力不足的城市，自本条例施行之日起，设区的市级以上城市应当在1年内建成医疗废物集中处置设施；县级市应当在2年内建成医疗废物集中处置设施。县(旗)医疗废物集中处置设施的建设，由省、自治区、直辖市人民政府规定。

在尚未建成医疗废物集中处置设施期间，有关地方人民政府应当组织制定符合环境保护和卫生要求的医疗废物过渡性处置方案，确定医疗废物收集、运送、处置方式和处置单位。

五、监督管理

第三十四条 县级以上地方人民政府卫生行政主管部门、环境保护行政主管部门，应当依照本条例的规定，按照职责分工，对医疗卫生机构和医疗废物集中处置单位进行监督检查。

第三十五条 县级以上地方人民政府卫生行政主管部门，应当对医疗卫生机构和医疗废物集中处置单位从事医疗废物的收集、运送、贮存、处置中的疾病防治工作，以及工作人员的卫生防护等情况进行定期监督检查或者不定期的抽查。

第三十六条 县级以上地方人民政府环境保护行政主管部门，应当对医疗卫生机构和医疗废物集中处置单位从事医疗废物收集、运送、贮存、处置中的环境污染防治工作进行定期监督检查或者不定期的抽查。

第三十七条 卫生行政主管部门、环境保护行政主管部门应当定期交换监督检查和抽查结果。在监督检查或者抽查中发现医疗卫生机构和医疗废物集中处置单位存在隐患时，应当责令立即消除隐患。

第三十八条 卫生行政主管部门、环境保护行政主管部门接到对医疗卫生机构、医疗废物集中处置单位和监督管理部门及其工作人员违反本条例行为的举报、投诉、检举和控告后，应当及时核实，依法作出处理，并将处理结果予以公布。

第三十九条 卫生行政主管部门、环境保护行政主管部门履行监督检查职责时，有权采取下列措施：

（一）对有关单位进行实地检查，了解情况，现场监测，调查取证；

（二）查阅或者复制医疗废物管理的有关资料，采集样品；

（三）责令违反本条例规定的单位和个人停止违法行为；

（四）查封或者暂扣涉嫌违反本条例规定的场所、设备、运输工具和物品；

（五）对违反本条例规定的行为进行查处。

第四十条　发生因医疗废物管理不当导致传染病传播或者环境污染事故，或者有证据证明传染病传播或者环境污染的事故有可能发生时，卫生行政主管部门、环境保护行政主管部门应当采取临时控制措施，疏散人员，控制现场，并根据需要责令暂停导致或者可能导致传染病传播或者环境污染事故的作业。

第四十一条　医疗卫生机构和医疗废物集中处置单位，对有关部门的检查、监测、调查取证，应当予以配合，不得拒绝和阻碍，不得提供虚假材料。

六、法律责任

第四十二条　县级以上地方人民政府未依照本条例的规定，组织建设医疗废物集中处置设施或者组织制定医疗废物过渡性处置方案的，由上级人民政府通报批评，责令限期建成医疗废物集中处置设施或者组织制定医疗废物过渡性处置方案；并可以对政府主要领导人、负有责任的主管人员，依法给予行政处分。

第四十三条　县级以上各级人民政府卫生行政主管部门、环境保护行政主管部门或者其他有关部门，未按照本条例的规定履行监督检查职责，发现医疗卫生机构和医疗废物集中处置单位的违法行为不及时处理，发生或者可能发生传染病传播或者环境污染事故时未及时采取减少危害措施，以及有其他玩忽职守、失职、渎职行为的，由本级人民政府或者上级人民政府有关部门责令改正，通报批评；造成传染病传播或者环境污染事故的，对主要负责人、负有责任的主管人员和其他直接责任人员依法给予降级、撤职、开除的行政处分；构成犯罪的，依法追究刑事责任。

第四十四条　县级以上人民政府环境保护行政主管部门，违反本条例的规定发给医疗废物集中处置单位经营许可证的，由本级人民政府或者上级人民政府环境保护行政主管部门通报批评，责令收回违法发给的证书；并可以对主要负责人、负有责任的主管人员和其他直接责任人员依法给予行政处分。

第四十五条　医疗卫生机构、医疗废物集中处置单位违反本条例规定，有下列情形之一的，由县级以上地方人民政府卫生行政主管部门或者环境保护行政主管部门按照各自的职责责令限期改正，给予警告；逾期不改正的，处2000元以上5000元以下的罚款：

（一）未建立、健全医疗废物管理制度，或者未设置监控部门或者专（兼）职人员的；

（二）未对有关人员进行相关法律和专业技术、安全防护以及紧急处理等知识的培训的；

（三）未对从事医疗废物收集、运送、贮存、处置等工作的人员和管理人员采取职业

卫生防护措施的;

（四）未对医疗废物进行登记或者未保存登记资料的;

（五）对使用后的医疗废物运送工具或者运送车辆未在指定地点及时进行消毒和清洁的;

（六）未及时收集、运送医疗废物的;

（七）未定期对医疗废物处置设施的环境污染防治和卫生学效果进行检测、评价,或者未将检测、评价效果存档、报告的。

第四十六条　医疗卫生机构、医疗废物集中处置单位违反本条例规定,有下列情形之一的, 由县级以上地方人民政府卫生行政主管部门或者环境保护行政主管部门按照各自的职责责令限期改正,给予警告,可以并处 5000 元以下的罚款;逾期不改正的,处 5000 元以上 3 万元以下的罚款:

（一）贮存设施或者设备不符合环境保护、卫生要求的;

（二）未将医疗废物按照类别分置于专用包装物或者容器的;

（三）未使用符合标准的专用车辆运送医疗废物或者使用运送医疗废物的车辆运送其他物品的;

（四）未安装污染物排放在线监控装置或者监控装置未经常处于正常运行状态的。

第四十七条　医疗卫生机构、医疗废物集中处置单位有下列情形之一的,由县级以上地方人民政府卫生行政主管部门或者环境保护行政主管部门按照各自的职责责令限期改正,给予警告,并处 5000 元以上 1 万元以下的罚款;逾期不改正的,处 1 万元以上 3 万元以下的罚款;造成传染病传播或者环境污染事故的,由原发证部门暂扣或者吊销执业许可证件或者经营许可证件;构成犯罪的,依法追究刑事责任:

（一）在运送过程中丢弃医疗废物,在非贮存地点倾倒、堆放医疗废物或者将医疗废物混入其他废物和生活垃圾的;

（二）未执行危险废物转移联单管理制度的;

（三）将医疗废物交给未取得经营许可证的单位或者个人收集、运送、贮存、处置的;

（四）对医疗废物的处置不符合国家规定的环境保护、卫生标准、规范的;

（五）未按照本条例的规定对污水、传染病病人或者疑似传染病病人的排泄物,进行严格消毒,或者未达到国家规定的排放标准,排入污水处理系统的;

（六）对收治的传染病病人或者疑似传染病病人产生的生活垃圾,未按照医疗废物进行管理和处置的。

第四十八条　医疗卫生机构违反本条例规定,将未达到国家规定标准的污水、传染病病人或者疑似传染病病人的排泄物排入城市排水管网的, 由县级以上地方人民政府建设行政主管部门责令限期改正,给予警告,并处 5000 元以上 1 万元以下的罚款;逾期不改正的,处 1 万元以上 3 万元以下的罚款;造成传染病传播或者环境污染事故的,由原发证部门暂扣或者吊销执业许可证件;构成犯罪的,依法追究刑事责任。

第四十九条 医疗卫生机构、医疗废物集中处置单位发生医疗废物流失、泄漏、扩散时,未采取紧急处理措施,或者未及时向卫生行政主管部门和环境保护行政主管部门报告的,由县级以上地方人民政府卫生行政主管部门或者环境保护行政主管部门按照各自的职责责令改正,给予警告,并处 1 万元以上 3 万元以下的罚款;造成传染病传播或者环境污染事故的,由原发证部门暂扣或者吊销执业许可证件或者经营许可证件;构成犯罪的,依法追究刑事责任。

第五十条 医疗卫生机构、医疗废物集中处置单位,无正当理由,阻碍卫生行政主管部门或者环境保护行政主管部门执法人员执行职务,拒绝执法人员进入现场,或者不配合执法部门的检查、监测、调查取证的,由县级以上地方人民政府卫生行政主管部门或者环境保护行政主管部门按照各自的职责责令改正,给予警告;拒不改正的,由原发证部门暂扣或者吊销执业许可证件或者经营许可证件;触犯《中华人民共和国治安管理处罚法》,构成违反治安管理行为的,由公安机关依法予以处罚;构成犯罪的,依法追究刑事责任。

第五十一条 不具备集中处置医疗废物条件的农村,医疗卫生机构未按照本条例的要求处置医疗废物的,由县级人民政府卫生行政主管部门或者环境保护行政主管部门按照各自的职责责令限期改正,给予警告;逾期不改正的,处 1000 元以上 5000 元以下的罚款;造成传染病传播或者环境污染事故的,由原发证部门暂扣或者吊销执业许可证件;构成犯罪的,依法追究刑事责任。

第五十二条 未取得经营许可证从事医疗废物的收集、运送、贮存、处置等活动的,由县级以上地方人民政府环境保护行政主管部门责令立即停止违法行为, 没收违法所得,可以并处违法所得 1 倍以下的罚款。

第五十三条 转让、买卖医疗废物,邮寄或者通过铁路、航空运输医疗废物,或者违反本条例规定通过水路运输医疗废物的, 由县级以上地方人民政府环境保护行政主管部门责令转让、买卖双方、邮寄人、托运人立即停止违法行为,给予警告,没收违法所得;违法所得 5000 元以上的,并处违法所得 2 倍以上 5 倍以下的罚款;没有违法所得或者违法所得不足 5000 元的,并处 5000 元以上 2 万元以下的罚款。

承运人明知托运人违反本条例的规定运输医疗废物,仍予以运输的,或者承运人将医疗废物与旅客在同一工具上载运的,按照前款的规定予以处罚。

第五十四条 医疗卫生机构、医疗废物集中处置单位违反本条例规定,导致传染病传播或者发生环境污染事故,给他人造成损害的,依法承担民事赔偿责任。

七、附则

第五十五条 计划生育技术服务、医学科研、教学、尸体检查和其他相关活动中产生的具有直接或者间接感染性、毒性以及其他危害性废物的管理,依照本条例执行。

第五十六条　军队医疗卫生机构医疗废物的管理由中国人民解放军卫生主管部门参照本条例制定管理办法。

第五十七条　本条例自公布之日起施行。

第七节　医疗机构临床用血管理办法

一、总则

第一条　为加强医疗机构临床用血管理,推进临床科学合理用血,保护血液资源,保障临床用血安全和医疗质量,根据《中华人民共和国献血法》,制定本办法。

第二条　卫生部负责全国医疗机构临床用血的监督管理。县级以上地方人民政府卫生行政部门负责本行政区域医疗机构临床用血的监督管理。

第三条　医疗机构应当加强临床用血管理,将其作为医疗质量管理的重要内容,完善组织建设,建立健全岗位责任制,制定并落实相关规章制度和技术操作规程。

第四条　本办法适用于各级各类医疗机构的临床用血管理工作。

二、组织与职责

第五条　卫生部成立临床用血专家委员会,其主要职责是:

(一)协助制订国家临床用血相关制度、技术规范和标准;

(二)协助指导全国临床用血管理和质量评价工作,促进提高临床合理用血水平;

(三)协助临床用血重大安全事件的调查分析,提出处理意见;

(四)承担卫生部交办的有关临床用血管理的其他任务。

卫生部建立协调机制,做好临床用血管理工作,提高临床合理用血水平,保证输血治疗质量。

第六条　各省、自治区、直辖市人民政府卫生行政部门成立省级临床用血质量控制中心,负责辖区内医疗机构临床用血管理的指导、评价和培训等工作。

第七条　医疗机构应当加强组织管理,明确岗位职责,健全管理制度。医疗机构法定代表人为临床用血管理第一责任人。

第八条　二级以上医院和妇幼保健院应当设立临床用血管理委员会,负责本机构临床合理用血管理工作。主任委员由院长或者分管医疗的副院长担任,成员由医务部门、输血科、麻醉科、开展输血治疗的主要临床科室、护理部门、手术室等部门负责人组成。医务、输血部门共同负责临床合理用血日常管理工作。其他医疗机构应当设立临床用血管理工作组,并指定专(兼)职人员负责日常管理工作。

第九条　临床用血管理委员会或者临床用血管理工作组应当履行以下职责:

（一）认真贯彻临床用血管理相关法律、法规、规章、技术规范和标准,制订本机构临床用血管理的规章制度并监督实施;

（二）评估确定临床用血的重点科室、关键环节和流程;

（三）定期监测、分析和评估临床用血情况,开展临床用血质量评价工作,提高临床合理用血水平;

（四）分析临床用血不良事件,提出处理和改进措施;

（五）指导并推动开展自体输血等血液保护及输血新技术;

（六）承担医疗机构交办的有关临床用血的其他任务。

第十条　医疗机构应当根据有关规定和临床用血需求设置输血科或者血库,并根据自身功能、任务、规模,配备与输血工作相适应的专业技术人员、设施、设备。

不具备条件设置输血科或者血库的医疗机构,应当安排专(兼)职人员负责临床用血工作。

第十一条　输血科及血库的主要职责是:

（一）建立临床用血质量管理体系,推动临床合理用血;

（二）负责制订临床用血储备计划,根据血站供血的预警信息和医院的血液库存情况协调临床用血;

（三）负责血液预订、入库、储存、发放工作;

（四）负责输血相关免疫血液学检测;

（五）参与推动自体输血等血液保护及输血新技术;

（六）参与特殊输血治疗病例的会诊,为临床合理用血提供咨询;

（七）参与临床用血不良事件的调查;

（八）根据临床治疗需要,参与开展血液治疗相关技术;

（九）承担医疗机构交办的有关临床用血的其他任务。

三、临床用血管理

第十二条　医疗机构应当加强临床用血管理,建立并完善管理制度和工作规范,并保证落实。

第十三条　医疗机构应当使用卫生行政部门指定血站提供的血液。医疗机构科研用血由所在地省级卫生行政部门负责核准。医疗机构应当配合血站建立血液库存动态预警机制,保障临床用血需求和正常医疗秩序。

第十四条　医疗机构应当科学制订临床用血计划,建立临床合理用血的评价制度,提高临床合理用血水平。

第十五条　医疗机构应当对血液预订、接收、入库、储存、出库及库存预警等进行管理,保证血液储存、运送符合国家有关标准和要求。

第十六条　医疗机构接收血站发送的血液后,应当对血袋标签进行核对。符合国家有关标准和要求的血液入库,做好登记;并按不同品种、血型和采血日期(或有效期),分别有序存放于专用储藏设施内。

血袋标签核对的主要内容是:

(一)血站的名称;

(二)献血编号或者条形码、血型;

(三)血液品种;

(四)采血日期及时间或者制备日期及时间;

(五)有效期及时间;

(六)储存条件。

禁止将血袋标签不合格的血液入库。

第十七条　医疗机构应当在血液发放和输血时进行核对,并指定医务人员负责血液的收领、发放工作。

第十八条　医疗机构的储血设施应当保证运行有效,全血、红细胞的储藏温度应当控制在 2℃~6℃,血小板的储藏温度应当控制在 20℃~24℃。储血保管人员应当做好血液储藏温度的 24 小时监测记录。储血环境应当符合卫生标准和要求。

第十九条　医务人员应当认真执行临床输血技术规范,严格掌握临床输血适应证,根据患者病情和实验室检测指标,对输血指证进行综合评估,制订输血治疗方案。

第二十条　医疗机构应当建立临床用血申请管理制度。

同一患者一天申请备血量少于 800 毫升的,由具有中级以上专业技术职务任职资格的医师提出申请,上级医师核准签发后,方可备血。

同一患者一天申请备血量在 800 毫升至 1600 毫升的,由具有中级以上专业技术职务任职资格的医师提出申请,经上级医师审核,科室主任核准签发后,方可备血。

同一患者一天申请备血量达到或超过 1600 毫升的,由具有中级以上专业技术职务任职资格的医师提出申请,科室主任核准签发后,报医务部门批准,方可备血。

以上第二款、第三款和第四款规定不适用于急救用血。

第二十一条　在输血治疗前,医师应当向患者或者其近亲属说明输血目的、方式和风险,并签署临床输血治疗知情同意书。因抢救生命垂危的患者需要紧急输血,且不能取得患者或者其近亲属意见的,经医疗机构负责人或者授权的负责人批准后,可以立即实施输血治疗。

第二十二条　医疗机构应当积极推行节约用血的新型医疗技术。三级医院、有条件的二级医院和妇幼保健院应当开展自体输血技术,建立并完善管理制度和技术规范,提高合理用血水平,保证医疗质量和安全。医疗机构应当动员符合条件的患者接受自体输血技术,提高输血治疗效果和安全性。

第二十三条　医疗机构应当积极推行成分输血,保证医疗质量和安全。

第二十四条 医疗机构应当加强无偿献血知识的宣传教育工作，规范开展互助献血工作。血站负责互助献血血液的采集、检测及用血者血液调配等工作。

第二十五条 医疗机构应当根据国家有关法律法规和规范建立临床用血不良事件监测报告制度。临床发现输血不良反应后，应当积极救治患者，及时向有关部门报告，并做好观察和记录。

第二十六条 各省、自治区、直辖市人民政府卫生行政部门应当制订临床用血保障措施和应急预案，保证自然灾害、突发事件等大量伤员和特殊病例、稀缺血型等应急用血的供应和安全。因应急用血或者避免血液浪费，在保证血液安全的前提下，经省、自治区、直辖市人民政府卫生行政部门核准，医疗机构之间可以调剂血液。具体方案由省级卫生行政部门制订。

第二十七条 省、自治区、直辖市人民政府卫生行政部门应当加强边远地区医疗机构临床用血保障工作，科学规划和建设中心血库与储血点。医疗机构应当制订应急用血工作预案。为保证应急用血，医疗机构可以临时采集血液，但必须同时符合以下条件：

（一）危及患者生命，急需输血；

（二）所在地血站无法及时提供血液，且无法及时从其他医疗机构调剂血液，而其他医疗措施不能替代输血治疗；

（三）具备开展交叉配血及乙型肝炎病毒表面抗原、丙型肝炎病毒抗体、艾滋病病毒抗体和梅毒螺旋体抗体的检测能力；

（四）遵守采供血相关操作规程和技术标准。医疗机构应当在临时采集血液后 10 日内将情况报告县级以上人民政府卫生行政部门。

第二十八条 医疗机构应当建立临床用血医学文书管理制度，确保临床用血信息客观真实、完整、可追溯。医师应当将患者输血适应证的评估、输血过程和输血后疗效评价情况记入病历；临床输血治疗知情同意书、输血记录单等随病历保存。

第二十九条 医疗机构应当建立培训制度，加强对医务人员临床用血和无偿献血知识的培训，将临床用血相关知识培训纳入继续教育内容。新上岗医务人员应当接受岗前临床用血相关知识培训及考核。

第三十条 医疗机构应当建立科室和医师临床用血评价及公示制度。将临床用血情况纳入科室和医务人员工作考核指标体系。

禁止将用血量和经济收入作为输血科或者血库工作的考核指标。

四、监督管理

第三十一条 县级以上地方人民政府卫生行政部门应当加强对本行政区域内医疗机构临床用血情况的督导检查。

第三十二条 县级以上地方人民政府卫生行政部门应当建立医疗机构临床用血评价制度，定期对医疗机构临床用血工作进行评价。

第三十三条 县级以上地方人民政府卫生行政部门应当建立临床合理用血情况排名、公布制度。对本行政区域内医疗机构临床用血量和不合理使用等情况进行排名,将排名情况向本行政区域内的医疗机构公布,并报上级卫生行政部门。

第三十四条 县级以上地方人民政府卫生行政部门应当将医疗机构临床用血情况纳入医疗机构考核指标体系;将临床用血情况作为医疗机构评审、评价重要指标。

五、法律责任

第三十五条 医疗机构有下列情形之一的, 由县级以上人民政府卫生行政部门责令限期改正;逾期不改的,进行通报批评,并予以警告;情节严重或者造成严重后果的,可处 3 万元以下的罚款,对负有责任的主管人员和其他直接责任人员依法给予处分:

(一)未设立临床用血管理委员会或者工作组的;

(二)未拟定临床用血计划或者一年内未对计划实施情况进行评估和考核的;

(三)未建立血液发放和输血核对制度的;

(四)未建立临床用血申请管理制度的;

(五)未建立医务人员临床用血和无偿献血知识培训制度的;

(六)未建立科室和医师临床用血评价及公示制度的;

(七)将经济收入作为对输血科或者血库工作的考核指标的;

(八)违反本办法的其他行为。

第三十六条 医疗机构使用未经卫生行政部门指定的血站供应的血液的, 由县级以上地方人民政府卫生行政部门给予警告,并处 3 万元以下罚款;情节严重或者造成严重后果的,对负有责任的主管人员和其他直接责任人员依法给予处分。

第三十七条 医疗机构违反本办法关于应急用血采血规定的, 由县级以上人民政府卫生行政部门责令限期改正,给予警告;情节严重或者造成严重后果的,处 3 万元以下罚款,对负有责任的主管人员和其他直接责任人员依法给予处分。

第三十八条 医疗机构及其医务人员违反本办法规定, 将不符合国家规定标准的血液用于患者的,由县级以上地方人民政府卫生行政部门责令改正;给患者健康造成损害的,应当依据国家有关法律法规进行处理,并对负有责任的主管人员和其他直接责任人员依法给予处分。

第三十九条 县级以上地方卫生行政部门未按照本办法规定履行监管职责,造成严重后果的,对直接负责的主管人员和其他直接责任人员依法给予记大过、降级、撤职、开除等行政处分。

第四十条 医疗机构及其医务人员违反临床用血管理规定,构成犯罪的,依法追究刑事责任。

六、附则

第四十一条 本办法自 2012 年 8 月 1 日起施行。卫生部于 1999 年 1 月 5 日公布的《医疗机构临床用血管理办法(试行)》同时废止。

第八节 临床输血技术规范

一、总则

第一条 为了规范、指导医疗机构科学、合理用血,根据《中华人民共和国献血法》和《医疗机构临床用血管理办法》(试行)制定本规范。

第二条 血液资源必须加以保护、合理应用,避免浪费,杜绝不必要的输血。

第三条 临床医师和输血医技人员应严格掌握输血适应证,正确应用成熟的临床输血技术和血液保护技术,包括成分输血和自体输血等。

第四条 二级以上医院应设置独立的输血科(血库),负责临床用血的技术指导和技术实施,确保贮血、配血和其他科学、合理用血措施的执行。

二、输血申请

第五条 申请输血应由经治医师逐项填写《临床输血申请单》,由主治医师核准签字,连同受血者血样于预定输血日期前送交输血科(血库)备血。

第六条 决定输血治疗前,经治医师应向患者或其家属说明输同种异体血的不良反应和经血传播疾病的可能性,征得患者或家属的同意,并在《输血治疗同意书》上签字。《输血治疗同意书》入病历。无家属签字的无自主意识患者的紧急输血,应报医院职能部门或主管领导同意、备案,并记入病历。

第七条 术前自身贮血由输血科(血库)负责采血和贮血,经治医师负责输血过程的医疗监护。手术室内的自身输血包括急性等容性血液稀释、术野自身血回输及术中控制性低血压等医疗技术由麻醉科医师负责实施。

第八条 亲友互助献血由经治医师等对患者家属进行动员,在输血科(血库)填写登记表,到血站或卫生行政部门批准的采血点(室)无偿献血,由血站进行血液的初、复检,并负责调配合格血液。

第九条 患者治疗性血液成分去除、血浆置换等,由经治医师申请,输血科(血库)或有关科室参加制定治疗方案并负责实施,由输血科(血库)和经治医师负责患者治疗过程的监护。

第十条 对于 Rh(D)阴性和其他稀有血型患者,应采用自身输血、同型输血或配合型输血。

第十一条 新生儿溶血病如需要换血疗法的,由经治医师申请,经主治医师核准,并经患儿家属或监护人签字同意,由血站和医院输血科(血库)提供适合的血液,换血由经治医师和输血科(血库)人员共同实施。

三、受血者血样采集与送检

第十二条　确定输血后,医护人员持输血申请单和贴好标签的试管,当面核对患者姓名、性别、年龄、病案号、病室/门急诊、床号、血型和诊断,采集血样。

第十三条　由医护人员或专门人员将受血者血样与输血申请单送交输血科(血库),双方进行逐项核对。

四、交叉配血

第十四条　受血者配血试验的血标本必须是输血前3天之内的。

第十五条　输血科(血库)要逐项核对输血申请单、受血者和供血者血样,复查受血者和供血者 ABO 血型(正、反定型),并常规检查患者 Rh(D)血型(急诊抢救患者紧急输血时 Rh(D)检查可除外),正确无误时可进行交叉配血。

第十六条　凡输注全血、浓缩红细胞、红细胞悬液、洗涤红细胞、冰冻红细胞、浓缩白细胞、手工分离浓缩血小板等患者, 应进行交叉配血试验。机器单采浓缩血小板应 ABO 血型同型输注。

第十七条　凡遇有下列情况必须按《全国临床检验操作规程》有关规定作抗体筛选试验:交叉配血不合时;对有输血史、妊娠史或短期内需要接收多次输血者。

第十八条　两人值班时,交叉配血试验由两人互相核对;一人值班时,操作完毕后自己复核,并填写配血试验结果。

五、血液入库、核对、贮存

第十九条　全血、血液成分入库前要认真核对验收。核对验收内容包括:运输条件、物理外观、血袋封闭及包装是否合格,标签填写是否清楚齐全(供血机构名称及其许可证号、供血者姓名或条型码编号和血型、血液品种、容量、采血日期、血液成分的制备日期及时间,有效期及时间、血袋编号/条形码,储存条件)等。

第二十条　输血科(血库)要认真做好血液出入库、核对、领发的登记,有关资料需保存十年。

第二十一条　按 A、B、O、AB 血型将全血、血液成分分别贮存于血库专用冰箱不同层内或不同专用冰箱内,并有明显的标识。

第二十二条　保存温度和保存期如下:

品种	保存温度	保存期
浓缩红细胞(CRC)	4±2℃	ACD 保养液:21 天 CPD 保养液:28 天 CPDA 保养液:35 天
少白细胞红细胞(LPRC)	4±2℃	与受血者 ABO 血型相同
红细胞悬液(CRCs)	4±2℃	(同 CRC)
洗涤红细胞(WRC)	4±2℃	24 小时内输注

品种	保存温度	保存期
冰冻红细胞(FTRC)	4±2℃	解冻后 24 小时内输注
手工分离浓缩血小板(PC-1)	22±2℃(轻振荡)	24 小时(普通袋)或 5 天(专用袋制备)
机器单采浓缩血小板(PC-2)	(同 PC-1)	(同 PC-1)
机器单采浓缩白细胞悬液(GRANs)	22±2℃	24 小时内输注
新鲜液体血浆(FLP)	4±2℃	24 小时内输注
新鲜冰冻血浆(FFP)	−20℃以下	一年
普通冰冻血浆(FP)	−20℃以下	四年
冷沉淀(Cryo)	−20℃以下	一年
全血	4±2℃	(同 CRC)

当贮血冰箱的温度自动控制记录和报警装置发出报警信号时,要立即检查原因,及时解决并记录。

第二十三条 贮血冰箱内严禁存放其他物品;每周消毒一次;冰箱内空气培养每月一次,无霉菌生长或培养皿(90mm)细菌生长菌落<8 cfu/10min 或<200 cfu/cm3 为合格。

六、发血

第二十四条 配血合格后,由医护人员到输血科(血库)取血。

第二十五条 取血与发血的双方必须共同查对患者姓名、性别、病案号、门急诊/病室、床号、血型、血液有效期及配血试验结果,以及保存血的外观等,准确无误时,双方共同签字后方可发出。

第二十六条 凡血袋有下列情形之一的,一律不得发出:

1. 标签破损、字迹不清;

2. 血袋有破损、漏血;

3. 血液中有明显凝块;

4. 血浆呈乳糜状或暗灰色;

5. 血浆中有明显气泡、絮状物或粗大颗粒;

6. 未摇动时血浆层与红细胞的界面不清或交界面上出现溶血;

7. 红细胞层呈紫红色;

8. 过期或其他须查证的情况。

第二十七条 血液发出后,受血者和供血者的血样保存于 2-6℃冰箱,至少 7 天,以便对输血不良反应追查原因。

第二十八条 血液发出后不得退回。

七、输血

第二十九条 输血前由两名医护人员核对交叉配血报告单及血袋标签各项内容,检查血袋有无破损渗漏,血液颜色是否正常。准确无误方可输血。

第三十条　输血时,由两名医护人员带病历共同到患者床旁核对患者姓名、性别、年龄、病案号、门急诊/病室、床号、血型等,确认与配血报告相符,再次核对血液后,用符合标准的输血器进行输血。

第三十一条　取回的血应尽快输用,不得自行贮血。输用前将血袋内的成分轻轻混匀,避免剧烈震荡。血液内不得加入其他药物,如需稀释只能用静脉注射生理盐水。

第三十二条　输血前后用静脉注射生理盐水冲洗输血管道。连续输用不同供血者的血液时,前一袋血输尽后,用静脉注射生理盐水冲洗输血器,再接下一袋血继续输注。

第三十三条　输血过程中应先慢后快,再根据病情和年龄调整输注速度,并严密观察受血者有无输血不良反应,如出现异常情况应及时处理:

1. 减慢或停止输血,用静脉注射生理盐水维持静脉通路;

2. 立即通知值班医师和输血科(血库)值班人员,及时检查、治疗和抢救,并查找原因,做好记录。

第三十四条　疑为溶血性或细菌污染性输血反应,应立即停止输血,用静脉注射生理盐水维护静脉通路,及时报告上级医师,在积极治疗抢救的同时,做以下核对检查:

1. 核对用血申请单、血袋标签、交叉配血试验记录;

2. 核对受血者及供血者 ABO 血型、Rh(D)血型。用保存于冰箱中的受血者与供血者血样、新采集的受血者血样、血袋中血样,重测 ABO 血型、Rh(D)血型、不规则抗体筛选及交叉配血试验(包括盐水相和非盐水相试验);

3. 立即抽取受血者血液加肝素抗凝剂,分离血浆,观察血浆颜色,测定血浆游离血红蛋白含量;

4. 立即抽取受血者血液,检测血清胆红素含量、血浆游离血红蛋白含量、血浆结合珠蛋白测定、直接抗人球蛋白试验并检测相关抗体效价,如发现特殊抗体,应作进一步鉴定;

5. 如怀疑细菌污染性输血反应,抽取血袋中血液做细菌学检验;

6. 尽早检测血常规、尿常规及尿血红蛋白;

7. 必要时,溶血反应发生后 5~7 小时测血清胆红素含量。

第三十五条　输血完毕,医护人员对有输血反应的应逐项填写患者输血反应回报单,并返还输血科(血库)保存。输血科(血库)每月统计上报医务处(科)。

第三十六条　输血完毕后,医护人员将输血记录单(交叉配血报告单)贴在病历中,并将血袋送回输血科(血库)至少保存一天。

第三十七条　本规范由卫生部负责解释。

第三十八条　本规范自 2000 年 10 月 1 日起实施。

第九节　消毒隔离技术规范

一、定义

1. 消毒:是用物理或化学方法清除传播媒介上的病原微生物,使其达到无害化的处理。

2. 灭菌:是杀灭或清除外环境的一切微生物的处理。

3. 消毒剂:杀灭传播媒介上的病原微生物,使其达到消毒或灭菌效果的制剂。

根据杀菌作用的强弱分为:(1)高效消毒剂:可杀灭一切细菌繁殖体、病毒、真菌及其孢子等,对细菌芽孢也有一定作用,达到高水平消毒制剂。主要有环氧乙烷、过氧乙酸、过氧化氢、戊二醛等。(2)中效消毒剂:指仅可杀灭分枝杆菌、病毒、真菌及细菌繁殖体等微生物,达到消毒要求的制剂。主要有碘伏、乙醇等。(3)低效消毒剂:指仅可杀灭细菌繁殖体和亲脂病毒,达到消毒要求的制剂。如苯扎溴铵等。

二、医院常用的化学消毒剂及用法:

1. 2%碱性戊二醛:主要作用于不耐热、怕腐蚀器械消毒灭菌的首选消毒剂,灭菌作用 10 小时。

2. 含氯的消毒剂:为高效、广谱消毒剂。广泛用于医疗污染物品浸泡消毒及物体表面的擦拭消毒,使用浓度范围一般为 250~1000mg/L,作用 时间为 30~45 分钟。如非感染性疾病病人使用后的物品可用有效氯浓度为 250~500mg/L 的消毒剂浸泡 30 分钟,感染性疾病病人使用后的物品可用有效氯浓度为 500~1000mg/L 的消毒剂浸泡 30~45 分钟。对医院感染重点部门可用 500mg/L 有效氯常规擦拭地面,湿布可用 500mg/L 有效氯浸泡 30 分钟后洗净,晾干备用。

3. 含碘消毒剂:包括碘及以碘为主要杀菌成分的各种制剂。 碘伏是碘与表面活性剂及增溶剂形成的不定型络合物, 属中效消毒剂,适用于皮肤、黏膜等的消毒。

4. 乙醇:属中效消毒剂。主要用于皮肤消毒,医院也可用 75% 的乙醇浸泡体温表。

5. 过氧乙酸:具有广谱、高效、低毒的优点,缺点是稳定性差,对金属及织物有腐蚀性,使用方法有浸泡、擦拭、喷 洒等。对一般污染物品的消毒,用 500mg/L 过氧乙酸溶液浸泡 30 分钟。对细菌芽孢污染物品用 1000mg/L 过氧乙酸溶液浸泡 5 分钟,灭菌时浸泡 30 分钟,15%过氧乙酸用于熏蒸消毒,2%过氧乙酸用于喷雾消毒,作用时间为 30~60 分钟。

6. 环氧乙烷:是一种广谱、高效的气体,不损害灭菌的物品且穿透力很强,是目前最主要的低温灭菌方法之一。

7. 双氧水:适用于创面的清洗。

三、消毒灭菌的方法:

1. 物理消毒法:

(1)热力消毒和灭菌法:主要包括干热、湿热方法,为医院消毒的首选的方法。干热灭菌适用于不怕高温但怕湿物品的灭菌,主要用于玻璃器皿、油剂和粉剂的灭菌。湿热灭菌医院广泛使用的压力蒸汽灭菌法,可分为下排式和预真空式压力灭菌器。

(2)紫外线消毒:紫外线对细菌、病毒、真菌、芽孢和衣原体均有杀灭作用,但紫外线穿 透力弱,不适用物品的灭菌。适用于病房空气、物体表面的消毒处理,用紫外线灯直接照射消毒房间,照射时间一般大于30分钟,消毒有效区为灯管周围1.5~2.0米处。使用紫外线灯直接照射消毒,人不得在室内。

2. 化学消毒法:分为醛类、卤素类、烷基化气体类、过氧化物类、酚类、醇类、季铵盐类、胍类、杂环类等消毒剂。高度危险性物品:进入人体无菌组织或血管系统的物品,接触受损皮肤、黏膜的物品,所需消毒水平:灭菌。中度危险性物品:接触人体黏膜的物品,所需消毒水平:高水平消毒、中水平消毒。低度危险性物品:仅于完整皮肤接触的物品,所需消毒水平:低水平消毒。

四、医疗废弃物

医疗废弃物是指医疗卫生机构在医疗、预防、保健以及其他相关活动中产生的具有直接或间接感染性、毒性以及其他危害性的废物。

(一)医疗废弃物的分类

1. 需特别处理的医疗废弃物,必须用黄色袋垃圾盛装 。

(1)化验室病菌的培养基、保存液、标本与器材 。

(2)使用后的一次性医疗用品 。

(3)手术、病理废弃的组织器官 。

(4)过期、淘汰、变质的药品和血液制品 。

(5)含有细胞毒性的药物及污染的废弃医疗用具 。

(6)来自传染病区患者所有废弃物 。

2. 可一般处理的废弃物,应用黑色垃圾袋盛装 。

(1)一般废物。

(2)家居及行政废物。

(3)包装纸、手纸。

(4)瓜皮果壳、食物残渣 。

3. 放射性废弃物,应用红色垃圾袋盛装。放射性废弃物是指被放射性核素污染的物品。

（二）医疗废物处置

1. 医疗废物应按《医疗废物分类目录》的规定分类收集，严禁与生活垃圾混放。医疗单位应设立专用的医疗废弃物集中存放设施，并加锁保管，有警示标识，禁止露天堆放。一次性注射器、输液器使用毁形后装入黄色垃圾袋统一回收处理。其他医疗废物如换药后的敷料、棉球、棉签、一次性口罩、帽子等应放入黄色垃圾袋统一回收处理。医疗废物的移交应有详细记录备查，资料保存 3 年。

2. 医疗废弃物采用防渗漏、防刺透的包装物或容器收集。非锐器可采用黄色塑料袋收集。注射针头等锐器应盛放在耐刺容器中，如利器盒，也可采用小口塑料桶（如使用过的盛装消毒剂的塑料桶）盛放，并一次性使用。

五、手术器材的灭菌

手术器材应用压力蒸汽灭菌，尽量不用化学消毒剂浸泡处理。

1. 耐热耐湿的手术器材如手术刀、缝针、持针器、止血钳、探针、牙钳、牙镊、针灸针、扩阴器等器材应彻底去污清洁后采用压力蒸汽灭菌。压力蒸汽灭菌后无菌包存放在清洁干燥的器材柜中，有效期 7 天。

2. 不耐热的器械可采用 2% 戊二醛浸泡灭菌，浸泡时间必须达到 10 小时，使用前必须用无菌用水充分冲洗。

六、敷料的灭菌

敷料可用贮槽或包布包裹，采用 121℃、30 分钟压力蒸汽灭菌。敷料灭菌后的保存有效期 7 天，开包后的有效期为 24 小时。常用的无菌敷料罐应每天更换灭菌。

七、消毒工作中的个人防护

热力灭菌：压力蒸汽灭菌应防止发生爆炸事故及可能对操作人员造成的灼伤事故。

紫外线：应避免对人体的直接照射。

化学消毒、灭菌剂：应防止过敏和可能对皮肤、黏膜的损伤。

八、其他消毒管理要求

1. 消毒剂使用时应有标识，标明消毒剂名称、浓度、更换日期、有效期和更换人姓名。如：4:1 施康消毒液 、10.4~10.7 汪雨萍 。

2. 待消毒物品必须彻底去污清洁，擦干后放入消毒剂中消毒，以防稀释消毒剂浓度。

3. 酒精瓶、碘酒瓶每周更换 2 次，容器每周灭菌 2 次，在更换消毒剂时更换，清洁后采用压力蒸汽灭菌处理再使用。

4. 无菌物品必须一人一用一灭菌。

5. 抽出的药液、开启的静脉输入用无菌液体须注明时间，超过 2 小时后不得使用；启封抽吸的各种溶媒超过 24 小时不得使用。

6. 各种治疗、护理及换药操作应按清洁伤口、感染伤口、隔离伤口依次进行，特殊感染伤口应就地（诊室或病室）严格隔离，处置后进行严格终末消毒，不得进入换药室。

7. 空气的消毒:治疗室、急诊室、化验室等环境,采用紫外线消毒。

8. 坚持每日清洁、消毒制度,地面湿式清扫。

九、医务人员的职业暴露

医务人员的职业暴露指医务人员从事诊疗、实验、护理工作中意外被乙肝、丙肝、艾滋病等病毒感染者的血液、体液污染了皮肤、黏膜,或者是被污染的针头及其锐器刺破皮肤,有可能被病毒感染的情况。

医务人员接触病源物质时,应当采取以下防护措施:

1. 医务人员在进行侵袭性诊疗、护理、实验操作过程中,要保证充足的光线,并特别注意防止被针头、缝合针、刀片等锐器刺伤或者划伤。

2. 禁止将使用后的一次性针头双手重新盖帽,如需盖帽只能用单手盖帽;禁止用手直接接触污染的针头、刀片等锐器。

3. 手术中传递锐器建议使用传递容器,以免损伤医务人员。

4. 使用后的锐器应当直接放入耐刺、防渗透的利器盒中,以防刺伤。

5. 医务人员进行有可能接触病人血液、体液的诊疗、护理和实验操作时必须戴手套,操作完毕,脱去手套后立即洗手或者手消毒。

6. 在诊疗、护理、实验操作过程中,有可能发生血液、体液飞溅到医务人员的面部时,医务人员应当戴手套、具有防渗透性能的口罩、防护眼镜;有可能发生血液、体液大面积飞溅或者有可能污染医务人员的身体时,还应当穿戴具有防渗透性能的隔离衣或者围裙。

7. 处理污物时,严禁用手直接抓取污物,尤其是不能将手伸入到垃圾袋中向下压挤废物,以免被锐器刺伤。

8. 所有被血液、体液污染的废弃物均焚烧处理。

第十节 消毒灭菌隔离管理制度

根据卫生部《消毒技术规范》、《医院消毒供应室验收标准试行》及附件、《医院感染管理办法》中消毒灭菌与隔离的规定,特制定以下制度:

1. 执行医疗活动中,医务人员必须遵守消毒灭菌原则,凡进入人体组织、无菌器官的医疗器械、器具和物品必须达到灭菌水平。凡接触皮肤黏膜的器械和用品必须达到消毒水平,严格执行注射、穿刺和采血用具一人一用一灭菌,一般诊疗用品一人一用一消毒。

2. 医务人员应遵循无菌技术操作的基本原则,熟练掌握无菌持物钳、无菌容器、无菌包的使用和戴无菌手套、取用无菌溶液等基本操作技能,并保证无菌操作技术的效果。

3. 医院一次性用品用后及污物、污水必须严格执行无害化处理后销毁。一次性使用医疗无菌器具的使用、保管、用后处理要符合国家有关规定。

4. 隔离制度:在实施标准预防的基础上,建立健全各项规章制度,并落在实处。具体要求

(1)严格传染病人和普通病人分开放置。

(2)感染病人与非感染病人分区/室安置。

(3)感染病人与高度易感病人分别安置。

(4)同种病原体感染病人可同住一室。

(5)可疑感染病人必须单间隔离。

(6)根据疾病种类、病人病情、传染病病期分别安置病人。

(7)成人与婴幼儿感染病人分别放置。

5. 接触隔离使用橙色隔离标记。

6. 呼吸道隔离使用蓝色隔离标记。

7. 肠道隔离使用棕色隔离标记。

8. 血液—体液隔离使用红色隔离标记。

9. 严格隔离:使用黄色隔离标记。

10. 引流物分泌物隔离:使用绿色隔离标记。一般诊疗用品包括:体温表、听诊器、血压计袖带、压舌板、吸引器、引流瓶、胃肠减压器、氧气湿化瓶、氧气面罩等。 接触皮肤的一般诊疗用品如血压计袖带、听诊器保持清洁,有污染时随时以清洁剂与水清洁。有血迹可用 1000mg/L 的含氯消毒剂浸泡 30 分钟后再清洗。听诊器可用乙醇擦拭消毒。其他物品可用 500mg/L 的含氯消毒剂浸泡 30 分钟后用清水洗净送高压或其他方法处理。

第十一节　传染病疫情报告制度

传染病疫情报告制度是按照专业分工,承担责任范围内突发传染病疫情监测、信息报告与管理工作。为疾病预防控制提供及时、准确的监测信息,是为各级政府提供传染病发生、发展信息的重要渠道。

一、目的信息

传染病疫情报告是为各级政府提供传染病发生、发展信息的重要渠道。只有建立起一套完整的传染病报告制度,并且保证其正常运转,才能保证信息的通畅。这是政府决策者准确掌握事件动态、及时正确进行决策与有关部门及时采取预防控制措施的重要前提。依据《中华人民共和国传染病防治法》《突发公共卫生事件应急条例》《突发公共卫

生事件与传染病疫情监测信息报告管理办法》《传染病信息报告工作管理规范》《传染病监测信息网络直报工作技术指南》制定传染病疫情报告制度。

二、责任报告

各级各类医疗机构、疾病预防控制机构、采供血机构、卫生检疫机构、学校、托幼机构、农场、林场、煤矿、劳教及其所有执行职务的医护人员、医学检验人员、卫生检疫人员、疾病预防控制人员、社区卫生服务人员、乡村医生、个体开业医生均为疫情责任报告人。

三、报告病种

甲、乙、丙类及其他规定报告的传染病

（1）甲类传染病：鼠疫、霍乱；

（2）乙类传染病：甲型 H1N1 流感、传染性非典型肺炎、艾滋病、病毒性肝炎、脊髓灰质炎、人高致病性禽流感、麻疹、流行性出血热、狂犬病、流行性乙型脑炎、登革热、炭疽、细菌性和阿米巴性痢疾、肺结核、伤寒和副伤寒、流行性脑脊髓膜炎、百日咳、白喉、新生儿破伤风、猩红热、布鲁氏菌病、淋病、梅毒、钩端螺旋体病、血吸虫病、疟疾。

（3）丙类传染病：流行性感冒、流行性腮腺炎风疹、急性出血性结膜炎、麻风病、流行性和地方性斑疹伤寒、黑热病、包虫病、丝虫病、手足口病、除霍乱、细菌性和阿米巴性痢疾、伤寒和副伤寒以外的感染性腹泻病。

（4）国务院卫生行政部门决定列入乙类、丙类传染病管理的上述规定以外的其他传染病（其他传染病、非淋菌性尿道炎、尖锐湿疣、生殖器疱疹、水痘、森林脑炎、结核性胸膜炎、人感染猪链球菌、不明原因肺炎、其他）。

（5）省级人民政府决定按照乙类、丙类管理的其他地方性传染病。

（6）执行职务的医务人员发现其他传染病暴发、流行以及原因不明的传染病后、应及时向当地疾病预防控制机构报告。

四、报告内容

报告内容包括常规疫情报告（法定传染病报告），特殊疫情报告（暴发疫情、重大疫情、灾区疫情、新发现的传染病、突发原因不明的传染病），传染病菌、毒种丢失的报告。

（1）甲、乙、丙类传染病，按照《中华人民共和国传染病报告卡》的要求填报。报告卡统一用 A4 纸印制，使用钢笔或圆珠笔填写，项目完整、准确、字迹清楚，填报人签名。

传染病报告病例分为实验室确诊病例、临床诊断病例和疑似病例。对鼠疫、霍乱、肺炭疽、脊髓灰质炎、艾滋病以及卫生部规定的其他传染病，按照规定报告病原携带者。

炭疽、病毒性肝炎、梅毒、疟疾、肺结核分型报告。炭疽分为肺炭疽、皮肤炭疽和未分型三类；病毒性肝炎分为甲型、乙型、丙型、戊型和未分型五类；梅毒分为一期、二期、三期、胎传、隐性五类；疟疾分为间日疟、恶性疟和未分型三类；肺结核分为涂阳、仅培阳、菌阴和未痰检四类。

未进行发病报告的死亡病例，在填写报告卡时，应同时填写发病日期（如发病日期不明,可填接诊日期)和死亡日期。

(2)传染病专项监测、专项调查信息的报告

对于开展专项报告的传染病(性病、结核、艾滋病及 HIV 感染者),除专病报告机构外,其余各级各类医疗机构发现诊断病例同时进行网络直报。

(3)医务人员发现原因不明传染病或可疑的新发传染病后,应及时向当地疾病预防控制机构报告。疾病预防控制机构立即电话报告上级疾病预防控制机构与同级卫生行政部门,同时做好认真记录与调查核实。

(4)各级疾病预防控制机构或者医疗机构接到任何单位和个人报告的传染病病人或者疑似传染病病人后,要认真做好疫情记录,登记报告人、报告电话、报告事件、疫情发生时间、地点、发病人数、发病原因等。并立即电话报告上级疾病预防控制机构与同级卫生行政部门,同时进行调查核实。

(5)传染病菌中、毒种丢失的报告

传染病菌中、毒种丢失属于《突发公共卫生事件应急条例》规定的突发公共卫生事件的内容之一,各级疾病预防控制机构接到疫情后要在 1 小时内报告上级疾病预防控制机构与同级卫生行政部门。

五、报告程序与方式

传染病报告实行属地化管理。实行首诊医生负责制,医院内诊断的传染病病例的报告卡由首诊医生负责填写,由医院预防保健科的专业人员负责进行网络直报。暴发疫情现场调查的院外传染病病例报告卡由属地疾病预防控制机构的现场调查人员填写,并由疾控机构进行报告。

(1)乡镇卫生院与城镇社区卫生服务站负责收集和报告本行政区域内传染病信息。有条件的实行网络直报,没有条件实行网络直报的,应按照规定时限以最快方式将传染病报告卡报告本行政区域内县级疾病预防控制机构。

(2)县级及以上医疗机构要实行网络直报。要建立预防保健科,要有专人负责网络直报工作。

(3)交通、民航、厂(场)矿所属的医疗卫生机构,以及非政府举办的医疗机构按照传染病防治法规定的报告方式、报告程序进行报告。

(4)部队、武警等部门的医疗卫生机构接诊地方居民传染病病人时,按照传染病防治法规定向属地的县级疾病预防控制机构报告。

六、报告时限

(1)实行网络直报的责任疫情报告单位

发现甲类传染病和乙类传染病中的肺炭疽、传染性非典型肺炎、脊髓灰质炎、高致病性禽流感的病人、疑似病人以及其他暴发传染病、新发传染病以及原因不明的传染病疫情时,接诊医生诊断后应于 2 小时内以最快的方式(电话)向当地县级疾病预防控制

机构报告,同时将传染病报告卡通过网络进行报告。

对其他乙、丙类传染病病人、疑似病人、按规定报告传染病的病原携带者在诊断后应于24小时内进行网络报告。

(2)尚未实行网络直报的责任报告单位

发现甲类传染病和乙类传染病中的肺炭疽、传染性非典型肺炎、脊髓灰质炎、高致病性禽流感的病人、疑似病人以及其他暴发传染病、新发或不明原因传染病疫情时,接诊医生诊断后城镇2小时内、农村6小时内以最快的方式向当地县级疾病预防控制机构报告,同时送(寄)出传染病报告卡。

对其他乙、丙类传染病病人、疑似病人、按规定报告传染病的病原携带者在诊断后应于24小时内寄出传染病报告卡。

对于传染病报告卡未及时报告、传染病漏报,疾病预防控制机构在现场监测时发现漏报的应该及时或随时补报,按初次报告进行报告和录入。

第十二节　护理人员职业防护制度

一、护理工作中常见的职业危害

职业环境通常包括理化环境、生物环境、社会环境及职业习惯、行为方式等。护士的职业危害主要分为四类:生物危害、化学危害、物理危害和心理危害。

1. 生物危害　主要指由细菌、病毒、真菌或寄生虫等引起的感染。如护士接触病人呼吸道分泌物、体液及排泄物,临床最常见的为针刺伤(含锐器伤)所致的血液传播疾病的感染。

2. 化学危害　护士职业中的化学危害主要来自抗肿瘤药物和消毒制剂。临床常用化学消毒制剂有一定的挥发性和刺激性,通过吸入或皮肤接触而产生职业中毒、职业性皮肤病、职业肿瘤等。

3. 物理危害　护士职业中的物理危害可分为运动功能性损伤和物理刺激。运动功能性损伤最典型的是腰背痛,其最基本的特点就是疼痛和运动功能障碍。而临床的物理刺激主要包括锐器伤和人体电磁波、射线暴露等。

4. 心理社会危害　护士职业的心理社会危害主要指工作压力,主要压力源是专业及工作本身,如护患关系等。高压力工作容易产生各种身体或心理疾病。

二、职业危害的防护措施

(一)生物危害

WTO提出的职业接触中特殊感染控制的预防措施:避免受到针头和其他锐利物体

的损伤;避免接触开放的创口和黏膜;避免通过污染器械的传播;防止血液或其他液体外溢到身体表面;对废弃物作出妥善的处理;要求所有可能接触病人血液的员工在培训期就应该接受系列乙肝疫苗免疫注射。

1. 呼吸道飞沫传播

①注意病房及工作区域通风,保持环境整洁。

②护理人员在进行任何治疗和护理操作时必须戴口罩。

③吸痰时,戴口罩、手套,面部不要垂直于患者口鼻及气道切开处。

2. 针刺伤(锐器损伤)

①在进行注射、抽血、输液、输血时,一定要保证足够的光线,严格按照操作规程进行操作。

②绝对不要将针头帽套回针头,一定要套回时,请运用单手套法。

③针头或锐器在使用地立即被扔进耐刺的锐器收集箱中,用钳子夹住针头拔,不要用手将其折断毁坏。

④收集箱有牢固的盖子和箱体锁定装置,有明显的危险品警告标志。

⑤手持无针头帽的注射器时,行动要特别小心,以免刺伤他人或自己。

⑥操作后立即处理周围环境,如切开包、拆线包、穿刺包的整理。

⑦锐器和针头与普通垃圾严禁混放。

损伤后处理原则:

①立即从近心端向远心端挤压受伤部位,使部分鲜血排出,相对减少受污染的程度。

②用流动自来水和消毒肥皂液清洗(如溅出,清水冲洗鼻、眼、嘴和皮肤等直接接触部位)。

③用碘酒等皮肤消毒液涂擦伤口处理。

④确定感染源患者并记录在案,同时进行可靠的 HIV、乙肝、丙肝等化验检查。

⑤24 小时内注射乙肝高效免疫球蛋白,接受医学观察 45 天。

3. 体液、排泄物等接触性传播

①当预料到要接触患者血液、体液或分泌物时,须戴手套进行操作,手套破损时应及时更换。

②接触患者血液、体液、分泌物污染的医疗用品、器械、各种废弃的培养基及标本以及使用后的一次性医疗用品后须严格洗手。在不方便洗手的情况下,用快速手消毒液消毒双手。

③不戴首饰,不留长指甲。

④灌肠时,应穿一次性隔离衣,戴手套。

(二)化学危害

1. 抗肿瘤药物

①接触抗肿瘤药物的护士须穿戴好手套、防护衣和口罩,口罩和手套要定时更换。

②冲配药场所有抽风和排风设备。

③冲配规则:使用输液泵和软袋液体以减少空气中有害物质的排出,用水剂代替粉剂以减少冲配时气溶和气雾的外溢。

④抽取药液时以不超过注射容器的3/4为宜,并使用针腔较大的针头抽取药液,以防注射器内压力过大,药液外溢,使用后的物品应放于专用袋内集中封闭处理。

⑤操作中不慎将药液溅到皮肤或眼睛里,立即使用生理盐水彻底冲洗,如果溢出到桌面,应用纱布吸附药液,再用清水冲洗被污染表面。

⑥处理患者化疗后的尿液、粪便、呕吐物必须戴手套。

2. 化学消毒剂

①使用挥发性、刺激性大的消毒剂时做好与接触抗肿瘤药物同样的个人防护及良好的通风环境。

②尽量选择对空气污染小的化学消毒剂。

③科学的对待化学消毒剂的浓度。

④遵守医院或部门的剧毒、有害物质的保管规定:集中存放,容器密闭,有显著标志。

⑤使用中的化学消毒剂容器加盖。

⑥使用消毒剂集中的特殊部门如手术室、供应室、内镜处理等须有良好的通风设施。

⑦提倡使用一次性医疗用品。

(三)物理危害

1. 运动功能性损伤

①确保所有体力处理操作在首次进行前,就有关工作的安全及健康风险,作初步评估。

②应用正确的方法搬抬患者和帮助翻身。

③尽量正确使用各种设备进行搬抬等工作。

④需要长时间弯腰进行操作时,首先考虑调节床体的高度。

2. 物理性刺激

电磁波和射线损伤防护参照放射科防护要求, 如摄床旁片所有人员尽可能远离摄片机 10 米以上,用铅板屏风阻挡放射线。

(四)心理社会危害

1. 增强服务意识,建立良好的护患关系。

2. 加强法律意识的培养,规范护理行为。

3. 加强护士应对暴力能力的培训。

医院环境及工作场所的设置中,护士站与医院保安部门之间有监控和报警系统。

第十三节 多重耐药菌管理制度

1. 各临床医生要有主动搜索多重耐药菌的意识,及时采集相关标本进行多重耐药菌的培养。

2. 院感科对微生物培养结果及时跟踪,若发现有多重耐药菌(主要指耐甲氧西林金黄色葡萄球菌和表皮葡萄球菌、耐万古霉素肠球菌、产超广谱酶的大肠埃希菌和肺炎克雷伯、耐亚胺培兰铜绿假单胞菌和鲍曼不动杆菌)立即通知临床科室医务人员。

3. 临床科室接到通知后,应立即将该病人转到单独房间或同类病人房间。并挂隔离标识。

4. 隔离病房不足时才考虑进行床边隔离,不能与气管插管、深静脉留置导管、有开放伤口或者免疫功能抑制患者安置在同一房间。当感染者较多时,应保护性隔离未感染者。

5. 严格执行手卫生,医护人员在诊疗护理此类病人前后必须洗手或手消毒。

6. 临床医师应并做好抗菌药物选择,注意抗生素的合理使用,认真落实《抗菌药物临床应用指导原则》,根据细菌培养和药敏试验结果正确、合理使用抗感染药物,减少和延缓耐药菌的产生,时刻关注该病人的治疗效果,若有需要,可向相关人员提请会诊。

7. 在实施诊疗护理操作中,有可能接触患者的伤口、溃烂面、黏膜、体液、引流液、分泌物、排泄物时,应当戴手套。预计与病人或其环境如床栏杆有明显接触时,需要加穿隔离衣。离开病人床旁或房间时,须把防护用品脱下,并洗手或用快速手消毒剂擦手。

8. 对于非急诊用仪器(如血压计、听诊器、体温表、输液架)等应专用;其他不能专人专用的物品或器械(如轮椅、担架、摄片机、心电图等),在每次使用后必须立即消毒处理才可给其他病人使用;该病人周围物品、环境和医疗器械须每天消毒。

9. 尽量限制探视人群,并嘱探视者执行洗手或手消毒。

10. 如病人需离开隔离室进行诊断、治疗,都应先电话通知相关科室,以便他们做好准备,防止感染的扩散。在把该病人转送去其他科室时,必须由一名工作人员陪同,并向接收方说明对该病人应使用接触传播预防措施。接收部门的器械设备在病人使用或污染后同样应该进行清洁消毒。

11. 病房应当固定使用保洁用具进行清洁和消毒,对患者经常接触的物体表面、设备设施表面,应当每天进行清洁和擦拭消毒。使用过的抹布、拖布必须消毒处理。

12. 院感科及时督促多重耐药菌感染患者所在科室做好消毒隔离。

13. 感染者或携带者应隔离至连续 3 个标本(每次间隔>24 小时)培养均阴性后,方可解除隔离。

第十四节　其他条例

一、疫苗流通和预防接种管理条例

《疫苗流通和预防接种管理条例》规定,疫苗的流通、预防接种及其监督管理适用本条例。国务院卫生主管部门负责全国预防接种的监督管理工作。国务院药品监督管理部门负责全国疫苗的质量和流通的监督管理工作。

条例中所称疫苗,疫苗分为两类。第一类疫苗,是指政府免费向公民提供的;第二类疫苗,是指由公民自费并且自愿受种的其他疫苗。接种第一类疫苗由政府承担费用。接种第二类疫苗由受种者或者其监护人承担费用。

国家对儿童实行预防接种证制度。在儿童出生后 1 个月内,其监护人应当到儿童居住地承担预防接种工作的接种单位为其办理预防接种证。接种单位对儿童实施接种时,应当查验预防接种证,并做好记录。

医疗卫生人员在实施接种前,应当告知受种者或者其监护人所接种疫苗的品种、作用、禁忌、不良反应以及注意事项,询问受种者的健康状况以及是否有接种禁忌等情况,并如实记录告知和询问情况。受种者或者其监护人应当了解预防接种的相关知识,并如实提供受种者的健康状况和接种禁忌等情况。

医疗卫生人员应当对符合接种条件的受种者实施接种,并依照国务院卫生主管部门的规定,填写并保存接种记录。对于因有接种禁忌而不能接种的受种者,医疗卫生人员应当对受种者或者其监护人提出医学建议。

二、艾滋病防治条例

《艾滋病防治条例》突出以下重点:

第一,社会因素在艾滋病的传播中起着重要的作用,这意味着对艾滋病的防治,需要全社会的参与。加强宣传教育。通过多种教育形式,向公众包括学生、育龄人群、进城务工人员、妇女等重点人群进行艾滋病防治的宣传教育。

第二,防控医源性感染条例规定医疗机构和出入境检验检疫机构应当按照卫生部的规定,遵守标准防护原则,严格执行操作规程和消毒管理制度,防止发生艾滋病医院感染和医源性感染。

第三,条例明确规定了艾滋病病毒感染者、艾滋病患者及其家属的权利和义务。不得歧视艾滋病 病毒感染者和艾滋病患者,要保障艾滋病病毒感染者和艾滋病患者的权利。

第四,财政保障艾滋病防治费用,免费提供多项医疗救助。

三、人体器官移植条例

《人体器官移植条例》共五章三十二条,在中华人民共和国境内从事人体器官移植,适用本条例;从事人体细胞和角膜、骨髓等人体组织移植,不适用本条包括:

第一,捐献人体器官,要严格遵循自愿的原则。

第二,活体器官接受人必须与活体器官捐献人之间有特定的法律关系,即配偶关系、直系血亲或者三代以内旁系血亲关系,或者有证据证明与活体器官捐献人存在因帮扶等形成了亲情关系。

第三,任何组织或者个人不得以任何形式买卖人体器官,不得从事与买卖人体器官有关的活动。同时,对人体器官移植手术收取费用的范围作了界定。

第四,条例对人体器官移植医疗服务规定了准入制度;以及对不再具备条件的医疗机构的退出制度。

（冯　英）

第四章 兰州大学第二医院内护理专业相关制度

第一节 护理核心制度

一、护理质量管理制度

1. 成立由院长、分管副院长、护理部主任(副主任)、科部主任(科护士长)、护士长组成的护理质量管理委员会,负责全面督导、检查。

2. 负责制定各项护理质量控制标准,定期组织检查,发现问题及时反馈,持续质量改进。

3. 护理质量委员会成员定期召开会议,总结质量检查中存在的问题,分析原因,提出改进措施并反馈到全体护士。

4. 实行护理部、科部主任(科护士长)、护士长三级质量管理,护理部每月全面组织护理质量督查一次,科室护理质控小组每月检查两次。

5. 科室护理质控小组应及时发现工作中存在的问题与不足,对出现的质量缺陷进行分析,制定改进措施,检查有记录并及时反馈。

6. 护理部对全院护理质量督查结果进行全面总结,以书面形式反馈给科室,科室根据存在问题和反馈意见进行整改,并将改进结果汇报护理部,以达到持续改进的目的。

7. 护理质量检查结果作为护士长管理考核重点。

二、病房管理制度

1. 在护理部领导下,病区护士长负责病房管理,全体医护人员参与。

2. 保持病区整洁、安静、舒适、安全、布局有序、注意通风、避免噪音,工作人员做到走路轻、关门轻、说话轻、操作轻。

3. 统一病区陈设,室内物品和床位要摆放整齐,位置固定,精密贵重仪器有使用要求,并由专人保管,不得随意变动。

4. 对患者进行健康教育,定期召开患者座谈会,征求意见,改进病区工作。

5. 护理人员必须按要求着装,佩戴工作牌上岗。严格执行各项规章制度,遵守各项操作规程。

6. 护士长全面负责病房财产、设备、建立账目并派专人管理,定期清点、严格交接班,如有遗失及时查明原因,按规定处理。

7. 病区内不得接待非住院患者,不会客。住院患者不得随意离开病区,如需离开,必须写请假条,经主管医生或值班医生同意后,方可离开病区,在规定时间内按时返院。

8. 患者被服、用具等按基数配给患者使用,出院结清手续后清点回收,并做终末处理。

三、抢救工作制度

1. 危重患者的抢救工作,一般由科主任、正(副)主任医师负责组织并主持抢救工作。科主任不在场时,由职称最高的医师主持抢救工作,特殊患者或跨科协同抢救的患者应及时报请医务处,以便组织有关科室共同进行抢救工作。

2. 对危重患者不得有任何借口推迟抢救,必须全力以赴,分秒必争,分工明确,紧密合作,各司其职,并做到严肃、认真、细致、准确,各种记录及时全面。

3. 抢救器材和药品设备必须完备齐全,定人保管、定位放置、定量储存、定期检查维修、定期消毒灭菌,用后及时补充。

4. 工作人员必须熟练掌握各种器械、仪器的性能及使用方法,熟记抢救药品的定位、用途、剂量、用法等,做到有条不紊、忙而不乱。抢救物品一般不外借,以保证应急使用。

5. 医生未到前,护理人员应根据病情及时给氧、吸痰、测量生命体征、建立静脉通路,行人工呼吸和心外按压、配血、止血等,并提供诊断依据。

6. 抢救过程中严密观察病情变化,对危重患者应就地抢救,待病情稳定后方可移动。

7. 及时、正确执行医嘱,医生下达口头医嘱时,护士应当复诵一遍。两人核对无误后方可执行,并保留安瓿,抢救结束后,医生应即刻据实补开医嘱。

8. 对病情变化、抢救经过、各种用药等应详细、及时、准确记录,因抢救患者未能及时书写病历的,应当在抢救结束 6h 内据实补记,并加以注明。

9. 抢救结束后,做好登记和用品消毒工作。

四、分级护理制度

分级护理是指患者在住院期间,医护人员根据患者病情和生活自理能力,确定并实施不同级别的护理,分为四个级别:特级护理、一级护理、二级护理和三级护理。临床护士应实施与病情相适应的护理,保障患者安全,提高护理质量。

分级护理标准按卫生部颁发的《综合医院分级护理指导原则》为指导依据,进行制定。

由医生根据病情开立护理级别医嘱,护士执行。

护士长及护士可根据患者病情变化及时与医师联系,提出合理建议。

(一)特级护理

指征:

1. 病情危重,随时可能发生病情变化需要进行抢救的患者;

2. 重症监护患者;

3. 各种复杂或者大手术后的患者;

4. 严重创伤或大面积烧伤的患者;

5. 使用呼吸机辅助呼吸,并需要严密监护病情的患者;

6. 实施连续性肾脏替代治疗(CRRT),并需要严密监护生命体征的患者;

7. 其他有生命危险,需要严密监护生命体征的患者。

护理要求:

1. 严密观察患者病情变化,监测生命体征;

2. 根据医嘱,正确实施治疗、给药措施;

3. 根据医嘱,准确记录出入量;

4. 根据患者病情,正确实施基础护理和专科护理,如口腔护理、压疮护理、气道护理及管路护理等,实施安全措施;

5. 保持患者的舒适和功能体位;

6. 实施床旁交接班。

(二)一级护理

指征:

1. 病情趋向稳定的重症患者;

2. 手术后或者治疗期间需要严格卧床的患者;

3. 生活完全不能自理且病情不稳定的患者;

4. 生活部分自理,病情随时可能发生变化的患者。

护理要求:

1. 每小时巡视患者,观察患者病情变化;

2. 根据患者病情,测量生命体征;

3. 根据医嘱,正确实施治疗、给药措施;

4. 根据患者病情,正确实施基础护理和专科护理,如口腔护理、压疮护理、气道护理及管路护理等,实施安全措施;

5. 提供护理相关的健康指导。

(三)二级护理

指征:

1. 病情稳定,仍需卧床的患者;

2. 生活部分自理的患者。

护理要求:

1. 每 2h 巡视患者,观察患者病情变化;

2. 根据患者病情,测量生命体征;

3. 根据医嘱,正确实施治疗、给药措施;

4. 根据患者病情,正确实施护理措施和安全措施;

5. 提供护理相关的健康指导。

(四)三级护理

指征:

1. 生活完全自理且病情稳定的患者;

2. 生活完全自理且处于康复期的患者。

护理要求:

1. 每3h巡视患者,观察患者病情变化;

2. 根据患者病情,测量生命体征;

3. 根据医嘱,正确实施治疗、给药措施;

4. 提供护理相关的健康指导。

五、护理交接班制度

1. 医护人员交接班时必须衣帽整洁,按时交接班,严禁迟到、早退、脱岗。在岗期间必须履行职责,保证各项治疗、护理工作准确及时地进行。

2. 交接班工作要按时进行,接班者应提前15min到病区,阅读交班报告、护理记录等。在接班者未接班之前,交班者不得离开工作岗位。每天早晨集体交接班一次,由科主任或护士长布置当日工作或应注意的重点问题。

3. 值班者必须在交班前完成本班各项工作,防止遗忘治疗。写好交班报告及各项文件记录单,处理好用过的物品,遇有特殊情况必须详细交班。本班应完成的工作不应交于下一班去完成,并为下一班工作做充分准备,特别是白班护士要为夜班护士做好准备工作,如药品、特殊检查与术前准备等,以便夜班护士顺利地工作。

4. 交接班者共同巡视、检查病房是否达到清洁、整齐、安静的要求及各项工作落实情况。在交接班过程中遇到抢救患者时,共同参与抢救,抢救完后交代清楚。

5. 每班交接班时应严肃认真,必须做到三清(交接班记录要写清、口头交待要说清、患者床头要看清)。

6. 交班报告、护理记录书写要求字迹整齐、清晰,重点突出。护理记录内容客观、真实、及时、准确、全面、简明扼要、有连贯性,运用医学术语。进修护士或实习护士书写护理记录时,由带教护士负责修改并签名。

7. 交接工作未结束之前,交班者不得离开工作岗位。接班时发现问题,应由交班者负责,交接不清者,接班者负责。

8. 严格执行交接班检查制度,做到各项护理记录的检查及危重、手术、新入院、特殊治疗(输血、输液、特殊检查等)病员的床旁交接班,认真做好四看(四看:①看医嘱;②看病情报告;③看体温单;④看各项护理记录。)交接班人员应共同巡视,进行床旁交接。

9. 健全物品交接登记制度。建立被服及贵重仪器设备交接登记本。对规定交接的毒麻精神类药物、贵重药品及贵重仪器等物品应当面交清,并签名。

六、查对制度

(一)医嘱查对制度

1. 处理长期医嘱或临时医嘱时要记录时间、并签名,若有疑问必须问清后,方可执行。

2. 对当日医嘱每天下午由主班护士和责任护士进行查对,各种治疗卡与医嘱查对,并将查对结果记录在查对登记本上并签名。

3. 抢救患者时,下达口头医嘱后执行者必须复诵一遍,由二人核对无误后方可执行,并暂保留用过的空安瓶。抢救后及时通知医生补开医嘱。

(二)服药、注射、输液查对制度

1. 服药、注射、输液前必须严格执行"三查八对一注意"。

三查:备药、操作前查;备药、操作中查;备药、操作后查。

八对:对床号、姓名、药名、剂量、浓度、时间、用法、批号。

一注意:注意用药后的反应。

2. 清点药品时和使用药品前要检查标签、失效期和批号,如不符合要求不得使用。

3. 摆药后必须经第二人核对后方可执行。发药或注射时,如患者或家属提出疑问,必须重新核实后,方可执行。口服药必须按时按次发放。

4. 对易致过敏的药,给药前需询问患者有无过敏史;使用毒、麻、限制药时,要经过反复核对;静脉给药时要注意药品有无变质,瓶口有无松动、裂缝。同时使用多种药物时,要注意配伍禁忌。

5. 因各种原因在本班未执行的医嘱,必须向下一班交代清楚,并做好记录。下一班护士执行该医嘱时,必须重新核对医嘱后,方可执行。

(三)输血查对制度

1. 查采血日期、血液有无凝血块或溶血,并查血袋有无破裂。

2. 查输血单与血袋标签上供血者的姓名、血型及血量是否相符,交叉配血结果有无凝集。

3. 输血前需两人核对患者床号、姓名、医嘱或治疗卡、输血量、血型、住院号,双方确认无误签字后,方可输入。

4. 输血完毕应保留血袋24h,以备必要时送检。

(四)手术患者查对制度

1. 术前准备及接患者时,应查对科别、患者床号、姓名、性别、诊断、手术名称及手术部位(左、右)。

2. 查手术名称、配血报告及血型、术前用药、药物过敏试验结果等。

3. 查对无菌包内灭菌指示卡以及手术器械是否齐全。

4. 凡体腔或深部组织手术,要在缝合前核对纱垫、纱布、缝针、器械数目是否与术前相符,并做好手术护理记录。

5. 手术取下的标本,应由器械护士与手术者核对无误后,再填写病理检验单,标本送检时,应对标本容器上的标签与病检单上所填写各项进行核查,无误后方可送检并登记。

七、给药制度

1. 任何治疗应遵医嘱执行,一般不得执行口头医嘱,按医嘱规定的时间配药及给药,给药时提前或推后不得超过 30min,以免影响药效。

2. 护士应掌握用药的作用及副作用。

3. 用药时严格执行"三查八对",准确掌握给药剂量、浓度、方法和时间。认真核对患者姓名、床号、药名、让患者自己陈述名字。

4. 口服药做到发药到口,患者及家属不在场时,不得将药放在患者床头,及时收回空药杯。

5. 抗生素需做过敏试验,阴性后方可使用。

6. 注射及静脉用药需在药瓶上注明患者姓名、床号、药物名称、药物剂量。

7. 用药后应观察疗效和不良反应。如有过敏、中毒等反应,立即停用并报告医生,及时记录,必要时做好封存及检验等工作。

8. 做好用药知识的健康教育。患者应知道使用的药物名称、作用及注意事项,掌握正确的用药方法。

八、护理查房制度

(一)护理行政查房

1. 由护理部主任主持,副主任、科部主任(科护士长)、护理部干事参加,有专题内容,重点检查有关护理管理工作质量,岗位责任制、规章制度执行情况,服务态度及护理目标管理落实及护理教学等情况。

2. 护理部副主任定期到病区或门、急诊检查科部主任(科护士长)、病区护士长岗位职责落实情况。

3. 护理查房:由护理部副主任主持,科部主任、科护士长参加,每月一次,有重点的检查各病区护理管理工作质量,服务态度及护理工作计划贯彻执行及护理教学情况。

(二)护理业务查房

上级护士对下级护士护理患者的情况进行的护理查房

1. 护理查房主要对象:新收危重患者;住院期间发生病情变化或口头或书面通知病重或病危患者;压疮评分超过标准的患者;院外带入Ⅱ期以上压疮、院内发生压疮的患者;诊断未明确护理效果不佳的患者;潜在安全意外事件(如跌倒、坠床、走失、自杀等)高危患者。

2. 具体方法:

(1)护士长、护理组长或专科护士每天早上组织对新患者、危重患者或大手术前后的患者进行查房。

（2）初级责任护士对分管患者的情况、护理措施及实施效果向护士长或上级护士汇报。

（3）上级护士根据患者的情况和护理问题采取护理措施,可指导或协助下级护士完成,并进行相应的记录。

（4）查房过程中,根据病情需要下级护士可以向上级护士提出护理会诊的要求。

（5）护理部副主任应定期参加护理查房,并对科室的护理工作提出指导性意见.

（三）护理教学查房

1. 护理技能查房:观摩有经验的护士技术操作示范、规范基础或专科的护理操作规程、临床应用操作技能的技巧等,通过演示、录像、现场操作等形式,不同层次的护士均可成为教师角色,参加的人员为护士和护生。优质护理病例展示和健康教育的实施方法等,达到教学示范和传、帮、带的作用。

2. 临床案例教学:由病区的高级责任护士以上人员或带教老师组织的护理教学活动。选择典型病例,提出查房的目的和达到的教学目标。运用护理程序的方法,通过收集资料、确定护理问题、制订护理计划、实施护理措施、反馈护理效果等过程的学习与讨论,帮助护士掌握运用护理程序的思维方法,进一步了解新的专业知识,发现临床护理工作中值得注意的问题和方法,在教与学的过程中规范护理流程,了解新理论,掌握新进展。

3. 临床带教查房:由带教老师负责组织,护士与实习护士参加。重点是护理的基础知识和理论,根据实习护士的需要确定查房的内容和形式。围绕实习护生在临床工作中的重点和难点,每月进行 1~2 次的临床带教查房,如操作演示、案例点评、案例讨论等。

九、患者健康教育制度

1. 护理人员对住院及门诊就诊患者必须进行一般卫生知识的宣教及健康教育。

2. 健康教育方式

①个体指导:内容包括一般卫生知识,如个人卫生、公共卫生、饮食卫生;常见病、多发病、季节性传染病的防病知识;急救常识、妇幼卫生、婴儿保健、计划生育等知识。在护理患者时,结合病情、家庭情况和生活条件做具体指导。

②集体讲解:门诊患者可利用候诊时间,住院患者根据作息时间。采取集中讲解、示范、模拟操作相结合及播放电视录像等形式进行。

③文字宣传:以黑板报、宣传栏、编写短文、健康教育处方、图画、诗歌等形式进行,宣传的内容和形式应定时更换。

3. 对患者的健康教育要贯穿患者就医的全过程。

①门诊患者在挂号、分诊、诊治等各个环节均应有相应的卫生知识宣传。

②住院患者在入院介绍、诊治护理过程、出院指导内容中均应有卫生常识及防病知识的宣教。住院患者的宣教要记录在健康教育登记表中,并及时进行效果评价,责任护

士及患者或家属签名。

十、护理会诊制度

（一）专科护理会诊

1. 高级责任护士、专科护士或高年资主管护师以上人员具备会诊资质。

2. 遇有本专科不能解决的护理问题时,护士长填写会诊申请单,提交护理部或专科小组。由护理部或专科小组通知相关人员会诊,并书写会诊记录。

3. 护理会诊由邀请科室的专科护士或护士长主持,相关专业护士及病区相关护理人员参加,认真进行讨论,提出解决问题的方法或进行调查研究。

4. 进行会诊必须事先做好准备,负责的科室应将有关材料加以整理,尽可能做出书面摘要,并事先发给参加会诊的人员,并做发言准备。

5. 讨论时由高级责任护士负责介绍及解答有关病情、诊断、治疗护理等方面的问题,参加人员对护理问题进行充分的讨论,并提出会诊意见和建议。

6. 会诊结束时由专科护士或病区护士长总结,对会诊过程、结果进行记录并组织临床实施,观察护理效果。对一时难以解决的问题可以立项专门研究。

（二）疑难病例护理会诊

1. 病区收治疑难病例时,应及时提出申请,由科部主任或科护士长组织护理会诊。内容主要是正确评估患者,发现存在的护理问题,对病情转归进行判断,提出有效的护理措施及注意的问题,根据临床需要随时进行护理会诊,并在护理会诊单中按要求记录。

2. 对特殊病例或典型病例,可由护理部负责组织全院性的护理会诊。会诊前应做好充分的准备,会诊结束时应提供书面的会诊意见。

十一、病房消毒隔离制度

1. 医护人员上班时衣帽整洁,严禁着工作服外出上街、出入餐厅等。

2. 各种诊疗护理处置前后要洗手,必要时使用消毒液浸泡。无菌操作时,要严格执行无菌操作规范。

3. 病室布局合理、区域间标识明确,每天通风换气两次,每次 30min,地面湿式清扫,必要时进行空气消毒。治疗室、换药室每日空气消毒一次。手术室、消毒供应中心、产房、重症监护室、新生儿病房、内镜中心、血透中心等每月空气细菌培养和监测 1~2 次。

4. 医务人员及患者换下的脏被服应分别放入污物车并分开清洗消毒;更换的脏被服,放于指定地点,禁止随意堆放在地上及在病区内清点。

5. 晨间护理湿式扫床一刷一套,床旁桌做到一桌一巾擦拭。

6. 常规器械消毒灭菌合格率 100%,无菌物品均要写明灭菌日期,有灭菌指示带,灭菌有效期。消毒液每周更换 2 次,注明消毒液名称和浓度,记录更换日期。

7. 输血、输液及各种注射必须使用一次性物品,一人一针一管一带,换药一人一份一用一灭菌,体温表使用后浸泡消毒处理。

8. 治疗室、换药室区分清洁区和非清洁区，无菌物品与非无菌物品分开放置，使用后的一次性物品，统一处理。严格区分医疗废物和生活垃圾。

9. 碘伏等消毒液瓶应加盖，并注明开启及到期时间。所有无菌溶液使用时注明启止时间及用法。

10. 冰箱每周消毒、保养、除霜1次，物品放置有序，无过期物品。

11. 侵入性医疗器械、不能采用高压灭菌的贵重、锐利器械等应采用环氧乙烷或等离子灭菌。

12. 如遇厌氧菌、绿脓杆菌等特殊感染的患者要严密隔离，使用的器械、被服、房间进行严格终末处理，敷料进行焚烧。

13. 凡出院、转院、死亡患者床单元应进行终末处理。

十二、护理安全管理制度

1. 认真落实各级护理人员的岗位职责，分工明确，团结协作，结合各科情况，制定切实可行的防范措施。

2. 严格执行交接班制度、护理不良事件登记报告制度与分级护理制度，按时巡视病房，密切观察病情变化。

3. 严格执行查对制度和无菌技术操作规程，做好消毒隔离工作，预防院内感染的发生。

4. 每天进行安全评估，做好标识。对危重、手术、老年及小儿患者应加强护理，必要时加床档、约束带，以防坠床，定时翻身，预防压疮的发生。

5. 剧毒、麻、精神类及贵重药品加锁专人保管，账物相符，严格执行使用制度。

6. 抢救器材做到四定（定物品种类、定位放置、定量保存、定人管理）三及时（及时检查、及时维修、及时补充），抢救器械做好应急准备，保持性能良好，按时清点交接，一般不准外借，严防损坏和遗失。

7. 做好安全防盗及消防工作，定期检查消防器材，保持备用状态。

8. 对科室水、电、气加强管理，保证不漏水、不漏电、不漏气；如有损坏及时维修。

9. 内服药和外用药标签清楚，分别放置，以免误用。高危药品专柜存放，标识醒目。

10. 安全管理由护士长或指定的专人负责，定期组织检查，发现事故隐患及时报告并采取措施及时处理。

十三、护理不良事件报告制度

(一)护理不良事件

指治疗和护理过程中以及医院运行中，任何可能影响患者治疗护理效果，增加患者痛苦和负担，并可能引发护理纠纷或护理事故，以及影响护理工作正常运行和护理人员人身安全的因素和事件；是指患者在护理过程中发生的、不在计划中的、未预计到的或通常不希望发生的意外事件。

（二）护理不良事件的分类

1. 不良事件：包括给药错误、输液错误、医院感染暴发、手术部位识别错误、体内遗留手术器械、输血输液反应。

2. 意外事件：包括跌倒/坠床、走失、烫伤、自残、自杀、火灾、失窃、约束不良等。

3. 医患沟通事件：包括医患争吵、身体攻击、打架、暴力行为等。

4. 饮食、皮肤护理不良事件：包括误吸/窒息、咽入异物、院内压疮、医源性皮肤损伤。

5. 不良辅助检查、病人转运事件：患者身份识别错误、标本丢失、检查或运送中或后病情发生变化或出现意外。

6. 管道护理不良事件：管道滑脱、患者自行拔出等；

7. 职业暴露：针刺伤、割伤。

8. 公共设施事件：包括医院建筑毁损、病房设施故障、蓄意破坏、有害物质泄露。

9. 医疗设备器械事件：包括仪器故障、器械不符合无菌要求。

10. 消毒供应不良事件：消毒物品未达标、热源实验阳性等。

（三）护理不良事件的分级

1. 护理不良事件的分级（NPSA）

Ⅰ级事件（警讯事件）：非预期的死亡，或是非疾病自然进展过程中造成永久性功能丧失。

Ⅱ级事件（不良后果事件）：在疾病医疗过程中是因诊疗活动而非疾病本身造成的病人机体与功能损害。

Ⅲ级事件（未造成后果事件）：虽然发生了错误事实，但未给病人机体与功能造成任何损害，或有轻微后果而不需任何处理可完全康复。

Ⅳ级事件（预警事件）：由于及时发现错误，但未形成事实。

2. 护理不良事件的分级（香港医管局）

0级：事件在执行前被制止。

1级：事件发生并已执行，但未造成伤害。

2级：轻微伤害，生命体征无改变，需进行临床观察及轻微处理。

3级：中度伤害，部分生命体征有改变，需进一步临床观察及简单处理。

4级：重度伤害，生命体征明显改变，需提升护理级别及紧急处理。

5级：永久性功能丧失。

6级：死亡

（四）不良事件上报范围

凡在医院内发生的或在院外转运病人时发生的不良事件均属主动报告的范围。

（五）护理不良事件上报程序

1. 一般不良事件（Ⅲ、Ⅳ级事件或0级、1级）：立即报告护士长，24~48h内填报《护理不良事件报告单》上报护理部。

2. 严重不良事件（Ⅰ、Ⅱ级事件或 2 级、3 级、4 级、5 级、6 级）：当事人立即报告护士长、科主任或总值班，同时上报护理部，由护理部核实结果后上报分管院领导，护士长于 24h 内填报《护理不良事件报告单》。

3. 护理部收到《护理不良事件报告单》后核实并调查并处理。

（六）报告形式

1. 口头报告：发生严重不良事件时，知情人员立即向护士长、科主任、总值班、护理部口头报告事件情况。

2. 书面报告：知情人员书面填写《护理不良事件报告单》上报护理部。

3. 网络报告：知情人员登陆医院内网，填写完成《护理不良事件报告单》电子表格，以电子邮件形式报告。

（七）上报程序

1. 一般不良事件：当事人应立即口头报告护士长，并及时采取措施，将损害降至最低。当事人 24h 内填报《护理不良事件上报表》并上报护理部。

2. 严重不良事件：当事人应立即报告护士长、科主任或总值班人员，及时采取措施，将损害降至最低，必要时组织进行全院多科室的抢救、会诊等工作，同时汇报主管院领导、医务处、护理部等部门，重大事件的报告时限不超过 6h。当事科室应在 6h 内填报《护理不良事件上报表》。护理部于抢救或紧急处理措施结束后立即组织人员进行调查、核实。

3. 发生护理不良事件后，有关的记录、标本、化验结果及相关药品器械等均应妥善保管，不得擅自涂改、销毁。

4. 各科室应认真填写"护理不良事件报告表"，由本人登记发生不良事件的经过、分析原因、后果及本人对不良事件的认识和建议。护士长对发生的原因、影响因素及管理等各个环节应作认真的分析，确定根本原因，及时制订改进措施，护士长将讨论结果和改进意见方案呈交护理部。

5. 发生不良事件后，护士长跟踪改进措施落实情况，定期对病区的护理安全情况分析研讨，对工作中的薄弱环节制订相关的防范措施。

6. 不良事件上报后，由护理部组织多科室、多专业护理人员每月对上报的资料进行分析讨论，通过讨论，制定整改措施，并组织全院护理人员认真学习，严格实施，消除护理隐患及缺陷。必要时护理部每月总结反馈，并每年将不良事件编辑成册作为培训教材，特别是典型案例的经验教训，以降低不良护理事件的发生率，保障患者安全。

7. 免罚及奖励：

①对于主动上报不良事件的科室或责任人，根据给患者造成的后果，经护理部讨论减轻或免于处罚。

②对主动发现并及时报告重要护理安全(不良)事件和隐患,避免严重不良后果发生的医护人员,科室给予一定的奖励。

③对不良事件首先提出建设性意见的科室或个人给予奖励。

8. 造成严重后果的不良事件参照《医疗事故处理条例》执行。

(八)护理不良事件上报流程

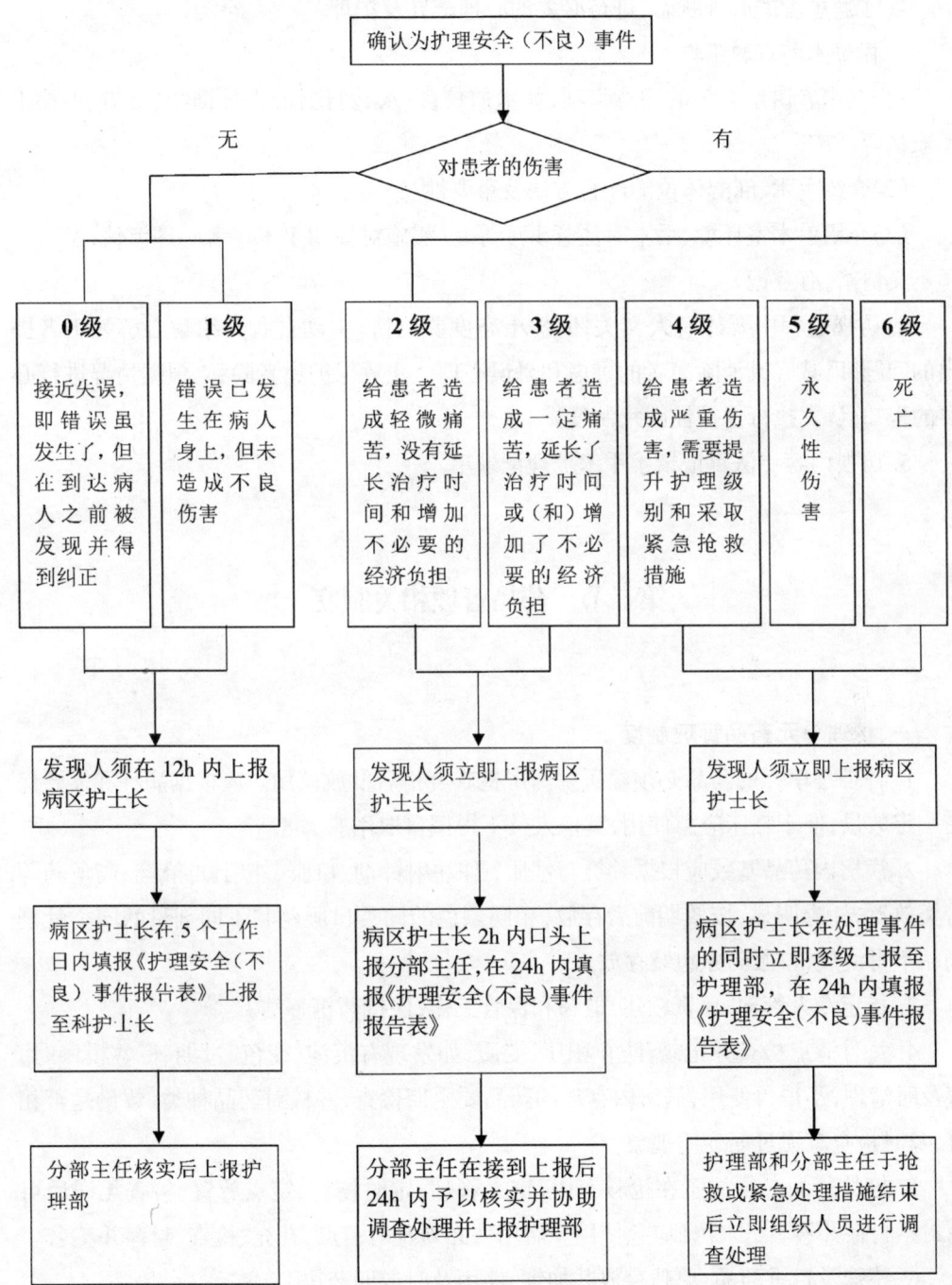

十四、术前患者访视制度(不作为核心制度)

1. 为了更好地使患者配合医护人员顺利地完成手术,手术前1天手术室护士必须对择期手术患者进行访视。阅读病历,了解患者一般资料(姓名、性别、年龄、民族、体重、文化程度等),收集患者临床资料(术前诊断、手术名称、手术入路、各种检验结果;有无特殊感染、配血情况、过敏史及手术史等)。

2. 了解患者的心理状态,进行必要的心理疏导及护理。

3. 做好术前宣教工作

(1)向患者讲解有关的注意事项,如术前禁食、水,勿化妆,去掉饰物、义齿、更换手术衣裤等。

(2)介绍手术、麻醉体位的配合方法及重要性。

(3)介绍手术室环境、手术时注意事项等。(实施对择期手术患者心理评估,及时干预不良情绪,有登记)。

4. 访视过程中要体现人文关怀,护士态度要热情,主动自我介绍耐心解答患者提出的问题,以减轻或消除患者的疑虑和恐惧心理。注意保护患者隐私,根据情况进行必要的告知,认真执行保护性医疗制度。

5. 访视内容要认真记录于手术护理记录单。

第二节 药品管理相关制度

一、护理单元药品管理制度

1. 各护理单元的药品必须经医院药房检查合格后发放使用。应根据病种和需要保持一定数量,便于临床应急使用,其他人员不得擅自取用。

2. 病房内药品基数应根据种类与性质, 如注射针剂、口服、外用、毒麻药、高危药等分类放置,标志明显,按效期前后存放,相同颜色的同类口服药和不同剂量的同类针剂药品不得混放,口服药原包装存放。

3. 指定专人管理,负责领药、退药和保管工作,保持药柜整洁。

4. 每月清点检查并记录,防止积压、变质,如发现有沉淀、变色、过期、标签模糊时,应及时清理,不得再使用,病房内存放的药品要定期检查,并核对药品种类、数量是否相符,及时检查有无过期变质现象。

5. 抢救药品必须放置在抢救车内,定人管理、定时核对、定点放置、检查无误后可用封条封存并签名,以保证应急使用。启用后必须及时清点、补充、检查、封存并签名。

6. 特殊及贵重药品,单独存放并加锁,停用及时退回药房。

7. 易被光线破坏的药物应避光保存,如维生素 C、氨茶碱、硝普钠、肾上腺素等。

8. 需要冷藏的药品(如:疫苗、干扰素、白蛋白、肝素钠等)要放在冰箱内,以免影响药效。未开盖的胰岛素在 2℃~8℃温度的冰箱冷藏,平日正在使用中的胰岛素可置室温下,最好不要将从冰箱取出的胰岛素直接注射,容易引起局部过敏反应。胰岛素应避免阳光直射,高温(指>35℃)与冷冻(禁冻,结冰后失效)。

9. 患者自备药品原则不予使用,遇特殊情况主管医生和护士长同意后应注明床号、姓名,单独存放。

10. 易燃、易爆的药品放置阴凉处,远离明火,如过氧乙酸、乙醇、甲醇等。

11. 毒麻药品专人管理、专柜加锁存放、建立毒麻药使用登记本,注明患者姓名、床号、使用药名、剂量、使用日期、时间,护士正楷签名。麻醉药品注射后之残余量,须监督销毁,并有记录。

12. 高危药品的存放严格规范,在病区严禁混合存放高浓度电解质制剂(包括氯化钾、超过 0.9%的氯化钠等)、肌肉松弛剂与细胞毒化等高危药品,必须单独存放,有醒目的黑色标识。

二、医院内急救药品管理制度

为方便临床抢救患者用药需求,可根据情况,在病房区储备少量用于紧急抢救的药品作为基数药品进行管理。

1. 各调剂室、临床病区及相关科室应设置急救药品储备,根据临床需求制定相应的品种目录(包括抢救车备药、麻醉药品、解痉药品、镇静催眠药品等),储备一定数量的基数,便于临床应急使用。

2. 相关科室首次领用急救药品,根据临床需求向相关调剂室提出书面申请,经调剂室确认后,填写统一的"急救药品储备清单",调剂室配发药品。

3. 临床各病区及相关科室急救药品的储备清单应写明药品名称、剂型、规格、数量、效期等相关药品信息,调剂室及相关科室负责人、护士长签名,一式两份,相关调剂室保存一份,临床相关科室保存一份以便统一管理。

4. 凡病区及相关科室储备的急救药品由护士长指定专人专柜保管。根据药品种类与性质(如针剂、内服、外用、剧毒药等)定位存放(抢救车等)、每日清点,保证备用状态,并积极配合药房对药品进行监管。

5. 护士长及责任护士须定期检查药品质量,防止积压变质。如发生沉淀,变色,过期、药瓶标签与盒内药品不符,标签模糊或经涂改者不得使用。

6. 损坏或近效期药品依据药品效期管理的有关规定退回调剂室,填写相关登记表进行更换,退回的药品由药学部按相关制度与程序统一报损销毁。

7. 抢救结束后,应及时清点、领用补齐药品储备。各相关科室补充领用急救药品需凭医嘱单或处方到相关调剂室领取。

8. 涉及特殊管理药品的急救药品,严格按特殊管理药品管理制度执行。

9. 医院药品质量监督小组统一负责急救药品管理的指导和监督检查（包括品种、数量、外观质量、有效期、保存条件等）。

10. 医院药品质量监督小组定期督查各科室急救药品的管理情况,对存在的问题提出整改意见,并督查整改落实情况。

三、医院特殊药品管理制度

1. 特殊管理药品是指麻醉药品、精神药品、医疗用毒性药品和放射性药品。依照《药品管理法》及相应管理办法,对这些药品实行特殊管理。

2. 购用麻醉药品、精神药品、放射性药品必须经卫生行政部门批准。除放射性药品可由核医学科按有关规定进行采购管理外,其他特殊管理药品的管理由药学部负责。特殊药品的采购和保管应由专人负责。麻醉药品和一类精神药品应做到专人负责、专柜加锁、专用账册、专用处方、专册登记,并做好记录。

3. 特殊药品的采购应做好年度计划,按规定逐级申报,经卫生局批准后,到指定医药公司采购。入库应按最小单位包装逐支逐瓶验收,并做好验收记录。

4. 麻醉药品和一类精神药品应存放在安装有防盗门窗的专门仓库的保险柜内,严防丢失。药房和临床科室急救备用的少量基数药品,应存放在加锁或加密的铁柜内,并指派专人保管。医疗用毒性药品要划定仓库或仓位,专柜加锁并专人保管,严禁与其他药品混杂。

5. 特殊药品仅限本院医疗和科研使用,不得转让、借出或移作它用。严格按规定控制使用范围和用量。对不合理处方,药学部有权拒绝调配。医生不得为自己开处方使用特殊管理药品。

6. 麻醉药品应使用专用处方,处方保存三年备查;精神药品和医疗用毒性药品处方保存两年备查,并做好逐日消耗记录和旧空安瓿/废贴等容器回收记录。

7. 确因病情需要连续使用麻醉药品的危重病人,可凭区(县)以上医疗单位疾病证明、户口本和身份证到市卫生局办理《麻醉药品专用卡》,到指定医疗单位按规定开处方配药。

8. 未经卫生行政部门批准,不得擅自配制和使用含麻醉药品、一类精神药品和放射性药品的制剂。建立完善的特殊药品报废销毁制度。原则上失效、过期、破损的特殊药品每年报废一次,由药学部统计,医院领导批准,报市卫生局监督销毁。旧安瓿等容器要定期处理,至少两人参加,并详细记录处理过程,现场人员签字。放射性药品使用后的废物,必须按国家有关规定妥善处理。

四、医院急救备用药品管理和使用补充制度

为加强各科急救、备用药品的领用管理,规范药品使用,保证药品质量,特制定本制度。

1. 急救、备用药品是按照科室的实际需要储备于科室供临床急救和周转的必备药

品。备用药品分为全院统一按需配置药品(需固定品种及数量)和科室专科领用用药。

2. 统一配置药品品种及数量由科室申请,医院药房审批后,科室填写基数卡,护士长签字后办理出库。

3. 备用药品品种与数量审批后,原则上不再变动。因临床需要,确需增加品种、数量的,须书面写明详细理由,列出变动药品明细,报药房整理审批后,方可变动。

4. 科室专科使用的药品凭医嘱从药房领用后保存在科室药柜,供病人使用。

5. 科室药柜所有备用药品,只能供病人应急时使用,其他人员不得私自取用。基数药品取用后应及时凭病区领药单到药房进行补充。

6. 由于科室保存条件有限,科室用于周转使用的贵重药品,可能因为储存不当造成药品的变质、污染,一旦使用将引起严重的不良反应。为了保障药品质量,科室暂不使用或使用量小的药品,可不领回科室,登记后保存在药房。

7. 科室备用药品由专人负责领取和保管,定期清点检查药品,防止积压、变质,如发现有沉淀变色、过期、标签模糊等药品时,停止使用并报药剂科处理。

8. 麻醉、精神一类药品,应按特殊药品的管理规定,双人双锁,专用账册,并按需要保持一定基数,使用后,由医生开专用处方领回。

9. 各科室备用药柜、冰箱存放的药品,由专人负责,口服药、外用药、注射药分开放置。急救车定期检查、核对药品种类、数量是否相符,有无过期变质现象。

10. 科室的所有备用药品,如遇调换科室或进修等人员变动时,全面进行交接工作。

11. 科室及病区定期检查备用药品有效期,对有效期六个月内的备用药品,列出明细单和实物一并交至药房进行更换;对有效期一个月内的备用药品,列出近效期药品明细表(并注明原因)和实物一并交至药库进行回收、销毁。特殊管理药品按有关规定执行。

12. 各科室专人负责本科室备用药品效期、储存等管理工作。护理部对急救、备用药品管理情况进行定期检查,对存在的问题根据相关规定扣除科室相应的质控分值,并督促科室及时整改。

五、毒麻精神高危险药品管理制度

1. 设专柜存放、专人管理、严格加锁,并按需保持一定基数,每班交接班时,必须交接点清,双方用正楷字签全名。

2. 病房毒、麻药品只能供应住院患者严格按医嘱使用,其他人员不得私自取用、借用。

3. 建立毒、麻药品使用登记本,注明患者姓名、床号、使用药名、剂量、使用日期、时间,护士正楷签名。

4. 毒麻药品必须用专用处方开写,项目填写齐全,字迹清晰,医生签全名。

5. 麻醉药品注射后之残余量,须监督销毁,并有记录

6. 毒、麻药品要定期检查,如出现变质、过期应及时更换。

7. 高危药品的存放严格、规范,在病区严禁混合存放高浓度电解质制剂(包括氯化

钾、超过 0.9%的氯化钠等)、肌肉松弛剂与细胞毒化等高危药品,必须单独存放,有醒目的黑色标识。

六、急救药品管理制度

为方便临床抢救患者用药需求,可根据情况,在病区储备少量用于紧急抢救的药品作为基数药品进行管理。

1. 各调剂室、临床病区及相关科室应设置急救药品储备,根据临床需求制定相应的品种目录(包括抢救车备药、麻醉药品、解痉药品、镇静催眠药品等),储备一定数量的基数,便于临床应急使用。

2. 相关科室首次领用急救药品,根据临床需求向相关调剂室提出书面申请,经调剂室确认后,填写统一的"急救药品储备清单",调剂室配发药品。

3. 临床各病区及相关科室急救药品的储备清单应写明药品名称、剂型、规格、数量、效期等相关药品信息,调剂室及相关科室负责人、护士长签名,一式两份,相关调剂室保存一份,临床相关科室保存一份以便统一管理。

4. 凡病区及相关科室储备的急救药品由护士长指定专人专柜保管。根据药品种类与性质(如针剂、内服、外用、剧毒药等)定位存放(抢救车等)、每日清点,保证备用状态,并积极配合药房对药品进行监管。

5. 护士长及责任护士须定期检查药品质量,防止积压变质。如发生沉淀,变色,过期、药瓶标签与盒内药品不符,标签模糊或经涂改者不得使用。

6. 损坏或近效期药品依据药品效期管理的有关规定退回调剂室,填写相关登记表进行更换,退回的药品由药学部按相关制度与程序统一报损销毁。

7. 抢救结束后,应及时清点、领用补齐药品储备。各相关科室补充领用急救药品需凭医嘱单或处方到相关调剂室领取。

8. 涉及特殊管理药品的急救药品,严格按特殊管理药品管理制度执行。

9. 医院药品质量监督小组统一负责急救药品管理的指导和监督检查(包括品种、数量、外观质量、有效期、保存条件等)。

10. 医院药品质量监督小组定期督查各科室急救药品的管理情况,对存在的问题提出整改意见,并督查整改落实情况。

七、重点药物观察制度

1. 重点药物包括:心血管系统药物、中枢性肌松药、抗精神失常药、中枢镇静催眠药、降血糖药、麻醉性镇痛药物、抗凝血药物、细胞毒性药物、高浓度注射型电解质等。

2. 护士应熟知本科室常用重点药物,并熟练掌握药物的作用和不良反应。

3. 做好患者的用药指导、用药前应询问患者的用药情况,并告知患者和家属将要使用的药品名称、作用、可能存在的不良反应及注意事项。

4. 对易发生过敏的药物和特殊人群(婴幼儿、儿童、老年人、心功能不全、肝肾功能不全的患者),护士应密切观察,如有过敏、中毒反应立即停止用药,并报告医生,做好记录,必要时封存实物协助检验工作。

5. 应用输液泵、微量泵或特殊用药如甘露醇、小儿钙剂、速尿、氯化钾、西地兰、化疗药物时,护士应加强巡视,密切观察用药效果和不良反应,发现问题及时处理,必要时必须逐级报告护士长、护理部、药剂科,确保用药安全。

6. 护士应定时巡视病房,根据病情和药物性质调整输液滴速,观察输液是否通畅,有无发热、皮疹、恶心、呕吐等不良反应,发现异常及时通知医生进行处理。

7. 交接班时,交班护士应向接班护士床头交待使用重点药物患者的情况。

8. 护士应做好患者的用药指导。使其了解药物的一般作用和不良反应,指导正确用药和应注意的问题。

9. 护士长要随时检查各班工作,注意巡视病房,发现用药问题及时报告并妥善处理。

第三节 危重症患者管理相关制度

一、危重患者管理制度

1. 危重患者的特点是病情重而复杂,变化快,随时都有发生生命危险的可能,因此对危重患者必须给予严密、全面的观察,及时分析、评估病情变化,提供有效护理。

2. 危重患者初诊或病情变化时,如医师未到场,接诊护士应做到初步抢救处理,如吸氧、建立静脉通道等,待医师赶到后密切配合抢救,执行口头医嘱必须大声复述无误后方可执行,并保留所有安瓿,经两人核对后方可弃之,事后督促医生及时、据实补记医嘱,并签署全名。注意密切观察病情变化,观察特殊治疗和特殊用药后的反应及效果。

3. 危重护理记录应正确、准时、清晰,记录患者病情、用药、特殊治疗及检查的时间、出入量等,时间记录至分钟,并签署全名。

4. 认真做好基础护理,如眼、口、皮肤、大小便及呼吸道的护理,防止并发症的发生。

5. 做好各种导管护理,当患者身上导管较多时,各导管标识应明确、醒目、清洁、衔接正确、牢固,避免误用,观察各种引流液的色、质、量并准确记录,保持通畅。

6. 及时正确采集各种血、尿、便、痰、引流液等标本,及时送检。

7. 严密观察和记录患者病情及生命体征的变化,掌握患者主要治疗、护理及针对潜在并发症的风险做好预防性护理。

8. 对意识丧失、谵妄、躁动的患者要注意保护其安全,酌情使用保护具(使用保护具必须告知),防止意外发生。

9. 各项操作应严格执行操作规程,注意安全,必要时两人配合进行,严防误伤、烫伤、咬伤、抓伤、撞伤、坠床等情况发生。

10. 加强与患者家属的沟通交流,增强理解与配合。对创伤性检查和护理操作必须取得患者或家人知情同意,尊重患者人格,维护患者隐私和自主权。

11. 护理中遇到疑难问题,护士长应及时组织讨论,酌情申请院内护理会诊,解决护理难题。

12. 因病情需要转院、转科、手术时,须严格执行转交接制度。

二、危重患者交接班制度

1. 各班护士应严格执行交接班制度。

2. 危重病人必须进行床头交接班,并做好口头、书面交接。

3. 危重病人必须认真交接病情(包括神志、瞳孔、生命体征、皮肤压疮情绪)、治疗、护理措施、护理记录等。

4. 交接班护士必须做到交不清不接,接不清不交。

5. 危重病人转科必须有医嘱及病人家属签署转科同意书方可转科,必须有专人护送。

6. 对实施保护性约束病人,交接起止时间、约束部位、局部皮肤及血液循环情况。

7. 各种引流管通畅情况、伤口有无渗血、渗液、颜色,引流袋(瓶)更换时间等。

8. 护士长对本病房的危重、特殊病人进行访视,每日必须检查危重病人交接班情况。并对危重病人进行护理指导,有记录。

三、危重患者抢救配合制度

1. 对危重病员的抢救,必须明确分工,紧密配合,积极救治,严密观察,详细记录。抢救结束后,要认真总结经验。定期进行各种急救知识培训,包括理论知识和实际操作。

2. 各临床科室应设急救室或监护室,药品、器材放于固定位置,指定专人保管,定期检查,经常保持完备。抢救物品不准任意挪用或外借,必须处于应急状态。

3. 急救室或监护室内应有常见危重急症的抢救预案,医务人员应熟练掌握抢救技术和仪器的使用。

4. 严密观察病情,记录要及时、详细,用药处置要准确,对危重病人应就地抢救,待病情稳定后方可搬动。

5. 日夜应有人专人留守,严格执行交接班制度和查对制度。对病情变化、抢救过程、各种用药要详细交接及记录。所有药品的空安瓿,须经两人核对后方可弃去,口头医嘱在执行时,应加以复核。危重患者做辅助检查时,必须由医生、护士陪同。

6. 及时与病人家属及单位联系,凡涉及法律、民事纠纷的病人,在积极救治的同时,应及时向有关部门报告。

四、危重、老年、小儿、肥胖等病人发生意外事件防范管理制度

1. 执行"首护"负责制,护士对病人的入院介绍要详细,对危重、意识不清、老年、小儿等病人一定要详细向家属交待病情及注意事项以防发生意外,并请陪护家属以签字为据。

2. 如家属不陪伴,又未请陪护者,医生应记录在病程记录上,请家属签字,当班护士也应在护理记录上记录,并请家属签字。

3. 每天护士长带领当班护士一起到床旁交接病人病情,并督促、检查、指导护理工作存在的隐患,以便及时改进。每班必须严格执行床旁交接。

4. 防跌倒:帮助病人熟悉环境,加深对床、布局和设施的记忆;地面滑,告知病人走动时,应穿耐滑的鞋子,尽量不穿拖鞋,以防滑倒。护士长随时检查房间及走廊地灯是否有损坏,及时修理,保证夜间有足够的采光。告知老年、病情重、有体位性低血压、服用降压药、安眠药的病人尽量夜间不去厕所,在床旁备好便器。必须下床或上厕所者,一定要陪伴如厕。及时请保洁工人将地面拖干净,以免地面沾油渍致病人摔倒。

5. 防坠床:危重、年高、小儿、肥胖病人加护栏,对意识不清、嗜睡、烦躁不安、肥胖、身体高大的老年病人加上双侧护栏,加强看护。

6. 防呛防噎:食物少而精,软而易消化,保证足够营养,进食时,体位要合适,尽量采取坐位或半坐位。吃干食发噎者,进食准备水,每日食物不宜过多。

7. 肥胖、有睡眠综合征者,夜间睡眠以侧卧为好,平卧时,以防舌后坠引起呼吸暂停,应给予肩部垫枕,保持气道通畅。

8. 注意给药安全:发药时,讲解药物作用、副作用,在给病人服用有过敏反应的药物时,护士应注意其迟缓反应。当静脉、肌注给药时,初次给有副作用(过敏反应)药物时,虽然过敏试验无反应,静脉滴注速度也应缓慢,发现病人有不适立即停止用药,让病人平卧,同时报告医生。夜间或睡眠中给口服药,护士应将病人叫醒后再服,以防似醒非醒服药造成呛咳,使药物误入气管。

9. 防抓伤:对意识不清的病人,应剪短指甲,去除发夹,移开床头柜上的水杯等危险物品。

五、危重病人转运制度

1. 转运下列病人时要按本规定进行转运:

(1)生命体征不稳定。

(2)意识改变。

(3)抽搐。

(4)气管内插管。

(5)使用镇静剂后有意识抑制等改变。

(6)静脉使用调节血压、心律及呼吸方面的药物。

2. 医生应评估病情,以判断病人是否可以转运。并向家属交代病情及转运过程中可能发生的意外,征得患者及家属同意后履行签字手续。下列情况发生 时禁止转运:

(1)心跳、呼吸停止。

(2)有紧急气管插管指征但未插管。

（3）血流动力学及其不稳定，但未使用药物。

3. 转运病人前按需要做好准备，转运科室在转运病人前应电话通知接收科室，以确保接收科室（检查部门）获知病情，做好准备工作。

4. 转运过程及病人做检查时，必须由一名医生或护士陪同，途中注意观察病情及安全防护，和接收科室交接并签名；转科交接记录单科室保存 2 年。

5. 对送出去检查的病人，应及时接回，并做好交接记录。

六、患者转科交接制度

1. 凡住院病人因病情需要转科者，经转入科室会诊同意，并在会诊申请单上签署意见，方可转科。

2. 转出科室医生须评估患者病情；开具转科医嘱，并将风险及注意事项告知患者，护士进行微机结算、转病区、电话通知转入科室做好准备，协助患者整理物品，做好宣教。

3. 转入科室对需转入病人应优先安排，及时转科。如急危重病人，转入科室应尽快安排床位；如转科过程中有导致生命危险的可能，则应待病情稳定后，危重患者由医生、护士共同护送。

4. 转科前责任护士评估患者，做好相关记录，整理完善病历，在转科交接单上记录生命体征、意识 皮肤、管道、用药、过敏史等情况。

5. 根据患者病情，准备合适的转运工具，保证转运工具功能完好，确保患者在转运过程中安全，防止坠床、坠车、跌倒等事件发生。酌情备带相应急救物品及药品。

6. 转入科室在接到患者转科通知后，护士立即备好床单元及必需物品。患者入科时护士应主动迎接并妥善安置患者。通知主管医生，处理转科后医嘱，并根据转科情况按入院患者处理。

7. 护送护士协助转入科室安置患者，取合适卧位，双方认真评估患者，核对病人姓名和腕带，转出、转入双方必须做到六交清：即患者治疗交清、患者病历资料交清、患者生命体征交清，患者所带导管交清，患者使用各种仪器交清，患者皮肤情况交清。

8 双方护士交接完毕，经核查无误，在转科患者交接记录单上双方签字确认，转出科室医护方可离去。交接过程中，如患者病情突然发生变化，应协助转入科室共同救治。

9. 如转运途中发生病情变化，应及时采取就地、就近原则，积极抢救。危重病人转科时，转出科医师应向转入科医师当面交代病情。

10. 如病情需要两科共同协管者，应以原所在科室为主，共同负责协商解决，定期按时查房。

七、院内关键科室间的患者转接流程及制度

1. 急诊科危重患者转科：由医务人员护送，确保转运安全；出示患者在急诊就诊的病历，认真与科室护士交接，内容包括患者一般资料、病情、用药、管道情况、特殊情况等，并填写患者转科交接记录单，无误后方可离开。

2. 门诊急诊患者与 ICU、手术室、病房转接患者：由医务人员护送，确保转运安全；出示患者在急诊就诊的病历，认真与科室护士交接，内容包括患者一般情况、生命体征、意识状况、皮肤完整情况、出血情况、引流情况等，填写交接记录单，双方确认无误后方可离开。

3. 病房与手术室转接患者：病房护士认真查对，做好手术前准备；认真与手术室护士进行交接，内容包括：床号、姓名、手术名称、手术部位、生命体征、手术前准备、药物情况、患者病历相关资料等，确保使用"腕带"标识，并填写病房与手术室的患者核查交接单。双方确认无误后方可进入手术室。

4. 手术室与病房转接患者：手术后，手术室护士仍应按识别卡与病区做好病情、药品及物品的交接，填写手术室与病房患者对接记录单，无误后方可离开。

5. 病房与 ICU 转接患者：由医护人员负责转送，保证转运安全；准备相应药品和仪器，与 ICU 护士认真交接，内容包括：病情、意识、瞳孔、生命体征、输液、用药、各种引流管、皮肤完整情况等，填写转科交接记录单，双方确认无误后方可离开。

6. 产房与病房转接患者：产房护士认真交接，内容包括：分娩情况、会阴情况、子宫收缩情况、膀胱充盈情况、药品应用情况、新生儿情况等，填写产房与病房患者交接记录单。

7. 各导管室与病房转接患者：由医务人员护送患者，保证转运安全；导管室护士认真向病房交接，内容包括：患者一般情况、术式、穿刺部位、鞘管、止血方式、意识等，填写导管室与病房患者交接记录单。

第四节　患者身份识别制度

为保障患者安全，提高医务人员对患者身份识别的准确性，特制定患者身份识别制度。

一、熟练掌握识别患者的方法。识别患者的方法

1. 执行查对制度（姓名、性别、年龄、床号、住院号等）

2. 腕带识别

3. 床头牌识别；

4. 患者家属及陪护亲友识别。

二、在实施任何介入治疗或有创治疗活动前，医护人员应让患者或家属陈述患者姓名，并至少同时使用两种以上患者身份识别方法，核对床头牌和腕带，确认患者身份

三、建立使用腕带作为患者识别标示的制度

1. 所有住院患者、急诊抢救和留观的患者、输液室患者必须使用"腕带"和"床头牌"作为手术前、采集标本前、给药前、输液输血前、有创诊疗及治疗处置前护理人员辨识患者身份的必备手段。

2. 各项诊疗操作前为辨识病人,对重点患者如产妇、新生儿、儿童昏迷、意识不清、手术、ICU、语言交流障碍、无自主能力的重症患者、急诊,在诊疗活动中一律使用粉红色腕带,其他普通患者使用蓝色腕带。其身份识别要有交接流程并严格交接。

3. 腕带填写的信息字迹清晰规范,准确无误。项目包括:病区、床号、姓名、性别、年龄、住院号等信息。

4. 填入腕带的识别信息必须经两名医务人员核对后方可使用,若损坏需更新时,经两人重新核对。

5. 对无法进行患者身份确认的无名患者,需在"腕带"和"床头牌"上注明"无名氏+科室+床号"作为身份识别信息。

6. 患者使用腕带舒适,松紧度适宜,检查血运良好,皮肤完整无破损。

7. 护理部每月进行加强对患者腕带使用情况的检查、督导并有记录。

四、完善关键流程的患者识别措施,即在各关键流程中,均有对患者准确性识别的具体措施、交接程序及记录(应包括姓名、性别、年龄、疾病名称等)

1. 急诊科与病房、ICU 之间识别程序

(1)急诊科护士做好交接前准备工作:为病人佩戴粉红色腕带,准确填写病人的相关信息,在转科交接单上填写病人的个人信息、相关交接内容,并与病历进行核对,确保准确无误。

(2)由急诊科护士先电话通知病房,并携带病历和相关资料、转科登记本,护送病人一同前往转往科室,与转入科室护士当面交接。

(3)转入科室护士安置好病人后,与急诊科护士同时进行核对,确认无误后,由转入科室护士在转科登记本上签名,完成识别交接程序。

2. 病房与病房、ICU 之间识别程序

(1)病房护士做好转出前准备工作:在转科登记本上,准确填写病人的个人信息、相关交接内容,并与病历进行核对,确保准确无误。

(2)由转出科室护士携带病历、转科登记本,陪同病人一同前往转往科室,与转入科室护士当面交接。

(3)转入科室护士安置好病人后,与转出科室护士同时进行核对,确认病人的身份、疾病相关信息等,由转入科室护士在转科交接登记本上签名,完成识别交接程序。

3. 手术室相关识别程序

(1)手术室与病房识别程序

①临床科室护士做好术前交接准备:为病人佩戴腕带,准确填写病人姓名、床号、住院号等,并与病历进行核对,与病人主动交流后,确认信息准确无误.

②手术结束后,手术室护士及麻醉医师携带手术患者交接核查单到临床科室,与病

房护士一同核对,确认病人信息无误后,由临床护士在交接单上签名,完成交接程序。

(2)手术室术前识别程序

①手术患者统一使用腕带作为识别信息的载体。麻醉前巡回护士与麻醉师共同核对病区姓名、住院号、诊断、手术部位、麻醉方法、麻醉用药,在麻醉前要与病人主动交流作为最后核对途径。

②手术切皮前,由手术者、巡回护士再次核对姓名、住院号、诊断、手术部位、手术方式后,方可开展手术。

第五节　患者安全相关制度

为了更好地落实患者安全目标,最大限度地减少坠床与跌倒的发生,或患者在坠床与跌倒发生后将对其伤害减少到最小,特制定本制度。

一、患者跌倒、坠床的管理防范制度

1. 针对引起坠床与跌倒的高危因素,责任护士对高危情况(有跌倒史、意识障碍、年龄≤10岁和年龄≥65岁、服用镇静剂、降压药等)的患者进行坠床与跌倒的危险评估,并根据患者的病情变化,实施动态评估。将评估情况与预防措施进行详细记录。

2. 加强安全意识,及时发现和评估存在导致患者跌倒、坠床的高危因素,其中包括:

(1)意识不清、躁动不安、精神异常、肢体活动受限、视觉障碍的患者;

(2)体质虚弱、需搀扶行走或坐轮椅患者;生活不能完全自理且无专人看护患者;年老和婴幼儿。

(3)服用特殊药物(镇静剂、降压药等)、有跌倒史(半年内)、以晕厥、黑蒙为主要症状者、经常发生体位性低血压者。

(4)病室或卫生间地面潮湿或有积水未设防滑标志等;

(5)患者穿着裤子不合适、鞋底易滑跌等;

3. 根据评估情况,采取适当的防范措施,高危患者将“防跌倒”或“防坠床”标识挂于床尾处,术后或长期卧床的患者第一次下床活动需由责任护士协助。

4. 入院指导明确,让患者熟悉床单位和病房的设置。做好入院宣教,告知病人在住院期间、起床活动时穿防滑鞋,外出检查时有专人陪同,检查前更换外出鞋,行动不便者准备轮椅。教会患者轮椅、助行器的使用方法。

5. 注意环境安全,走廊和洗手间设防滑标记。夜间应开启地灯,保持病室、走廊和地面清洁、干燥、平整、完好,指导家属将床周围的用品整理好,保持走道畅通无障碍。

6. 对于有意识不清、麻醉后未清醒及年老者等,应拉起两侧床档且固定好。对于极度躁动的患者,可应用约束带实施保护性约束,但要注意动作轻柔,经常检查局部皮肤,避免对患者造成损伤。

7. 提供光线良好的活动环境。夜晚巡视高危患者时,开启夜灯。将常用物品置放于病人视野内且易于拿取的范围内;便器应倒空并置于适当位置。

8. 对服用特殊药物者(如安眠药、降糖药、降压药等),加强观察。夜班加强巡视,必要时为病人拉起床栏。并做好交接班。

9. 对于有可能发生病情变化的患者,要认真做好健康教育,告诉患者体位不宜突然改变,以免引起体位性低血压,造成一过性脑供血不足,引起晕厥等症状,易于发生危险。

10. 一旦患者不慎坠床或跌倒时,护士应立即到患者身边,通知医生迅速查看全身状况和局部受伤情况,初步判断有无危及生命的症状、骨折或肌肉、韧带损伤等情况。配合医生对患者进行检查,根据伤情采取必要的急救措施,遵医嘱落实各项治疗和护理,并及时上报护士长。

二、患者坠床与跌倒的报告处理制度

1. 一旦患者不慎坠床或跌倒时,护士应立刻到患者身边,同时马上通知医生迅速查看全身状况和局部受伤情况,初步判定有无危及生命的症状及骨折或肌肉、韧带损伤等情况。

2. 医生到场后应立即监测患者的血压、心率、呼吸、神志、意识等生命体征,并根据患者的伤情实施必要的体格检查,以便对其伤情做出初步的判断。

3. 如病情许可,护士和医师可将病人移至病床/推车,并进行后续治疗及必要的辅助检查和检验。

4. 病区护士长须在24h内电话上报护理部,一周内组织全科护理人员进行讨论,分析事件发生的原因,明确责任,提出整改措施,填写《护理不良事件报告表》上交护理部。

5. 当班护士立即通知患者家属,告知患者发生跌倒或坠床的经过、目前的伤情、治疗措施、预后等,并向家属做好解释工作。

6. 认真记录患者坠床或跌倒的经过,伤情与抢救记录。加强巡视至病情稳定。巡视中严密观察病情变化,发现病情变化,及时向医生汇报。及时、正确记录病情变化,认真做好交接班。

7. 执业医师应当依据患者的情况,结合检验、检查结果,依据《医疗事故处理条例》、《人体损伤程度鉴定标准》等相关法律、法规,对患者的伤情如实、科学、合理地作出轻、中、重程度的判定;必要时请相关的科室医生会诊,共同判断患者的伤情。

8. 如患方不能认同院方的伤情判定结果,可通过司法鉴定等相关法律程序依法主张其合法权利。

【处理程序】

做好安全防范→发生坠床时→护士立即赶到→通知医生→查看受伤情况→判断病

情→采取急救措施→加强巡视→严密观察病情变化→准确记录→做好交接班

【上报程序】

发生坠床/跌倒时→护士立即赶到→通知医生→查看受伤情况→判断病情→采取急救措施→上报护士长→科室讨论提出整改措施→护士长根据情况逐级上报

三、患者跌倒、坠床等意外事件的处置预案与工作流程

1. 值班医务人员发现患者不慎跌倒、坠床等意外事件发生时应立即通知科室负责人,如患者病情允许,同时将其移至抢救室,联系家属.

2. 对患者受伤情况,当班护士和医生应做初步判断,测量血压、心率、意识及判断有无皮肤擦伤、骨折等;

(1)受伤程度较轻者,协助患者卧床休息,安慰患者,并测量血压、脉搏,根据病情做进一步的检查和治疗。

(2)对于皮肤出现瘀斑者进行局部冷敷;皮肤擦伤渗血者用碘伏清洗伤口后,以无菌敷料包扎;出血较多或有伤口者先用无菌敷料压迫止血,再由医生酌情进行伤口清创缝合。创面较大,伤口较深者遵医嘱注射破伤风针。

(3)对疑有骨折或肌肉、韧带损伤的患者,根据受伤的部位和伤情采取相应的搬运患者方法,将患者抬至病床;请医生对患者进行检查,必要时遵医嘱行 X 光片检查及其他治疗。

(4)对于头部受伤,出现意识障碍等危及生命的情况时,应立即将患者轻抬至病床,严密观察病情变化,注意瞳孔、神志、呼吸、血压等生命体征的变化情况,通知医生,迅速采取相应的急救措施。

3. 加强巡视,及时观察采取措施后的效果,直到病情稳定。

4. 准确、及时书写护理记录,认真交班。

5. 向患者了解当时坠床、跌倒的经过,帮助其分析坠床、跌倒的原因,做好安全指导,提高患者的自我保护意识,尽可能避免再次坠床、跌倒。

6. 科室负责人到场后,应问清事件发生的具体情况,对此作出相应的应急处理,同时向上级主管部门汇报;

7. 记录事件经过及患者情况并填写不良事件报告单。

8. 科室负责人及时组织讨论,查找原因,总结经验,采取针对性整改措施,减少跌倒、坠床等意外事件的发生。

第六节　临床重点环节管理制度

一、重点环节护理管理制度

（一）重点环节

1. 重点环节：病人交接、病人信息的正确标识、药品管理、围手术期、病人管道管理、压疮预防、病人跌倒、有创护理操作、医护衔接。

2. 重点时段：夜班、连班、节假日、工作繁忙时。

3. 重点病人：疑难危重病人、新入院病人、手术病人、老年病人、接受特殊检查和治疗的病人、有自杀倾向的病人。

4. 重点员工：护理骨干、新护士、进修护士、实习护士、近期遭遇生活事件的护士。

（二）落实组织管理

护士长应组织有关人员加强重点时段的交接班管理和人员管理，根据病房的具体情况，科学合理安排人力，对重点时段的工作人员、工作衔接要有明确具体的要求，并在排班中体现。

（三）落实制度

严格执行各项医疗护理制度、护理操作规程。

（四）落实措施

病房针对重点环节，结合本病房的工作特点，提出并落实具体有效的护理管理措施，保证病人的护理安全。

（五）落实人力

根据护士的能力和经验，有针对性地安排重点病人的护理工作，及时检查和评价护理效果，加强对重点病人的交接、查对和病情观察，并体现在护理记录中。

二、重点环节的应急管理制度

1. 科室应设立突发事件应急处理领导小组，科主任和护士长担任总指挥，负责对科室关键环节，如治疗用药、输血核对、标本采集、围手术期、护理安全等重点环节的应急情况进行管理。

2. 在护理工作中的关键环节管理中，科室应有严格的规章制度，紧急意外情况下应急预案。规范的抢救流程。科室应该实行统一领导、统一指挥、责任追究。

3. 科室应急领导小组应该由科室相关负责人组成，进行责任分管，责任到人，组织应急梯队。在各自职责范围内全力以赴做好应急处理的相关工作。

4. 对于护理工作中重点环节的应急管理应当遵守预防为主、常备不懈的方针，坚持统一领导、反应及时、措施果断、加强合作的原则。

5. 科室应建立重点环节日常监测,做好各个班次的交接班工作。科室应该加强护士抢救能力的训练,加强对护士安全意识的教育。做好护士的培训及演练,采取护士考核达标上岗的管理方法,做到人人知晓科室应急上报流程及应急预案,确保监测与预警系统的正常运行。

6. 任何个人对突发事件不得隐瞒、缓报、谎报或者授意他人隐瞒、缓报、谎报。

7. 科室突发事件应急处理领导小组接到报告后应当组织力量对报告事项进行调查核实、取证、采取必要的控制措施,及时报告调查情况并决定是否启动突发事件的应急预案。

8. 突发事件应急预案启动后,紧急调配人员必须及时到达规定的岗位,服从统一指挥、调动。

9. 科室应根据流程或管理出现的问题,组织相关人员分析、讨论,认真总结原因,对实施中发现的问题及时修订、补充、改进工作。

三、各类导管管理制度

1. 严格执行无菌技术操作,防止感染;进行各种管道护理时,动作应轻柔、准确、及时。加强对带管患者评估,执行严格交接班。

2. 保持管道引流通畅,引流管的管腔必须通畅无阻,避免引流管打折、扭曲、受压;防止血凝块阻塞,可定时挤压引流管,若是负压引流,应6小时抽吸负压一次。

3. 防止引流管脱出,应牢固、妥善固定,必要时可采取多方位的固定。

4. 长期引流的管道,应定期更换引流装置。

5. 引流的管道周围敷料渗出应及时更换,保证引流管周围清洁干燥,以防细菌感染。

6. 对带管病人加强宣教工作,减少恐惧心理。

7. 如发生脱管,应立即通知医生,做相应处理。

8. 护士不得擅自拔管,必须根据医嘱,达到拔管指征方可拔管。

第七节 "危急值"报告制度

一、"危急值"的定义

"危急值"(Critical Values)是指当这种检验检查结果出现时,表明患者可能正处于有生命危险的边缘状态,临床医生需要及时得到检验检查信息,迅速给予患者有效的干预措施或治疗,就可能挽救患者生命,否则就有可能出现严重后果,失去最佳抢救机会。

二、"危急值"报告制度的目的

1. "危急值"信息,可供临床医生对生命处于危险边缘状态的患者采取及时、有效的治疗,避免病人意外发生,出现严重后果。

2. "危急值"报告制度的制定与实施,能有效增强医技工作人员的主动性和责任心,提高医技工作人员的理论水平,增强医技人员主动参与临床诊断的服务意识,促进临床、医技科室之间的有效沟通与合作。

3. 医技科室及时准确的检查、检验报告可为临床医生的诊断和治疗提供可靠依据,能更好地为患者提供安全、有效、及时的诊疗服务。

三、"危急值"项目及报告范围

(一)放射科"危急值"报告范围

1. 中枢神经系统:

①严重的颅内血肿、挫裂伤、蛛网膜下腔出血的急性期;

②硬膜下/外血肿急性期;

③脑疝、急性脑积水;

④颅脑 CT 或 MRI 扫描诊断为颅内急性大面积脑梗死(范围达到一个脑叶或全脑干范围或以上);

⑤脑出血或脑梗塞复查 CT 或 MRI,出血或梗塞程度加重,与近期片对比超过 15% 以上。

2. 脊柱、脊髓疾病:X 线检查诊断为脊柱骨折,脊柱长轴成角畸形、椎体粉碎性骨折压迫硬膜囊。

3. 呼吸系统:

①气管、支气管异物;

②液气胸,尤其是张力性气胸;

③肺栓塞、肺梗死。

4. 循环系统:

①心包填塞、纵隔摆动;

②急性主动脉夹层动脉瘤。

5. 消化系统:

①食道异物;

②消化道穿孔、急性肠梗阻;

③急性胆道梗阻;

④急性出血坏死性胰腺炎;

⑤肝脾胰肾等腹腔脏器出血。

6. 颌面五官急症:

①眼眶内异物;

②眼眶及内容物破裂、骨折;

③颌面部、颅底骨折。

(二)核磁共振科"危急值"报告范围

1. 中枢神经系统:严重的颅内血肿,挫裂伤。重度梗阻性脑积水,脑疝形成,急性大面积脑梗塞,脑肿瘤卒中;蛛网膜下腔出血急性期。

2. 脊柱、脊柱病变:脊柱椎体爆裂粉碎性骨折,脊髓严重挫伤;

3. 循环系统:急性主动脉夹层瘤及主动脉壁间血肿;

4. 消化系统:急性化脓性胆管炎等病变。

(三)超声科"危急值"报告范围

1. 急诊外伤见腹腔积液,疑似肝脏、脾脏或肾脏等内脏器官破裂或大血管破裂出血的危重病人;

2. 急性胆囊炎考虑胆囊化脓并急性穿孔的患者;

3. 考虑急性坏死性胰腺炎;

4. 颈动脉狭窄(>90%);

5. 急性动脉栓塞;

6. 夹层动脉瘤;

7. 短期内出现大量心包积液,前壁前厚度≥3cm,合并心包填塞;

8. 心腔血栓;

9. 心脏瓣膜较大赘生物形成;

10. 射血分数过低(<25%);

11. 宫外孕破裂并腹腔内出血;

12. 晚期妊娠出现羊水过少、心率过快;

13. 先兆早产、流产,胎盘早剥,胎死宫内;

14. 急性睾丸扭转。

15. 下肢深静脉血栓形成。

(四)心电图"危急值"报告范围

1. 心脏停搏

2. 急性心肌缺血

3. 急性心肌损伤

4. 急性心肌梗死

5. 致命性心律失常

①心室扑动、颤动

②室性心动过速

③多源性、多形性、RonT型室性早搏

④频发室性早搏并 Q-T 间期延长

⑤预激综合征伴快速心室率的心房颤动

⑥心室率大于 180 次/分钟的心动过速

⑦二度 II 型及以上的房室传导阻滞

⑧心室率小于 40 次/分钟的心动过缓

⑨大于 2 秒的心室停搏

(五)内镜检验"危急值"报告范围

1. 食管或胃底重度静脉曲张和/或明显出血点和/或红色征阳性和/或活动性出血。

2. 胃血管畸形,消化性溃疡引起消化道出血。

3. 巨大、深在溃疡(引起穿孔,出血)

4. 食管、胃恶性肿瘤。

5. 上消化道异物(引起穿孔、出血)

(六)临床检验科"危急值"报告范围

危 急 值			
	项 目	低 值	高 值
生化项目	钾	<2.5 mmol/L	>6.5 mmol/L
	钠	<120 mmol/L	>160 mmol/L
	氯	<80 mmol/L	>115 mmol/L
	钙	<1.6 mmol/L	>3.5 mmol/L
	磷	<0.3 mmol/L	>3.0 mmol/L
	镁	<0.5 mmol/L	>3 mmol/L
	葡萄糖 成人	<2.2 mmol/L	>22.2 mmol/L
	葡萄糖 新生儿	<1.6 mmol/L	>16.6 mmol/L
	尿素		>36 mmol/L(肾病科除外)
	肌酐		>352 μmol/L(肾病科除外)
	尿酸		>720 μmol/L(肾病科除外)
	淀粉酶		>300 U/L
	肌酸激酶		>1000 U/L
	CK 同工酶-MB		>300 U/L
临检项目	WBC 普通患者	<1.0 × 10⁹/L	>40.0 ×10⁹/L
	WBC 血液科患者	<0.5 × 10⁹/L	> 50×10⁹/L
	PLT 普通患者	<20 × 10⁹/L	> 1000 ×10⁹/L
	PLT 血液科患者	<10 × 10⁹/L	> 1000 ×10⁹/L
	Hb 普通患者	<40 g/L	> 200g/L
	Hb 血液科患者	<30 g/L	
	Hb 新生儿	<90 g/L	> 250g/L
	PT		> 150s

危　急　值			
临检项目	APTT		> 180s
	TT		> 150s
	FBG		< 0.5 g/L
	D–Dimer		> 35 mg/L
心肌损伤项目	肌钙蛋白 T		>0.1 ng/L
	肌红蛋白		>58 ng/ml
	肌酸激酶同工酶质量		>4.94 ng/mL
血气分析	二氧化碳分压	<20mmol/L	>60mmol/L
	氧分压		<40mmHg
	血氧饱和度		<75%
微生物	血液、骨髓、无菌体液培养出致病菌(排除污染和定植菌)无菌体液包括脑脊液、胸水、腹水、关节腔积液、心包积液、玻璃体、房水等。		
	标本中培养出高致病性细菌:高致病性细菌包括炭疽芽孢杆菌、布鲁氏菌属、鼻疽伯克菌、霍乱弧菌、数以耶尔森菌、肉毒杆菌等。		

(七)临床药学科"危急值"报告范围

项目	潜在中毒浓度	危急值
FK506	个体差异大,没有明显的中毒危急值。	ng/mL
CsA	个体差异大,没有明显的中毒危急值。	ng/mL
VPA	潜在中毒浓度为>100μg/mL,超过此浓度易发生毒副作用。	μg/mL
PB	潜在中毒浓度为>50μg/mL,超过此浓度易发生毒副作用。	>50μg/mL
CBZ	潜在中毒浓度为12μg/mL,超过此值易发生毒副作用。	μg/mL
DPH	潜在中毒浓度为>25μg/mL,超过此浓度易发生毒副作用。	>25μg/mL
LTG	潜在中毒浓度为8μg/mL,超过此值易发生毒副作用。	μg/mL
Vancomycin	中毒浓度为峰浓度值>50μg/mL ,谷浓度值>20mg/L,超过此值易发生毒副作用。	峰浓度>50μg/mL 谷浓度>20μg/mL
MTX	中毒血清浓度为:24h>40μmol/L,48h>0.5μmol/L,72h>50nmol/L,可产生严重毒副作用,甚至危及患者生命。	24h>40μmol/L 48h>0.5μmol/L 72h>50nmol/L

四、"危急值"报告程序和登记制度

(一)门、急诊病人"危急值"报告程序

门、急诊医生在诊疗过程中,如疑有可能存在"危急值"时,应详细记录患者的联系方式;在采取相关治疗措施前,应结合临床情况,并向上级医生或科主任报告,必要时与有关人员一起确认标本采取、送检等环节是否正常,以确定是否要重新复检。医技科室工作人员发现门、急诊患者检查(验)出现"危急值"情况,应及时通知门、急诊医生,由门、急诊医生及时通知病人或家属取报告并及时就诊;一时无法通知病人时,应及时向门诊部、医务科报告,值班期间应向总值班报告。必要时门诊部应帮助寻找该病人,并负责跟踪落实,做好相应记录。医生须将诊治措施记录在门诊病历中。

(二)住院病人"危急值"报告程序

1. 医技人员发现"危急值"情况时,检查(验)者首先要确认检查仪器、设备和检验过程是否正常,核查标本是否有错,操作是否正确,仪器传输是否有误,在确认临床及检查(验)过程各环节无异常的情况下,才可以将检查(验)结果发出,并立即电话通知病区医护人员"危急值"结果,同时报告本科室负责人或相关人员,并做好"危急值"详细登记。

2. 临床医生和护士在接到"危急值"报告电话后,核查该结果与患者病情不相符或标本采集无问题时重新留取标本。及时向上级医师或科主任汇报,并根据该患者的病情,结合"危急值"的报告结果,对该患者的病情、抢救治疗措施做进一步了解和决定,并在病程记录中详细记录报告结果、分析、处理情况、处理时间,同时在危急值报告登记本上做详细记录。

(三)体检中心"危急值"报告程序

医技科室检出"危急值"后,立即打电话向体检中心相关人员或主任报告。体检中心接到"危急值"报告后,需立即通知病人速来医院接受紧急诊治,并帮助病人联系合适的医生,医生在了解情况后应先行给予该病人必要的诊治。体检中心负责跟踪落实并做好相应记录。医护人员接获电话通知的患者的"危急值"结果时,必须进行复述确认。

五、登记制度

"危急值"报告与接收均遵循"谁报告(接收),谁记录"原则。各临床科室、医技科室应分别建立检查(验)"危急值"报告登记本,对"危急值"处理的过程和相关信息做详细记录。

六、工作要求

1. 要求临床科室人人掌握"危急值"报告项目与"危急值"范围和报告程序。各科专人负责"危急值"报告制度的落实。

2. "危急值"报告制度的落实情况,将纳入科室质量考核内容。医务处、护理部等定期或不定期检查各临床医技科室"危急值"报告制度的执行情况。对本制度执行不力,流于形式并造成医疗纠纷者,医院将按相关规定处理责任人。

"危急值"报告流程

```
┌─────────────────────────────┐
│   相关科室发现并确认危急值   │
└──────────────┬──────────────┘
               ↓
┌─────────────────────────────┐
│     立即电话通知临床科室     │
└──────────────┬──────────────┘
               ↓
┌─────────────────────────────┐
│  护士做好登记并通知当班医生  │ ←── 如实记录电话报告时间、患者姓名、
└──────────────┬──────────────┘     床号、住院号、检查结果、报告者和
               ↓                     报告接受人姓名
┌─────────────────────────────┐
│   被通知医生在登记本上签字   │ ──→ 及时向上级医师或科主任汇报,必要
└──────────────┬──────────────┘     时向医务科汇报
               ↓
┌─────────────────────────────┐
│ 医生复核、确认危急值报告并处 │
│ 理,同时在病程记录上详细记载。│
└─────────────────────────────┘
```

第八节 患者入院、出院、转科制度

一、入院

1. 住院患者持接诊医生开具的住院证,先到相应病区预约床位,急危重病人优先收治。若安排好床位后,然后到住院处办理住院手续。凡办理入院手续的患者应与当日入院。危重症患者入院时有医护人员陪同。

2. 病房主班护士热情接待患者,安排床位,通知主管医生,责任护士向患者及家属介绍医院环境、规章制度及探视陪护有关内容。

3. 住院患者应遵守病房作息时间,未经医生允许不得私自外出,否则外出期间如发生病情变化或其他意外一律由患者负责。

4. 新入院患者 24 小时内完成卫生处置和护理记录单的书写。

二、出院

1. 护士提前告知患者出院时间,做好出院准备。

2. 医生开出院证明书后,值班护士根据医嘱注销一切治疗卡,结清账目,整理病历。

3. 各类患者均可在出院当日或次日办理完出院手续。

4. 责任护士为患者做好出院健康指导。

5. 出院前征求患者意见或建议。

6. 患者离开病房时,护士要热情送出病房。

7. 做好终末消毒。

三、转科

1. 病人需转科治疗时,由主管医生填写会诊单,并通知会诊科室,当会诊科室医生查看病人后同意转科时,方可办理转科手续。

2. 转出科医生下达转科医嘱,书写转科记录,值班护士按规定要求整理病历,注销各种治疗、护理,取下一览表登记卡、床卡、携带病历、X 线片等病案,并配送病人至转入科室,与值班护士交待病情及治疗情况,重病人当面交清病情,检查各管道是否畅通,皮肤有无破损,及时通知有关医生接诊。

3. 转入科医生及时填写转入记录。值班护士根据病人病情向病人及家属详细介绍病区环境和住院规则,遵医嘱执行各项护理。

(马玉彤)

第五章 护士岗位职责

第一节 高级责任护士的岗位职责

1. 在护士长领导下,负责分管小组的全面临床护理工作。熟悉专科护理业务,运用护理程序的方法对分管床位患者实施责任制整体护理。

2. 掌握并熟悉分管小组患者的病情及临床护理工作的重点。指导责任护士完成临床护理措施,负责查看危重、手术病人,参加晨会、床旁交接班。

3. 负责分管小组危重患者的护理,参加病房紧急情况的处理,参加病房疑难、手术、危重患者的抢救工作。

4. 带领本组护士共同完成临床护理工作,负责查看病人,对出入院患者实施健康教育。完成转科患者的交接,并记录。修改、完善护理计划,检查护理措施及健康教育的落实,及时评价。根据护理级别巡视病房,了解病人动态情况。

5. 按分级护理的级别,负责检查督导患者护理服务项目的落实,并进行评价。对特殊用药和特殊引流的患者做好相应的护理措施,检查各项指标是否正常及各种标识是否完善,护理级别变化的患者应及时修订。

6. 负责带领下级护士管理一组患者,做好病人晨间护理,检查指导责任护士的临床护理工作,发现问题及时解决。定时征求住院患者的建议及意见,帮助并满足患者的合理需求。

7. 负责指导责任护士做好手术病人的术前准备工作及术后护理工作,及时发现问题并给予正确处理。

8. 按护理文件书写规范,做好相关的护理记录;负责各项医嘱审核、执行;负责出院病历的质量检查及整理。

9. 协助护士长做好病房管理和安全管理工作,参与护理科研、新技术开展。负责临床进修生、实习生的带教工作;指导低年资护士的临床护理工作。指导并检查护理查房及健康教育的完成情况。

10. 加强自身素质修养,不断提高业务能力,每年完成1~2次护理查房和教学讲课,每年完成1篇护理论文。

第二节　中级责任护士的岗位职责

1. 在高级责任护士指导下进行工作。严格遵守各项规章制度,爱岗敬业。认真执行各项护理技术操作规程。熟练掌握各项技术操作及抢救仪器的使用。负责急危重患者的抢救工作。

2. 认真做好交接班工作。参加晨会和床旁交班,重点交接新入院、手术、急危重患者及需严格防范、特殊处置的患者。

3. 坚守工作岗位,及时巡视患者,密切观察患者病情变化。熟悉所分管患者情况,对重点患者做到"十知道"(姓名、年龄、诊断、入院时间、病情、治疗、护理计划、护理措施、化验、心理需要),有异常及时通知医生处理。

4. 对新入院患者介绍环境、做好安排及自我介绍。按时、准确完成新入院患者的护理评估,根据护理病历书写要求进行记录。

5. 负责所分管患者的各项护理、治疗工作及健康宣教、药物知识讲解及出院指导。也包括对手术病人的术前、术后治疗、护理及宣教工作。

6. 严格按照护理级别要求完成患者的基础护理、生活护理、安全护理、心理护理工作。保持病区内环境安静、清洁、安全、舒适。

7. 整体化、系统化评估急危重患者,做好基础护理及病情观察,预防护理并发症。完成病区内所有患者生命体征的测量,按护理文件书写规范,及时书写急危重及术后患者的护理记录。

8. 督促保洁员及时完成出院、转科、死亡患者的终末消毒。

9. 负责实习生、进修生的临床带教工作。

第三节　初级责任护士岗位职责

1. 在护士长、护理组长的领导下以及中高级责任护士的指导下实施所分管病人的各项护理工作。

2. 按照护理工作流程、护理工作标准和技术规范、常规等熟练完成各项基础护理和部分专科护理工作。

3. 按要求完成病情观察及护理记录。

4. 参与急危重病人的抢救配合，熟练地保养、使用各种急救器材和药品。

5. 参与常规性护理查房、护理教学查房，参与重危病人的护理会诊和个案讨论。

6. 参与临床教学工作。协助高级责任护士指导实习护士或进修护士完成临床教学任务。参与并指导其他层级护士完成相应的护理工作。

7. 参与病区管理，确保病区环境整洁、舒适、安静；为病人制定安全防护措施（如防跌倒、防坠床、约束等）。

8. 完成每年临床一线值夜班任务。

9. 按时完成护士规范化培训计划。完成本职称范围内继续教育。完成院内在职培训。

第四节　夜间护理工作的岗位职责

1. 主班负责制，全权负责夜间工作。严格执行交接班制度，认真听取交班，查看病室交接班报告本，护理记录等，熟悉全病区患者的基本情况，负责夜间病区内所有护理工作。清点交班物品及毒麻药品，并做好登记。

2. 与责任组长进行床旁交接班，系统评估危重患者，做好基础护理，熟练掌握危重患者十知道，密切观察患者病情，认真做好护理记录，病情变化及时通知医生并积极配合处理。

3. 严格执行查对制度及无菌操作技术原则，熟练掌握各项技术操作、常用药物及各种抢救仪器的使用。完成新入院患者的接诊及健康宣教、安全教育。

4. 认真核查，及时执行各种医嘱，准确完成夜间各项护理工作；晨交班 8 点之前，处理完夜间所有医嘱；保持办公区域的清洁整齐；完成各种查对本及紫外线消毒本的登记。

5. 及时打印各项化验检验单，准确粘贴试管、标本采集器皿，并向患者解释清楚标本留取的方法、时间，以免延误诊断。负责将快速血糖、BNP、TNI、17 羟-17 酮等纸质回报的化验单准确粘贴在患者病例中。

6. 定时巡回，负责全病区的人、财、物的安全，保持病区内环境安静整洁。熟记护理核心制度，当班危重患者情况，配合夜查房护士长工作。

7. 副班护士协助主班护士完成夜间病区内的护理工作。小夜班下班后留 1 人参加晨交班；如遇到工作忙碌、抢救患者的情况，视加班时间给予补休。

第五节 CCU护理工作岗位职责

1. 在护士长领导下,由从事心血管临床护理工作3年以上,并进行过系统CCU培训的护士担任CCU病房日常护理工作。认真执行各项护理制度和技术操作规程。

2. 与各班护士认真做好危重症患者床头交接班。负责监护室物品清点交班;做好晨间护理。

3. 负责CCU内病人的病情观察,各种护理、治疗、饮食、卫生、探视、陪护、物品保管及病房管理,保持病房整洁、安全、舒适,及时请退陪员,探视者≤2人。及时做好患者的各种评估、医嘱的执行和护理特记,做到及时、准确、无误。

4. 参加所管患者的医生查房,及时了解患者的治疗及护理重点。协助医生进行各种诊疗工作,负责患者检验标本的采集、送检。

5. 负责接待新入院病人,做好入院宣教及住院病人的健康教育,介绍住院期间需遵守的相关规章制度。及时了解患者需求,认真解答患者及家属提出的问题,如涉及病情,可请医生回答。

6. 负责CCU病人出、入院及转床转科工作,和死亡患者的终末处理工作。严格执行无菌操作原则,做好消毒隔离工作,保证患者的医疗及护理安全,积极采取措施,防止发生护理并发症。

7. 熟练掌握各种抢救仪器及专科仪器的使用,负责监护病人的各监护报警值设置,密切观察病情变化,及时告知医生并配合医生做好危重症病人的抢救工作。

8. 每周二、五检查CCU内各种抢救物品、药品、仪器等,使用后及时补充,确保各类抢救物品充足,性能良好,使其处于备用状态,保证定点定量放置。

9. 负责各种管道按规定时间进行更换,周二、周五更换引流袋.每日及时添加氧气湿化瓶内的蒸馏水。

10. 负责对低年资护理人员,进修生、实习学生的带教工作。

11. 负责供氧、吸引器及多导生理仪、除颤器等设备的日常保养维护,并能熟练使用。同时负责导管室急救药品的清点,随时做好急救准备。

12. 术后负责对一次性医疗用品按照规定进行销毁处理。

13. 负责对轮转护士的带教工作。认真完成个人分管的其他工作。

14. 负责手术患者手术费用的记账。

(马玉彤)

第六章 优质护理服务

第一节 优质护理服务相关内容

一、指导思想

深入贯彻落实医药卫生体制改革总体部署和 2010 年全国卫生工作会议精神,认真实践科学发展观,坚持"以病人为中心",进一步规范临床护理工作,切实加强基础护理,改善护理服务,提高护理质量,保障医疗安全,努力为人民群众提供安全、优质、满意的护理服务。

二、活动目标

患者满意、社会满意、政府满意、医生满意、护士满意

三、活动主题

"夯实基础护理,提供满意服务"。

内涵:是满足病人基本生活的需要,保证病人的安全,保持病人躯体的舒适,协助平衡病人的心理,取得病人家庭和社会的协调和支持,用优质护理的质量来提升病人与社会的满意度。

四、重点内容

各级各类医院要进一步贯彻落实《护士条例》,认真贯彻执行《卫生部关于加强医院临床护理工作的通知》《综合医院分级护理指导原则(试行)》《住院患者基础护理服务项目(试行)》《基础护理服务工作规范》和《常用临床护理技术服务规范》的要求,切实加强护理管理,规范护理服务,落实护理工作,夯实基础护理。重点做好以下工作:

1. 建立健全有关规章制度,明确岗位职责。

2. 切实落实基础护理职责,改善护理服务。

3. 深化"以病人为中心"理念,丰富工作内涵。

4. 充实临床护士队伍,加强人力资源管理。

5. 完善临床护理质量管理,持续改进质量。

6. 高度重视临床护理工作,保障措施到位。

第二节　患者安全十大目标

目标一:正确识别患者身份

(1)严格执行查对制度,确保对正确的患者实施正确的操作和治疗。患者由至少两种标识认定,如姓名、病案号、出生日期等,但不包括患者的床号或房间号。不得采用条码扫描等信息识别技术作为唯一识别方法。

(2)在输血时采用双人核对来识别患者的身份。

(3)对手术、传染病、药物过敏、精神病人、意识障碍、语言障碍等特殊患者应有身份识别标识(如腕带、床头卡、指纹等)。

目标二:强化手术安全核查

(1)择期手术须在完成各项术前检查与评估工作后,方可下达手术医嘱。

(2)由实施手术的医生标记手术部位,标记时应该在患者清醒和知晓的情况下进行。规范手术部位识别制度与工作流程。

(3)建立手术安全核查及手术风险评估的制度和流程,切实落实世界卫生组织手术安全核对表,并提供必需的保障与有效的监管措施。

(4)围手术期预防性抗菌物选择与使用符合规范。

目标三:确保用药安全

(1)规范药品管理程序,对高浓度电解质、易混淆(听似、看似)药品有严格的贮存、识别与使用的要求。

(2)严格执行麻醉药品、精神药品、放射性药品、肿瘤化疗药品、医疗用毒性药品及药品类易制毒化学品等特殊药品的使用与管理规范。

(3)规范临床用药医嘱的开具、审核、查对、执行制度及流程。

(4)制定并执行药物重整制度及流程。

目标四:减少医院相关性感染

(1)落实手卫生规范,为执行手卫生提供必需的保障和有效的监管措施。

(2)医护人员在无菌临床操作过程中应严格遵循无菌操作规范,确保临床操作的安全性。

(3)有预防多重耐药菌感染的措施和抗菌药物合理应用规范,尽可能降低医院相关感染的风险。

(4)使用合格的无菌医疗器械。有创操作的环境消毒应遵循医院感染控制的基本要求。

(5)落实医院感染监测指标体系并持续改进。

(6)严格执行各种废弃物的处理流程。

目标五:落实临床"危急值"管理制度

(1)明确临床"危急值"报告制度,规范并落实操作流程。

(2)根据医院实际情况,明确"危急值"报告项目与范围,如临床检验至少应包括有血钙、血钾、血糖、血气、白细胞计数、血小板计数、凝血酶原时间、活化部分凝血活酶时间等及其他涉及患者生命指证变化需要即刻干预的指标。

(3)定期监测评估"危急值"报告执行情况。

目标六:加强医务人员有效沟通

(1)合理配置人力资源,关注医务人员的劳动强度,确保诊疗安全。

(2)建立规范化信息沟通交接程序,并建立相关监管制度,确保交接程序的正确执行。

(3)确保沟通过程中信息的正确、完整与及时性。

(4)规范并严格执行重要检查(验)结果和诊断过程的口头、电话和书面交接流程。

(5)强调跨专业协作,为医务人员提供多种沟通方式和渠道,提升团队合作能力,倡导多学科诊疗模式。

目标七:防范与减少意外伤害

(1)加强高风险人群管理,制定重大医疗风险应急预案。

(2)评估有跌倒、坠床、压力性损伤(压疮)等风险的高危患者,采取有效措施防止意外伤害的发生。

(3)落实跌倒、坠床、压力性损伤等意外事件报告制度、处理预案与工作流程。

(4)加强对患者及家属关于跌倒、坠床、压力性损伤等的健康教育。

目标八:鼓励患者参与患者安全

(1)加强医务人员与患者及家属的有效沟通。

(2)为患者提供多种参与医疗照护过程的方式与途径。

(3)为医务人员和患者提供相关培训,鼓励患者参与医疗过程。

(4)注重保护患者隐私。

目标九:主动报告患者安全事件

(1)领导班子重视,定期听取患者安全工作汇报,采取有效措施,着力改善患者安全。

(2)建立医院安全事件报告平台,提供有效、便捷的报告途径,鼓励医务人员全员参与,自愿、主动报告患者安全事件、近似错误和安全隐患,同时医院应制定强制性报告事项。

(3)对报告的安全事件进行收集、归类、分析、反馈。对严重事件有根本原因分析和改进措施,落实并反馈结果。

(4)建立医疗风险评估体系,采用系统脆弱性分析工具,针对医院存在的薄弱环节,主动采取积极的防范措施。

(5)加强患者安全教育与培训,倡导从错误中学习,构建患者安全文化。

(6)加强对医务人员暴力伤害的防范。

目标十:加强医学装备及信息系统安全管理

(1)建立医学装备安全管理与监管制度,遵从安全操作使用流程,加强对装备警报的管理。完善医学装备维护和故障的及时上报、维修流程。

(2)建立医学装备安全使用的培训制度,为医务人员提供相关培训,确保设备仪器操作的正确性和安全性。

(3)规范临床实验室的安全管理制度,完善标本采集、检测、报告的安全操作流程,建立相关监管制度,确保临床实验室及标本的安全。

(4)落实医院信息系统安全管理与监管制度。

第三节 临床重点环节防范措施

一、预防给药差错措施

1. 主班护士应相对固定。病房护士长根据护士的工作情况,安排工作细心有能力的主管护师或高年资护师承担病房责任护士工作。此护士做责任护士期间不上夜班,这样使病人的管理有连续性,可减少和避免差错的发生。

2. 夜间用药和各种治疗以及特殊时间用药和治疗,主班护士处理医嘱时要用红笔标记在转抄单上并做好交班,执行护士核对并按医嘱规定时间正确执行医嘱。

3. 患者的各种用药及治疗必须由第二人核对(包括医嘱单、各种治疗单、注射单、输液卡)。

4. 各班护士下班前要检查医嘱和治疗单是否有遗漏,如发现遗漏应及时采取补救措施。

5. 护士长要监督检查医嘱执行情况,发生问题及时纠正。

【发生给药错误处理流程】

发现自己或别人发生给药错误→判断能否立即补救,报告主管医生、护士长→采取适当的补救措施→观察是否对病人造成不良后果,报告主管医生,适当处理→报告护理部→科室按规定做相关记录→对病人的质疑予以适当的解释→必要时由科室领导解释事件→组织科室工作人员认真讨论,提高认识,不断改进工作→护理部组织进行分析,制定防范措施。

二、预防口服给药错误

1. 摆药、发药时要注意力集中,严格执行三查八对。发药时携带服药本,服药后要观察病人的用药反应。

2. 剂量要准确。如以滴为单位,必须用滴管量好方可给药;以毫升为单位,必须用量杯测量准确方可给药。

3. 摆药应由一名护士负责,摆药后由另一名护士复核一遍。根据药物的性质,指导服药时间(如饭前、饭后);一般每次给药不超过一次剂量,并详细交待使用量及方法。

4. 内服药、外用药不得混发、混放、混用同一包装,不允许擅自发给病人未经配制的消毒防腐类外用药。

5. 发药时带服药本在病床旁进行核对,给药前呼唤病人姓名确认后发药,看其服药后再离开。因故未服的药应收回,不得留在床旁,并认真交接班,以便补发。对于镇静安眠类药需等病人咽下后再离开,严防病人积藏药物。

6. 发药时病人或家属有疑问时需警觉并返回护士站查清楚后方可发药,严防凭印象发药。

7. 护士要了解患者的治疗情况,如因特殊检查、治疗或手术禁食者不给药。

8. 医护人员对本科常用药做到五了解,即药物性质、主要作用、常用剂量、不良反应、中毒症状及中毒解救方法。

三、预防处理医嘱差错

1. 严格执行医嘱处理制度,发现医嘱违反法律、法规、规章或诊疗技术规范的,应及时向开具医嘱的医师提出;必要时,应当向该医师所在科室的负责人或者医务科报告。弄清楚后方可执行。

2. 一般不执行电话和口头医嘱,抢救病人时,应做到"听、问、看、存、补"。即听清楚,再问一遍,看清药品、保存安瓿,及时提醒医生补开医嘱并签名。

3. 严格查对制度。处理电脑长期医嘱时要严格做到看清楚明白、核查无误、再确认执行。坚持每日两名护士查对当天医嘱,认真执行并签名,夜间医嘱由当班护士查对,下一班护士再核对。

4. 临时医嘱时要严格查对后执行,注明时间并签名。因故尚未执行的要报告医生并在护理记录中记录,须在下一班执行的医嘱要在交班报告中记录并口头交班。

5. 治疗护士要随时查看医嘱,核对治疗单、服药单。

6. 搬床后要及时更正新床号。出院医嘱查对后及时停止。

7. 打印后需执行的治疗单、服药单、临时医嘱单、输液卡时须经两名护士查对,并签名;未复核的转抄单,应严格交接班,复核后方可执行。

8. 每周由护士长总查对医嘱一次,核对后签名。

四、预防注射给药错误

1. 执行新药需详细阅读药物说明书,执行医嘱时严格三查八对一注意。

三查:即摆药后查;服药、注射、处置前查、后查一次。

八对:对床号、姓名、药名、剂量、浓度、批号、时间、用法。

一注意:注意用药后的反应。

对昏迷、危重、小儿及老年痴呆等患者,除查对床号、姓名及手腕带外,同时采取患者家属复述患者姓名确认患者身份的查对办法。

2. 肌注与静注应建立两张注射单,并分别注明,防止错、漏注射。

3. 抽吸药液前须核对上一班所备药物。并携带注射单到床边核对姓名。

4. 选择注射部位:注射前检查针头焊接处,进针深度约为针梗的 2/3,防止断针。操作时稳妥固定。

5. 注射青霉素时,青霉素一定要与其他药物区分放置。

6. 各种过敏试验前,要询问有无过敏史。如有过敏史或皮试阳性,要做好"五交待"。即主管医生和当班护士口头告知病人;黑板上写明;在临时医嘱单及时批注阳性;病历夹封面用红笔标明;床尾有阳性标识卡,并在护理评估单记录。做皮试须备有肾上腺素,如有可疑阳性应做对照试验。

7. 口服药、注射剂、静脉输液剂、外用药,高危药品必须分类放置、分类标志明显。剧毒、麻醉药必须放置在专柜中,加锁由专人保管,严格交接班登记。使用毒、麻、限制药要经过反复核对。药柜内禁放药品外的其他物品。

8. 无标签、标签不清或有疑问的药品、无批号的药品或病人自行外购的注射药品一律不准注射。

9. 护士摆药时,应高度集中精力,注意核准药名、剂量、剂型、时间、床号、姓名、给药途径,遇可疑处及时查清。

10. 摆药发生药品错误,由摆药者和核对者负责,如用错药由执行者负责。

11. 病人或家属有疑问时需警觉并返回护士站查清楚后方可注射,严防凭印象注射,防止差错事故的发生。

12. 实习护士必须在带教护士的严格带教下工作,因带教不严而发生差错事故时,由带教老师负主要责任,因带教排班不明确,而发生问题由护士长负责。

13. 每名护士下班前,应按照工作程序检查一遍自己的工作,防止疏忽遗漏。

五、预防青霉素注射错误

1. 凡注射青霉素或青霉素类药物前,必须有医生的青霉素皮试医嘱,医生下达医嘱前,必须询问过敏史,护士做青霉素皮试前须询问过敏史。若在外院或门急诊已做过皮试,须急需注射青霉素时,要检查注射证明后开"青霉素免试"或"青霉素在注射中",再由护士执行。

2. 青霉素更换批号或停药 3 天以上者,再注射时需重新做皮试,凡外购青霉素一律不得使用。

3. 皮试后,嘱病人在原地等待,不得外出,两名护士观察皮试结果,执行者应及时将皮试结果填写在医嘱单及注射卡上。

4. 各种过敏试验前,要询问有无过敏史。如有过敏史或皮试阳性,要做好"五交待"。即主管医生和当班护士口头告知病人;黑板上写明;在临时医嘱用红笔标明;病历夹封面和一览表上用红笔标明;床尾有阳性标示卡;护理评估单上记录。做皮试须备有肾上腺素,交班时当面交接。如有可疑阳性应做对照试验。

5. 进行青霉素注射时,首次注射青霉素一定要查询皮试结果。注射时必须携带注射单,对照床头牌及手腕带认真核对,并清楚的呼唤出"某床、某人,现在注射青霉素",以便病人或家属帮助确认。病人或家属有疑问时需警觉并返回护士站查清楚后方可注射,严防凭印象注射,防止严重事故的发生。

六、预防输液错误

1. 核对医嘱与输液卡,输液卡要两人核对后方可执行。

2. 静脉输液须把好三关:准备液体、加药、输液。每关必须按常规仔细检查:要核对液体名称及有效期;输液瓶有无裂痕、瓶盖有无松动;液体有无变色、混浊、沉淀;注意输液反应和防止液体外渗;严格掌握配伍禁忌及"一看标签二倒转液体三摇晃液体四看澄清度五拧瓶盖"的步骤操作。

3. 加药时按"查对→抽吸药液→查对→注入瓶中→再查对"的步骤,并保留空安瓿待第二人查对后再丢弃。加药后要在输液瓶的正卡上签配液人、核对人姓名及注明配制时间。

4. 认真做好床旁核对确认患者,严格执行"三查八对",输液时病人或家属有疑问时需警觉并返回护士站查清楚后方可输液。

5. 按病情调节输液速度,输入升压药、化疗药、脱水剂及有刺激性的药物时,应加强巡视。发现滴液不畅和皮下渗出要立即处理,并严格交接班。

6. 禁用带有原标签的输液瓶改装其他药物,或改作它用,也不得留放病人处,若需利用容器,应更换明显标签。

七、预防输血错误

1. 防采血交叉标本错误:

(1)采血前两名护士核对输血申请单,查对贴在试管上的姓名、床号、科室。两名护士到床旁确认患者后采血,除夜间外,一般不得由执行者独自核对执行。

(2)抽血交叉需携带输血申请单及试管至病人处,仔细核对姓名、床号无误后方可采血。

(3)执行"一次一人一管一单",严禁同时采集二人血标本。

(4)不得在输入大分子溶液通道的肢体采血,应在另侧肢体血管采血,以防影响血交叉试验结果。

2. 取血时必须与血库人员共同做好三查八对,一般不得一人同时取两个病人的血。

3. 防输错病人:

(1)输血前,执行护士须复核医嘱和原始检验报告单血型,两名护士做好三查八对,确认无误后在血袋上写上床号、姓名,再经床旁双人查对后方可输入。输血开始后再查对一次(总共应核对三遍:取血时、输血前、输血后)。

(2)输两袋血以上时换血袋前应按规定严格查对。

(3)输血后,开始输入宜慢,要严密观察输血反应。加强巡回,严格交接班。凡输入2个以上献血者血液时,两袋血之间应输入少量生理盐水。

(4)冷藏血不必加温,大量输血可适当进行病人体表复温。输血中不得随意向血袋内加药。

(5)输血完毕,保存血袋24h,以备发生迟发性输血反应时做检查标本之用。

八、预防意外事件措施

(一)预防压疮措施

1. 接受新入院、转入、转科、大手术的病人,应认真检查病人皮肤情况,发现问题,交接班时当面交清,明确责任,增强护士工作责任心。

2. 凡不能主动翻身的卧床病人均需床头设翻身卡,定时翻身、按摩,记清翻身的时间、卧位及皮肤情况。酌情给予海绵垫、气垫床,并每班床前交接,检查其效果,排除故障。

3. 保持病人卧位舒适,皮肤清洁,床单位清洁、干燥、平整。如潮湿应及时更换。使用便器时轻放、轻取,勿损伤皮肤。

4. 对使用夹板或石膏固定的病人,注意石膏边缘需衬棉垫,经常检查边缘处皮肤,防止压疮。

【发生压疮处理流程】

发生压疮→进行分期处理→科内组织讨论,分析原因,吸取教训→填报压疮登记表报护理部→护理部组织进行分析,制定防范措施。

(二)预防烫伤措施

1. 昏迷、截瘫、麻醉后24h内有感觉功能障碍的病人,一般情况下,不使用热水袋。新生儿禁用热水袋保暖。

2. 老年病人、小儿、重危病人、昏迷病人应慎用热水袋。

3. 使用热水袋必须做到:

(1)装入套(袋)内使用。

(2)用水温计测温,危重、小儿、老年病人水温不超过50℃,一般病人不超过70℃。

(3)使用前应仔细检查有无漏水现象。

(4)使用热水袋后,每半小时巡视一次,并在护士站记事板上交班。

(5)婴儿洗澡时水温应保持在 39℃~42℃,洗澡盆(池)应垫海绵垫。

(三)防范导管脱落措施

1. 导管按风险程度分三类,均要做好安全教育、加强固定。

导管按风险程度分三类:

(1)高危导管:气管插管、气管切开套管、T 管、脑室外引流管、胸腔引流管、吻合口以下的胃管(食道、胃、胰十二指肠切除术后)、胰管、鼻肠管、前列腺及尿道术后的导尿管。

(2)中危导管:三腔二囊管、各类造瘘管、腹腔引流管、深静脉置管、PICC。

(3)低危导管:导尿管、普通氧气管、普通胃管、外周静脉导管。

2. 认真评估患者是否存在管路滑脱危险因素。如存在危险因素,要及时制定防范措施,应列为交接班的对象,并需进行床头交接班,交清管道的通畅、固定是否稳妥、引流液色泽、性质、量。

3. 加强巡视,随时了解患者情况并记好护理记录,对存在管路滑脱危险因素的患者,根据情况安排家属陪伴。

4. 妥善固定各类管道,引流袋(瓶)连接管应有足够的长度,避免翻身时牵拉拔出导管,并用橡皮筋环套后用别针固定,以保证有一定的缓冲余地。

5. 做好病人及家属的管道护理健康教育工作,护士需详细告知管道的固定、引流、翻身、卧位及离床活动时引流管的护理注意事项,使其充分了解预防管路滑脱的重要意义。

6. 胸腔闭式引流时,掌握正确的挤管方法,妥善固定好引流瓶,避免倾斜、碰翻。更换引流瓶液体或患者外出检查时需用两把止血钳交叉夹住引流管,并有医务人员陪同。若一旦发生导管脱落,迅速用手掌封住胸壁口,紧急呼救其他医务人员进一步处理。

7. 更换引流袋(瓶)时,护士应动作轻柔,避免强拉近心端导管,防止导管拔出。

8. 气管导管按规定注气(液),牵拉重量适宜,三腔二囊导管及气管插管需标明刻度,班班交接,间歇放气时需床旁守护。床旁常规备急救物品。

9. 对带管出院的患者护士需详细交待预防导管脱落的注意事项,必要时给予书面的指导处方。

【发生导管脱落处理流程】

发现导管脱落→判断能否立即补救,避免或减轻对患者身体健康的损害或将损害降至最低→立即报告主管医生、护士长→采取适当的补救措施→观察病人病情变化→将发生经过、患者状况及后果口头及时报护理部→按规定填写不良事件登记表,24~48小时内报护理部→组织科室工作人员认真讨论,提高认识,不断改进工作→对病人的质疑予以适当的解释→必要时由科室领导解释事件→护理部组织进行分析,制定防范措施。

第四节　医院压疮诊疗及护理规范

一、定义

压疮(pressure ulcer)又称压力性溃疡,是由于人体局部组织骨突部位长时间受压迫作用,导致血流障碍而产生的皮肤和(或)深层组织坏死。压疮是由压力、剪切力、摩擦力或它们的联合作用所致的局部皮肤及组织损害。

二、好发部位

压疮多发生于受压和缺乏脂肪组织保护、无肌肉包裹或肌层较薄的骨隆突处,并与卧位有密切的关系。

仰卧位时:好发于枕骨粗隆、肩胛部、肘部、骶尾部及足跟处,尤其好发于骶尾部。

侧卧位时:好发于耳廓、肩峰、肋骨、髋骨、股骨粗隆、膝关节的内外侧及内外踝处。

俯卧位时:好发于面颊、耳廓、肩峰、女性乳房、肋缘突出部、男性生殖器、髂前上棘、膝部和足趾等处。

坐位时:好发于坐骨结节、肩胛骨、足跟等处。

三、高危人群

易发生压疮的高危人群包括:

①老年人或肥胖者;

②瘦弱、营养不良、贫血、糖尿病患者;

③意识不清和服用镇静剂患者;

④瘫痪或水肿或发热或疼痛患者;

⑤小便失禁患者;

⑥因医疗护理措施(如制动、行石膏固定、手术、牵引等)而活动受限者。

四、危险因素

易发生压疮的危险因素包括:

①活动受限;

②体温升高;

③认识状态改变或感觉障碍;

④用矫形器械;

⑤营养不良或水代谢紊乱;

⑥药物影响;

⑦皮肤受潮湿刺激;

⑧全身缺氧。

五、压疮分期

经典的压疮临床分期是基于压疮缺血性损伤机制，由皮肤表层到深层的组织损伤程度进行分类，分为红斑期、水疱期、溃疡期和坏死期四期。2007 年 2 月美国国家压疮指导专家组提出压疮六期分类法，在原来四期的基础上增加了疑似深部组织损伤期压疮(suspected deep tissue injury ulcer)和不可分期压疮(unstageable pressuer ulcer)，新的压疮临床分期如下：

Ⅰ期：皮肤完整，局部皮肤(通常在骨突出部位)颜色变红，压之不变色。局部皮肤表现为红、肿、热、麻木或有触痛，解除压力 30min 后，皮肤颜色不能恢复正常，此期皮肤表面无破损情况。

Ⅱ期：真皮层部分破损，表现为水肿或者干燥的浅表溃疡，没有坏死组织或青肿；有的表现为有着粉红色创口基部的表浅伤口或一个完整的或者破裂的浆液性水疱，水疱破溃后，可见潮湿红润的创面，病人有疼痛感。

Ⅲ期：全层皮肤损伤，皮下脂肪组织暴露，但未见骨骼、肌腱或肌肉；可能存在坏死组织潜行。因解剖部位不同，深浅表现也不同：鼻梁、耳廓、枕部和髁部等皮下组织薄，可表现为浅溃疡；而皮下脂肪厚的部位可形成比较深的溃疡。溃疡形成，病人疼痛加剧。

Ⅳ期：全层皮肤损毁，深及骨骼、肌腱或肌肉；在创面床上可存在坏死组织或结痂，通常有潜行和窦道；可累及肌肉及皮肤支持性结构(如筋膜、肌腱或关节囊)，可见暴露的骨头或肌腱；可发生骨髓炎。

疑似深部组织损伤期压疮：在压力和(或)剪切力的作用下，皮下软组织受损，局部皮肤完整但出现色泽改变，如紫色或紫红色，或者出现充血的水疱；可有组织疼痛、硬块、黏糊状的渗出、潮湿、发热或变冷。厚壁水疱覆盖下的组织损伤可能更重，可进一步发展，形成薄的结痂覆盖。这一期由于表面有厚壁水疱或结痂覆盖，可掩盖损伤程度，容易致临床误认是创面愈合现象。

不可分期压疮：全层皮肤损毁，溃疡基部覆盖着坏死组织(黄色、棕色、灰色、绿色或者褐色)以及(或) 创面上存在结痂(棕色、褐色或黑色)。只有去除足够多的坏死组织和结痂，暴露伤口底部，才能评估压疮深度，判断分期；但足跟部位结痂稳固者(即干燥、黏附、完整、无红斑或波动感)，不应去除。

六、压疮伤口评估

评估内容：

1. 伤口大小：二维面积(长×宽)(表浅)可用直尺测量伤口，头到脚方向为长，左到右为宽；三维面积(长×宽×深)(坑洞)；结痂伤口需先去除痂，才能测得。

2. 深度：将无菌止血钳直接放到伤口最深处，测量止血钳与皮肤表面平起点到止血钳头的距离。

3. 潜行:测量时将无菌止血钳沿边缘直接放入深至止血钳能到的最深处,测量止血钳与皮肤表面平起点到止血钳头的距离。

4. 伤口基部颜色:黑色、黄色、暗红、鲜红色、粉红色。

5. 渗出液性状:(质)血性、浆液性、脓性;(稀薄)白色、淡黄色、淡红色;(黏稠)黑色、红色、白色、黄色、黄绿色、绿色、黄褐色;气味有:无味、腐臭、腥臭、恶臭、粪臭。

6. 伤口边缘及周围皮肤:边缘是否整齐、规则;颜色呈粉红色、鲜红、紫红、苍白、黄色、黑色;周围皮肤:瘀斑、弹性、硬化、水肿、浸润、糜烂、肿胀、发热、疼痛。

七、压疮的治疗

原则:局部治疗为主,辅以全身治疗,重在预防。

1. 全身治疗:积极治疗原发病,增加营养和全身抗感染治疗等。

2. 局部治疗:

一期压疮:保护皮肤,有效减压,正确翻身。增加翻身次数,避免摩擦、潮湿和排泄物的刺激,改善局部血液循环,加强营养的摄入以增强机体的抵抗力。建议选择应用水胶体或泡沫敷料。

二期压疮:保护皮肤,清创,避免感染。除继续加强上述措施外,有水泡时,未破的小水泡要减少摩擦,防止破裂感染,使其自行吸收;大水泡(直径≥5mm)可在无菌操作下用注射器抽出泡内液体。建议选择应用用泡沫敷料或水胶体敷料覆盖。

三期压疮:清创,要尽量保持局部清洁、干燥,减少渗出,有效减压,正确翻身。对坏死组织可用一些去腐生肌的药物或水凝胶敷料清创,并结合外科清创,创面新鲜后处理同二期压疮。

四期压疮:应清洁疮面,去除坏死组织,保持引流通畅,促进愈合。若已形成黑痂,则使用水凝胶 + 透明敷料;若有黄色腐肉,使用去腐生肌的药物或水凝胶敷料 + 泡沫敷料;已形成窦道(潜行)者,渗出液多者用藻酸盐填充条,渗出液少者用泡沫敷料。感染创面可酌情用银离子敷料抗感染。

可疑深部组织损伤和不可分期压疮:先进行清创,然后根据各期特点采取相应治疗措施,同时采取减压措施,防止再次受压。

八、护理

1. 饮食指导:良好的营养是创面愈合的重要条件,应给予平衡饮食,增加蛋白质、维生素和微量元素的摄入。对于营养不良以及长期卧床或病重者,应给予充足的营养,可补充瘦肉类等高蛋白食物;西红柿、茄子、红枣等高维生素膳食;不能进食者根据医嘱给予鼻饲,或采用支持疗法。

2. 有效减压:摆放正确的体位,侧卧位成 30°角,增加翻身次数,至少 2h 翻身一次,避免局部过度受压,减轻皮肤受压时间。对于特殊疾病制动者,早期应用气垫床,并全身按摩,促进血液循环,预防压疮。

3. 避免局部皮肤刺激:内衣柔软、透气,保持清洁干燥;床单整洁平整、无皱折、无碎屑;对大小便失禁者、呕吐或出汗多者应及时擦洗干净、更换衣服和床单;使用尿片者,必须保持尿片清洁、干燥,及时更换。

4. 规范操作:使用便器时,应选择无破损便器,不要强塞硬拉,必要时在便器边缘垫上软纸或布垫,以防擦伤皮肤;翻身时,动作轻柔,避免擦伤皮肤。搬运病人时,避免拖、拽、拉。

5. 遵医嘱实施抗感染治疗,执行抗菌素应用,预防感染,控制感染。

6. 心理护理:压疮愈合过程中,鼓励患者树立自信心,消除患者焦虑心情。

7. 疼痛护理:必要时遵医嘱口服或肌肉注射止痛药干预。

8. 健康教育:向患者及家属讲解压疮各期的进展规律、临床表现以及治疗、护理的要点,使之能重视和参与压疮早期的各项护理,积极配合治疗。

九、预防压疮的护理措施

1. 对新入患者、转入、转科、危重患者护士应认真检查皮肤情况,当面交清、确认并做好记录、签名。

2. 对高龄、消瘦、水肿、瘫痪、大小便失禁、昏迷、长期卧床等"压疮高危患者",建立压疮风险评估表,进行重点护理和监控。

3. 对病情允许翻身的病人每 2 小时翻身一次,建立翻身记录卡,翻身后记录时间、体位、皮肤情况,翻身卡的填写必须真实、准确。对病情不允许翻身的病人,给予卧气垫床。

4. 采取舒适卧位,平卧位抬高床头时,不应高于 30°。需半卧位时,双膝下应做好衬垫,防止身体下滑。侧卧位时,不应高于 30°,有效减轻受压部位的压力。

5. 协助病人翻身,更换床单及衣服时,要抬起病人的身体,防止托、拉、拽等动作。

6. 使用各种便盆时,应抬高病人臀部,不可硬塞,硬拉,严禁使用掉瓷或表面不光滑的便盆。

7. 使用石膏、夹板、牵引的病人,衬垫要松软适度,尤其注意骨突出的衬垫。

8. 保持患者皮肤清洁、避免局部刺激,及时清除患者尿液、粪便、汗液等机体排泄物和分泌物,避免使用肥皂和含酒精用品清洁皮肤,保持床单位整洁、干燥、平整。促进皮肤血液循环可采用温水浴和适当全身按摩,应避免对骨骼隆起处皮肤和已发红皮肤按摩,以免加重皮肤损伤。

9. 长期卧床患者每日进行主动或被动全范围关节活动,体位放置正确,舒适安全,肢体处于功能位.

10. 大手术后,根据病人情况,采取相应的预防措施。对手术时间过长的病人应双方交接清病人的病情及皮肤情况,应采取相应的预防措施,避免压疮的发生。

11. 病区护士长每天要带领护士检查危重病人及瘫痪病人皮肤情况及各种基础护

理落实情况,根据病情制定严格的护理措施,如:确定翻身时间,皮肤清洁、营养及预防、治疗方案等,保证措施落实。

12. 对病情不允许搬动的病人或不可避免的压疮应及时告知病人及家属可能发生的并发症.必要时签字确认.

13. 做好患者心理护理与健康教育,开展压疮预防宣教,取得病人及家属的配合。

（施 妍）

第七章 护理工作中的人际关系及沟通

第一节 人际关系

一、概述

（一）人际关系

人际关系是指人们在社会生活中，通过相互认知、情感互动和交往行为所形成和发展起来的人与人之间的相互关系，相互认知是建立人际关系的前提，情感互动是人际关系的重要特征，而交往行为是人际关系的沟通手段。

（二）人际关系的特点

1. 社会性 人是社会的产物，社会性是人的本质属性，是人际关系的基本特点。

2. 复杂性 体现于两个方面：一方面，人际关系是多方面因素联系起来的，且这些因素均处于不断变化的过程中；另一方面，人际关系还具有高度个性化和以心理活动为基础的特点。

3. 多重性 是指人际关系具有多因素和多角色的特点。每个人在社会交往中扮演着不同的角色。在扮演各种角色的同时，又会因物质利益或精神因素导致角色的强化或减弱，这种集多角色多因素的状况，使人际关系具有多重性。

4. 多变性 人际关系随着年龄、环境、条件的变化，不断发展变化。

5. 目的性 在人际关系的建立和发展过程中，均具有不同程度的目的性。

（三）人际关系与人际沟通的关系

1. 建立和发展人际关系是人际沟通的目的和结果；

2. 良好的人际关系也是人际沟通的基础和条件；

3. 人际沟通和人际关系在研究侧重点上有所不同。

二、影响人际关系的因素

（一）仪表

是指人的外表，主要包括相貌、服饰、仪态等。仪表可影响人们彼此间的吸引，从而影响人际关系的建立和发展。随着交往时间的增加，仪表因素的作用可逐渐减小。

（二）空间距离与交往频率

人与人之间的空间距离和交往频率均可影响人际关系疏密程度。人与人在空间距离上越近,交往的频率越高,双方更容易了解、熟悉,人际关系也更加密切。

（三）相似性与互补性

在人际交往过程中,双方的相似性和互补性可从不同的角度影响人际关系的建立和发展。一般而言,在教育水平、经济收入、籍贯、职业、社会地位、宗教信仰、人生观、价值观等方面具有相似性的人们容易相互吸引;而在性格等方面,当交往双方的特点需要互补关系时,也会产生强烈的吸引力。

（四）个性品质

个性品质是影响人际关系的重要因素。优良个性品质,如正直、真诚、善良、热情、宽容、幽默、乐于助人等,更具有持久的人际吸引力。

三、人际关系的基本理论

（一）人际认知理论

1. 人际认知　认知是指人的认识活动,人际认知则是指个体推测或判断他人的心理动机意向的过程。个体与个体之间正是通过相互认知而实行情感互动的。

2. 认知效应　心理学将人际认知方一定规律性作用称为人际认知效应。

（1）首因效应:亦称第一印象,是指人在与他人首次接触时,根据对方的仪表、打扮、风度、言语、举止等所做出的综合性判断。

（2）近因效应:在人际认知中,因最近或最后获得的信息而对总体印象产生最大影响的效应即为近因效应。

（3）社会固定印象:亦称刻板印象,是指某个社会文化环境对某一社会群体所形成的固定而概括的看法。

（4）晕轮效应:亦称月晕效应或光环效应,是指在人际交往过程中对一个人某种人格特征形成印象后,以此来推测此人其他方面的特征,从而导致高估或低估对方。

（5）先礼效应:是指在人际交往过程中向对方提出批评意见或某种要求时,先用礼貌的语言行为起始,以便对方容易接受,从而达到自己的目的。

（6）免疫效应:是指当一个人已经接受并相信某种观点时,便会对相反的观点产生一定的抵抗力,即具有一定的"免疫力"。

3. 人际认知效应的应用策略　①避免以貌取人。②注重人的一贯表现。③注重了解人的个性差异。④注意在动态和发展中全面观察、认识人。

（二）人际吸引的规律

1. 人际吸引　人际吸引是指人与人之间在感情方面相互接纳、喜欢和亲和的现象,即一个人对其他人所持有的积极态度。

2. 人际吸引的规律

（1）相近吸引：是指人们彼此由于时间及空间上的接近而产生的吸引。

（2）相似吸引：人们彼此之间某些相似或一致性的特征是导致相互吸引的重要原因。

（3）相补吸引：当交往的双方需要以及对对方的期望成为互补关系时，可以产生强烈的吸引力。

（4）相悦吸引：相悦是指在人际关系中能够使人感受到精神及心理上的愉快及满足的感觉。

（5）仪表吸引：仪表在一定程度上反映个体的内心世界。仪表在人际吸引过程中具有重要的作用人际关系。

（6）敬仰性吸引：敬仰性吸引关系一般是指单方面对某人的某种特征的敬慕而产生的人。

3. 人际吸引规律的应用策略　①培养自身良好的个性品质。②锻炼自身多方面的才能，克服交往的心理障碍。③注重自身形象，给人以美感。④缩短与对方的距离，增加交往的频率。

四、护理人际关系

（一）护士与患者的关系

1.护患关系的性质与特点　护患关系是在特定条件下，护士通过医疗、护理等活动与患者建立起来的一种特殊的人际关系。

（1）护患关系是帮助系统与被帮助系统的关系：在医疗护理服务过程中，护士与患者通过提供帮助和寻求帮助形成特殊的人际关系。帮助系统包括医生、护士、辅诊人员以及医院的行政管理人员；被帮助系统包括患者、患者家属、亲友和同事等。护士与患者的关系不仅仅代表护士与患者个人的关系，而是两个系统之间关系的体现。

（2）护患关系是一种专业性的互动关系：护患关系是护患之间相互影响、相互作用的专业性互动关系。这种互动不仅仅限于护士与患者之间，还表现在护士与患者家属、亲友和同事等社会支持系统之间，是一种多元性的互动关系。

（3）护患关系是一种治疗性的工作关系：治疗性关系是护患关系职业行为的表现，是一 种有目标、需要认真促成和谨慎执行的关系，并具有一定强制性。

（4）护士是护患关系后果的主要责任者：作为护理服务的提供者，护士在护患关系中处于主导地位，其言行在很大程度上决定着护患关系的发展趋势。因此，一般情况下，护士是促进护患关系向积极方向发展的推动者，也是护患关系发生障碍的主要责任承担者。

（5）护患关系的实质是满足患者的需要：护士通过提供护理服务满足患者需要是护患关系区别于一般人际关系的重要内容。

2.护患关系的基本模式

（1）主动-被动型：亦称支配服从型模式。此模式将患者视为简单的生物体，忽视了人的心理、社会属性,将治疗疾病的重点置于药物治疗和手术治疗方面。

此模式的特点是"护士为患者做治疗",模式关系的原形为母亲与婴儿的关系。此模式过分强调护士的权威性,忽略了患者的主动性,因而不能取得患者的主动配合,严重影响护理质量。此模式主要适用于不能表达主观意愿、不能与护士进行沟通交流的患者,如神志不清、休克、痴呆以及某些精神病患者。

(2)指导-合作型:是目前护患关系的主要模式。此模式将患者视为具有生物、心理、社会属性的有机整体。

此模式的特点是"护士告诉患者应该做什么和怎么做",模式关系的原形为母亲与儿童的关系。在此模式中,护士根据患者病情决定护理方案和措施,对患者进行健康教育和指导;患者处于"满足护士需要"的被动配合地位,根据自己对护士的信任程度有选择地接受护士的指导并与其合作。此模式主要适用于急性患者和外科手术后恢复期的患者。

(3)共同参与型:是一种双向、平等、新型的护患关系模式。此模式以护患间平等的合作为基础,强调护患双方具有平等权利,共同参与决策和治疗护理过程。

此模式的特点是"护士积极协助患者进行自我护理",模式关系的原形为成人与成人的关系。在此模式中,护士为患者提供合理的建议和方案,患者主动配合治疗护理,积极参与护理活动,双方共同分担风险,共享护理成果。此模式主要适用于具有一定文化知识的慢性疾病患者。

以上三种护患关系模式在临床护理实践中不是固定不变的,护士应根据患者的具体情况、患病的不同阶段,选择适宜的护患关系模式。

3. 护患关系的发展过程　护患关系的发展是一个动态的过程,一般分为三个阶段,三个阶段相互重叠,各有重点。

(1)初始期:亦称熟悉期,是护士与患者的初识阶段,也是护患之间开始建立信任关系的时期。此期的工作重点是建立信任关系,确认患者的需要。

(2)工作期:是护士为患者实施治疗护理的阶段,也是护士完成各项护理任务、患者接受治疗和护理的主要时期。此期的工作重点是通过护士高尚的医德、熟练的护理技术和良好的服务态度,赢得患者的信任、取得患者的合作,最终满足患者的需要。

(3)结束期:经过治疗和护理,患者病情好转或基本康复,已达到预期目标,可以出院休养,护患关系即转入结束期。此期工作重点是与患者共同评价护理目标的完成情况,并根据尚存的问题或可能出现的问题制定相应的对策。

4. 影响护患关系的主要因素

(1)信任危机:信任感是建立良好护患关系的前提和基础,而良好的服务态度、认真负责的工作精神、扎实的专业知识和娴熟的操作技术是赢得患者信任的重要保证。在工作中,如果护士态度冷漠或出现技术上差错、失误,均会失去患者的信任。

(2)角色模糊:是指个体(护士或患者)由于对自己充当的角色不明确或缺乏真正的理解而呈现的状态。如果护患双方中任何一方对自己所承担的角色功能不明确,均可能导致护患沟通障碍、护患关系紧张。

(3)责任不明:责任不明与角色模糊密切相关。护患双方往往由于对自己的角色功能认识不清,不了解自己所应负的责任和应尽的义务,从而导致护患关系冲突。

(4)权益影响:寻求安全、优质的健康服务是患者的正当权益。由于大多数患者缺乏专业知识和疾病因素,被迫依赖医护人员的帮助来维护自己的权益。而护士则处于护患关系的主动地位,在处理护患双方权益争议时,容易倾向于自身利益和医院的利益,忽视患者的利益。

(5)理解差异:由于护患双方在年龄、职业、教育程度、生活环境等方面的不同,在交流沟通过程中容易产生差异。

5. 护士在促进护患关系中的作用 ①明确护士的角色功能;②帮助患者认识角色特征;③主动维护患者的合法权益;④减轻或消除护患之间的理解分歧。

(二)护士与患者家属的关系

1. 影响护士与患者家属关系的主要因素

(1)角色期望冲突:患者家属往往因亲人的病情而承受不同程度的心理压力,并产生紧张、焦虑、烦恼、恐慌等一系列心理反应,因而对医护人员期望值过高。然而,护理工作的繁重、护理人员的紧缺等临床护理现状难以完全满足患者家属的需要。

(2)角色责任模糊:部分家属将全部责任,包括一切生活照顾工作推给护士,自己只扮演旁观者和监督者的角色;个别护士也将本应自己完成的工作交给家属,从而严重影响护理质量,最终引发护士与患者家属之间的矛盾。

(3)经济压力过重:医疗费用的不断升高,患者家属的经济压力逐步加大。当患者家属花费了高额的医疗费用、却未见明显的治疗效果时往往产生不满情绪,从而引发护士与患者家属间的冲突。

2. 护士在促进护士与患者家属关系中的作用 ①尊重患者家属;②指导患者家属参与患者治疗、护理的过程;③给予患者家属心理支持。

(三)护士与医生的关系

1. 影响医护关系的主要因素

(1)角色心理差位:医护双方是一种平等的合作关系。但是,部分护士对医生产生依赖、服从的心理,在医生面前感到自卑、低人一等。此外,也有部分高学历的年轻护士或年资高、经验丰富的老护士与年轻医生不能密切配合。

(2)角色压力过重:一些医院由于医护人员比例严重失调:岗位设置不合理、医护待遇悬殊等因素,导致护士心理失衡、角色压力过重,心理和情感变得脆弱、紧张和易怒。

(3)角色理解欠缺:医护双方对彼此专业、工作模式、特点和要求缺乏必要的了解,导致工作中相互埋怨、指责。

（4）角色权利争议：在某些情况下，医护常常会觉得自己的自主权受到对方侵犯，从而引发矛盾冲突。

2. 护士在促进医护关系中的作用　①主动介绍专业；②相互学习理解；③加强双方沟通。

（四）护际关系

1. 影响护理管理者与护士之间关系的主要因素主要来源于双方从不同的角度在要求、期望值上的差异。

（1）护理管理者对护士的要求：①有较强的工作能力，能按要求完成各项护理工作；②能够服从管理，支持科室工作；③能够处理好家庭与工作的关系，全身心地投入工作；④有较好的身体素质，能够胜任繁忙的护理工作。

（2）护士对护理管理者的期望：①具有较强的业务能力和组织管理能力，能够在各方面给予自己帮助和指导；②能严格要求自己，以身作则；③能够公平公正地对待每一位护士，关心每一位护士。

2. 护际之间的关系

（1）影响新、老护士之间关系的主要因素：新、老护士之间往往由于年龄、身体状况、学历、工作经历等方面的差异，相互之间缺乏理解、尊重，从而相互埋怨、职责，导致关系紧张。

（2）影响不同学历护士之间关系的主要因素：不同学历的护士主要由于学历、待遇之不同，产生心理上的不平衡，导致交往障碍。

（3）影响护士与实习护生之间关系的主要因素：个别带教护士对实习护生态度冷淡、不耐心、不指导，就会使实习护生对带教护士产生厌烦心理；同时，如果实习护生不虚心学习、不懂装懂、性情懒散，也会使带教护士产生反感。

3. 建立良好护际关系的策略　①营造民主和谐的人际氛围；②创造团结协作的工作环境。

第二节　人际沟通

一、人际沟通

（一）人际沟通

1. 沟通　是信息发送者遵循一系列共同规则，凭借一定媒介将信息发给信息接受者，并通过反馈以达到理解的过程。沟通的结果不但可使双方互相影响，还可使双方建立起一定的关系。

2. 人际沟通　是沟通的一个领域,是指人们运用语言或非语言符号系统进行信息(思想、观念、动作等)交流沟通的过程。人们沟通的过程中,不仅仅是单纯的信息交流,也是思想和情感的渗透。

(二)人际沟通的类型

1. 语言沟通　是以语言文字为媒介的一种准确、有效、广泛的沟通形式。语言沟通可以超越时空,既可以记载、研究和撰写人类的历史与现状,又可以将先进的思想和知识与更多的人分享。

2. 非语言沟通　是通过非语言媒介,如表情、眼神、姿势、动作等类语言实现的沟通。

(三)人际沟通在护理工作中的作用

1. 连接作用　沟通是人与人之间情感连接的主要桥梁,在建立和维持人际关系中具有重要作用。

2. 精神作用　沟通可以加深积极的情感体验,减弱消极的情感体验。

3. 调节作用　通过提供信息,沟通可增进人们之间的理解,调控人们的行为。

二、人际沟通的影响因素

(一)环境因素

1. 噪声　嘈杂的环境将影响沟通的顺利进行。环境中的喧哗声、电话铃声、谈笑声等与沟通无关的噪声均会分散沟通者的注意力、干扰沟通信息的传递。

2. 距离　沟通者之间的距离不仅会影响沟通者的参与程度,还会影响沟通过程中的气氛。沟通者之间较近的距离容易形成亲密、融洽、合作的气氛,而较远的距离则易形成防御、甚至敌对的气氛。

3. 隐秘性　当沟通内容涉及个人隐私时,若有其他无关人员在场,将会影响沟通的深度和效果。

(二)个人因素

1. 生理因素

(1)永久性生理缺陷:包括:感官功能不健全,如听力、视力障碍;智力不健全,如弱智、痴呆等。永久性生理缺陷者的沟通能力将长期受到影响,需采用特殊沟通方式。

(2)暂时性生理不适:包括疼痛、饥饿、疲劳等暂时性生理不适因素。这种因素将暂时影响沟通的有效性,当生理因素得到控制或消失后,沟通可以正常进行。

2. 心理因素

(1)情绪:是一种具有感染力的心理因素,可直接影响沟通的有效性。轻松、愉快的情绪可增强沟通者的沟通兴趣和能力;焦虑、烦躁的情绪将干扰沟通者传递、接受信息的能力。

(2)个性:是指个人对现实的态度和其行为方式所表现出来的心理特征,热情、直爽、健谈、开朗、大方、善解人意的人容易与他人沟通;而冷漠、拘谨、内向、固执、孤僻、以自我为中心的人很难与他人沟通。

（3）态度:是指人对其接触客观事物所持有的相对稳定的心理倾向,并以各种不同的行为方式表现出来,它对人的行为具有指导作用。真心、诚恳的态度有助于沟通的顺利进行,而缺乏实事求是的态度可导致沟通障碍。

3. 文化因素　文化包括知识、信仰,习俗和价值观等,它规定和调节人的行为。不同的文化背景很容易使沟通双方产生误解,造成沟通障碍。

4. 语言因素　语言是极其复杂的沟通工具。沟通者的语音、语法、语义、语构、措辞及语言的表达方式均会影响沟通的效果。

第三节　护理工作中的语言沟通

一、语言沟通

（一）语言沟通的类型

1. 口头语言沟通是人们利用有用语言符号系统,通过口述和听觉来实现的,也就是人与人之间通过对话来交流信息、沟通心理。

2. 书面语言沟通是用文字符号进行的信息交流, 是对有声语言符号的标注和记录,是有声语言沟通由"可听性"向"可视性"的转换。

（二）护患语言沟通的原则

1. 目标性:护患之间的语言沟通是一种有意识、有目标的沟通活动。

2. 规范性:无论是与患者进行口头语言沟通还是书面语言沟通,护士应做到发音纯正、吐字清楚,用词朴实、准确,语法规范、精练,同时要有系统性和逻辑性。

3. 尊重性:尊重是确保沟通顺利进行的首要原则。

4. 治疗性:护士的语言可以起到辅助治疗、促进康复的作用,也可以产生扰乱患者情绪、加重病情的后果。

5. 情感性:护士应以真心诚意的态度,从爱心出发,加强与患者的情感交流。

6. 艺术性:艺术性的语言沟通不仅可以拉近医护人员与患者和家属的距离,还可以化解医患、护患之间的矛盾。

二、交谈的基本概念

（一）交谈

交谈是语言沟通的一种形式,是以口头语言为载体进行的信息传递。

（二）交谈的基本类型

1. 个别交谈与小组交谈

（1）个别交谈：是指在特定环境中两个人之间进行的以口头语言为载体的信息交流。

（2）小组交谈：是指三人或三人以上的交谈。为了保证效果，小组交谈最好有人组织；参与人员数量最好控制在 3~7 人，最多不超过 20 人。

2. 面对面交谈与非面对面交谈

（1）面对面交谈：交谈双方同处一个空间，均在彼此视觉范围内，可以借助表情、手势等肢体语言帮助表达观点和意见，使双方的信息表达和接受更加准确。

（2）非面对面交谈：交谈双方可不受空间和地域的限制，也可以避免面对面交谈时可能发生的尴尬场面，使交谈双方心情更加放松、话题更加自由。

3. 一般性交谈与治疗性交谈

（1）一般性交谈：一般用于解决一些个人或家庭的问题。交谈的内容比较广泛，一般不涉及健康与疾病问题。

（2）治疗性交谈：一般用于解决健康问题或减轻病痛、促进康复等问题。

（三）护患交谈的技巧

1. 倾听　倾听是指全神贯注地接受和感受交谈对象发出的全部信息（包括语言信息和非语言信息），并作出全面的理解。

（1）目的明确：护士应善于寻找患者传递信息的价值和含义。

（2）控制干扰：护士应尽量降低外界的干扰。

（3）目光接触：护士应用 30%~60% 的时间注视患者的面部，并面带微笑。

（4）姿势投入：护士应面向患者，身体稍微向患者方向倾斜，表情不要过于丰富、手势不要太多、动作不要过大，以免患者产生畏惧或厌烦心理。

（5）及时反馈：护士应适时、适度地给患者发出反馈。

（6）判断慎重：护士不要急于作出判断，应让患者充分诉说，以全面完整地了解情况。

（7）耐心倾听：护士不要随意插话或打断患者的话题，一定要待患者诉说完后再阐述自己的观点。

（8）综合信息：护士应综合信息的全部内容寻找患者谈话的主题，主要患者的非语言行为，以了解其真实想法。

2. 核实　是指在交谈过程中，为了验证自己对内容的理解是否准确所采用的沟通策略，是一种反馈机制。

（1）重述：一方面，护士将患者的话重复一遍，待患者确认后再继续交谈；另一方面，护士可以请求患者将说过的话重述一遍，待护士确认自己没有听错后再继续交谈。

（2）澄清：护士根据自己的理解，将患者一些模棱两可、含糊不清或不完整的陈述描述清楚，与患者进行核实。

3. 提问　提问是收集信息和核对信息的重要方式，也是确保交谈围绕主题持续进行的基本方法。

（1）开放式提问：又称敞口式提问，即所问问题的回答没有范围限制，患者可根据自己的感受、观点自由回答，护士可从中了解患者的真实想法和感受。其优点是护士可获得更多、更真实的资料；其缺点是需要的时间较长。

（2）封闭式提问：又称限制性提问，是将问题限制在特定的范围内，患者回答问题的选择性很小，可以通过简单的"是"、"不是"等即可回答。其优点是护士可以在短时间内获得需要的信息；其缺点是患者没有机会解释自己的想法。

4. 阐释　即阐述并解释。在护患交谈过程中，护士往往运用阐释技巧解答患者的各种疑问；解释某项护理操作的目的及注意事项；针对患者存在的健康问题提出建议和指导。阐释的基本原则包括：①尽可能全面地了解患者的基本情况；②将需要解释的内容以通俗易懂的语言向患者阐述；③使用委婉的语气向患者阐释自己的观点和看法，使患者可以选择接受、部分接受或拒绝。

5. 移情　即感情进入的过程。移情是从他人的角度感受、理解他人的感情，是分享他人的感情，而不是表达自我感情，也不是同情、怜悯他人。

6. 沉默　护士可以通过沉默起到以下四个方面的作用：①表达自己对患者的同情和支持；②给患者提供思考和回忆的时间、诉说和宣泄的机会；③缓解患者过激的情绪和行为；④给自己提供思考、冷静和观察的时间。

7. 鼓励　在与患者的交谈过程中，护士适时对患者进行鼓励，可增强患者战胜疾病的信心。

（四）护患交谈的注意事项

1. 选择恰当的交谈环境和时机　当护士主动与患者进行交谈时，应根据交谈的内容选择适当的交谈环境，如地点、温度、光线、隐秘性、有无噪音等，同时注意根据患者的生理、心理状况选择患者适宜的交谈时机。

2. 尊重理解患者，以诚相待　护士在与患者交谈过程中，首先应尊重患者。无论患者的年龄、职业、地位、经济条件、身体状况等，均应以礼貌、真诚友善对待患者，做到面带微笑、语言谦和。其次，护士应体谅患者的生理痛苦、心理压力、经济负担，多从患者的角度考虑、分析问题。

3. 注重非语言信息的传递　护士不仅要熟练掌握语言交谈技巧，还要重视非语言信息在交谈过程中的传递。护士的姿态、表情、语调等均能传达对患者的尊重、关注程度，从而影响交谈的效果。

第四节 护理工作中的非语言沟通

一、非语言沟通的基本知识

（一）非语言沟通

是借助非语词符号，如人的仪表、服饰、动作、表情等，以非自然语言为载体所进行的信息传递。

（二）非语言沟通的主要特点

1. 真实性 人的非语言行为更多是一种对外界刺激的直接反应，常常是无意识的；而在语言沟通中，人们可以控制词语的选择。

2. 广泛性 非语言沟通的运用是极为广泛的，即使在语言差异很大的环境中，人们也可以通过非语言信息了解对方的想法和感觉，从而实现有效的沟通。

3. 持续性 非语言沟通是一个持续的过程。在一个互动的环境中，自始至终都有非语言载体在自觉或不自觉地传递信息。

4. 情景性 在不同的情境中，相同的非语言符号表示不同的含义。

二、护士非语言沟通的主要形式

（一）表情

表情是人类面部的感情，是人类情绪、情感的生理性表露。

表情不仅能给人以直观的印象，而且能感染人，是人际沟通的有效形式。人的表情一般是不随意的，但有时可以被自我意识调控，具有变化快、易察觉、可控制的特点。

1. 目光 可以表达和传递感情，也可以显示自身的心理活动，还能影响他人的行为，是传递信息十分有效的途径和方式。

（1）目光的作用

①表达情感：目光可以准确、真实地表达人们内心极其微妙和细致的情感。

②调控互动：沟通双方可根据对方的目光判断其对谈话主题和内容是否感兴趣、对自己的观点和看法是否赞同。

③显示关系：目光不仅能显示人际关系的亲疏程度，还可以显示人际间支配与被支配的地位。

（2）护士目光交流技巧

①注视角度：护士注视患者时，最好是平视。

②注视部位：护患沟通时，护士注视患者的部位宜采用社交凝视区域，即以双眼为上线、唇心为下顶角所形成的倒三角区内。

③注视时间:护患沟通过程中,护士与患者目光接触的时间应不少于全部谈话时间的30%,也不超过谈话全部时间的60%;如果是异性患者,每次目光对视时间应不超过10秒钟。

2. 微笑 微笑是一种最常用、最自然、最容易为对方接受的面部表情,是内心世界的反映,是礼貌的象征。

(1)微笑在护理工作中的作用:微笑可以起到传情达意、改善关系、优化形象、促进沟通的作用。

(2)微笑的艺术:微笑是最有吸引力、最有价值的面部表情,但只有真诚、自然、适度、适宜的微笑才能真正发挥其作用。

(二)触摸

是非语言沟通的一种特殊形式,包括抚摸、握手、拥抱等。

1. 触摸的作用

(1)有利于儿童生长发育:对儿童的生长发育、智力发育及良好性格的形成具有明显的刺激作用。

(2)有利于改善人际关系:沟通双方的触摸程度可以反映双方在情感上互相接纳的水平。

(3)有利于传递各种信息:触摸传递的信息有时是其他沟通形式所不能替代的。

2. 触摸在护理工作中的应用

(1)健康评估:护士在对患者进行健康评估时,经常采用触摸方式。

(2)给予心理支持:触摸是一种无声的安慰和重要的心理支持方式,可以传递关心、理解、体贴、安慰等。

(3)辅助疗法:触摸可以激发人体免疫系统,使人的精神兴奋,减轻因焦虑,紧张而引起的疼痛。有时还能缓解心动过速、心律不齐等症状。

3. 注意事项

(1)根据情境、场合等不同情况,采取不同的触摸方式。

(2)根据患者性别、年龄、病情等的特点,采取患者易于接受的触摸方式。

(3)根据沟通双方关系的程度,选择恰当的触摸方式。

三、护士非语言沟通的基本要求

1. 尊重患者;

2. 适度得体;

3. 因人而异。

第五节 护理工作中礼仪要求

一、礼仪的基本概念

(一)礼仪

是在人际交往过程中得到共同认可的行为规范和准则,是对礼貌、礼节、仪表、仪式等具体形式的统称。

1. 礼貌 是指人们在交往过程中为表示尊重和友好,通过语言和动作表现出敬意的行为规范,如尊称、主动打招呼、道谢等。

2. 礼节 是人们在社会交往中表现尊重、祝贺、哀悼等惯用形式,是礼貌在语言、行为、仪态等方面的具体表现形式。

3. 仪表 是人的外在表现,包括容貌、服饰、姿态等。

4. 仪式 是在较为庄重场合为表示敬意或隆重,举行具有专门程序的规范化活动,如各种会议、项目的开幕式或闭幕式、颁奖仪式等。

礼仪的完整含义包括四个方面:①礼仪是一种行为准则或规范;②礼仪受文化传统、风俗习惯、宗教信仰以及时代潮流的直接影响;③礼仪是个人学识修养、品质的外在表现;④礼仪的目的是通过社交各方的相互尊重,达到人际关系的和谐状态。

(二)礼仪的原则

1. 遵守原则 在交际活动中,每一位参与者都必须自觉、自愿地遵守礼仪规则,以礼仪规范自己的言行举止。

2. 自律原则 礼仪规范最重要的就是对自我的要求,即运用中需要重视自我要求、自我约束、自我控制、自我检点、自我反省,对待个人的要求是礼仪的基础和出发点。

3. 敬人原则 对交往对象既要互谦互让、互尊互敬、友好相待、和睦共处,更要将对交往对象的重视、恭敬、友好置于首位。

4. 宽容原则 要宽以待人,多理解、体谅、容忍他人。

5. 平等原则 平等是礼仪的核心,对人应以诚相待,一视同仁,给予同等礼遇。

6. 从俗原则 礼仪交往要求人们尊重对方、入乡随俗,而不要妄自尊大、自以为是,或简单地否定其他民族和国家的习俗。

7. 真诚原则 真诚是人与人相处的基本态度,是一个人外在行为与内在道德的统一。真诚原则要求人们在运用礼仪时,务必以诚待人、表里如一、言行一致,不得口是心非、阳奉阴违。

8. 适度原则 在与人交往时,首先要感情适度;其次要谈吐适度;第三要举止适度。

二、护理礼仪的基本概念

(一)护理礼仪的含义

护理礼仪是护理工作者在进行医疗护理和健康服务过程中，形成的被大家公认和自觉遵守的行为规范和准则。

(二)护理礼仪的特征

1. 规范性　护理礼仪是在相关法律、规章制度、守则的基础上，对护士待人接物、律己敬人、行为举止等方面规定的模式或标准。

2. 强制性　护理礼仪中的各项内容对护士具有一定的约束力和强制性。

3. 综合性　护理礼仪作为一种专业文化，是护理服务科学性与艺术性的统一。

4. 适应性　护士对不同的服务对象或不同的文化礼仪具有适应能力。

5. 可行性　应注重礼仪的有效性和可行性，要得到护理对象的认可和接受。

三、护士的仪表礼仪要求

(一)护士仪容礼仪要求

1. 面部仪容礼仪　护士在工作期间应保持面部仪容自然、清新、高雅、和谐。在保持面部清洁的基础上，可以化淡妆。

2. 头饰礼仪　基于职业的特点，护士工作期间的发式要求是：头发前不过眉，侧不过耳，后不过领。对于女性护士，如果是长发，应盘起或戴网罩；如果是短发，也不应超过耳下 3cm，否则也应盘起或使用网罩。对于男性护士，不应留长发；一般情况下，不应剃光头。

(二)护士服饰礼仪要求

1. 护士服着装原则

①端庄大方；

②干净整齐；

③搭配谐调。

2. 护士服着装具体要求

(1)护士服：护士服是职业礼服，要求式样简洁、美观，穿着合体，松紧适度，操作灵活；面料挺拔、透气，易清洗、消毒；颜色清淡素雅。护士应保持护士服清洁、平整，衣扣整齐，腰带调整适度。

(2)护士鞋：护士鞋要求软底、坡跟或平跟，防滑；颜色以白色或奶白色为宜；护士应注意保持鞋面清洁。

(3)袜子：袜子以肉色、白色等浅色、单色为宜。

(4)饰物：护士工作期间不宜佩戴过多饰物。

（三）护士基本行为礼仪

1. 站姿　抬头、颈直，下颌微收、嘴唇自然闭合；双眼平视前方，面带微笑；两肩外展，双臂自然下垂；挺胸，收腹；双腿直立，两膝和脚跟并拢，脚尖分开。

2. 坐姿　抬头，上身挺直，下颌微收，目视前方；挺胸立腰，双肩平正放松；上身与大腿、大腿与小腿均成 90°；双膝自然并拢，双脚并拢，平落于地或一前一后；坐在椅子的前部 1/2 或 1/3 处即可；双手交叉相握于腹前。

3. 走姿　上身正直、抬头，下颌微收，双眼目视前方，面带微笑；挺胸收腹，立腰；足尖向前，双臂自然摆动；步态轻盈、稳健，步幅适中、匀速前进。

（施　妍　刘恒霞）

第八章 常用临床护理操作技术及评分标准

第一节 生命体征测量技术操作考核标准

科室： 姓名： 成绩： 考核者： 日期： 年 月 日

项目	总分	操作标准	分值	扣分
操作目的	4	1.判断患者的体温、脉搏、呼吸、血压有无异常(2分)	2	
		2.动态监测体温、脉搏、呼吸、血压的变化,协助诊断,为预防、治疗、康复、护理提供依据(2分)	2	
评估	6	1.询问患者身体情况: ①病情、营养状况、意识状态、年龄、合作程度、基础血压值(1分) ②患者30min内有无进食、冷热饮、行冷热敷、沐浴、剧烈活动、情绪激动、使用兴奋剂(如浓茶、咖啡)、使用镇静剂或洋地黄类药物等(1分) ③被测量部位有无创伤、手术、炎症,被测量肢体有无偏瘫、功能障碍、皮肤有无损伤等(1分)	3	
		2.向患者解释测量体温、脉搏、呼吸的目的,取得患者配合(3分)	3	
用物准备	9	1.仪表:符合要求(3分)	3	
		2.操作用物:治疗盘、血压计、听诊器、体温计、清洁容器(内备已消毒体温计1支)、另备一容器(放使用后的体温计)、消毒液纱布、表(带有秒针)、弯盘、记录本、笔。测量肛温时另备润滑剂、棉签、卫生纸(6分)	6	
操作前	9	1.双人核对医嘱,准备用物(3分)	3	
		2.核对患者床号、姓名,评估患者(3分)	3	
		3.洗手,戴口罩。检查血压计、听诊器、体温计是否完好,体温计水银柱应在35℃以下(3分)	3	
操作中	56	1.备齐用物携至床旁,再次核对(2分)	2	
		2.根据患者病情、年龄等选择测量体温的方法。协助患者取坐位或卧位(2分)	2	
		3.测量体温:按要求放置体温计,计时 ①测腋温:擦干患者腋下的汗液,将体温计水银端放于患者腋窝深处并贴紧皮肤,协助患者屈臂过胸夹紧,防止滑脱。测量时间10min(2分) ②测口温:告知患者测量口温前15~30min勿进食过冷、过热的食物,测口温时闭口用鼻呼吸,勿用牙咬体温计。将水银端斜放于患者舌下热窝,闭紧口唇,用鼻呼吸,测量时间3min(2分) ③测肛温:先在肛表前端涂润滑剂,将肛温计的水银端轻轻插入肛门3~4cm,测量时间3min,并用卫生纸擦净肛门(2分)	6	

项目	总分	操作标准	分值	扣分
操作中	56	4.测量脉搏： ①以食指、中指、无名指的指端按压桡动脉,力度适中,以能感觉到脉搏搏动为宜(2分) ②一般患者可以测量30s,脉搏异常者,测量1min,核实后报告医师(2分)	4	
		5.测量呼吸： ①将手放至患者的诊脉部位似诊脉状,观察患者的胸腹部,一起一伏为一次呼吸,测量30s(2分) ②危重病人呼吸不易观察时,用少许棉絮置于病人鼻孔前,观察棉花吹动情况,计数1min(2分)	4	
		6.告知患者脉搏、呼吸次数,并记录(3分)	3	
		7.测量血压： ①体位:手臂位置(肱动脉)与心脏在同一水平。坐位:平第四肋;仰卧位:平腋中线。(3分) ②协助患者将测量侧手臂卷袖露臂,手掌向上,肘部伸直(2分) ③打开血压计,垂直放稳,开启水银槽开关。驱尽袖带内空气,平整置于上臂中部,下缘距肘窝2~3cm,松紧以能插入一指为宜(3分) ④触摸肱动脉搏动,将听诊器置于肱动脉最明显处,一手固定,另一手握加压气球,关气门,匀速向袖带内充气至肱动脉搏动消失后,再升高20~30mmHg(2分) ⑤匀速缓慢放气,速度以水银柱每秒下降4mmHg为宜,注意水银柱刻度和肱动脉声音变化(3分) ⑥在听诊器中听到第一声搏动,此时水银柱所指的刻度即为收缩压。当搏动声突然变弱或消失,此时水银柱所指的刻度即为舒张压。(如果血压未听清或异常,需要重测时,应先将袖带内气体驱尽,使汞柱降至"0"点后再行测量)。下降4mmHg为宜,注意水银柱刻度和肱动脉声音变化(4分) ⑦测量完毕,还原听诊器,松袖带,整理患者衣袖(2分) ⑧排尽血压计袖带内余气,整理后放入盒内。血压计盒盖右倾45°(度),使水银全部流回槽内,关闭水银开关,盖上盒盖,平稳放置(3分)	22	
		8.按规定时间取出体温计,并用消毒液纱布擦拭后读取体温数(3分)	3	
		9.告知患者测量结果,并记录。再次向患者复述测量结果(体温、脉搏、呼吸、血压)(3分)	3	
		10.整理患者衣、被,协助患者取舒适体位。询问患者需要(3分)	3	
		11.处理用物(4分)	4	
操作后	4	1.洗手,取口罩(2分)	2	
		2.将测量结果录入电脑体温单上,如有异常及时汇报医生(2分)	2	
注意事项	12	1.婴幼儿、意识不清或不合作的患者测量体温时,护理人员应当守护在患者身旁(1分)	1	
		2.如有影响测量体温的因素时,应当推迟30min测量(1分)	1	
		3.发现体温和病情不符时,应当复测体温(1分)	1	
		4.极度消瘦的患者不宜测腋温(1分)	1	
		5.如患者不慎咬破汞温度计,应当立即清除口腔内玻璃碎片,再口服蛋清或牛奶延缓汞的吸收。若病情允许,服富含纤维素食物以促进汞的排泄(1分)	1	
		6.脉搏短绌的患者,按要求测量脉搏,即一名护士测脉搏,另一名护士听心率,同时测量1min(1分)	1	

项目	总分	操作标准	分值	扣分
注意事项	12	7.呼吸的速率会受到意识的影响,测量时不必告诉患者(1分)	1	
		8.呼吸不规律的患者及婴儿应当测量1min(1分)	1	
		9.保持测量者视线与血压计刻度平行(1分)	1	
		10.长期观察血压的患者,做到"四定":定时间、定部位、定体位、定血压计(1分)	1	
		11.按照要求选择合适袖带(1分)	1	
		12.若衣袖过紧或太多时,应当脱掉衣服,以免影响测量结果(1分)	1	

时间:17min 完成(从评估患者开始计时至报告操作完毕结束),超过 17min 停止操作。

操作用时:

第二节　无菌技术操作考核标准

科室:　　　姓名:　　　成绩:　　　考核者:　　　日期:　　年　　月　　日

项目	总分		操作标准	分值	扣分
操作前评估	10		操作者着装规范、整洁(1分),洗手、戴口罩(1分)	2	
			无菌镊子及容器(1分);无菌手套包或一次性无菌手套、治疗盘、无菌包、无菌治疗巾(2分);无菌溶液、无菌棉签、纱布、消毒剂、弯盘(1分)	6	
			评估无菌物品的有效期(1分),检查无菌持物钳、无菌包有无破损、潮湿(1分)		
			符合无菌操作要求(1分),物品摆放合理(1分)	2	
操作步骤	80	使用无菌钳法16分	打开容器盖(1分)	1	
			钳端闭合(2分),垂直取出持物钳(3分)	5	
			未触及容器内壁和容器口边缘(3分)	3	
			就近夹取无菌物品(2分),用后立即放回(2分)	4	
			钳端闭合向下(2分),垂直放入(1分)	3	
		铺无菌盘法16分	治疗盘清洁,干燥(1分)	1	
			用无菌钳夹取无菌巾(2分)	2	
			双手捏住无菌巾上层两角的外面,双折铺于治疗盘内(3分)	3	
			扇形折叠(2分),开口边向外(1分)	3	
			无菌物品放置合理(3分),不跨越无菌区(2分)	5	
			边缘对齐反折(1分),注明铺盘时间,有效时间4h(1分)	2	
		无菌容器使用16分	打开无菌容器时,开盖内面朝上,置放稳妥(3分)	3	
			手不可触摸容器无菌面及边缘(3分)	3	
			用毕及时盖严(2分)	2	
			从无菌容器中取物,应将盖子全部打开(2分),避免物品触及容器边缘(2分)	4	
			持无菌容器时,手托底部(2分),不可触及容器边缘或无菌面(2分)	4	

项目	总分	操作标准		分值	扣分
操作步骤	80	取用无菌溶液16分	查标签(1分)、瓶盖(1分)、溶液(有无变质、沉淀、浑浊、变色)(1分)	3	
			消毒(2分)、开瓶塞的手法正确(2分)	4	
			标签放于掌心(1分)	1	
			冲洗瓶口(2分),再由原处到所需液量于无菌容器内(2分),盖好治疗巾(1分)	5	
			取用后立即盖好瓶塞,消毒瓶塞边缘(2分)	2	
			记录开瓶日期、时间,溶液打启后,有效时间4h(1分)	1	
		戴无菌手套16分	检查无菌手套尺码、有效期,打开手套戴(2分)	2	
			右手掀起手套袋开口处外层(1分),左手捏住右手套翻折部分(1分)(手套内面),取出右手套(1分),将右手伸入手套内戴好(1分)	4	
			左手掀起手套戴开口处外层(1分),将右手指插入左手套翻边内(手套外面)(1分),取出左手套(1分),将左手伸入手套内戴好(1分)	4	
			脱手套时用右手捏住左手套腕部外面翻转脱下(2分),用左手插入右手套内,将其反转脱下(2分)	4	
			脱下的手套进行分类处理(1分),洗手(1分)	2	
整体评价	10	持物钳不触及容器边缘(1分),开、盖容器方法正确,持钳方法正确(1分)		2	
		拿取治疗巾方法正确,不污染(1分),铺巾方法正确,扇形折叠正确、整齐(1分)		2	
		打开无菌包方法正确,取物正确,不污染、不跨越无菌区(1分),无菌包内物品未用完注明开包时间(1分)		2	
		取用滑石粉方法正确,取手套方法正确(1分),戴手套方法正确,不污染(污染不得分),脱手套方法正确(1分)		2	
		态度严谨,操作熟练,动作敏捷,操作规范(2分)		2	
		操作时间:6min 完成(从打开容器盖至脱下手套,超过30s扣1分)。			

第三节 七步洗手法操作评分标准

科室: 姓名: 成绩: 考核者: 日期: 年 月 日

项目	总分	操作标准	分值	扣分
仪容仪表	10	1.指甲未剪(扣2分)	2	
		2.精神面貌不佳(扣2分)	2	
		3.涂指甲油(扣2分)	2	
		4.佩戴装饰物(扣2分)	2	
		5.着装不规范(扣2分)	2	
操作步骤	80	1.取下手表,取2ml快速手消毒液(手法不正确扣10分)	10	
		2.掌心相对,手指并拢相互揉搓(手法不正确每手扣5分)	10	
		3.手心对手背沿指缝相互揉搓(手法不正确每手扣5分)	10	
		4.掌心相对,双手交叉沿指缝相互揉搓(手法不正确每手扣5分)	10	

项目	总分	操作标准	分值	扣分
操作步骤	80	5.弯曲各手指关节,双手相扣进行揉搓(手法不正确每手扣5分)	10	
		6.一手握另一手大拇指旋转揉搓,交换进行(手法不正确每手扣5分)	10	
		7.一手指尖在另一手掌心旋转揉搓,交换进行(手法不正确每手扣5分)	10	
		8.揉搓手腕,交换进行(手法不正确每手扣5分)	10	
整体评价	10	动作流畅,协调(不流畅酌情扣分)	10	
时间:每步10s,全程40~60s。				
操作用时:				

第四节　血糖监测的评分标准

科室:　　　　姓名:　　　　成绩:　　　　考核者:　　　　日期:　　年　　月　　日

项目	总分	操作标准	分值	扣分
评估	10	1.核对病人,自我介绍,解释操作目的(快速方便监测血糖,为控制血糖提供依据),与病人沟通时态度和蔼,用语得当(3分)	3	
		2.病人病情,心理反应及配合程度,进餐情况,有无酒精过敏史,病人双手手指皮肤的颜色,温度,污染及感染程度,必要时协助洗手,大小便等(5分)	5	
		3.环境:清洁,安静,光线明亮(2分)	2	
操作前准备	10	1.护士:仪表端庄,衣帽整洁,洗手,戴口罩(4分)	4	
		2备齐操作用物:治疗盘、75%酒精、棉签、血糖仪、匹配的血糖试纸、穿刺针、血糖记录单、笔、表、手消毒液(6分)	6	
操作中	45	1.核对病人床号、姓名、腕带,解释操作方法,请病人配合(5分)	5	
		2.安置体位,选择手指(一般选择无名指,中指,小指的指尖两侧,不在偏瘫输液侧采血,避开水肿感染部位,长期监测者注意部位交替轮换),必要时可以将手臂下垂5~10秒或从指根向指尖处按摩(5分)	5	
		3.75%酒精消毒待干(5分)	5	
		4.取出试纸,将试纸正面朝上插入血糖仪,仪器自动开机,显示屏显示滴血信号。注意:(若为非免条码血糖仪,开机后会出现数字,应该核对其数字是否与试纸瓶上的代码一致,若不一致需调节血糖仪显示屏上的代码使之一致)。首次使用试纸瓶应注明开启时间(10分)	10	
		5.指尖充血,采血针穿刺(5分)	5	
		6.采血:(最好弃去第一滴血,取第二滴自动溢出的饱满血、禁忌挤压局部,若一次吸血量不足,不可追加滴血,应重新更换试纸)(5分)	5	
		7.用棉签按压手指至不出血为止(3分)	3	
		8.足量的血正确滴入后,不要涂抹,移动试纸,等待屏幕上显示血糖的测定值,读出血糖值,记录(5分)	5	
		9.取出试纸,仪器自动关机(2分)	2	

项目	总分	操作标准	分值	扣分
操作后	15	1.安置病人,整理床单元,再次健康指导(5分)	5	
		2.洗手,终末处置(5分)	5	
		3.洗手,记录,洗手(5分)	5	
注意事项	10	1.血糖试纸保存在阴凉干燥的地方,用后及时将瓶盖盖紧,并按厂家规定的期限用完(2分)	2	
		2.血糖仪存放在清洁干燥处,避免将仪器置于电磁场(如移动电话,微波炉等)附近,清洁血糖仪时,应用软布蘸清水擦拭,不可用清洁剂或酒精等有机溶剂,定期校对血糖仪(2分)	2	
		3.血糖仪显示屏上出现"HI"表示血糖大于33mmol/L,及时采集静脉血送检(2分)	2	
		4.避免患者过度紧张,血糖异常,及时汇报医生,遵医嘱采取措施(2分)	2	
		5.长期监测血糖的患者,定时更换穿刺部位,采血量足,禁忌挤压(2分)	2	
考核评价	10	1.遵循查对制度,符合无菌技术,标准预防原则(5分)	5	
		2.测试结果与病情符合(5分)	5	

第五节 痰标本采集操作评分标准

科室: 姓名: 成绩: 考核者: 日期: 年 月 日

项目	总分	操作标准	分值	扣分
操作准备	10	1.护士准备:衣帽整洁(2分),洗手(2分),戴口罩(1分),必要时戴手套(1分)	6	
		2.用物准备:化验单(1分),常规痰标本:痰盒(1分),24h痰标本准备容积约500ml的清洁广口容器(1分),培养标本准备无菌集痰器,漱口液200ml(1分)	4	
评估患者	10	1.询问、了解患者身体状况(2分),向患者解释标本采集的目的、意义、方法和注意事项(2分),取得配合(2分)	6	
		2.观察患者口腔黏膜有无异常(2分)和咽部情况(2分)	4	
操作要点	60	1.携用物至床旁,核对患者	5	
		2.常规标本,患者晨起后漱口(3分),去除口腔中的杂质(3分),深呼吸数次后用力咳出气管深处的痰液(3分),盛于收集的痰盒中送检(1分)	10	
		3.24h痰标本,注明留痰起止时间(3分),嘱患者将24h痰吐入容器内(3分),并嘱不可将痰液、漱口水、鼻涕等混入(3分),及时送检(1分)	10	
		4.培养标本,清晨起床后先用漱口溶液漱口,以清除口腔内细菌(5分),深呼吸数次后,用力咳出气管深处的痰液于无菌集痰器内(5分),立即送检(5分)昏迷患者可用吸痰法吸取	15	
		5.为人工辅助呼吸者吸痰时,要戴无菌手套(4分),将痰液收集器连接在负压吸引器上(3分),正确留取标本(3分)	10	
		6.分类整理用物(3分),洗手(3分),协助患者取舒适卧位(2分),做好记录(2分)	10	
指导患者	20	1.告知患者检查目的(2分)、采集方法(2分)、采集时间(2分)	6	
		2.指导患者正确留取痰标本(3分),告知患者留取痰液之前要漱口(3分),然后深吸气,用力咳出第一口痰,留于容器中(3分)	9	
		3.告知患者不可将唾液、漱口水、鼻涕等混入痰中	5	

第六节　口服给药考核评分标准

科室：　　姓名：　　成绩：　　考核者：　　日期：　　年　　月　　日

项目	总分	操作标准	分值	扣分
目的	5	协助病人安全、正确地服下药物,以达到用药效果	5	
评估	10	1.病人的年龄(1分)、病情(1分)及治疗情况(1分),是否适合口服给药等(1分)	4	
		2.病人的心理状态、合作程度(3分)	3	
		3.解释药物的名称(1分)、药理作用(1分)及注意事项(1分)	3	
准备	10	1.护士:洗手(2分)	2	
		2.病人:洗手(2分)	2	
		3.用物:发药车、药盘、服药本、小药卡、药杯、药匙、量杯、滴管、研钵、湿纱布、包药纸、饮水管、水壶、温开水(6分)	6	
流程	60	备药		
		1.核对药卡与服药本(3分),按床号顺序将小药卡插入药盘内(3分),放好药杯(2分)	8	
		2.对照服药本发药(3分)	3	
		3.根据药物剂型不同采取不同的取药方法		
		1)固体		
		一手取药瓶,瓶签朝向自己(3分),另一只手用药匙取出所需药量,放入药杯(3分)	6	
		2)液体药		
		摇匀药液(3分)	3	
		一手持量杯,拇指置于所需刻度,使其刻度与视线齐平(2分),另一只手将药瓶有瓶签的一面朝上,倒药液至所需刻度(2分)	4	
		将药液倒入药杯(3分)	3	
		用湿纱布擦净瓶口(2分),放药瓶回原处(2分)	4	
		油剂、按滴计算的药液或药量不足1ml时,于药杯内倒入少许温开水,用滴管吸取药液(3分)	3	
		4.摆药完毕,将物品归还原处(4分)	4	
		发药		
		1.带服药本、发药本、水壶到病人床边(5分)	5	
		2.核对床号、姓名、药名、剂量、浓度、时间、方法(5分)	5	
		3.协助病人取舒适体位,倒温开水,确认病人服下(5分)	5	
		4.收回药杯,清洁药盘(5分)	5	
		观察药物反应,作必要的记录(2分)	2	

项目	总分	操作标准	分值	扣分
注意事项	5	1.为患儿喂药时,应将其抱起,用小匙盛药,从患儿嘴角徐徐喂入(2分)	2	
		2.病人暂时不在或因故未服药者取回药并交接(2分)	2	
		3.危重病人必须喂服(1分)	1	
评价	10	1.取药方法正确,剂量准确(3分)	3	
		2.严格执行查对制度(4分)	4	
		3.病人了解药物的作用及注意事项,能按时、按量正确服药(3分)	3	

第七节 口腔护理技术操作评分标准

科室: 姓名: 成绩: 考核者: 日期: 年 月 日

项目	总分	操作标准	分值	扣分
准备工作	10	护士准备:工作衣、帽、鞋穿戴整齐、发式符合要求(1分)、戴好口罩(1分)、手及腕部无配饰、指甲不长、洗手(2分)、态度严谨认真(1分)	5	
		用物准备:治疗盘内盛无菌口腔护理包(治疗碗、弯盘、弯血管钳、换药镊、压舌板、治疗巾各1、棉球15个),漱口杯1~2个、吸管1根、石蜡油、漱口液、棉签、手电筒、外用药、必要时备开口器(5分)	5	
评估	10	患者:核对患者信息(床头牌、腕带标识)(1分),评估患者意识及身体状况(1分),评估口腔黏膜情况及有无活动性义齿(1分),向患者解释,取得患者配合(2分)	5	
		物品:用物齐全(1分),选择适宜漱口液(1分),注明铺盘时间(1分)	3	
		环境:病室宽敞光线明亮,无干扰,适宜操作(1分),洗手(1分)	2	
实施	50	携用物至床旁,再次核对患者信息(床头牌、腕带标识)(1分),协助患者取平卧位或侧卧位(1分),头偏向一侧,铺治疗巾或毛巾于颌下(1分),弯盘置口角(1分)	4	
		协助患者漱口(1分),湿润口唇(1分),用压舌板撑开颊部(1分)(昏迷患者可用开口器),借用手电筒光线(1分)再次评估口腔黏膜情况(2分),撑开患者上、下牙检查上颚部、舌面、咽部(2分)	8	
		用压舌板撑开颊部,嘱患者咬合上、下牙齿,以弯血管钳夹取棉球,先擦洗对侧颊部,再依次擦洗上下牙外侧面(自白齿至门齿);张口,擦洗上下牙内侧面、咬合面(10分)	10	
		同样顺序擦洗近侧(10分)	10	
		夹取棉球依次擦洗上颚(2分)、舌面(2分)、舌下(2分)	6	
		擦洗完毕,协助患者漱口(1分),用手电筒检查口腔有无棉球遗留(1分),清点棉球数目(2分)	4	
		有溃疡者涂外用药(1分),擦洗口唇,口唇干裂,涂石蜡油(1分),撤去弯盘及治疗巾(1分)	3	
		操作后核对患者信息(1分),协助患者取舒适卧位,整理床单元(1分),洗手(1分),记录时间(1分),礼貌告退(1分)	5	

项目	总分	操作标准	分值	扣分
告知	5	告知患者在操作中的配合的事项(3分)	3	
		告知患者正确的漱口方式(1分),避免呛咳或者误吸(1分)	2	
整体评价	25	正确使用镊子、弯血管钳、压舌板(3分)	3	
		判断准确(3分),措施恰当(3分),选择漱口液符合患者病情(1分)	7	
		爱伤观念强(2分),操作符合程序(3分),手法准确熟练动作轻稳(3分)	8	
		棉球湿度适宜(2分),棉球无遗留(1分)	3	
		沟通有效(2分),指导正确(2分)	4	
时间:7min 完成(自核用物推至患者床头开始计时至洗手记录结束),每超时 30s 扣 1 分。				
操作用时:				

第八节　中心供氧鼻塞氧气吸入操作评分标准

科室:　　　姓名:　　　成绩:　　　考核者:　　　　日期:　　年　　月　　日

项目	总分	操作标准	分值	扣分
准备工作	6	护士:着装规范、整洁(1分),洗手、戴口罩(1分)	2	
		用物:氧气装置一套(流量表、湿化瓶),一次性吸氧鼻导管或一次性鼻塞,小药杯(内盛凉开水)、弯盘、胶布、棉签,安全别针,用氧记录单,笔,必要时备玻璃接管,根据不同用氧方法增加鼻塞、漏斗、面罩、氧气枕等	4	
评估	4	患者:理解目的,愿意合作,有安全感(1分),体位舒适,情绪稳定(1分)	2	
		环境:整洁、安静、安全	2	
实施	80	携用物至病人床前,核对床号及姓名(3分),做好解释工作(2分)	5	
		检查周围环境(1分),无易燃物品(2分),无安全隐患(2分)	5	
		将流量表及湿化瓶安装在设备带氧气装置上(2分),检查氧气装置有无漏气(3分)	5	
		用湿棉签清洁鼻孔(3分),准备 1~2 条胶布(2分)	5	
		评估病人缺氧程度(4分),打开氧气表开关(3分),调节氧气流量至所需流量(3分)	10	
		连接一次性吸氧鼻导管至或鼻塞(3分),用凉开水湿润鼻导管或鼻塞(3分),检查氧气流量通畅(4分)	10	
		测量鼻导管插入鼻腔长度(长度为鼻尖到耳垂的 1／3~2／3)	5	
		自一侧鼻孔轻轻入鼻导管至鼻咽部或将鼻塞塞入鼻前庭(3分),妥善固定(2分)	5	
		记录用氧时间、流量	5	
		安置病人,取舒适卧位	5	

项目	总分	操作标准	分值	扣分
实施	80	停止用氧时,先取下鼻导管(1分),擦净鼻部(2分),再关流量表(2分)	5	
		将流量表调至"0"(3分),一手持表,另一手将氧气出口座外环向下压取下(2分)	5	
		整理用物,洗手(3分),记录终止时间(2分)	5	
		交待注意事项(3分),表达谢意(2分)	5	
评价	10	严格遵守操作规程(2分),注意用氧安全(2分)	4	
		操作熟练(2分)、安装正确、氧气装置无漏气(2分)	4	
		与患者进行有效沟通(1分),解释到位(1分)	2	
时间:6min完成(从安装氧气装置开始,到取下氧气流量表止)。				
操作用时:				

第九节 雾化吸入操作评分标准

科室: 姓名: 成绩: 考核者: 日期: 年 月 日

项目	总分	操作标准	分值	扣分
准备	10	护士着装规范、整洁(1分),洗手(2分)、戴口罩(2分)	5	
		用物:治疗车上置压缩雾化吸入器装置(2分),按医嘱备药(1分),弯盘、纱布、治疗巾、医用棉签、水杯(1分)、电源插座(1分)	5	
评估	5	询问、了解患者的身体状况,向患者解释雾化吸入的目的,取得患者合作(3分)	3	
		环境清洁、安静(2分)	2	
实施	70	检查各部件连接是否紧密(6分)	6	
		核对患者(3分),正确配置药液、做好准备(7分)	10	
		携物品至患者床旁,协助患者取合适体位、如坐位或卧位(6分)	6	
		连接电源(2分),打开雾化开关(1分),用面罩罩住患者口鼻(3分)	6	
		掌握正确的雾化吸入方法和时间(15-20min)(8分)	8	
		操作过程中检查雾化机使用状况,药液出雾状况(6分)	6	
		吸入完毕,先关雾化开关(3分),再关电源开关(3分)	6	
		整理床单元(5分),协助患者清洁面部,以防湿疹出现(3分),放置舒适体位(4分)	12	
		擦拭雾化仪器(6分),整理管道(4分)	10	
评价	15	指导患者掌握雾化吸入方法(2分)	2	
		爱伤观念,关心患者(2分),态度和蔼、待人有礼貌(1分)	3	
		指导拍背(3分),告知患者如有不适时及时通知医护人员、加强巡回(2分)	5	
		操作轻(1分)、稳(1分)、准(1分)、程序正确、操作熟练(2分)	5	
时间:10~15min完成,超30s扣1分。				
操作用时:				

第十节 经鼻/口腔吸痰法操作评分标准

科室：   姓名：   成绩：   考核者：   日期：   年   月   日

项目	总分	操作标准	分值	扣分
评估与解释	10	1.了解患者意识状态(2分)、生命体征(1分)	3	
		2.了解患者分泌物的量(1分)、黏稠度(1分)、部位(1分)	3	
		3.向病人/家属解释(2分),以取得合作(2分)	4	
准备	10	1.操作者准备:衣帽整洁(1分),洗手、戴口罩(1分)	2	
		2.用物准备:负压吸引器一套(2分),电插盘(2分),治疗盘内置治疗碗、无菌吸痰管、无菌生理盐水、纱布、无菌手套、手电筒、污物桶(2分),必要时备压舌板、舌钳、开口器(2分)	8	
操作步骤	75	1.备齐用物至病人床前,核对床号(2分)及姓名(2分)	4	
		2.准备电动吸引器,接通电源(口述 220V)(2分),打开开关(2分),检查吸引器性能(3分),调节合适的负压(3分)	10	
		3.协助患者取合适体位(2分),头转向操作者一侧(2分)	4	
		4.检查患者口腔(2分),有义齿者取下活动义齿(1分)(口述)	3	
		5.戴手套(2分),连接吸痰管(2分),试吸生理盐水(2分),润滑并检查吸痰管是否通畅(2分)及吸力((0.04~0.053MPa)大小(2分))	10	
		6.将吸痰管插入患者鼻腔,吸净痰液	4	
		7.更换鼻导管(3分),嘱清醒患者张口,昏迷者可使用压舌板等,将吸痰管插入患者口腔、咽喉,轻轻左右旋转上提,吸净痰液(3分),每次吸痰时间不超过15s,如痰未吸尽,休息 3~5min 再吸(口述)(4分)	10	
		8.间断吸取生理盐水冲洗导管	5	
		9.吸痰毕,将吸痰管分离(2分),用手上的手套包裹,丢入污物桶(3分)	5	
		10.擦净病人口、鼻、面颊(4分),观察口、鼻腔黏膜有无损伤(3分),协助病人取舒适卧位(3分)	10	
		11.关闭负压吸引器开关(1分),撤电源(1分)。	2	
		12.对清醒患者做好指导	2	
		13.整理用物(2分),洗手(2分),做好记录(口述)(2分)	6	
整体评价	5	1.操作规范、安全、有效、熟练,动作轻柔,患者/家属对服务满意	3	
		2.无菌观念强	2	
时间:6min(评估开始计时——患者取舒适卧位结束)。				
操作用时:				

第十一节 胃肠减压技术评分标准

科室： 姓名： 成绩： 考核者： 日期： 年 月 日

项目	总分	操作标准	分值	扣分
操作前	10	1.仪表端庄、服装整洁(1分)、洗手(1分)	2	
		2.操作前评估:病人病情、意识状态、鼻腔情况(1分),做好解释工作,询问大小便(1分),评估周围环境(1分)	3	
		3.准备用物并检查用物:治疗碗、压舌板、胃管、镊子、注射器(50ml)、纱布、液体石蜡、棉签、胶布、别针、橡胶圈(或夹子)、弯盘、听诊器、温开水、胃肠减压装置、手套	5	
操作中	80	1.核对医嘱单(1分)与执行单(1分)	2	
		2.安全与舒适:核对床号(3分),姓名(3分),向病人解释(3分),协助病人取舒适体位半坐或半卧位(3分)	12	
		3.颌下铺巾(1分),放弯盘(1分),清洁鼻腔(3分)	5	
		4.检查胃管是否通畅	3	
		5.测量插管长度(病人发际至剑突),约45~55cm,必要时标记	5	
		6.石蜡油润滑胃管前端(6分),告之配合方法(3分),将胃管沿一侧鼻孔轻轻插入,到咽喉部(插入14~15cm)时,嘱病人做吞咽动作,随后迅速将胃管插入(6分)	15	
		7.证实胃管在胃内:可选用以下一种方法①胃管末端接注射器抽吸,有胃液抽出(4分),②置听诊器于胃部,用注射器从胃管注10ml空气,听到气过水声(3分),③将胃管末端置于液体中,无气泡逸出(3分)	10	
		8.固定胃管牢固(3分)、美观(2分)	5	
		9.连接胃管与胃肠减压装置	5	
		10.妥善固定胃管与胃肠减压装置(4分),并分别标注时间(4分)	8	
		11.交代注意事项(4分),整理床单位(3分),协助病人取舒适体位(3分)	10	
操作后	5	整理用物(2分),分类处置(2分),洗手,记录(1分)	5	
综合评价	5	符合礼仪标准(1分),自我介绍清楚(1分),体贴爱护患者(1分),语言恰当亲切,护患沟通自然(1分),动作轻柔优美,操作正规、熟练(1分)	5	
时间:10min(超1min扣2分)。				
操作用时:				

第十二节　患者约束法操作评分标准

科室：　　　姓名：　　　成绩：　　　考核者：　　　日期：　　年　　月　　日

项目	总分	操作标准	分值	扣分
操作前	10	1.护士准备:衣帽整洁(2分)、洗手、戴口罩(3分)	5	
		2.用物准备:①全身约束法:凡能包裹患者全身的物品皆可使用,如大毛巾、毛毯、大单等(3分);②肢体、肩部约束法:保护带或纱布棉垫与绷带(2分)	5	
操作中	70	1.评估患者病情(1分),意识状态(1分),肢体活动度(1分),约束部位皮肤色泽、温度(1分)及完整性等(1分)	5	
		2.评估需要使用保护具的种类和时间(1分),向患者和家属解释约束的必要性,保护具作用及使用方法(2分),取得配合(2分)	5	
		3.携用物至患者床旁,核对患者	5	
		4.肢体约束法:暴露患者腕部或者踝部(3分),用棉垫包裹腕部或踝部(3分),将保护带打成双套结套在棉垫外,稍拉紧,使之不松脱(3分),将保护带系于两侧床椽(3分),为患者盖好被,整理床单位及用物(3分)	15	
		5.肩部约束法:暴露患者双肩(4分),将患者双侧腋下垫棉垫(4分),将保护带置于患者双肩下,双侧分别穿过患者腋下(4分),在背部交叉后分别固定于床头(4分),为患者盖好被,整理床单位及用物(4分)	20	
		6.全身约束法:多用于患儿的约束,具体方法:将大单折成自患儿肩部至踝部的长度,将患儿放于中间(6分),用靠近护士一侧的大单紧紧包裹同侧患儿的手足至对侧,自患儿腋窝下掖于身下(6分),再将大单的另一侧包裹手臂及身体后,紧掖于靠护士一侧身下(6分),如患儿过分活动,可用绷带系好(2分)	20	
操作后	5	记录约束带使用的时间及观察情况(3分),洗手(2分)	5	
指导患者	15	1.告知患者及家属实施约束的目的、方法、持续时间,使患者和家属理解使用保护具的重要性、安全性(3分),征得同意方可使用(2分)	5	
		2.告知患者和家属实施约束中,护士将随时观察约束局部皮肤有无损伤、皮肤颜色、温度、约束肢体末梢循环状况(3分),定时松解(2分)	5	
		3.指导患者和家属在约束期间保证肢体处于功能位,保持适当的活动度	5	

第十三节　导尿术操作评分标准

科室：　　　姓名：　　　成绩：　　　考核者：　　　日期：　　年　　月　　日

项目	总分	操作标准	分值	扣分
操作前	10	1.护士准备:着装整洁,符合要求(2分)	2	
		2.操作准备:治疗盘:一次性无菌导尿包(治疗碗2个、镊子3个、0.5%活力碘棉球2袋、石蜡油棉球1袋、手套2双、氟莱氏导尿管1根、洞巾1块、无菌标本瓶、弯盘、止血钳1把、小药杯1个)(3分)、一次性治疗巾(1分)、弯盘(1分)、浴巾(1分)、治疗卡(1分)、治疗车(1分)。必要时:备屏风、便盆及便盆巾	8	

项目	总分	操作标准	分值	扣分
操作中	80	1.核对医嘱,口述经两人核对无误(2分)	2	
		2.核对床号、姓名、住院号。三核对:病人(1分)、床头卡(1分)、腕带(1分)。评估病人身体状况、需要及意识状态(1分),解释导尿的目的并取得配合(1分),嘱病人自行清洗外阴或协助病人清洗外阴(1分)	6	
		3.洗手(按七步洗手法)(2分)、戴口罩(2分),检查无菌导尿包是否在有效期内、有无漏气、破口(2分)	6	
		4.根据医嘱,备齐用物至病人床旁(2分),再次三核对:病人(1分)、床头卡(1分)、腕带(1分),根据季节关门窗,大房间用屏风遮挡(1分)。然后将治疗盘放在床旁桌上,移床旁椅至操作同侧的床尾(1分),将便器放于椅子上,打开便盆巾(1分)	8	
		5.再次向病人说明以取得合作,松开床尾盖被(2分)	2	
		6.协助病人脱对侧裤腿盖在近侧腿上,盖上浴巾,将盖被斜盖在对侧腿上(2分)	2	
		7.嘱病人仰卧屈膝,双腿外展,露出外阴(2分)	2	
		8.将一次性治疗巾垫于臀下,放弯盘于会阴处(2分)	2	
		9.再次检查无菌导尿包(2分),打开无菌导尿包外层,将第一个治疗碗(内有0.5%活力碘棉球1袋、手套1双、镊子1把)置于两腿之间(2分)	4	
		10.将活力碘棉球倒入碗内,左手戴手套(1分)。右手用镊子取棉球擦洗阴阜(1分)、对侧大阴唇(1分)、近侧大阴唇(1分)、对侧大小阴唇之间(1分)、近侧大小阴唇之间(1分)	6	
		11.左手拇、食指分开小阴唇(1分),擦洗对侧小阴唇(1分)、近侧小阴唇(1分)、尿道口至肛门(1分)。污棉球放在弯盘内(1分)	5	
		12.脱手套放入弯盘内与治疗碗一并移至床尾(2分)	2	
		13.将治疗盘放于两腿之间(2分),按无菌操作技术打开无菌导尿包(2分)	4	
		14.戴无菌手套(2分),铺好洞巾(2分),置弯盘于会阴部(1分)	5	
		15.打开石蜡油棉球袋,润滑导尿管前端(2分)	2	
		16.将0.5%活力碘棉球置于小药杯内(1分),按操作顺序摆放用物(1分)	2	
		17.左手拇、食指分开小阴唇(1分),右手用镊子取棉球分别消毒尿道口(1分)、对侧小阴唇(1分)、近侧小阴唇(1分)、尿道口(1分)	5	
		18.取无菌干棉球塞于阴道口,嘱病人放松,做深呼吸(1分)	1	
		19.移近治疗碗,右手用止血钳持导尿管对准尿道口轻轻插入尿道4~6cm(2分),见尿液流出后再插入1~2cm(2分)。松开固定小阴唇的手,固定导尿管将前段,尿液引入弯盘内(2分),用无菌标本瓶留取中段尿5ml,盖好瓶盖,放置合适处(2分)。继续放尿。当弯盘内盛2/3满尿液。用止血钳夹住导尿管尾端,将尿液倒入便盆内。打开止血钳继续放尿(2分)	10	
		20.导尿毕,轻轻拔除尿管(2分),用纱布擦净外阴(2分)	4	
操作后	6	1.脱手套,撤去用物置于治疗车下层(1分)	1	
		2.协助病人穿好裤子,整理床单位。还原床旁椅(1分)	1	
		3.询问病人需要,酌情开窗通风,撤去屏风(1分)	1	
		4.处理用物。洗手,取口罩(1分)。记录尿量、颜色(1分)。标本及时送检(1分)	3	

项目	总分	操作标准	分值	扣分
注意事项	4	1.严格执行查对制度和无菌操作技术原则(1分)	1	
		2.在操作过程中注意保护患者隐私,并采取适当的措施防止患者着凉(1分)	1	
		3. 若膀胱高度膨胀或病人极度衰弱,第一次排放尿液不宜过快且不应超过1000ml,以免发生虚脱或血尿(1分)	1	
		4.老年女性尿道口回缩,插管时应仔细观察、辨认,避免误入阴道。如误入阴道,应另换无菌导尿管重新插管(1分)	1	

时间:12min 内。

操作用时:

第十四节　皮内注射技术操作考核评分标准

科室:　　　姓名:　　　成绩:　　　考核者:　　　日期:　　年　　月　　日

项目	总分	操作标准	分值	扣分
操作前	15	1.衣帽整齐、规范洗手、戴口罩(2分)	2	
		2.用物:治疗车、清洁治疗盘、无菌治疗巾、注射器、针头、棉签,皮肤消毒液、手消毒液、注射卡、弯盘、利器盒;按医嘱备药;根据需要准备急救物品(3分)	3	
		3.铺治疗盘(2分)	2	
		4.查对药物的有效期、名称、浓度、剂量、用法(3分)	3	
		5.消毒药瓶、抽吸药液、排净空气、套上安瓿或药瓶后置于治疗巾内(做药物过敏试验者,按要求配置皮试液)(3分)	3	
		6.将用物按使用顺序置于治疗车上(2分)	2	
操作中	70	1.将用物推至患者床旁,核对床号、姓名;询问有无药物过敏史;向患者说明操作的目的等	5	
		2.协助患者取合适体位,评估注射局部情况,选择合适准确的注射部位	5	
		3.进行手消毒,常规消毒注射部位皮肤	3	
		4.取出注射器,再次查对,排尽空气	2	
		5.左手绷紧前臂内侧皮肤,右手持注射器,针尖斜面向上与皮肤成 5°角刺入皮内,待针头斜面完全进入皮内后,放平注射器	20	
		6.用左手拇指固定针栓,右手轻轻推注药液 0.1ml,使局部隆起呈一半球状皮丘,拔出针头	20	
		7.再次核对,做药物过敏试验者记录时间	5	
		8.协助患者取舒适体位,整理床单位,向患者交待注意事项;并致谢	10	
操作后	5	1.清理用物,规范洗手(2分)	2	
		2.做药物过敏试验者,20min 判断结果,并记录(3分)	3	

项目	总分	操作标准	分值	扣分
评价	10	1.严格执行查对制度,操作熟练,符合规范要求,操作流程7min(2分)	2	
		2.无菌观念强、无污染(2分)	2	
		3.注射部位及选择方法正确(2分)	2	
		4.关心患者,爱伤观念强(2分)	2	
		5.如做过敏试验者,根据不同药物按规定时间判断试验结果,必要时由两人观察,进一步确定(2分)	2	

第十五节　皮下注射的操作评分标准

科室:　　　姓名:　　　成绩:　　　考核者:　　　日期:　　年　　月　　日

项目	总分	操作标准	分值	扣分
操作前	26	1.着装整洁,符合要求(2分)	2	
		2.双人核对医嘱(2分)	2	
		3.护士洗手,进病房,确认患者,解释操作的目的及意义(4分)	4	
		4.评估患者病情、身体状况、过敏史及用药史(2分)	2	
		5.评估注射部位皮肤情况(2分)	2	
		6.所用药物可能产生的疗效与不良反应(2分)	2	
		7.患者对药物的认识及合作程度(2分)	2	
		8.环境整洁、安静、光线适宜、安全(2分)	2	
		9.护士:洗手、戴口罩(2分)	2	
		10.用物:检查备齐用物,放置合理(2分)	2	
		11.药物:按医嘱规范备好药物放于治疗盘(2分)	2	
		12.患者:卧位舒适、配合操作(2分)	2	
操作中	52	1.携用物至患者床前(2分)	2	
		2.核对、解释(4分)	4	
		3.病人取舒适体位,规范选择注射部位,保护隐私、保暖(8分)	8	
		4..按常规消毒皮肤,范围及方法正确(4分)	4	
		5.再次核对,排气(4分)	4	
		6.一手绷紧局部皮肤,另一手持注射器,食指固定针栓,针头斜面向上与皮肤成30°~40°角,快速刺入针头的2/3或1/2(10分)	10	

项目	总分	操作标准	分值	扣分
操作中	52	7.固定针栓,抽吸活塞,无回血即推药(10分)	10	
		8.注射完毕,快速拔出针头,以干棉签轻压针刺处(4分)	4	
		9.核对(2分)	2	
		10.协助患者取舒适的卧位,整理床单位(4分)	4	
操作后	14	1.正确指导患者/家属(4分)	4	
		2.用物、生活垃圾及医疗废弃物分类正确处置(4分)	4	
		3.流动水七步洗手法洗手(2分)	2	
		4.观察用药后反应并记录(4分)	4	
评价	8	1.符合无菌技术、标准预防、安全给药原则(2分)	2	
		2.操作规范、熟练、节力(2分)	2	
		3.体现人文关怀(2分)	2	
		4.患者/家属知晓告知事项,对服务满意(2分)	2	

第十六节　肌内注射法操作评分标准

科室：　　　姓名：　　　成绩：　　　考核者：　　　日期：　　年　　月　　日

项目	总分	操作标准	分值	扣分
操作前	20	1.仪表端庄,着装整洁(2分)	2	
		2.核对医嘱、治疗单(卡)(2分)	2	
		3.评估患者病情、意识状态、自理能力及合作程度(2分)	2	
		4.了解过敏史、用药史(2分)	2	
		5.评估注射部位的皮肤和肌肉组织状态(2分)	2	
		6.了解用药效果及不良反应(2分)	2	
		7.洗手,戴口罩(2分)	2	
		8.用物准备:手消毒液(0.5分),治疗盘(棉签,药液,皮肤消毒剂,砂轮)(2分),2~5ml 一次性注射器 2~5ml 一次性注射器(0.5分),治疗单(卡)(0.5分),笔(0.5分),表(0.5分),利器盒(0.5分),盛污容器(0.5分),必要时备清洁方纱折断安瓿用(0.5分)	6	
操作中	58	1.整理治疗盘,备好操作用品(2分)	2	
		2.核对: ①注射单(卡):床号、姓名、药名、浓度、剂量、用法、时间(2分) ②药品:药名、剂量、生产批号、有效期、对光检查药液是否浑浊、沉淀或有絮状物,瓶身有无裂痕(2分) ③一次性注射器:名称、生产日期、有效期、包装完整性(2分)	6	

项目	总分	操作标准	分值	扣分
操作中	58	3.吸药: ①将安瓿尖端药液弹下,安瓿锯痕,用清洁方纱包裹折断/消毒后折断(2分) ②取一次性注射器及针头,并衔接紧密(2分) ③用正确方法吸药,排尽空气(2分) ④将抽吸好的药液套上安瓿,置于无菌盘内(2分)	8	
		4.携用物至患者床旁,核对患者,为患者进行遮挡(2分)	2	
		5.选择注射部位(臀大肌、臀中肌、臀小肌、股外侧肌、上臂三角肌)并能正确叙述一种定位方法(4分)	4	
		6. 协助患者取合适体位,使注射部位肌肉放松(2分)	2	
		7.常规消毒皮肤,范围直径大于5cm(2分)	2	
		8.注射前查对,确认无误,并排尽注射器内空气(2分)	2	
		9.进针:指导患者放松,左手拇指、食指绷紧皮肤,小指与无名指处夹紧一干无菌棉签(4分);右手持针以中指固定针栓,将针头迅速垂直刺入肌内2.5~3cm(针梗的2/3,消瘦者或小儿酌减(4分)	8	
		10.注药:松开左手,抽动活塞,右手固定针栓,无回血时(6分),缓慢注入药物(2分)	8	
		11.拔针:注射毕左手用干无菌棉签按压针眼处(3分),右手快速拔针(3分),再按压进针点至不出血(2分)	8	
		12.注射后查对,确认无误(2分)	2	
		13.询问患者对操作的感受,了解患者的满意度(2分)	2	
		14.协助患者取舒适体位,整理床单位,致谢(2分)	2	
操作后	4	1.洗手、记录(2分)	2	
		2.垃圾分类处理、整理用物(2分)	2	
整体评价	8	1.按消毒技术规范要求分类整理使用后物品(2分)	2	
		2.正确指导患者: 3.①告知患者注射时勿紧张,肌肉放松,使药液顺利进入肌组织,利于药的吸收(1分);②告知患者所注射的药物及注意事项(1分)	2	
		4.言语通俗易懂,态度和蔼,沟通有效(2分)	2	
		5.全过程动作熟练、规范,符合操作原则(2分)	2	
注意事项	10	1.目的:需迅速发挥药效或不能经口服用药的药物(1分);不宜或不能做静脉注射的药物,又要求比皮下注射更迅速发生药效(1分);注射刺激较强或药量较大的药物(1分)	3	
		2.遵医嘱及药品说明书使用药品(1分)	1	
		3.观察注射后疗效和不良反应(1分)	1	
		4.切勿将针头全部刺人,以防针梗从根部折断(1分)	1	
		5.2 岁以下婴儿不宜选用臀大肌注射,最好选择臀中肌和臀小肌注射(2分)	2	
		6.出现局部硬结,可采用热敷、理疗等方法(1分)	1	
		7.长期注射者,有计划地更换注射部位,并选择细长针头(1分)	1	

第十七节　静脉注射法操作考核标准

科室：　　姓名：　　成绩：　　考核者：　　日期：　　年　　月　　日

项目	总分	操作标准	分值	扣分
护士准备	2	仪表端庄、服装整洁,洗手,戴口罩(2分)	2	
评估	10	患者评估:1.病人病情、治疗情况、用药史、药物过敏史,所用药物的药理作用(3分);2.病人的意识状态、肢体活动能力,对给药计划的了解、认识程度及合作程度(3分);3.病人穿刺部位的皮肤状况、静脉充盈度及管壁弹性(3分)	9	
		环境评估:整洁、安静、安全、符合操作要求(1分)	1	
用物准备	4	基础治疗盘、小垫枕、止血带、无菌手套、注射卡、一次性注射器、经查对正确的药液、一次性治疗巾等(少1件物品扣1分,扣完为止)	4	
操作前	5	用物放置合理(1分),核对医嘱,检查药名、药质及有效期及注射器(1分),无菌操作抽吸药液,放入无菌治疗巾内(1分)	3	
		核对并向病人及家属解释静脉注射的目的和配合方法(2分)	2	
操作中	60	洗手,戴口罩(1分),备齐用物至患者床前,礼貌问候(入病房时先敲门再进入,并随手关门)(1分)	2	
		再次核对床号、姓名(1分)及腕带(1分)	2	
		取舒适体位(1分),选择血管(征求患者的意见)(1分)	2	
		再次核对药液(1分)	1	
		在被穿刺肢体下垫枕铺治疗巾(1分),在穿刺点上方6cm处扎止血带(2分),嘱握拳(1分)	4	
		撕取棉签正确(1分),蘸消毒液适宜,无污染、无倒置(1分),及时盖瓶盖(1分)	3	
		常规消毒皮肤2遍(1分),方法正确(2分),范围直径大于5cm(1分),再次核对药液、姓名及腕带(1分)	5	
		再次核对药物并排尽空气(2分),无污染(1分)	3	
		轻稳进针:左手拇指绷紧静脉下端皮肤(2分),右手持注射器(1分),食指固定针栓(1分),针头斜面向上与皮肤呈约20°角(2分),自静脉上方或侧方刺入皮下(2分),再沿静脉方向潜行刺入静脉(2分)	10	
		穿刺一次成功(10分)	10	
		查回血注药:见回血后,视情况再顺静脉进针少许(3分),松开止血带(2分)	5	
		固定针头(如为头皮针,用胶布固定)(2分),缓慢推药(1分)	3	
		注意观察病人的反应和局部(3分)	3	
		拔针按压:注射毕,以干棉签轻压针刺处,迅速拔针(2分),并按压穿刺点片刻(2分)	4	
		了解患者感受,整理病人衣物,整理床单位(2分),协助病人取舒适体位(1分)	3	

项目	总分	操作标准	分值	扣分
操作后	9	洗手、摘口罩(1分),再次核对(2分)	3	
		交代须知,礼貌告退(3分)	3	
		清理用物,用物按消毒、隔离原则处理(2分),洗手、记录(1分)	3	
整体评价	10	受伤观念强(2分),沟通有效(2分),操作者言行、举止规范(1分)	5	
		认真执行查对制度(3分),操作过程熟练,动作轻巧、规范(2分)	5	
时间:5min 完成(携用物至病人床旁至整理床单元),每超过 30s 扣 1 分。 备注:静脉穿刺失败结束操作。				
操作用时:				

第十八节　静脉采血操作考核标准

科室:　　　姓名:　　　成绩:　　　考核者:　　　日期:　　年　　月　　日

项目	总分	操作标准	分值	扣分
护士准备	2	着装规范、整洁(1分),洗手、戴口罩(1分)	2	
评估	4	评估患者情况(2分)	2	
		评估环境清洁、整洁(1分)、无干扰(1分)	2	
用物准备	8	常规标本用物准备 基础治疗盘内:一次性注射器、止血带(1分)、按检验目的选择标本容器(容器外贴标签,并核对,检查容器有无裂缝)(1分)、检验单(1分),核对医嘱,检验单,采血容器(1分)	4	
		真空采血法用物准备 基础治疗盘内:止血带、一次性注射器(1分)、一次性真空采血针、负压试管(1分)、胶布、检验单(1分)、核对医嘱,检验单,采血容器(1分)	4	
操作前	15	步履轻盈(1分),携用物至床旁(2分),评估环境、无干扰(2分)	5	
		查对床号(2分)、姓名(2分),说明目的(2分)、做好解释(2分)、询问需要(2分)	10	
操作中	60	嘱患者取舒适体位(2分),选择合适的静脉(2分),在穿刺点上方约6cm处扎止血带(2分),常规消毒皮肤(2分),嘱患者握拳(2分)	10	
		静脉穿刺(3分),采取所需的血量(3分),松止血带(3分),嘱患者松拳(1分),拔针(2分),用无菌干棉球按压穿刺点及上方(3分)	15	
		用注射器采血,取下针头,将血液沿管壁注入试管(10分);真空采血:见回血后胶布固定针翼(3分),尾端针头带橡胶帽刺入负压试管帽(4分),待试管内血流至所需刻度,反折采血针尾端从试管内拔出针头(3分)	20	
		培养标本,应消毒容器塞后(2分),注射器针头刺入瓶盖(4分),将血液注入容器(5分),轻摇混匀(2分),抗凝标本轻轻摇匀(2分)	15	

项目	总分	操作标准	分值	扣分
操作后	5	整理床单位(1分),正确处理用物(1分)	2	
		核对,送检(1分)	1	
		洗手,记录(2分)	2	
整体评价	6	受伤观念强(1分),沟通有效(0.5分),操作者言行、举止规范(0.5分)	2	
		操作前、中、后均认真执行查对制度(1分),操作过程熟练,动作轻巧,规范(1分)	2	
		物品放置合理(1分),省时、省力(1分)	2	
时间:3min 完成(从选择静脉开始至整理完用物),每超过30s扣1分。 备注:静脉穿刺失败结束操作。				
操作用时:				

第十九节 密闭式静脉输液操作考核标准

科室:　　　姓名:　　　成绩:　　　考核者:　　　日期:　　年　　月　　日

项目	总分	操作标准	分值	扣分
护士准备	2	着装规范,仪表端庄,举止得体,符合要求(2分)	2	
评估	5	患者评估:评估患者全身情况(1分)、局部皮肤(1分)、血管情况(1分)及合作程度(1分)	4	
		环境评估:整洁、安静、安全,符合操作要求(1分)	1	
用物准备	4	基础治疗盘、一次性输液器、止血带、治疗巾、药液、输液卡、笔、盛止血带小桶、医疗垃圾桶、生活垃圾桶、锐器盒、洗手液(少1件物品扣1分,扣完为止)	4	
操作前	6	用物放置合理(1分);核对医嘱、输液卡、药液(有效期、瓶盖、瓶体、溶液)(1分)	2	
		查对床号、姓名(请患者自报姓名,但在操作中可以使用合理的称呼)及腕带(2分);自我介绍(0.5分),患者需求(0.5分),解释操作目的及配合方法(注意礼貌用语,有目光交流,讲解药物名称,主要药理作用等)(1分)	4	
操作中	65	洗手,戴口罩(1分),备齐用物至患者床前,礼貌问候(入病房时先敲门再进入,并随手关门)(1分)	2	
		再次核对床号、姓名及腕带(2分)	2	
		取舒适体位(0.5分),选择血管(征求患者的意见)(1分),备输液贴(0.5分)	2	
		再次核对药液(1分)	1	
		撕取棉签正确,无污染(1分)	1	
		蘸消毒液适宜,无污染、无倒置(1分),及时盖瓶盖(1分)	2	
		消毒瓶塞至瓶颈2遍(1分),方法正确,无污染(1分),未跨越无菌区(2分)	4	
		检查输液器包装及有效期(1分),正确取出输液器(1分),将针头插入瓶塞至根部,无污染(1分),挂瓶于输液架上(1分)	4	

项目	总分	操作标准	分值	扣分
操作中	65	一次排气成功(第一次排气勿去针套及排出液体)(2分),关闭调节器(1分),针头放置妥当(1分)	4	
		铺治疗巾,在穿刺点上方5~8cm处扎止血带(1分),嘱握拳,扎止血带时告知患者会有不适感(1分)	2	
		撕取棉签正确(1分),蘸消毒液适宜,无污染、无倒置(1分),及时盖瓶盖(1分)	3	
		消毒皮肤2遍(1分),方法正确(2分),范围直径大于5cm(1分),再次查对药液、姓名及腕带(1分)	5	
		去除针套,调整针头斜面向上,无污染(1分),再次排气(1分)	2	
		告知患者穿刺会有不适感(2分),取得配合(2分),左手绷紧皮肤(2分),右手持针柄(2分),以消毒范围的中心为穿刺点,与皮肤呈15°~30°进针(2分)	10	
		穿刺一次成功(10分)	10	
		告知患者穿刺成功(1分),嘱患者松拳(1分),松止血带(1分),打开调节器(1分)	4	
		妥善固定(3分)	3	
		根据年龄、病情、药物性质调节滴数(1分),告知患者输液滴速(1分)	2	
		穿刺处盖治疗巾,了解患者感受,协助患者取舒适卧位(1分),整理床单元(1分)	2	
操作后	9	洗手、摘口罩(1分),再次核对(1分),在输液卡上记录时间、滴数、签全名(1分),挂输液卡于输液架(1分)	4	
		交代须知(2分),礼貌告退(1分)	3	
		正确处理用物(1分),洗手(1分)	2	
整体评价	9	操作熟练、规范,操作前、中、后均认真执行查对制度(1分),无菌观念强(1分)	2	
		物品放置合理(1分),省时、省力(1分)	2	
		受伤观念强(3分),沟通有效,体现人文关怀(2分)	5	

时间:5min完成(携用物至病人床旁至整理床单元),每超过30s扣1分。
备注:静脉穿刺失败结束操作。

操作用时:

第二十节 密闭式静脉输血技术操作评分标准

科室: 姓名: 成绩: 考核者: 日期: 年 月 日

项目	总分	操作标准	分值	扣分
取血	5	护士核对医嘱,持交叉配血报告单至输血科(血库)取血;取血与发血双方共同查对血液的有效期、质量及输血装置,患者姓名、病案号、床号、血型、储血袋号、交叉配血试验结果以及血液品种、血型和剂量等,确认准确无误后,双方共同签字后方可取回(少一项扣2分)	5	
护士准备	2	衣帽整齐、规范洗手、戴口罩(少一项扣1分)	2	

项目	总分	操作标准	分值	扣分
评估	2	患者评估:评估患者全身情况、局部皮肤、血管情况及合作程度(2分)	2	
用物准备	4	治疗车、清洁治疗盘、无菌棉签、一次性输血器、输液针头、皮肤消毒液、止血带、弯盘、输液贴、手消毒液、输液卡,必要时备夹板、绷带、利器盒;根据医嘱及配血单备血、无菌生理盐水注射液(少一种扣0.4分)	4	
操作前	12	核对医嘱,对血液进行三查八对:三查:查血液的质量、有效期、输血装置;八对:对患者的床号、姓名、住院号、贮血袋号、血型、交叉配血试验结果、血液品种、血型和剂量(未做不得分,少一项扣0.5分)	5	
		检查液体质量后按静脉输液法插入输血器(未查对液体质量不得分,少做一项扣1分)	2	
		将用物按使用顺序摆放于治疗车上,并符合要求(不符合要求各扣1分)	2	
		核对床号、姓名,向患者说明目的、方法;了解患者有无输血史及不良反应;必要时遵医嘱给予抗组胺或类固醇药物(未核对及告知各扣2分)	3	
操作中	50	将用物推至患者床旁,询问患者需求,协助患者取合适卧位(一项未做扣1分)	2	
		选择血管,穿刺部位下铺垫巾,评估穿刺部位皮肤及血管弹性,放止血带,手消毒或戴手套,准备输液贴(一项未做扣1分)	5	
		将贮血袋及生理盐水瓶倒挂于同一输液架上,输血前由双人再次核对,无误后方可输入(未做扣2分)	3	
		按密闭式静脉输液操作建立静脉通道,先输入少量生理盐水(一项不符合要求扣1分,穿刺不成功扣5分,退一针扣2分)	15	
		待液体滴入通畅后,再次核对配血单及血液,确定无误后轻轻将血液摇匀,打开贮血袋封口,常规消毒开口处塑料管,将输液器针头从生理盐水瓶上拔下,插入输血器的输血接口(一项不符合要求扣2分)	15	
		调节滴速,缓慢滴入,观察15min无反应后,再根据病情及年龄调节滴速(成人40~60滴/分,儿童酌减)(一项不符合要求扣1分)	10	
操作后	15	再次查对,填写输液巡视卡(未查对未填写各扣1分)	5	
		向患者或家属交待注意事项,协助患者取舒适卧位;整理床单位,将呼叫器放于患者可触及的位置(一项不符合要求扣1分)	5	
		整理用物,规范洗手,记录(未做扣1分)	5	
整体评价	10	严格无菌技术操作和查对制度(全程无污染)(2分)	2	
		输血一次成功(1分),无血液浪费(1分)	2	
		操作熟练,符合规范要求(2分)	2	
		关心患者,做到以病人为中心(2分)	2	
		滴速符合要求,输入通畅,局部无肿胀、渗漏(2分)	2	

时间:8min完成(携用物至病人床旁至整理床单元),每超过30s扣1分。

操作用时:

第二十一节　物理降温法操作评分标准

科室：　　姓名：　　成绩：　　考核者：　　日期：　年　月　日

项目	总分	操作标准	分值	扣分
护士准备	5	衣帽整洁(2分)、洗手(3分)	5	
评估	10	评估患者的身体状况(2分)；了解患者局部组织状态,皮肤情况(3分)	5	
		向清醒患者解释,取得配合(5分)	5	
用物准备	5	冰袋或冰囊、布套、冰块适量、脸盆、木槌、帆布袋(少一件扣1分)	5	
操作前	15	检查冰袋、冰囊有无破损(5分)	5	
		将冰块装入帆布袋(1分),用木槌敲碎成小块(2分),倒入脸盆后用水冲去棱角,以免损坏冰袋(2分)	5	
		装冰入袋1/2~2/3满并排气(2分),夹紧袋口(1分),擦干倒提检查无漏水(1分),然后套上布套(1分)	5	
操作中	30	携冰袋至床旁(2分),核对患者(3分)	5	
		将冰袋置于所需部位,高热降温时,冰袋置于前额、头顶部或体表大血管处如颈部、腋窝、腹股沟等(8分)。观察局部皮肤情况(4分),严格执行交接班制度(3分)	15	
		根据不同目的的掌握时间。用于治疗以不超过30min为宜;用于降温30min后需延长时间使用,中间应间隔30~60min,且需每2h更换冰袋一次,以防发生继发反应(5分)。随时观察效果与反应,一旦发现有局部皮肤发紫,麻木感,应立即停止使用冰袋,防止冻伤(5分)	10	
操作后	20	用毕,将袋内冰水倒空,倒挂晾干,存放阴凉处备用,布套洗净备用(5分)。整理好床单位,协助患者取舒适卧位(3分),了解患者的感受,询问感觉有无不适(2分)	10	
		记录患者用冰部位、时间、效果、反应等(4分)。降温后的体温记录在体温单上(3分)。测量体温时不宜测量腋下温度,以免影响测量的准确性(3分)	10	
指导患者	10	告知患者冰袋、冰囊降温的目的(2分)及有关注意事项(2分)、高热期间保证摄入足够的水分(1分)	5	
		告知患者在高热期间采取正确的通风散热方法,避免捂盖(3分)。告知患者在软组织扭伤、挫伤48h内禁忌使用热疗(2分)	5	
提问	5	目的及注意事项	5	

1.目的:降温,局部消肿,减轻充血和出血,限制炎症扩散,减轻疼痛。

2.注意事项:
(1)随时检查冰袋、冰囊、化学制冷袋有无破损漏水现象,布套潮湿后应当立即更换。冰融化后应当立即更换。
(2)观察患者皮肤状况,严格交接班制度,如患者发生局部皮肤苍白、青紫或者有麻木感时,应立即停止使用,防止冻伤发生。
(3)使用时间一般为10~30min或遵医嘱执行。
(4)冰袋压力不宜过大,以免影响血液循环。
(5)如用以降温,冰袋使用后30min需测体温,并做好记录。
(6)禁用部位为枕后、耳廓、心前区、腹部、阴囊及足底部位。

（一）冰枕、冰帽使用方法

项目	总分	操作标准	分值	扣分
护士准备	4	衣帽整洁(2分)、洗手(2分)	4	
评估	6	评估患者的身体状况(2分)；了解患者局部组织状态,皮肤情况(2分)	4	
		向清醒患者解释,取得配合(2分)	2	
用物准备	5	冰枕或冰囊帽、布套、冰块适量、脸盆、木槌、冰槽、不脱脂棉、肛表、凡士林油纱布,帆布袋(少一件扣1分)	5	
操作前	15	检查冰枕、冰帽有无破损(5分)	5	
		将冰块装入帆布袋,用木槌敲碎成小块(1分),倒入脸盆后用水冲去棱角(1分),装入冰帽或冰槽2/3满(1分),排净空气,夹紧帽口(1分),擦干倒提检查无漏水,然后套上布袋(1分)	5	
		装冰入袋1/2~2/3满并排气(2分),夹紧袋口(1分),擦干倒提检查无漏水(1分),然后套上布袋(1分)	5	
操作中	30	携冰袋至床旁(2分),核对患者(3分)	5	
		将棉球塞于外耳道(2分),油纱布遮盖双眼(2分),冰帽戴在患者头部(4分)。观察局部皮肤情况(2分),严格执行交接班制度(2分)。观察并询问患者有无局部麻木潮湿的感觉,及时给予调整(3分)	15	
		每30min测体温一次,保持肛温在33℃(5分)。若长时间使用,需每2h更换1次冰块,确保降温效果(5分)	10	
操作后	25	使用结束,撤去塞耳棉球、遮眼油纱布(7分)	7	
		将水倒净(3分),清洁后倒挂(2分),晾干后吹气(3分),系紧袋子备用(2分)	10	
		记录患者用冰部位(2分)、时间(2分)、效果(2分)、反应等(2分)	8	
指导患者	10	告知患者冰枕、冰帽降温的目的(2分)及有关注意事项(3分)	5	
		告知患者高热期间采取正确的通风散热方法(3分),避免捂盖(2分)	5	
提问	5	目的及注意事项	5	

1.目的:用于头部降温,防止脑水肿,并可降低脑细胞的代谢,减少其需氧量,提高脑细胞对缺氧的耐受性。

2.注意事项:
(1)注意随时观察冰枕、冰帽有无漏水,布套湿后应立即更换。冰融化后,应及时更换。
(2)如患者发生局部皮肤苍白、青紫或者有麻木感时,应立即停止使用,防止冻伤发生。
(3)如用以降温,冰帽使用后30min需测体温,并做好记录。如为防止脑水肿应对体温进行监测,体温维持在33℃,不能低于30℃。

(二)冷湿敷操作方法

项目	总分	操作标准	分值	扣分
护士准备	5	衣帽整洁(2分)、洗手(3分)	5	
评估	10	评估患者的身体状况(2分);了解患者局部组织状态,皮肤情况(3分)	5	
		向清醒患者解释,取得配合(5分)	5	
用物准备	5	脸盆(内放冰块和冷水)、小毛巾2块、弯盘、血管钳2把;小橡皮单及治疗巾各1块(少一件扣1分)	5	
操作前	5	核对医嘱(2分),备齐用物(3分)	5	
操作中	40	将用物携至床旁(4分),核对患者(6分)	10	
		暴露患部(2分),将治疗巾、橡皮单垫在患部下(3分)	5	
		将敷布浸于水中(3分),用血管钳夹住敷布的两端拧至不滴水为止,敷于患处(8分)。高热患者敷于前额,每3~5min更换一次敷布,持续时间15~20min(4分)	15	
		冷敷过程中,应观察局部皮肤情况及患者的反应(5分),观察有无敷布移动及脱落(5分)	10	
操作后	20	冷湿敷结束用纱布擦净局部(4分),整理床单位(3分)。协助患者取舒适卧位(3分)	10	
		记录冷湿敷部位(2分)、时间(1分)、效果(1分)及反应(1分)	5	
		分类处理用物,归还原处(3分),洗手(2分)	5	
指导患者	10	告知患者冷湿敷降温的目的(2分)及有关注意事项(3分)	5	
		告知患者在高热期间采取正确的通风散热方法,避免捂盖(3分)。告知患者在软组织扭伤、挫伤48h内禁忌使用热疗(2分)	5	
提问	5	目的及注意事项	5	

1、目的:降温、止血、止痛、消炎。

2、注意事项:
(1)冷敷前,局部应涂凡士林,保护皮肤。
(2)冷敷时注意观察局部皮肤的颜色及患者的主诉,以免发生冻伤。

(三)温水/乙醇擦浴法

项目	总分	操作标准	分值	扣分
护士准备	5	衣帽整洁(2分)、洗手(3分)	5	
评估	10	评估患者病情(3分)及身体状况(2分)	5	
		向患者解释,取得配合(5分)	5	

项目	总分	操作标准	分值	扣分
用物准备	5	①乙醇擦浴。治疗盘内放治疗碗(内盛 25%~35%乙醇 100~200ml,温度 27℃~37℃)、小毛巾 2 块、大毛巾、冰袋(套布套)、热水袋(套布套)、清洁衣裤、便器及屏风。②温水擦浴。脸盆内盛 32℃~34℃温水至 2/3 满,小毛巾 2 块、大毛巾、冰袋(套布套)、热水袋(套布套)、清洁衣裤、便器及屏风。(少一件扣 1 分)	5	
操作前	5	核对医嘱(2 分),备齐用物(3 分)	5	
操作中	55	将用物携至床旁(1 分),核对患者(1 分),用屏风遮挡(1 分),松开被(1 分),按需给予便器(1 分)	5	
		置冰袋于患者头部(2 分)、热水袋于患者足底部(3 分)	5	
		协助患者脱去近侧衣袖(1 分),松开腰带(1 分),露出一侧上肢(1 分),下垫大毛巾(1 分),将浸有乙醇的小毛巾拧干呈手套式缠在手上,以离心方向进行拍拭(4 分),2 块小毛巾交替使用(2 分)	10	
		拍拭顺序为自颈部侧面沿上臂外侧拍拭至手背,再自侧胸经腋窝沿上臂内侧经肘窝至手掌心(5 分)。擦拭毕,用大毛巾拭干皮肤(2 分)。同法拍拭对侧,每侧各拍拭 3min。(3 分)	10	
		嘱患者侧卧,露出背部,下垫大毛巾(3 分)。用同样的手法自颈下至背、臀部拍拭(4 分)。再用大毛巾拭干,更换上衣(3 分)	10	
		协助患者脱去一侧裤子(1 分),露出一侧下肢(1 分),下垫大毛巾(1 分)。拍拭顺序为自髂前上棘沿大腿外侧拍拭至足背(3 分);自腹股沟沿大腿内侧拍拭至内踝(3 分);自腰经大腿后侧,再经腘窝至足跟(3 分)。同法拍拭对侧,每侧下肢各拍拭 3min,用大毛巾拭干皮肤,更换裤子(3 分)	15	
操作后	5	拍拭毕,盖好盖被(3 分)。取下热水袋(2 分)	5	
指导患者	10	指导患者在高热期间采取正确的通风散热方法(3 分),避免捂盖(2 分)	5	
		告知患者温水/乙醇擦浴降温的目的(2 分)及有关注意事项(3 分)	5	
提问	5	目的及注意事项	5	

1.目的:(1)乙醇擦浴的目的是降温。
　　　　(2)温水擦浴的目的是为小儿、老年人、身体虚弱的患者降温。

2.注意事项:
(1)乙醇温度应接近体温,避免过冷刺激。
(2)擦浴时,以拍拭方式进行,不用按摩方式。擦拭腋窝、肘窝、腹股沟、腘窝等血管丰富处,应适当延长时间,以利增加散热。
(3)禁擦拭后颈、胸前区、腹部和足底等处,以免引起不良反应。
(4)擦浴过程中,应随时观察患者情况,如出现寒战、面色苍白、脉搏及呼吸异常时,应立即停止,并及时与医生联系。
(5)擦浴后 30 min 测量体温并记录,如体温降至 39℃以下,可取下头部冰袋。
(6)血液病患者及新生儿禁用乙醇擦浴。

第二十二节　心电监护操作评分标准

科室：　　　姓名：　　　成绩：　　　考核者：　　　日期：　　年　　月　　日

项目	总分	操作标准	分值	扣分
护士准备	1	着装规范,仪表端庄,举止得体,符合要求(口述:手已洗,指甲已剪)(1分)	1	
评估	8	1.患者评估:评估患者病情(1分),胸前皮肤情况(1分),向患者解释心电监护的目的、方法及配合要点(5分)	7	
		2环境评估:病室环境安静、整洁,光线明亮,无电磁波干扰,符合操作要求(1分)	1	
用物准备	3	心电监护仪1台,一次性电极片,多功能插线板1个,治疗盘(酒精棉片,纱布块及弯盘),免洗手消毒凝胶,生活垃圾桶,医疗垃圾桶(少1项扣1分,扣完为止)	3	
操作前	3	用物放置合理(1分),核对医嘱(1分)检查用物,洗手(1分)	3	
操作中	60	备齐用物,携至床旁,敲门进入,随手关门(1分),核对床头卡及腕带信息(1分)	2	
		向患者解释,取得合作,协助取舒适卧位(1分),连接电源,必要时接地线(1分),打开心电监护仪(1分)	3	
		酒精棉片清洁皮肤(2分),电极片与导线连接规范(2分)	4	
		五导联的安放位置并口述:右上(RA)右锁骨中点下第二肋间(5分);右下(RL)右锁骨中线第6~7肋间(5分);胸前(C)胸骨左缘第五肋间(5分);左上(LA)左锁骨中点下第二肋间(5分);左下(LL)左锁骨中线第6~7肋间(5分)	25	
		正确绑好袖带、松紧适宜(1分),位置准确(1分),测量血压(1分)	3	
		将氧饱和度探头安放在患者指端(有感光的面向指甲)(2分),放置妥当,勿用胶布固定(1分)	3	
		根据患者情况调节观察指标(2分),循环时间(2分)	4	
		设定各项参数报警阈值(4分),并告知患者所测各项数据(2分)	6	
		整理用物,床单元,理顺并固定好各导联线(3分)	3	
		洗手、记录心电监护时间及所测得的各项数据(1分)	1	
		患者须知:嘱患者及家属不要随意取下心电导联及血氧饱和度探头及调节监护仪(2分),在病房内不要使用手机,避免干扰(2分),粘贴电极片的部位若出现发红,发痒请及时告知护士(2分)	6	
操作后	10	口头报告心电监护时间已到,请求停心电监护(1分)	1	
		向患者解释,说明停机原因,取得患者合作(1分)	1	
		关闭监护仪,撤去各导联线及电极(2分),纱布清洁相应部位(2分),整理好各导联线(2分)	6	
		垃圾分类,洗手,记录停止时间(1分),礼貌告退,随手关门(1分)	2	

项目	总分	操作标准	分值	扣分
整体评价	15	操作熟练,程序规范(2分),导联连接正确,参数设置合理(3分)	5	
		能及时发现观察指标的异常情况,并正确处理(2分)	2	
		爱伤观念强,爱护设备仪器(1分)	1	
		语言沟通,通俗易懂,吐字清晰,语速适中,有亲和力,体现人文关怀(2分),沟通效果好,有创新性(5分)	7	
时间:15min完成(从评估患者开始计时至报告操作完毕结束),超过15min停止操作。				
操作用时:				

第二十三节　心肺复苏术(双人)评分标准

科室:　　　姓名:　　　成绩:　　　考核者:　　　日期:　　年　　月　　日

项目	总分	操作标准	分值	扣分
护士准备	3	着装整洁(1分)、洗手、佩戴胸牌、挂表(1分)、态度严谨认真(1分)	3	
评估	10	检查简易呼吸器六个阀性能良好(2分),球体、储氧袋无漏气(2分)	4	
		正确安装连接简易呼吸器四大部分,连接处是否紧密(2分)	2	
		面罩型号合适、充气度适宜、无漏气(1分)	1	
		氧源充足,压力表>5MPa(无氧源不接储氧袋与氧气连接管)(1分)	1	
		环境安全(1分)、通风良好(1分)	2	
用物准备	5	复苏安妮、简易呼吸器(面罩、球体、储氧袋、氧气连接管)、氧气筒、治疗车、纱布、弯盘、喷手消毒剂(少一件扣1分)	5	
判断意识	5	操作者拍病人双肩(1分)	1	
		分别对双耳呼叫(1分)、呼叫声响有效(1分)	2	
		无意识立即呼救,看抢救时间(1分),操作者助手携呼吸气囊至床旁,检查设备(一听二看三感觉)(1分)	2	
摆放体位	3	摆好体位(1分)、去枕仰卧位(1分)	2	
		松解衣、裤(1分)	1	
胸外按压	23	判断大动脉搏动是否存在(5~10s)(3分)	3	
		定位:(1)在胸骨中下1/3处,即两乳头连线与胸骨交界处(2分)(2)以一手掌根部放在病者胸骨下1/3与上2/3交界处(1分)(3)沿肋弓下缘摸至剑突,上二横指旁(2分)	5	
		方法:两手手指交锁,用左手掌跟紧贴病人的胸部,左手五指翘起,离开胸壁保持肘关节伸直,按压时双臂垂直向下(4分)	4	
		深度:成人≥5cm(2分),对儿童及婴儿则至少胸部前后径的1/3(2分)	4	
		频率:≥100次/分(4分)	4	
		比例:按压和放松时间1:1(1分),胸廓完全回弹,按压呼吸比30:2(2分)	3	

项目	总分	操作标准	分值	扣分
清除气道	2	头偏一侧,用手指(婴儿用小指)清除口咽部异物,注意速度要快(1分),取下义齿(1分)	2	
开放气道	3	用一只手轻抬其下颌,另一手将头后仰(下颌角与耳垂连线应与床面垂直)(3分)	3	
人工呼吸	17	简易呼吸器接氧气,调节氧流量8~10L/min(2分)	2	
		操作者助手站于患者头部后方,一手以"EC"手法固定面罩于病人口鼻部,无漏气并托举下颌打开气道,一手挤压球体送气两次,每次持续1s(6分)。挤压幅度:有氧1/(2分)2,潮气量400~600ml(2分),挤压频率:无脉无呼吸10~12次/min(2分)	12	
		观察人工呼吸是否有效(3分)	3	
效果判断	5	判断大动脉搏动(2分),呼吸是否恢复(2分),有无循环征象(时间5~10s)(1分)	5	
整理用物	5	复苏停止后,用纱布清洁病人口鼻及面部(1分),妥善安置病人体位(1分),整理衣物床单元(1分)	3	
		呼吸器拆开(1分),消毒、备用(1分)	2	
整体评价	19	整理床单位及用物妥善处理(4分)	4	
		口唇、颜面、指甲颜色、自主呼吸、血压、瞳孔、SPO_2数值(3分),妥善安置病人体位,整理好衣物(2分)	5	
		洗手(1分),记录抢救过程(2分),动作熟练、准确、有效、到位(4分),按压吹气比例正确(3分)。	10	
时间:5min内复苏成功(从判断意识至穿上衣物),每超过30s扣1分。				
操作用时:				

第二十四节　体外电除颤术操作评分标准

科室：　　姓名：　　成绩：　　考核者：　　日期：　年　月　日

项目	总分	操作标准	分值	扣分
护士准备	2	着装规范、整洁(1分),洗手、戴口罩(1分)	2	
评估	4	患者评估:了解患者病情状况,评估患者意识,心电图状况及是否有室颤波(2分)	2	
		环境评估:确定周围环境安静,安全,适于操作(2分)	2	
用物准备	4	除颤仪(包括监护导联线、电源线、地线)(2分),酒精棉球、听诊器、治疗卡、生理盐水、纱布(1分),盐酸肾上腺素、导电糊、电极膜、治疗车(1分)	4	
操作前	10	同步电复律适于房颤,房扑,室性或室上性心动过速的病人(2.5分)非同步电复律适用于室颤的病人(2.5分)	5	
		查对病人,向家属说明病情及除颤事宜,取得家属同意,签名(5分)	5	

项目	总分	操作标准	分值	扣分
操作中	57	协助病人去枕平卧硬板床上(2分)	2	
		接好地线及电源线(2分),打开除颤仪电源开关(1分),选择按钮 i 置于"同步""非同步"(2分)	5	
		协助病人松解衣裤纽扣,检查除去金属及导电物质(3分),暴露胸部(2分)	5	
		连接监护仪,做心电图(2分)	2	
		取胸骨右缘第二、三肋间(4分)及左腋中线第四肋间电极部位(4分)	8	
		用酒精棉球将电极部位皮肤去脂擦红(3分),范围同电极板大小,避开监护联线及电极膜(5分)	8	
		用纱布将两电极部位皮肤擦干,保证皮肤干燥。(3分)	3	
		涂导电糊于电极板上,不可涂到手柄(或用4层盐水纱布包裹电极板)(3分)	3	
		将选择开关旋同步至200焦耳(非同步360焦耳),按键充电(4分)	4	
		任何人、金属及其他导电物质不可接触病人及病床(2分)找准部位(2分),双手用力(5kg)使电极板贴近皮肤,提醒旁人离开床旁,右手按充电按钮达到200焦耳(或360焦耳)后,再次提醒旁人离开床旁,两拇指同时按电极板手柄的按钮,放电除颤至零,停顿1~5s。(6分)	10	
		立即心脏复诊(1分),观察是否成功(1分)	2	
		首次复律不成功时,再次给同步200焦耳,(非同步360焦耳),再次除颤,不可超过3次(5分)	5	
操作后	13	复律成功,用纱布擦净病人皮肤(3分),帮助病人穿好衣裤(2分),整理用物(3分)	8	
		关电源开关,拔出电源插头(2分),去除地线及心电导线,电极膜,擦干电极板备用(3分)	5	
整体评价	10	操作熟练(1分)动作轻柔(1分)	2	
		受伤观念强(1分),和蔼可亲(1分)	2	
		电击部位准确(4分),除颤安全,有效(2分)	6	

时间:完成时间视病情而定。

操作用时:

第二十五节 静脉留置针穿刺技术评分标准

科室:　　　姓名:　　　成绩:　　　考核者:　　　日期:　　年　　月　　日

项目	总分	操作标准	分值	扣分
护士准备	1	着装规范,仪表端庄,举止得体,符合要求(口述:手已洗,指甲已剪)(1分)	1	

项目	总分	操作标准	分值	扣分
评估	6	患者评估:评估患者全身情况、局部皮肤、静脉充盈度及血管弹性(1分);向患者解释静脉留置针的目的、方法及配合要点(注意礼貌用语,交流效果,讲解药物名称,主要药理作用等)(3分);取舒适体位,操作前了解患者需要(0.5分);输液架放置合理(0.5分)	5	
		环境评估:整洁,安静,安全,舒适,符合操作要求(1分)	1	
用物准备	3	基础治疗盘,一次性输液器,静脉留置针,透明敷贴,输液贴,止血带,治疗巾,药液(0.9%生理盐水),输液卡,笔,污染止血带盒,医疗垃圾桶,生活垃圾桶,锐器盒,剪刀,免洗手消毒凝胶(少1件物品扣1分,扣完为止)	3	
操作前	3	用物放置合理(0.5分);核对医嘱,输液卡,药液(有效期、瓶盖、瓶体、溶液)(1分);在药液瓶签旁倒贴输液瓶贴(0.5分)	2	
		洗手,戴口罩方法正确(1分)	1	
操作中	74	礼貌进入,随手关门,备齐用物,携至床旁(1分)	1	
		核对床头卡信息(1分)及腕带信息(1分)	2	
		取舒适体位,选择血管(征求患者的意见)(1分)	1	
		备输液贴及无菌透明敷贴,方便取用(1分)	1	
		再次核对医嘱、药液(1分)	1	
		取棉签方法正确,无污染(1分)	1	
		蘸消毒液适量(1分)无污染、无倒置,及时加盖(1分)	2	
		消毒瓶塞至瓶颈方法正确,无污染(2分);未跨越无菌区(1分)	3	
		检查输液器包装及有效期(1分);正确取出输液器(1分);将输液器插入瓶塞至根部,无污染,挂输液瓶于输液架上(1分)	3	
		一次排气成功(第一次排气勿取针套及排出液体)(3分);关闭调节器,针头放置妥当(1分)	4	
		检查并取出留置针(2分);留置针与输液器连接,将头皮针插入肝素帽(1分);合理放置(1分)	4	
		铺治疗巾于输液肢体下(0.5分);在穿刺点上方10cm处扎止血带(1分);嘱握拳,告知患者扎止血带时会有不适感(0.5分)	2	
		取棉签方法正确(0.5分);蘸消毒液适量,及时加盖,无污染,无倒置(0.5分)	1	
		消毒皮肤2遍,方法正确,范围不小于8×8cm(3分);待干(1分);再次查对药液、姓名及腕带(1分)	5	
		去除针套,旋转松动外套管调节针头斜面向上,无污染(1分);再次排气,不浪费药液,不超过5滴(每超过5滴扣0.5分)(3分)	4	
		告知患者穿刺会有不适感取得配合(1分);左手绷紧皮肤,右手持留置针针翼(1分);以消毒范围中心为穿刺点,与皮肤呈15°~30°进针(2分),见回血后降低穿刺角度,顺静脉方向再将穿刺针推进0.2cm(1分),右手固定针翼,左手将套管全部送入静脉内(1分)	6	
		穿刺一次成功(20分)	20	

项目	总分	操作标准	分值	扣分
操作中	74	告知患者穿刺成功(1分),嘱患者松拳,松止血带,打开调节器(1分)	2	
		撤出针芯(1分),针芯放入锐器收集盒(1分)	2	
		无菌敷贴无张力固定,对留置针塑形,确保无皱褶或空气残留(2分),敷贴要将白色隔离塞完全覆盖,Y型接口朝外(1分),撕下记录条,注明穿刺日期及穿刺者姓名,粘贴于白色隔离塞处(1分)	4	
		用胶布交叉反折将针柄固定在肝素帽上(1分),延长管U型固定,肝素帽要高于导管尖端,且与血管平行,妥善固定输液管及留置针(1分)	2	
		根据年龄、病情、药物性质调节滴速,告知患者输液滴速(2分)(每超过5滴扣0.5分)	2	
		穿刺处盖治疗巾,了解患者感受,协助患者取舒适体位,整理床单元(1分)	1	
操作后	5	洗手、摘口罩,再次核对(0.5分),在输液卡上记录时间、滴速、签全名,将输液卡挂于输液架上,(0.5分)	1	
		患者须知:嘱患者不可随意调节滴速(0.5分),告知患者注意保护留置针的肢体,不输液时尽量避免肢体下垂姿势,以免由于重力作用造成回血堵塞导管(2分),穿刺部位注意防水,固定的敷料出现卷边或潮湿等,应立即更换(0.5分),礼貌告退,出病房随手关门(0.5分),垃圾分类处理,洗手报告操作完毕(0.5分)	4	
整体评价	8	操作熟练、规范,操作前、中、后均认真查对,无菌观念强,爱伤观念强(1)	1	
		语言沟通,通俗易懂,吐字清晰,语速适中,沟通效果好,有亲和力体现人文关怀(2分),沟通效果好,沟通有创新(5分)	7	
时间:15min完成(从评估患者开始计时至报告操作完毕结束),超过15min停止操作。 备注:静脉穿刺失败结束操作。				
操作用时:				

第二十六节 微量注射泵使用技术

科室:　　　姓名:　　　成绩:　　　考核者:　　　日期:　　年　　月　　日

项目	总分	操作标准	分值	扣分
仪表	5	仪表端庄,服装整洁(5分)	5	
评估	16	1.确认医嘱及输液卡片:患者床号、姓名、药名及药量、液体滴速等(5分)	5	
		2.解释微量注射泵输液的目的、方法、注意事项,并简要介绍配合要点,取得患者合作(5分)	5	
		3.评估患者的身体状况:年龄、意识状态(如意识不清或婴幼儿需考虑准备夹板)、营养情况、肢体活动度及合作程度(3分)	3	
		4.评估穿刺部位血管及皮肤情况:有无炎症、瘢痕、硬结,观察静脉充盈度及血管壁弹性(3分)	3	

项目	总分	操作标准	分值	扣分
操作前	10	1.个人准备:应用七步洗手法清洗双手,戴口罩(5分)	5	
		2.物品准备:治疗车上放:①微量泵及电源插座;(1分)②治疗盘内备:消毒物品(安尔碘、无菌棉签)1套、一次性20ml或50ml注射器、微量泵延长管、治疗巾、止血带、胶布或输液贴、弯盘、砂轮、无菌纱布、启瓶器、液体及药物(按医嘱准备)、输液卡、笔、一次性头皮针;(2分)③锐器收集器、手消毒剂;(1分)④必要时备小夹板、绷带、小垫枕、静脉留置针、封管液、一次性输液器(1分)	5	
操作中	54	1.推治疗车至患者床旁,核对床号、姓名、药名、滴速等,协助患者取舒适卧位(5分)	5	
		2.接通电源,打开电源开关,将抽吸好药液的注射器妥当地固定在注射泵上,遵医嘱设定注射速度。一般20~50ml注射器的注射速度为0.1~300ml/h(8分)	8	
		3.将微量泵延长管与注射器连接后再与静脉穿刺针连接,按常规排净空气(4分)	4	
		4.使用已有静脉留置针输液治疗,进行留置针的检查及冲管后接泵管液体治疗;(或将治疗巾置于穿刺部位下方,放好止血带,选择静脉,安尔碘消毒穿刺部位皮肤,面积5cm×5cm,待干;备输液贴或胶布;再次安尔碘消毒,进行核对;扎止血带,再次排气后,穿刺进针),用胶布将穿刺针固定好后按"开始"键,注射开始(10分)	10	
		5.操作后再次进行核对,并在输液卡上记录输液时间、滴速并签全名(5分)	5	·
		6.整理用物;协助患者取舒适卧位,整理床单位,将呼叫器置于患者伸手可及处。告知患者输液肢体不要进行剧烈活动,不要随意搬动或者调节微量泵,以保证用药安全,如有不适感或机器报警时应使用呼叫器通知医护人员进行处理(4分)	4	
		7.当药液即将注射完毕时,"即将结束"键闪烁并报警,注射继续进行;药液注射完毕,机器自动停止,"完毕"键闪烁并发出连续铃声,按压"静音"键,停止铃声;再次按压"静音"键,关闭"完毕"和"操作"灯(8分)	8	
		8.轻揭胶布,拔出针头,轻轻按压至不出血为止;分离注射器或微量泵延长管与静脉穿刺针的连接,取下注射器,关闭微量注射泵开关,切断电源(5分)	5	
		9.清理用物;协助患者取舒适卧位,整理床单位,感谢患者及家属的配合(5分)	5	
操作后	10	1.对物品进行分类处理:将棉签、微量泵延长管、静脉穿刺针(剪掉针头)、注射器(去掉针头后)等物品放入医疗垃圾筒内;针头等锐器物放入锐器收集器内;止血带等浸泡于含氯消毒液中;弯盘放在污染区待消毒;其他未用物品物归原处(5分)	5	
		2.清洗双手;在治疗单签执行时间与全名;在护理记录单上记录使用微量泵输液的日期、时间、药物名称、液体量、滴速以及患者的反应等,并签全名(5分)	5	
理论	5		5	
提问				

时间:15min完成(从查对开始至整理用物),每超过30s扣1分。

操作用时:

[注释]评分等级:Ⅰ级表示操作熟练、规范,无缺项、无污染,评估准确,与患者沟通自然,语言通俗易懂;Ⅱ级表示操作熟练、规范,有1~2处缺项、污染,评估欠准确,与患者沟通不够自然;Ⅲ级表示操作欠熟练、规范,有3处以上缺项、污染,评估不准确,与患者沟通少。
应掌握的知识点:
1.使用微量注射泵的目的:
准确控制输液速度,使药物速度均匀、用量准确并安全地进入患者体内发生作用。
2.注意事项
(1)正确设定输液速度及其他必需参数,防止设定错误延误治疗。
(2)随时查看注射泵的工作状态,及时排除报警、故障,防止液体输入失控。
(3)注意观察穿刺部位皮肤情况,防止发生液体外渗,出现外渗及时给予相应处理。

(宋婷婷)

第九章 常用护理技术操作

第一节 生命体征的测量

一、操作流程

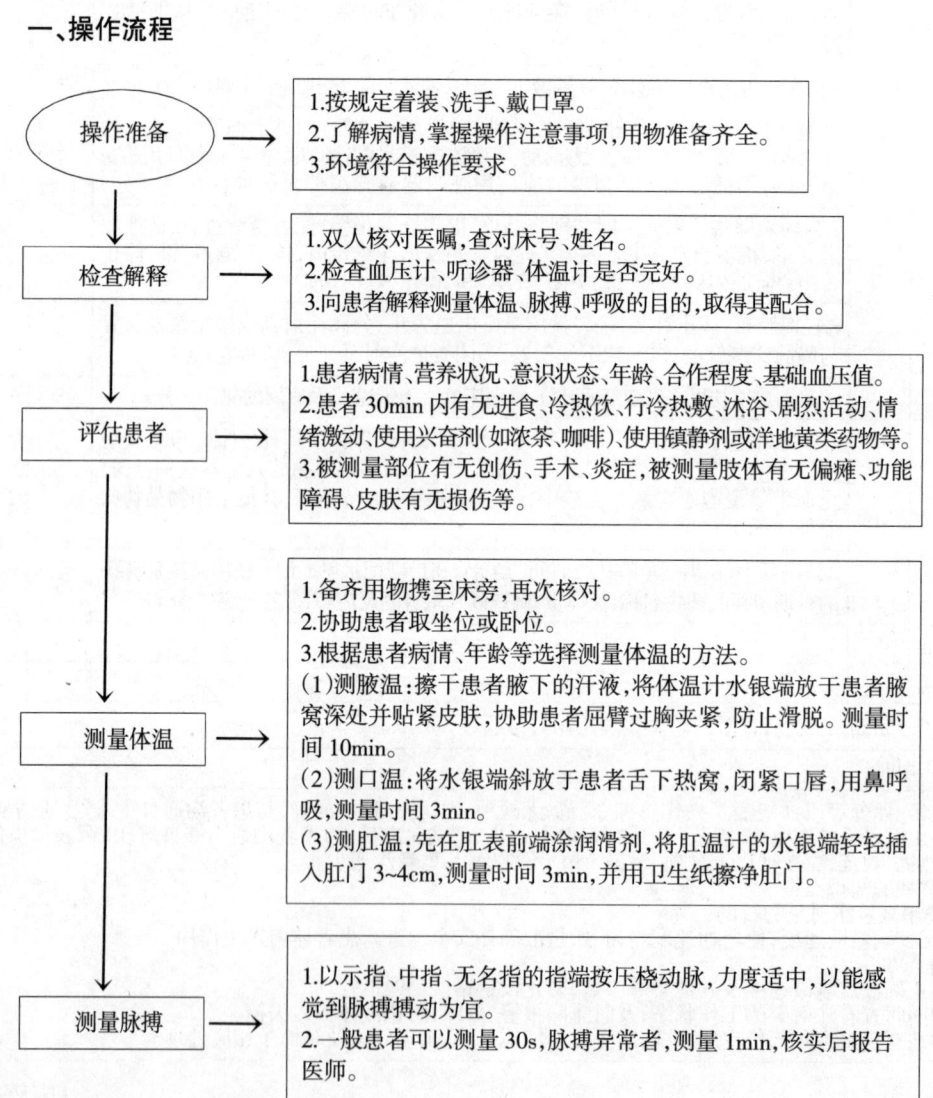

操作准备

1.按规定着装、洗手、戴口罩。
2.了解病情,掌握操作注意事项,用物准备齐全。
3.环境符合操作要求。

检查解释

1.双人核对医嘱,查对床号、姓名。
2.检查血压计、听诊器、体温计是否完好。
3.向患者解释测量体温、脉搏、呼吸的目的,取得其配合。

评估患者

1.患者病情、营养状况、意识状态、年龄、合作程度、基础血压值。
2.患者 30min 内有无进食、冷热饮、行冷热敷、沐浴、剧烈活动、情绪激动、使用兴奋剂(如浓茶、咖啡)、使用镇静剂或洋地黄类药物等。
3.被测量部位有无创伤、手术、炎症,被测量肢体有无偏瘫、功能障碍、皮肤有无损伤等。

测量体温

1.备齐用物携至床旁,再次核对。
2.协助患者取坐位或卧位。
3.根据患者病情、年龄等选择测量体温的方法。
(1)测腋温:擦干患者腋下的汗液,将体温计水银端放于患者腋窝深处并贴紧皮肤,协助患者屈臂过胸夹紧,防止滑脱。测量时间 10min。
(2)测口温:将水银端斜放于患者舌下热窝,闭紧口唇,用鼻呼吸,测量时间 3min。
(3)测肛温:先在肛表前端涂润滑剂,将肛温计的水银端轻轻插入肛门 3~4cm,测量时间 3min,并用卫生纸擦净肛门。

测量脉搏

1.以示指、中指、无名指的指端按压桡动脉,力度适中,以能感觉到脉搏搏动为宜。
2.一般患者可以测量 30s,脉搏异常者,测量 1min,核实后报告医师。

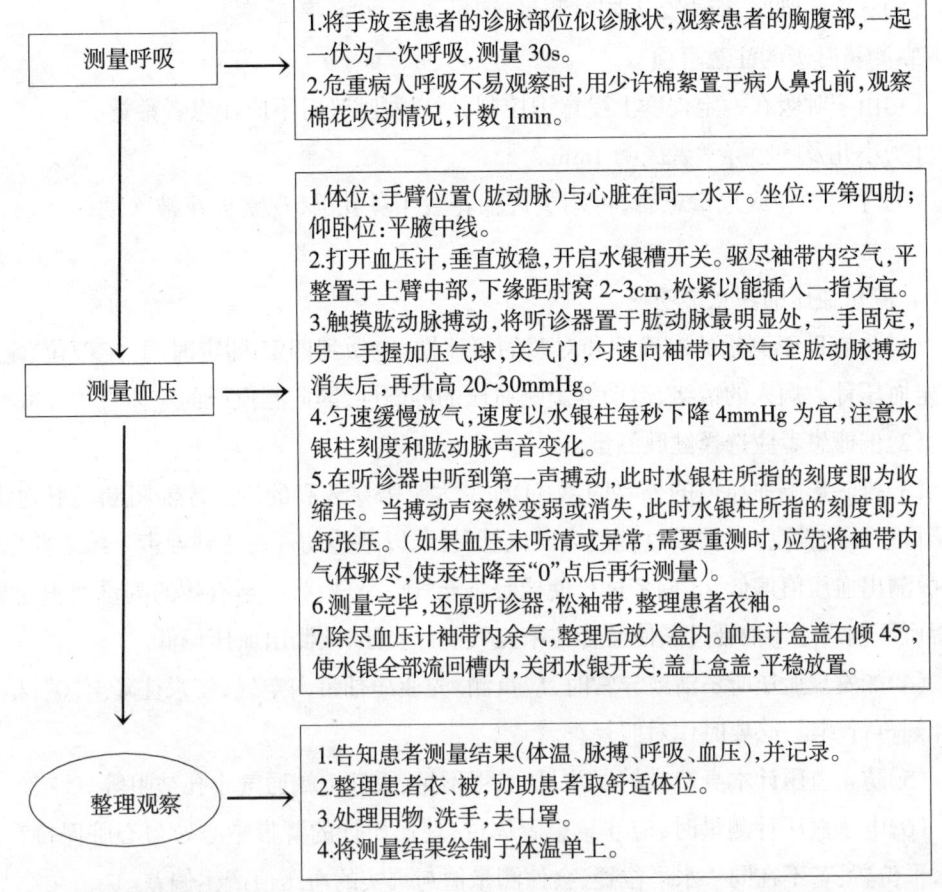

测量呼吸 →
1.将手放至患者的诊脉部位似诊脉状,观察患者的胸腹部,一起一伏为一次呼吸,测量 30s。
2.危重病人呼吸不易观察时,用少许棉絮置于病人鼻孔前,观察棉花吹动情况,计数 1min。

测量血压 →
1.体位:手臂位置(肱动脉)与心脏在同一水平。坐位:平第四肋;仰卧位:平腋中线。
2.打开血压计,垂直放稳,开启水银槽开关。驱尽袖带内空气,平整置于上臂中部,下缘距肘窝 2~3cm,松紧以能插入一指为宜。
3.触摸肱动脉搏动,将听诊器置于肱动脉最明显处,一手固定,另一手握加压气球,关气门,匀速向袖带内充气至肱动脉搏动消失后,再升高 20~30mmHg。
4.匀速缓慢放气,速度以水银柱每秒下降 4mmHg 为宜,注意水银柱刻度和肱动脉声音变化。
5.在听诊器中听到第一声搏动,此时水银柱所指的刻度即为收缩压。当搏动声突然变弱或消失,此时水银柱所指的刻度即为舒张压。(如果血压未听清或异常,需要重测时,应先将袖带内气体驱尽,使汞柱降至"0"点后再行测量)。
6.测量完毕,还原听诊器,松袖带,整理患者衣袖。
7.除尽血压计袖带内余气,整理后放入盒内。血压计盒盖右倾 45°,使水银全部流回槽内,关闭水银开关,盖上盒盖,平稳放置。

整理观察 →
1.告知患者测量结果(体温、脉搏、呼吸、血压),并记录。
2.整理患者衣、被,协助患者取舒适体位。
3.处理用物,洗手,去口罩。
4.将测量结果绘制于体温单上。

二、操作注意事项

1. 测量体温注意事项

(1)测量前清点体温计数量,检查体温计有无破损,水银柱是否都在 35℃ 以下,电子体温计应检查外观是否完好,电量是否充足。

(2)测量前 20~30min 应避免剧烈运动、进食、进冷热饮料、做冷热敷、洗澡、坐浴、灌肠等。

(3)婴幼儿,昏迷、精神异常、口腔疾病、口鼻手术、张口呼吸者禁用口腔测量法。

(4)腹泻、直肠或肛门手术,心肌梗死患者不宜用直肠测温法。

(5)发现体温与病情不相符合时,应在病床旁监测,必要时作对照复测。

2. 测量脉搏的注意事项

(1)手术后,病情危重或接受特殊治疗者需 15~30min 测量一次。

(2)偏瘫患者应测健肢。

(3)不可用拇指诊脉。

(4)异常脉搏、危重患者需测 1min。

(5)脉搏弱难测时,用听诊器听心率 1min。

（6）脉搏短绌时，应由 2 人同时测量，记录方法为"心率/脉率"。

3. 测量呼吸的注意事项

（1）由于呼吸在一定程度上受意识控制，所以测呼吸时不应让患者察觉。

（2）小儿及呼吸异常者应测 1min。

（3）呼吸微弱或危重患者，可用少许棉花置于鼻孔前，观察棉花被吹动的次数，测 1min。

4. 测量血压的注意事项

（1）为有助于测量的准确性和对照的可比性，应做到四定：即定时间、定部位、定体位、定血压计。病人的情绪、运动等影响血压的准确性，因此测血压前应休息 15min。

（2）偏瘫患者应选择健肢测量。

（3）排除影响血压值的外界因素：①袖带太窄需要较高的压力才能阻断动脉血流，故测得血压值偏高。②袖带过宽使大段血管受压，以致搏动音在达到袖带下缘之前已消失，故测出血压值偏低。③袖带过松使橡胶袋充气后呈球状，以至有效的测量面积变窄，测得血压偏高。④袖带过紧使血管在未充气前已受压，故测出血压偏低。

（4）如发现血压听不清或异常时，应重测。先驱净袖带内空气，使汞柱降至"0"，稍休息片刻再行测量，必要时作对照复查。

（5）防止血压计本身造成的误差，如水银不足、汞柱上端通气小孔被阻等。

（6）电子血压计测量时，应注意患者体位，使血压计的臂带中心处与心脏保持在同一水平位置：若不在同一水平位置，会使测量值与真实的血压值产生偏差。

第二节　无菌技术

一、操作流程

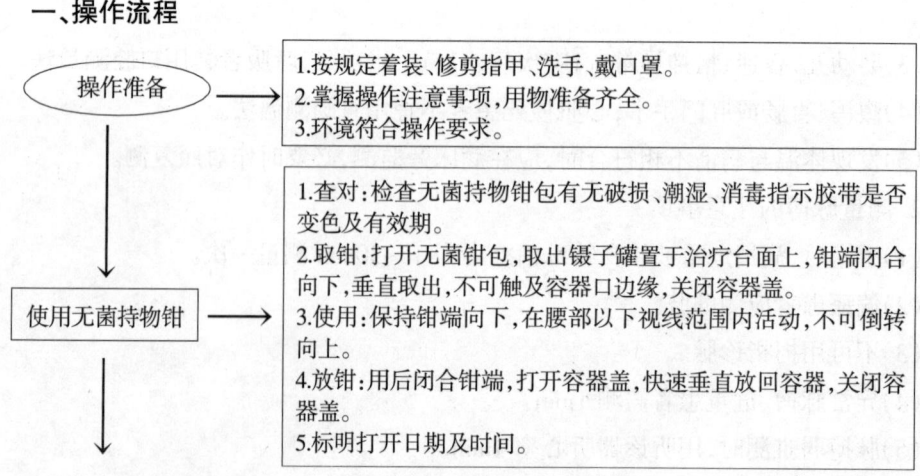

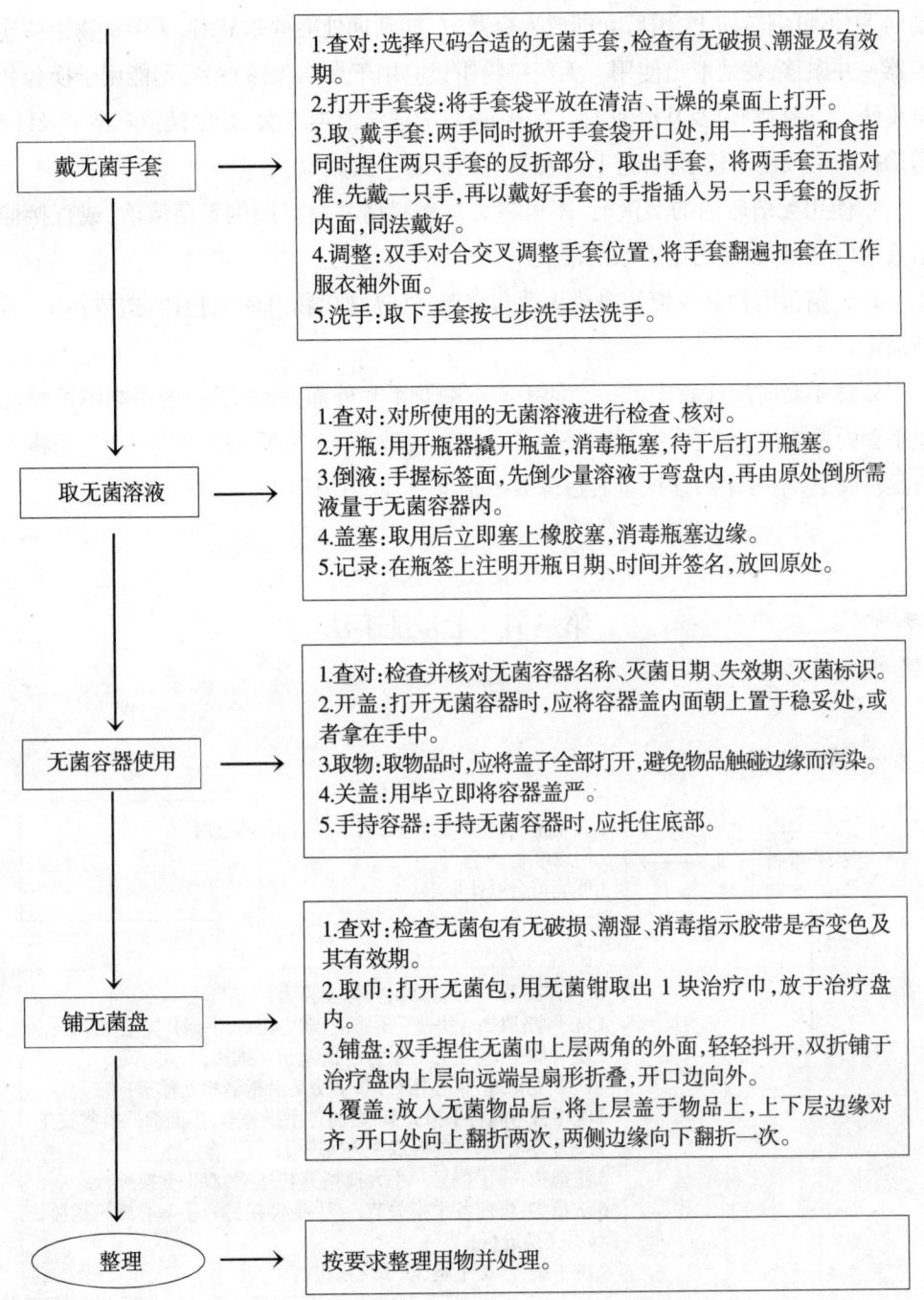

戴无菌手套 → 1.查对:选择尺码合适的无菌手套,检查有无破损、潮湿及有效期。
2.打开手套袋:将手套袋平放在清洁、干燥的桌面上打开。
3.取、戴手套:两手同时掀开手套袋开口处,用一手拇指和食指同时捏住两只手套的反折部分,取出手套,将两手套五指对准,先戴一只手,再以戴好手套的手指插入另一只手套的反折内面,同法戴好。
4.调整:双手对合交叉调整手套位置,将手套翻遍扣套在工作服衣袖外面。
5.洗手:取下手套按七步洗手法洗手。

取无菌溶液 → 1.查对:对所使用的无菌溶液进行检查、核对。
2.开瓶:用开瓶器撬开瓶盖,消毒瓶塞,待干后打开瓶塞。
3.倒液:手握标签面,先倒少量溶液于弯盘内,再由原处倒所需液量于无菌容器内。
4.盖塞:取用后立即塞上橡胶塞,消毒瓶塞边缘。
5.记录:在瓶签上注明开瓶日期、时间并签名,放回原处。

无菌容器使用 → 1.查对:检查并核对无菌容器名称、灭菌日期、失效期、灭菌标识。
2.开盖:打开无菌容器时,应将容器盖内面朝上置于稳妥处,或者拿在手中。
3.取物:取物品时,应将盖子全部打开,避免物品触碰边缘而污染。
4.关盖:用毕立即将容器盖严。
5.手持容器:手持无菌容器时,应托住底部。

铺无菌盘 → 1.查对:检查无菌包有无破损、潮湿、消毒指示胶带是否变色及其有效期。
2.取巾:打开无菌包,用无菌钳取出1块治疗巾,放于治疗盘内。
3.铺盘:双手捏住无菌巾上层两角的外面,轻轻抖开,双折铺于治疗盘内上层向远端呈扇形折叠,开口边向外。
4.覆盖:放入无菌物品后,将上层盖于物品上,上下层边缘对齐,开口处向上翻折两次,两侧边缘向下翻折一次。

整理 → 按要求整理用物并处理。

二、操作注意事项

1. 开包后的无菌包和开封后的无菌溶液有效期均为 24h, 无菌盘有效期限不超过 4h。

2. 无菌持物钳取时不可触及容器口边缘及溶液以上的容器内壁。使用时应保持钳端向下,不可倒转向上,用后立即放入容器中。如到远处夹取物品时,无菌持物钳应连同容器一并搬移,就地取出使用。无菌持物钳只能用于夹取无菌物品,不能用于换药和消毒皮肤。无菌持物钳及其浸泡消毒容器,应每周清洁消毒二次,并更换消毒溶液及纱布。门诊换药室或使用较多的部门,应每日清洁消毒一次。

3. 使用无菌瓶内的溶液时,不可将无菌敷料堵塞瓶口倾倒无菌溶液,或直接伸入溶液瓶内蘸取,以免污染剩余的溶液。

4. 无菌包内物品不慎污染或无菌包浸湿,外界微生物可渗入包内,造成污染,需重新消毒。

5. 戴手套时应注意未戴手套的手不可触及手套外面,而戴手套的手则不可触及未戴手套的手或另一手套的里面。戴手套后如发现破裂,应立即更换。脱手套时,须将手套口翻转脱下,不可用力强拉手套边缘或手指部分,以免损坏。

第三节 七步洗手法

一、操作流程

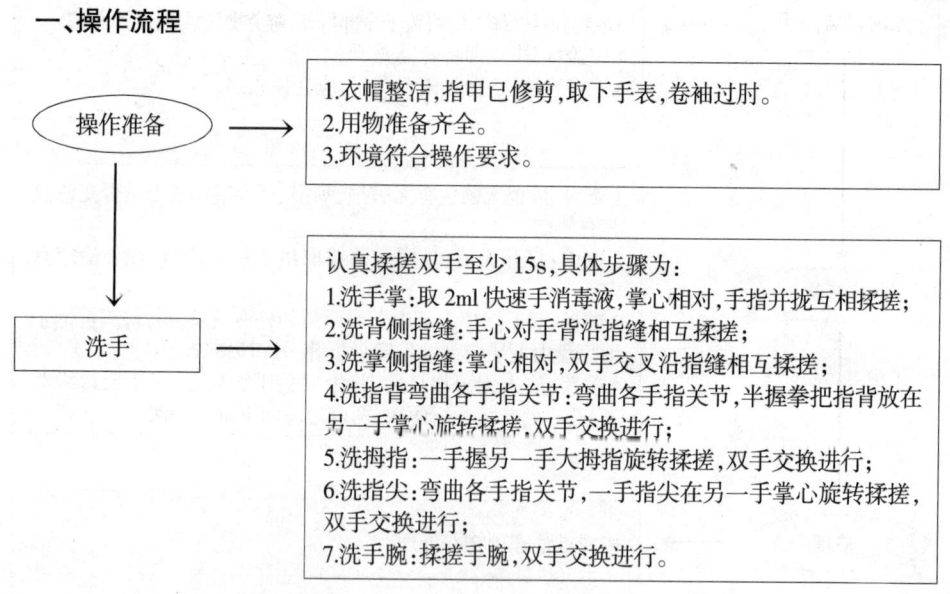

操作准备 → 1.衣帽整洁,指甲已修剪,取下手表,卷袖过肘。
2.用物准备齐全。
3.环境符合操作要求。

洗手 → 认真揉搓双手至少15s,具体步骤为:
1.洗手掌:取2ml快速手消毒液,掌心相对,手指并拢互相揉搓;
2.洗背侧指缝:手心对手背沿指缝相互揉搓;
3.洗掌侧指缝:掌心相对,双手交叉沿指缝相互揉搓;
4.洗指背弯曲各手指关节:弯曲各手指关节,半握拳把指背放在另一手掌心旋转揉搓,双手交换进行;
5.洗拇指:一手握另一手大拇指旋转揉搓,双手交换进行;
6.洗指尖:弯曲各手指关节,一手指尖在另一手掌心旋转揉搓,双手交换进行;
7.洗手腕:揉搓手腕,双手交换进行。

二、操作注意事项

1. 洗手全过程要认真揉搓双手 40~60s。

2. 应先摘下手上的饰物再彻底清洁,注意彻底清洗戴戒指、手表和其他装饰品的部位,(有条件的也应清洗戒指、手表等饰品)。

第四节　指尖血糖监测

一、操作流程

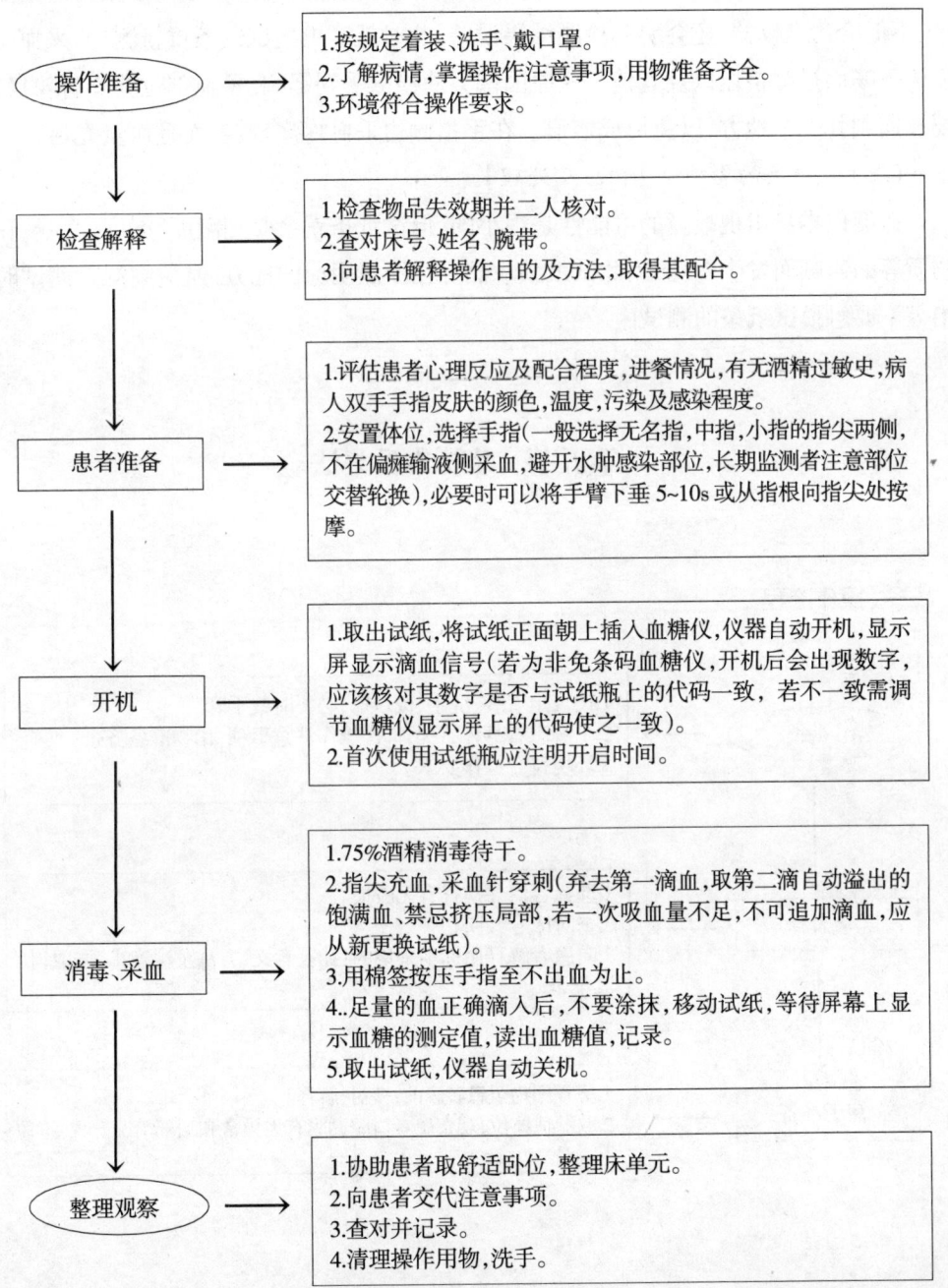

操作准备 →
1. 按规定着装、洗手、戴口罩。
2. 了解病情,掌握操作注意事项,用物准备齐全。
3. 环境符合操作要求。

检查解释 →
1. 检查物品失效期并二人核对。
2. 查对床号、姓名、腕带。
3. 向患者解释操作目的及方法,取得其配合。

患者准备 →
1. 评估患者心理反应及配合程度,进餐情况,有无酒精过敏史,病人双手手指皮肤的颜色,温度,污染及感染程度。
2. 安置体位,选择手指(一般选择无名指,中指,小指的指尖两侧,不在偏瘫输液侧采血,避开水肿感染部位,长期监测者注意部位交替轮换),必要时可以将手臂下垂5~10s或从指根向指尖处按摩。

开机 →
1. 取出试纸,将试纸正面朝上插入血糖仪,仪器自动开机,显示屏显示滴血信号(若为非免条码血糖仪,开机后会出现数字,应该核对其数字是否与试纸瓶上的代码一致,若不一致需调节血糖仪显示屏上的代码使之一致)。
2. 首次使用试纸瓶应注明开启时间。

消毒、采血 →
1. 75%酒精消毒待干。
2. 指尖充血,采血针穿刺(弃去第一滴血,取第二滴自动溢出的饱满血、禁忌挤压局部,若一次吸血量不足,不可追加滴血,应从新更换试纸)。
3. 用棉签按压手指至不出血为止。
4. .足量的血正确滴入后,不要涂抹,移动试纸,等待屏幕上显示血糖的测定值,读出血糖值,记录。
5. 取出试纸,仪器自动关机。

整理观察 →
1. 协助患者取舒适卧位,整理床单元。
2. 向患者交代注意事项。
3. 查对并记录。
4. 清理操作用物,洗手。

二、操作注意事项

（一）错误的操作程序　【预防及处理】

操作错误会使测试失败或者测出虚假的测定值。消毒后残留的酒精，检测时挪动试纸条，有些血糖仪在检测时发生移动或倾斜等等都会影响检测结果。因此应熟练掌握血糖仪的操作，各别血糖仪要在测试前调整血糖仪显示的代码，与试纸盒的代码相一致。

（二）采血不当　【预防及处理】

若测试时采血量不足，会导致检测失败或测得偏低的结果，如血量太多溢出测试区，不但会污染仪器，还会引起检测结果误差。这时就需更换试纸条重新测定。采血时因血流不畅而过度挤压以及其他一些原因都会使检测受到影响。采血部位要交替轮换，不要长期刺扎一个地方，以免形成疤痕。在手指侧边采血疼痛较轻，而且血量充足。

（三）试纸条的影响　【预防及处理】

血糖仪本身出现故障的可能性是很小的，但试纸条就会受到温度、湿度、光线、化学物质等的影响而发生变化，因此试纸条应储存在干燥阴凉的地方，避免潮湿。测试时手指等不要触摸试纸条的测试区。

第五节　痰标本采集法

一、操作流程

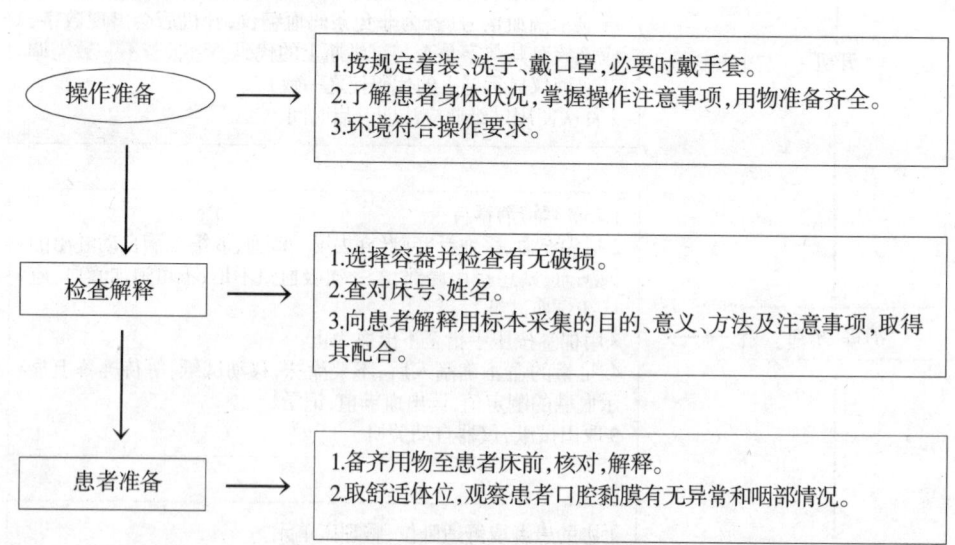

操作准备　→　1.按规定着装、洗手、戴口罩，必要时戴手套。
2.了解患者身体状况，掌握操作注意事项，用物准备齐全。
3.环境符合操作要求。

检查解释　→　1.选择容器并检查有无破损。
2.查对床号、姓名。
3.向患者解释用标本采集的目的、意义、方法及注意事项，取得其配合。

患者准备　→　1.备齐用物至患者床前，核对，解释。
2.取舒适体位，观察患者口腔黏膜有无异常和咽部情况。

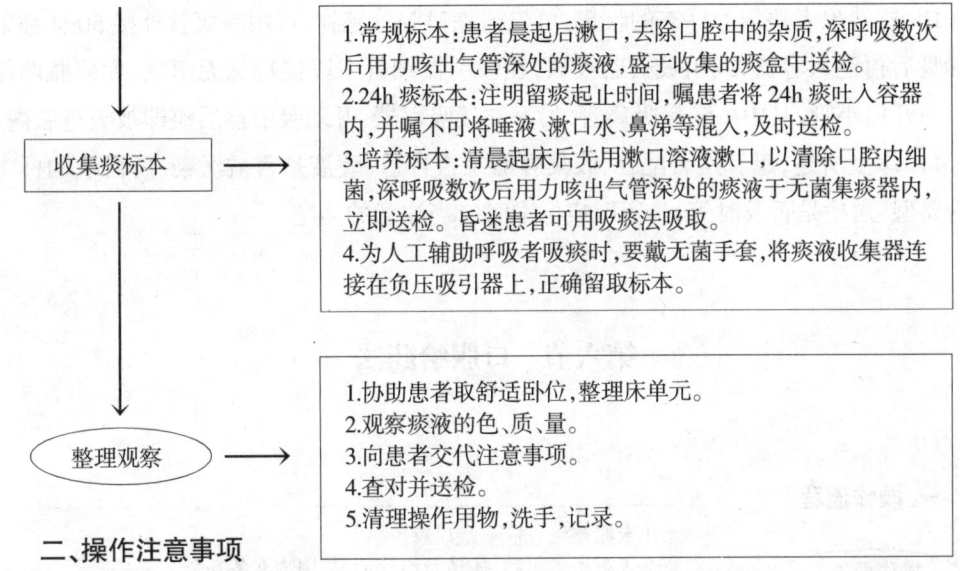

收集痰标本 →
1.常规标本:患者晨起后漱口,去除口腔中的杂质,深呼吸数次后用力咳出气管深处的痰液,盛于收集的痰盒中送检。
2.24h痰标本:注明留痰起止时间,嘱患者将24h痰吐入容器内,并嘱不可将唾液、漱口水、鼻涕等混入,及时送检。
3.培养标本:清晨起床后先用漱口溶液漱口,以清除口腔内细菌,深呼吸数次后用力咳出气管深处的痰液于无菌集痰器内,立即送检。昏迷患者可用吸痰法吸取。
4.为人工辅助呼吸者吸痰时,要戴无菌手套,将痰液收集器连接在负压吸引器上,正确留取标本。

整理观察 →
1.协助患者取舒适卧位,整理床单元。
2.观察痰液的色、质、量。
3.向患者交代注意事项。
4.查对并送检。
5.清理操作用物,洗手,记录。

二、操作注意事项

1. 根据检查目的收集容器,容器应洁净、干燥,不应有异物、污水等。如收集24h痰液时,宜使用装有防腐剂的广口玻璃瓶,如留痰涂片作细菌学检查或留取痰培养时,应用消毒过的容器。容器外壁贴好标签,标明患者科别、床号、姓名等。

2. 呼吸系统疾病中传染病较多,如肺结核、流感,主要通过空气、飞沫、尘埃传播。因此,护士应衣帽整洁,认真戴好口罩,做好自身防护,以免发生院内感染。

3. 采集标本时要仔细核对申请项目、病员姓名、床号等,并向病人耐心解释检查的目的、重要性及留痰方法,以取得患者的信任和配合,否则是难以采取到合格的标本。

4. 采集时间一般以清晨较好,且第一口痰的价值较大,因为经过一夜的蓄积,一般清晨痰量较多,痰内细菌、脱落细胞也较多,因而能提高检查的阳性率。

5. 留痰时应嘱患者用清水漱口或刷牙后再用清水漱口,以减少口腔常存菌或杂物污染的机会。否则,有时未培养出真正的致病菌,反培养出杂菌,从而对诊疗产生误导。

6. 留痰时嘱患者深吸气,在呼气时用力咳嗽,并嘱其尽量咳出气管深处的痰,护士可协助患者拍击其背部,使附在气管、支气管、肺泡壁的痰液松动、脱落,更易于排出。吐痰时,应尽量防止唾液及鼻咽部分泌物混入,并及时送检。

7. 对于痰量少或无痰的患者, 可将生理盐水加温至45℃左右后超声雾化吸入,使痰液稀薄、痰量增多而易于排出,常可达目的。

8. 支气管扩张症或肺脓肿患者,留痰前可体位引流,根据病变部位采取不同体位。原则是使病肺处于高位,使其引流支气管开口向下,持续约15~30min,体位引流时,间歇作呼吸后用力咳嗽,同时留取满意的痰液标本。

9. 患者咳痰时护士应注意观察患者面部表情、呼吸、脉搏系统等变化,痰量较多的患者,应注意将痰液逐渐咳出,以防止痰量过多而发生窒息,亦应注意避免过分增多患者的呼吸、循环系统生理负担而发生意外。

10. 昏迷患者痰培养标本的收集,可先清除口腔分泌物,再用吸痰管外接 50ml 注射器抽吸后再注入容器,或用吸引器吸取,在吸引器细管中段接特殊无菌瓶,无菌瓶两侧各有一开口小管,其中一管接吸痰管,另一端接吸引器,开动吸引器后痰即被吸进瓶内。

11. 综上所述,患者是否配合、收集容器是否合适、痰液是否被污染、所留取的标本是否典型、送检是否及时等,是留取痰标本时应当注意的问题。

第六节　口服给药法

一、操作流程

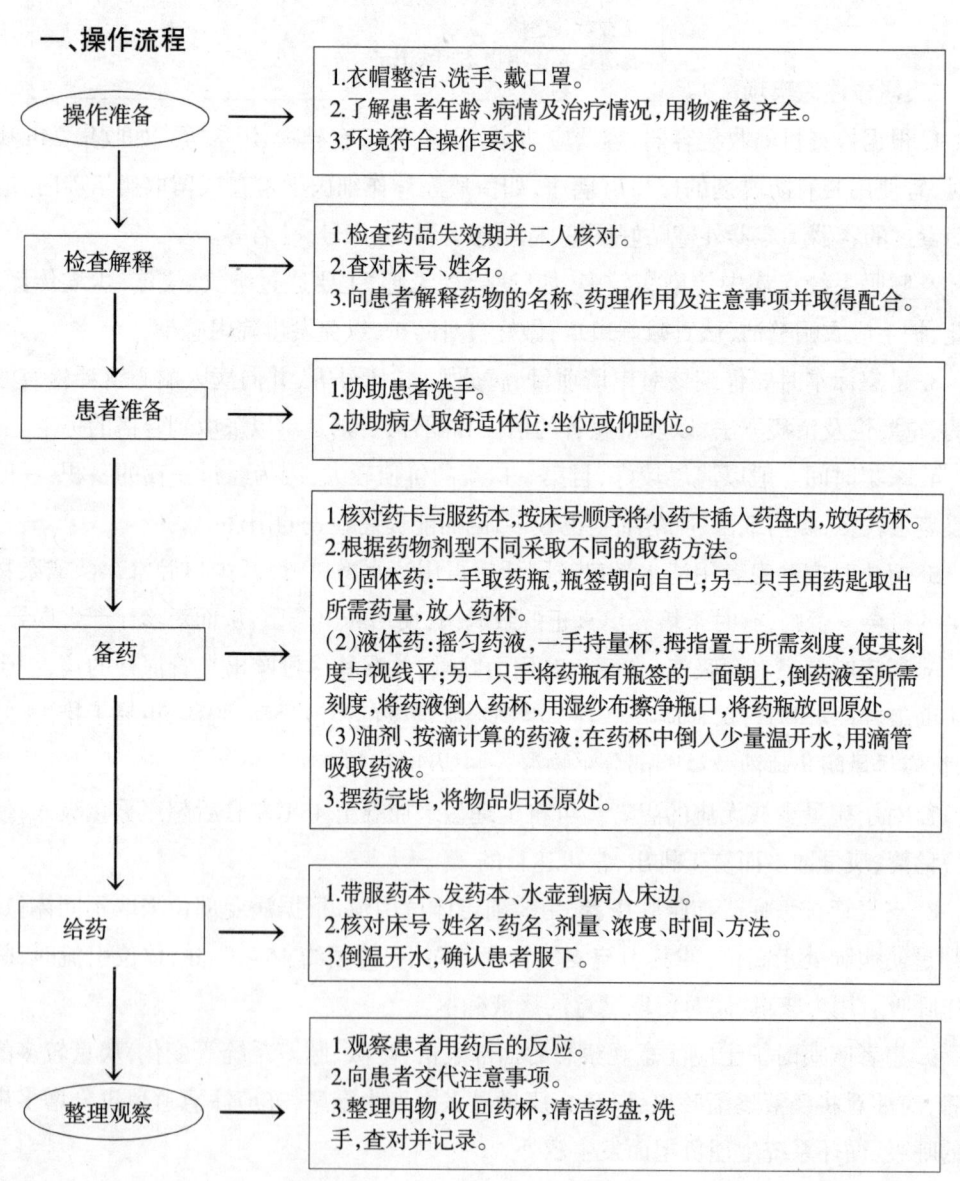

操作准备 →
1. 衣帽整洁、洗手、戴口罩。
2. 了解患者年龄、病情及治疗情况,用物准备齐全。
3. 环境符合操作要求。

检查解释 →
1. 检查药品失效期并二人核对。
2. 查对床号、姓名。
3. 向患者解释药物的名称、药理作用及注意事项并取得配合。

患者准备 →
1. 协助患者洗手。
2. 协助病人取舒适体位:坐位或仰卧位。

备药 →
1. 核对药卡与服药本,按床号顺序将小药卡插入药盘内,放好药杯。
2. 根据药物剂型不同采取不同的取药方法。
(1) 固体药:一手取药瓶,瓶签朝向自己;另一只手用药匙取出所需药量,放入药杯。
(2) 液体药:摇匀药液,一手持量杯,拇指置于所需刻度,使其刻度与视线平;另一只手将药瓶有瓶签的一面朝上,倒药液至所需刻度,将药液倒入药杯,用湿纱布擦净瓶口,将药瓶放回原处。
(3) 油剂、按滴计算的药液:在药杯中倒入少量温开水,用滴管吸取药液。
3. 摆药完毕,将物品归还原处。

给药 →
1. 带服药本、发药本、水壶到病人床边。
2. 核对床号、姓名、药名、剂量、浓度、时间、方法。
3. 倒温开水,确认患者服下。

整理观察 →
1. 观察患者用药后的反应。
2. 向患者交代注意事项。
3. 整理用物,收回药杯,清洁药盘,洗手,查对并记录。

二、操作注意事项

1. 操作中严格执行三查八对制度。

2. 发药前应了解病人有关资料,如病人因特殊检查或手术而禁食,或病人不在,不能当时服药,应将药物带回保管,适时再发或进行交班。

3. 发药时,如病人提出疑问,应重新核对,确认无误,再耐心解释,协助服药;如更换药物或停药,应及时告知病人。

4. 根据药物性能,指导病人合理用药,以提高疗效,减少不良反应。具体要求如下:

(1)某些对牙齿有腐蚀作用或使牙齿染色的药物:如酸剂、铁剂,服用时应避免与牙齿接触,可由饮水管吸入,服后再漱口。

(2)刺激食欲的药物:宜在饭前服,以刺激舌的味觉感受器。使胃液大量分泌,增进食欲。

(3)对胃黏膜有刺激的药物或助消化药:宜在饭后服用,使药物与食物充分混合,以减少对胃黏膜的刺激,利于食物的消化。

(4)止咳糖浆:对呼吸道黏膜起安抚作用,服后不宜立即饮水。如同时服用多种药物,应最后服用止咳糖浆,以免冲淡药液,使药效降低。

(5)磺胺类药物:服药后指导病人多饮水,以防因尿少而析出结晶,堵塞肾小管。

(6)发汗类药:服药后指导病人多饮水,以增强药物疗效。

(7)强心苷类药物:服用前,应先测脉率、心率,并注意节律变化。如脉率低于60次/分或节律不齐,则应停止服用,及时与医生联系,酌情处理。

(8)发药前需要与另一名护士核对,以保证准确无误。

(9)注意观察药物后的反应。

第七节　口腔护理

一、操作流程

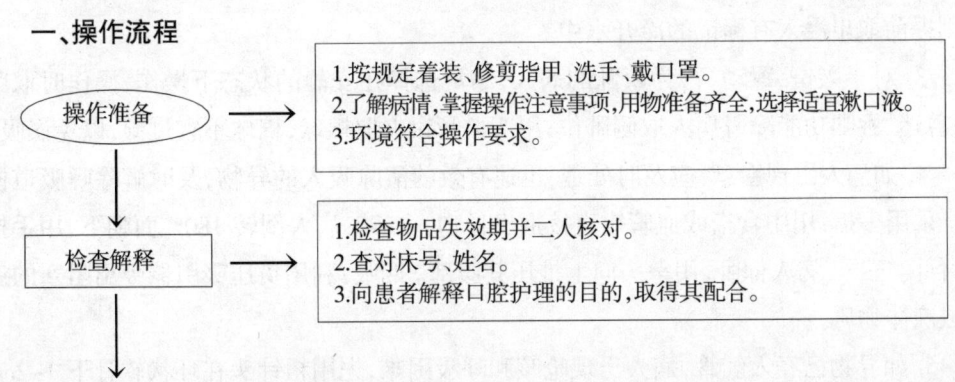

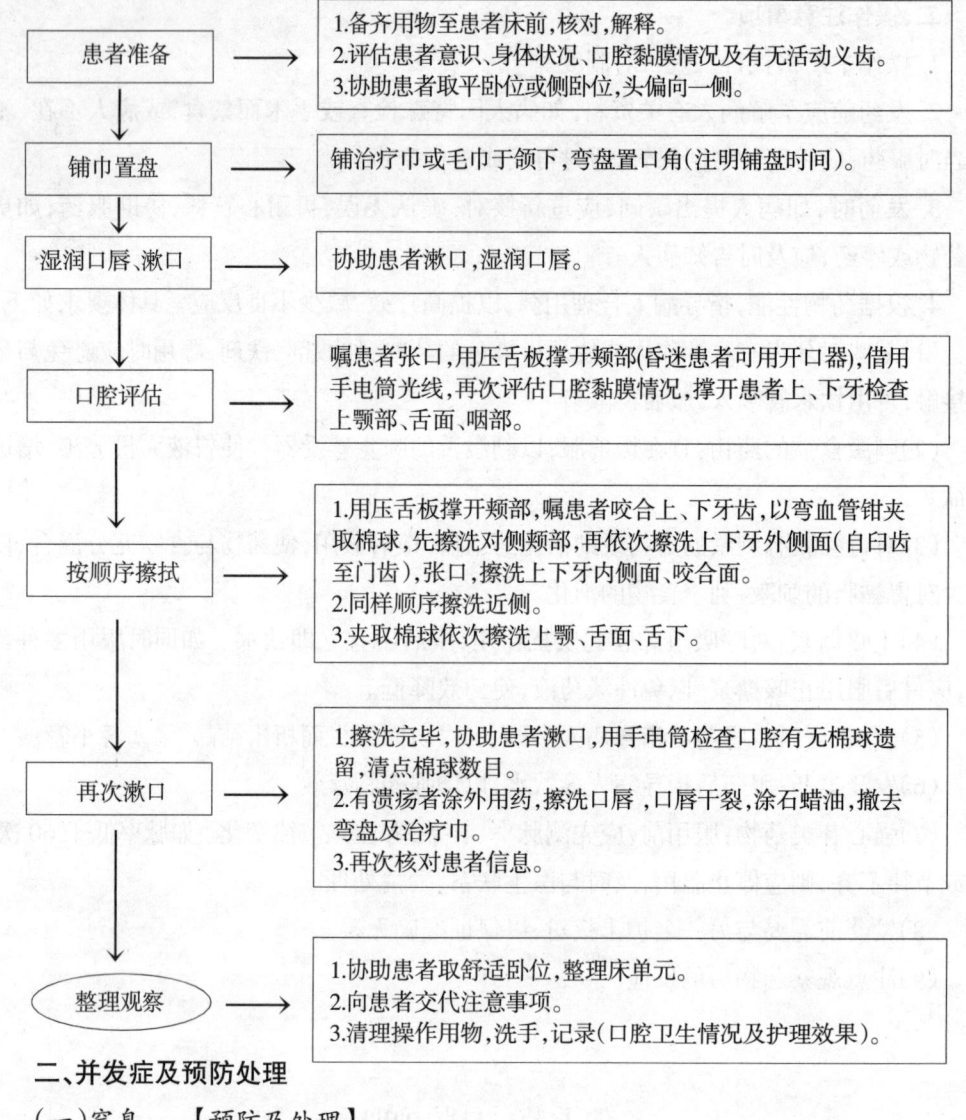

患者准备	1.备齐用物至患者床前,核对,解释。 2.评估患者意识、身体状况、口腔黏膜情况及有无活动义齿。 3.协助患者取平卧位或侧卧位,头偏向一侧。
铺巾置盘	铺治疗巾或毛巾于颌下,弯盘置口角(注明铺盘时间)。
湿润口唇、漱口	协助患者漱口,湿润口唇。
口腔评估	嘱患者张口,用压舌板撑开颊部(昏迷患者可用开口器),借用手电筒光线,再次评估口腔黏膜情况,撑开患者上、下牙检查上颚部、舌面、咽部。
按顺序擦拭	1.用压舌板撑开颊部,嘱患者咬合上、下牙齿,以弯血管钳夹取棉球,先擦洗对侧颊部,再依次擦洗上下牙外侧面(自臼齿至门齿),张口,擦洗上下牙内侧面、咬合面。 2.同样顺序擦洗近侧。 3.夹取棉球依次擦洗上颚、舌面、舌下。
再次漱口	1.擦洗完毕,协助患者漱口,用手电筒检查口腔有无棉球遗留,清点棉球数目。 2.有溃疡者涂外用药,擦洗口唇,口唇干裂,涂石蜡油,撤去弯盘及治疗巾。 3.再次核对患者信息。
整理观察	1.协助患者取舒适卧位,整理床单元。 2.向患者交代注意事项。 3.清理操作用物,洗手,记录(口腔卫生情况及护理效果)。

二、并发症及预防处理

(一)窒息 【预防及处理】

1. 操作前后清点棉球数量,每次擦洗只能夹一个棉球。

2. 清醒病人操作前询问有无假牙,昏迷病人操作前仔细检查是否有活动假牙,如有则提前取出浸入有标记的冷开水中。

3. 对于兴奋、躁动、行为紊乱的病人,尽量选择在安静的状态下操作,操作时取卧位;昏迷、吞咽功能障碍病人取侧卧位;用弯血管钳夹取棉球,棉球不宜过湿,以免误吸。

4. 如病人出现窒息,应及时处理,迅速有效的清除吸入的异物,及时解除呼吸道梗阻。采用一抠:用中食指或血管钳直接抠出异物。二转:病人倒转180°,面朝下,用手拍击背部。三压:病人仰卧,用拳头向上推压其腹部。四吸:利用负压吸引器吸出阻塞的痰液或液体物质。

5. 如异物已经入气管,病人出现呛咳和呼吸困难,先用粗针头在环状软骨下 1~2cm

处刺入,以争取时间行气管插管,在纤维支气管镜下取出异物,必要时行气管切开。

(二)吸入性肺炎　【预防及处理】

1. 昏迷病人口腔护理,取仰卧位将头偏向一侧,防止漱口液流入呼吸道。

2. 口腔护理棉球需拧干,昏迷病人不可漱口,以免误吸。

3. 已出现肺炎的病人,根据病情选择合适的抗生素抗感染治疗,结合临床表现对症处理:高热使用物理降温,气急、紫绀给予氧气吸入,咳嗽、咳痰给予镇咳祛痰药。

(三)口腔黏膜损伤　【预防及处理】

1. 口腔护理时动作轻柔,尤其化疗的病人,不要使用血管钳或棉花签尖部直接接触患者口腔黏膜。

2. 正确使用开口器。

3. 选择温度适合的漱口液。

4. 如发生口腔黏膜损伤,应用朵贝尔氏液、呋喃西林液或 0.1%~0.2%双氧水含漱。

5. 如有口腔溃疡疼痛时,溃疡面用西瓜霜喷敷或锡类散吹敷。必要时用 2%的利多卡因喷雾止痛或将洗必泰漱口液用注射器直接喷于溃疡面,每日 3~4 次抗感染,疗效较好。

(四)口腔及牙龈出血　【预防及处理】

1. 口腔护理时动作轻柔、细致,尤其凝血机制差,有出血倾向的病人。

2. 正确使用开口器,由臼齿处放入。牙关紧闭者,不可使用暴力强行张口。

3. 若出现口腔及牙龈出血者,止血方法可采用局部止血如明胶海绵、牙周袋内碘粉烧灼或加明胶海绵填塞;覆盖牙周治疗剂。必要时进行全身止血治疗。

(五)口腔感染　【预防及处理】

1. 去除引起口腔黏膜损伤,口腔及牙龈出血的原因,严格执行无菌操作及有关预防交叉感染的规定。

2. 认真仔细擦洗口腔及齿缝。以病人口腔清洁为标准。

3. 注意观察口唇、口腔黏膜、舌、牙龈等处有无充血水肿、出血及糜烂等。做好口腔清洁卫生,清醒病人使用软毛刷,血小板低下病人有牙龈肿胀时禁用牙刷刷牙,可用漱口液含漱。根据口腔感染情况选用不同的漱口液。

4. 易感人群进行特别监护,如老年人、鼻饲等病人,护士用生理盐水或漱口液进行口腔护理。

5. 加强营养,增强抵抗力。鼓励病人进食,营养丰富易消化的食物,避免进坚硬或纤维较多的食物。

6. 溃疡表浅时可用西瓜霜喷剂或涂口腔,溃疡较深者除加强护理外,局部可以用惠尔血或特尔津等液加少量生理盐水冲洗、涂擦,以加快溃疡恢复。疼痛进食困难者,局部使用普鲁卡因减轻病人疼痛;口腔针对不同的感染可使用不同的漱口液漱口。

（六）恶心、呕吐 【预防及处理】

1. 擦洗时动作轻柔,避免触及咽喉部,引起恶心。

2. 运用止吐药物。如:肌肉注射胃复安等

（七）误吸 【预防及处理】

1. 头偏向一侧,保持呼吸道通畅。

2. 昏迷及口腔分泌物较多者,可先行吸痰后再行口腔护理。

3. 神志不清患者严禁漱口。

4. 如有发生立即停止操作,进行抢救。

第八节 中心供氧鼻塞氧气吸入

一、操作流程

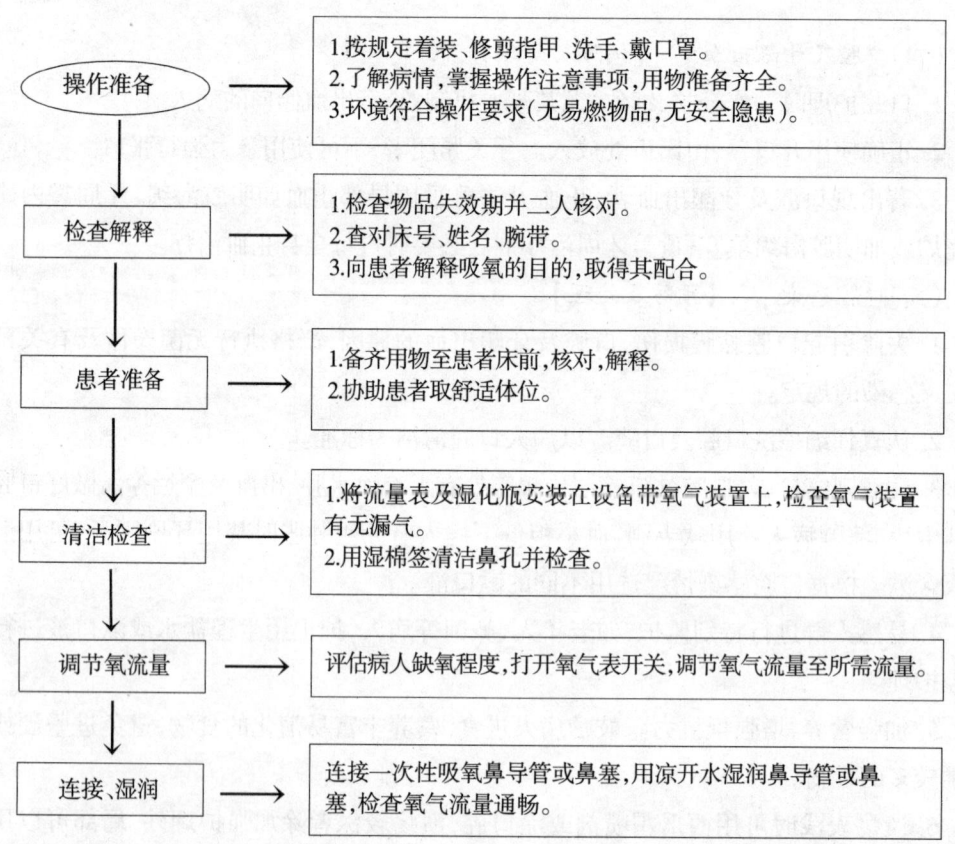

| 操作准备 | → | 1.按规定着装、修剪指甲、洗手、戴口罩。
2.了解病情,掌握操作注意事项,用物准备齐全。
3.环境符合操作要求(无易燃物品,无安全隐患)。 |

| 检查解释 | → | 1.检查物品失效期并二人核对。
2.查对床号、姓名、腕带。
3.向患者解释吸氧的目的,取得其配合。 |

| 患者准备 | → | 1.备齐用物至患者床前,核对,解释。
2.协助患者取舒适体位。 |

| 清洁检查 | → | 1.将流量表及湿化瓶安装在设备带氧气装置上,检查氧气装置有无漏气。
2.用湿棉签清洁鼻孔并检查。 |

| 调节氧流量 | → | 评估病人缺氧程度,打开氧气表开关,调节氧气流量至所需流量。 |

| 连接、湿润 | → | 连接一次性吸氧鼻导管或鼻塞,用凉开水湿润鼻导管或鼻塞,检查氧气流量通畅。 |

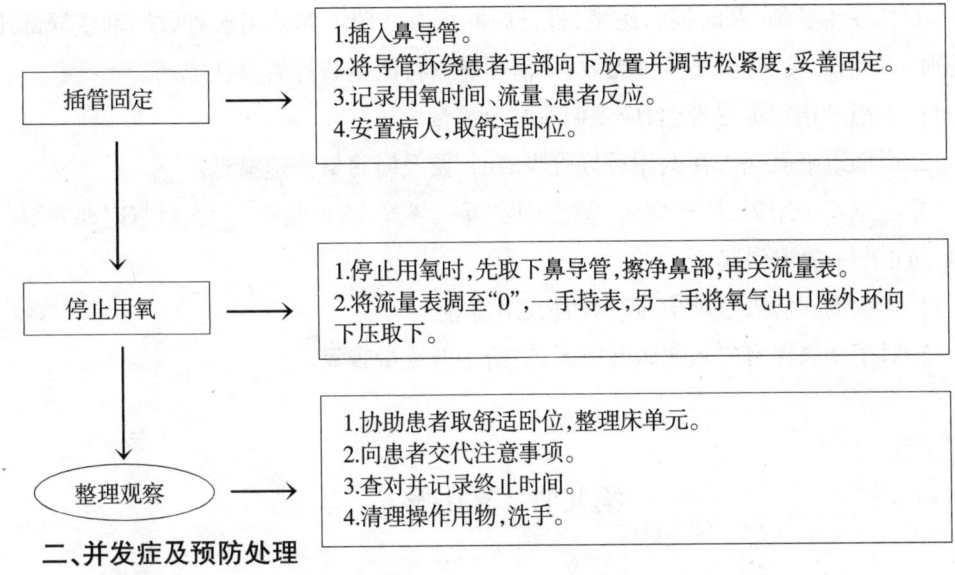

插管固定 → 1.插入鼻导管。
2.将导管环绕患者耳部向下放置并调节松紧度,妥善固定。
3.记录用氧时间、流量、患者反应。
4.安置病人,取舒适卧位。

停止用氧 → 1.停止用氧时,先取下鼻导管,擦净鼻部,再关流量表。
2.将流量表调至"0",一手持表,另一手将氧气出口座外环向下压取下。

整理观察 → 1.协助患者取舒适卧位,整理床单元。
2.向患者交代注意事项。
3.查对并记录终止时间。
4.清理操作用物,洗手。

二、并发症及预防处理

（一）常见并发症

1. 无效吸氧　2. 气道黏膜干燥　3. 氧中毒　4. 晶体后纤维组织增生　5. 腹胀　6. 感染　7. 鼻衄　8. 肺组织损伤　9. 烧伤　10. 过敏反应　11. 二氧化碳麻醉

（二）预防及处理

1. 吸氧前检查氧气装置、供氧压力、管道连接是否漏气、吸氧管通畅,吸氧过程中随时检查吸氧导管的通透性。及时清除呼吸道分泌物,保持气道通畅,如出现无效吸氧,立即查找原因。及时补充氧气湿化瓶内的湿化液,加温加湿吸氧装置能防止气道黏膜干燥,每三天更换一次性氧气湿化瓶一次,每周更换吸氧管一次。

2. 对于气道黏膜干燥者,给予超声雾化吸入。

3. 湿化液一般为灭菌用水、冷开水,急性肺水肿病人用 20%~30% 的酒精进行湿化,对酒精过敏者禁用,如发生过敏反应者,及时去除过敏源,给予抗过敏及对症治疗。

4. 插管时动作宜轻柔,以保护鼻腔黏膜的完整性,避免发生破损。如有感染者及时去除感染原因,应用抗生素抗感染治疗。

5. 吸氧的患者及家属做好宣教,告诫病人切勿自行随意调整氧流量。张口呼吸的病人做好解释工作,争取配合改用鼻腔呼吸。

6. 根据病人缺氧情况调节氧流量,轻度缺氧 1~2L/min,中度缺氧 2~4L/min,重度缺氧 4~6L/min,小儿 1~2L/min 吸氧浓度控制在 45% 以下。根据氧疗情况经常做血气分析,及时调整吸氧流量、浓度和时间,避免长时间高浓度吸氧,以幼儿尤为重要。

7. 长时间高浓度吸氧的患儿要定期行眼底检查,如出现晶体后纤维组织增生的病人,及时行手术治疗。

8. 用鼻塞吸氧法、鼻前庭或面罩吸氧法能有效地避免腹胀发生。

9. 如发生急性腹胀,及时行胃肠减压和肛管排气。

10. 如发生鼻衄,及时报告医生,进行局部止血处理。如使用血管收缩剂或局部压迫止血。对出血量多,上述处理无效者,请耳鼻喉科医生进行后鼻孔填塞。

11. 为患者连接鼻导管前,应先调节好氧流量

12. 原面罩吸氧病人在改用鼻导管吸氧时,要及时将氧流速减低。

13. 注意安全用氧,严禁烟火。妥善固定吸氧装置,防止漏气。病人吸氧时要着棉质衣物,防止产生静电引起火灾。

14. 详细询问病人过敏史,包括药物、用物等。

15. 对于缺氧伴有二氧化碳潴留者,应给予低流量吸氧。

第九节 雾化吸入

一、操作流程

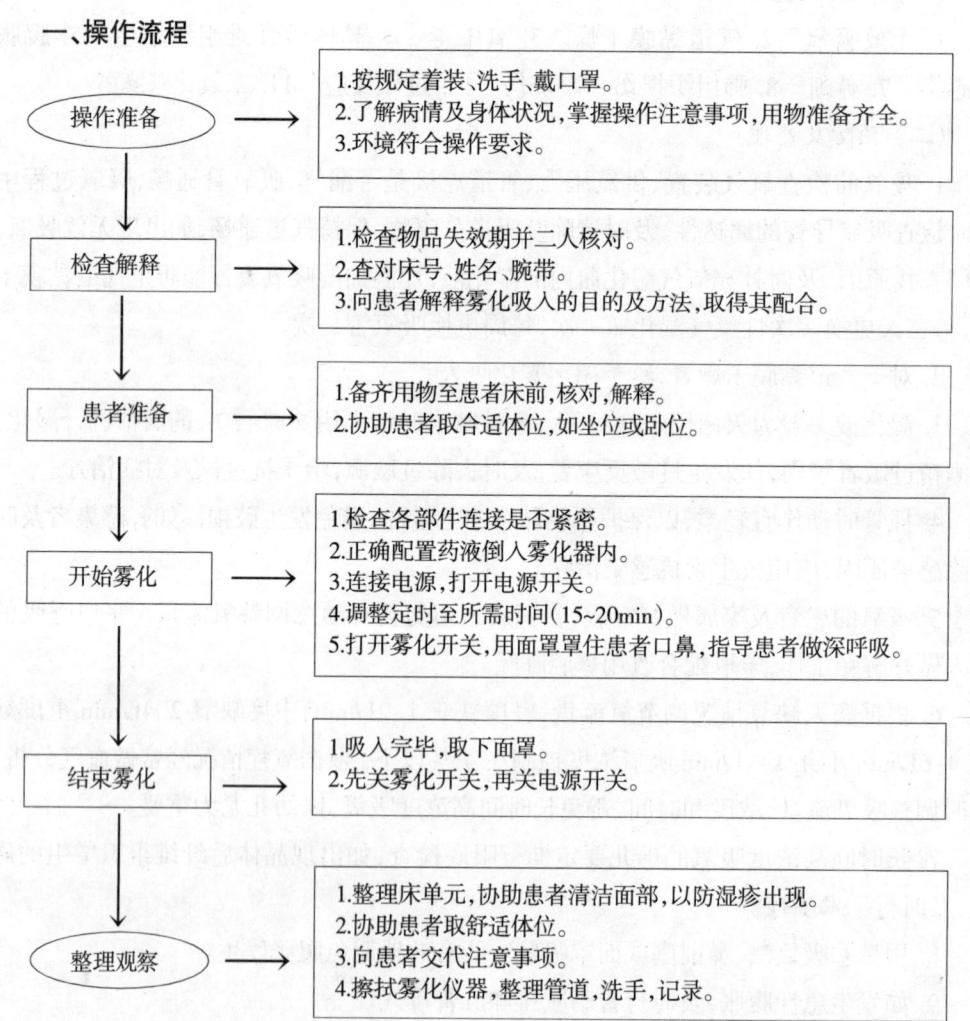

操作准备 →
1.按规定着装、洗手、戴口罩。
2.了解病情及身体状况,掌握操作注意事项,用物准备齐全。
3.环境符合操作要求。

检查解释 →
1.检查物品失效期并二人核对。
2.查对床号、姓名、腕带。
3.向患者解释雾化吸入的目的及方法,取得其配合。

患者准备 →
1.备齐用物至患者床前,核对,解释。
2.协助患者取合适体位,如坐位或卧位。

开始雾化 →
1.检查各部件连接是否紧密。
2.正确配置药液倒入雾化器内。
3.连接电源,打开电源开关。
4.调整定时至所需时间(15~20min)。
5.打开雾化开关,用面罩罩住患者口鼻,指导患者做深呼吸。

结束雾化 →
1.吸入完毕,取下面罩。
2.先关雾化开关,再关电源开关。

整理观察 →
1.整理床单元,协助患者清洁面部,以防湿疹出现。
2.协助患者取舒适体位。
3.向患者交代注意事项。
4.擦拭雾化仪器,整理管道,洗手,记录。

二、并发症及预防处理

（一）雾化吸入法操作并发症

1. 过敏反应

2. 感染

3. 呼吸困难

4. 缺氧及二氧化碳潴留

5. 呼吸暂停

6. 呃逆

7. 哮喘发作和加重

（二）预防及处理

1. 雾化吸入之前详细询问病史、过敏史。患者出现临床症状时，应马上终止雾化吸入。观察生命体征，建立静脉通道，协助医生进行治疗，应用抗过敏药物，如地塞米松等。根据病人、病情选择合适的雾化吸入器、合适流量以及雾化方式。严重阻塞性肺疾病患者不宜使用超声雾化吸入，可选择射流式雾化吸入，时间控制在 5~10min。婴幼儿对其进行雾化时选用雾量应较小，为成人的 1/3~1/2，且以面罩吸入为佳。

2. 口腔感染者选用合适的药物对症治疗，肺部感染者选择合适抗菌药物治疗。加强自身抵抗力，给予富含大量维生素或富有营养的食物。

3. 雾化器专人专用，雾化治疗后及时漱口并将雾化器、管道等用清水冲洗、晾干。同时做好口腔护理。

4. 选择合适体位，取半坐卧位为宜，以利呼吸。协助病人拍背，鼓励咳嗽、咳痰，必要时吸痰，促进痰液排出，保持呼吸道通畅。

5. 持续吸氧，以免雾化吸入过程中血氧分压下降。

6. 雾化时选用合适雾量，避免引起呃逆。发生呃逆时，可在患者胸锁乳突肌上端压迫膈神经、或饮冷开水 200ml 亦可颈部冷敷。

7. 哮喘持续状态病人湿化雾量不宜过大，一般氧气雾量 1~1.5L/min 即可，雾化时间不宜过长，以五分钟为宜，湿化液温度以 30℃~60℃为宜。一旦发生哮喘应立即停止雾化吸入，给予半卧位并吸氧，严密观察病情变化。

第十节　经鼻、口腔吸痰法

一、操作流程

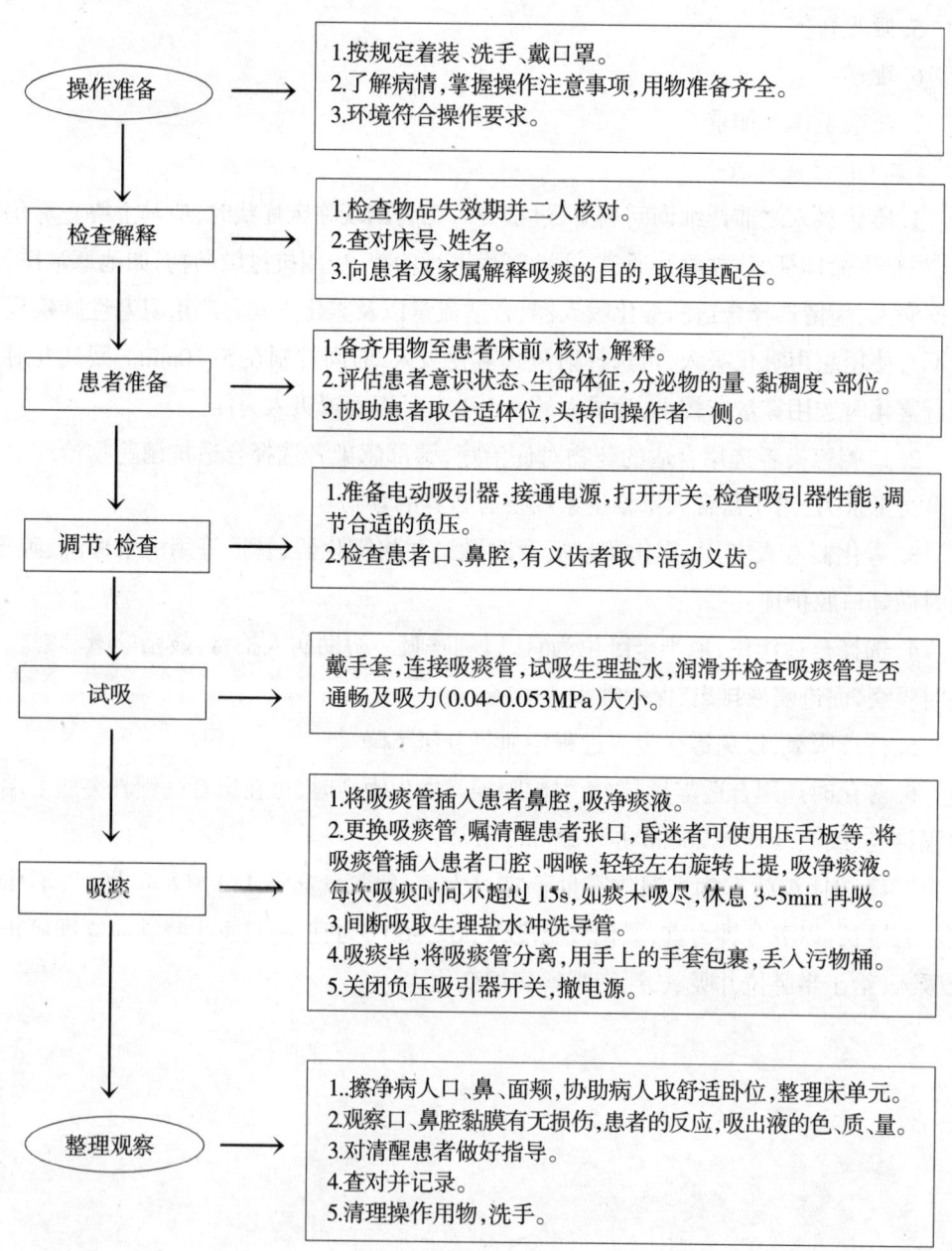

操作准备 →
1.按规定着装、洗手、戴口罩。
2.了解病情,掌握操作注意事项,用物准备齐全。
3.环境符合操作要求。

检查解释 →
1.检查物品失效期并二人核对。
2.查对床号、姓名。
3.向患者及家属解释吸痰的目的,取得其配合。

患者准备 →
1.备齐用物至患者床前,核对,解释。
2.评估患者意识状态、生命体征,分泌物的量、黏稠度、部位。
3.协助患者取合适体位,头转向操作者一侧。

调节、检查 →
1.准备电动吸引器,接通电源,打开开关,检查吸引器性能,调节合适的负压。
2.检查患者口、鼻腔,有义齿者取下活动义齿。

试吸 →
戴手套,连接吸痰管,试吸生理盐水,润滑并检查吸痰管是否通畅及吸力(0.04~0.053MPa)大小。

吸痰 →
1.将吸痰管插入患者鼻腔,吸净痰液。
2.更换吸痰管,嘱清醒患者张口,昏迷者可使用压舌板等,将吸痰管插入患者口腔、咽喉,轻轻左右旋转上提,吸净痰液。每次吸痰时间不超过 15s,如痰未吸尽,休息 3~5min 再吸。
3.间断吸取生理盐水冲洗导管。
4.吸痰毕,将吸痰管分离,用手上的手套包裹,丢入污物桶。
5.关闭负压吸引器开关,撤电源。

整理观察 →
1..擦净病人口、鼻、面颊,协助病人取舒适卧位,整理床单元。
2.观察口、鼻腔黏膜有无损伤,患者的反应,吸出液的色、质、量。
3.对清醒患者做好指导。
4.查对并记录。
5.清理操作用物,洗手。

二、并发症及预防处理

(一)并发症

1. 低氧血症

2. 呼吸道黏膜损伤

3. 感染

4. 心律失常

5. 阻塞性肺不张

6. 气道痉挛

(二)预防及处理

1. 根据年龄、痰液的性质选用型号合适的吸痰管,有气管插管者,选用外径小于气管插管 1/2 的吸痰管,吸引时测量长度,将吸引管插至超出气管插管末端 1~2cm 的位置进行浅吸引。

2. 吸痰前给予高浓度氧,可给予 100%纯氧 2min,以提高血氧浓度。

3. 吸痰时严格遵守无菌技术操作原则,采用无菌吸痰管,使用前认真检查有无灭菌。外包装有无破损,吸痰管及用物专人专用,放置有序。吸痰管一次性使用,冲洗吸痰管用生理盐水或灭菌用水,注明口腔用,气道用。冲洗液 12h 更换一次,吸引瓶内吸出液及时更换,不得超过三分之二。做好口腔护理,密切观察口腔黏膜有无损伤。

4. 吸痰时密切观察病人心率、心律、呼吸、血压和氧饱和度的变化。发生心律失常,立即停止吸痰,并给予吸氧或加大浓度吸氧。一旦发生心脏骤停,立即建立静脉通路配合医生抢救。

5. 采用间歇吸引法,将拇指交替按压和放松吸引导管的控制口,可以减少对气道的刺激。

6. 加强肺部体疗,每 1~2h 协助患者翻身一次,翻身同时给予自下而上,自边缘至中央的扣背,使痰液排出。还可以利用雾化湿化气道稀释痰液。易于排痰或吸痰。

7. 每次操作最多吸引 3 次,每次持续不超 15s,同时查看负压,避免过高,吸引管拔出应边旋转边退出,使分泌物脱离气管壁,可以减少肺不张和气道痉挛。

8. 肺不张一经明确,根据引起的原因采取必要的措施,如及时行气管切开,以保证进行充分的气道湿化和吸氧。

9. 为防止气道痉挛,对气道高反应性的病人,可予吸引前用 1%利多卡因少量滴入,也可给予组胺拮抗如扑尔敏 4mg 口服,气道痉挛发作时,应暂停气道吸痰。

第十一节　胃肠减压技术

一、操作流程

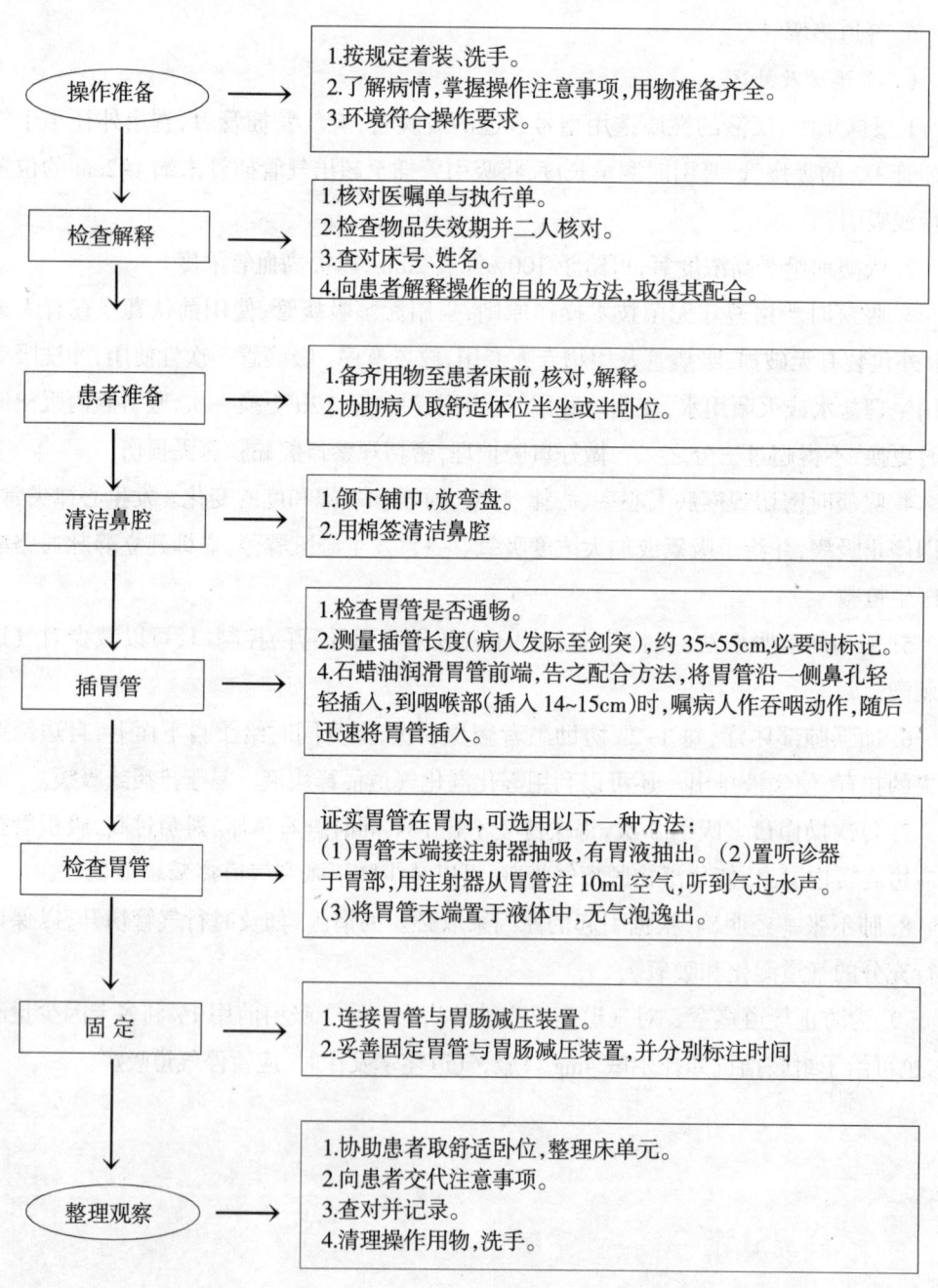

操作准备 →	1.按规定着装、洗手。 2.了解病情,掌握操作注意事项,用物准备齐全。 3.环境符合操作要求。
检查解释 →	1.核对医嘱单与执行单。 2.检查物品失效期并二人核对。 3.查对床号、姓名。 4.向患者解释操作的目的及方法,取得其配合。
患者准备 →	1.备齐用物至患者床前,核对,解释。 2.协助病人取舒适体位半坐或半卧位。
清洁鼻腔 →	1.颌下铺巾,放弯盘。 2.用棉签清洁鼻腔
插胃管 →	1.检查胃管是否通畅。 2.测量插管长度(病人发际至剑突),约35~55cm,必要时标记。 4.石蜡油润滑胃管前端,告之配合方法,将胃管沿一侧鼻孔轻轻插入,到咽喉部(插入14~15cm)时,嘱病人作吞咽动作,随后迅速将胃管插入。
检查胃管 →	证实胃管在胃内,可选用以下一种方法: (1)胃管末端接注射器抽吸,有胃液抽出。(2)置听诊器于胃部,用注射器从胃管注10ml空气,听到气过水声。 (3)将胃管末端置于液体中,无气泡逸出。
固定 →	1.连接胃管与胃肠减压装置。 2.妥善固定胃管与胃肠减压装置,并分别标注时间
整理观察 →	1.协助患者取舒适卧位,整理床单元。 2.向患者交代注意事项。 3.查对并记录。 4.清理操作用物,洗手。

二、并发症及预防处理

（一）常见并发症

1. 引流不畅　2. 插管困难　3. 上消化道出血　4. 声音嘶哑

5. 呼吸困难　6. 吸入性肺炎　7. 低钾血症　8. 败血症

（二）预防及处理

1. 对于插管的病人，置管前做好心理护理，做好解释工作，取得患者合作。根据年龄、性别、个体差异选择粗细适宜的胃管，采用硅胶管可以减轻局部刺激。留置胃管前各仪器及管道做好彻底消毒。插管前可遵医嘱予咽喉部黏膜表面麻醉，减少对咽喉部刺激；慢性支气管炎的老年患者插管前可适当使用镇静剂或阿托品肌注，床旁备好氧气，必要时给予吸入。

2. 插管前可用石蜡油润滑导管，插管时动作要轻、快、准、避免反复插管，插管固定牢固，咳嗽或呕吐时将胃管固定以减少胃管上下活动而损伤食管黏膜。指导病人做有节律的吞咽动作，使护患配合默契，保证胃管顺利插入，昏迷病人，插管前撤去病人的枕头，头向后仰，以免胃管误入气管，当胃管插入 15cm 时，可将病人头部托起，使下颌靠近胸骨柄，以增大咽部通道。

3. 鼻饲流质食物，禁止多渣黏稠食物、药物注入胃管内。每次鼻饲前回抽胃液，检查是否在胃内，喂食前注入 10ml 温开水，每次不等超过 200ml，间隔 4~6h 为宜，温度控制在 37~42℃最为适宜，喂食完后仍需注入 10~20ml 温开水冲洗胃管。如发现胃管阻塞可先将胃管送入少许，如仍无液体引出，再缓慢地将胃管退出。

4. 定期更换胃管，以防止胃酸长期腐蚀胃管，发生变质粘连造成胃管引流不畅。

5. 如发现引流液有鲜红色液体，应立即停止吸引，及时报告医生，遵医嘱给予补充血容量及制酸、止血治疗。早期胃镜检查，及早确定出血部位，可用冰盐水洗胃，凝血酶 200U 胃管内注入，按医嘱应用洛赛克 40mg 静脉滴注。出血不止者考虑选择性血管造影，采用明胶海绵栓塞出血血管。同时加强口腔护理。

6. 发现声音嘶哑后嘱患者少说话，使声带休息。加强口腔护理。保持局部湿润，给予雾化吸入，口服维生素 B 族及激素治疗，以减轻水肿，营养神经，促进康复。避免刺激性食物（辣椒、烟酒）不宜迎风发声，避免受凉。

7. 协助病人翻身、拍背、有效咳痰、发生吸入性肺炎者结合相应的对症处理。嘱患者卧床休息，高热者使用物理降温或小剂量退热剂；气急、紫绀可给予氧气吸入；咳嗽、咳痰可用镇咳祛痰药物。密切观察病人生命体征变化及时记录，检查痰培养和血培养。

8. 检查血电解质，及时补钾。

9. 必须使用无菌胃管进行操作，各种物品必须严格消毒。

10. 胃肠减压过程中，经常检查胃肠减压是否通畅，密切观察引流液的颜色性质和量，并做好记录。不要使胃管贴在胃壁上，以免负压损伤胃黏膜引起充血、水肿而导致感染。疑有感染者拔除胃肠减压管。

11. 发生败血症者根据血及胃液培养结果选择敏感的抗生素进行抗感染治疗。给予对症治疗,体温过高时予以退热药并采用物理降温;腹泻时予以止泻,保持肛门及肛周皮肤清洁干燥。同时提高机体抵抗力,如输注免疫球蛋白等。

第十二节　患者约束法

一、操作流程

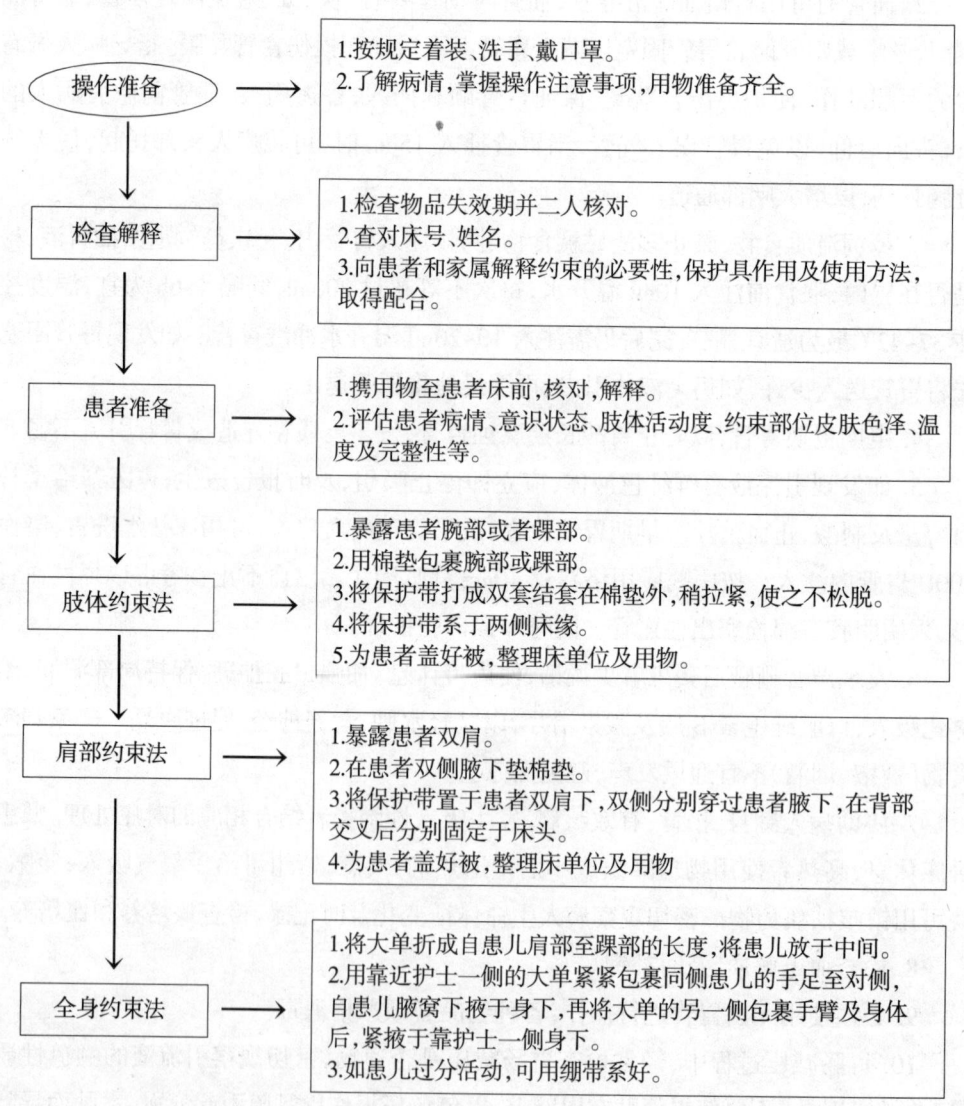

操作准备 →
1.按规定着装、洗手、戴口罩。
2.了解病情,掌握操作注意事项,用物准备齐全。

检查解释 →
1.检查物品失效期并二人核对。
2.查对床号、姓名。
3.向患者和家属解释约束的必要性,保护具作用及使用方法,取得配合。

患者准备 →
1.携用物至患者床前,核对,解释。
2.评估患者病情、意识状态、肢体活动度、约束部位皮肤色泽、温度及完整性等。

肢体约束法 →
1.暴露患者腕部或者踝部。
2.用棉垫包裹腕部或踝部。
3.将保护带打成双套结套在棉垫外,稍拉紧,使之不松脱。
4.将保护带系于两侧床缘。
5.为患者盖好被,整理床单位及用物。

肩部约束法 →
1.暴露患者双肩。
2.在患者双侧腋下垫棉垫。
3.将保护带置于患者双肩下,双侧分别穿过患者腋下,在背部交叉后分别固定于床头。
4.为患者盖好被,整理床单位及用物

全身约束法 →
1.将大单折成自患儿肩部至踝部的长度,将患儿放于中间。
2.用靠近护士一侧的大单紧紧包裹同侧患儿的手足至对侧,自患儿腋窝下掖于身下,再将大单的另一侧包裹手臂及身体后,紧掖于靠护士一侧身下。
3.如患儿过分活动,可用绷带系好。

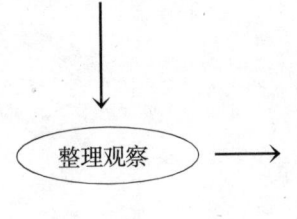

整理观察 →

1.患者取舒适卧位,保持肢体及关节处于功能位。
2.整理床单元,向家属做好交代。
3.观察约束局部皮肤有无损伤、皮肤颜色、温度、约束肢体末梢循环状况,定时松解。
4.记录约束带使用的时间及观察情况,洗手。

二、并发症及预防处理

(一)患者及家属焦虑、恐惧 【预防及处理】

1. 约束前向患者及家属做好知情同意及解释工作,告知患者及家属约束的目的是为了保护患者,取得家属的配合。

2. 评估患者及家属心态与合作程度,及时予以解释,尽量争取患者及家属的配合。

3. 严格执行约束的相关制度,严禁采用约束法惩罚患者;对不合作及有精神病患者要先予以警示,无效者再予以约束;实施约束时要态度和蔼。患者约束后要及时评估患者情况,及时松解约束。

(二)皮肤擦伤与疼痛 【预防及处理】

1. 约束前尽量做好患者的解释工作,争取患者的配合,避免其挣扎。

2. 在约束部位垫一定厚度的软棉布。注意约束的松紧度,尽量减少被约束肢体的活动度。避免约束过紧。

3. 交代患者勿抓,扰。对于皮肤擦伤部位,保持局部的清洁干燥。

4. 若发生溃烂,破烂,则换药处理。

(三)关节脱位或骨折 【预防及处理】

1. 掌握正确的约束方法,避免用力过猛。

2. 及时评估约束部位的关节及肢体活动。

3. 一旦发现异常,充分评估约束部位的关节及肢体活动,立即通知医生。配合医生完成相关检查,请相关科室会诊处理。

(四)肢体血流回流障碍与压疮 【预防及处理】

1. 观察约束部位以下皮肤是否青紫,肿胀,观察受压部位皮肤压痕,皮肤是否出现破溃。患者是否感觉肢体麻木,疼痛。

2. 约束时用多层软棉布垫。约束后多巡视患者约束的松紧情况,避免因患者过度挣扎而致约束过紧。

3. 评估患者病情,及时松解约束,避免长时间约束患者。如需长时间约束者,定时松解,活动肢体。变换约束体位与方法、并按摩受压部位,约束部位涂抹赛肤润。促进血液循环。

4. 保持皮肤及床单清洁干燥。

第十三节　导尿技术

一、操作流程

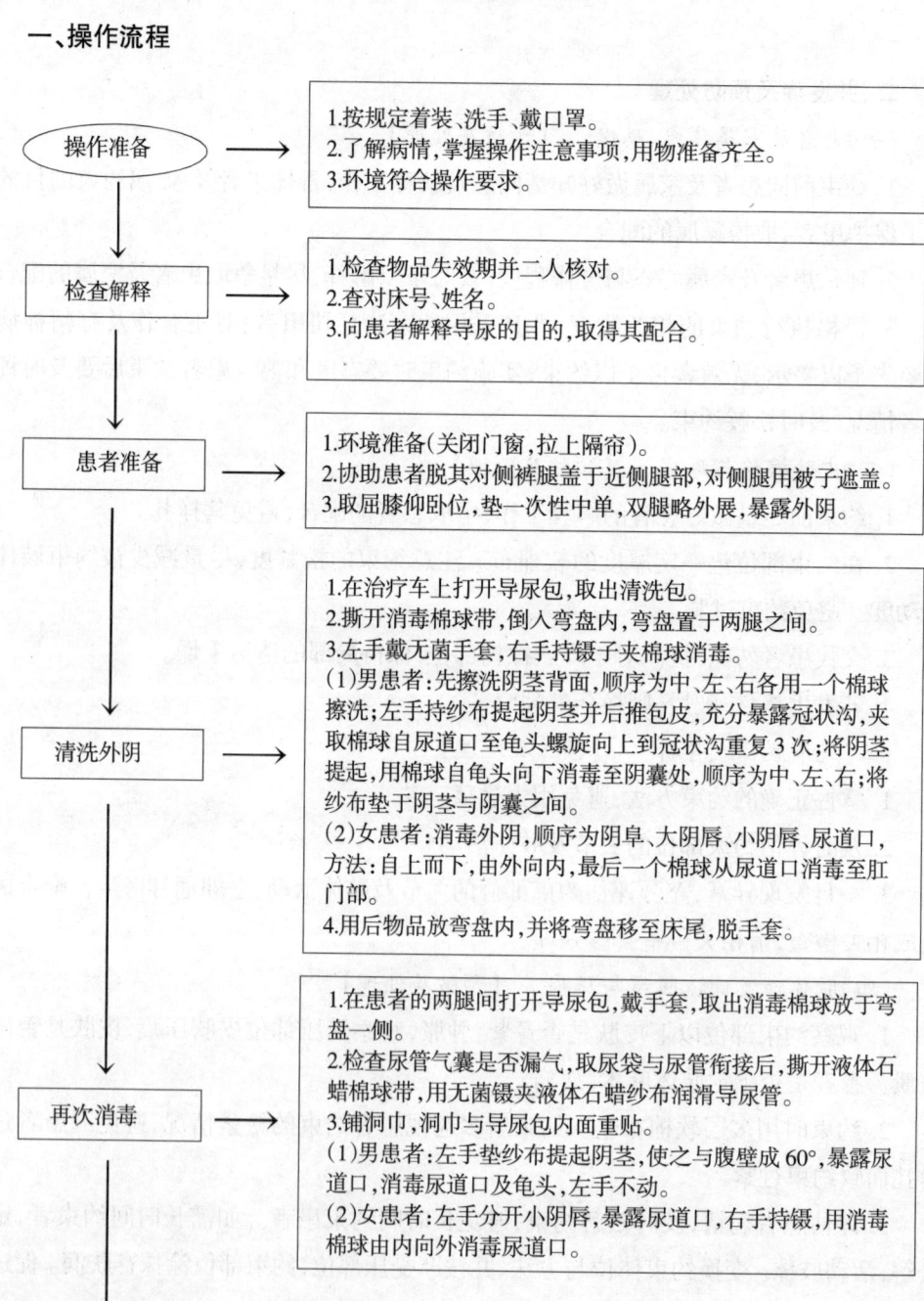

操作准备 →
1.按规定着装、洗手、戴口罩。
2.了解病情,掌握操作注意事项,用物准备齐全。
3.环境符合操作要求。

检查解释 →
1.检查物品失效期并二人核对。
2.查对床号、姓名。
3.向患者解释导尿的目的,取得其配合。

患者准备 →
1.环境准备(关闭门窗,拉上隔帘)。
2.协助患者脱其对侧裤腿盖于近侧腿部,对侧腿用被子遮盖。
3.取屈膝仰卧位,垫一次性中单,双腿略外展,暴露外阴。

清洗外阴 →
1.在治疗车上打开导尿包,取出清洗包。
2.撕开消毒棉球带,倒入弯盘内,弯盘置于两腿之间。
3.左手戴无菌手套,右手持镊子夹棉球消毒。
(1)男患者:先擦洗阴茎背面,顺序为中、左、右各用一个棉球擦洗;左手持纱布提起阴茎并后推包皮,充分暴露冠状沟,夹取棉球自尿道口至龟头螺旋向上到冠状沟重复3次;将阴茎提起,用棉球自龟头向下消毒至阴囊处,顺序为中、左、右;将纱布垫于阴茎与阴囊之间。
(2)女患者:消毒外阴,顺序为阴阜、大阴唇、小阴唇、尿道口,方法:自上而下,由外向内,最后一个棉球从尿道口消毒至肛门部。
4.用后物品放弯盘内,并将弯盘移至床尾,脱手套。

再次消毒 →
1.在患者的两腿间打开导尿包,戴手套,取出消毒棉球放于弯盘一侧。
2.检查尿管气囊是否漏气,取尿袋与尿管衔接后,撕开液体石蜡棉球带,用无菌镊夹液体石蜡纱布润滑导尿管。
3.铺洞巾,洞巾与导尿包内面重贴。
(1)男患者:左手垫纱布提起阴茎,使之与腹壁成60°,暴露尿道口,消毒尿道口及龟头,左手不动。
(2)女患者:左手分开小阴唇,暴露尿道口,右手持镊,用消毒棉球由内向外消毒尿道口。

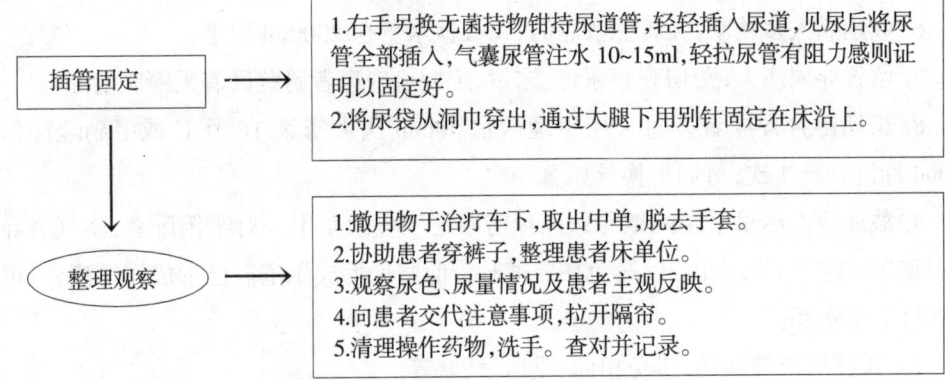

插管固定 → 1.右手另换无菌持物钳持尿道管,轻轻插入尿道,见尿后将尿管全部插入,气囊尿管注水 10~15ml,轻拉尿管有阻力感则证明以固定好。
2.将尿袋从洞巾穿出,通过大腿下用别针固定在床沿上。

整理观察 → 1.撤用物于治疗车下,取出中单,脱去手套。
2.协助患者穿裤子,整理患者床单位。
3.观察尿色、尿量情况及患者主观反映。
4.向患者交代注意事项,拉开隔帘。
5.清理操作药物,洗手。查对并记录。

二、并发症及预防处理

(一)留置导尿技术操作并发症

1. 尿路感染。

2. 后尿道损伤。

3. 尿潴留。

4. 尿道狭窄。

5. 引流不畅。

6. 血尿。

7. 膀胱结石。

8. 尿道瘘。

9. 过敏反应和毒性反应。

10. 耻骨骨髓炎。

11. 梗阻解除后利尿。

(二) 预防及处理

1. 操作前做好心理护理,向患者解释导尿的意义,消除患者紧张情绪,对于躁动或不配合者遵医嘱插管前给予肌肉注射安定 10mg、阿托品 0.5~1mg,待患者安静后进行导尿。

2. 根据患者个体、病情所需选用合适的导尿管。用物必须严格灭菌,插管时严格执行无菌操作,动作轻柔,注意会阴部消毒。插管前常规润滑导尿管,尤以气囊处的润滑,以减少插管时的阻力。误入阴道者,立即拔出,更换导尿管。

3. 做好会阴护理,每日两次碘伏消毒会阴。每次大便后应清洗会阴和尿道口,避免粪便中的细菌对尿路的污染。

4. 留置导尿患者定时夹管、开放,训练膀胱功能。每次放尿前要按摩下腹部或让病人翻身,使沉淀浮起利于排出。

5. 去除导尿管后及时做尿分析及尿培养,对有菌尿或脓尿的病人使用致病菌敏感的抗生素,对尿路刺激症状明显者,可给予口服碳酸氢钠以碱化尿液。

6. 鼓励病人多饮水,无特殊禁忌时,每天饮水量在 2000ml 以上。

7. 留置导尿病人,密切观察尿色、尿量、定期检查患者膀胱区有无膨胀情况。

8. 长期留置导尿者, 每天用生理盐水 500ml 庆大霉素 16 万 U 或甲硝唑注射液 250ml 冲洗膀胱 1 次,每周更换导尿管一次。

9. 截瘫病人尽早采用间歇导尿以预防尿道压疮的发生。对于俯卧者,将气囊导尿管用胶布固定于下腹一侧,以避免在尿道耻骨前弯处形成压疮。已形成尿道瘘者,可采用外科手术修复。

10. 保持引流管通畅,避免扭曲、受压、堵塞等。

11. 对乳胶过敏者,应选用硅胶气囊导尿管。发生过敏者,马上拔除导尿管,并换用其他材料导尿管。予以抗过敏的药物,如扑尔敏、克敏能等;出现休克者,按过敏性休克抢救。

12. 发生耻骨骨髓炎者,(1)急性期宜早期、大剂量、联合使用抗生素。(2)改善全身营养状况,静脉输液补充营养,必要时少量多次输注新鲜血,提高机体抵抗力。(3)病灶的处理:摘除死骨,封闭死腔,有效引流。

13. 导尿后应严密观察尿量及生命体征,根据尿量,适当补充水、电解质,以免发生低钠、低钾及血容量不足,但不宜按出入量对等补充以免延长利尿时间。

第十四节　皮内注射法

一、操作流程

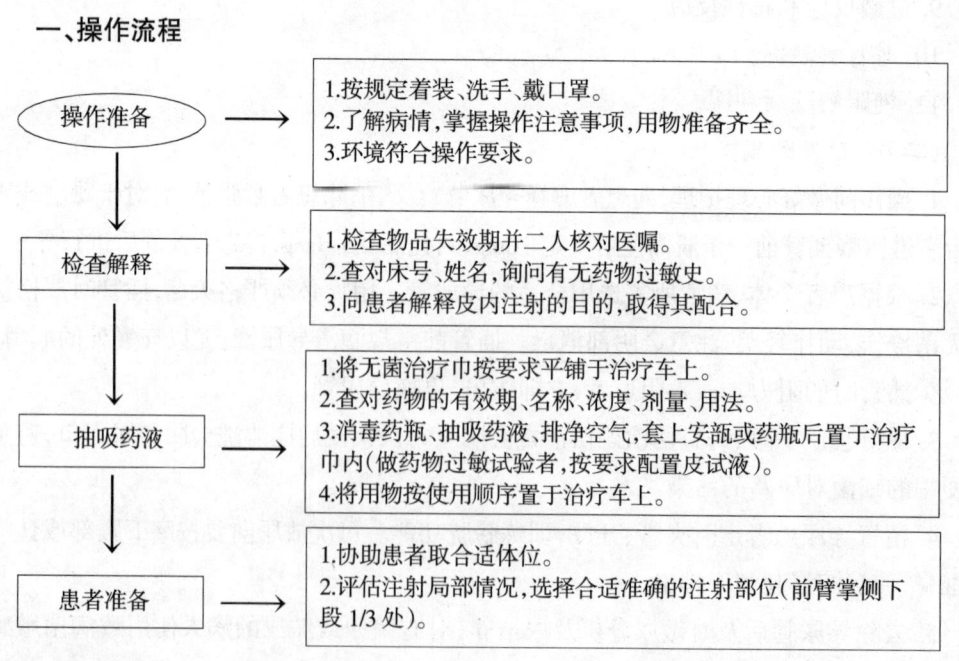

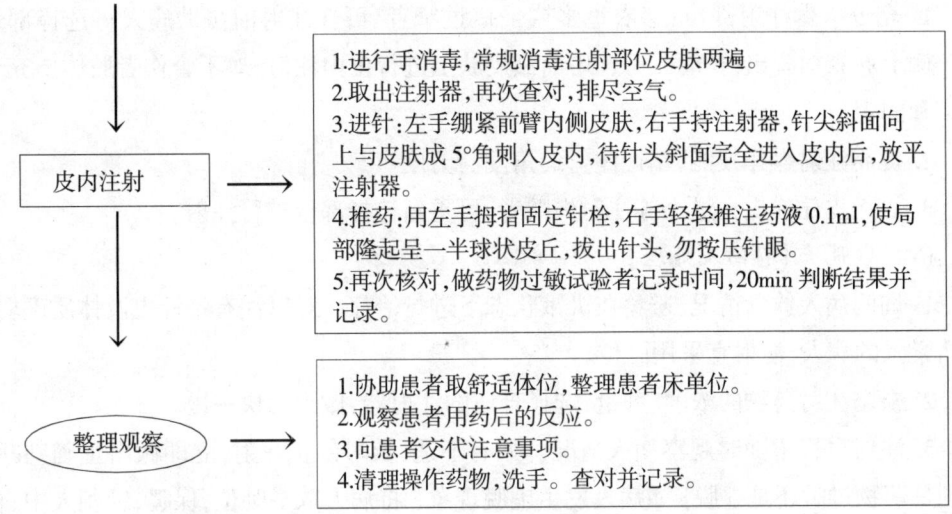

皮内注射 →
1. 进行手消毒,常规消毒注射部位皮肤两遍。
2. 取出注射器,再次查对,排尽空气。
3. 进针:左手绷紧前臂内侧皮肤,右手持注射器,针尖斜面向上与皮肤成5°角刺入皮内,待针头斜面完全进入皮内后,放平注射器。
4. 推药:用左手拇指固定针栓,右手轻轻推注药液0.1ml,使局部隆起呈一半球状皮丘,拔出针头,勿按压针眼。
5. 再次核对,做药物过敏试验者记录时间,20min判断结果并记录。

整理观察 →
1. 协助患者取舒适体位,整理患者床单位。
2. 观察患者用药后的反应。
3. 向患者交代注意事项。
4. 清理操作药物,洗手。查对并记录。

二、并发症及预防处理

(一)疼痛 【预防及处理】

1. 注重心理护理,向病人说明注射的目的,取得病人的配合。

2. 选用无菌注射用水作为溶媒对药物进行溶解,避免浓度过高对机体的刺激。

3. 改进皮内注射的方法:①在皮内注射部位的上方,嘱病人用一手环形握住另一前臂,离针刺的上方约2cm处用拇指加力按压(儿童病人让其家属按上述方法配合),同时按皮内注射法持针刺入皮内,待药液注入,直至局部直径约0.5cm的皮丘形成,拔出针头后,将按压之手松开,能有效减轻皮内注射疼痛的发生。②采用横刺进针法(其注射方向与前臂垂直)亦能减轻疼痛。

4. 可选用神经末梢分布较少的部位进行注射。如选取前臂掌侧中段做皮试,不仅疼痛轻微,更具有敏感性。

5. 熟练掌握注射技术,准确注入药量(通常是0.1ml)。

6. 选用口径较小、锋利无倒钩的针头进行注射。

(二)局部组织反应 【预防及处理】

1. 严格执行无菌操作,避免使用对组织刺激性较强的药物。

2. 正确配置药液,准确推注剂量,避免剂量过大增加局部组织反应。

3. 嘱患者注射部位不可随意搔抓或揉按局部皮丘。

4. 详细询问药物过敏史,避免使用可引起机体过敏反应的药物。

5. 对已发生局部组织反应者,进行对症处理,预防感染。出现局部皮肤瘙痒者,用5%碘伏溶液外涂;局部皮肤有水疱者,先用5%碘伏溶液消毒,再用无菌注射器将水疱内液体抽出;注射部位出现溃烂、破损,则进行外科换药处理。

(三)注射失败 【预防及处理】

1. 充分暴露注射部位：穿衣过多或袖口过窄者，可在注射前协助病人将选择部位的一侧上肢衣袖脱出；婴幼儿可选用前额皮肤上进行皮内注射。对不合作者肢体要充分约束和固定。

2. 提高注射操作技能，掌握注射的角度与力度。

3. 对无皮丘或皮丘过小等注射失败者，可重新选择部位进行注射。

（四）虚脱　【预防及处理】

1. 询问病人饮食情况，避免在饥饿状态下进行治疗。对以往有晕针史及体质虚弱、情绪紧张的病人，注射宜采用卧位。

2. 根据注射药物的浓度、剂量，选择合适的注射器，做到二快一慢。

3. 注射过程中随时观察病人情况。如有不适，及时停止注射，立即做出正确判断，区别是药物过敏还是虚脱。如病人发生虚脱现象，将病人取平卧位，保暖，针刺人中、合谷等穴位，病人清醒后给予口服糖水，必要时静输 5% 葡萄糖等措施，症状可逐渐缓解。

（五）过敏性休克　【预防及处理】

1. 仔细询问患者有无药物过敏史，如有过敏史者则停止该项试验。有其他药物过敏或变态反应疾病病史者应慎用。

2. 皮试观察期间，嘱患者不可随意离开。观察有无异常反应，正确判断皮试结果，阴性者可使用该药，若为阳性结果则不可以使用（破伤风抗毒素除外，可采用脱敏注射）。

3. 注射盘内备有 0.1% 盐酸肾上腺素、尼可刹米、洛贝林注射液等急救药品，另备氧气、吸痰机等。

4. 一旦发生过敏性休克，立即组织抢救：①立即停药，使病人平卧。②立即皮下注射 0.1% 肾上腺素 1ml 小儿剂量酌减。症状如不缓解，可每隔半小时皮下或静脉注射肾上腺素 0.5ml，直至脱离危险期。③给予氧气吸入，改善缺氧症状。呼吸受抑制时，立即予气囊加压给氧，并肌肉注射尼可刹米等呼吸兴奋剂。有条件者可直接气管插管，借助人工呼吸辅助或控制呼吸。喉头水肿引起窒息时，应尽快施行气管切开。④根据医嘱静脉注射地塞米松 5～10mg 或琥珀酸钠氢化可的松 200～400mg 加入 5%、10% 葡萄糖溶液 500ml；应用抗组胺类药物，如肌内注射盐酸异丙嗪 25~50mg。⑤静脉滴注 10% 葡萄糖溶液或平衡溶液扩充血容量。如血压仍不回升，可按医嘱加入多巴胺或去甲肾上腺素静脉滴注。如为链霉素引起的过敏性休克，可同时使用钙剂，以 10% 葡萄糖酸钙或稀释一倍的 5% 氯化钙溶液静脉推注，使链霉素与钙离子结合，从而减轻或消除链霉素的毒性症状。⑥若心跳骤停，则立即进行复苏抢救，如施行心外按压，气管内插管等。⑦密切观察病情，记录病人呼吸、脉搏、血压、神志和尿量等变化；不断评价治疗与护理的效果，为进一步治疗提供依据。

第十五节 皮下注射法

一、操作流程

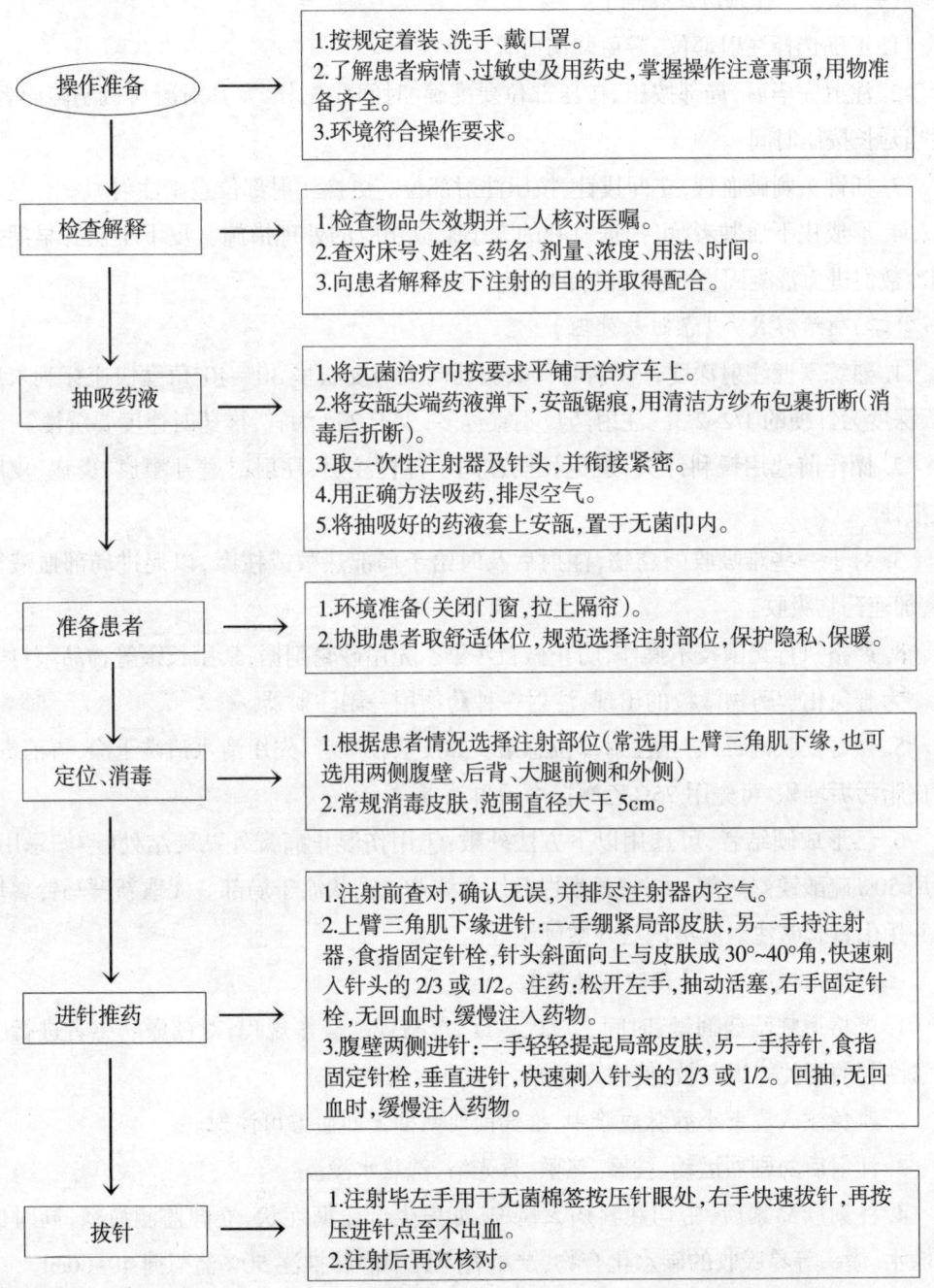

操作准备 →	1.按规定着装、洗手、戴口罩。 2.了解患者病情、过敏史及用药史,掌握操作注意事项,用物准备齐全。 3.环境符合操作要求。
检查解释 →	1.检查物品失效期并二人核对医嘱。 2.查对床号、姓名、药名、剂量、浓度、用法、时间。 3.向患者解释皮下注射的目的并取得配合。
抽吸药液 →	1.将无菌治疗巾按要求平铺于治疗车上。 2.将安瓿尖端药液弹下,安瓿锯痕,用清洁方纱布包裹折断(消毒后折断)。 3.取一次性注射器及针头,并衔接紧密。 4.用正确方法吸药,排尽空气。 5.将抽吸好的药液套上安瓿,置于无菌巾内。
准备患者 →	1.环境准备(关闭门窗,拉上隔帘)。 2.协助患者取舒适体位,规范选择注射部位,保护隐私、保暖。
定位、消毒 →	1.根据患者情况选择注射部位(常选用上臂三角肌下缘,也可选用两侧腹壁、后背、大腿前侧和外侧) 2.常规消毒皮肤,范围直径大于 5cm。
进针推药 →	1.注射前查对,确认无误,并排尽注射器内空气。 2.上臂三角肌下缘进针:一手绷紧局部皮肤,另一手持注射器,食指固定针栓,针头斜面向上与皮肤成 30°~40°角,快速刺入针头的 2/3 或 1/2。注药:松开左手,抽动活塞,右手固定针栓,无回血时,缓慢注入药物。 3.腹壁两侧进针:一手轻轻提起局部皮肤,另一手持针,食指固定针栓,垂直进针,快速刺入针头的 2/3 或 1/2。回抽,无回血时,缓慢注入药物。
拔针 →	1.注射毕左手用干无菌棉签按压针眼处,右手快速拔针,再按压进针点至不出血。 2.注射后再次核对。

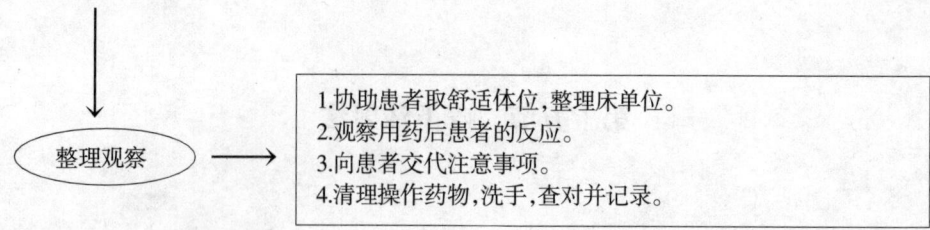

1.协助患者取舒适体位,整理床单位。
2.观察用药后患者的反应。
3.向患者交代注意事项。
4.清理操作药物,洗手,查对并记录。

二、并发症及预防处理

(一)出血 【预防及处理】

1. 正确选择注射部位,避免刺伤血管。

2. 注射完毕后,局部按压,按压部位要准确、时间要充分,尤其对凝血机制障碍者,适当延长按压时间。

3. 如针头刺破血管,立即拔针,按压注射部位。更换注射部位重新注射。

4. 形成皮下血肿者,可根据血肿的大小采取相应的处理措施。皮下小血肿早期采用冷敷促进血液凝固,并观察血肿的变化。

(二)硬结形成 【预防及处理】

1. 熟练掌握注射深度,注射时针头斜面向上与皮肤呈 30°~40°角度快速穿刺入皮下,深度为针梗的 1/2~2/3。注射药量不宜过多,少于 2ml 为宜,推药时速度要缓慢。

2. 操作前选用锐利针头,避免长期在同一部位注射,注射时避开瘢痕、炎症、皮肤破损处。

3. 对于一些难吸收的药物,注射后及时给予局部热敷或按摩,以促进局部血液循环,加速药物吸收。

4. 严格执行无菌技术操作,防止微粒污染。先用砂轮割据,禁用长镊等物品敲打安瓿。为避免化学药物微粒的出现,注射一种药物用一副注射器。

5. 做好皮肤消毒,防止注射部位感染。如皮肤较脏者,先用清水清洗干净,再消毒。若皮脂污垢堆积,可先用 75%乙醇擦净后再消毒。

6. 已形成硬结者,可选用以下方法外敷:①用伤湿止痛膏外贴硬结处(孕妇忌用)②用 50%硫酸镁湿热敷。③将云南白药用食醋调成糊状涂于局部。④取新鲜马铃薯切片并用山莨菪碱注射液浸泡后外敷硬结处。

(三)低血糖反应 【预防及处理】

1. 严格遵守给药剂量、时间、方法、浓度,严格规范操作规程,对糖尿病患者进行胰岛素注射的相关知识宣教,使病人掌握。

2. 避免注入皮下小静脉血管中,推药前要回抽无回血方可注射。

3. 注射后勿剧烈运动、按摩、热敷、日光浴、洗热水澡。

4. 注射胰岛素后,密切观察病人情况,如发生低血糖症状,立即监测血糖,同时口服糖水、馒头等易吸收的碳水化合物,严重者遵医嘱静脉推注 50%葡萄糖 40~60ml。

（四）针头弯曲或针体折断 【预防及处理】

1. 选择粗细合适、质量过关的针头。

2. 选择合适的注射部位，不可在局部皮肤有硬结或瘢痕处进针。

3. 协助病人取舒适体位，操作人员注意进针手法、力度及方向。

4. 注射时勿将针梗全部插入皮肤内，以防发生断针增加处理难度。

5. 若出现针头弯曲，要寻找引起针头弯曲的原因，采取相应的措施，更换针头后重新注射。

6. 一旦发生针体断裂，医护人员要保持镇静，立即用一手捏紧局部肌肉，嘱病人放松，保持原位，勿移动肢体或做肌肉收缩动作（避免残留的针体随肌肉收缩而游动），迅速用止血钳将折断的针体拔出。若针体已完全进入皮肤，需在 X 线定位后通过手术将残留针体取出。

第十六节　肌内注射法

一、操作流程

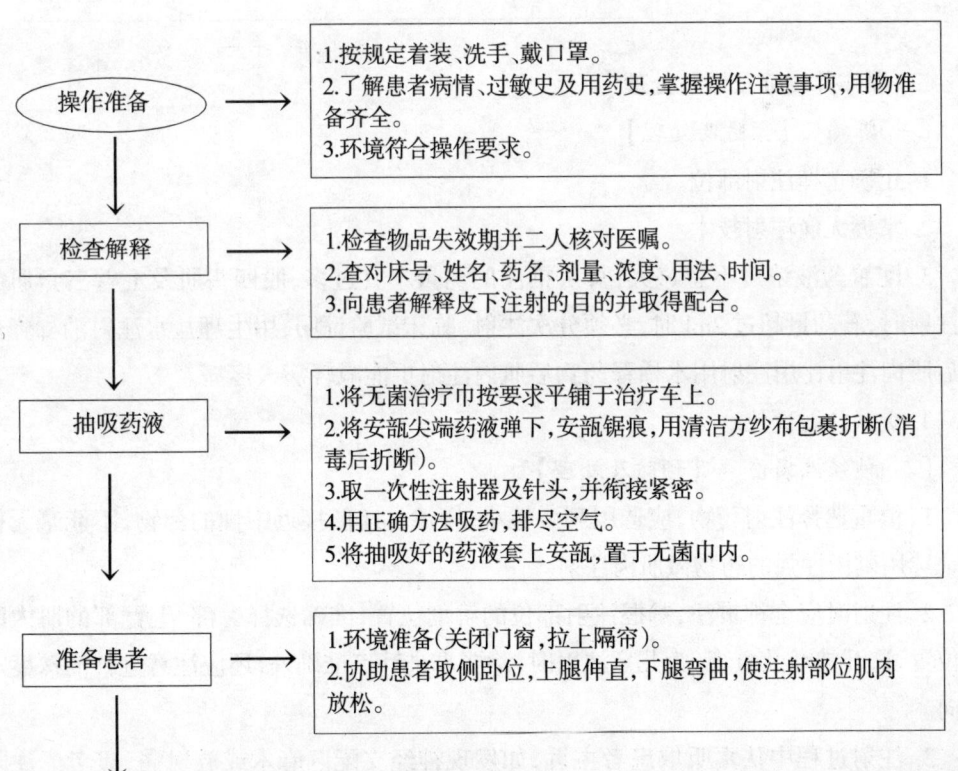

操作准备 → 1.按规定着装、洗手、戴口罩。
2.了解患者病情、过敏史及用药史，掌握操作注意事项，用物准备齐全。
3.环境符合操作要求。

检查解释 → 1.检查物品失效期并二人核对医嘱。
2.查对床号、姓名、药名、剂量、浓度、用法、时间。
3.向患者解释皮下注射的目的并取得配合。

抽吸药液 → 1.将无菌治疗巾按要求平铺于治疗车上。
2.将安瓿尖端药液弹下，安瓿锯痕，用清洁方纱布包裹折断（消毒后折断）。
3.取一次性注射器及针头，并衔接紧密。
4.用正确方法吸药，排尽空气。
5.将抽吸好的药液套上安瓿，置于无菌巾内。

准备患者 → 1.环境准备（关闭门窗，拉上隔帘）。
2.协助患者取侧卧位，上腿伸直，下腿弯曲，使注射部位肌肉放松。

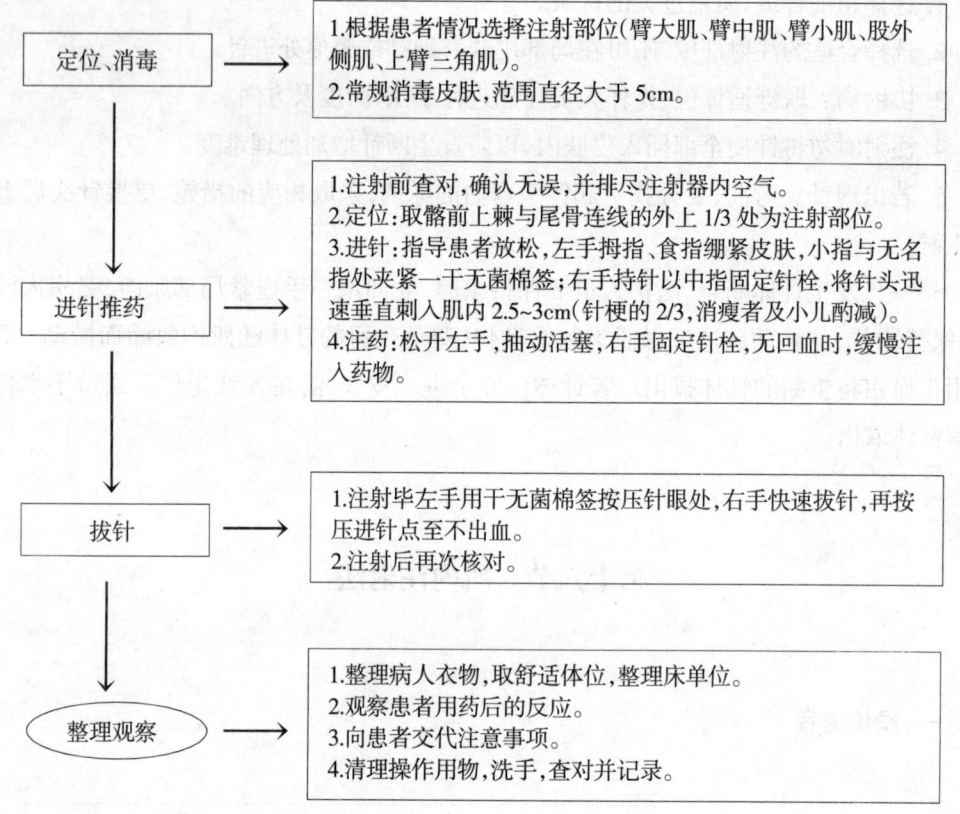

定位、消毒 → 1.根据患者情况选择注射部位(臀大肌、臀中肌、臀小肌、股外侧肌、上臂三角肌)。
2.常规消毒皮肤,范围直径大于 5cm。

进针推药 → 1.注射前查对,确认无误,并排尽注射器内空气。
2.定位:取髂前上棘与尾骨连线的外上 1/3 处为注射部位。
3.进针:指导患者放松,左手拇指、食指绷紧皮肤,小指与无名指处夹紧一干无菌棉签;右手持针以中指固定针栓,将针头迅速垂直刺入肌内 2.5~3cm(针梗的 2/3,消瘦者及小儿酌减)。
4.注药:松开左手,抽动活塞,右手固定针栓,无回血时,缓慢注入药物。

拔针 → 1.注射毕左手用干无菌棉签按压针眼处,右手快速拔针,再按压进针点至不出血。
2.注射后再次核对。

整理观察 → 1.整理病人衣物,取舒适体位,整理床单位。
2.观察患者用药后的反应。
3.向患者交代注意事项。
4.清理操作用物,洗手,查对并记录。

二、操作并发症及预防处理

(一)疼痛 【预防及处理】

1. 正确选择注射部位。

2. 掌握无痛注射技术。

3. 配置药液浓度不宜过大,每次推注的药量不宜过多,股四头肌及上臂三角肌施行注射时,若药量超讨 2ml 时,必须分次注射。临床试验证明,用生理盐水注射液稀释药物后肌肉注射比用注射用水稀释药物后肌内注射更能减轻病人疼痛。

4. 更换注射部位。

(二)神经性损伤 【预防及处理】

1. 慎重选择注射药物,应选用刺激性小、等渗、pH 值接近中性的药物,不能毫无根据地选用刺激性强的药物做肌肉注射。

2. 注射时应全神贯注,掌握注射部位的解剖位置,准确选择臀部、上臂部的肌内注射位置,避开神经及血管。为儿童注射时,除要求进针点准确外,还应注意进针的深度及方向。

3. 注射过程中认真听取患者主诉,如发现神经支配区麻木或放射痛,应考虑注入神经内的可能性,须立即拔出针头,停止注射。

4. 对中度以下不完全神经损伤要用非手术疗法,行理疗、热敷,促进炎症消退和药物吸收,同时使用神经营养的药物治疗,将有助于神经功能的恢复。中度以上完全性神经损伤,则尽早手术治疗。

(三)局部或全身感染 【预防及处理】

与皮下注射相同,出现全身感染者,根据血培养及药物敏感试验选用抗生素。

(四)针眼渗漏 【预防及处理】

1. 选择合适的注射部位,选用神经少、肌肉较丰厚之处。

2. 掌握注射剂量,每次注射量以 2~3ml 为限,不宜超过 5ml。

3. 每次更换部位,避免同一部位反复注射。

4. 注射后及时热敷、按摩,加速局部血液循环,促进药液吸收(胰岛素除外)。

5. 在注射刺激性药物时,采用 Z 字型途径注射法预防药物渗漏至皮下组织或表皮,以减轻疼痛及组织受损,具体步骤如下:①左手将注射部位皮肤拉向一侧。②右手持针呈 90°插入并固定。③用左手的拇指和食指固定注射器基部(但不可松开组织上的牵引),抽活塞确定无回血后,缓慢将药液注入,并等 10s 让药物散入肌肉,其间仍保持皮肤呈拉紧状态。④拔出针头并松开左手对组织的牵引,不要按摩注射部位,因按摩易使组织受损,告诉病人暂时不要运动或穿紧身衣服。

(五)针头堵塞 【预防及处理】

1. 根据药液的性质选用粗细合适的针头。

2. 充分将药液摇混合,检查针头通畅后方可进针。

3. 注射时保持一定的速度,避免停顿导致药液沉积在针头内。

4. 如发现推药阻力大,或无法将药液继续注入体内,应拔针,更换针头另选部位进行注射。

5. 使用一次性注射器加药时可改变进针角度,即由传统的 90°改为 45°,因为改变进针角度,避开斜面,减少针头斜面与瓶塞的接触面积减轻阻力。

第十七节 静脉注射法

一、操作流程

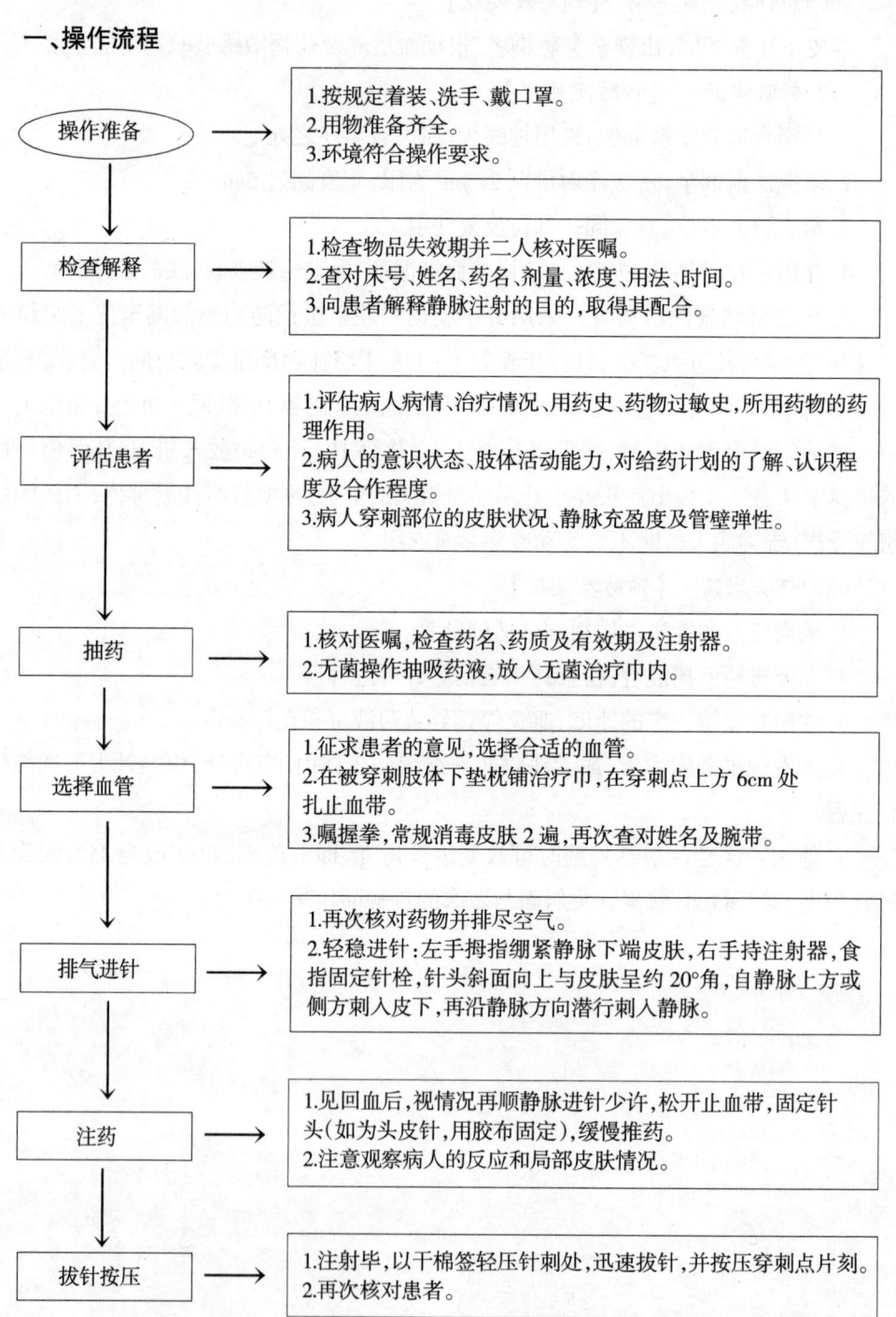

操作准备 →	1.按规定着装、洗手、戴口罩。 2.用物准备齐全。 3.环境符合操作要求。
检查解释 →	1.检查物品失效期并二人核对医嘱。 2.查对床号、姓名、药名、剂量、浓度、用法、时间。 3.向患者解释静脉注射的目的,取得其配合。
评估患者 →	1.评估病人病情、治疗情况、用药史、药物过敏史,所用药物的药理作用。 2.病人的意识状态、肢体活动能力,对给药计划的了解、认识程度及合作程度。 3.病人穿刺部位的皮肤状况、静脉充盈度及管壁弹性。
抽药 →	1.核对医嘱,检查药名、药质及有效期及注射器。 2.无菌操作抽吸药液,放入无菌治疗巾内。
选择血管 →	1.征求患者的意见,选择合适的血管。 2.在被穿刺肢体下垫枕铺治疗巾,在穿刺点上方6cm处扎止血带。 3.嘱握拳,常规消毒皮肤2遍,再次查对姓名及腕带。
排气进针 →	1.再次核对药物并排尽空气。 2.轻稳进针:左手拇指绷紧静脉下端皮肤,右手持注射器,食指固定针栓,针头斜面向上与皮肤呈约20°角,自静脉上方或侧方刺入皮下,再沿静脉方向潜行刺入静脉。
注药 →	1.见回血后,视情况再顺静脉进针少许,松开止血带,固定针头(如为头皮针,用胶布固定),缓慢推药。 2.注意观察病人的反应和局部皮肤情况。
拔针按压 →	1.注射毕,以干棉签轻压针刺处,迅速拔针,并按压穿刺点片刻。 2.再次核对患者。

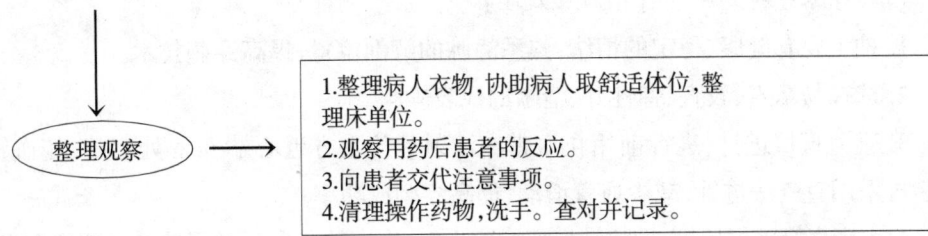

整理观察 → 1.整理病人衣物,协助病人取舒适体位,整理床单位。
2.观察用药后患者的反应。
3.向患者交代注意事项。
4.清理操作药物,洗手。查对并记录。

二、并发症及预防处理

（一）药液外渗性损伤 【预防及处理】

1. 在光线充足的环境下,认真选择有粗、直、细,避开关节及静脉瓣的富有弹性的血管进行穿刺。

2. 选择合适的头皮针,针头无倒钩。

3. 在针头穿入血管后继续往前推进 0.5cm,确保针头在血管内,妥善固定针头,避免在关节活动处进针。

4. 注射时仔细观察,加强巡视,发现问题及时采取措施,给予处理,杜绝外渗性损伤,特别是坏死性损伤的发生。

5. 推注药液不宜过快,一旦发现推注阻力增加,应检查穿刺局部有无肿胀,如有发生药液外渗,应终止注射,拔针后局部按压,另选血管穿刺。

6. 根据渗出药液的性质分别进行处理:①化疗药或对局部有刺激的药物,宜进行局部封闭治疗,加强热敷、理疗、防止皮下组织坏死及静脉炎发生。②血管收缩药外渗可采用肾上腺素能拮抗剂酚妥拉明 5~10mg 溶于 20ml 生理盐水中作局部浸润,以扩张血管;更换输液部位,同时给予 3%醋酸铝局部热敷。因醋酸铝系金属性收敛药,低浓度能使上皮细胞吸收水分, 皮下组织致密, 毛细血管和小血管的通透性减弱从而使减少渗出;并改善局部血液循环,减轻局部缺氧,增加组织营养,而促使其恢复。③高渗药液外渗,应立即停止该部位注射,并用 0.25%普鲁卡因 5~20ml 溶解透明质酸酶 50~250U,注射于外渗液局部周围,因透明质酸酶有促进药物扩散、稀释和吸收等作用。药物外渗超过 24h 多不能恢复,局部皮肤由苍白转为暗红,对已产生的局部缺血,不能使用热敷,因局部热敷温度增高,代谢加速,耗氧量增加,加速坏死。④抗肿瘤药物外渗者,应尽早抬高患肢,局部冰敷,使血管收缩并减少药物吸收。阳离子溶液外渗可用 0.25%普鲁卡因 5~10ml 做局部浸润注射,可减少药物刺激,减轻疼痛,同时用 3%醋酸铝和 50%硫酸镁交替局部湿热敷。

7. 如上述处理无效,组织已发生坏死,则应该将坏死组织广泛切除,以免增加感染机会。

（二）静脉穿刺失败　【预防及处理】

1. 护士要有健康、稳定的情绪，熟悉静脉的解剖位置，提高穿刺技术。

2. 选择易暴露、较直、弹性好、清晰的浅表静脉。

3. 避免盲目进针，进针前用止血带在注射部位上方近心端 6cm 处绷扎，使血管充盈后再采用直刺法进针，减少血管滑动，提高穿刺成功率。

4. 出现血管破损后，立即拔针局部按压止血，先冷敷，24h 后给予热敷加速瘀血吸收。

5. 更换穿刺静脉，有计划保护血管，延长血管使用寿命。

6. 适用型号合适、无倒钩、无弯曲的锐利针头。

7. 静脉条件差的病人要对症处理：静脉硬化、失去弹性型静脉穿刺穿刺时应压迫静脉下端，固定后于静脉上方呈 30°斜角进针，回抽见回血后，轻轻松开止血带，不宜用力过猛，以免弹力过大针头脱出造成失败。血管脆性大的病人，可选择直而显、最好是无肌肉附着的血管，必要时选择斜面小的针头进行注射。塌陷血管，应保持镇定，扎止血带后在该血管处拍击数次，或予以热敷使之充溢，采用挑起针进针法，针进入皮肤后沿血管由浅入深进行穿刺。水肿患者应先行按摩推压局部，使组织内的渗液暂时消退，待静脉显示清楚后再行穿刺。小儿头皮针宜选用较小的针头，采用二次进针法，即见回血后不松止血带，推药少许，使静脉充盈后在稍进 0.5cm 后松止血带再妥善固定，并努力使患儿合作，必要时可由两位护士互助完成。

8. 深静脉穿刺方法：肥胖患者应用手摸清血管方向或按解剖方位，沿血管方向穿刺；水肿患者注射前以拇指顺血管方向压迫局部组织，使血管暴露，即按常规穿刺，一般都能成功。对血液呈高凝状态或血液黏稠的患者可以连接有肝素盐水的注射器，试穿刺时注射器应保持负压，一旦刺入血管即可有回血，因针头内充满肝素，不易凝血。

9. 对四肢末梢循环不良造成的静脉穿刺困难，可通过局部热敷、饮热饮等保暖措施促使血管扩张。在操作时小心进针，如感觉针头进入血管不见回血时，可折压头皮针近端的输液管，可很快又回血，以防进针过度穿刺血管壁。

（三）血肿　【预防及处理】

1. 提高穿刺技术，避免盲目进针。

2. 进行操作时动作要轻、稳。

3. 要重视拔针后对血管的按压。一般按压时间为 3~5min，对新生儿、血液病、有出血倾向的病人按压时间延长，以不出现青紫为宜。

4. 早期予以冷敷，以减少出血。24h 后局部予 50%硫酸镁湿热敷，每日两次，每次三十分钟，以加速血肿的吸收。

5. 若血肿过大难以吸收，可常规消毒后，用注射器抽吸不凝血或切开取血块。

（四）静脉炎　【预防及处理】

以避免感染、减少对血管壁的刺激为原则，严格执行无菌技术操作，对血管有刺激的药物,应充分稀释后应用,并防止药液溢出血管外;同时要有计划地更换注射部位,保护静脉,延长其使用时间。一旦发生静脉炎,应立即停止在此处静脉注射、输液,将患肢抬高、制动;局部用50%硫酸镁湿热敷,每日两次,每次30min;或用超短波理疗,每日一次,每次15~20min;中药用如意金黄散局部外敷,可清热、除湿、疏通血气、止痛、消肿,使用后病人感到清凉、舒适的作用。如合并全身感染症状,可按医嘱给予抗生素治疗。

(五)过敏反应　【预防及处理】

1. 注射前询问病人的药物过敏史,向患者及家属详细讲解此次用药的目的、药物作用、可能发生的不良反应。

2. 对本药物有不良反应、过敏体质、首次使用本药物的患者,都要备好急救药物(0.1%去甲肾上腺素注射剂、地塞米松注射剂)吸氧装置等。

3. 药物配置和注射过程中,要严格按规定操作,首次静脉注射时应放慢速度,对过敏体质者要加倍小心,同时密切观察患者意识表情、皮肤色泽、温度、血压、呼吸、触摸周围动脉搏动,询问患者有无寒战、皮肤瘙痒、心悸、胸闷、关节疼痛等不适反应。轻微不适者,可放慢速度,不能耐受者,立即暂停注射,但治疗巾、止血带不撤,先接别的液体,保留静脉通路。用注射器抽好急救药品,装上吸氧装置,休息半小时后继续缓慢静脉注射,若仍然不能耐受,则停止使用此药,观察不适反应消失后方可离开。在推注过程中,发现休克前兆或突然休克,立即停止注药,结扎止血带,不使药物扩散,静脉滴注抗过敏药物,针对症状进行抢救。过敏性休克患者,去枕平卧,及时就地抢救、吸氧、首选0.1%去甲肾上腺素1mg、地塞米松5mg皮下、肌肉或血管内注射;补充血容量,纠正酸碱中毒,提高血压等。必要时可用糖皮质激素、气管切开或插管。

第十八节　静脉采血法

一、操作流程

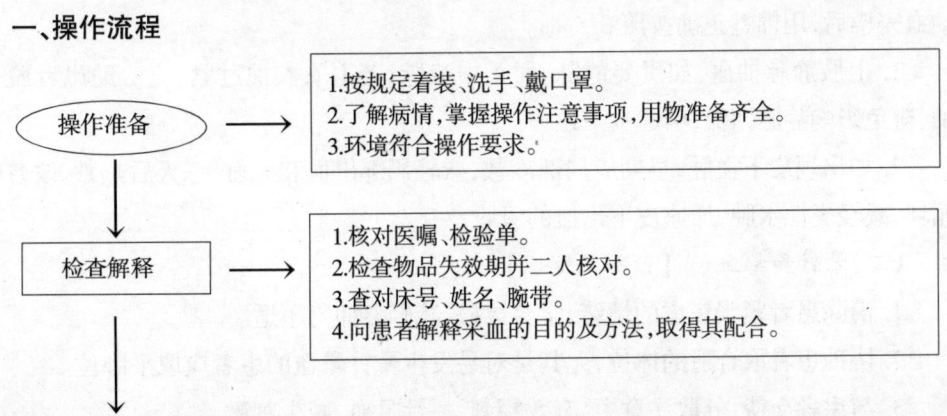

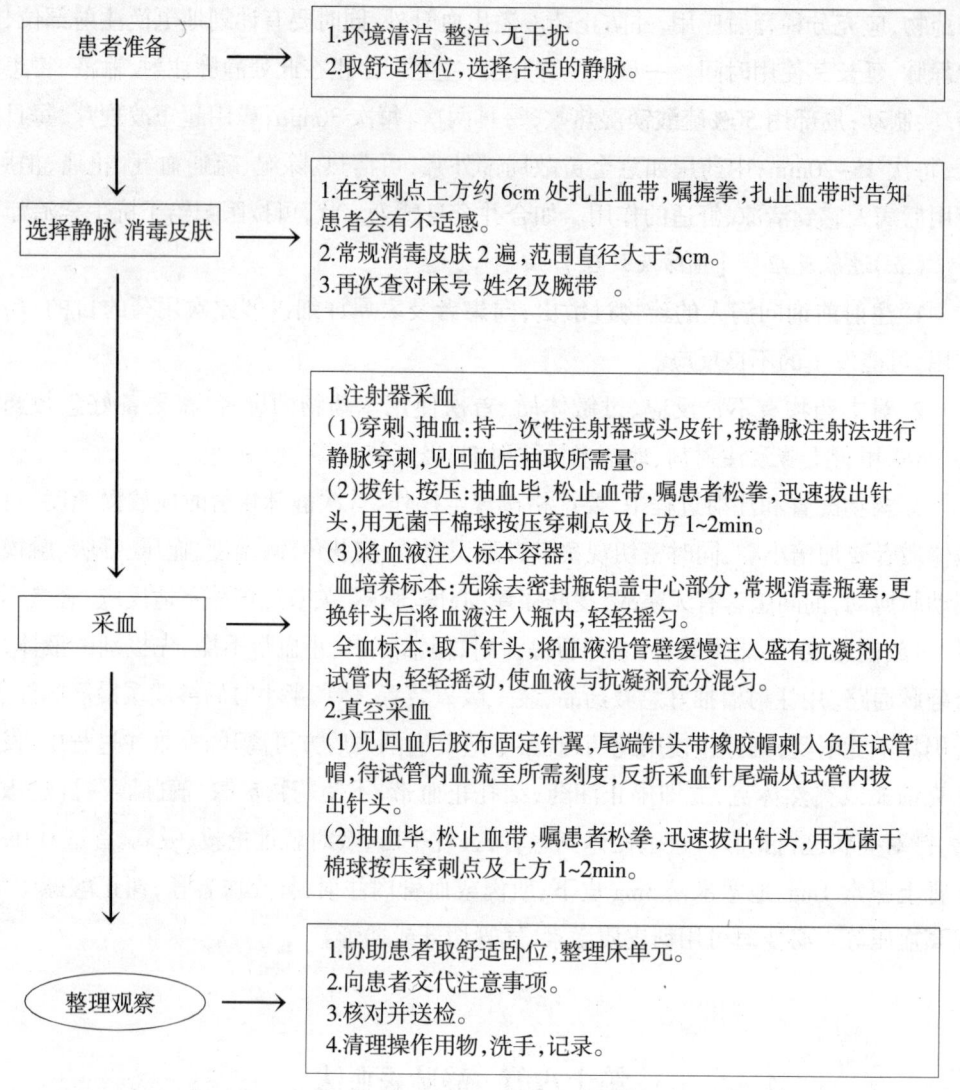

患者准备 → 1.环境清洁、整洁、无干扰。
2.取舒适体位,选择合适的静脉。

选择静脉 消毒皮肤 → 1.在穿刺点上方约6cm处扎止血带,嘱握拳,扎止血带时告知患者会有不适感。
2.常规消毒皮肤2遍,范围直径大于5cm。
3.再次查对床号、姓名及腕带 。

采血 → 1.注射器采血
(1)穿刺、抽血:持一次性注射器或头皮针,按静脉注射法进行静脉穿刺,见回血后抽取所需量。
(2)拔针、按压:抽血毕,松止血带,嘱患者松拳,迅速拔出针头,用无菌干棉球按压穿刺点及上方1~2min。
(3)将血液注入标本容器:
血培养标本:先除去密封瓶铝盖中心部分,常规消毒瓶塞,更换针头后将血液注入瓶内,轻轻摇匀。
全血标本:取下针头,将血液沿管壁缓慢注入盛有抗凝剂的试管内,轻轻摇动,使血液与抗凝剂充分混匀。
2.真空采血
(1)见回血后胶布固定针翼,尾端针头带橡胶帽刺入负压试管帽,待试管内血流至所需刻度,反折采血针尾端从试管内拔出针头。
(2)抽血毕,松止血带,嘱患者松拳,迅速拔出针头,用无菌干棉球按压穿刺点及上方1~2min。

整理观察 → 1.协助患者取舒适卧位,整理床单元。
2.向患者交代注意事项。
3.核对并送检。
4.清理操作用物,洗手,记录。

二、并发症及预防处理

（一）皮下出血 【预防及处理】

抽血完毕后,用棉签正确按压3~5min。

1. 上肢静脉抽血,如贵要静脉、肘正中静脉,若上衣衣袖过紧,应协助患者脱去衣袖,避免影响静脉回流,引起皮下出血。

2. 如出现皮下血肿,早期应局部冷敷,减轻局部出血和充血。三天后热敷,改善血液循环,减轻炎性水肿,加速皮下出血的吸收。

（二）晕针和晕血 【预防及处理】

1. 消除患者紧张焦虑的情绪,学会放松,减轻疼痛与不适。

2. 协助患者取合适的体位,尤其是对易发生晕针晕血的患者应取平卧位。

3. 与患者交谈,分散注意力,有效穿刺,一针见血,减少刺激。

第十九节 密闭式静脉输液技术

一、操作流程

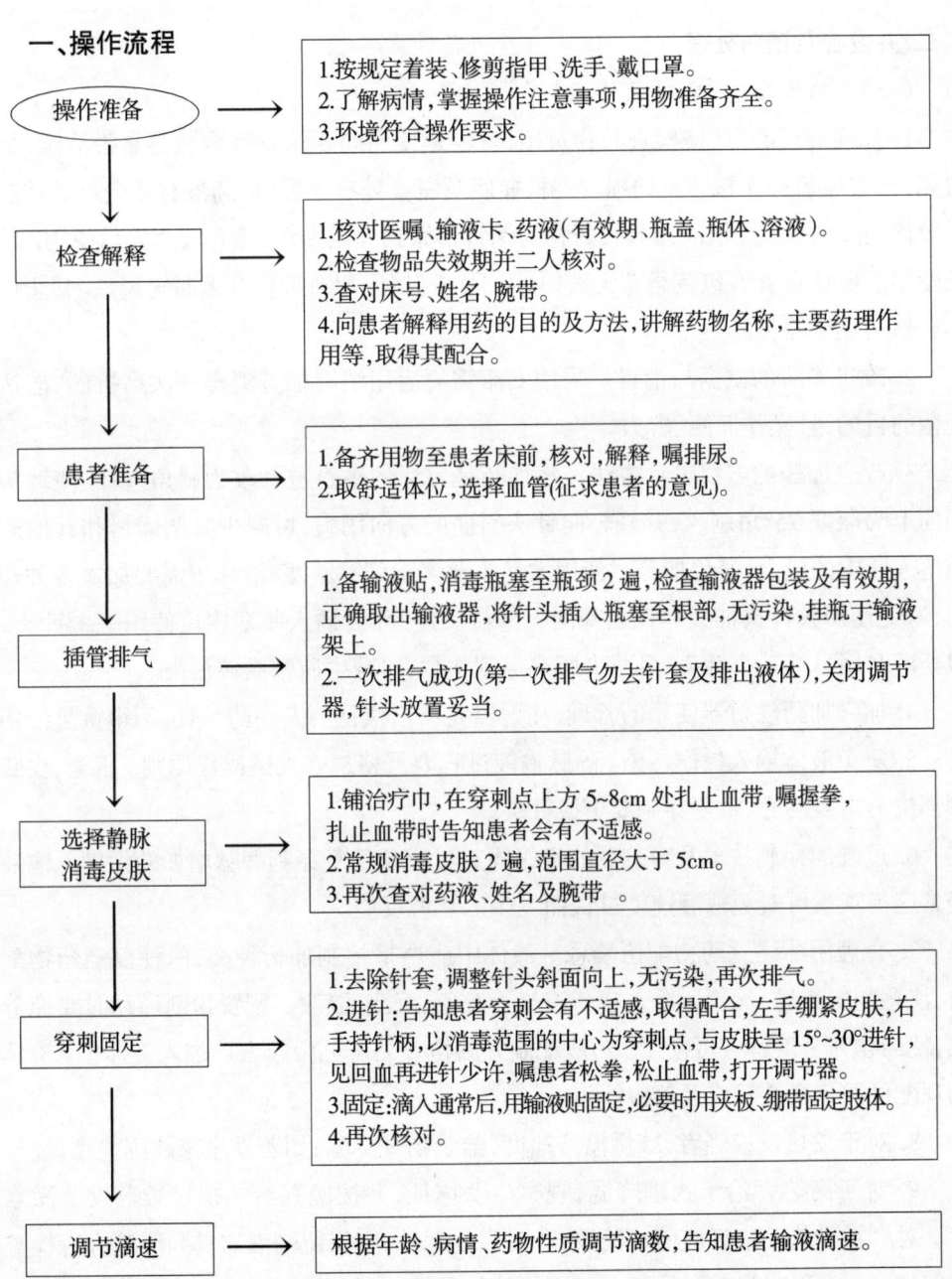

操作准备 →	1.按规定着装、修剪指甲、洗手、戴口罩。 2.了解病情,掌握操作注意事项,用物准备齐全。 3.环境符合操作要求。
检查解释 →	1.核对医嘱、输液卡、药液(有效期、瓶盖、瓶体、溶液)。 2.检查物品失效期并二人核对。 3.查对床号、姓名、腕带。 4.向患者解释用药的目的及方法,讲解药物名称,主要药理作用等,取得其配合。
患者准备 →	1.备齐用物至患者床前,核对,解释,嘱排尿。 2.取舒适体位,选择血管(征求患者的意见)。
插管排气 →	1.备输液贴,消毒瓶塞至瓶颈2遍,检查输液器包装及有效期,正确取出输液器,将针头插入瓶塞至根部,无污染,挂瓶于输液架上。 2.一次排气成功(第一次排气勿去针套及排出液体),关闭调节器,针头放置妥当。
选择静脉 消毒皮肤 →	1.铺治疗巾,在穿刺点上方5~8cm处扎止血带,嘱握拳,扎止血带时告知患者会有不适感。 2.常规消毒皮肤2遍,范围直径大于5cm。 3.再次查对药液、姓名及腕带。
穿刺固定 →	1.去除针套,调整针头斜面向上,无污染,再次排气。 2.进针:告知患者穿刺会有不适感,取得配合,左手绷紧皮肤,右手持针柄,以消毒范围的中心为穿刺点,与皮肤呈15°~30°进针,见回血再进针少许,嘱患者松拳,松止血带,打开调节器。 3.固定:滴入通常后,用输液贴固定,必要时用夹板、绷带固定肢体。 4.再次核对。
调节滴速 →	根据年龄、病情、药物性质调节滴数,告知患者输液滴速。

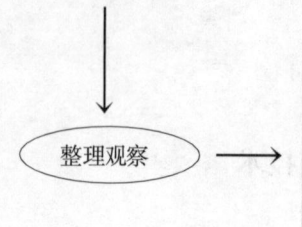

整理观察 →

1.穿刺处盖治疗巾,了解患者感受,协助患者取舒适卧位,整理床单元。
2.观察滴速、输液情况、患者全身及局部情况。
3.向患者交代注意事项。
4.查对并记录(在输液卡上记录时间、滴数、签全名,挂输液卡于输液架)。
5.清理操作用物,洗手。

二、并发症及预防处理

(一)发热反应 【预防及处理】

1. 加强责任心,严格检查药物及用具;也是使用前要认真查看瓶签是否清晰,是否过期。检查瓶盖有无松动及缺损,瓶身、瓶底及瓶签处有无裂痕。药液有无变色、沉淀、杂质及透明度的改变。输液器具及药物的保管要做到专人专管,按有效期先后使用。输液器使用前要认真查看包装袋有无破损,用手轻轻挤压塑料袋看有无漏气现象。禁止使用不合格的输液器具。

2. 改进安瓿的割据与消毒。采用安瓿锯痕后用消毒棉签消毒一次后折断,能达到无菌的目的,且操作简便、省力。

3. 改进加药的习惯进针方法。将加药是习惯的垂直进针改为斜角进针,使针头斜面向上与瓶塞 75°角刺入,并轻轻向针头斜面的方向用力,可减少胶塞碎屑和其他的杂质落入瓶中的机会;避免加药时使用大针头及多次刺穿瓶塞。液体中需要加入多种药物时,避免使用大针头抽吸和在瓶塞同一部位反复穿刺,插入瓶塞固定使用一个针头,抽吸药液时用另外一个针头,可减少瓶塞穿刺次数,以减少瓶塞微粒污染。

4. 加强加药注射器使用的管理,注射器要严格执行一人一药一具,不得重复使用。

5. 避免液体输入操作污染。静脉输液过程要严格遵守无菌操作原则。瓶塞、皮肤穿刺部位消毒要彻底,重复穿刺要更换针头。

6. 过硬的穿刺技术及穿刺后的良好固定可避免反复穿刺静脉增加的污染。输液中经常巡视观察可避免输液速度过快而发生的热源反应。

7. 合理用药注意药物配伍禁忌。液体中应严格控制加药种类,两种以上药物配伍时,注意配伍禁忌,配置后要观察药液是否变色、沉淀、混浊。配置粉剂药品时要充分振摇,使药物完全溶解方可使用。药液配制好后检查无可见微粒方可加入液体中。液体现用现配可避免毒性反应及溶液污染。

8. 对于发热反应轻者,减慢输液速度,给予物理降温;如若发生寒战则注意保暖。

9. 对于高热者给予物理降温,观察生命体征,并按医嘱给予抗过敏药物及激素治疗。对严重发热反应者应停止输液,予对症处理外,应保留输液器具和溶液进行检查。

10. 如仍需继续输液,则应重新更换液体及输液器、针头,重新更换注射部位。

(二)急性肺水肿 【预防及处理】

1. 注意调节输液速度,尤其是对老年人、小儿、心脏病患者速度不宜过快,液量不宜过多。

2. 经常巡视输液病人,避免体位或肢体改变而加快或减慢滴速。

3. 发生肺水肿时立即减慢或停止输液,在病情允许情况下使病人取端坐位,两腿下垂。高浓度给氧,最好用20%~30%酒精湿化后吸入,酒精能减低泡沫表面张力,从而改善肺部气体交换,缓解缺氧症状。必要时进行四肢轮流扎止血带或血压计袖带,可减少静脉回心血量。遵医嘱酌情给予强心剂、利尿剂。

(三)静脉炎 【预防及处理】

1. 严格执行无菌技术操作原则。避免操作中局部消毒不严格或针头被污染。加强基本功训练,静脉穿刺力争一次成功,穿刺后针头要固定好,以防针头摆动引起静脉损伤而诱发静脉炎,对长期静脉输液者应有计划地更换输液部位,注意保护静脉。

2. 严禁在瘫痪的肢体行静脉穿刺和补液。最好选用上肢,因下肢血流缓慢容易产生血栓和炎症,输入刺激性强的药物时,尽量选用粗血管。

3. 输入非生理pH值药液时,适当缴入缓冲剂,使pH值尽量接近7.4为宜,输注氨基酸类或其他高渗药液时,应与其他液体混合输入,而且输入速度要慢,使其有充分稀释的过程。

4. 严格控制药物的浓度和输液速度。输注刺激性药物的浓度要适宜,且输注的速度要均匀而缓慢,因药物浓度过高或输液速度过快都易刺激血管引起静脉炎。

5. 在输液过程中,要严格执行无菌技术操作规程,严防输液微粒进入血管。

6. 严格掌握药物配伍禁忌,每瓶药液联合用药,以不超过2~3种为宜。

7. 营养不良、免疫力低下的病人,应加强营养,增强机体对血管壁创伤的修复能力和对局部炎症的抗炎能力。

8. 尽量避免选择下肢静脉穿刺留置针,如特殊情况或病情需要在下肢静脉穿刺,输液时可抬高下肢20°~30°,加快血液回流,缩短药物和液体在下肢静脉的滞留时间,减轻其对下肢静脉的刺激。如手术时留置在下肢静脉的留置针,24h后应更换至上肢。

9. 加强留置针留置期间的护理,连续输液者,应每日更换输液器一次。

10. 一旦发生静脉炎,停止在患肢静脉输液并将患肢抬高、制动。根据情况局部进行处理:①局部湿热敷。②用50%硫酸镁行湿热敷。③中药如意黄金散外敷。④云南白药外敷,可活血、消肿、止痛、通经化瘀,用酒精或食醋调制,可增加药物渗透性。该药具有抗凝血,抗血栓作用,可阻止损伤部位血凝和血栓形成,降低毛细血管通透性,抑制炎性渗出,促进肿胀消散而达到治疗目的

11. 如合并全身感染,应用抗生素治疗。

（四）空气栓塞 【预防及处理】

1. 输液前注意检查输液器连接是否紧密，有无松脱。穿刺前排尽输液管及针头内的空气。

2. 输液过程中及时更换或添加药液，输液完成后及时拔针。如需加压输液，应有专人守护。

3. 发生空气栓塞，立即置病人于左侧卧位和头低脚高位，该体位有利于气体浮向右心室尖部，避免阻塞肺动脉入口，随着心脏的跳动，空气被混为泡沫，分次小量进入肺动脉内以免发生阻塞。有条件者可通过中心静脉导管抽出空气。

4. 立即给予高流量吸氧，提高病人的血氧浓度，纠正缺氧状态；同时严密观察病人病情变化，如有异常及时对症处理。

（五）血栓栓塞 【预防及处理】

1. 避免长期大量输液。

2. 为病人行静脉穿刺后，应用随车消毒液洗手，方能为第二者穿刺，以减少细菌微粒的污染。配药室采用净化工作台，它可过滤清除空气中尘粒，以达到净化空气目的，从而减少微粒污染。

3. 正确切割安瓿，切忌用镊子等物品敲开安瓿。在开启安瓿前，以75%酒精擦拭颈段可有效减少微粒污染。

4. 正确抽吸药液，以减少微粒进入体内。

5. 正确选择加药针头，尽量减少针头反复穿刺橡胶瓶塞，可明显减少橡胶微粒的产生。

6. 输液终端滤器可截留任何途径污染的输液微粒，是解决输液微粒危害的理想措施。

7. 发生血栓栓塞时，应抬高患肢，制动，并停止在患肢输液。局部热敷。

（六）疼痛 【预防及处理】

1. 注意药液配置的浓度，输注对血管有刺激性的药液时，宜选用大血管进行穿刺，并减慢输液速度。

2. 输液过程中加强巡视，若发现液体外漏，局部皮肤肿胀，应予拔针另外选择部位重新穿刺。局部予以热敷，肿胀可自行消退。

（七）败血症 【预防及处理】

1. 配置药液或营养液、导管护理等操作严格遵守无菌操作原则。

2. 采用密闭式一次性输液器。

3. 认真检查输入液体质量、透明度、溶液；瓶身有无裂痕、瓶盖有无松动、瓶签字迹是否清晰及有效期等。

4. 输液过程中，经常巡视，观察病人情况及输液管道有无松脱等。

5. 严禁自导管取血化验，与导管相连接的输液系统24h更换一次，每日消毒并更换敷料。

6. 发生败血症后,立即弃用原补液,重新建立静脉通道,给予哌拉西林、头孢曲松和头孢他啶联合阿米卡星等氨基糖苷类抗生素治疗,合并休克者,另外建立一条静脉通道给予低分子右旋糖酐扩容,以间羟胺、多巴胺等血管活性药物维持血压,有代谢酸中毒者,以 5%碳酸氢钠纠正酸中毒。

(八)神经损伤　【预防及处理】

1. 输注对血管、神经有刺激性的药液,先用等渗药水行静脉穿刺,确定针头在血管内后才连接输液器,输液过程中,严密观察药液有无外漏。

2. 静脉穿刺时,选择手背静脉,和熟悉手部神经与血管的解剖结构与走向,进针的深度应根据病人体型胖瘦及血管显露情况而定,尽可能一次成功,长期输液患者应经常更换注射部位,保护好血管。

3. 注射部位发生红肿、硬结后,严禁热敷,可用冷敷每日 2 次;桡神经损伤后,患肢不宜过多活动,可用理疗、红外线超短波照射,也可用肌肉注射维生素 B_{12}、维生素 B_1。

(九)静脉穿刺失败　【预防及处理】

1. 同静脉注射的静脉穿刺失败的预防及处理措施。

2. 严格检查静脉留置针包装及质量,包装有破损或过期不能使用,如外套管体脆性大,不柔软,易从外套管根部断裂,尖端不圆钝容易外翻或破损。

3. 使用静脉留置针操作时要稳,进针时要快、准确,避免在皮下反复穿刺,减少血管内膜损伤,固定要牢固,防止术中因躁动而脱出。

4. 穿刺时操作者除了观察是否有回血外,还要注意体会针尖刺入血管时的"落空感"来判断是否进入血管,不要盲目地进针或退针。

5. 穿刺见回血后要平行缓慢顺血管的方向进针约 0.1~0.2cm,使外套管的尖端进入血管,再轻轻向内推外套管。

6. 见回血后顺血管方向边退针芯边向血管内推入外套管,不能将外套管全部送入,如有阻力,不要硬向内推送,观察静脉是否有较大弯曲或者是有静脉瓣等,如证实外套管确实在血管内,而且已进入静脉一部分,不一定全部推入,也可固定。

(十)药液外渗性损伤　【预防及处理】

同静脉注射操作并发症

(十一)导管阻塞　【预防及处理】

穿刺前要连接好输液装置,穿刺时要及时回抽,穿刺后要加强巡视,及时发现问题及时处理。

(十二)注射部位皮肤损伤　【预防及处理】

1. 改用一次性输液胶布。

2. 对于浮肿及皮肤敏感者,使用输液固定带。

3. 在输液结束揭取胶布时,动作要缓慢、轻柔,一手揭取胶布,一手按住病人与胶布粘贴的皮肤慢慢分离,以防止表皮撕脱。

4. 如发生表皮撕脱,注意保持伤口干燥,每天用2%碘伏消毒伤口。

第二十节　密闭式静脉输血

一、操作流程

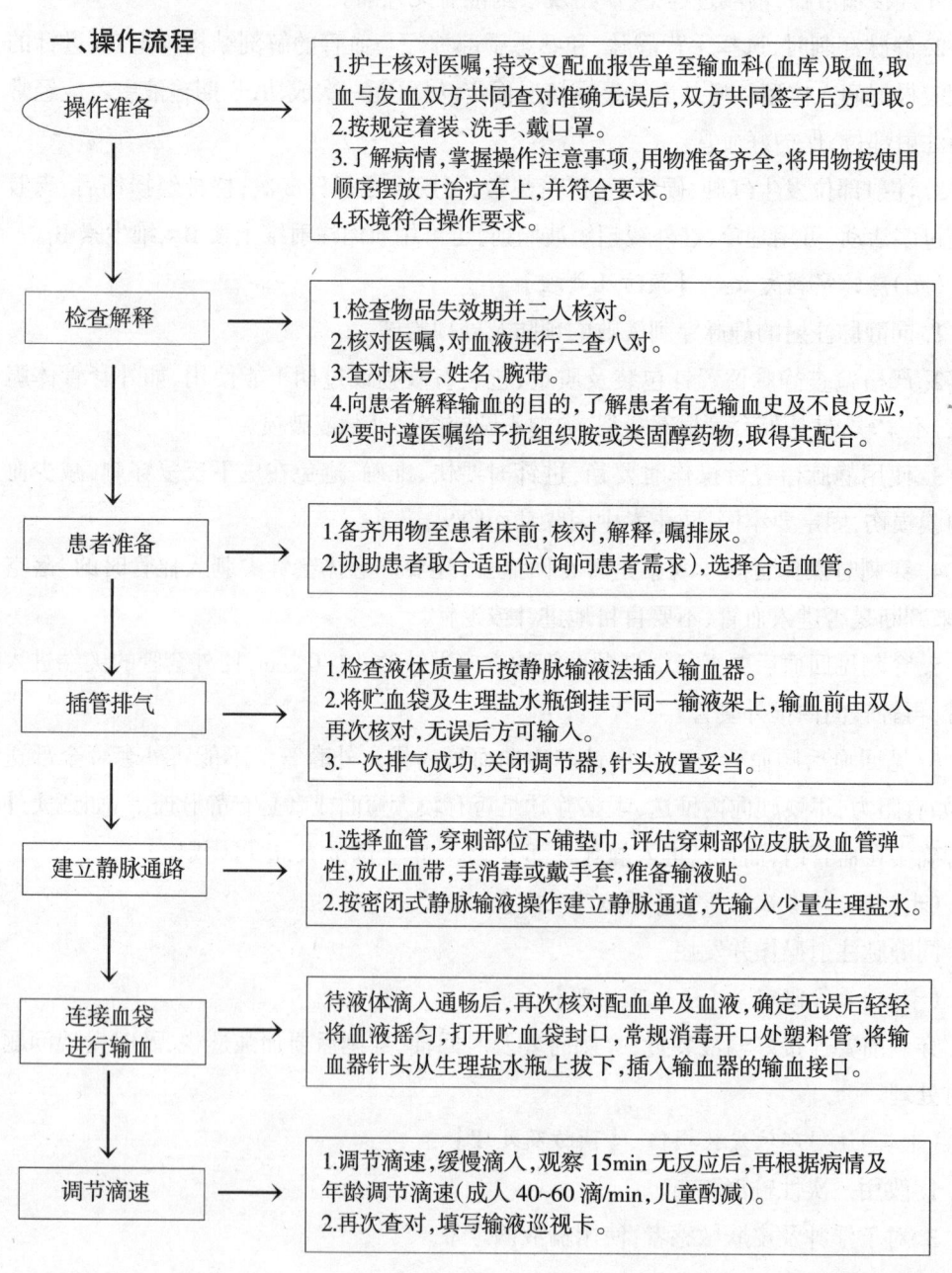

操作准备	1. 护士核对医嘱,持交叉配血报告单至输血科(血库)取血,取血与发血双方共同查对准确无误后,双方共同签字后方可取。 2. 按规定着装、洗手、戴口罩。 3. 了解病情,掌握操作注意事项,用物准备齐全,将用物按使用顺序摆放于治疗车上,并符合要求。 4. 环境符合操作要求。
检查解释	1. 检查物品失效期并二人核对。 2. 核对医嘱,对血液进行三查八对。 3. 查对床号、姓名、腕带。 4. 向患者解释输血的目的,了解患者有无输血史及不良反应,必要时遵医嘱给予抗组织胺或类固醇药物,取得其配合。
患者准备	1. 备齐用物至患者床前,核对,解释,嘱排尿。 2. 协助患者取合适卧位(询问患者需求),选择合适血管。
插管排气	1. 检查液体质量后按静脉输液法插入输血器。 2. 将贮血袋及生理盐水瓶倒挂于同一输液架上,输血前由双人再次核对,无误后方可输入。 3. 一次排气成功,关闭调节器,针头放置妥当。
建立静脉通路	1. 选择血管,穿刺部位下铺垫巾,评估穿刺部位皮肤及血管弹性,放止血带,手消毒或戴手套,准备输液贴。 2. 按密闭式静脉输液操作建立静脉通道,先输入少量生理盐水。
连接血袋进行输血	待液体滴入通畅后,再次核对配血单及血液,确定无误后轻轻将血液摇匀,打开贮血袋封口,常规消毒开口处塑料管,将输血器针头从生理盐水瓶上拔下,插入输血器的输血接口。
调节滴速	1. 调节滴速,缓慢滴入,观察15min无反应后,再根据病情及年龄调节滴速(成人40~60滴/min,儿童酌减)。 2. 再次查对,填写输液巡视卡。

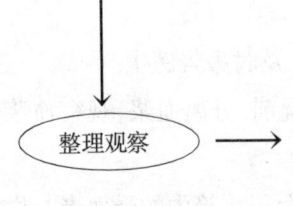

整理观察 → 1.协助患者取舒适卧位,将呼叫器放于患者可触及的位置,整理患者床单位。
2.观察输血后患者的反应。
3.向患者及家属交代注意事项。
4.清理操作用物,洗手。查对并记录。

二、并发症及预防处理

(一)非溶血性发热反应 【预防及处理】

1. 使用一次性输血器,可去除致热源。

2. 一旦发生发热反应,立即停止输血,所使用过的血液废弃不用。如病情需要可另行配血输注。

3. 遵医嘱予抑制发热反应的药物如阿司匹林、首次剂量 1g,然后每小时一次,共三次;伴有寒战者予以抗组胺药物如异丙嗪 25mg 或度冷丁 50mg 等对症治疗;严重者予以肾上腺皮质激素。

4. 对症处理:高热时给予物理降温,畏寒、寒战时应保暖,给予热饮料、热水袋、加厚被等积极处理。严密观察体温、脉搏、呼吸和血压的变化并记录。

(二)过敏反应 【预防及处理】

1. 勿选用有过敏史的献血员。

2. 献血者在采血前 4h 内不宜吃高蛋白、高脂肪饮食,宜用少量清淡饮食或糖水。

3. 既往有输血过敏史者尽量避免输血,若确定因病情需要输血时,应输注洗涤红细胞或冰冻红细胞,输血前半小时口服抗组胺药。

4. 输血前详细询问患者过敏史,了解患者的过敏源,寻找对该过敏源无接触史的供血者。

5. 病人仅表现为局限性皮肤瘙痒、荨麻疹或红斑时,可减慢输血速度,不必停止输血,口服抗组胺药如苯海拉明 25mg,继续观察;反应重者须立即停止输血,保持静脉畅通,严密观察病人的生命体征,根据医嘱给予 0.1% 肾上腺素 0.5~1ml 皮下注射。

6. 过敏反应严重者,注意保持呼吸道通畅,立即给予高流量吸氧;有呼吸困难或喉头水肿时,应及时做气管插管或气管切开,以防窒息;遵医嘱给予抗过敏药物,如盐酸异丙嗪 25mg 肌肉注射,地塞米松 5mg 静脉注射;必要时行心肺功能监测。

(三)溶血反应 【预防及处理】

1. 认真做好血型鉴定和交叉配血试验。

2. 加强工作责任心,严格核对病人和供血者姓名、血袋号和配血报告有无错误,采用同型输血。

3. 采血时要轻拿轻放,运送血液时不要剧烈震荡,严格观察储血冰箱温度,并详细记录,严格执行血液保存制度,不可采用变质血液。

4. 一旦怀疑发生溶血,应立即停止输血,维持静脉通路,及时报告医生。

5. 溶血反应发生后,立即抽取受血者静脉血加肝素抗凝剂,分离血浆,观察血浆色泽,若呈粉红色,可协助诊断,同时测定血浆游离血红蛋白量。

6. 核对受血者与供血者姓名 ABO 血型、Rh 血型。用保存于冰箱中的受血者与供血者血样、新采集的受血者血样、血袋中的血样、重做 ABO 血型、Rh 血型、不规则抗体及交叉配血试验。

7. 抽取血袋中的血液做细菌学检验,以排除细菌污染反应。

8. 维持静脉输液,以备抢救时静脉给药。

9. 口服或静脉滴注碳酸氢钠,以碱化尿液,防止或减少血红蛋白阻塞肾小管。

10. 双侧腰部封闭,并用热水袋热敷双侧肾区或肾区超短波透热疗法,以解除肾血管痉挛,保护肾脏。

11. 严密观察生命体征和尿量,尿色的变化并记录。同时做尿血红蛋白测定,对少尿、无尿者,按急性肾功能衰竭护理。如出现休克症状,给予抗休克治疗。

(四)循环负荷过重(急性左心衰)【预防及处理】

1. 严格控制输血速度和短时间内输血量,对心、肺疾病患者或老年人、儿童尤应注意。

2. 出现肺水肿症状,立即停止输血,及时通知医生,配合抢救,协助病人取端坐位,两腿下垂,以减少回心血量,减轻心脏负荷。

3. 加压给氧,肺泡内压力增高,减少肺泡毛细血管渗出液的产生,同时给予 20%~30%乙醇湿化吸氧,可降低肺泡内泡沫的表面张力。注意不可吸入过长时间,以免引起乙醇中毒。

4. 遵医嘱给予镇静、利尿、强心、扩血管的药物,以减轻心脏负荷,同时应严密观察并记录。

5. 清除呼吸道分泌物,保持呼吸通畅,定时拍背,协助排痰,指导进行有效呼吸。

6. 必要时用止血带进行四肢轮扎, 每隔 5~10min 轮流放松一侧肢体的止血带,有效减少回心血量。症状缓解逐步解除止血带。

7. 心理护理,耐心做好解释工作,减轻患者的焦虑和恐惧。

(五)出血倾向 【预防及处理】

1. 短时间内输入大量库存血时应严密观察病人意识、血压、脉搏等变化注意皮肤黏膜或手术伤口有无出血。

2. 尽可能的输注保存期较短的血液, 情况许可每输库存血 3~5U, 应补充新鲜血 1U。即每输 1500ml 的库存血给予新鲜血 500ml,以补充凝血因子。

3. 若发现出血表现,首先排除溶血反应,立即抽血做出血、凝血项目检查,查明原因,输注新鲜血、血小板悬液、补充各种凝血因子。

（六）枸橼酸钠中毒　【预防及处理】

1. 严密观察病人反应,慎用碱性药物,注意监测血气和电解质化验结果,以维持体内水、电解质和酸碱的平衡。

2. 每输注库存血 1000ml,须按医嘱静脉注射 10%葡萄糖酸钙或氯化钙 10ml,以补充钙离子。

（七）细菌污染反应　【预防及处理】

1. 采血到输血的过程中,各个环节都要严格遵守无菌操作原则。

2. 血袋内血制品变色或者混浊、有絮状物、较多气泡等任何可疑迹象均可以认为有细菌污染可能而废弃不用。

3. 一旦发现,立即停止输血,及时通知医生。

4. 剩余血和病原血标本送化验室,做血培养和药敏试验。

5. 定时测量体温、脉搏、呼吸、血压,高热者给予物理降温,准确记录出入量,严密观察病情变化,早期发现休克症状,积极配合抗休克、抗感染治疗。

（八）低体温　【预防及处理】

1. 将大量备用的库存血放在温度适宜的环境中自然升至室温再输入,也可以用热水袋加温输血的肢体。

2. 大量、快速输血时将室温控制在 24℃~25℃。

3. 注意给患者保温,避免不必要的躯体暴露,输血过程中使用温热的盐水作为冲洗液,低体温者给予热水袋保温。

4. 密切观察并记录患者的体温变化,使用能测量 35.5℃以下的体温计。

（九）疾病传播　【预防及处理】

1. 严格掌握输血适应症,非必要时应避免输血。

2. 杜绝传染病病人和可疑传染病者献血。

3. 严格对献血者进行血液和血制品的检测。

4. 在血液制品生产过程中采用加热或其他有效方法灭活病毒。

5. 鼓励自体输血。

6. 严格对各类器械进行消毒,在采血、贮血和输血操作的各个环节中,认真执行无菌操作。

7. 对已出现输血传染疾病者,报告医生,因病施治。

（十）液血胸　【预防及处理】

1. 输血前向病人做好解释工作,取得合作,对烦躁不安者,穿刺前予以镇静,同时提高医务人员留置针的穿刺水平。

2. 输血前认真检查留置套管针有无外漏,确定无外漏后方可输血。

3. 疑有外漏者,立即取下输血管,用注射器借套管针反复回抽,如无见回血,迅速拔出套管针。

4. 已发生液血胸者,用注射器在右胸第二肋下穿刺,可取得血性胸液。立即行胸腔闭式引流,留取引流液化验,并按胸腔闭式引流术进行护理。

5. 改用其他静脉通路继续输血、输液。

6. 严密观察病人病情变化,监测生命体征变化并做好记录。

(十一)空气栓塞、微血管栓塞　【预防及处理】

1. 输血前必须把输血管内空气排尽,输血过程中密切观察;加压输血时应专人守护不得离开病人,及时更换输血袋。

2. 进行锁骨下静脉和颈外静脉穿刺时,术前让病人取仰卧位,头偏向对侧,尽量后仰,深吸气后憋住气,再用力做呼吸运动,留置后随即摄胸片。

3. 拔出较粗、近胸腔的静脉导管时,必须严密封闭穿刺点。

4. 若发生空气栓塞,立即停止输血,及时通知医生,积极配合抢救,安慰病人(左侧位头低脚高位)。

5. 给予高流量氧气吸入,提高病人的血氧浓度,纠正严重缺氧状态。

6. 每隔 15min 观察病人神志变化,监测生命体征,直至平稳。

7. 严重病例需气管插管人工通气,出现休克症状时及时抗休克治疗。

(十二)移植物抗宿主反应　【预防及处理】

1. 避免长期反复输血。

2. 尽量输入经过反射线照射的血制品,以灭活血液中的淋巴细胞。

3. 遵医嘱应用类固醇、环磷酰胺、T 淋巴细胞抑制剂等积极抗排斥反应治疗。

第二十一节　物理降温法

一、操作流程

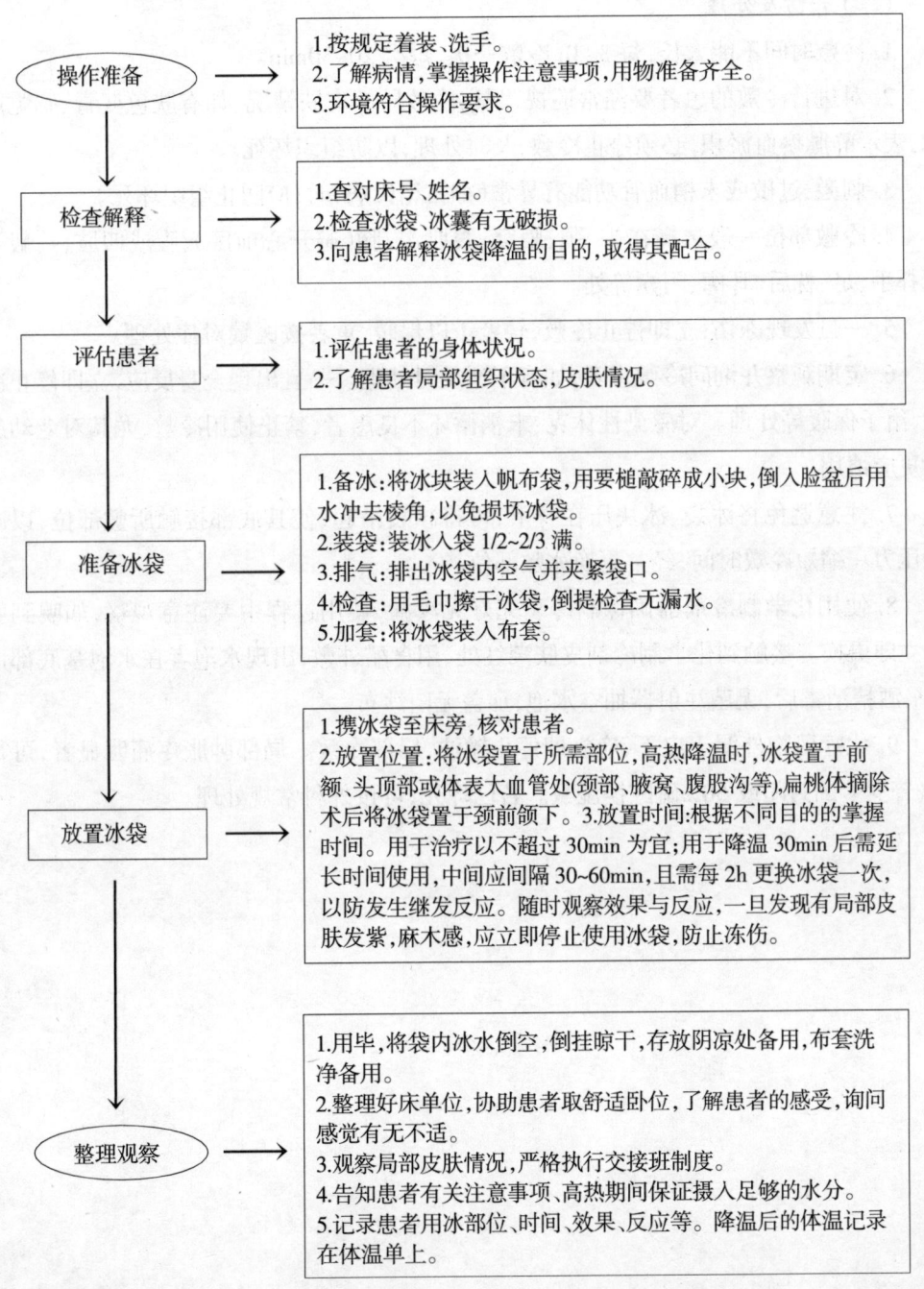

```
操作准备  →  1.按规定着装、洗手。
             2.了解病情,掌握操作注意事项,用物准备齐全。
             3.环境符合操作要求。

检查解释  →  1.查对床号、姓名。
             2.检查冰袋、冰囊有无破损。
             3.向患者解释冰袋降温的目的,取得其配合。

评估患者  →  1.评估患者的身体状况。
             2.了解患者局部组织状态,皮肤情况。

准备冰袋  →  1.备冰:将冰块装入帆布袋,用要槌敲碎成小块,倒入脸盆后用
               水冲去棱角,以免损坏冰袋。
             2.装袋:装冰入袋1/2~2/3满。
             3.排气:排出冰袋内空气并夹紧袋口。
             4.检查:用毛巾擦干冰袋,倒提检查无漏水。
             5.加套:将冰袋装入布套。

放置冰袋  →  1.携冰袋至床旁,核对患者。
             2.放置位置:将冰袋置于所需部位,高热降温时,冰袋置于前
               额、头顶部或体表大血管处(颈部、腋窝、腹股沟等),扁桃体摘除
               术后将冰袋置于颈前颌下。3.放置时间:根据不同目的的掌握
               时间。用于治疗以不超过30min为宜;用于降温30min后需延
               长时间使用,中间应间隔30~60min,且需每2h更换冰袋一次,
               以防发生继发反应。随时观察效果与反应,一旦发现有局部皮
               肤发紫,麻木感,应立即停止使用冰袋,防止冻伤。

整理观察  →  1.用毕,将袋内冰水倒空,倒挂晾干,存放阴凉处备用,布套洗
               净备用。
             2.整理好床单位,协助患者取舒适卧位,了解患者的感受,询问
               感觉有无不适。
             3.观察局部皮肤情况,严格执行交接班制度。
             4.告知患者有关注意事项,高热期间保证摄入足够的水分。
             5.记录患者用冰部位、时间、效果、反应等。降温后的体温记录
               在体温单上。
```

二、并发症及预防处理

（一）冷敷法操作并发症

1. 局部冻伤

2. 全身反应

3. 局部压疮

4. 化学制冷袋药液外渗损伤皮肤

（二）预防及处理

1. 冷敷时间不能太长，每 3~4h 冷敷一次，每次 20~30min。

2. 对进行冷敷的患者要经常巡视，观察冷敷局部皮肤情况，如有肤色变青、感觉麻木，表示静脉瘀血淤积，必须停止冷敷，及时处理，以防组织坏死。

3. 刺激、过敏或末梢血管功能有异常（如雷诺氏病）时；应防止组织坏死。

4. 冷敷部位一般选择在头、颈、腋窝、腹股沟、胸（避开心前区）、腹或四肢，一般不选择手、足、枕后、耳廓、阴囊等处。

5. 一旦发现冻伤，立即停止冷敷，轻者予以保暖，重者按医嘱对症处理。

6. 定期观察并询问冷敷患者，如有不适及时处理。一旦出现全身反应，立即停止冷敷，给予保暖等处理。对感染性休克、末梢循环不良患者，禁止使用冷敷，尤其对老幼患者更应慎用。

7. 注意避免将冰袋、冰块压在身下，可将冰袋吊起，使其底部接触所敷部位，以减轻压力。缩短冷敷时间，经常更换冰敷部位。

8. 使用化学制冷剂前确保制冷袋完好无渗漏，使用过程中要注意观察，如嗅到氨味立即更换。接触到化学制冷剂皮肤潮红处，用食醋外敷，出现水泡者在水泡基底部用 75%酒精消毒后，无菌注射器抽空水泡，加盖无菌纱布。

9. 化疗药物外漏于皮下，应立即停止输注，局部冷敷。局部肿胀疼痛明显者，可行 1%普罗卡因封闭或 50%硫酸镁湿敷。若已坏死，可按外科常规处理。

第二十二节 心电监护

一、操作流程

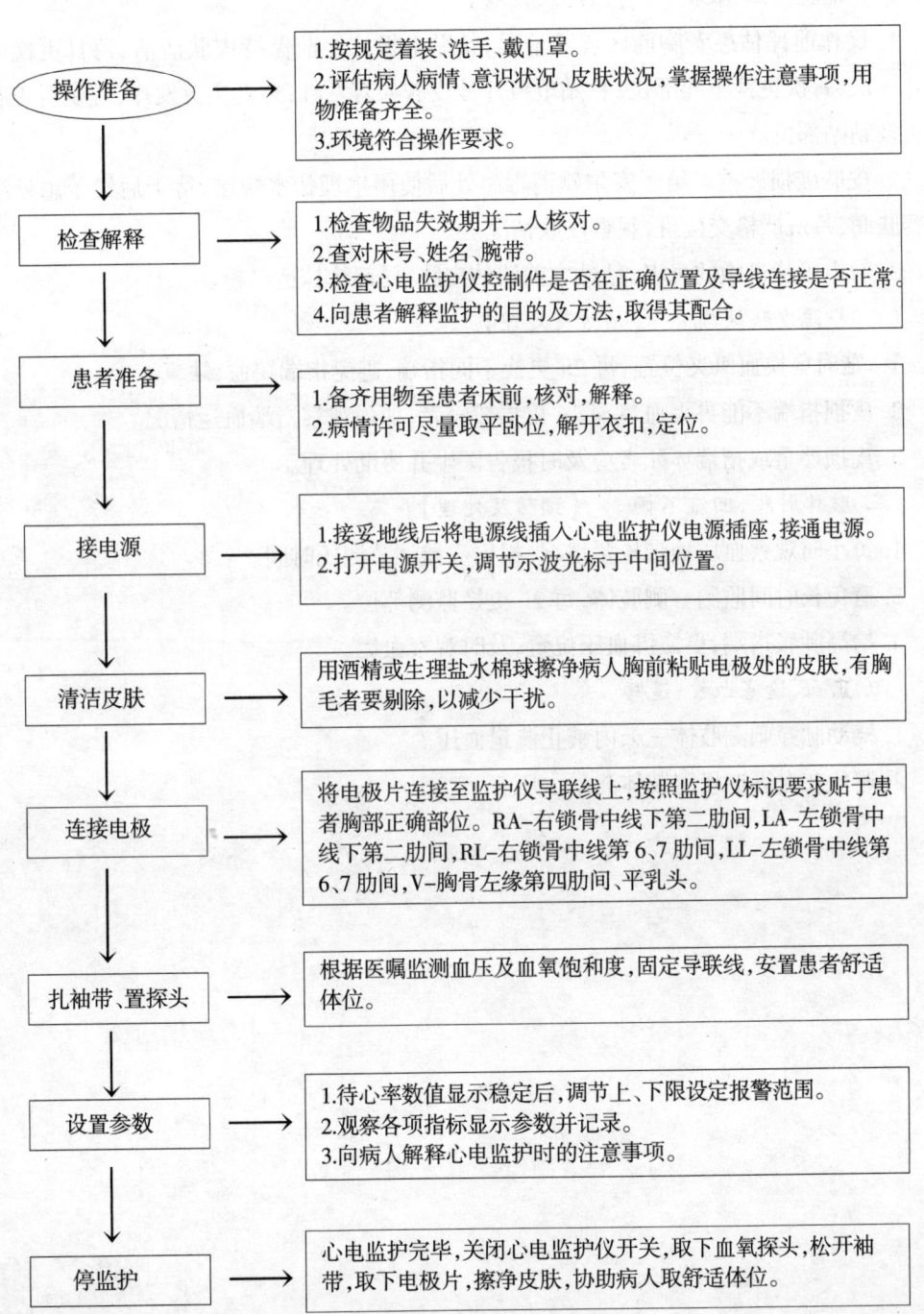

操作准备 → 1.按规定着装、洗手、戴口罩。
2.评估病人病情、意识状况、皮肤状况,掌握操作注意事项,用物准备齐全。
3.环境符合操作要求。

检查解释 → 1.检查物品失效期并二人核对。
2.查对床号、姓名、腕带。
3.检查心电监护仪控制件是否在正确位置及导线连接是否正常。
4.向患者解释监护的目的及方法,取得其配合。

患者准备 → 1.备齐用物至患者床前,核对,解释。
2.病情许可尽量取平卧位,解开衣扣,定位。

接电源 → 1.接妥地线后将电源线插入心电监护仪电源插座,接通电源。
2.打开电源开关,调节示波光标于中间位置。

清洁皮肤 → 用酒精或生理盐水棉球擦净病人胸前粘贴电极处的皮肤,有胸毛者要剔除,以减少干扰。

连接电极 → 将电极片连接至监护仪导联线上,按照监护仪标识要求贴于患者胸部正确部位。RA-右锁骨中线下第二肋间,LA-左锁骨中线下第二肋间,RL-右锁骨中线第6、7肋间,LL-左锁骨中线第6、7肋间,V-胸骨左缘第四肋间、平乳头。

扎袖带、置探头 → 根据医嘱监测血压及血氧饱和度,固定导联线,安置患者舒适体位。

设置参数 → 1.待心率数值显示稳定后,调节上、下限设定报警范围。
2.观察各项指标显示参数并记录。
3.向病人解释心电监护时的注意事项。

停监护 → 心电监护完毕,关闭心电监护仪开关,取下血氧探头,松开袖带,取下电极片,擦净皮肤,协助病人取舒适体位。

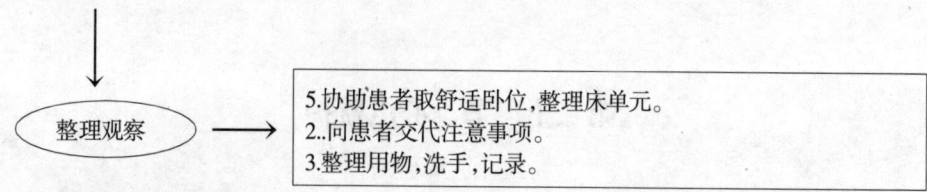

整理观察 → 5.协助患者取舒适卧位,整理床单元。
2..向患者交代注意事项。
3.整理用物,洗手,记录。

二、并发症及预防处理

（一）皮肤发红、破损　【预防及处理】

1. 操作前评估患者胸前区皮肤情况,粘贴电极片之前保持皮肤清洁,每日更换电极片一次,每次更换不同部位。粘贴电极片处皮肤如有发红,患者主诉发痒,应及时查看并更换粘贴部位。

2. 皮肤破损严重者给予安尔碘消毒患处后使用生理盐水脱碘,待干后给予患处涂抹赛肤润,每班严格交接班,观察皮肤情况。

3. 对电极片过敏的患者,粘贴之前清洁皮肤,局部涂抹造口粉。

（二）指端皮肤缺损　【预防及处理】

1. 定时更换血氧夹位置,每 2h 更换不同指端,避免指端缺血、缺氧。

2. 皮损指端不能再夹血氧探头,皮损较轻者,加强观察指端血运情况。

3. 皮损严重或指端坏死者应及时报告医生并协助处理。

（三）肢体肿胀,回流不畅　【预防及处理】

1. 每小时观察血压袖带松紧情况,根据病情调节测压时间。

2. 避免长时间监测一侧肢体,每 2h 更换监测部位。

3. 抬高肿胀指端,更换绑血压位置,及时观察血运。

（四）出血、堵塞血管、造瘘

1. 桡动脉穿刺侧肢体三天内禁止测量血压。

2. 避免在血管造瘘侧肢体测量血压。

第二十三节　心肺复苏（双人）

一、操作流程

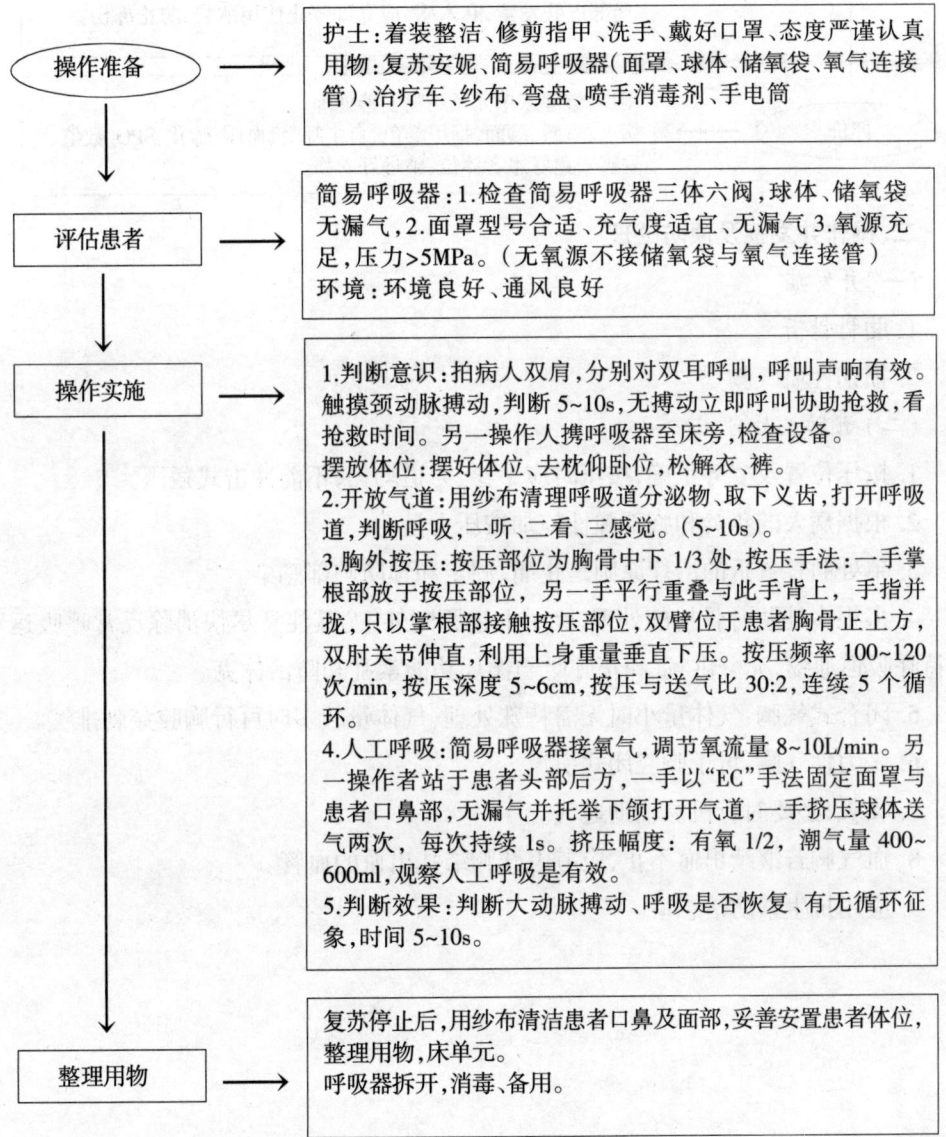

操作准备 →
护士：着装整洁、修剪指甲、洗手、戴好口罩、态度严谨认真
用物：复苏安妮、简易呼吸器（面罩、球体、储氧袋、氧气连接管）、治疗车、纱布、弯盘、喷手消毒剂、手电筒

评估患者 →
简易呼吸器：1.检查简易呼吸器三体六阀，球体、储氧袋无漏气，2.面罩型号合适、充气度适宜、无漏气 3.氧源充足，压力>5MPa。（无氧源不接储氧袋与氧气连接管）
环境：环境良好、通风良好

操作实施 →
1.判断意识：拍病人双肩，分别对双耳呼叫，呼叫声响有效。触摸颈动脉搏动，判断5~10s，无搏动立即呼叫协助抢救，看抢救时间。另一操作人携呼吸器至床旁，检查设备。
摆放体位：摆好体位、去枕仰卧位，松解衣、裤。
2.开放气道：用纱布清理呼吸道分泌物、取下义齿，打开呼吸道，判断呼吸，一听、二看、三感觉。（5~10s）。
3.胸外按压：按压部位为胸骨中下1/3处，按压手法：一手掌根部放于按压部位，另一手平行重叠与此手背上，手指并拢，只以掌根部接触按压部位，双臂位于患者胸骨正上方，双肘关节伸直，利用上身重量垂直下压。按压频率100~120次/min，按压深度5~6cm，按压与送气比30:2，连续5个循环。
4.人工呼吸：简易呼吸器接氧气，调节氧流量8~10L/min。另一操作者站于患者头部后方，一手以"EC"手法固定面罩与患者口鼻部，无漏气并托举下颌打开气道，一手挤压球体送气两次，每次持续1s。挤压幅度：有氧1/2，潮气量400~600ml，观察人工呼吸是有效。
5.判断效果：判断大动脉搏动、呼吸是否恢复、有无循环征象，时间5~10s。

整理用物 →
复苏停止后，用纱布清洁患者口鼻及面部，妥善安置患者体位，整理用物，床单元。
呼吸器拆开，消毒、备用。

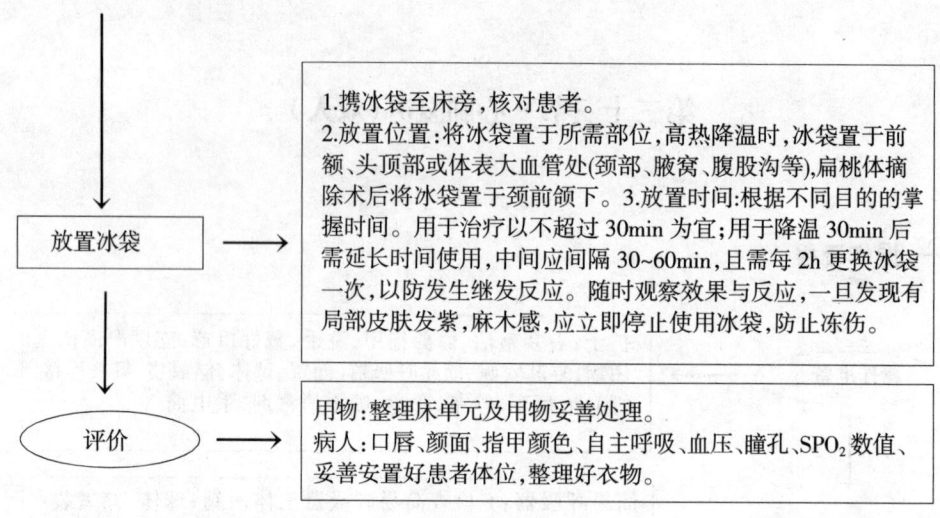

放置冰袋

1.携冰袋至床旁,核对患者。
2.放置位置:将冰袋置于所需部位,高热降温时,冰袋置于前额、头顶部或体表大血管处(颈部、腋窝、腹股沟等),扁桃体摘除术后将冰袋置于颈前颌下。3.放置时间:根据不同目的的掌握时间。用于治疗以不超过30min为宜;用于降温30min后需延长时间使用,中间应间隔30~60min,且需每2h更换冰袋一次,以防发生继发反应。随时观察效果与反应,一旦发现有局部皮肤发紫,麻木感,应立即停止使用冰袋,防止冻伤。

评价

用物:整理床单元及用物妥善处理。
病人:口唇、颜面、指甲颜色、自主呼吸、血压、瞳孔、SPO_2数值、妥善安置好患者体位,整理好衣物。

二、操作并发症及预防处理

（一）并发症

1. 肋骨骨折

2. 损伤性血气胸

（二）预防及处理

1. 按压位置及姿势正确,按压时应平稳、力道均匀,不能冲击式猛压。

2. 根据病人的年龄和胸部弹性施加按压力量。

3. 单处肋骨骨折的治疗原则是止痛、固定和预防肺部感染。

4. 多根多处肋骨骨折的处理,除了上述原则外,尤其注意尽快消除反常呼吸运动,保持呼吸道通畅,充分供氧、纠正呼吸与循环功能紊乱和防治休克。

5. 闭合式气胸:气体量小时无需特殊处理,气体量较多时可行胸腔穿刺排气。

6. 张力性气胸:可予胸腔闭式引流。

7. 吸氧,必要时行机械辅助通气。

8 血气胸若继续出血不止,应考虑开胸结扎出血的血管。

9. 应用抗生素防治感染。

第二十四节　体外电除颤术

一、操作流程(成人)

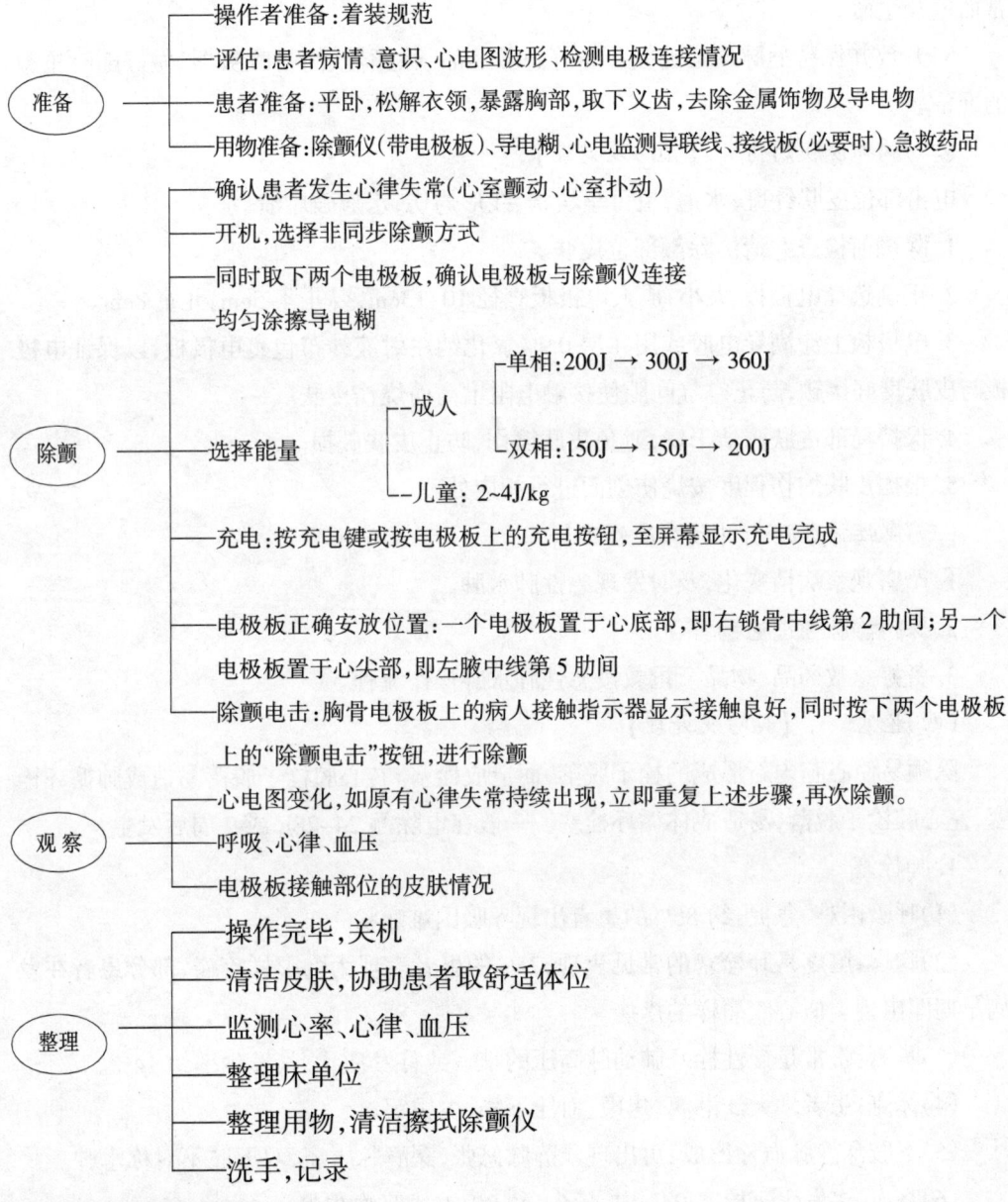

准备
- 操作者准备:着装规范
- 评估:患者病情、意识、心电图波形、检测电极连接情况
- 患者准备:平卧,松解衣领,暴露胸部,取下义齿,去除金属饰物及导电物
- 用物准备:除颤仪(带电极板)、导电糊、心电监测导联线、接线板(必要时)、急救药品

除颤
- 确认患者发生心律失常(心室颤动、心室扑动)
- 开机,选择非同步除颤方式
- 同时取下两个电极板,确认电极板与除颤仪连接
- 均匀涂擦导电糊
- 选择能量
  - 成人
    - 单相:200J → 300J → 360J
    - 双相:150J → 150J → 200J
  - 儿童:2~4J/kg
- 充电:按充电键或按电极板上的充电按钮,至屏幕显示充电完成
- 电极板正确安放位置:一个电极板置于心底部,即右锁骨中线第2肋间;另一个电极板置于心尖部,即左腋中线第5肋间
- 除颤电击:胸骨电极板上的病人接触指示器显示接触良好,同时按下两个电极板上的"除颤电击"按钮,进行除颤

观察
- 心电图变化,如原有心律失常持续出现,立即重复上述步骤,再次除颤。
- 呼吸、心律、血压
- 电极板接触部位的皮肤情况

整理
- 操作完毕,关机
- 清洁皮肤,协助患者取舒适体位
- 监测心率、心律、血压
- 整理床单位
- 整理用物,清洁擦拭除颤仪
- 洗手,记录

二、并发症及预防处理

(一)心律失常　【预防及处理】

1. 患者带有植入性起搏器,除颤时避开起搏器部位至少2.5cm,防止除颤造成其功能障碍。

2. 严密观察患者病情变化,电除颤后可诱发各种类型的心律失常,及时发现心律失常。

3. 24 小时持续多参数心电监护,严密监测患者的神志、心率、心律、血压、呼吸、血氧饱和度及心电示波情况,及时发现心律失常。必要时可使用阿托品、异丙肾上腺素以提高心率,或安装临时心脏起搏器。

4. 监测血清电解质,特别注意血清钾浓度,防止血钾过高或过低再次导致心律失常而危及生命。

5. 开放并保持静脉通道通畅。备好急救药品、除颤器、简易呼吸器、做好随时抢救的准备。

(二)胸部皮肤灼伤 【预防及处理】

电击部位皮肤红斑、水疱,也可呈块状、线形灼伤,水疱破后溃烂。

1. 除颤前检查并清洁除颤部位皮肤。

2. 正确选择电极板 大小,成人电极板直径 10~13cm,婴儿 4~5cm,儿童 8cm。

3. 电极板上涂满导电胶或用 4 层 0.9%氯化钠注射液纱布包裹电极板,以保证电极板与皮肤良好接触,防止空气间隙使接触电阻增高而烧伤皮肤。

4. 保持局部皮肤清洁干燥,避免皮肤擦伤,防止皮肤破损。

5. 根据皮肤灼伤程度按烧伤创面进行相应处理。

(三)急性肺水肿 【预防及处理】

1. 严密观察病情变化,及时发现急性肺水肿。

2. 保持静脉通道通畅。

3. 备好急救药品、物品。抢救按急性肺水肿操作流程。

(四)栓塞 【预防及处理】

除颤易使心腔内新形成的栓子脱落,而造成栓塞。右心腔栓子脱落易造成肺循环栓塞,左心腔栓子脱落,易造成体循环栓塞。一般在电除颤 24~28h 或 2 周后发生。

1. 肺栓塞

(1)呼吸困难、急促:约85%的患者出现呼吸困难症状。

(2)胸疼:胸疼是肺栓塞的常见表现,75%的患者表现为胸膜样疼痛,部分患者在发病早期即出现类似心绞痛样的疼痛。

(3)晕厥:常常是慢性栓塞肺动脉高压的唯一或首发症状,其发生率约 14%。

(4)休克:患者常大汗淋漓、焦虑、血压下降、少尿等。

(5)下肢深静脉血栓形成:可出现浅静脉怒张,深静脉压痛,双下肢不对称水肿。

(6)咯血:多发生于栓塞24h 内,量少,约 30ml,大咯血少见。

(7)发热:少数患者出现发热,常为低热。个别患者体温可达 39℃ 以上,并持续一周左右。

(8)肺部、心脏、深静脉血栓形成的相应体征:如常可闻及细湿罗音、哮鸣音、下肢水肿等。

2. 体循环栓塞　栓子栓塞到不同部位可出现相应的临床表现,如脑栓塞表现为偏瘫、偏身麻木、讲话不清等。

（1）密切监测呼吸、心率、血压、ECG 及血气的变化,尤其注意下肢深静脉栓塞临床表现;发现异常及时报告医生。

（2）患者取仰卧位卧床休息,若血栓来自下肢,应抬高下肢,减少活动。

（3）给氧、止痛、抗休克治疗。

（4）溶栓治疗。

（5）抗凝治疗　可用肝素和华法林。

（6）外科手术摘除栓子。

第二十五节　静脉留置针

一、操作流程

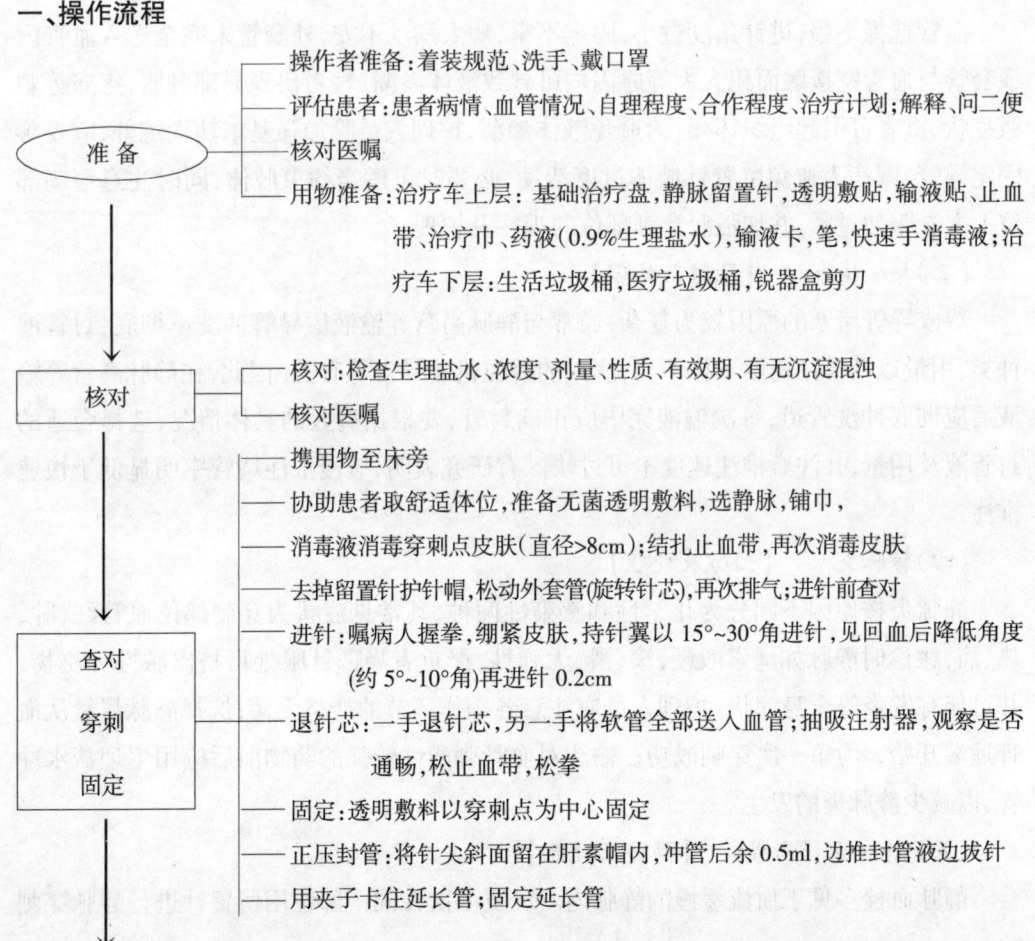

准备
- 操作者准备:着装规范、洗手、戴口罩
- 评估患者:患者病情、血管情况、自理程度、合作程度、治疗计划;解释、问二便
- 核对医嘱
- 用物准备:治疗车上层:基础治疗盘,静脉留置针,透明敷贴,输液贴,止血带、治疗巾、药液(0.9%生理盐水),输液卡,笔,快速手消毒液;治疗车下层:生活垃圾桶,医疗垃圾桶,锐器盒剪刀

核对
- 核对:检查生理盐水、浓度、剂量、性质、有效期、有无沉淀混浊
- 核对医嘱

查对
穿刺
固定
- 携用物至床旁
- 协助患者取舒适卧位,准备无菌透明敷料,选静脉,铺巾,
- 消毒液消毒穿刺点皮肤(直径>8cm);结扎止血带,再次消毒皮肤
- 去掉留置针护针帽,松动外套管(旋转针芯),再次排气;进针前查对
- 进针:嘱病人握拳,绷紧皮肤,持针翼以 15°~30°角进针,见回血后降低角度(约 5°~10°角)再进针 0.2cm
- 退针芯:一手退针芯,另一手将软管全部送入血管;抽吸注射器,观察是否通畅,松止血带,松拳
- 固定:透明敷料以穿刺点为中心固定
- 正压封管:将针尖斜面留在肝素帽内,冲管后余 0.5ml,边推封管液边拔针
- 用夹子卡住延长管;固定延长管

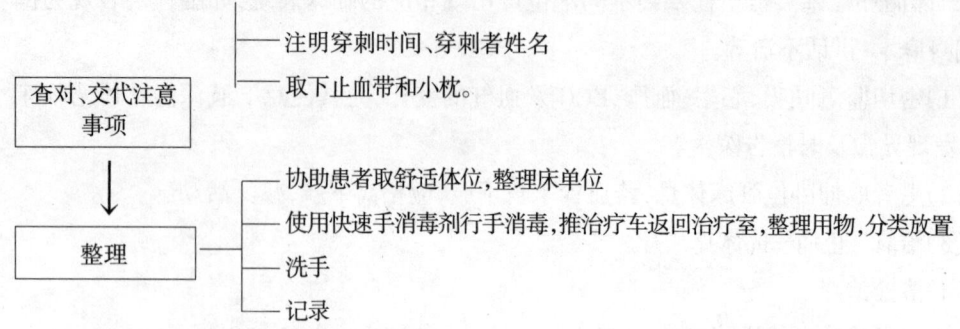

二、并发症及预防处理

（一）皮下血肿 【预防及处理】

穿刺及置管操作不熟练，技巧掌握不好，操之过急，动作不稳等，往往容易使留置针穿破血管壁而形成皮下血肿。因此护理人员应熟练掌握穿刺技术，穿刺时动作应轻巧、稳、准。依据不同的血管情况，把握好进针角度，提高一次性穿刺成功率，以有效避免或减少皮下血肿的发生。

（二）液体渗漏 【预防及处理】

血管选择不当，进针角度过小，固定不牢，病人躁动不安，外套管未完全送入血管内或套管与血管壁接触面积太大等原因均可导致液体渗漏。轻者出现局部肿胀，疼痛等刺激症状，重者可引起组织坏死。为避免液体渗漏，护理人员除加强基本功训练外，应妥善固定导管，嘱病人避免留置针肢体过度活动，必要时可适当约束肢体，同时注意穿刺部位上方衣服勿过紧，并加强对穿刺部位的观察及护理。

（三）导管堵塞 【预防及处理】

造成导管堵塞的原因较为复杂，通常与静脉高营养输液后导管冲洗不彻底，封管液种类、用量以及推注速度选择不当，病人的凝血机制异常等有关。因此，在静脉高营养输液后应彻底冲洗管道，每次输液完毕应正确封管，要根据病人的具体情况，选择合适的封管液及用量，并注意推注速度不可过快。有研究表明，缓慢推注堵管率明显低于快速推注。

（四）静脉炎 【预防及处理】

静脉炎按原因不同分为化学性和感染性两种，其常见症状为穿刺部位血管红、肿、热、痛，触诊时静脉如绳索般硬、滚、滑、无弹性，严重者局部针眼处可挤出脓性分泌物，并可伴有发炎等全身症状。护理人员应注意各操作环节的严格无菌；选择静脉尽量从血管远端开始，力争一次穿刺成功；输注对血管刺激性较强的药物前后应用生理盐水冲管，以减少静脉炎的发生。

（五）静脉血栓形成 【预防及处理】

静脉血栓多见于血流缓慢的静脉内。反复多次在同一部位用留置针进行静脉穿刺导致血管壁损伤,也是血栓形成的促发因素。为放置静脉血栓形成,穿刺时尽可能首选上肢粗静脉,并注意保护血管,避免在同一部位反复穿刺。对长期卧床的病人,应尽量避免在下肢远端使用静脉留置针,且留置时间不能过长。

（尚文静 马玉彤）

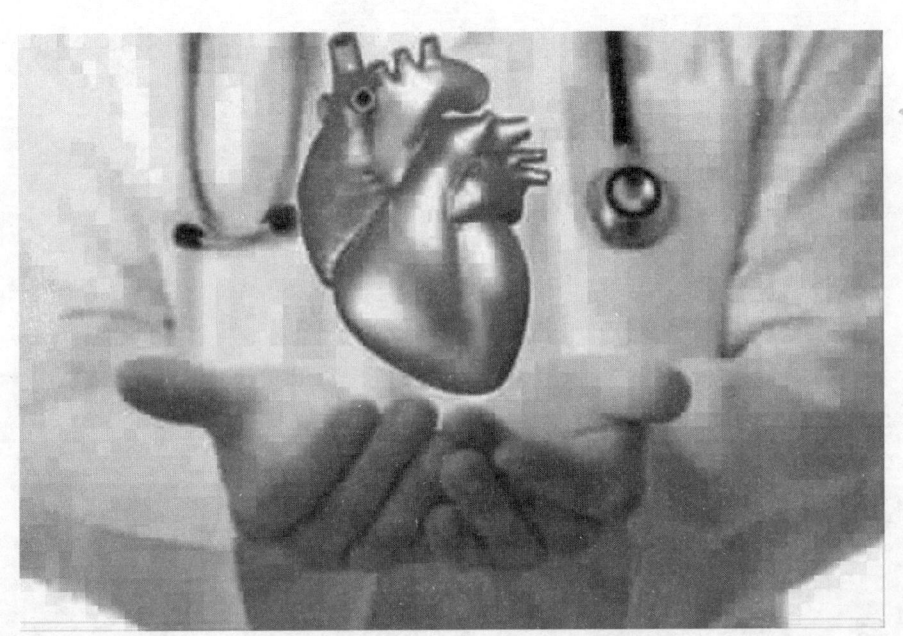

第二部分 专科理论培训

第一章　心血管内科基础知识

第一节　心脏解剖

一、心脏的位置及外形

心是一个中空的肌性器官,外裹以心包,约 1/3 位于身体正中线的右侧,2/3 位于正中线左侧。正常心的位置可因体型或体位的不同有所改变。心的外面是心包腔,心的上方有升主动脉、肺动脉干和上腔静脉,下面与膈的中心腱相连,心前面大部被肺和胸膜遮盖,隔着心包与胸横机、胸骨体以及第 2~6 肋软骨相接。心后方有主支气管、食管、迷走神经和胸主动脉。心的两侧为胸膜腔和肺,一侧胸膜腔压力的改变可使心移位。(图1-1)。

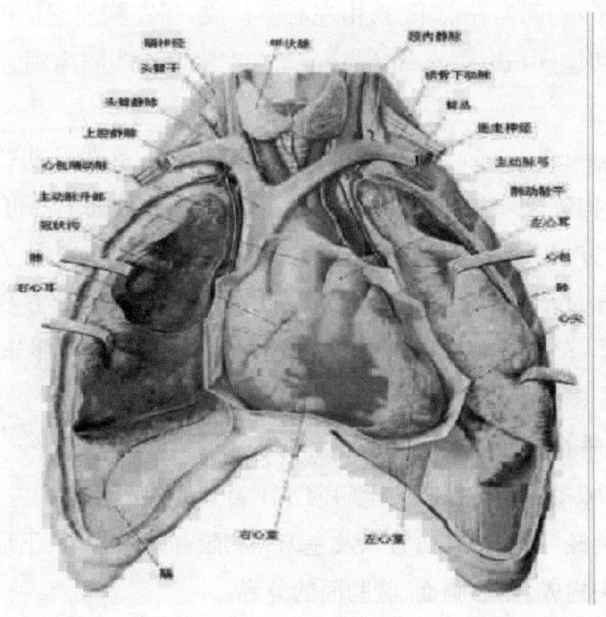

图 1-1　心脏的位置

心的外形近似倒置的、前后稍扁的圆锥体,其大小约与本人握拳相似,成年男性心重约 280~340g,女性 230~280g,但其重量可因年龄、身高、体重、体力活动等因素不同而有差异。心可分为一底、一尖、二面、三缘及三条沟,心尖朝向左前下方,心底朝向右后上方,即心纵轴呈斜行,约与身体正中线呈 45°角。（图 1-2、1-3）。

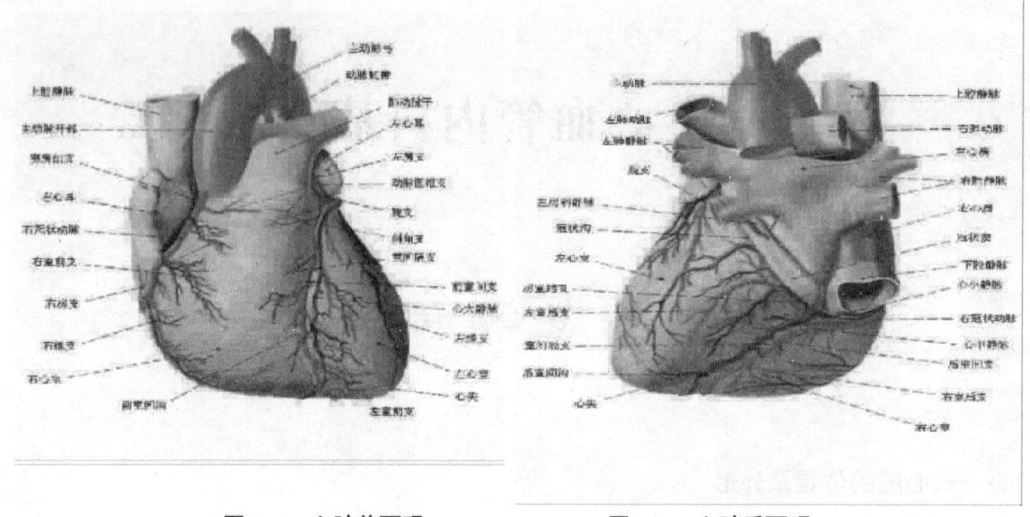

图 1-2　心脏前面观　　　　　图 1-3　心脏后面观

　　心底（cardiac base）朝右后上方,主要由左心房和右心房的后部组成。上、下腔静脉左侧的房间沟为左、右心房分界的外部标志,左、右肺静脉构成心底的上缘并从两侧注入左心房,而上、下腔静脉则分别开口于右心房的上部和下部。心底后面隔心包与食管、迷走神经和胸主动脉等毗邻。

　　心尖（cardiac apex）朝向左前下方,由左心室构成,与左胸前壁接近,其右侧有一小的切迹,称为心尖切迹（cardiac apical incisure）.在左侧第 5 肋间隙锁骨中线内侧 1~2cm处可扪及心尖搏动。

　　胸肋面（sternocostal surface）又称前面,朝向前上方,与胸骨及肋软骨相邻,大部分由右心室和右心房构成,小部分由左心耳和左心室构成。胸肋面上部可见起于右心室的肺动脉干行向左上方,起于左心室的升主动脉在肺动脉干后方向右上方走行。

　　膈面（diaphragmatic surface）又称下面,几乎呈水平位,稍向前方及心尖方向倾斜,大部分出左心室,小部分由右心室构成。膈面隔心包与膈相邻,大部分坐落在膈的中心腱上,小部分位于左侧膈的肌性部上方。

　　心的右缘近似垂直,钝缘,主要由右心房构成,隔心包与右膈神经、右心包膈血管以及右纵隔胸膜和右肺相邻;左缘从右上斜向左下直达心尖,主要由左心耳和左心室构成,隔心包与左膈神经、左心包膈血管以及左纵隔胸膜和左肺相邻;下缘锐利,接近水平位,由右心室和心尖构成,是心膈面、胸肋面的分界。

　　心表面的沟,冠状沟（房室沟）几乎呈冠状位,近似环形,前方被肺动脉干所中断,该沟将右上方的心房与左下方的心室分开。在心室的胸肋面和膈面分别有前室间沟和后室间沟,从冠状沟走向心尖的右侧,它们分别与室间隔的前、下缘一致,是左、右心室在心表面的分界。前、后室间沟在心尖右侧的会合处稍凹陷,称心尖切迹。上述各沟被冠状血管和脂肪组织等充填,在心表面沟的轮廓不清。在心底,右心房与右上、下肺静脉与交界处的浅沟称房间沟,与房间隔后缘一致,是左、右心房在心表面的分界。后房间沟、后室间沟和冠状沟的交叉处称房室交点(crux),是心表面的一个重要标志。

二、心脏结构

(一)心腔结构

心脏包含 4 个中空腔室,分别为左心房、左心室、右心房、右心室,同侧心房和心室之间经房室口相通。(图 1-4)

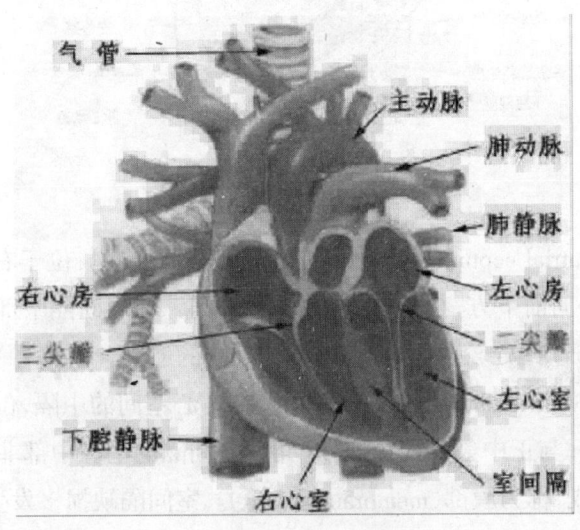

图 1-4 心脏结构

1. 右心房(right atrium)位于心的右上部,腔大壁薄,略呈三角形,其向左前方突出的部分称右心耳(right auricle),内面有许多并行排列的隆起肌束,称梳状肌。右心房共有三个入口和一个出口。在右心房上方有上腔静脉口;下方有下腔静脉口;下腔静脉口与右房室口之间有冠状窦口,它们分别导入上半身、下半身和心壁本身的静脉血。出口为右房室口(right atrioven trlcular orifice),位于右心房的前下方,通向右心室。(图 1-5)

2. 右心室(right ventricle)位于右心房的左前下方,构成胸肋面的大部分,接收右心房的静脉血,再由肺动脉运送到肺。室腔略呈锥体形,室腔底有右房室口和肺动脉口,两口之间的室壁上有一弓形的肌隆起,室上嵴(supraventricular crest),将室腔分为流入道和流出道。(图 1-5)

3. 左心房(left atrium)位于右心房的左后方,构成心底的大部分,前部向右前方突出的部分称左心耳(left auricle),左心房有四个入口和一个出口。入口位于左心房后部的两侧,分别是左、右肺静脉口,将肺静脉的血液导入左心房,出口是左房室口(left atrio ventricular orifice),通向左心室。(图 1-5)

4. 左心室(left ventricle)构成心尖部,绝大部分在心脏左缘和心脏的后面以及膈面,接收来自左心房的氧合后的血液,通过主动脉将氧合的血液泵入体循环。(图 1-5)

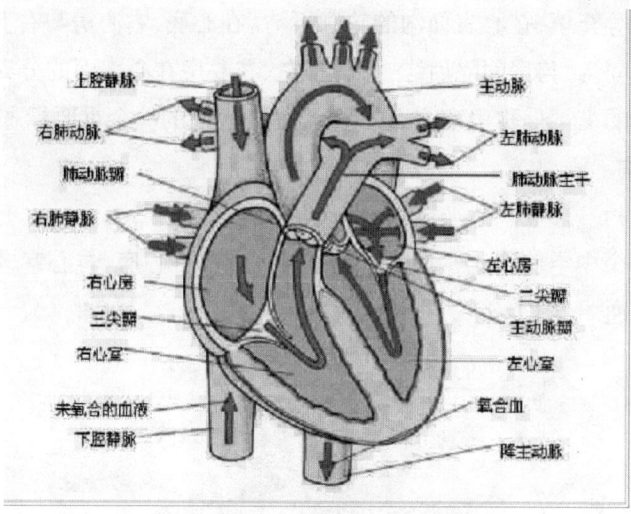

图 1-5　心腔结构

5. 房间隔(interatrial septum)较薄,是左、右心房间的中隔,位于右心房后内侧壁的后下部,从右向左斜向前下方,与正中线左侧成45°角。在房间隔下部有一卵圆形浅窝称卵圆窝(fossa ovalis),此处较薄,为胎儿时期卵圆孔的遗迹。

6. 室间隔(interventricular septum)较厚,是左、右心室间的中隔,位于右心室的左后壁,左心室的内侧壁,与正中矢状面约成45°角。室间隔的上缘中部菲薄,缺乏肌层,由纤维结缔组织膜构成,称为膜部(membranous part)。室间隔缺损多发生于此部。

(二)心壁结构

心壁由3层构成,自内向外依次由心内膜、心肌层和心外膜构成。(图1-6)。

1. 心内膜,是一层薄的内皮组织层。

2. 心肌层,构成心壁的主体,由交错的厚的心肌纤维束组成。

3. 心外膜,构成心脏的外层,由覆盖上皮细胞的结缔组织构成。

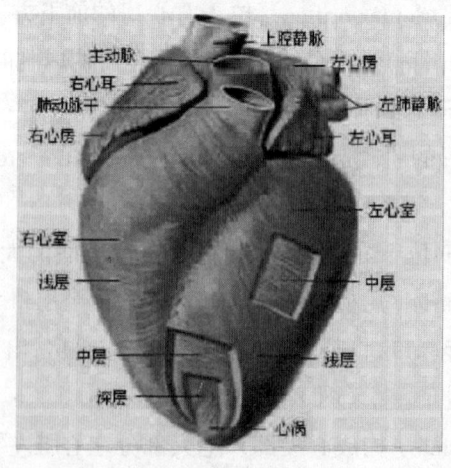

图 1-6　心壁结构

三、心脏的血管

(一)心的动脉可分为左右冠状动脉

1. 右冠状动脉(right coronary artery)右冠状动脉起于右主动脉窦,在右心耳与肺动脉干之间入冠状沟,向右行绕过心右缘,至房室交点处分为后室间支和左室后支。右冠状动脉的其他分支有动脉圆锥支、右缘支、窦房结支、房室结支等。分布范围包括:右心房、右心室、室间隔后 1/3 部及部分左心室膈面、窦房结和房室结。如右冠状动脉发生阻塞,可发生后壁心肌梗死和房室传导阻滞。(图 1-7)。

2. 左冠状动脉(left coronary artery) 左冠状动脉起于左主动脉窦,在左心耳与肺动脉干根部之间穿出沿冠状沟向左行,分为前室间支和旋支。前室间支分布于左心室前壁、右心室前壁和室间隔前 2/3。其主要分支有:动脉圆锥支、左室前支、右室前支和室间隔支。如前室间支发生阻塞,可发生左心室前壁和室间隔前部心肌梗死,并可发生束支传导阻滞。旋支分布于左心房、左心室左侧面和膈面及窦房结,其主要分支有:左缘支、左室后支和窦房结支。旋支闭塞常引起左室侧壁及下壁心肌梗死。(图 1-7)。

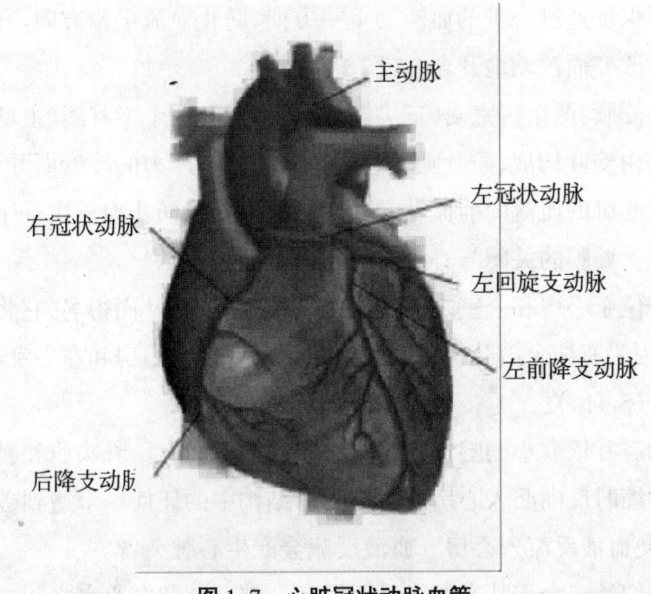

主动脉

左冠状动脉

右冠状动脉

左回旋支动脉

左前降支动脉

后降支动脉

图 1-7 心脏冠状动脉血管

(二)心的静脉经三条途径回心

1. 冠状窦(coronary sinus)位于冠状沟后部,左心房和左心室之间,其右端开口于右心房。接收绝大部分静脉回流,开口处有瓣膜,名为冠状窦瓣以防止血液反流。其主要属支有:心大静脉、心中静脉、心小静脉。

2. 心前静脉 起于右心室前壁,跨右冠状沟,开口于右心房。

3. 心最小静脉 是位于心壁内的小静脉,直接开口于各心腔(主要是右心房)。(图1-8)。

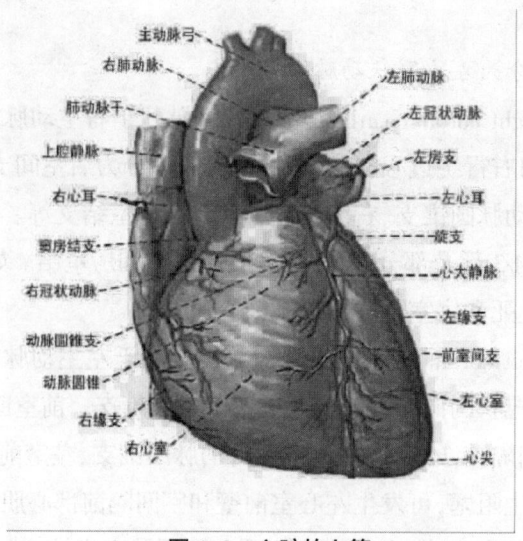

主动脉弓
右肺动脉
肺动脉干
上腔静脉
右心耳
窦房结支
右冠状动脉
动脉圆锥支
动脉圆锥
右缘支
右心室

左肺动脉
左冠状动脉
左房支
左心耳
旋支
心大静脉
左缘支
前室间支
左心室
心尖

图 1-8　心脏的血管

四、心脏瓣膜

心脏瓣膜可保证通过心脏的血流为单一方向,防止血流走错方向。健康的瓣膜因4个腔室内压力的改变而被动地开合。(图 1-9)

心脏有 4 个瓣膜:两个房室瓣(三尖瓣和二尖瓣)和两个半月瓣(主动脉瓣和肺动脉瓣)。每个瓣膜都由瓣叶构成,瓣叶随着它们连接的腔室压力的改变而开合。瓣膜的主要功能是保证通过心脏的血流向前流动。当瓣膜关闭时,可防止血液由一个心腔向另一心腔的回流或反流。瓣膜的关闭与心音有关。

两个房室瓣位于心房和心室之间。三尖瓣因有三个瓣叶而得名,它将右心房和右心室隔开。二尖瓣因为有两个瓣叶,又被称为双叶瓣,它将左心房和左心室隔开。房室瓣的关闭与第一心音(S_1)有关。

这些瓣膜的瓣叶依靠小的腱索连接在心室的乳头肌上。乳头肌和腱索共同作用防止瓣叶在心室收缩时反向凸入心房内。这两个结构中的任何一个遭到破坏都会妨碍瓣膜的完全关闭,使血液反流入心房。血液反流会产生心脏杂音。

半月瓣因它们的三个瓣叶类似半月而得名。肺动脉和右心室之间的肺动脉瓣允许血液从右心室流入肺动脉并且防止血液反流入右心室。位于左心室和主动脉间的主动脉瓣允许血液从左心室流入主动脉,同时防止血液反流入左心室。

心室收缩过程中由于心室内压力增加,肺动脉瓣和主动脉瓣开放,使血液射入肺循环和体循环。当心室排空而压力降低时瓣膜关闭。半月瓣的关闭与第二心音(S_2)有关。

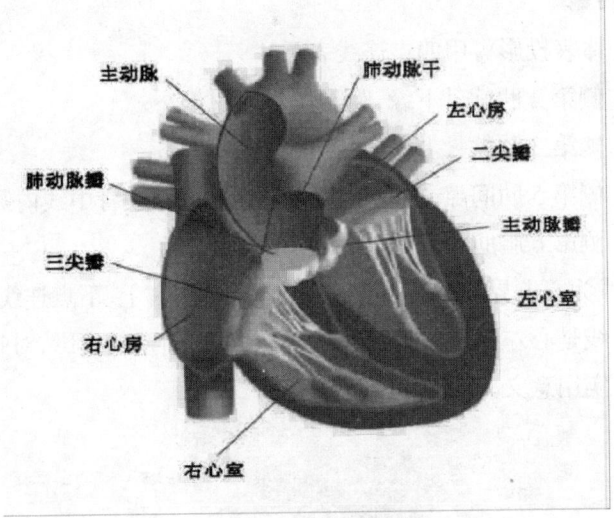

图 1-9　心脏瓣膜

五、心包

心包(pericardium)为锥体形纤维浆膜囊,包裹心和出入心的大血管根部,分内、外两层,外层称纤维心包,内层称浆膜心包。

1. 纤维心包(fibrous pericardium),由坚韧的结缔组织构成,上方与大血管的外膜相续,下方附着于隔的中心腱。

2. 浆膜心包(serous Pericardium)薄而光滑,分脏、壁二层。紧贴心和大血管根部表面的浆膜为脏层(心表面的浆膜即心外膜),它在大血管根部移行为壁层,贴衬于纤维心包内面。脏、壁二层之间的腔隙称心包腔(pericardial cavity),内含少量浆液,起润滑作用,可减少心跳动时的摩擦。

心包具有保护作用,可防止心过度扩张并使心固定于正常位置,同时作为一个屏障使胸腔内器官和膈下感染不致蔓延到心。(图 1-10)

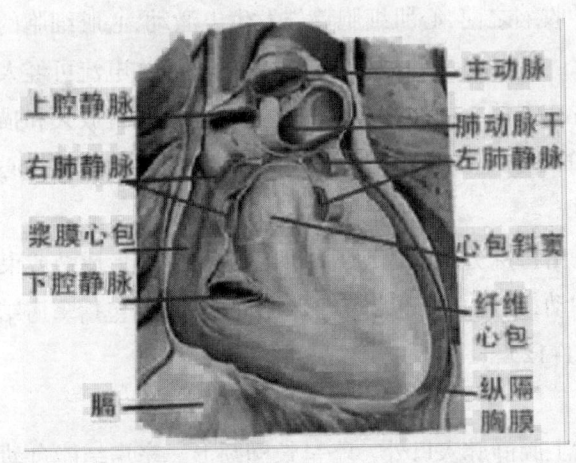

图 1-10　心包

六、心的体表投影

心在胸前壁的体表投影可用四点连线表示：

1. 左上点在左侧第 2 肋软骨下缘,距胸骨左缘约 1.2cm。

2. 右上点在右侧第 3 肋软骨上缘,距胸骨右缘约 1cm。

3. 左下点在左侧第 5 肋间隙,距前正中线 7~9cm 或距锁骨中线内侧 1~2cm 处。

4. 右下点在右侧第 6 胸肋关节处。

左、右上点连线为心上界;左、右下点连线为心下界;右上、下点连线为心右界,略向右凸;左上、下点连线是心左界,略向左凸。了解心在胸前壁的投影,对临床叩诊时判断心界是否扩大具有实用意义。(图 1-11)。

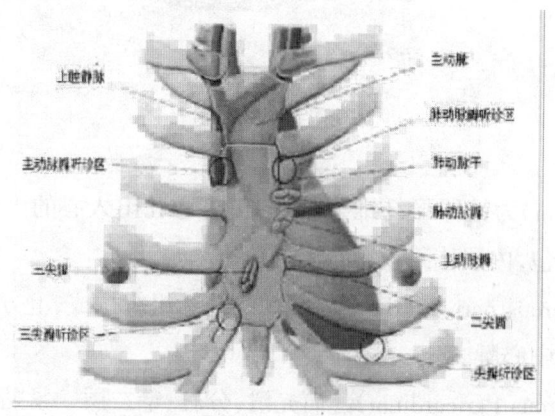

图 1-11　心的体表投影

第二节　心脏传导系统

心脏每次机械性收缩之前,心肌细胞首先发生电激动,心脏细胞的电激动是触发其机械活动的始动因素。心脏在激动过程中产生的微小生物电流可经人体组织传导到体表,将测量电极放置在人体表面的一定部位,连接一个装有放大和描记装置的心电图机,把每一心动周期的心脏电位变化描记成连续的曲线,这就是体表心电图。

一、心脏传导系统

心脏传导系统是由特殊分化的心肌纤维所组成。它们形成结或束,位于心壁内,具有产生兴奋和传导冲动,维持心脏正常节律性搏动的功能。包括窦房结、房室结、房室束和浦肯野纤维。(图 1-12)。

(一)窦房结

位于右心房临近上腔静脉入口处,略呈长椭圆形。窦房结能自动地发出节律性冲动,引起心房肌收缩,并传至房室结。是心脏的最高起搏点。

从窦房结开始,冲动沿着左右心房传导,引起心房肌收缩,通过前、中、后三条结间束传至房室结。

（二）房室结

位于右心房下部靠近冠状窦口部位,呈扁椭圆形,其作用是将窦房结的冲动传向心室。虽然房室结不含起搏细胞,但它周围的组织,即房室交界区组织却含有起搏细胞,可以产生 40~60 次/min 的冲动。房室结将冲动从心房传导到心室时,会产生一个 0.04s 的延迟,这一延迟使心室能够在心房收缩时完成血液充盈,同时也使心肌拉伸至最大程度以保证最大心排血量。

（三）房室束

房室束 atrioventricular bundle 又称希氏束,起于房室结,下行穿过右纤维三角至室间隔肌部上缘分为左、右束支。

1. 左束支呈扁带状,下行至室间隔的左心室面然后分布于左心室,分为两束或两个分支。左前分支延伸到左心室的前部,左后分支延伸到左心室的侧后部。冲动在左束支的传导要快于右束支,左束支负责心腔大而壁厚的左心室。

2. 右束支下行至室间隔的右心室面然后分布于整个右心室,右束支负责心腔小而壁薄的右心室。右束支因其细长,故较易损伤。

当窦房结不能以正常频率产生冲动或冲动不能到达房室交界区时,通常就由希氏束来发出冲动。不同的传导速度使两个心室达到同步收缩。这个遍布整个心室,由特化神经组织构成的传导网络,称为希氏-浦肯野系统。

（四）浦肯野纤维

是由心内膜下一种弥散分布的肌纤维网络构成,比起传导系统的其他部分,它可以更快地传导冲动。只有在窦房结和房室结都不能产生冲动或者两个束支中的正常冲动都被阻滞时,这个起搏点才被激活。浦肯野纤维自主发生冲动的频率范围为 20~40 次/min。

房室束、束支和浦肯野纤维网的功能是将心房传来的兴奋迅速传播到整个心室。

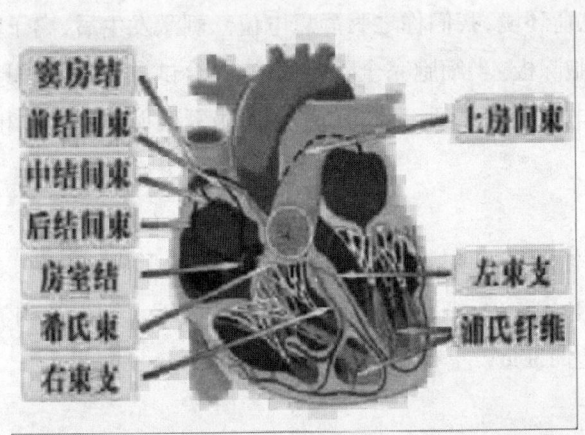

图 1-12　心脏传导系统

（五）心脏的神经支配

心脏受交感神经及迷走神经的直接支配。交感神经分布的区域较迷走神经广,除传导系统各部分外,尚可到达心室肌肉组织。而迷走神经只抵达窦房结、房室结、房室束及其束支。浦肯野氏纤维网及心室肌内并不含有迷走神经。

一般而言,交感神经为心脏的加速神经,使心肌的自律性、传导性、收缩性均加强,使不应期缩短,尤其是房室结不应期明显缩短。与此相反,迷走神经为心脏的抑制神经,迷走神经张力的变化使房室结不应期明显增加,心房肌不应期缩短,心室不应期变化不大。

窦房结受迷走神经和交感神经的控制,以前者为主,房室结传导主要受交感神经的调节。迷走神经对窦房结的调节作用反映在每次窦性心动周期上,而交感神经对窦房结的调节缓慢,通常在 20s 以后才起作用。

自主神经影响着心肌各组织的不应期,包括预激旁路的不应期。

（六）心肌的电生理特性

正常的心脏冲动起源于窦房结,首先引起心房激动,同时经房内的结间束到达房室结,再经房室束(希氏束)、左右束支及蒲肯野纤维网传布至心肌室,引起心室的激动。心脏激动具有正常节律,电冲动的产生和传导取决于心脏细胞的 4 个关键特性。

1. 自律性:是指细胞自主发放电冲动的能力,起搏细胞通常具备这个能力。

2. 兴奋性:源自于离子的跨细胞膜转移,是指细胞对一个电刺激的反应能力。

3. 传导性:是细胞将电冲动从一个细胞传输到另一个细胞的能力。

4. 收缩性:是指细胞接收到电刺激后伸缩其肌纤维而进行收缩的能力。

最重要的是要记住前 3 个特性是细胞的电特性,而收缩性代表了细胞对于电活动的机械反应。在 4 个特性中,自律性对于心脏节律的发生起着最大的作用。

（七）除极和复极

冲动被传导时,心脏细胞经历了除极和复极的循环。静止的心脏细胞可看作为极化状态,即它们没有电活动的发生。细胞膜内外的离子浓度不同,例如钠离子和钾离子,形成了细胞内的负电荷环境,我们称之为静息电位。刺激发生后,离子穿过细胞膜引起动作电位,或称为细胞除极。当细胞完全除极后,它又会试图恢复到静息状态,这一过程称为复极,细胞内的电荷又恢复到正常的负值。除极复极循环由 0~4 相的 5 个阶段组成。（图 1-13）。

1. 除极

0 相——除极化过程,是钠离子迅速进入细胞膜内形成的电位。细胞对钠离子通透性增加,细胞内负电荷减少,细胞除极,是心肌开始收缩。钠离子内流短暂迅速,0 相振幅时间短,波幅高达 130mV 左右,占时仅 1~2ms。

2. 复极

1 相——早期快速复极期,是大量钠离子内流的终止及钾离子外流和氯离子内流而使细胞内电位迅速降低,约占时 10ms。

2 相——主要是钙离子缓慢内流、氯离子内流和钾离子外流达到动态平衡,形成平台期。占时约 100~150ms。

3 相——晚期快速复极期,发生在细胞恢复它的初始状态时。离子内流通道关闭(包括氯离子和钙离子),而离子外流通道开放,钾离子顺浓度差大量外流,使细胞内电位急剧变负,迅速达静息电位水平。占时约 100~150ms。

4 相——活动电位的静止期。钠—钾泵开始工作,使细胞内外的阴阳离子浓度重新恢复到原有的状态。在最后阶段,细胞准备接受下一个刺激。

心肌缺血、损伤、坏死、炎症、药物影响等可改变离子通道的特性和功能,从而影响动作电位的变化及心电图上 QRS、ST-T、Q-T 间期的改变。

心脏的电活动可以通过心电图表现。我们应当记住心电图仅仅能够反映心脏的电活动,而不是机械活动或实际泵血的情况。

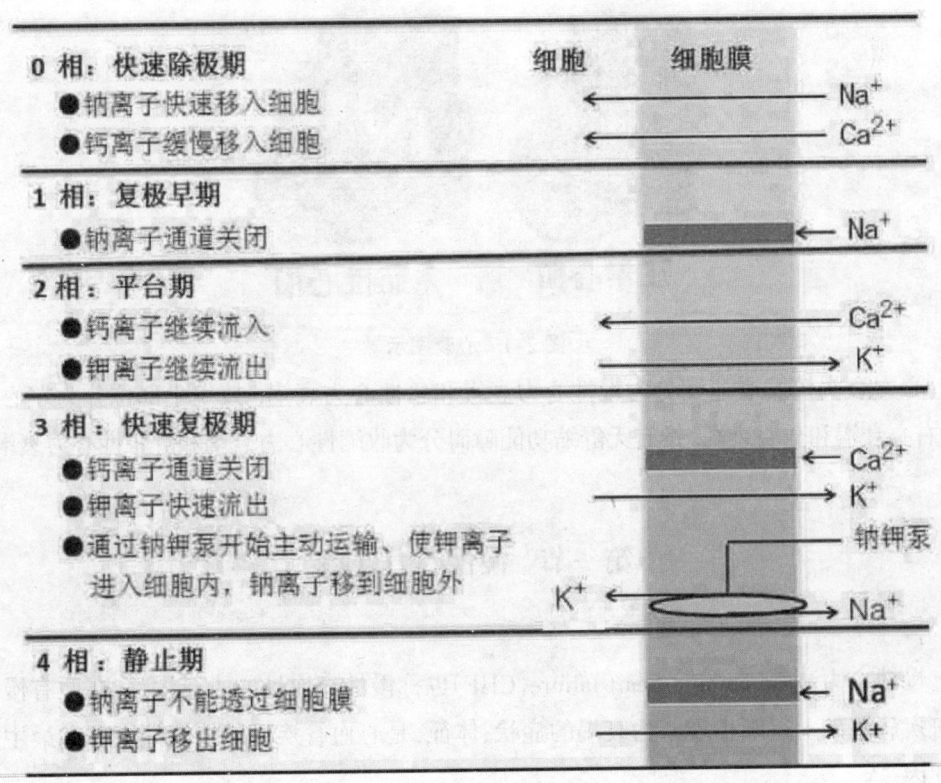

图 1-13 除极和复极循环

(金芳霞)

第二章　心力衰竭

　　心力衰竭(heart failure,HF)简称心衰,是由各种结构或功能性心脏疾病引起的心肌收缩力降低或心室充盈受限,导致心排血量下降且不能满足机体代谢需要,使器官和组织血液灌注不足,肺循环和(或)体循环瘀血的一种临床综合征,又称充血性心力衰竭。(图2-1)。

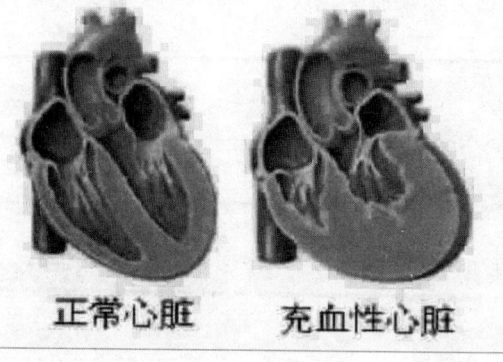

正常心脏　　充血性心脏

图2-1　心衰图示

　　心力衰竭按发展速度分为慢性心力衰竭和急性心力衰竭;按发生部位分为左心衰竭、右心衰竭和全心衰竭;按有无舒缩功能障碍分为收缩性心力衰竭和舒张性心力衰竭。

第一节　慢性心力衰竭

　　慢性心力衰竭(chronic heart failure,CHF)也称慢性充血性心力衰竭,指在原有慢性心脏疾病基础上逐渐出现心力衰竭的症状、体征,是心血管疾病的终末期表现和最主要的死因。

　　慢性心力衰竭的病因以冠心病居首,其次为高血压,而风湿性心脏瓣膜病比例则下降,但仍不可忽视。

一、病因及诱因

(一)病因

1.心肌病变

①原发性心肌损害:包括缺血性心肌损害如冠心病心肌缺血或心肌坏死;心肌病和心肌炎;

②继发性心肌损害:内分泌代谢性疾病(如糖尿病、甲状腺疾病)结缔组织病,心脏毒性药物和系统浸润性疾病(如心肌淀粉样变性)等。

2. 心脏负荷过重

①压力负荷(后负荷)增加:左室压力负荷增加常见于高血压、主动脉瓣狭窄;左室压力负荷增加常见于肺动脉高压、肺动脉瓣狭窄、肺栓塞等。

②容量负荷(前负荷)增加:如二尖瓣关闭不全、主动脉瓣关闭不全等引起的血液反流;先天性心脏病如室间隔缺损、动脉导管未闭引起的血液分流。此外慢性贫血、甲状腺功能亢进症等,由于持续性血流加速,回心血量增加,也可导致心脏容量负荷的增加。

③心脏舒张受限:常见于心里舒张期顺应性降低(如冠心病心肌缺血,高血压性心肌肥厚,肥厚型心肌病人限制性心肌病和缩窄型心包炎。二尖瓣狭窄和三尖瓣狭窄限制心室充盈,导致心房衰竭。

(二)诱因

1. 感染:呼吸道感染是最常见、最重要的诱因。感染性心内膜炎作为心力衰竭的诱因也不少见。

2. 心律失常:心房颤动是诱发心力衰竭的重要因素。其他各种类型的快速性心律失常以及严重的缓慢性心律失常也可诱发心力衰竭。

3. 生理或心理压力过大:如过度劳累、剧烈运动、情绪激动、精神过于紧张等。

4. 妊娠和分娩:妊娠和分娩可加重心脏负担,诱发心力衰竭。

5. 血容量增加:如钠盐摄入过多,输液过快、过多。

6. 肺栓塞:儿童患者长期卧床容易产生深部静脉血栓,发生肺栓塞,增加右心负荷,加重右心衰。

7. 贫血和失血:慢性贫血患者表现为高排血量性心衰,大量出血引发低心排血量和发射性心率加快诱发心衰。

8. 其他:治疗不当、甲亢等。

二、临床表现

(一)左心衰竭 以肺循环瘀血及心排血量降低为主要表现。(图2-2)

1. 症状

(1)呼吸困难:是左心衰竭最主要的症状。①劳力性呼吸困难:是左心衰竭最早出现的症状,是指劳力导致的呼吸困难。引起呼吸困难的运动量随心力衰竭程度的加重而降低。②端坐呼吸:当肺瘀血达到一定程度时,患者不能平卧,而被迫坐位或半卧位呼吸③夜间阵发性呼吸困难:又称"心源性哮喘"是左心室衰竭早期的典型表现,患者表现为在入睡后突然因憋气、窒息或恐惧感而惊醒,并被迫迅速采取坐位,以缓解憋喘症状。患者采取的坐位越高说明左心衰竭的程度越重，而急性肺水肿是左心衰竭呼吸困难最严重的形式。

（2）咳嗽、咳痰、咯血：咳嗽、咳痰早期常发生于夜晚，坐起或立位可使咳嗽减轻，以白色浆液性泡沫状痰为特点，偶见痰中带血丝，当肺瘀血明显加重或肺水肿时，可出现粉红色泡沫样痰。长期慢性肺瘀血可导致肺循环和支气管血液循环之间在支气管黏膜下形成侧支，侧支一旦破裂可引起大咯血。

（3）低心排血量症状：如乏力、疲倦、头晕、心悸、失眠或嗜睡、尿少、发绀等，其主要是因为心、脑、肾、骨骼肌等脏器、组织血液灌注不足所致的症状。

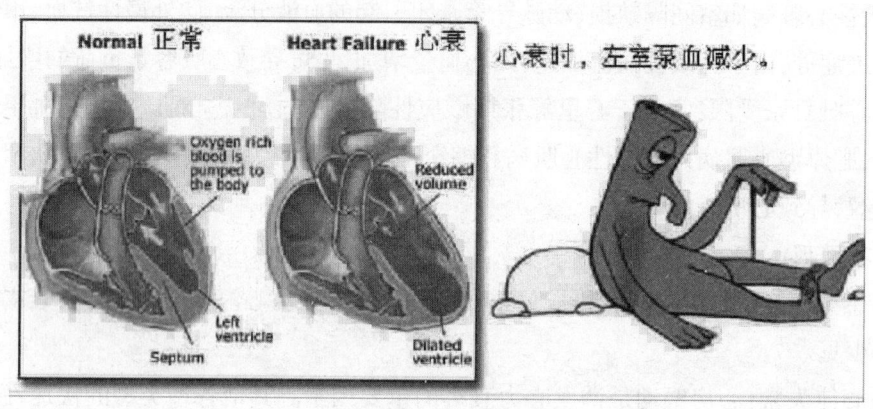

图 2-2　左心衰竭

2. 体征：呼吸加快、心率增快、脉压减小、收缩压降低等，外周血管收缩，可表现为四肢末梢苍白、发冷和指趾发绀等。除基础心脏病的体征外，一般均有心脏扩大（单纯舒张性左心衰竭除外）及相对性二尖瓣关闭不全的反流性杂音，肺动脉瓣区第二心音亢进，心尖区可闻及收缩期杂音和舒张期奔马律，可出现交替脉。两肺底可闻及湿罗音，甚至可伴有哮鸣音。

（二）右心衰竭　以体循环瘀血为主要表现。（图 2-3、2-4）

1. 症状：

（1）消化道症状：为右心衰竭最常见的症状，包括腹胀、食欲减退、恶心、呕吐、和上腹隐痛及右上腹不适、肝区疼痛等，系胃肠道和肝脏瘀血所致。

（2）劳力性呼吸困难。

（3）泌尿系症状：肾瘀血可引起肾功能减退，白天尿少，夜尿增多。

2. 体征：

（1）颈静脉征：颈静脉充盈、怒张，肝颈静脉反流征阳性。

（2）肝大和压痛：是右心衰竭较早出现和最重要的体征之一。肝瘀血而肿大伴有压痛，上腹部饱胀不适。持续慢性右心衰竭可出现心源性肝硬化，晚期可出现肝功能受损、黄疸、腹水。

(3)水肿:发生于颈静脉充盈和肝脏肿大之后。表现为对称性、下垂性、凹陷性的水肿,严重的出现全身水肿。

(4)胸腔积液和腹水:右心或全心衰竭时,均可出现胸腔积液,以双侧胸腔积液较多见,如为单侧,多位于右侧。单侧左侧胸腔积液提示有肺栓塞的可能。腹水的发生在病程晚期,多半与心源性肝硬化有关。

(5)心脏体征:可因右心室显著扩大而出现相对性三尖瓣关闭不全的反流性杂音,有时在心前区听到舒张早期奔马律。

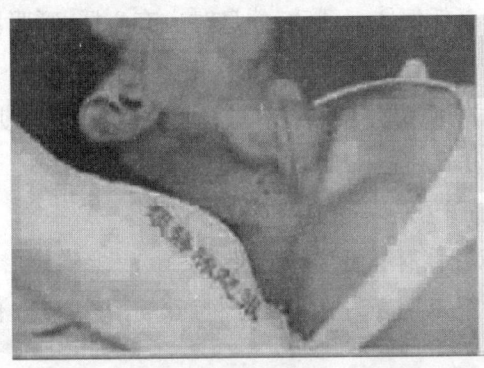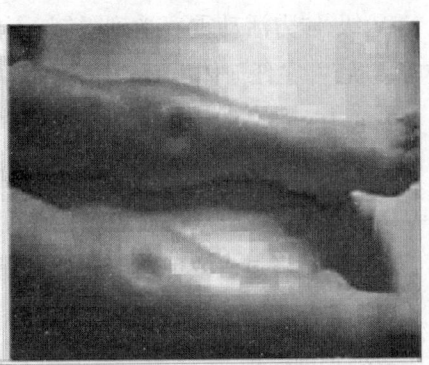

图 2-3　颈静脉怒张图　　　　　　　2-4　双下肢凹陷性水肿

(三)全心衰竭

临床上常先有左心衰竭,而后继发右心衰竭而形成全心衰竭,此时患者同时存在左、右心力衰竭的临床表现。但由于右心衰竭时,右心排血量的减少,肺瘀血的症状反而能有所减轻。(图 2-5)。

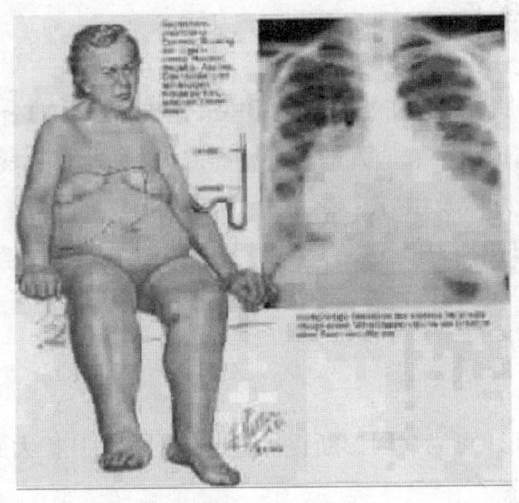

图 2-5　全心衰竭

(四)心功能的评估

1. 心功能分级:临床上应用最广的是美国纽约心脏病学会(NYHA)的心功能分级

法,按患者的临床症状和活动的受限制程度将心功能分为4级,对于病情轻重的判断和患者活动量的指导有重要意义。

Ⅰ级　体力活动不受限制,日常活动不引起明显的气促、疲乏或心悸等症状。

Ⅱ级　体力活动轻度受到限制,休息时无症状,日常活动可引起明显的气促、疲乏或心悸等症状。也称轻度心力衰竭。

Ⅲ级　体力活动明显受限制,轻度日常活动即引起显著的气促、疲乏或心悸等症状。也称中度心力衰竭。

Ⅳ级　体力活动重度受到限制,不能从事任何体力活动,休息时也有心悸、呼吸困难等症状,并在任何体力活动后加重。也称重度心力衰竭。

2. 心力衰竭分期:美国心脏病大学与美国心脏协会(ACC/AHA)将心力衰竭分为4期。

A期　患者为心力衰竭高危人群,但未发展到心脏结构改变也无症状。

B期　患者已发展到心脏结构改变,但尚未引起心衰症状。

C期　患者过去或现在有心力衰竭症状并伴有心脏结构损害。

D期　患者有进行性结构性心脏病,为终末期心力衰竭,需要特殊的治疗措施,包括多数须辅助循环,某些患者需心脏移植。

3. 6min步行试验:要求病人在30m长的平直的走廊里尽可能快地行走,测定6min的步行距离,以此为依据对心衰患者运动耐力进行评价,分为轻、中、重3个等级:426~550m为轻度心衰;150~425m为中度心衰;<150m为重度心衰。该评估方法的特点是以主观感觉与客观结果为依据,安全、简便、易行。临床上,除用以评估病人的运动耐力和心脏储备功能外,还常用于心衰的治疗效果评价及预后估计。

三、实验室及其他检查

(一)血液检查

1. 血浆B型利钠肽(BNP)和氨基末端B型利钠肽前体(NT-pro BNP)测定的价值近年来已被广泛接受,成为心衰病人的重要检查之一,有助于心衰的诊断与鉴别诊断,可判断心衰严重程度、疗效及预后。

2. 肌酐、尿素氮增高。

3. 肝酶升高。

4. 甲状腺功能亢进

(二)X线检查

1. 心影大小及外形　可为病因诊断提供重要依据,心脏扩大的程度和动态改变也可间接反映心功能状态。

2. 肺瘀血征象　肺瘀血的有无及其程度直接反映左心功能状态。

(三)超声心动图

1. 比X线检查更准确地提供各心腔大小变化及心瓣膜结构和功能情况。

2. 估计心脏功能。左室射血分数(LVEF 值)可反映心脏收缩功能,正常 LVEF 值>50%,LVEF 值≤40%提示收缩功能障碍;超声多普勒可显示心动周期中舒张早期与舒张晚期(心房收缩)心室充盈速度最大值之比(E/A),是临床上最实用的判断舒张功能的方法,正常人 E/A 值不应小于 1.2,舒张功能不全时 E/A 值降低。

(四)放射性核素检查

放射性核素心血池显影有助于判断心室腔大小,计算 EF 值及左心室最大充盈速度,反映现在收缩及舒张功能。

(五)心-肺吸氧运动试验

在运动状态下测定病人对运动的耐受量。仅适用于慢性稳定性心衰的病人。可测定最大氧耗量(VO₂max)及无氧阈值,更能说明心脏的功能状态。心功能正常时 VO₂max>20ml/(min·kg),无氧阈值>14 ml/(min·kg)。

(六)有创性血流动力学检查

对急性重症心衰病人必要时采用漂浮导管在床边进行,经静脉插管直至肺小动脉,测定各部位的压力及血液含氧量,计算心脏指数(CI)及肺小动脉楔压(PCWP),直接反映左心功能,正常时 CI 2.5~4.2L/min·m²,PCWP<12mmHg。

四、治疗要点

慢性心力衰竭的治疗不能仅限于缓解症状,必须采取综合治疗措施,达到以下目的:提高运动耐量,改善生活质量;防止心肌损害进一步加重;降低死亡率。

1. 基本病因治疗:如控制高血压,应用药物、介入或手术治疗改善冠心病心肌缺血,心瓣膜病的手术治疗等。

2. 消除诱因:如积极选用适当的抗生素控制感染,对于心室率较快的心房颤动,如不能及时复律应尽快控制心室率,甲状腺功能亢进症、贫血等也是心力衰竭加重的原因,应注意诊断和纠正。

3. 减轻心脏负荷

(1)休息:控制体力活动,避免精神刺激,可减低心脏负荷,有利于心功能的恢复。

(2)控制钠盐摄入:心衰患者血容量增加,且体内水钠潴溜,因此减少钠盐的摄入有利于减轻水肿等症状,但应注意在用强效排钠利尿剂时,过分严格限盐可导致低钠血症。

(3)药物治疗,包括:利尿剂、血管扩张剂、正性肌力药物、肾素-血管紧张素-醛固酮系统抑制剂、β 受体阻滞剂。

4. 非药物治疗

(1)心脏再同步化治疗(CRT-P、CRT-D)

(2)心脏移植。

五、护理常规

(一)休息与活动

休息是减轻心脏负荷的重要方法，让患者取半卧位或端坐位安静休息，限制活动量，保证充足的睡眠。根据患者心功能分级及患者基本状况决定活动量，制定活动目标与计划。

1. 心功能Ⅰ级：不限制一般的体力活动，积极参加体育锻炼，但要避免剧烈运动和重体力劳动。

2. 心功能Ⅱ级：适当限制体力活动，增加午休，强调下午多休息，可不影响轻体力工作和家务劳动。

3. 心功能Ⅲ级：严格限制一般的体力活动，每天有充分的休息时间，但日常生活可以自理或在他人的协助下自理。

4. 心功能Ⅳ级：绝对卧床休息，生活由他人照顾。可在床上做肢体被动运动，轻微的屈伸运动和翻身，逐步过渡到坐或下床活动。鼓励患者不要延长卧床时间，当病情好转后，应尽早做适量的活动，因为长期卧床易导致血栓形成、肺栓塞、便秘、虚弱、体位性低血压的发生。活动过程中观察病情，若出现呼吸困难、胸痛、心悸、疲劳等不适时应停止活动，并以此作为限制最大活动量的指征。

（二）病情观察

应观察生命体征、呼吸困难的程度、发绀情况、肺部啰音的变化、血气分析、氧饱和度及水肿消退情况等，以判断药物疗效和病情进展。

（三）氧疗护理

给予持续氧气吸入，根据缺氧的轻重程度调节氧流量。观察病人发绀及呼吸困难有无改善。保持吸氧管路通常，避免脱出或打折。

（四）输液的护理

心衰患者的输液原则为"量出为入"，控制输液量及速度，并告知患者及家属此做法的重要性，以防其随意调快速度诱发急性肺水肿。

（五）水肿护理

（1）观察水肿的消长情况、每日测量体重，准确记录出入量，并将其重要性告诉患者及家属，取得配合。

（2）加强皮肤护理，协助患者定时更换体位，嘱患者穿质地柔软的纯棉衣服，可给予气垫床或受压部位用减压敷料保护局部皮肤，预防压疮的发生。

（六）用药观察与护理

1. 利尿剂　电解质紊乱是利尿剂最易出现的不良反应，应随时注意观察及预防。袢利尿剂和噻嗪类利尿剂最主要的副作用是低钾血症，易诱发心律失常或洋地黄中毒，应监测血钾浓度，给予含钾丰富的食物，遵医嘱及时补钾。氨苯蝶啶直接作用于肾远曲小管远端，排钠保钾，利尿作用不强，常与排钾利尿剂合用，起保钾作用，其副作用有胃肠道反应、嗜睡、乏力、皮疹，长期用药可产生高钾血症，如出现高钾血症时，遵医嘱停用保钾利尿剂,嘱患者禁食含钾高的食物,严密观察心电监护变化,必要时给予胰岛素等紧急降钾处理。伴有肾功能减退、少尿或无尿者应慎用。螺内酯毒性甚小,可有嗜睡、运动失调、男性乳房发育、面部多毛等副作用,肾功能不全及高钾血症者禁用。另外,非紧急情况下,利尿剂的应用时间选择早晨或日间为宜,避免夜间排尿过频而影响患者休息。

2. 血管扩张剂

(1)硝普钠:用药过程中要严密监测血压,根据血压调节滴速,嘱患者不要自行调节滴速,体位改变时动作宜缓慢,防止直立性低血压发生,注意避光,现用现配,液体配制后无论是否用完需 6h 更换,长期用药者,应监测血氰化物浓度,防止氰化物中毒。

(2)硝酸甘油:用药过程中可出现头胀、头痛、面色潮红、心率加快等不良反应,改变体位时易出现直立性低血压。用药从小剂量开始,严格控制输液速度,做好宣教工作,以取得配合。

3. 洋地黄类药物 加强心肌收缩力,减慢心率,从而改善心功能不全患者的血流动力学变化。其用药安全范围小,易发生中毒反应。

(1)用药注意事项:洋地黄用量个体差异很大,老年人、心肌缺血缺氧如冠心病、重度心力衰竭、低钾、低镁血症、肾功能减退等情况对洋地黄较敏感,使用时应严密观察病人用药后的反应;注意不与奎尼丁、普罗帕酮、维拉帕米、钙剂、胺碘酮等药物合用,以免增加药物毒性;严格按医嘱给药,教会患者服地高辛时应自测脉搏,当脉搏<60 次/分或节律不规则应暂停服药并告知医生;用毛花甙丙或毒毛花甙 K 静脉给药时须稀释后缓慢静脉注射,并同时监测心率、心律及心电图变化。

(2)密切观察洋地黄毒性反应:洋地黄中毒最重要的反应是各类心律失常,最常见者为室性期前收缩,多呈二联律或三联律,其他如房性期前收缩、交界性心动过速、心房颤动、房室传导阻滞等;胃肠道反应如食欲不振、恶心、呕吐等;神经系统如头痛、头昏、忧郁、嗜睡、精神改变等;视觉改变有视力模糊、黄视、绿视等。测定血药浓度有助于洋地黄中毒的诊断。

(3)洋地黄中毒的处理:立即停用洋地黄药物;补充钾盐,可口服或静脉补充氯化钾,停用排钾利尿剂;纠正心律失常,快速性心律失常首选苯妥英钠或利多卡因,有传导阻滞剂及缓慢性心律失常者可用阿托品静脉注射或安装临时起搏器。

4. 肾素-血管紧张-酶固酮抑制剂

(1)血管紧张素转换酶抑制剂(ACEI) ACEI 的不良反应有低血糖、肾功能过快恶化,高钾血症,干咳,血管神经性水肿以及少见的皮疹,味管异常等,对无尿性肾衰竭,妊娠哺乳期妇女和对淡类药物过敏者禁止应用。此外,ACEI 类有较强的保钾作用,与不同类型的利尿剂合用时应特别注意。

(2)血管紧张素受体拮抗剂(ARB):对不能耐受 ACEI 的患者,可改用 ARB 替代,常用药物有氯沙坦、缬沙坦等。

(3)醛固醇抑制剂:螺内酯是应用最广泛的醛固醇抑制剂,小剂量螺内酯可阻断醛固酮效应。对抑制心血管重塑,改善慢性 HF 的远期预后有很好的作用。

5. β 受体阻滞剂　必须从极小剂量开始逐渐加大剂量，每次剂量增加的时间梯度不宜短于 5~7d,同时严密监测血压、体重、脉搏及心率变化,防止出现传导阻滞和心衰加重。

(七)饮食护理　给予低盐、高蛋白、高维生素、清淡易消化的饮食,少量多餐,忌饱餐

1. 限制食盐及含钠食物:Ⅰ度心力衰竭患者每日钠摄入量应限制在 2g 左右,Ⅱ度心力衰竭患者每日钠摄入量应限制在 1g 左右,Ⅲ度心力衰竭患者每日钠摄入量应限制在0.4g 左右,但应注意在用强效利尿剂时可放宽限制,以防发生电解质紊乱。限制含钠量高的食品如腌制品、海产品、发酵面食、罐头、味精、啤酒、碳酸饮料等,可用糖、醋、蒜调味以增进食欲。告知患者及家属低盐饮食的重要性并督促其执行。

2. 限制饮水量,高度水肿或伴有腹水者,应限制饮水量,24h 饮水量一般不超过800ml,嘱患者应尽量在白天间歇饮水,避免大量饮水,以免增加心脏负担。

(八)排便的护理

保持大便通畅,指导患者养成按时排便的习惯,预防便秘,排便时切记过度用力,以免增加心脏负担,发生意外,必要时使用缓泻剂。

(九)心理护理

建立良好的护患关系,得到患者的充分信任,安慰鼓励患者,帮助树立战胜疾病的信心,积极配合治疗,家属应给予积极的支持,以利于患者情绪稳定。

六、健康指导

(一)用药指导

嘱患者严格遵医嘱服药,不得随意加减或停药,告知患者及家属强心药、利尿剂等药物的名称、服用方法、剂量、不良反应及注意事项。教会患者如何自测脉搏,每日在服用地高辛前检查脉搏,如小于 60 次/min 或心脏节律不规则时立即通知医师。

(二)活动指导

合理安排活动与休息,解释即使 心功能恢复也应尽量从事轻工作,避免重体力劳动,活动应循序渐进,适应一段时间后再逐渐缓慢增加活动量,病情好转后可到室外活动,建议患者进行散步、打太极拳、气功等运动。活动量以不出现心悸、气短为原则。适当活动有利于提高心脏储备力,提高活动耐力,改善心理状态和生活质量。

(三)饮食指导

合理饮食,以低盐、高蛋白、高维生素、清淡易消化饮食为主,适当限制钠盐的摄入,防止体液潴留,减轻心脏负担,一般钠盐可限制到每日 5g 以下,但服用强效利尿剂的患者钠盐的限制不必过严,预防发生低钠血症,重症心力衰竭的患者应严格限制钠盐及水的摄入。少量多餐,避免过饱。

（四）生活指导

嘱患者积极治疗原发病,注意避免心力衰竭的诱发因素,如感染(呼吸道感染)、心律失常、过度劳累、情绪激动、饮食不当等。因此,嘱患者注意预防感冒,防止受凉,根据气温变化随时增减衣服;保持良好乐观情绪;根据心功能的情况适当参加体育锻炼;避免过度劳累,注意休息,保证充足睡眠;保持大便通畅,多食新鲜水果蔬菜,防止便秘,排便时勿用力,必要时使用缓泻剂。

（五）定期复查,如有不适立即就诊,防止病情发展

第二节　急性心力衰竭

急性心力衰竭（acute heart failure .AHF）是指由于急性心脏病变引起心排血量显著、急剧的降低,导致组织器官灌注不足和急性瘀血综合征。急性右心衰竭即急性肺源性心脏病,较少见,多为大块肺梗死引起。急性左心衰竭在临床上较为常见,主要表现为急性肺水肿。

一、临床表现

急性左心衰竭病情发展常极为迅速且危重。表现为突发呼吸困难,呼吸频率可达30~40次/min,端坐呼吸,咳嗽,咳大量粉红色泡沫样痰,有窒息感而极度烦躁不安、恐惧,面色灰白或发绀,大汗,皮肤湿冷。肺水肿早期血压可一度升高,随后下降,如不能及时纠正,终致心源性休克。听诊两肺满布湿啰音和哮鸣音,心率增快,心尖部可闻及舒张期奔马律,肺动脉瓣第二心音亢进。

二、治疗及护理要点

急性左心衰竭属危重急症,处理是否及时与预后密切相关。急性症状缓解后,应着手解除诱因和治疗基本病因。

1. 体位:患者取坐位或半卧位,两腿下垂,以减少静脉回流,降低心脏前负荷。

2. 吸氧:给予高流量面罩吸氧,6~8L/min,对病情特别严重者应给予面罩呼吸机持续加压给氧,以增加肺泡内压,加强气体交换并对抗组织液向肺泡内渗透。吸氧时给予20%~30%的乙醇湿化,若患者不能耐受,可降低乙醇浓度或间断给予,可使肺泡内泡沫表面张力降低而破裂、消失,增加气体交换面积。

3. 镇静:吗啡3~5mg稀释后缓慢静脉注射,必要时每隔15min重复一次,共2~3次。吗啡既可迅速扩张小血管而减少回心血量,降低左心房压力和心脏前负荷,又可减少躁动和呼吸困难,降低周围小血管阻力,减轻心脏后负荷,增加心排血量。但对老年患者尤其伴有阻塞性肺病、低血压或休克等患者,吗啡易致呼吸抑制,应慎用或禁用,需要时可酌情减少剂量或改为肌内注射。

4. 药物治疗:迅速建立两条静脉通道,遵医嘱正确及时使用药物。观察药物疗效及不良反应

(1)快速利尿:呋塞米 20~40mg 静脉注射,4h 后可重复一次。严格记录出入量。

(2)硝普钠:动、静脉血管扩张剂,静脉用药后 2~5min 起效。一般剂量 12.5~25μg/min,监测血压,根据血压调整用量,维持收缩压在 100mmHg 左右。硝普钠要注意现配现用,避光静脉滴注,每 6h 更换药液。硝普钠含有氰化物,长期连续用药可致氰化物中毒,一般要求连续用药不超过 7d。

(3)硝酸甘油:可扩张小静脉,降低回心血量,使左心室舒张期末压及肺血管压降低,一般从 10μg/min 开始,每 10min 调整一次,每次增加 5~10μg,至症状缓解或血压达到上述水平。

(4)洋地黄制剂:适用于室上性快速性心律失常引起的肺水肿。可用毛花苷丙稀释后缓慢静脉注射,首剂 0.4~0.8mg,2h 后可酌情再给 0.2~0.4mg。注意洋地黄类药物对二尖瓣狭窄所致肺水肿无效,但对伴有心房颤动并快速心室率者,洋地黄可减慢心室率,有利于肺水肿的缓解。注意使用时要稀释后缓慢、均匀推注,并密切观察心率变化。

(5)多巴胺:小剂量 <3μg/kg·min,可降低外周血管阻力,增加肾、冠状动脉和脑血流;中等剂量 3~5μg/kg·min, 可直接或间接增加心肌收缩力及心排血量;大剂量 >5μg/kg·min,可用于维持伴有低血压心力衰竭患者的收缩压,但有心动过速、心律失常的危险。

(6)氨茶碱:可解除支气管痉挛,并有一定的正性肌力及扩血管、利尿作用。保持呼吸道通畅 协助患者咳嗽、排痰,必要时吸痰。

5. 病情观察

(1)严密观察患者生命体征、意识、呼吸频率及深度、精神状态。观察患者的咳嗽情况,痰液的性质和量。

(2)观察患者皮肤温度及颜色,心率、肺部啰音等变化,注意监测尿量、血气分析、氧饱和度及心电图变化。

(3)重症患者,应采用漂浮导管行床边血流动力学监测,并记录各项指标的变化,以判断疗效、病情进展及调整用药。

6. 心理护理

(1)鼓励患者表达自身感受,分析产生恐惧的原因,向其解释检查和治疗的目的及必要性。

(2)教会患者自我放松的方法,向患者说明恐惧对病情的不利影响,使其保持情绪稳定,积极主动配合治疗。

(3)医护人员保持沉着冷静、操作熟练,使患者产生信任及安全感。

(金芳霞)

第三章　心律失常

第一节　概　述

一、心电图基础知识

(一)什么是心电图

心肌细胞激动时，细胞内外发生电位变化所产生的微弱电流可从心脏传到周围组织，因此在人体不同部位的表面上可获得一个心动周期中的电位变化，将这电位变化用心电图机描记器记录下来，就成为一个连续的曲线，即心电图。

(二)心电图记录纸

常规情况下，纸速 25mm/s，1mV=10mm。每小格纵向代表 0.1mV 电压，每小格横向代表 0.04s。图 3-1。

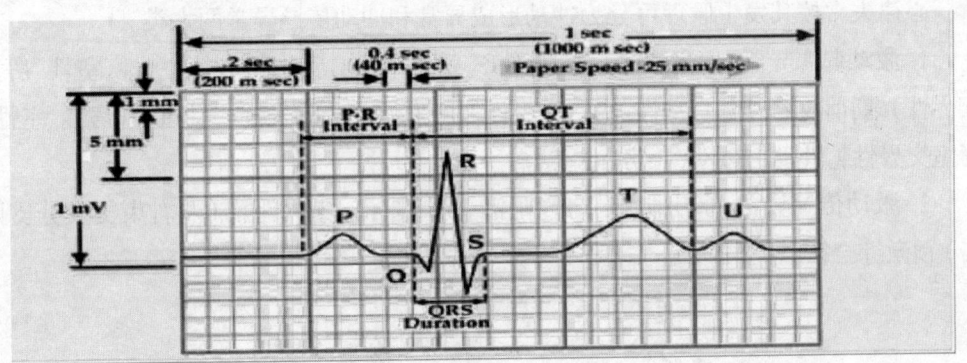

图 3-1

(三)正常心电图波形及特征

P 波——心房的除极波

方向：Ⅰ、Ⅱ、AVF、V_4~V_6 导联直立，AVR 倒置。

时间(波宽)：<0.11s

电压：肢导<0.25mV 胸导<0.20mV。

P-R 间期　0.12~0.20s

Q-T 间期　0.32~0.44s。

QRS 波群——心室的除极波。

（1）时间：0.06~0.10s。

（2）振幅：

胸导：V_1~V_6 导联，R 波渐高，S 波渐小，rS→Rs 变化。

肢导：标准导联主波向上，avR 主波向下。

（3）Q 波：Q 波 ≤ R/4

ST 段——位于基线上。

正常：肢导及 V_1 抬高<0.1mV，V_2~V_6 抬高<0.3mV。

T 波——心室的复极波。

方向：T 波与 QRS 波主波方向一致，Ⅰ、Ⅱ、V_4~V_6 导必须直立，假如 V_1 导 T 波直立此后导联 T 均不应倒置。

振幅　冠状 T。

二、心律失常的分类

心律失常（cardiac arrythmia）是指心脏冲动的频率、节律、起源部位、传导速度与激动次序的异常。心律失常是十分常见的，许多疾病和药物都可引起和诱发心律失常。在临床上各种心律失常可单独出现，也可同时出现，其表现形式较为复杂，其临床意义依其发生原因、伴随临床情况、有无器质性心脏病和血流动力学障碍等因素而异。严重心律失常可引起严重血流动力学障碍、短暂意识丧失或猝死等危急状态的心律失常。

心律失常按其发生原理可分为冲动形成异常和冲动传导异常两大类。

1. 激动起源异常：如窦速，窦缓，窦不齐，窦停搏，逸搏，逸搏心律（房性、室性、房室交界性），期前收缩（房性、室性、房室交界性），阵发性与非阵发性心动过速（房性、室性、房室交界性），扑动与颤动（心房、心室）。

2. 激动传导异常：窦房阻滞、房内阻滞、房室阻滞、室内阻滞（左右束支及分支阻滞），预激综合征。（图 3-2）。

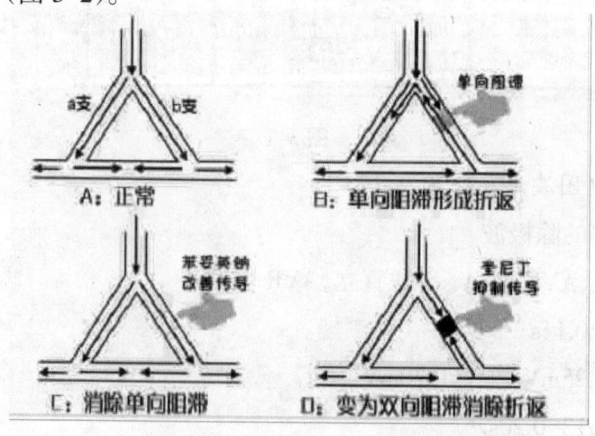

图 3-2　心脏折返激动示意图

三、心律失常的诊断

(一)病史

1. 心律失常的存在及其类型;

2. 诱因:烟、酒、咖啡、运动及精神刺激等;

3. 心律失常发作的频率与起止方式;

4. 心律失常对患者造成的影响;

5. 心律失常对药物和非药物方法如体位、呼吸、活动等的反应。

(二)体检包括心脏视、触、叩、听的全面检查

(三)特殊检查

1. 心电图:最重要的一项无创伤性检查,可确诊。标准 12 导联心电图及持续心电监测是诊断心律失常最重要的方法。通过确定有无 P 波,分析 P 波和 QRS 波的形态、频率、节律、振幅,以及 P-R 间期或 R-R 间期的相互关系等作出诊断。

2. 动态心电图(Holter ECG monitoring)。

3. 运动试验。

4. 心脏电生理检查。

第二节　窦性心律失常

窦性心律(siuns rhythm)是指心脏冲动起源于窦房结的心律。当心律仍由窦房结所发出的冲动所控制,但频率过快、过慢或不规则时称之为窦性心律失常。

(一)窦性心动过速

成人窦性心律的频率超过 100 次/min,称为窦性心动过速(sinus tachycardia)

1. 心电图特征(图 3-3)。

(1)窦性 P 波(Ⅰ、Ⅱ、aVF 直立,aVR 倒置)。

(2)P 波频率>100 次/min(P-P 间隔<0.6s)。

(3)P-R 间期>0.12s。

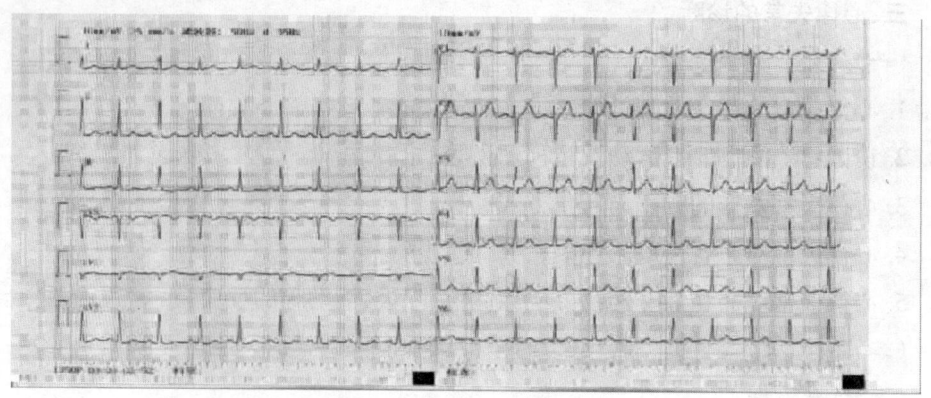

图 3-3　窦性心动过速

2. 临床意义

窦性心动过速通常逐渐开始和终止，频率大多在 100~150 次/min 之间，偶有高达 200 次/min。刺激迷走神经可使其频率逐渐减慢，停止刺激后又加速至原先水平。窦性心动过速可见于健康人吸烟、饮茶或咖啡、饮酒、体力活动及情绪激动时。某些病理状态，如发热、甲状腺功能亢进症、贫血、休克、心肌缺血、充血性心力衰竭以及应用肾上腺素、阿托品等药物亦可引起窦性心动过速。

窦性心动过速的治疗应针对病因和去除诱发因素，如治疗心力衰竭、纠正贫血、控制甲状腺功能亢进症等。必要时 β 受体阻滞剂如美托洛尔可用于减慢心率。

（二）窦性心动过缓

成人窦性心律的频率低于 60 次/min，称为窦性心动过缓（sinus bradycardia）。

1. 心电图特征（图 3-4）。

（1）窦性 P 波。（Ⅰ、Ⅱ、aVF 直立，aVR 倒置）

（2）P 波频率<60 次/min。（P-P 间隔>0.12s）

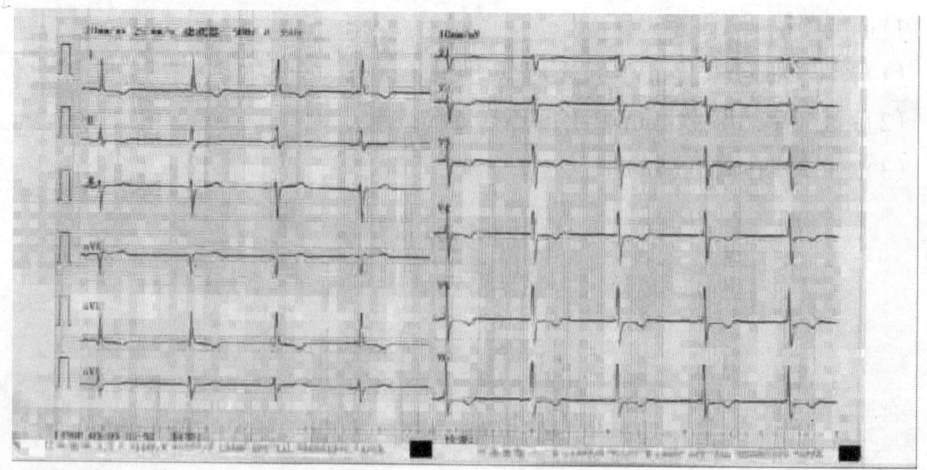

图 3-4　窦性心动过缓

2. 临床意义

窦性心动过缓常同时伴有窦性心律不齐（不同 P-P 间期的差异大于 0.12s）。常见于健康的青年人、运动员与睡眠状态。窦房结病变，急性下壁心肌梗死亦常发生窦性心动过缓。其他原因包括颅内疾患、严重缺氧、低温、甲状腺功能减退、阻塞性黄疸，以及应用拟胆碱药物、β 受体阻滞剂、胺碘酮、非二氢吡啶类的钙通道阻滞剂或洋地黄等。

无症状的窦性心动过缓通常无需治疗。如因心率过慢，出现心排血量不足症状，可应用阿托品、麻黄碱或异丙肾上腺素等药物，但长期应用往往效果不确定，易发生严重不良反应，故应考虑心脏起搏治疗。

（三）窦性停搏

窦性停搏或窦性静止（sinus pause or sinus arrest）是指窦房结在一个不同的长短时间内不能产生冲动。导致心房及心室电活动和机械活动暂停或中断的现象。

1. 心电图特征（图 3-5）

（1）很长一段时间内无 P 波发生，或 P 波与 QRS 波群均不出现。

（2）长的 P-P 间期与基本的窦性 P-P 间期无倍数关系。

（3）长时间的窦性停搏后，下位的潜在起搏点，如房室交界处或心室可发出单个逸搏或逸搏性心律。

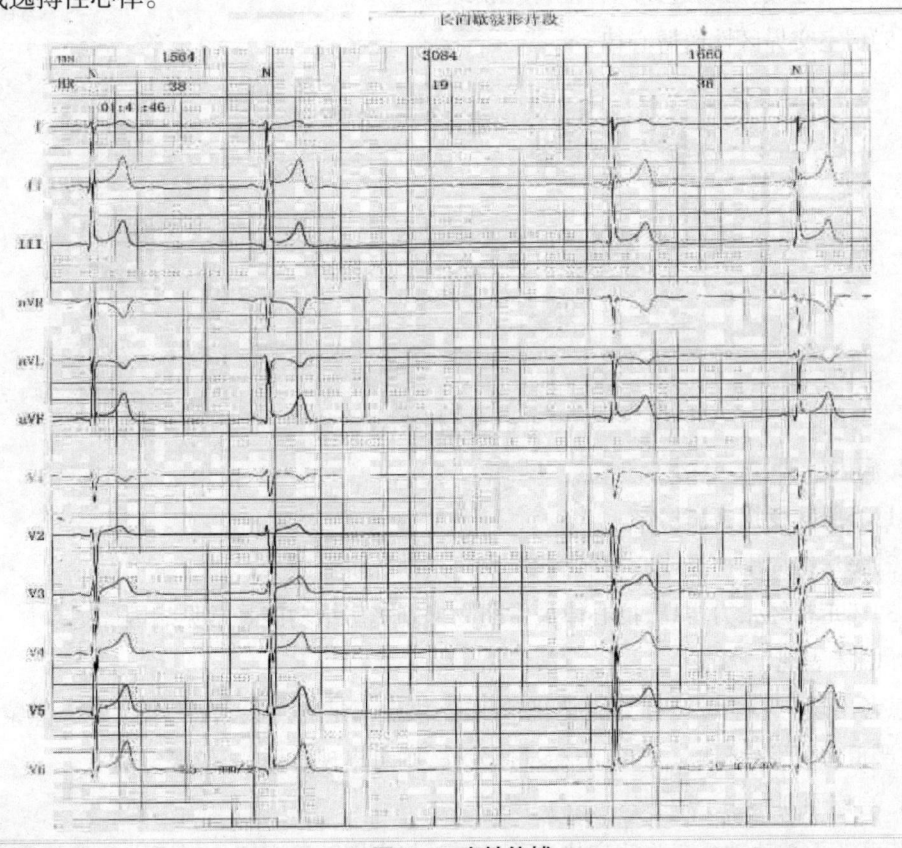

图 3-5 窦性停搏

2. 临床意义

迷走神经张力增高或颈动脉窦过敏均可发生窦性停搏。此外,急性心肌梗死、窦房结变性与纤维化脑血管意外等病变、应用洋地黄类药物、乙酰胆碱等药物亦可引起窦性停搏。长时间的窦性停搏后,下位的潜在起搏点,如房室交界处或心室,可发出单个逸搏或逸搏性心律控制心室。过长时间的窦性停搏如无逸搏发生,可令患者出现黑蒙、短暂意识障碍或晕厥,严重者可发生阿-斯(Adams—Stokes)综合征以致死亡。它的治疗可参照病态窦房结综合征。

(四)病态窦房结综合征

病态窦房结综合征(sick sinus syndrome,SSS),简称病窦综合征,是由于窦房结或其周围组织的器质性病变,导致窦房结起搏和(或)传导功能障碍,引发以心动过缓为主要特征的多种心律失常,并引起相应症状体征的临床综合征。

1. 心电图特征（图 3-6）

(1)持续而显著的窦缓(50 次/min 以下),非药物引起,阿托品不易纠正。

(2)窦性停搏与窦房传导阻滞。

(3)窦房传导阻滞与房室传导阻滞并存。

(4)心动过缓-心动过速综合征(慢-快综合征)。

(5)房室交界区性逸搏心律。

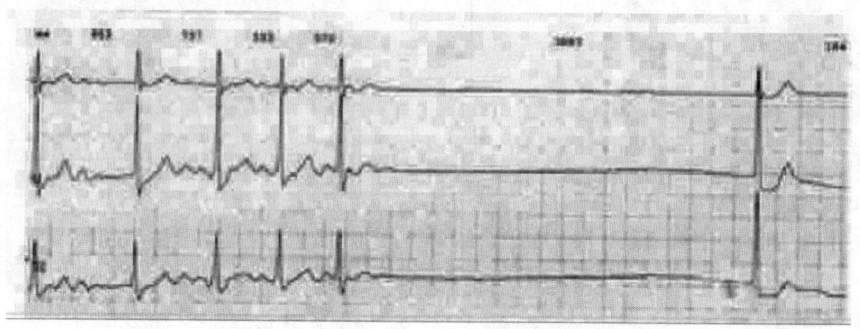

图 3-6　慢-快综合征

2. 病因

(1)心脏病变损害窦房结。

(2)窦房结周围神经或心房肌病变,窦房结动脉供血减少。

(3)迷走神经张力增高,抗心律失常药物抑制窦房结功能是常见病因。

3. 临床表现

患者出现与心动过缓有关的心、脑等脏器供血不足的症状,如发作性头晕.黑蒙、乏力等,严重者可发生晕厥。如有心动过速发作,则可出现心悸、心绞痛等症状。

4. 治疗原则

若患者无心动过缓有关的症状,不必治疗,仅定期随诊观察。对于有症状的病态窦房结综合征患者,应接受起搏治疗。心动过缓-心动过速综合征患者发作心动过速,单独应用抗心律失常药物治疗,可能加重心动过缓。应用起搏治疗后,患者仍有心动过速发作,可同时应用抗心律失常药物。

第三节　房性心律失常

一、房性期前收缩

房性期前收缩(atrial premature beats)是指激动起源于窦房结以外心房任何部位的一种主动性异位心律。

（一）病因

各种器质性心脏病病人均可发生房性期前收缩，正常成人进行 24h 心电监测,约有 60%房性期前收缩的发生。

（二）临床表现

1. 偶发患者可无症状 。

2. 频发房性期前收缩者可感胸闷、心悸。

（三）心电图特征

1. 房性期前收缩的心电图特征(图 3-7)

（1）P 波提前发生,与窦性 P 波形态不同。

（2）P 后代偿间歇多不完全。

（3）P 波后的 QRS 波通常正常,少数无 QRS 波群发生。

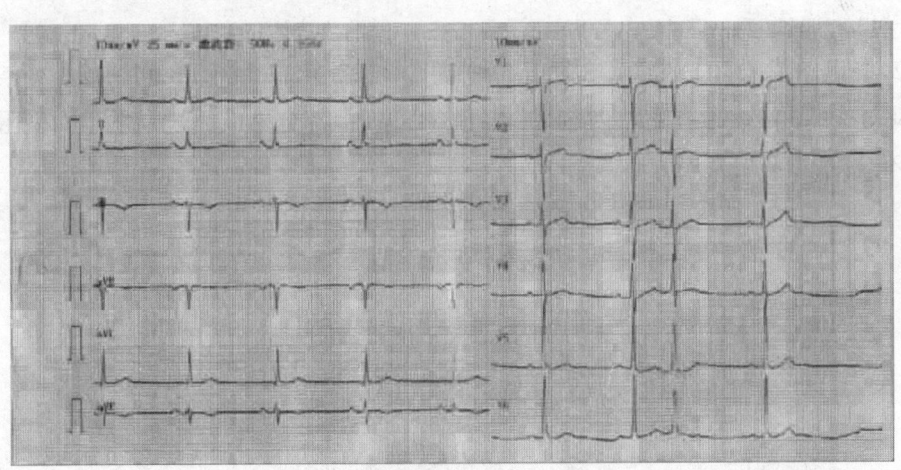

图 3-7　房性期前收缩

二、房性心动过速

房性心动过速(atrial tachycardia)简称房速,根据发病机制与心电图的不同可分为自律性房性心动过速、折返性房性心动过速和紊乱性房性心动过速三种。

（一）自律性房性心动过速

1. 病因：常见于心肌梗死、慢性阻塞性肺疾病、大量饮酒、代谢障碍，洋地黄中毒特别是在低血钾时易发生这种心律失常。个别见于无器质性心脏病的儿童或青少年。

2. 临床表现：病人可有胸闷、心悸，发作呈短暂、间歇或持续性。当房室传导比率发生变动时，听诊心率不恒定，第一心音强度变化。

3. 心电图特征：①心房率通常为 150~200 次/min；②P 波形态与窦性者不同；③常出现二度 I 型或 II 型房室传导阻滞，呈现 2:1 房室传导阻滞者常见，但心动过速不受影响；④P 波之间等电位线仍存在；⑤刺激迷走神经不能终止心动过速，仅加重房室传导阻滞；⑥发作开始时心率逐渐加速。

4. 治疗要点：房速合并房室传导阻滞时，心室率通常不太快，无需紧急处理。若心室率 140 次/min 以上或伴严重心力衰竭、休克时，应紧急治疗。

洋地黄引起者：立即停用洋地黄；如血清钾不高，首选氯化钾口服或静滴，同时给予心电监测，避免出现高血钾（T 波高尖）；已有高血钾者，可选用利多卡因、β 受体阻滞剂。

非洋地黄引起者：应积极针对原发病因治疗；少数持续发作而药物治疗无效时，考虑射频消融治疗。

（二）折返性房性心动过速，较少见，折返常发生于手术瘢痕或解剖缺陷的邻近部位。心电图显示 P 波与窦性者形态不同，PR 间期通常延长

（三）紊乱性房性心动过速，也称多源性房性心动过速

1. 病因：常发生于慢性阻塞性肺疾病或慢性心力衰竭的老年人，也可见于洋地黄中毒及低钾血症者。 图3-8。

2. 心电图特征：①通常有 3 种或 3 种以上形态各异的 P 波，PR 间期各不相同；②心房率 100~130 次/min；③大多数 P 波能下传心室，但部分 P 波因过早发生而受阻，心室律不规则，最终可发展为心房颤动。

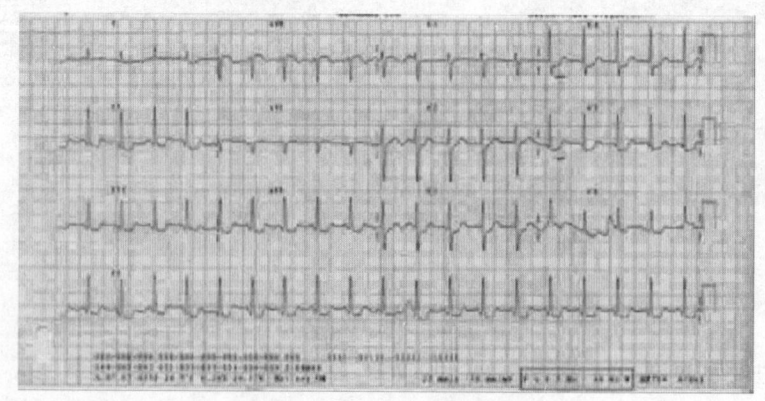

图3-8　多源性房性心动过速

3. 治疗要点:应针对原发病治疗。肺部疾病者给予充足供氧、控制感染,停用氨茶碱、去甲肾上腺素、异丙肾上腺素等药物。胺碘酮可能有效,补充钾盐和镁盐可抑制心动过速发作。

三、心房扑动(atrial flutter)简称房扑

(一)病因

房扑可发生于无器质性心脏病者,也可见于一些心脏病患者,病因包括风湿性心脏病、冠心病、高血压性心脏病、心肌病等。此外,肺栓塞,慢性充血性心力衰竭,二、三尖瓣狭窄与反流等导致心房扩大,亦可出现房扑。其他病因尚有甲状腺功能亢进症、乙醇中毒、心包炎等。

(二)临床表现

心房扑动的心室率不快时,患者可无症状。房扑伴有极快的心室率,可诱发心绞痛与充血性心力衰竭。体格检查可见快速的颈静脉扑动。房扑往往有不稳定的倾向,可恢复窦性心律或进展为心房颤动,但亦可持续数月或数年。

(三)心电图特征(图 3-9)

1. 心房活动呈现规律的锯齿状扑动波称为 F 波,扑动波之间的等电线消失,在Ⅱ、Ⅲ、aVF 或 V₁ 导联最为明显。典型房扑的心房率通常为 250~300 次/min。

2. 心室率规则或不规则,取决于房室传导比率是否恒定。不规则的心室率系由于传导比率发生变化所致。

3. QRS 波群形态正常,当出现室内差异传导或原先有束支传导阻滞时,QRS 波群增宽、形态异常。

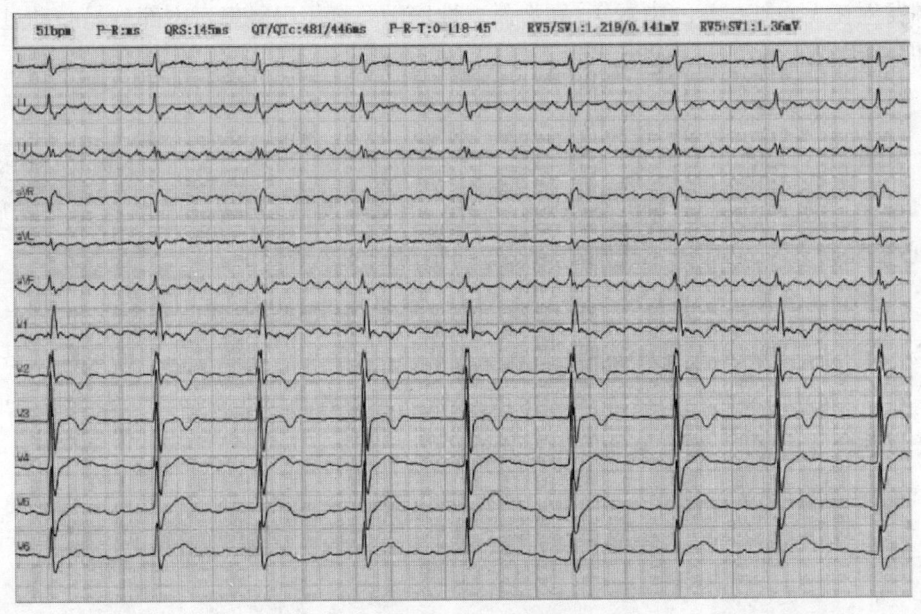

图 3-9　心房扑动

（四）治疗原则

应针对原发疾病进行治疗。终止房扑最有效的方法是直流电复律。通常应用很低的电能（低于50J），便可迅速将房扑转复为窦性心律。钙离子拮抗剂维拉帕米或地尔硫卓，能有效减慢房扑时的心室率。超短效的β受体阻滞剂艾司洛尔，亦可用作减慢房扑时的心室率。若上述治疗方法无效，或房扑发作频繁，可应用洋地黄制剂（地高辛或毛花苷C）减慢心室率。用药后，房扑通常先转变为心房颤动，停药后再恢复窦性心律。普罗帕酮、胺碘酮等对转复及预防房扑复发有一定疗效。治疗目标旨在减慢心室率，保持血流动力学稳定。射频消融可根治房扑，因房扑的药物疗效有限，对于症状明显或引起血流动力学不稳定的房扑，应选用射频消融治疗。

四、心房颤动（atrial fibrillation）简称房颤

房颤是由于心房内多处异位起搏点发出极快而不规则的冲动引起心房不协调的乱颤，是临床常见的心律失常。2010年欧洲心脏病学会（ESC）会议上公布了《心房颤动治疗指南》，新指南将房颤分为五类：首次诊断的房颤、阵发性房颤、持续性房颤、长程持续性房颤、永久性房颤。新指南指出，永久性房颤将不再考虑节律控制策略，长程持续性房颤是在导管消融时代出现的一个名词。导管消融使房颤治愈成为可能，房颤不再是"永久性"。阵发性房颤可见于正常人，持续性房颤多见于器质性心脏病患者。房颤的主要危害是：①引起心悸不适；②引起或加重心功能不全；③血栓栓塞。

（一）病因

房颤常发生于原有心血管疾病者，常见于风湿性心脏病、冠心病、高血压性心脏病、甲状腺功能亢进症、缩窄性心包炎、心肌病、感染性心内膜炎以及慢性肺源性心脏病等。房颤发生在无心脏病变的中青年，称为孤立性房颤。老年房颤患者中部分是心动过缓-心动过速综合征的心动过速期表现。

（二）临床表现

房颤初始，患者恐惧不安、心悸不适，心室率极快时可出现心绞痛、昏厥或心功能不全的表现。慢性持续性房颤的症状因心室率、有无器质性心脏病和血栓栓塞并发症而异，心音强弱不等，心律极不规则和脉搏短绌是房颤的主要体征。

房颤症状的轻重受心室率快慢的影响。心室率超过150次/min，患者可发生心绞痛与充血性心力衰竭。心室率不快时，患者可无症状。房颤并发体循环栓塞的危险性甚大。栓子来自左心房，多在左心耳部，卒中的机会较无房颤者高出5~7倍。二尖瓣狭窄或二尖瓣脱垂合并房颤时，脑栓塞的发生率更高。

（三）心电图特征（图 3-10）

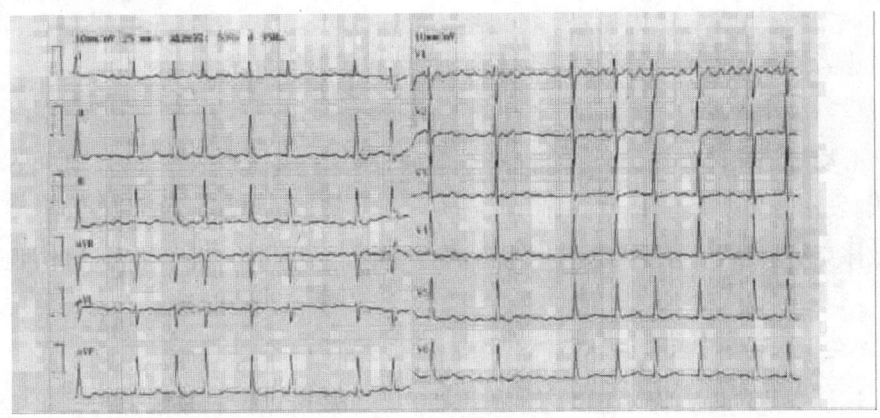

图 3-10　心房颤动

1. P 波消失，代之以大小、形态、间隔不一的 f 波，频率 350~600 次/min。

2. R-R 间隔绝对不规则，心室率约 100~160 次/min。

3. QRS 波群形态一般正常。

（四）治疗原则

1. 积极治疗原发病。

2. 阵发性：如持续时间短，症状不明显可无需治疗。

3. 持续性：主要控制过快的心室率。控制房颤的心室率常用洋地黄、钙离子拮抗剂及 β 受体阻滞剂静脉注射。其中洋地黄主要用于慢性房颤。具有预激综合征的房颤患者则禁用洋地黄和钙离子拮抗剂。

4. 最有效的复律手段为同步直流电复律术。药物转复常用普罗帕酮、胺碘酮等，有器质性心脏病、心功能不全的患者首选胺碘酮。

5. 房颤持续超过 48h，复律前后要抗凝治疗。常使用华法林等抗凝药物，不适宜用华法林或如为较年轻、无高血压、糖尿病、脑血管疾病、瓣膜病或充血性心力衰竭病史者，则选用阿司匹林。

第四节　房室交界区性心律失常

一、房室交界区性期前收缩

房室交界区性期前收缩，简称交界性期前收缩。冲动起源于房室交界区，可前向和逆向传导，分别产生提前发生的 QRS 波群与逆行 P 波。交界性期前收缩通常无需治疗。

二、阵发性室上性心动过速（PSVT）

阵发性室上性心动过速（paroxysmal supraventricular tachycardia PSVT），简称室上

速,是指起源于心房或房室结的快速而规则的异位心律。

（一）病因

患者通常无器质性心脏病表现,不同性别和年龄均可发生

（二）临床表现

心动过速突然发作、突然终止,持续时间长短不一,短则数秒钟,长则数小时,甚至数天。发作时患者有心悸、焦虑、恐惧、乏力、眩晕、甚至昏厥,并可诱发心绞痛、心功能不全或休克等。症状的轻重与发作时患者的心室率、持续时间和是否有器质性心脏病等有关。

（三）心电图特征（图 3-11）

1. 连续 3 个以上快速 QRS 波,频率 150~250 次/min,节律规则。

2. QRS 波形态和时限正常,当伴室内差异性传导时,QRS 波增宽。

3. 若可见 P 波,P 波为逆行性（Ⅱ、Ⅲ、aVF 导联倒置）。

4. 起止突然,通常由一个期前收缩触发。

5. 暂时性 ST 段压低和 T 波倒置。

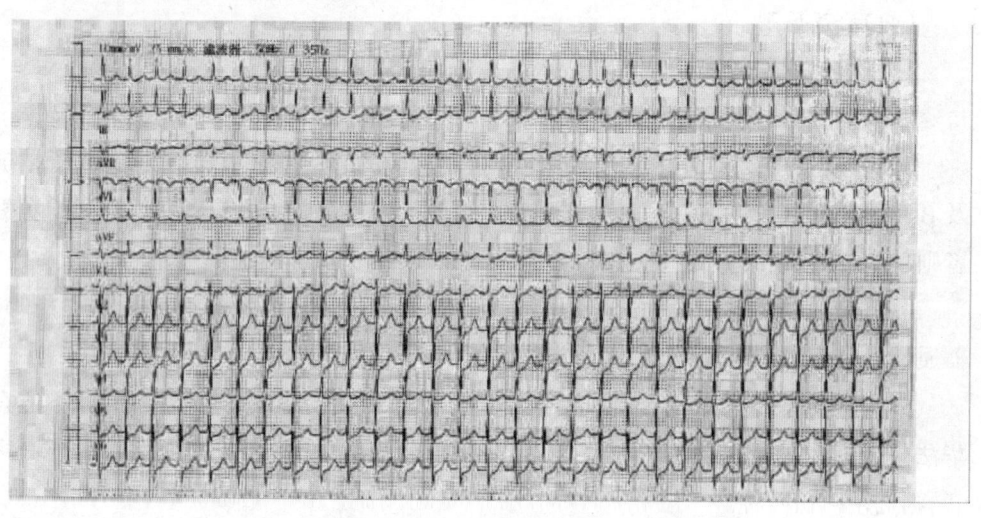

图 3-11　阵发性室上性心动过速

（四）治疗原则

1. 刺激迷走神经适用于无明显血流动力学障碍的年轻患者,可作为室上速急诊治疗的第一步,常用的方法有颈动脉窦按摩、刺激咽喉部诱导恶心等,刺激过程中应监测心音或脉搏,一旦心动过速立即停止刺激。

2. 药物腺苷为首选药。减慢房室结和旁路传导以及延长不应期的药物因能阻断折返激动通常都能终止室上速。其中洋地黄类、钙离子拮抗剂、β 受体阻滞剂和腺苷主要抑制房室结慢通道的前向传导,而Ⅰa 和Ⅰc 类药物可抑制快通道的逆向传导。

3. 电复律,无效可采用同步直流电复律,但已用洋地黄者不应接受电复律治疗。

4. 使用具备抗心动过速功能的起搏器治疗。

5. 对反复发作或药物难以奏效或不能长期服药的房室结折返性心动过速宜作射频消融术,以求根治。射频消融术安全、迅速、有效且能治愈。

三、预激综合征

预激综合征(又称 wolff-Parkinson—white 综合征,WPW),是指心电图呈预激表现,临床上有心动过速发作。心电图的预激是指心房冲动提前激动心室的一部分或全体。发生预激的解剖学基础是在房室特殊传导组织以外,还存在一些由普通工作心肌组成的肌束。连接心房与心室之间者,称为房室旁路或 Kent 束,Kent 束可位于房室环的任何部位。除 Kent 束以外,尚有三种较少见的旁路:①房-希氏束;②结室纤维束;③分支室纤维。这些解剖联系构成各自不尽相同的心电图表现。

(一)病因

据大规模人群统计,预激综合征的发生率平均为 1.5%。预激综合征患者大多无其他心脏异常征象:可于任何年龄经体检心电图或发作阵发性室上性心动过速时被发现,以男性居多。先天性心血管病如三尖瓣下移畸形、二尖瓣脱垂与心肌病等可并发预激综合征。

(二)临床表现

预激本身不引起症状。具有预激心电图表现者,心动过速的发生率为 1.8%,并随年龄增长而增加。其中大约 80% 心动过速发作为房室折返性心动过速,15%~30% 为心房颤动,5% 为心房扑动。频率过于快速的心动过速(特别是持续发作心房颤动),可恶化为心室颤动或导致充血性心力衰竭、低血压。

(三)心电图特征 (图 3-12)

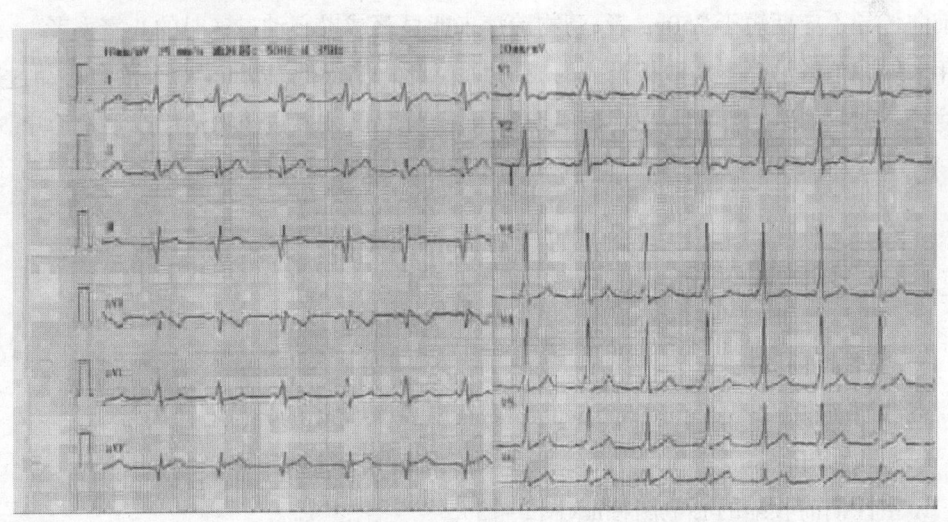

图 3-12　预激综合征

房室旁路典型预激表现为:①窦性心搏的 PR 间期短于 0.12s;②某些导联 QRS 波

群超过 0.12s。QRS 波群起始部分粗钝(称预激波),终末部分正常;③ST—T 波呈继发性改变,与 QRS 波群主波方向相反。根据心前区导联 QRS 波群的形态,以往将预激综合征分成两型:A 型 QRS 主波均向上,预激发生在左室或右室后底部;B 型在 V 导联QRS 波群主波向下,V_5、V_6 导联向上,预激发生在右室前侧壁。

预激综合征发作房室折返性心动过速,最常见的类型是通过房室结前向传导,经旁路作逆向传导. 称正向房室折返性心动过速,QRS 波群形态与时限正常。大约 5%的患者,折返路径恰巧相反:经旁路前向传导、房室结逆向传导,产生逆向房室折返性心动过速,发生心动过速时,QRS 波群增宽、畸形,此型极易与室性心动过速混淆,应注意鉴别。预激综合征患者亦可发生心房颤动与心房扑动,若冲动沿旁路下传,由于其不应期短,会产生极快的心室率,甚至演变为心室颤动。

(四)治疗原则

若患者无心动过速发作或偶有发作但症状轻微者,无需给予治疗。如心动过速发作频繁伴有明显症状,应积极给予治疗。治疗方法包括药物、射频消融术和外科手术。

预激综合征患者发作正向房室折返性心动过速,首选药物为腺苷或维拉帕米静脉注射,也可选普罗帕酮。洋地黄缩短旁路不应期使心室率加快,因此不应单独用于曾经发作心房颤动或扑动的患者。预激综合征患者发作心房扑动与颤动时伴有晕厥或低血压,应立即电复律。治疗药物宜选择延长房室旁路不应期的药物,如普罗帕酮。应当注意,静注利多卡因与维拉帕米会加速预激综合征合并心房颤动患者的心室率。假如心房颤动的心室率已很快,静脉注射维拉帕米甚至会诱发心室颤动。

经导管消融旁路作为根治预激综合征室上性心动过速发作应列为首选,其适应证是:①心动过速发作频繁者;②心房颤动或扑动经旁路快速前向传导,心室率极快,旁路的前向传导不应期短于 250ms 者;药物治疗未能显著减慢心动过速时的心室率者。近年来射频消融治疗本病取得极大的成功,而且死亡率很低,提供了一个治愈心动过速的途径。射频消融治疗可考虑在极早期应用,已可取代大多数药物治疗或手术治疗。

第五节　室性心律失常

一、室性期前收缩

室性期前收缩(Premature ventricular beats)是一种常见的异位心律失常。

(一)心电图特征

1. 室性期前收缩的心电图特征(图 3-13)。

(1)提前出现的 QRS 波群宽大畸形,QRS 时限≥0.12s。

(2)提前出现的 QRS 波群其前无相关 P 波。

（3）ST 段、T 波与 QRS 主波方向相反。

（4）大多有完全性代偿间歇。

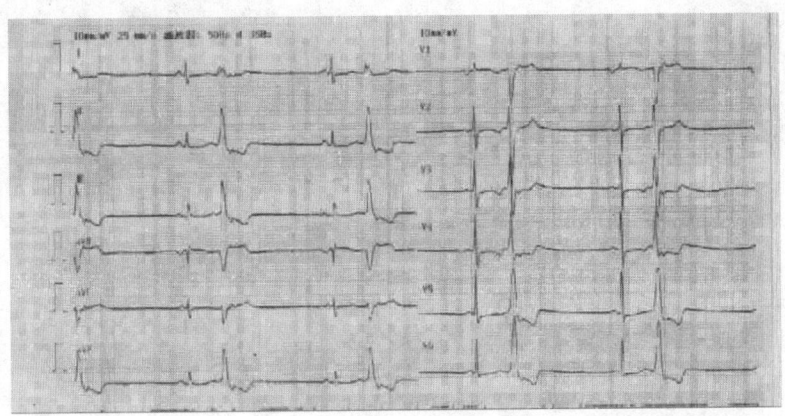

图 3-13　室性期前收缩

（二）治疗原则

1. 病因治疗：积极治疗原发病，解除诱因。

2. 室上性一般无需治疗，严重可选维拉帕米（异搏定）、镇静剂、β 受体阻滞剂等。

3. 室性首选利多卡因，口服美西律（慢心律）、普罗帕酮（心律平）等。

二、室性心动过速

室性心动过速（ventricular tachycardia）简称室速。按心动过速持续时间分为持续性（>30 秒）和非持续性（30 秒内自行终止）。按心电图表现分为单形性、多形性、双向性、并行心律性、分支阻滞性、自主性和尖端扭转性室速等，其中以单形性室速最为常见。90% 以上室性心动过速患者有器质性心脏病或明确诱因。主要见于冠心病、心肌病，其他原因包括电解质紊乱、二尖瓣脱垂、药物中毒、Q—T 间期延长。少数室速无器质性心脏病证据，称为特发性室性心动过速。

（一）临床表现

持续性室速者则常有血流动力学障碍的表现，常见的有心慌、胸闷、气促、眩晕和低血压等，严重当出现昏厥、休克、急性左心衰竭或心室纤颤而猝死。与心室率、持续时间、基础心脏病变不同而异。非持续性室速通常无症状，持续性室速常伴明显血流动力学障碍及重要脏器血供减少症状，听诊心率 140 次/min 以上，心律稍不规则，强度可不一致（属高危性）。

（二）心电图特征（图 3-14）

1. 心室率一般为 140~220 次/min，心律可稍不规则。

2. 三个或三个以上连续而迅速出现的室性期前收缩。

3. QRS 波宽大畸形，时限>0.12s，有继发 ST—T 改变，T 波与 QRS 波方向相反。

4. 多数情况下 P 波与 QRS 波无关，形成房室分离。

5. 常可见到心室夺获或室性融合波,是确诊室速最重要依据。

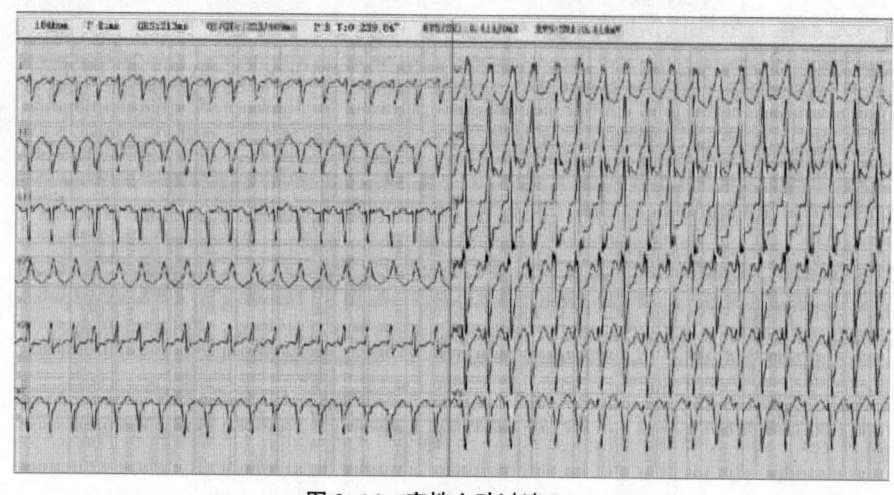

图 3-14　室性心动过速

(三)治疗原则

大多数室性心动过速发作时症状较重,持续性室性心动过速,特别是心室率极快的无脉性室速,临床表现凶险,常可转为心室纤颤而发生猝死,故必须及时有效地终止。室性心动过速的急诊治疗包括:立即终止室速发作;寻找和消除诱发因素;积极治疗原发病;预防室速复发和心脏性猝死。

1. 室性心动过速如无显著血流动力学障碍或伴有昏厥的非持续性室性心动过速可选药物治疗。首选利多卡因静注或静滴。

2. 其他抗心律失常药物,如普罗帕酮、普鲁卡因胺,无效可选用胺碘酮。

3. 如患者已发生低血压、休克、心绞痛等,应迅速用同步直流电复律术。

4. 洋地黄中毒引起的室速,不宜用电复律,应给予药物治疗。

单一药物治疗无效时,可联合应用作用机制不同的药物,各自药量均可减少。不应使用单一药物大剂量治疗,以免增加药物的不良反应。抗心律失常药物亦可与埋藏式心室起搏装置合用,治疗复发性室性心动过速。植入式心脏复律除颤器、外科手术亦已成功应用于选择性病例。对于无器质性心脏病的特发性单源性室速,导管射频消融根除发作疗效甚佳。冠脉旁路移植手术对某些冠心病合并室速的患者可能有效。

三、心室扑动和心室纤颤

心室扑动和心室纤颤,简称室扑和室颤。为致命性心律失常。心室扑动时,心室率极快但收缩无效;室颤,心室律更快且不规则。因此,室扑、室颤时,心脏已丧失了射血功能,体内血液循环已中断。

(一)病因

各种严重器质性心脏病及其他全身性疾病的晚期都可以出现室扑和室颤,也可见于心脏手术、麻醉、触电、雷击及药物中毒时。常为器质性心脏病及其他疾病临终前发生。

1. 缺血性心脏病、急性心梗、心肌病、严重低钾血症等。

2. 药物毒性作用：洋地黄中毒，胺碘酮，奎尼丁等。

3. 电击、雷击、溺水等。

4. 低钾、低镁、低氧、高碳酸血症。

5. 创伤性心脏检查和心脏手术。

（二）临床表现

室扑和室颤时，患者意识丧失、抽搐、呼吸缓慢不规则或停止，大血管搏动消失、血压无法测出以及瞳孔散大、对光反射消失。如不及时抢救，迅速死亡。

（三）心电图特征

1. 心室扑动（图 3-15）

（1）P 波消失，出现连续宽大和比较规则的正弦波状的心室扑动波

（2）QRS 波与 T 波难以分辨；心室扑动波频率 150~300 次/min，通常为 200 次/min。

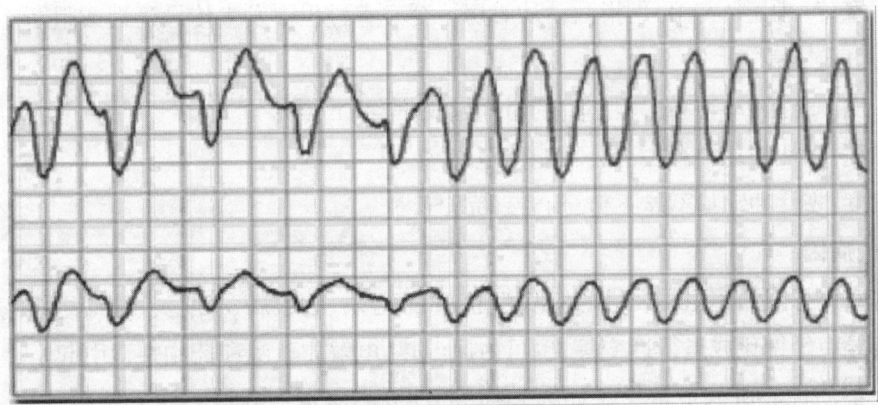

图 3-15　心室扑动

2. 心室纤颤（图 3-16）

（1）P-QRS-T 波消失，代之以形态、振幅和间隔完全不规则的小波、波幅常<0.2mV；

（2）纤颤波频率 250~500 次/min。

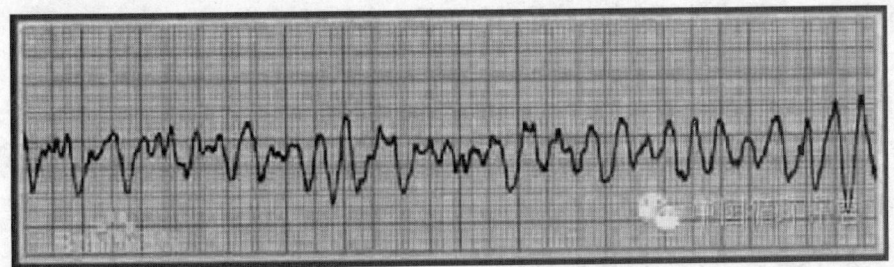

图 3-16　心室纤颤

（四）治疗原则

室扑和室颤的诊断一旦确立，应立即按心肺脑复苏的原则建立有效呼吸和人工循环，并尽快非同步直流电除颤，必要时可连续3次，双相波依次电能为150J、200J。无效者可在持续胸外按压和人工通气的同时静脉推注肾上腺素1mg，每3~5min一次，每次给药后30~60s内再次电除颤（200J），必要时辅以利多卡因等。其他抢救措施同心搏骤停。

第六节　心脏传导阻滞

缓慢性心律失常主要发生部位是窦房结、房室结和心室内。发生于窦房结的缓慢型心律失常包括窦性心动过缓、窦性停搏和窦房传导阻滞。发生于房室结者则为房室传导阻滞；室内传导阻滞包括右束支、左束支、左前分支和左后分支阻滞。本节重点叙述房室传导阻滞，阻滞可发生在房室结、希氏束、束支等不同部位。

房室传导阻滞（AVB）是指激动从心房传至心室过程中发生传导延迟或阻断。按其阻滞程度分三度：

一度：窦性冲动自心房至心室的时间延长（全部下传）；

二度：窦性冲动中有一部分不能传至心室；

三度：窦性冲动均不能下传至心室（完全性）。

一、病因

房室传导阻滞多由器质性心脏病引起，如冠心病、心肌病、心肌炎、结缔组织病和原发性传导束纤维化或退行性变等，也可由风湿热、电解质紊乱和药物中毒引起。

1. 器质性心脏病最常见。如冠心病（心梗）、心肌炎、心肌病、先天性心脏病、高血压、甲减等。

2. 药物中毒洋地黄、β受体阻滞剂、CCB、奎尼丁等。

3. 电解质紊乱如高钾等。

4. 心脏手术

5. 迷走神经张力过高正常人或运动员可发生文氏型。

二、临床表现

一度房室传导阻滞常无症状，听诊第一心音强度减弱；二度房室传导阻滞常有心悸、疲乏与心搏脱漏；二度Ⅱ型、高度或三度房室传导阻滞心室率缓慢者则常有眩晕、黑蒙、昏厥、心绞痛、甚至发生阿-斯综合征（Ad.area-Strokes syndrome）或猝死。

（一）一度房室传导阻滞（图3-17）

心电图特点：

1. P-R间期>0.20s；

2. 每个 P 波后都有 QRS 波群(无脱落)。

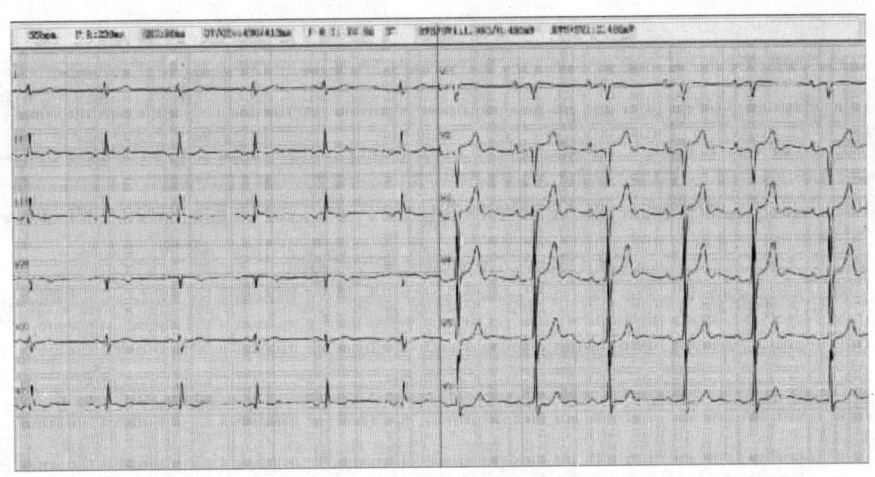

图 3-17　一度房室传导阻滞

(二)二度 I 型房室传导阻滞(图 3-18),又称莫氏 I 型或文氏型

心电图特点:

1. P-R 间期逐渐延长,直至 P 波后脱落 QRS 波;

2. R-R 间期逐渐缩短,直至 P 波受阻;

3. 包含受阻 P 波在内的长 R-R 间期小于正常窦性 P-P 间期的两倍。

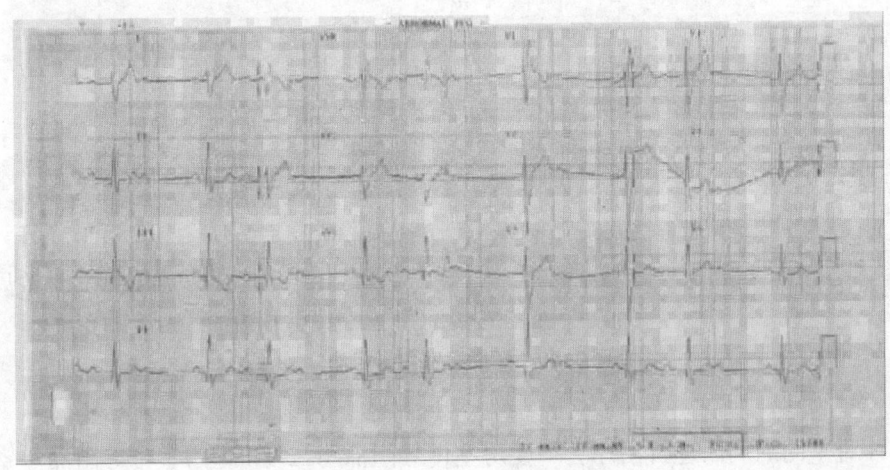

图 3-18　二度 I 型房室传导阻滞

(三)二度 II 型房室传导阻滞(图 3-19),又称莫氏 II 型房室阻滞

心电图特点:

1. P—R 间期恒定(可正常也可延长);

2. 间断或周期性出现 P 波后 QRS 波脱落,可呈 2:1 或 3:1 脱落;

3. 含未下传 P 波的长 R-R 间期为短 R-R 间期的两倍;

4. 发生在希氏束内的 II 型阻滞 QRS 波大多正常,发生于希氏束远端和束支的 U

型阻滞,则 QRS 波宽大、畸形,呈束支传导阻滞型。

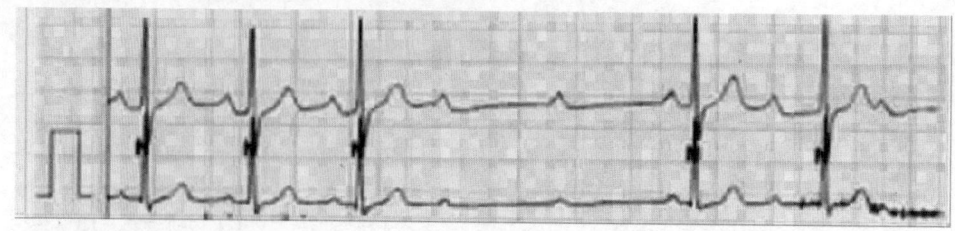

图 3-19　二度 II 型房室传导阻滞

（四）三度房室传导阻滞（图 3-20），又称完全性房室传导阻滞,即心房的激动完全不能下传至心室,心室由阻滞部位以下的逸搏点控制

心电图表现：

1. 房室分离,P-P 间期和 R—R 间期有各自规律,P 波与 QRS 波无关（房室分离）；

2. P 波频率>QRS 波频率；QRS 波缓慢,若阻滞水平高,心室起搏点位于希氏束分叉以上,QRS 波不增宽,频率 40~60 次/min；若心室起搏点位于希氏束分叉以下,则 QRS 波宽大、频率 40 次/min。

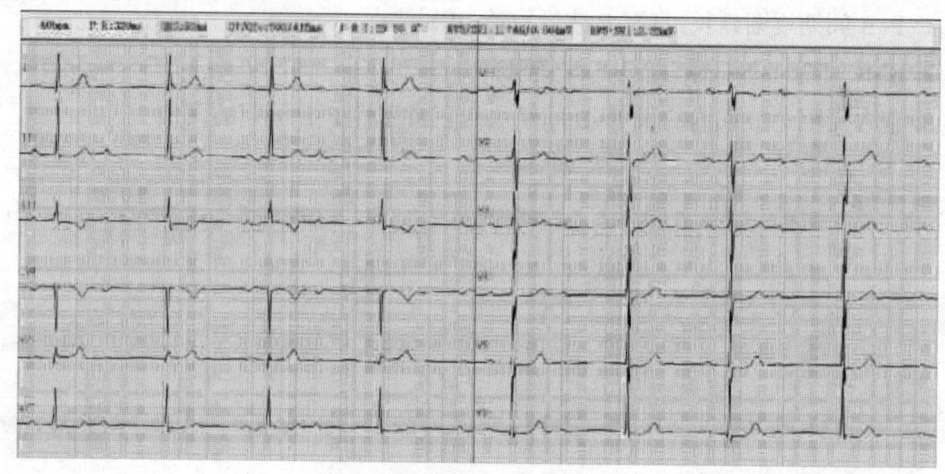

图 3-20　三度房室传导阻滞

三、治疗原则

应针对不同的病因进行治疗。一度房室传导阻滞与二度 I 型房室传导阻滞心室率不太慢者,无需特殊治疗。二度 II 型与三度房室传导阻滞心率显著减慢,伴有明显症状或血流动力学障碍,甚至 Adams—Strokes 综合征发作者,应给予起搏治疗。

阿托品（0.5~2.0mg,静脉注射）可提高房室阻滞的心率,适用于阻滞位于房室结的患者。异丙肾上腺素（1~4mg/min,静脉滴注）适用于任何部位的房室传导阻滞,但应用于急性心肌梗死时应十分慎重,因可能导致严重室性心律失常。以上药物使用超过数天,往往效果不佳且易发生严重的不良反应,故仅适用于无心脏起搏条件的应急情况。因此,对于症状明显、心室率缓慢者,应及早给予临时性或永久性心脏起搏治疗。

第七节　心律失常的护理

心律失常患者的护理,根据其护理原则,应注重如下几点:

一、一般护理

1. 休息与活动:对于偶发、无器质性心脏病的心律失常,不需卧床休息,可做适当活动,注意劳逸结合,对有血流动力学改变的轻度心律失常患者应适当休息,避免劳累;严重心律失常者应绝对卧床休息。室内光线一般不宜过强,至病情好转后再逐渐起床活动。

2. 环境保持环境清静,禁止喧哗、嘈杂,尤其对严重心律失常的患者更应注重。嘈杂声音的刺激可以加重病情。

3. 饮食与排泄,饮食宜清淡,避免刺激性食物的摄入,如浓茶、咖啡等,避免饱餐。戒烟酒;持续大便通畅,忌用力排便以免加重病情。

4. 给氧:对伴有缺氧指证的患者,给予氧气持续吸入。

5. 心理安慰,向患者讲解情绪对心律的影响,使患者尽量保持平和心态,避免喜怒忧思等精神刺激,配合治疗,以利于康复。护理人员操作宜轻稳,避免触动患者的卧床而引起患者情绪波动,加重病情。护理人员不能慌张、忙乱,应保持沉着,给患者以安慰。

6. 嘱咐患者,衣服不要太紧,尤其呼吸困难时,应将纽扣松开。喘息不能平卧者,应采用半卧位或端坐位。

7. 用药护理,根据不同抗心律失常药物的作用及不良反应,给予相应的护理:

(1)服用洋地黄制剂,服药前应测脉搏,若脉搏在60次/min以下,需暂停服药,报告医生;

(2)利多卡因可致头晕、视力模糊、抽搐和呼吸抑制,因此静脉注射累积每2h不宜超过300mg;

(3)胺碘酮可致肺毒性,主要表现为咳嗽,严重者会出现发热和呼吸困难;消化系统不良反应如恶心、食欲下降和便秘;应用胺碘酮治疗的患者中约有五分之一发生甲状腺功能异常。

(4)普罗帕酮易致恶心、口干、头痛等,故宜饭后服用;

二、病情观察

患者发生心律失常时,应严密观察患者生命体征变化,密切注重患者的症状、血压、心率变化,如患者出现呼吸困难,唇色发绀,出汗,肢冷等情况,应先予吸氧.同时报告医生,及时处理。

(一)心律

心电图或心电示波监护中发现以下任何一种心律失常,应及时告知医生,并准备急救处理。

1. 频发室性期前收缩（每分钟 5 次以上）或室性期前收缩呈二联律。

2. 连续出现两个以上多源性室性期前收缩或反复发作的短阵室上性心动过速。

3. 室性期前收缩落在前一搏动的 T 波之上。

4. 心室颤动或不同程度房室传导阻滞。

（二）心率

如发现心音、脉搏消失，心率低于每分钟 40 次或心率大于每分钟 160 次的情况时应及时报告医师并及时作出处理。

（三）血压

如患者血压低于 80mmHg，脉压小于 20mmHg，面色苍白，脉搏细速，出冷汗，神志不清，四肢厥冷，尿量减少，应立即进行抗休克处理。

（四）阿－斯综合征

患者意识丧失，昏迷或抽搐，此时大动脉搏动消失，心音消失，血压测不到，呼吸停止或发绀，瞳孔放大。

（五）心搏骤停

突然意识丧失、昏迷或抽搐，此时大动脉搏动消失，心音消失，血压测不到，呼吸停止或发绀，瞳孔放大。

三、心跳骤停患者的护理

详见心脏骤停与心脏性猝死章节

第八节　心律失常健康指导

1. 积极治疗各种器质性心脏病，调整自主神经功能失调。向家属及患者讲解心律失常的常见病因、诱因及防治知识，说明按医嘱服药的重要性，不可擅自减量、停药或改药。告知药物可能出现的不良反应，有异常时及时就医。

2. 避免情绪波动，保持乐观、稳定的情绪；避免饱餐，戒烟、酒，不宜饮浓茶、咖啡；注意劳逸结合、生活规律，保证充足的睡眠与休息；加强锻炼，预防感染，防止诱发心力衰竭。

3. 嘱患者多食纤维素丰富的食物，保持大便通畅，心动过缓的患者避免排便时过度屏气，以免兴奋迷走神经而加重心动过缓。

4. 定期随访，监测心电图，随时调整治疗方案。教给患者自测脉搏的方法以利于自我监测病情；对反复发生严重心律失常，危及生命者，应教会家属心肺复苏术以备应急。

5. 安装人工心脏起搏器患者应随身携带诊断卡。

（金芳霞）

第四章 先天性心血管病

一、概述

先天性心血管病(congenital heart disease)(图4-1、4-2)是指心脏及大血管在胎儿时期发育异常,在出生的时候即已经存在的疾病,简称先心病,是先天性畸形中最常见的一种。常见的有室间隔缺损(VSD)、房间隔缺损(ASD)、主动脉缩窄、动脉导管未闭(PDA)、大血管错位、肺动脉口狭窄、法洛四联症和动脉干永存等。

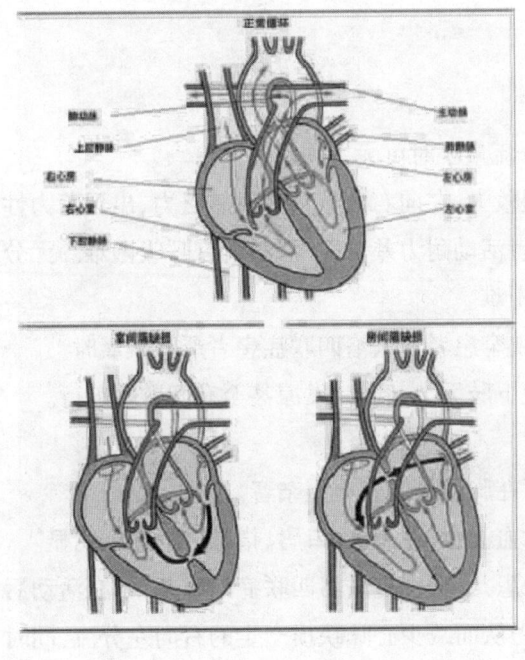

图4-1 ASD、VSD

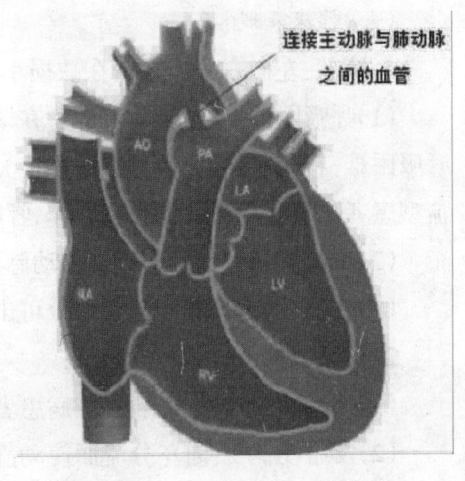

图4-2 PDA

二、病因

引起胎儿心脏发育畸形的原因有很多,目前认为是由遗传因素和子宫内环境因素相互作用形成。遗传因素主要包括染色体异常及单基因突变等遗传缺陷。子宫内环境因素主要包括有子宫内病毒感染,尤以风疹病毒感染为突出;羊膜病变;药物、高原环境、早产、妊娠早期先兆流产;高龄(35岁以上)、患糖尿病、营养不良的母亲;胎儿受压;放射线的使用等。

三、分类

先天性心脏病的种类有很多,并且可能会有两种及其两种以上畸形并存,因此临床上可根据左右两侧及大血管之间有无分流分为 3 类。

(一)无分流类

左右两侧血液循环途径之间无异常的沟通,不产生血液的分流,也无发绀。包括:单纯肺动脉口狭窄、肺动脉瓣关闭不全、主动脉口狭窄、主动脉瓣关闭不全、右位心、异位心等。

(二)从左至右分流类

左右两侧血液循环途径之间有异常的沟通,使动脉血从左侧心腔的不同部位分流入静脉血中,无发绀。包括:房间隔缺损、室间隔缺损(包括左心室—右心房沟通)、动脉导管未闭、心内膜垫缺损、心房心室联合缺损、室间隔缺损伴动脉导管未闭等。

(三)从右至左分流类

左右两侧血液循环途径之间有异常的沟通,使静脉血从右侧心腔的不同部位分流入动脉血中,故有发绀,其中有些又同时有左至右分流。包括:法洛四联症、大血管错位、艾森曼格综合征等。

四、诊断要点

(一)临床表现

1. 症状:左向右分流患者在缺损小、分流量小时可无主观症状。

(1)呼吸困难:左向右分流患者在缺损较大,左向右分流量多时有乏力,出现劳力性呼吸困难;右向左分流型(法洛四联症)患者活动耐力差,稍一活动就有呼吸困难。无分流型患者严重时活动后也存在心悸、呼吸困难。

(2)晕厥、猝死:可见于严重肺动脉瓣狭窄患者及法洛四联症患者严重缺氧时。

(3)其他:主动脉缩窄患者部分可出现下肢无力、麻木、发凉甚至有间歇性跛行。

2. 体征

(1)杂音:大多数先天性心脏病患者可在胸前部闻及典型杂音。

(2)发绀:由于右向左分流而使动静脉血混合,在鼻尖、口唇、指(趾)甲床最明显。

(3)蹲踞:患有紫绀型先天性心脏病的患儿,特别是法洛四联症的患儿,常在活动后出现蹲踞体征,这样可增加体循环血管阻力从而减少心隔缺损产生的右向左分流,同时也增加静脉血回流到右心,从而改善肺血流。

(4)杵状指(趾)和红细胞增多症:紫绀型先天性心脏病几乎都伴杵状指(趾)和红细胞增多症。杵状指(趾)的机制尚不清楚,但红细胞增多症是机体对动脉低氧血的一种生理反应。

(5)发育障碍:先天性心脏病的患儿往往发育不正常,表现为瘦弱、营养不良、发育迟缓等。

(6)四肢血压异常:见于主动脉缩窄患者,表现为上肢血压有不同程度的增高,下肢血压下降。肱动脉血压高出腘动脉血压 20mmHg 以上，颈动脉、锁骨上动脉搏动增强，而股动脉搏动微弱，足背动脉甚至无搏动。

3. 并发症心力衰竭、感染性心内膜炎、心律失常、肺部感染。

（二）辅助检查

（1）心脏超声：作为先天性心脏病首选检查，三维超声、组织多普勒、超声灌注影像可用于功能评估。（图 4-3）。

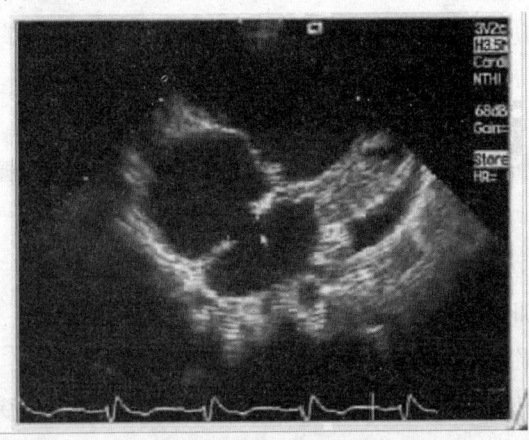

图 4-3　ASD 心脏彩超表现

（2）CMR：可提供清晰的解音 U 结构图像，当心脏超声不能获得准确清晰图像时可作为替代检查。

（3）心电图。

（4）心导管检查和心血管造影。

（5）CT。

五、治疗

1. 内科保守治疗：病变轻者可不必手术，少数缺损可在儿童期自行闭合。

2. 外科手术治疗：可选择外科手术纠正畸形，最好在学龄前儿童期施行，严重的需在婴幼儿期手术。

3. 介入治疗：详见第二部分第十三章。

六、先心病的护理

（一）一般护理

无症状或症状较轻患者可像正常人一样生活，但应该避免参加剧烈运动，避免重体力劳动。有症状患者应多卧床休息，限制活动范围。先天性心脏病患儿应尽量保持安静，避免过分哭闹，保证充足的睡眠。大些的孩子生活要有规律，动静结合，既不能在室外过度活动（严格禁止跑跳和剧烈运动），但也不必整日躺在床上，晚上睡眠一定要保证，以减轻心脏负担。

（二）饮食护理

应给予高蛋白、高维生素、高热量营养丰富的饮食。出现心力衰竭时应进食低盐饮食，限制饮水量，指导进食含钾丰富的食物如香蕉、橘子等，并注意预防便秘。

（三）心理护理

先天性心脏病患者因自幼患病，导致心理发育不良，社会适应能力差，易产生依赖、焦虑、抑郁、自卑、恐惧等心理问题，应积极给予心理支持，帮助其形成良好的社会支持系统，并鼓励其参加力所能及的活动，提高自尊与自信；并应注意关心、爱护患者，尽量满足患者的合理要求，帮助患者配合治疗。

（四）出院指导

1. 指导患者或家属根据病情建立合理的生活制度和活动量，避免剧烈运动和重体力劳动。

2. 注意预防感冒、肺炎、外伤等，成人先天性心脏病患者避免纹身或穿耳洞，避免发生感染而导致疾病加重。

3. 加强营养、合理饮食、增加抵抗力。

4. 加强小儿早期教育，促进其心理和智力的正常发育，减少疾病对小儿的影响。

（五）并发症的观察及护理

表 4-1　先天性心脏病并发症的观察与护理

常见并发症	临床表现	护理
肺炎	咳嗽、气促	（1）遵医嘱使用药物 （2）做好皮肤护理及口腔护理 （3）协助拍背、排痰，保持呼吸道通畅 （4）给予清淡易消化饮食，并注意补充足够的水分 （5）注意保持安静的环境，保证患者的休息
心衰	活动能力下降、心跳增快，呼吸急促，频繁咳嗽、喘鸣音或哮鸣音，肝大，颈静脉怒张和水肿。	（1）根据心功能情况卧床休息、吸氧 （2）遵医嘱使用药物，并观察药物作用与不良反应 （3）记录好出入量 （4）给予低盐低脂高维生素饮食，指导进食含钾丰富的食物，限制饮水，避免便秘
感染性心内膜炎	高热、寒战、呼吸急促，皮肤出现瘀点，出现栓塞现象	（1）病情观察，监测体温，有无心力衰竭、脏器栓塞的出现，观察有无皮肤瘀点等 （2）正确留取血培养标本 （3）高热患者卧床休息，给予物理降温，并注意皮肤的护理 （4）给予高热量、高蛋白、高维生素、易消化的饮食 （5）遵医嘱使用抗生素，观察用药效果
心律失常	心悸、气促，心电图可表现出各种快速性心律失常，如心房扑动、心房颤动、室上性心动过速、室性心动过速等	（1）卧床休息，减少活动，吸氧 （2）病情观察，注意患者的心率及心律、血压的变化，注意心电图的变化 （3）遵医嘱使用抗心律失常药物，注意观察药物作用与不良反应 （4）根据病情可选择射频消融术以解决心律失常问题，并按照相关要求进行护理

（金芳霞）

第五章　高血压

第一节　原发性高血压

原发性高血压(essential hypenens,ion)是以血压升高为主要临床表现但原因不明的综合征,通常简称为高血压。高血压是导致充血性心衰、卒中、冠心病、肾衰竭、夹层动脉瘤的发病率和病死率升高的主要危险因素之一,严重影响人们的健康和生活质量,是最常见的疾病,防治高血压非常必要。

一、血压分类和定义

目前,我国采用国际上统一的血压分类和标准,将18岁以上成人的血压按不同水平分类,高血压定义为收缩压≥140mmHg和(或)舒张压≥90mmHg,根据血压升高水平,又进一步将高血压分为高血压1、2、3级(见表5-1)。高血压是最常见的慢性病之一,可导致脑卒中、心力衰竭及慢性肾脏病等主要并发症,严重影响病人的生存质量,由此可见,高血压及血压水平是影响心血管事件发生和预后的重要的独立危险因素,但并非唯一决定因素。因此,高血压病人的诊断和治疗不能只根据血压水平,必须对病人进行心血管风险的评估分层。心血管风险分层根据血压水平、心血管危险因素、靶器官损害、伴临床疾患,分为低危、中危、高危和很高危四个层次。具体分层标准见表5-2。

表5-1　高血压分级

类别	收缩压(mmHg)	舒张压(mmHg)
理想血压	<120	<80
正常血压	<130	<85
正常高值	130~139	85~89
1级高血压("轻度")	140~159	90~99
亚组:临界高血压	140~149	90~94
2级高血压("中度")	180~179	100~109
3级高血压("重度")	≥180	≥110
单纯收缩性高血压	≥140	<90
亚组:临界高血压	140~149	<90

表5-2 高血压病人心血管风险水平分层(中国高血压防治指南,2010)

其他危险因素和病史	血压(mmHg)		
	1级高血压	2级高血压	3级高血压
无	低危	中危	高危
1-2个其他危险因素	中危	中危	很高危
≥3个其他危险因素,或靶器官损害	高危	高危	很高危
伴临床疾患	很高危	很高危	很高危

二.病因

(一)遗传

高血压具有明显的家族性,父母均为高血压者其子女患高血压的概率明显高于父母均无高血压者的概率。约60%高血压患者可询问到有高血压家族史。

(二)饮食

膳食中钠盐摄入量与人群血压水平和高血压病患病率呈正相关。摄盐越多,血压水平和患病率越高,钾摄入量与血压呈负相关,限制钠补充钾可使高血压患者血压降低。钾的降压作用可能是通过促进排钠而减少细胞外液容量。有研究表明膳食中钙不足可使血压升高。大量研究显示高蛋白质摄入、饮食中饱和脂肪酸或饱和脂肪酸/不饱和脂肪酸比值较高、饮酒量过多都属于升压因素。

(三)精神

城市脑力劳动者高血压患病率超过体力劳动者,从事精神紧张度高的职业者发生高血压的可能性较大,长期生活在噪声环境中听力敏感性减退者患高血压也较多。高血压患者经休息后往往症状和血压可获得一定改善。

(四)肥胖

超重或肥胖是血压升高的重要危险因素。一般采用体重指数(BMI),即体重(kg)/身高(m)2(以20~24为正常范围)。血压与BMI呈显著正相关。肥胖的类型与高血压发生关系密切,向心性肥胖者容易发生高血压,表现为腰围往往大于臀围。

(五)其他

服避孕药妇女容易出现血压升高。一般在终止服用避孕药后3~6d血压常恢复正常,阻塞性睡眠呼吸暂停综合征(OSAS)是指睡眠期间反复发作性呼吸暂停。OSAS常伴有重度打鼾,患此病的患者常有高血压。

三、发病机制

原发性高血压的发病机制至今还没有一个完整统一的认识。目前认为高血压的发病机制集中在以下几个方面:

（一）交感神经系统活性亢进

已知反复的精神刺激与过度紧张可以引起高血压。长期处于应激状态如从事驾驶员、飞行员等职业者高血压患病率明显增高。当大脑皮质兴奋与抑制过程失调时，交感神经和副交感神经之间的平衡失调，交感神经兴奋性增加，其末梢释放去甲肾上腺素、肾上腺素、多巴胺等，儿茶酚胺类物质增多，从而引起阻力小动脉收缩增强使血压升高。

（二）肾素-血管紧张素-醛固酮系统（RAAS）

激活经典的 RAAS 包括：肾小球旁细胞分泌的肾素，激活从肝脏产生的血管紧张素原转化为血管紧张素 I，然后再经肺循环中的血管紧张素转换酶（ACE）的作用转化为血管紧张素 II。血管紧张素 II 作用于血管紧张素 II 受体，有如下作用：1.直接使小动脉平滑肌收缩，外周阻力增加；2.刺激肾上腺皮质球状带，使醛固酮分泌增加，致使肾小管远端集合管的钠重吸收加强，导致水钠潴留；3.交感神经冲动发放增加使去甲肾上腺素分泌增加。以上作用均可使血压升高。近年来发现血管壁、心脏、脑、肾脏及肾上腺中也有 RAAS 的各种组成成分。局部 RAAS 各成分对心脏、血管平滑肌的作用，可能在高血压发生和发展中有更大影响，占有十分重要的地位。

（三）其他

细胞膜离子转运异常可使血管收缩反应性增强和平滑肌细胞增生与肥大，血管阻力增高；肾脏潴留过量摄入的钠盐，使体液容量增大，机体为避免心排出量增高使组织过度灌注，全身阻力小动脉收缩增强，导致外周血管阻力增高；胰岛素抵抗所致的高胰岛素血症可使电解质代谢发生障碍，还使血管对体内升压物质反应性增强，血液中儿茶酚胺水平增加，血管张力增高，从而使血压升高。

四、临床表现

（一）症状

大多数患者早期症状不明显，常见症状有头痛、头晕、耳鸣、眼花、乏力、心悸，还有的表现为失眠、健忘、注意力不集中、情绪易波动或发怒等。经常在体检或其他疾病就医检查时发现血压升高。血压升高常与情绪激动、精神紧张、体力活动有关，休息或去除诱因血压可下降。

（二）体征

血压受昼夜、气候、情绪、环境等因素影响波动较大。一般清晨起床活动后血压迅速升高，夜间血压较低；冬季血压较高，夏季血压较低；情绪不稳定时血压高；在医院或诊所血压明显增高，在家或医院外的环境中血压低。体检时可听到主动脉瓣区第二心音亢进、收缩期杂音，长期高血压时有心尖搏动明显增强，搏动范围扩大以及心尖搏动左移体征，提示左心室增大。

（三）恶性或急进性高血压

表现为患者发病急骤，舒张压多持续在 130~140mmHg 或更高。常有头痛、视力模糊或失明,视网膜可发生出血、渗出及视乳头水肿,肾脏损害突出,持续蛋白尿、血尿及管型尿,病情进展迅速,如不及时治疗,易出现严重的脑、心、肾损害,发生脑血管意外、心力衰竭和尿毒症,最后多因尿毒症而死亡,但也可死于脑血管意外或心力衰竭。

五、并发症

(一)高血压危象

在情绪激动、精神紧张、过度劳累、寒冷等诱因作用下,小动脉发生强烈痉挛,血压突然急剧升高,收缩压可达 260mmHg、舒张压可达 120mmHg 以上,影响重要脏器血液供应而出现危急症状。在高血压的早、中、晚期均可发生。患者出现头痛、恶心、呕吐、烦躁、心悸、出汗、视力模糊等征象,伴有椎-基底动脉、视网膜动脉、冠状动脉等累及的缺血表现。

(二)高血压脑病

发生在重症高血压患者,是指血压突然或短期内明显升高,由于过高的血压干扰了脑血管的自身调节机制,脑组织血流灌注过多造成脑水肿。出现中枢神经功能障碍征象。临床表现为弥漫性严重头痛、呕吐、烦躁、意识模糊、精神错乱、局部性或全身抽搐,甚至昏迷。

(三)主动脉夹层

指主动脉腔内的血液通过内膜的破口进入主动脉壁中层而形成的血肿,夹层分离突然发生时多数患者突感胸部疼痛,向胸前及背部放射,随夹层涉及范围而可以延至腹部、下肢及颈部。疼痛剧烈难以忍受,起病后即达高峰,呈刀割或撕裂样。突发剧烈的胸痛常误诊为急性心肌梗死。高血压是导致本病的重要因素。患者因剧痛而有休克外貌、焦虑不安、大汗淋漓、面色苍白、心率加速,从而使血压增高。

(四)心肾损害

心脏的并发症:①高血压性心脏病:与持续左心室后负荷增加有关,主要表现为活动后心悸气促;心尖搏动呈抬举样等,随着病情的进展,最终可导致心衰、心律失常等。②急性左心衰:多在持续高血压的基础上,因某些诱因而诱发,典型表现为急性肺水肿。③冠心病:高血压继发和(或)加重冠状动脉粥样硬化的结果,主要表现为心绞痛、心肌梗死。

肾脏的并发症:高血压肾病及慢性肾衰竭。早期主要为夜尿量增加、轻度蛋白尿、镜下血尿或管型尿等,控制不良者最终可发展成为慢性肾衰竭。

(五)其他

可并发急性左心衰竭、急性冠脉综合征、脑出血、脑血栓形成、腔隙性脑梗死、慢性肾衰竭等。

六、治疗原则

(一)目的

治疗目的是通过降压治疗使高血压患者的血压达标, 以期最大限度地降低心脑血管发病和死亡的总危险。

(二)降压目标值

一般高血压人群降压目标值<140/90mmHg;高血压高危患者(糖尿病及肾病)降压目标值<130/80mmHg;老年收缩期性高血压的降压目标值:收缩压140~150mmHg,舒张压<90mmHg但不低于65~70mmHg,舒张压降得过低可能抵消收缩压下降得到的好处。

(三) 非药物治疗

主要是改善生活方式,改善生活方式对降低血压和心脑血管危险的作用已得到广泛认可,所有患者都应采用,这些措施包括:

1. 戒烟 吸烟所致的危害是使高血压并发症如心肌梗死、脑卒中和猝死的危险性显著增加,加重脂质代谢紊乱,降低胰岛素敏感性,降低内皮细胞依赖性血管扩张效应,并降低或抵消降压治疗的疗效。戒烟对心脑血管的良好益处,任何年龄组均可显示。

2. 减轻体重 超重10%以上的高血压患者体重减少5kg,血压便有明显降低,体重减轻亦可增加降压药物疗效,对改善糖尿病、胰岛素抵抗、高脂血症和左心室肥厚等均有益。

3. 减少过多的乙醇摄入,戒酒和减少饮酒可使血压显著降低,适量饮酒仍有明显加压反应者应戒酒。

4. 适当运动有利于改善胰岛素抵抗和减轻体重,提高心血管调节能力,稳定血压水平。较好的运动方式是低或中等强度的运动,可根据年龄及身体状况选择,中老年高血压患者可选择步行、慢跑、上楼梯、骑车等,一般每周3~5次,每次30~60分钟。运动强度可采用心率监测法,运动时心率不应超过最大心率(180或170次/分)的60%~85%。

5. 减少钠盐的摄入量、补充钙和钾。膳食中大部分钠来自烹调用盐和各种腌制品,所以应减少烹调用盐及腌制品的食用,每人每日钠盐摄入应少6g。通过食用含钾丰富的水果如香蕉、橘子,蔬菜如油菜、香菇、大枣等,增加钾的摄入。喝牛奶补充钙的摄入。

6. 多食含维生素丰富的食物多吃水果和蔬菜,减少食物中饱和脂肪酸的含量和脂肪总量。

7. 减轻精神压力,保持心理平衡。长期精神压力和情绪忧郁是降压治疗效果欠佳的主要原因,亦可导致高血压。应对患者作耐心的劝导和心理疏导,鼓励其参加社交活动、户外活动等。

(四) 降压药物治疗对象

高血压2级或以上患者(>160/100mmHg);高血压合并糖尿病、心、脑、肾靶器官损害患者;血压持续升高6个月以上,改善生活方式后血压仍未获得有效控制者。从心血管危险分层的角度,高危和极高危患者应立即开始使用降压药物强化治疗。中危和低危患者则先继续监测血压和其他危险因素,之后再根据血压状况决定是否开始药物治疗。

(五)降压药物治疗

1. 降压药物分类　现有的降压药种类很多,目前常用降压药物可归纳为以下几大类:利尿剂、β受体阻滞剂、钙离子拮抗剂、血管紧张素转换酶抑制剂和血管紧张素Ⅱ受体阻滞剂、α受体阻滞剂(表5-3)。

表5-3　常用降压药物名称、剂量及用法

药物分类	药物名称	剂量	用法(每日)
利尿剂	氢氯噻嗪 呋塞米 螺内酯	12.5~25mg 20mg 20mg	1~3次 1~3次 1~3次
药物分类	药物名称	剂量	用法(每日)
β受体阻滞剂	美托洛尔 比索洛尔	12.5~50mg 5~10mg	2次 1次
钙通道阻滞剂CCB	硝苯地平控释片 氨氯地平	30mg~60mg 5~10mg	1~2次 1次
血管紧张素转换酶抑制剂ACEI	卡托普利 贝那普利	12.5mg~50mg 10~20mg	2~3次 1次
血管紧张素Ⅱ受体拮抗剂ARB	缬沙坦 厄贝沙坦	80~160mg 150mg	1次 1次
α受体阻滞剂	特拉唑嗪	1~8mg	1次

2. 联合用药　临床实际使用降压药时,由于患者心血管危险因素状况、并发症、靶器官损害、降压疗效、药物费用以及不良反应等,都可能影响降压药的具体选择。任何药物在长期治疗中均难以完全避免其不良反应,联合用药可使不同的药物互相取长补短,有可能减轻或抵消某些不良反应。联合用药可减少单一药物剂量,提高患者的耐受性和依从性。现在认为,2级高血压(≥160/100mmHg)患者在开始时就可以采用两种降压药物联合治疗,有利于血压在相对较短的时间内达到目标值。比较合理的两种降压药联合治疗方案是:利尿药与β受体阻滞剂;利尿药与ACEI或血管紧张素受体拮抗剂(ARB);二氢吡啶类钙通道阻滞剂与β受体激动剂;钙通道阻滞剂与ACEI或ARB以及α阻滞剂和β阻滞剂。

(六)高血压急症的治疗

高血压急症是指短时期内血压重度升高,收缩压>200mmHg和(或)舒张压>130mmHg,伴有重要器官组织如大动脉、心脏、脑、肾脏、眼底的严重功能障碍或不可逆性损害。需要作紧急处理。

1. 迅速降压

(1)硝普钠:同时直接扩张动脉和静脉,降低心脏前、后负荷。开始时以5mg/50ml浓度,以每分钟10μg起始速度注射泵静脉泵入,即刻发挥降压作用。使用硝普钠必须密切观察血压,避光静脉滴注,根据血压水平仔细调节滴注速度,硝普钠可用于各种高血压急症。一般使用不超过 7d,长期或大剂量使用应注意可能发生氰化物中毒。

(2)硝酸甘油:选择性扩张冠状动脉与大动脉和扩张静脉。开始时以 5mg/50ml 浓度,以每分钟 5~10 μg 速度注射泵静脉泵入,然后根据血压情况增加滴注速度至每分钟 20~50μg。降压起效快,停药后作用消失亦快;硝酸甘油主要用于急性冠脉综合征或急性心力衰竭时的高血压急症。不良反应有头痛、心动过速、面部潮红等。

(3)地尔硫草:非二氢吡啶类钙离子拮抗剂,降压同时具有控制快速性室上性心律失常和改善冠状动脉血流量作用。配制成 30~60mg/50ml 浓度,以每小时 5~15μg 速度注射泵静脉泵入,根据血压变化调整速度。地尔硫草主要用于急性冠脉综合征、高血压危象。不良作用有面部潮红、头痛等。

(4)其他药物:对血压显著增高,但症状不严重者,可舌下含用硝苯地平 10mg,或口服卡托普利 12.5~25mg。降压不宜过快过低。血压控制后,需口服降压药物,或继续注射降压药物以维持疗效。

2. 伴烦躁、抽搐者可用地西泮 10~20mg 静脉注射,苯巴比妥钠 0.1~0.2g 肌内注射,或水合氯醛灌肠。

3. 有高血压脑病时宜给予脱水、排钠、降低颅内压

(1)呋塞米 20~40mg 静脉注射。

(2)20%甘露醇或 25%山梨醇静脉快速滴注,半小时内滴完。

4. 其他并发症的治疗　对主动脉夹层分离,应采取积极的降压治疗,诊断确定后,宜施行外科手术治疗。

七、护理常规

(一)一般护理

1. 休息　早期高血压患者可参加工作,但不要过度疲劳,坚持适当的锻炼,如骑自行车、跑步、做体操及打太极拳等。要有充足的睡眠,保持心情舒畅,避免精神紧张和情绪激动,消除恐惧、焦虑、悲观等不良情绪。晚期血压持续增高,伴有心、肾、脑病时应卧床休息。关心体贴患者,使其精神愉快,鼓励患者树立战胜疾病的信心。

2. 饮食　应给低盐、低脂肪、低热量饮食,以减轻体重。因为摄入总热量太大超过消耗量,多余的热量转化为脂肪,身体就会发胖,体重增加,提高血液循环的要求,必定提高血压。鼓励患者多食水果、蔬菜、戒烟、控制饮酒、咖啡、浓茶等刺激性饮料。少吃胆固醇含量多的食物,对服用排钾利尿剂的患者应注意补充含钾高的食物如蘑菇、香蕉、橘子等。肥胖者应限制热能摄入,控制体重在理想范围之内。

3. 病室环境应整洁、安静、舒适、安全。

(二)对症护理及病情观察护理

1. 剧烈头痛　当出现剧烈头痛伴恶心、呕吐,常系血压突然升高、高血压脑病,应立

即让患者卧床休息,并测量血压及脉搏、心率、心律,积极协助医师采取降压措施。

2. 呼吸困难、发绀　此系高血压引起的左心衰竭所致,应立即给予舒适的半卧位,及时给予氧气吸入。按医嘱应用洋地黄治疗。

3. 心悸　严密观察脉搏、心率、心律变化并作记录。安静休息,严禁下床,并安慰患者消除紧张情绪。

4. 水肿　晚期高血压伴心-肾衰竭时可出现水肿。护理中注意严格记录出入量,限制钠盐和水分摄入。严格卧床休息,注意皮肤护理,严防压疮发生。

5. 昏迷、瘫痪　系晚期高血压引起脑血管意外。应注意安全护理,防止患者坠床、窒息、肢体烫伤等。

6. 病情观察　对血压持续增高的患者,应每日测量血压 2~3 次,并做好记录,必要时测立、坐、卧位血压,掌握血压变化规律。如血压波动过大,要警惕脑出血的发生。如在血压急剧增高的同时,出现头痛、视物模糊、恶心、呕吐、抽搐等症状,应考虑高血压脑病的发生。如出现端坐呼吸、喘憋、发绀、咳粉红色泡沫痰等,应考虑急性左心衰竭的发生。出现上述各种表现时均应立即送医院进行紧急救治。另外,在变换体位时也应动作缓慢,以免发生意外。有些降压药可引起水钠潴留。因此,需每日测体重,准确记录出入量,观察水肿情况,注意保持出入量的平衡。

(三)用药观察与护理

1. 用药原则　终身用药,缓慢降压,从小剂量开始逐步增加剂量,即使血压降至理想水平后,也应服用维持量,老年患者服药期间改变体位要缓慢,以免发生意外,合理联合用药。

2. 药物不良反应观察　使用噻嗪类和袢利尿剂时应注意血钾、血钠的变化;用 β 受体阻滞剂应注意其抑制心肌收缩力、心动过缓、房室传导时间延长、支气管痉挛、低血糖、血脂升高的不良反应;钙离子拮抗剂硝苯地平的不良反应有头痛、面红、下肢水肿、心动过速;血管紧张素转换酶抑制剂可有头晕、乏力、咳嗽、肾功能损害等不良反应。

(四)心理护理

患者多表现有易激动、焦虑及抑郁等心理特点,而精神紧张、情绪激动、不良刺激等因素均与高血压密切相关。因此,对待患者应耐心、亲切、和蔼、周到。根据患者特点,有针对性地进行心理疏导。同时,让患者了解控制血压的重要性,帮助患者训练自我控制的能力,参与自身治疗护理方案的制订和实施,指导患者坚持长期的饮食、药物、运动治疗,将血压控制在接近正常的水平,以减少对靶器官的进一步损害,定期复查。

八、健康指导

(一)饮食调节指导

强调高血压患者要以低盐、低脂肪、低热量、低胆固醇饮食为宜;少吃或不吃含饱和脂肪的动物脂肪,多食含维生素的食物,多摄入富含钾、钙的食物,食盐量应控制在 3~

5g/d,严重高血压病患者的食盐量控制在 1~2g/d。饮食要定量、均衡、不暴饮暴食;同时适当地减轻体重,有利于降压。戒烟和控制酒量。

(二)休息和锻炼指导

高血压患者的休息和活动应根据患者的体质、病情适当调节,病重体弱者,应以休息为主。随着病情好转,血压稳定,每天适当从事一些工作、学习、劳动,将有益身心健康;还可以增加一些适宜的体能锻炼,如散步、慢跑、打太极拳、体操等有氧活动。患者应在运动前了解自己的身体状况,以此来决定自己的运动种类、强度、频度和持续时间。注意规律生活,保证充足的休息和睡眠,对于睡眠差、易醒、早醒者,可在睡前饮热牛奶200ml,或用 40℃~50℃温水泡足 30min,或选择自己喜爱的放松精神情绪的音乐协助入睡。总之,要注意劳逸结合,养成良好的生活习惯。

(三)心理健康指导

高血压病的发病机制是除躯体因素外,心理因素占主导地位,强烈的焦虑、紧张、愤怒以及压抑常为高血压病的诱发因素,因此教会患者自我调节和自我控制能力是关键。护士要鼓励患者保持豁达、开朗愉快的心境和稳定的情绪,培养广泛的爱好和兴趣。同时指导家属为患者创造良好的生活氛围,避免引起患者情绪紧张、激动和悲哀等不良刺激。

(四)血压监测指导

建议患者自行购买血压计,每日监测血压 2~3 次。指导患者和家属正确测量血压的方法,做好记录,复诊时对医生加减药物剂量会有很好的参考依据。

(五)用药指导

由于高血压是一种慢性病,需要长期的、终身的服药治疗,而这种治疗要患者自己或家属配合进行,所以患者及家属要了解服用的药物种类及用药剂量、用药方法、药物的不良反应、服用药物的最佳时间,以便发挥药物的最佳效果和减少不良反应。出现不良反应,要及时报告主治医生,以便调整药物及采取必要的处理措施。切不可血压降下来就停药,血压上升又服药,血压反复波动,对健康极为不利。由于这类患者大多是年纪较大,容易遗忘服药,可建议患者在家中醒目之处做标记,以起到提示作用。对血压显著增高多年的患者,血压不宜下降过快,因为患者往往不能适应,并可导致心、脑、肾血液的供应不足而引起脑血管意外,如使用可引起明显体位性低血压药物时,应向患者说明平卧起立或坐位起立时,动作要缓慢,以免血压突然下降,出现晕厥而发生意外。

(六)定期复查

服完药出现血压升高或过低;血压波动大;出现眼花、头晕、恶心呕吐、视物不清、偏瘫、失语、意识障碍、呼吸困难、肢体乏力等情况时立即到医院就医。如病情危重,可求助120 急救中心。

第二节　继发性高血压

　　继发性高血压是指继发于其他疾病或原因的高血压,也称为症状性高血压.只占人群高血压的 5%~10%。血压升高仅是这些疾病的一个临床表现。继发性高血压的临床表现、并发症和后果与原发性高血压相似。继发性高血压的原发病可以治愈,而原发病治愈之后高血压症状也随之消失,而延误诊治又可产生各种严重并发症,故需及时早期诊断,早期治疗继发性高血压是非常重要的。继发性高血压的主要病因有:

　　1. 肾脏病变如急慢性肾小球肾炎、慢性肾盂肾炎、肾动脉狭窄、糖尿病性肾炎、先天遗传性癫痫、红斑狼疮、多囊肾及肾积水等。

　　2. 大血管病变如肾动脉粥样硬化、肾动脉痉挛、肾动脉先天性异常、动脉瘤等大血管畸形(先天性主动脉缩窄)、多发性大动脉炎等。

　　3. 妊娠高血压综合征疾病多发生于妊娠晚期,严重时要终止妊娠。

　　4. 内分泌性病变如嗜铬细胞瘤、原发性醛固酮增多症、皮质醇增多症等。

　　5. 脑部疾患如脑瘤、脑部创伤、颅内压升高等。

　　6. 药源性因素如长期口服避孕药、器官移植长期应用激素等。

　　下面叙述常见的继发性高血压。

一、肾实质性高血压

(一)病理生理

　　发生高血压主要和肾脏病变导致钠水排泄障碍、产生高血容量状态及肾脏病变可能促使肾性升压物质分泌增加有关。

(二)临床表现

　　包括:① 急性肾小球肾炎,多见于青少年,有急性起病及链球菌感染史,有发热、血尿、水肿史。② 慢性肾小球肾炎与原发性高血压伴肾功能损害者区别不明显,但有反复水肿史、贫血、血浆蛋白低、蛋白尿出现早而血压升高相对轻,眼底病变不明显。③ 糖尿病肾病,无论是胰岛素依赖性型糖尿病或是非胰岛素依赖性型,均可发生肾损害而有高血压,肾小球硬化。肾小球毛细血管增厚为主要的病理改变。早期肾功能正常,仅有微量白蛋白尿,血压也可能正常,伴随病情发展,出现明显蛋白尿及肾功能不全而诱发血压升高。④慢性肾盂肾炎患者既往有急性尿路感染病史,出现尿急、尿痛、尿频症状,尿常规可见白细胞,尿细菌培养阳性,一般肾盂肾炎不引起血压升高,当肾功能损害程度重时,可以出现高血压症状,肾衰竭。

(三)治疗

同原发性高血压及相关疾病治疗。

二、肾动脉狭窄性高血压

(一)病理生理

发生高血压主要是肾动脉主干及分支狭窄,造成肾实质缺血,及肾素-血管紧张素,醛固酮系统、激肽释放酶-激肽-前列腺素系统的升压、降压作用失衡,即可出现高血压症状。在我国由于肾动脉狭窄引起的高血压病患者中,大动脉炎占70%,纤维肌性发育不良占20%、动脉粥样硬化仅占5%。可为单侧或双侧性。

(二)临床表现

患者多为中青年女性,多无高血压家族史;高血压的病程短,进展快,多呈恶性高血压表现;一般降压治疗反应差,本病多有舒张压中、重度升高,腹部及腰部可闻及血管性杂音,眼底呈缺血性改变。大剂量断层静脉肾盂造影,放射性核素肾图有助于诊断,肾动脉造影可明确诊断。

(三)治疗

包括手术、经皮肾动脉成形术和药物治疗。手术治疗包括血流重建术、肾移植术、肾切除术。经皮穿刺肾动脉成形术以及肾动脉支架植入术是治疗肾动脉狭窄的主要方法,其成功率达80%~90%;创伤小,疗效好,为首选治疗方法。使用降压药物时,选药原则同原发性高血压。但对一般降压药物反应不佳。ACEI有降压效果,但可能使肾小球滤过率进一步降低,使肾功能不全恶化。钙离子拮抗剂有降压作用,并不明显影响肾功能。

三、嗜铬细胞瘤

(一)病理生理

嗜铬细胞瘤是肾上腺髓质或交感神经节等内皮组织嗜铬细胞的肿瘤的通称。最早发现的肿瘤在肾上腺,后来在交感神经元组织中也发现了具有相同生物特性的肿瘤。肾上腺部位的嗜铬细胞瘤产生肾上腺素和去甲肾上腺素,二者通过兴奋细胞膜的肾上腺素能 α 和 β 受体而发生效能,从而引起血压升高以及其他心血管和代谢改变。

(二)临床表现

血压波动明显,阵发性血压增高伴心动过速、头痛、出汗、面色苍白等症状,严重时可有心律失常、心绞痛、急性心力衰竭、脑卒中等。发作时间一般为数分钟至数小时,多为诱发因素引起,如体位改变、情绪波动、触摸肿瘤部位等。对一般降压药物无效,或高血压伴血糖升高,代谢亢进等表现者应疑及本病。在血压增高期测定血与尿中儿茶酚胺及其代谢产物香草基杏仁酸(VMA)测定有助于诊断,酚苄明试验(10mg 每日 3 次),三天内血压降至正常, 对诊断有价值。B 超、CT、MR 检查可发现并确定肿瘤的部位及形态,大多数嗜铬细胞瘤为良性,可作手术切除,效果好,约 10%嗜铬细胞瘤为恶性,肿瘤切除后可有多处转移灶。

（三）治疗

手术治疗为首选的治疗方法。只有临床上确诊为恶性嗜铬细胞瘤已转移，或患者不能耐受手术时，才行内科治疗。

四、原发性醛固酮增多症

（一）病理生理

肾上腺皮质增生或肿瘤分泌过多醛固酮所致。过量分泌的醛固酮通过其钠水潴留效应导致高血压。钠水潴留使细胞外液容量明显增加，故心排量增多引起血压升高。最初，高血压是容量依赖性的，血压升高与钾丢失同时存在。随着病程延长，长期细胞内钠浓度升高和细胞内低钾直接导致血管平滑肌收缩，使外周血管阻力升高，逐渐出现阻力性高血压。

（二）临床表现

临床上以长期高血压伴顽固的低钾血症为特征，可有肌无力、周期性瘫痪、烦渴、多尿、室性期前收缩及其他室性心律失常，心电图可有明显 U 波、Q-T 间期延长等表现。血压多为轻、中度增高。实验室检查有低钾血症、高钠血症、代谢性碱中毒，血浆肾素活性降低，尿醛固酮排泄增多等。螺内酯试验阳性，具有诊断价值。

（三）治疗

大多数原发性醛固酮增多症是由单一肾上腺皮质腺瘤所致，手术切除是最好的治疗方法，术前应控制血压，纠正低钾。药物治疗，尤其适用于肾上腺皮质增生引起的特发性醛固酮增多症，可作肾上腺大部切除术，但效果差、一般需用药物治疗。常用药物有螺内酯、钙拮抗剂、糖皮质激素等。

五、皮质醇增多症

（一）病理生理

肾上腺皮质肿瘤或增生分泌糖皮质激素过多所致，又称为库欣综合征，为促肾上腺皮质激素（ACTH）过多或肾上腺病变所致。此外，长期大量应用糖皮质激素治疗某种病可引起医源性类库欣综合征；患者本身垂体肾上腺皮质受到抑制、功能减退，一旦停药或遭受应激，可发生肾上腺功能低下。

（二）临床表现

除高血压外，尚有向心性肥胖，满月脸，多毛，皮肤细薄而有紫纹，血糖增高等特征性表现。实验室检查 24h 尿中 17-羟皮质类固醇或 17-酮皮质类固醇增多、地塞米松抑制试验及促肾上腺皮质激素兴奋试验阳性有助于诊断。颅内蝶鞍 X 线检查，肾上腺 CT放射性碘化胆固醇肾上腺扫描可用于病变定位诊断。

（三）治疗

皮质醇增多症病因复杂，治疗方法也各不相同。已知的病因有垂体性库欣病、肾上腺瘤、肾上腺癌、不依赖于 ACTH 双侧肾上腺增生、异位 ACTH 综合征等。治疗方法涉及手术、放射治疗及药物治疗。

六、主动脉缩窄

（一）病理生理

多数为先天性血管畸形，少数为多发性大动脉炎所引起高血压。

（二）临床表现

上肢血压增高，而下肢血压不高或降低，呈上肢血压高于下肢的反常现象，腹主动脉、股动脉及其他下肢动脉搏动减弱或不能触及，右肩胛间区、腋部可有侧支循环动脉的搏动和杂音或腹部听诊有血管杂音。检查胸部 X 线摄影可显示左心室扩大迹象，主动脉造影可明确诊断。

（三）治疗

对缓解期慢性期患者考虑外科手术治疗，急性期的可应用甲氨蝶呤和糖皮质激素，要密切监测血压，另外抗血栓应用阿司匹林对症治疗，应用扩血管及降压药。

七、妊娠高血压疾病

妊娠高血压疾病（旧称妊高征），平均发病率为 9.2%，是造成母婴围生期发病和死亡的重要原因之一。

（一）病理生理

妊娠高血压疾病基本病变为全身小动脉痉挛，导致全身脏器血流不畅，微循环供血不足，组织缺血缺氧，血管痉挛和血压升高导致血管内皮功能紊乱和损害，前列腺素合成减少，血栓素产生增多。结果血小板和纤维蛋白原等物质通过损伤处沉积在血管内皮下，进一步使管腔狭窄，加重组织缺血、缺氧，又刺激血管收缩，使周围循环阻力增大，血压进一步升高。

（二）临床表现

妊娠高血压疾病常于妊娠 20 周后开始发病，以血压升高、蛋白尿及水肿为特征。表现为体重增加过多，每周增加>0.5kg，经休息水肿不消退，后出现高血压。病情继续发展出现先兆子痫、子痫。重度妊娠高血压疾病血管病变明显，可导致重要脏器损害，出现严重并发症。妊娠高血压疾病时血细胞比容<35%，血小板计数<100×10⁹/L（10 万/mm³），呈进行性下降，白球比例倒置；重度妊娠高血压疾病可出现溶血。妊娠高血压疾病主要应与慢性高血压或肾脏病合并妊娠相鉴别。

（三）治疗

1. **一般治疗**　注意休息，轻症无需住院，中、重度患者应入院治疗。保证足够睡眠及思想放松。休息、睡眠时取左侧卧位，少食盐及刺激性食物，戒酒。保证能量供应及足够蛋白质；对于中、重度患者每 4h 测一次血压，密切注意血压变化。

2. **药物治疗**　轻度患者适当服用镇静药物，如地西泮、苯巴比妥等，以保证休息。一般不用降压药物和解痉药。中度患者，硫酸镁是首选解痉药，硫酸镁血浓度治疗量为

2~3mmol/L,>3.5mmol/L 时膝腱反射消失,>7.5mmol/L 时可出现心跳呼吸停止。由于硫酸镁的中毒量和治疗量很接近，因此使用时应严防中毒。妊娠高血压疾病当血压>165/113mmHg 时，可能引起孕产妇脑血管意外、视网膜剥脱、胎盘灌流减少和胎盘早剥等。因此降压治疗是重要措施之一。应避免血压下降过快、过低而影响胎盘灌流导致胎儿缺血缺氧。对重度妊娠高血压疾病的心力衰竭伴水肿，可疑早期急性肾衰竭、子痫和脑水肿者，可应用快速利尿剂和 20%甘露醇脱水降颅压。

3. 扩容治疗　重度妊娠高血压疾病时因小动脉痉挛导致血容量相对不足，因此扩容应在解痉治疗的基础上进行。

八、护理措施及健康指导

请参阅本章第一节有关护理部分。

（宋婷婷）

第六章 冠状动脉粥样硬化性心脏病

冠状动脉粥样硬化性心脏病（coronary atherosclerotic heart disease）是指由于指冠状动脉粥样硬化使血管腔狭窄或阻塞，和（或）因冠状动脉功能性改变（痉挛）导致心肌缺血缺氧或坏死而引起的心脏病，统称冠状动脉性心脏病，简称冠心病。亦称缺血性心脏病。冠心病是动脉粥样硬化导致器官病变的最常见类型，严重危害人类健康。本病多发生在 40 岁以上成人，男性多于女性，近年来发病呈年轻化趋势。（图 6-1）。

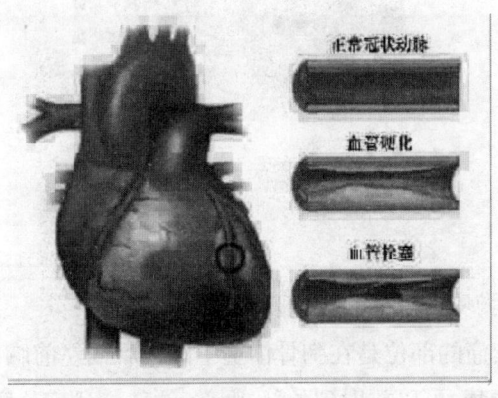

图 6-1 冠状动脉粥样硬化

由于病理解剖和病理生理变化的不同，本病有不同的临床类型。1979 年 WHO 曾将本病分为五型：①隐匿型冠心病；②心绞痛型冠心病；③心肌梗死型冠心病；④缺血性心肌病型冠心病；⑤猝死型冠心病。近年，临床医学家趋于将本病分为急性冠脉综合征（acute coronary syndrome，ACS）和慢性冠脉病（chronic coronary artery disease，CAD 或称慢性缺血综合征 chronic ischemia syndrome，CIS）两大类。前者包括不稳定性心绞痛（unstable angina，UA）、非 ST 段抬高性心肌梗死（non-ST- segment elevation myocardial infarction ，NSTEMI）和 ST 段抬高性心肌梗死（ST- segment elevation myocardial infarction ，STEMI），也有将冠心病猝死也包括在内；后者包括稳定性心绞痛、冠脉正常的心绞痛（如X综合征）、无症状性心肌缺血和缺血性心力衰竭（缺血性心肌病）。

第一节　心绞痛

稳定型心绞痛

稳定型心绞痛(stable angina pectoris)是在冠状动脉狭窄的基础上,冠状动脉供血不足引起的心肌急剧的、暂时的缺血与缺氧的临床综合征。临床特点为阵发性胸骨后或心前区压榨性疼痛。常发生于劳动或情绪激动时,持续数分钟,休息或用硝酸酯制剂后消失。(图6-2)。

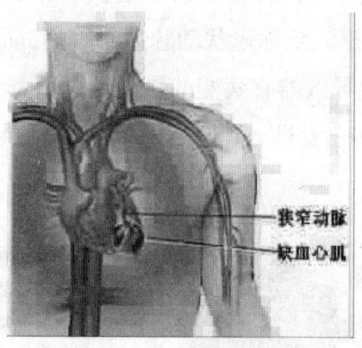

图6-2　心绞痛

一、临床表现

(一)症状

心绞痛以发作性胸痛为主要临床表现,疼痛的特点为:

1. 部位　典型心绞痛的部位是在胸骨体上中段之后或左前胸,范围有手掌大小甚至横贯前胸,界限不很清楚,可以放射到颈部、咽部、颌部、上腹部、肩背部、左臂及左手指,非典型者可以表现在胸部以外的其他部位如上腹部、咽部、颈部等。疼痛每次发作的部位往往是相似的。(图6-3)。

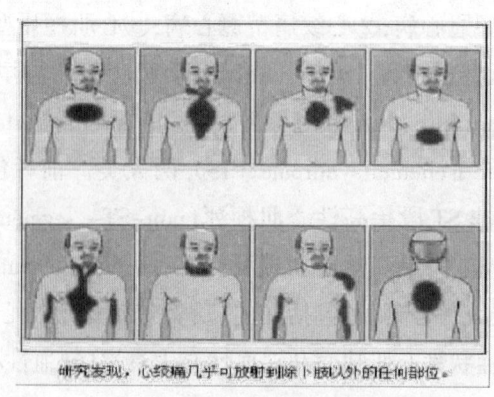

研究发现,心绞痛几乎可放射到除下肢以外的任何部位。

图6-3　心绞痛疼痛部位

2. 性质 常呈紧缩感、绞榨感、压迫感、烧灼感、胸闷或窒息感、沉重感,有的只表现为胸部不适、乏力或气短,主观感觉个体差异较大,但无刺痛或锐痛,疼痛发作时,患者往往被迫停止原来的活动,直至症状缓解。

3. 持续时间 疼痛呈阵发性发作,持续数分钟,一般不会超过 10min,可数天、数周发作一次,也可一日内多次发作。

4. 诱因 常因体力劳动或情绪激动而诱发,也可在饱餐、寒冷、阴雨天气、吸烟时发作。疼痛发生在体力劳动或激动的当时。

5. 缓解方式 一般停止诱因活动后疼痛即可缓解,或舌下含服硝酸甘油后也能在 2~5 分钟内缓解。

(二)体征

平时一般无异常体征。心绞痛发作时常见面色苍白、心率增快、血压升高、表情焦虑、皮肤冷或出汗等,有时可闻及第四心音、第三心音或奔马律,一过性收缩期杂音。

二、分级

加拿大心血管病学会(CCS)把心绞痛严重程度分为 4 级

Ⅰ级:一般体力活动(如步行和登楼)不受限,仅在强、快或持续用力时发生心绞痛。

Ⅱ级:一般体力活动轻度受限,快步、饭后、上楼、寒冷或风中行走、情绪激动等可发作心绞痛,或仅在睡醒后数小时内发作,一般情况下平地步行 200m 以上或登楼一层以上受限。

Ⅲ级:一般体力活动明显受限,一般情况下平地步行 200m 内,或登楼一层引起心绞痛。

Ⅳ级:轻微活动或休息时即可发生心绞痛。

三、实验室及其他检查

1. 心电图 是发现心肌缺血、诊断心绞痛最常用的检查方法。约有半数病人静息心电图为正常,可有陈旧性心肌梗死的改变或非特异性 ST 段和 T 波异常。心绞痛发作时,多数病人出现暂时性心肌缺血引起的 ST 段压低($\geq 0.1mV$),有时出现 T 波倒置,在平时有 T 波持续倒置的病人,发作时可变为直立。运动负荷试验及 24h 动态心电图可显著提高缺血性心电图的检出率。(图 6-4)。

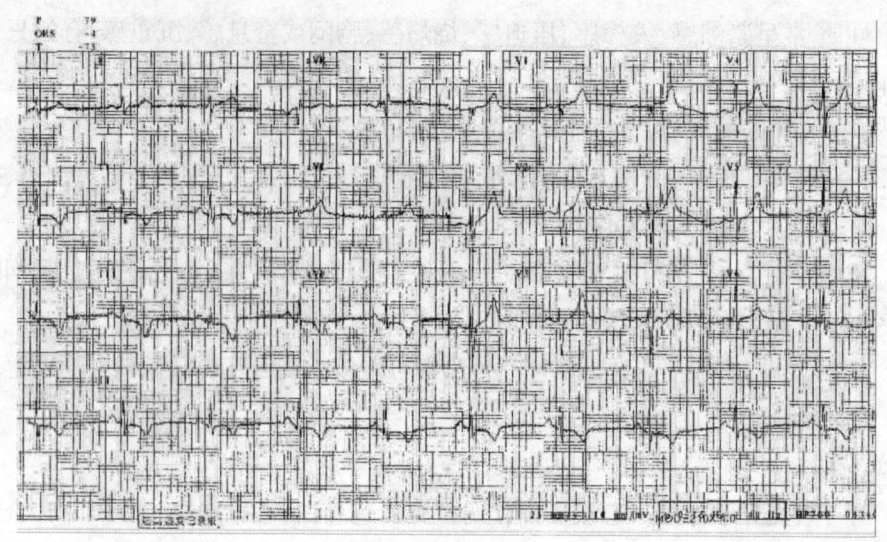

图 6-4

2. 放射性核素检查 利用放射性铊心肌显像所示灌注缺损提示心肌供血不足或血供消失,对心肌缺血诊断较有价值。

3. 冠状动脉造影 对冠心病具有确诊价值,并对选择治疗方案及判断预后极为重要。

4. 超声检查 超声心动图可探测到缺血区心室壁的运动异常;多排螺旋 CT 对诊断具有确诊价值。

四、治疗要点

1. 休息 心绞痛发作时立刻休息,症状一般在停止活动后即可消除。

2. 吸氧

3. 药物治疗

(1)硝酸酯类 该类药物可扩张冠状动脉、降低血流阻力、增加冠状动脉循环血流量,同时能扩张周围血管,减少静脉回流,降低心室容量、心脏内压力、心排血量和血压,减低心脏前后负荷和心肌需要量,从而缓解心绞痛。患者有青光眼、颅内压增高、低血压者不宜应用本类药物。常用药物有硝酸甘油和单硝酸异山梨酯等,1~2min 开始起效,作用持续约 30min。对约 92%的患者有效,其中 76%在 3min 内见效。

(2)β 受体阻滞剂 能抑制心脏肾上腺素 β 受体,减慢心率、降低血压,减弱心肌收缩力和降低心肌耗氧量,从而缓解心绞痛发作。常用药物有美托洛尔和比索洛尔等。

(3)钙离子拮抗剂 能抑制钙离子进入细胞和心肌细胞兴奋-收缩耦联中钙离子的作用,因而可抑制心肌收缩,减少心肌氧耗,扩张冠状动脉,解除冠状动脉痉挛,改善心肌供血。常用药物有合心爽、硝苯地平、氨氯地平等。

(4)抗血小板药物 若无特殊禁忌,所有患者均应服用阿司匹林。

(5)调脂药物 调脂药物在治疗冠状动脉粥样硬化中起重要作用,他汀制剂可延缓冠状动脉斑块进展、稳定斑块和抗炎等作用，并可改善血管内皮细胞功能。常用药物有辛伐他汀、阿托伐他汀、瑞舒伐他汀等。

（6）血管紧张素转换酶抑制剂或血管紧张素受体拮抗剂　在稳定型心绞痛患者中，合并糖尿病、高血压、心力衰竭的患者建议使用血管紧张素转换酶抑制剂，不能耐受血管紧张素转换酶抑制剂患者可使用血管紧张素受体拮抗剂，可使心绞痛的心血管死亡事件显著降低。常用药物有卡托普利、贝那普利等。

（7）代谢类药物　曲美他嗪通过调节心肌能源底物，抑制脂肪酸氧化，促进葡萄糖氧化，优化心肌能量代谢，能改善心肌缺血及左心室功能，缓解心绞痛，而不影响血流动力学。

（8）中医中药治疗　如活血化瘀治疗。

4. 冠心病介入治疗（PCI）

5. 外科治疗　对病情严重，药物治疗效果不佳，经冠状动脉造影后显示不适合介入治疗者，应及时作冠状动脉旁路移植术，简称冠脉搭桥术。

<h2 style="text-align:center">不稳定型心绞痛</h2>

不稳定型心绞痛（unstable angina,UA）是指稳定型劳力性心绞痛以外的缺血性胸痛，包括初发型劳力性心绞痛、恶化型劳力性心绞痛，以及各型自发性心绞痛。不稳定型心绞痛通常认为是介于稳定型心绞痛与急性心肌梗死之间的一种临床状态。

一、临床表现

（一）症状

胸痛的部位、性质与稳定型心绞痛相似，但通常程度更重，持续时间较长，患者偶尔从睡眠中痛醒，具有以下特点：

1. 诱发心绞痛的体力活动阈值突然或持久的降低。

2. 原为稳定性心绞痛，在 1 个月内疼痛发作的频率增加，程度加重、时限延长、诱发因素变化，硝酸酯类药物缓解作用减弱。

3. 1 个月之内新发生的心绞痛，并因较轻的负荷所诱发。

4. 出现静息性及夜间性心绞痛、较轻微活动即可诱发心绞痛，发作时表现有 ST 段抬高的变异性心绞痛也属此列。

5. 疼痛放射至附近或新的部位。

6. 发作时伴有新的相关特征，如出汗、恶心、呕吐、心悸或呼吸困难。

7. 由于贫血、感染、甲亢、心律失常等原因诱发的心绞痛。

（二）特征

可有一过性第三心音或第四心音，重症者可有肺部啰音或原有啰音增加、心动过缓或心动过速，或因二尖瓣反流引起的收缩期杂音。

(三)不稳定型心绞痛危险度分层(表6-1)

表6-1

	心绞痛类型	发作ST段降低幅度	持续时间	肌钙蛋白T或I
低危组	初发、恶化劳累型。无静息时发作	≤1mm	<20min	正常
中危组	a:1个月内出现的静息心绞痛,但48h内无发作(多数由劳累型心绞痛进展而来) b:梗死后心绞痛	>1mm	<20min	正常或轻度升高
高危组	48h内反复发作静息心绞痛	>1mm	>20min	升高

二、治疗要点

不稳定性心绞痛是严重的、具有潜在危险性的疾病,随时可能发展为急性心肌梗死,因此应引起高度重视。对疼痛发作频繁或持续不缓解以及高危患者应立即住院治疗。

1. 休息 卧床休息,消除心理负担,保持环境安静,必要时给予小剂量的镇静剂和抗焦虑药物。

2. 吸氧 维持氧饱和度达到90%以上。

3. 积极诊治可能引起心肌耗氧量增加的疾病,如感染、发热、急性胃肠炎功能紊乱、甲状腺功能亢进症、贫血、心律失常和原有心力衰竭的加重等。

4. 必要时应重复检测心肌坏死标记物,以排除急性心肌梗死。

5. 药物治疗

(1)硝酸酯类制剂

(2)β受体阻滞剂

(3)钙离子拮抗剂

(4)抗凝制剂

(5)抗血小板制剂

(6)血管紧张素转换酶(ACE)抑制剂

(7)调脂制剂

6. 急诊冠状动脉介入治疗

心绞痛护理

一、一般护理

(一)休息与活动

保持适当的体力活动,以不引起心绞痛为度,一般不需卧床休息,但心绞痛发作时立即停止活动,卧床休息,协助患者取舒适体位;不稳定性心绞痛患者,应卧床休息。缓解期可逐渐增加活动量,应尽量避免各种诱发因素,如过度体力活动、情绪激动、寒冷刺激、饱餐等。

(二)吸氧

给予氧气吸入,增加血液中的氧含量,有利于缓解心绞痛。

(三)止痛

遵医嘱用药,疼痛发作时可立即舌下含化硝酸甘油 5mg,3~5min 症状可缓解。

(四)饮食

以低盐、低脂、低胆固醇、高维生素、易消化饮食为主。告知患者合理饮食的重要性,进食不易过饱,保持大便通畅、戒烟酒、肥胖者控制体重。

二、病情观察及护理

1. 观察心绞痛发作的部位、性质、程度、持续时间、诱因及缓解方式。

2. 持续给予心电监护,严密观察血压、心率、氧饱和度及心电图变化。

3. 防止发生急性心肌梗死,观察是否有心肌梗死的先兆,如心绞痛发作频繁且加重、休息及含服硝酸甘油未缓解及有无心律失常、心力衰竭等。

4. 遵医嘱用药,观察药物疗效及不良反应。

5. 及时描记心电图、监测心肌损伤标记物,并观察动态变化。

三、用药观察及护理

(一)硝酸酯类

1. 含服硝酸酯类药物,宜坐位或卧位。

2. 静脉输液使用时注意观察血压,严格控制滴速。

3. 易产生耐药性,停药后会很快恢复,注意间歇给药。

4. 不良反应有面部潮红、头痛、头晕、心悸、直立性低血压。

5. 慎用:青光眼、低血压、休克、颅内压增高患者。

(二)β 受体阻滞剂

1. 监测心率或脉搏,若<50 次/min,及时通知医生减量或停药。

2. 禁用:支气管哮喘及心动过缓的患者。

(三)钙通道阻滞剂

1. 硝苯地平缓释剂可引起牙龈增生,下肢水肿。

2. 注意观察血压及肝肾功能。

3. 慎用:主动脉狭窄、心力衰竭患者。

(四)抗凝及抗血小板聚集药物

1. 可引起出血的风险,使用时应注意观察皮肤黏膜、牙龈、胃肠道、颅内有无出血的表现。

2. 定期监测血常规、大便隐血及血压的变化。

3. 胃肠功能差的患者可饭后服用阿司匹林,以减少对胃黏膜的刺激。

4. 慎用：胃肠道有出血及溃疡患者。

（五）血管紧张素转换酶抑制剂（ACEI）或血管紧张素受体拮抗剂（ARB）

1. 注意低血压和低灌注。

2. 监测肾功能和血钾。

3. ACEI 可引起干咳不适。

（六）他汀类药物

1. 不良反应有腹痛、腹泻、便秘、皮疹、肌痉挛、血清转氨酶升高。

2. 禁用：对他汀类药物过敏、血清转氨酶无原因持续升高、严重肝肾损害及胆汁淤积性肝硬化。

四、心理护理

1. 与患者进行交流沟通，安慰患者，鼓励患者表达内心想法，取得患者的信任。

2. 耐心向患者讲解疾病相关知识，消除紧张、焦虑或恐惧等不良情绪，告知患者不良情绪会增加心脏负荷，增加氧耗，容易诱发心绞痛。

3. 患者的支持系统：让患者的家属或朋友多关心和鼓励患者。

五、健康指导

（一）合理饮食

1. 进食清淡、低盐低脂、低胆固醇、高维生素、易消化饮食。

2. 少量多餐，忌饱餐。

（二）生活方式

1. 戒烟限酒

2. 控制体重

3. 避免浓茶、咖啡等刺激性食物。

4. 保持情绪乐观，减轻精神压力。

5. 适当运动，循序渐进，劳逸结合。

（三）预防便秘

1. 多吃新鲜水果、蔬菜。

2. 指导患者按摩腹部，以刺激肠蠕动。

3. 排便时勿用力，必要时使用缓泻剂。对有潜在便秘危险的患者，可预防性的使用通便药。

（四）诱因预防

避免劳累、饱餐、情绪激动、便秘及寒冷刺激等。

（五）用药指导

1. 遵医嘱按时按量服药，不得擅自减药或停药。

2. 指导自我监测药物的疗效和不良反应。

3. 外出时随身携带硝酸甘油,正确使用,应采用舌下含服,需采取坐位或卧位,不得站立服用,含服后 5min 症状不缓解可再次含服一片,含服 3 片未缓解立即拨打急救电话。硝酸甘油需采用棕色瓶避光保存,取用后立即旋紧瓶塞,防止受潮变质而失效,开瓶后有效期 3 个月。

4. 使用 β 受体阻滞剂注意监测心率或脉搏。

5. 钙通道阻滞剂及血管紧张素转换酶抑制剂需监测血压,定期复查肝肾功。

6. 抗血小板聚集药物观察有无牙龈、皮下及大便出血,定期复查血常规及大便隐血。

7. 他汀类药物需定时复查肝功能。

(六)积极治疗高血压、高血脂、糖尿病等与冠心病有关的疾病

第二节　心肌梗死

心肌梗死(myocardial infarction,MI)包括急性心肌梗死和陈旧性心肌梗死,主要是指心肌缺血性坏死。急性心肌梗死是指在冠状动脉病变的基础上,发生冠状动脉血供急剧减少或中断,使相应的心肌严重而持久地急性缺血所致,属冠心病的严重类型。(图6-5)。

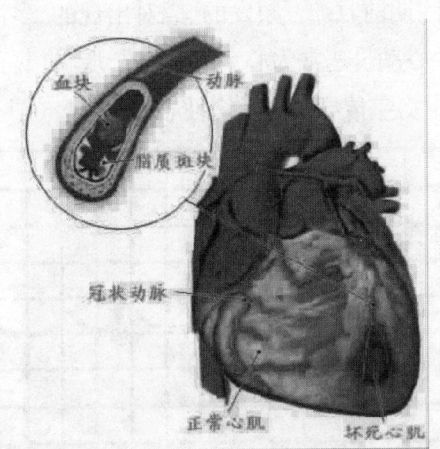

图 6-5　急性心肌梗死

一、临床表现

与心肌梗死面积的大小、部位、侧支循环情况密切相关。

(一)先兆

约有 50%~81.2% 的患者在起病前数日至数周有乏力、烦躁、胸部不适、心悸等前驱症状,其中以初发性心绞痛和恶化型心绞痛最突出,心绞痛发作较以往频繁、程度较重、持续时间长,硝酸甘油疗效差,诱发因素不明显。心电图示 ST 段一过性明显抬高或压低,T 波倒置或增高。及时处理先兆症状,可使部分患者避免发生心肌梗死。

（二）症状

1. 疼痛

最早出现的最突出症状。其性质和部位与心绞痛相似，但多无明显诱因，多发生于清晨安静时，程度剧烈，呈难以忍受的压榨、窒息或烧灼样，常伴烦躁不安、出汗、恐惧，或有濒死感，持续时间较长，可达数小时或数天，休息和含服硝酸甘油多无效，少数患者无疼痛，一开始即表现为休克或急性心力衰竭，部分患者疼痛可向上腹部、下颌、颈部、背部放射，易造成误诊。

2. 全身症状

有发热、心动过速、WBC 增高和血沉增快，由坏死物质吸收所引起，一般在疼痛发生后24~48h 出现，程度与梗死范围常呈正相关，体温一般在 38℃左右，很少超过 39℃，持续约一周。

3. 胃肠道症状

可伴有恶心、呕吐和上腹胀痛，与迷走神经受坏死心肌刺激和心排血量降低、组织灌注不足等有关，肠胀气亦不少见，重症者可发生呃逆。

4. 心律失常

见于 75%~95%的患者，多发生在起病 1~2 周，而以 24h 内最多见，心律失常以室性心律失常最多，尤其是室性期前收缩。频发的、成对出现的、多源性或呈 RonT 现象的室性期前收缩以及短阵室性心动过速常为心室颤动的先兆。前壁心肌梗死易发生室性心律失常，下壁心肌梗死易发生房室传导阻滞及窦性心动过缓。（图 6-6,图 6-7,图 6-8）。

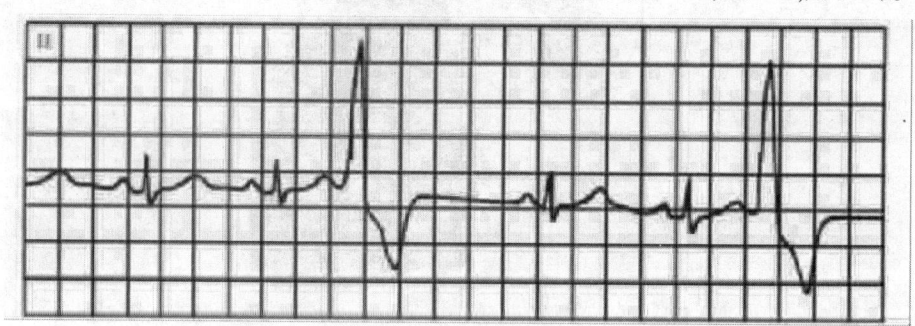

图 6-6　室性期前收缩

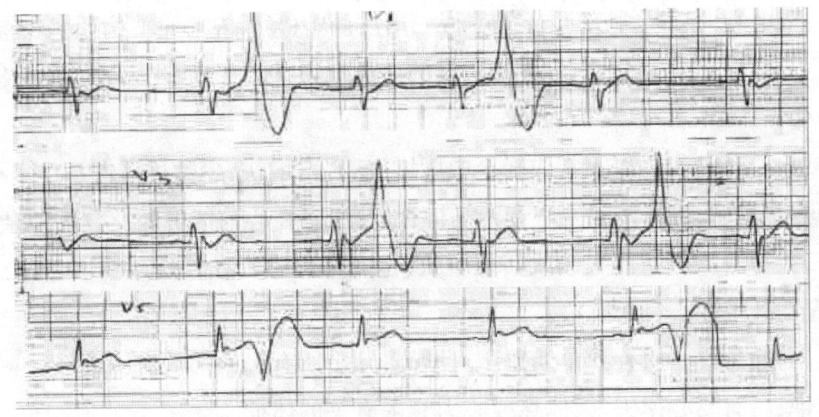

图 6-7　RonT 现象的室性期前收缩

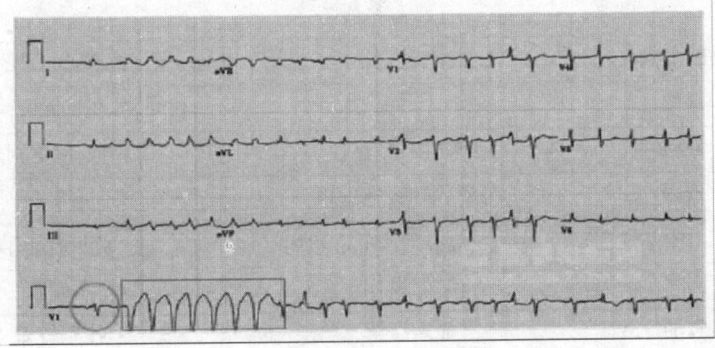

图 6-8　短阵室性心动过速

5. 低血压和休克

疼痛时血压下降常见,未必是休克,但疼痛缓解而收缩压仍低于 80mmHg,且病人烦躁不安、面色苍白、皮肤湿冷、脉细而快、大汗淋漓、尿少、神志迟钝,甚至晕厥者,则为休克表现。休克多在起病后数小时至 1 周内发生,见于约 20% 的患者,主要是心源性休克,为心肌广泛(40% 以上)坏死,心排血量急剧下降所致,也与神经反射引起的周围血管扩张或血容量不足等因素有关。

6. 心力衰竭

主要是急性左心衰竭,可在起病最初几天内发生,或在梗死演变期出现,系梗死后心肌收缩力显著减弱或不协调所致,其发生率约为 32%~48%。患者表现为呼吸困难、咳嗽、发绀、烦躁等症状,严重者可发生肺水肿,随后可发生颈静脉怒张、肝大、水肿等右心衰竭表现 右心室心肌梗死者可一开始即出现右心衰竭表现,伴血压下降。

心梗 Killip 分级:用于在急性心肌梗死(AMI)所致的心力衰竭的临床分级。

Ⅰ级:尚无明显的心力衰竭征象。

Ⅱ级:轻至中度心力衰竭,肺部啰音<50%肺野,可出现第三心音奔马律,持续性窦性心力过速或其他心律失常,病死率 10%~20%。

Ⅲ级:重度心力衰竭,肺部啰音,范围大于1/2肺野(急性左心衰),病死率35%~40%。

Ⅳ级:心源性休克,有不同阶段和程度的血流动力学改变,病死率85%~95%。

(三)体征

1. 心脏:心脏浊音界可正常或轻至中度增大;心率增快,少数可减慢;心律不齐;心尖部第一心音减弱,可闻及第四心音奔马律;部分患者在心前区可闻及收缩期杂音或喀喇音,为二尖瓣乳头肌功能失调或断裂所致;也有部分患者在起病2~3d出现心包摩擦音,为反应性纤维性心包炎所致。

2. 血压:除急性心肌梗死早期血压可增高,几乎所有病人都有血压下降。

3. 其他:可有与心律失常、休克或心力衰竭有关的体征。

(四)心绞痛与心肌梗死的区别(表6-2)

表6-2

	项目	心绞痛	急性心肌梗死
疼痛	部位	胸骨上、中段之后	相同,可在较低位或上腹部
	性质	压榨性或窒息性	相似,但更剧烈
	诱因	劳累、情绪、饱餐等	不常有
	时限	短,1~5min 或 15min 以内	长,数小时或 1~2d
	频率	频繁发作	不频繁
	硝酸甘油疗效	显著缓解	作用较差
气喘或肺水肿		极少	常有
血压		升高或无显著改变	常降低甚至发生休克

二、实验室检查及其他检查

1. 实验室检查

(1)血液检查:起病后24~48h后白细胞可增加,中型粒细胞增多,红细胞沉降率增快,C反应蛋白增高均可持续1~3周。

(2)血清心肌坏死标记物增高(表6-3)

表6-3

心肌酶	起病	高峰	恢复
肌酸激酶同工酶(CK-MB)	4h	16~24h	3~4d
肌酸激酶(CK)	6h	24h	3~4d
天门冬氨酸氨基转移酶(AST)	6~12h	24~48h	3~6d
乳酸脱氢酶(LDH)	8~10h	2~3d	1~2周
肌钙蛋白 I(cTnI)或	3~4h	11~24h	7~10d
肌钙蛋白 T(cTnT)	3~4h	24~48h	10~14d
肌红蛋白	2h	12h	24~48h

　　CK 的同工酶 CK-MB 诊断 AMI 的 特异性最高,CK-MB 增高的程度能准确地反映梗死的范围,其高峰出现时间是否提前有助于判断溶栓治疗是否成功。cTnI 或 cTnT 是诊断心肌坏死最特异和敏感的首选指标。

　　2. 其他检查

　　(1)心电图

　　1. 特征性改变

　　①ST 段抬高性 MI 心电图表现特点：面向透壁心肌坏死区, ST 段明显抬高呈弓背向上型宽而深的 Q 波(病理性 Q 波),T 波倒置;背向心肌坏死区,R 波增高,ST 段压低和 T 波直立并增高。(图 6-9)。

　　②非 ST 段抬高性 MI 心电图表现特点:无病理性 Q 波,有普遍性 ST 段压低≥0.1mV,但 aVR 导联 ST 段抬高,或有对称性 T 波倒置;无病理性 Q 波,也无 ST 段变化,仅有 T 波倒置变化。(图 6-10)。

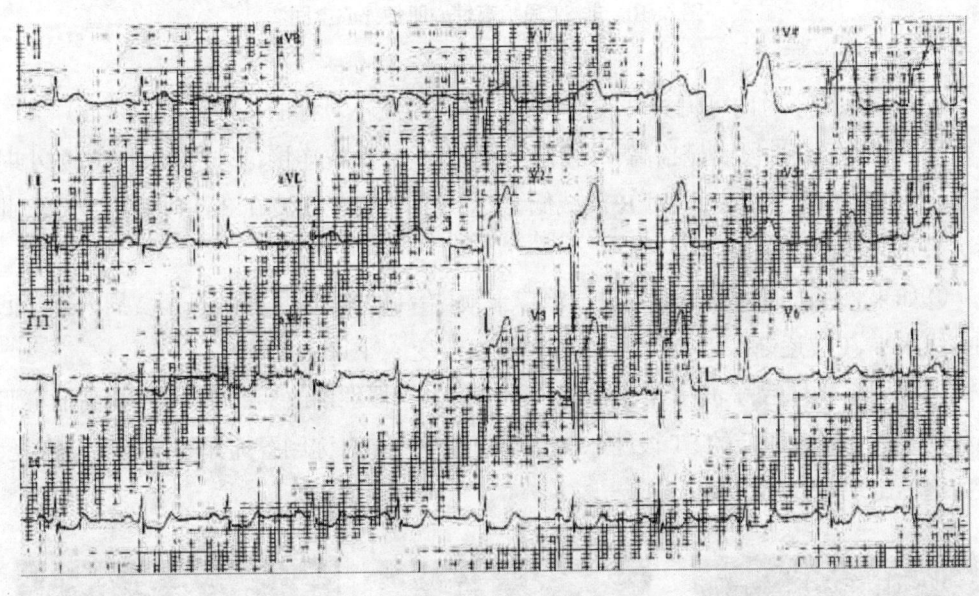

图 6-9　ST 段抬高性心肌梗死

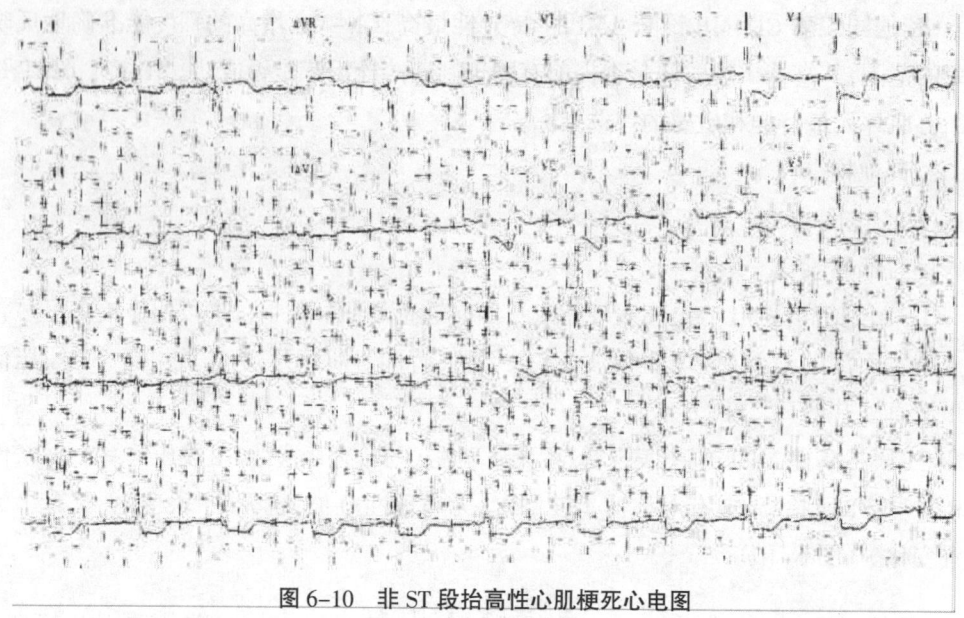

图 6-10 非 ST 段抬高性心肌梗死心电图

2. 动态性改变

①在起病数小时内可无异常或出现异常高大两支不对称的 T 波。(图 6-11)

②数小时后,ST 段明显抬高,弓背向上,与直立的 T 波连接,形成单相曲线;数小时至 2d 内出现病理性 Q 波,同时 R 波减低,为急性期改变。Q 波在 3~4d 内稳定不变,此后大多永久存在。(图 6-12)

③如果急性心肌梗死早期不进行治疗干预,抬高的 ST 段可在数日至 2 周内逐渐回到基线水平,T 波逐渐平坦或倒置,为亚急性期改变。(图 6-13)

④数周至数月后,T 波呈 V 形倒置,两支对称,为慢性期改变。非 ST 段抬高的心肌梗死则表现为普遍压低的 ST 段(除 aVR,有时 V₁ 外)和对称倒置加深的 T 波逐渐恢复,但始终不出现 Q 波。

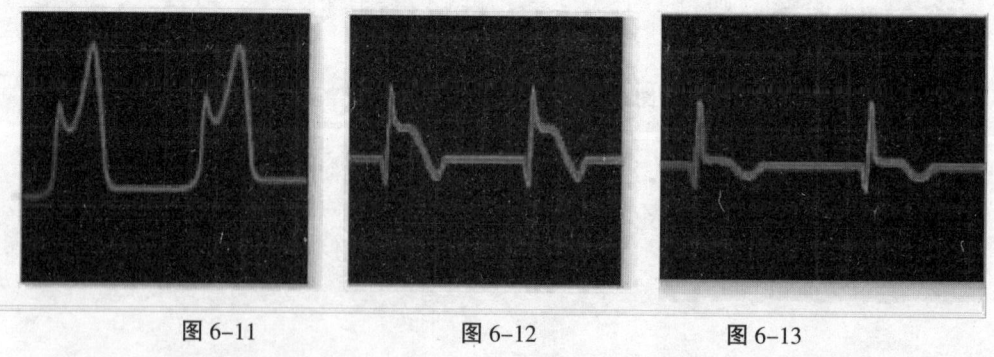

图 6-11　　　　　　图 6-12　　　　　　图 6-13

心电图定位诊断:ST 段抬高性 MI 的定位和范围可根据出现特征性改变的导联数来判断:V₁~V₃ 导联示前间隔 MI,V₃~V₅ 导联示局限前壁 MI,V₁~V₅ 导联示广泛前壁 MI,Ⅱ、Ⅲ、aVF 导联示下壁 MI,Ⅰ、aVL 导联示高侧壁 MI,V₇~V₈ 导联示正后壁 MI,Ⅱ、

Ⅲ、aVF 伴右胸导联(V4R)示右室下壁 MI 并发右室梗死。

典型心电图(图 6-14,图 6-15)

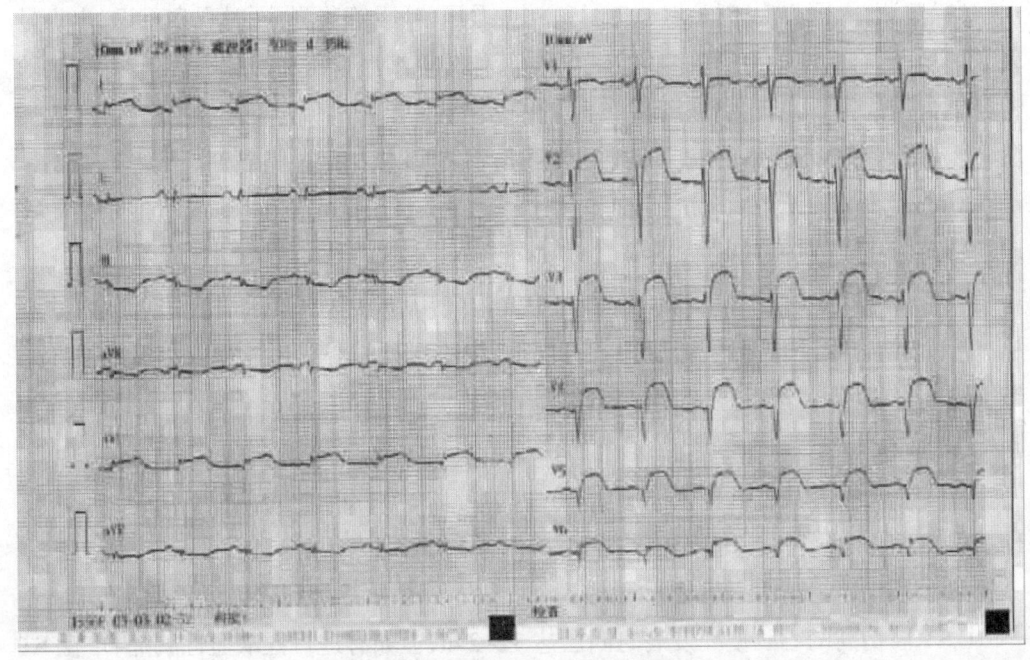

图 6-14　广泛前壁心肌梗死

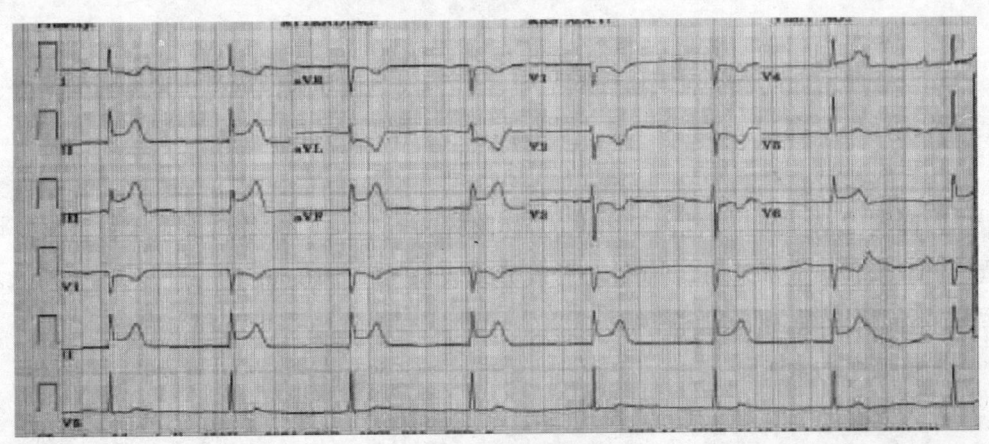

图 6-15　下壁心肌梗死

(2)超声心动图　有助于了解心室壁的运动和左心室功能,诊断室壁瘤和乳头肌功能失调等。

(3)放射性核素检查　可显示心肌梗死的部位与范围,观察左心室壁的运动和左心室射血分数,有助于判定心室的功能,诊断梗死后造成的室壁运动失调和心室壁瘤。

三、治疗要点

1.一般治疗

(1)休息:急性期需绝对卧床 1 周,保持环境安静。

（2）吸氧：给予持续鼻导管或面罩吸氧，氧流量为 3~5L/min。病情严重者根据氧分压处理。

（3）监测：入冠心病监护室（CCU）行心电、血压、呼吸等监测，同时观察意识、出入量及末梢循环，有血流动力学改变可行漂浮导管作肺毛细血管压和静脉压监测。除颤仪随时处于备用状态。

2. 解除疼痛：尽快解除病人疼痛。常用药物有吗啡、硝酸酯类制剂。

3. 心肌再灌注治疗：为防止梗死面积扩大，缩小心肌缺血范围，应尽早使闭塞的冠状动脉再通，使心肌得到再灌注。

（1）溶栓疗法：在起病 6h 内，最多在 12h 内使用纤溶酶原激活剂溶解冠脉内的血栓，使闭塞的冠状动脉再通，心肌得到再灌注，濒临坏死的心肌可能得以存活或使坏死范围缩小，从而改善预后，是一种积极的治疗措施。

①适应症：

A.两个或两个以上相邻导联 ST 段抬高（胸导联≥0.2mV，肢导联≥0.1mV），或病史提示急性心肌梗死伴左束支传导阻滞，起病时间<12h，病人年龄<75 岁；

B.ST 段显著抬高的心肌梗死病人年龄>75 岁，经慎重权衡利弊仍可考虑。

C.ST 段抬高的心肌梗死发病时间已达 12~24h，但如有进行性缺血性胸痛，广泛 ST 段抬高者可考虑。

②禁忌症：

A.既往任何时间发生过出血性脑卒中，1 年内发生过缺血性脑卒中或脑血管事件。活动性消化性溃疡

B.颅内肿瘤。

C.近期（2~4 周）活动性内脏出血（月经除外）；近期（<3 周）外科大手术；近期（2~4 周）创伤史，包括头部外伤、创伤性心肺复苏或较长时间（>10min）的心肺复苏；近期（<2 周）在不能压迫部位的大血管穿刺。

D.可疑主动脉夹层。

E.入院时严重而未控制的高血压（>180/110mmHg）或慢性严重高血压病史。

F.妊娠。

③溶栓药物：常用溶栓剂有非特异性和特异性纤溶酶原激活剂，如尿激酶、链激酶和重组组织型纤溶酶原激活剂（rt-PA）等。临床常用药物有尿激酶（UK），给药剂量为 100 万~150 万/U 溶于 100ml 生理盐水中，于 30~60min 内静脉滴入。溶栓结束后继续用普通肝素或低分子肝素 3~5d。

溶栓再通直接判断指标：即根据冠状动脉造影显示的血流情况，采用 TIMI 分级标准，将冠状动脉血流分为 4 级。TIMI0 级：梗死相关血管完全闭塞，远端无造影剂通过；TIMI1 级：少量造影剂通过冠状动脉闭塞处，但远端血管不显影；TIMI2 级：梗死相关血管

完全显影,但与正常血管相比血流缓慢;TIMI3 级:梗死相关血管完全显影,且血流正常。

溶栓再通间接判断指标:即临床判断标准。具备下列 2 项或以上者视为再通(但②和③组合除外):①ST 段于用药开始后 2h 内回落>50%;②胸痛于用药开始后 2h 内基本消失;③用药开始后 2h 内出现再灌注性心律失常;④血清 CK-MB 峰值提前出现,在起病 14h 内。

(2)介入治疗:经皮冠状动脉腔内成形(PTCA)及支架植入术(PCI)。

(3)外科治疗:冠状动脉旁路移植术(CABG)。

4. 治疗各种并发症:如心律失常、控制休克、治疗心力衰竭等。

5. 其他治疗:抗凝疗法;β 受体阻滞剂、钙通道阻滞剂、血管紧张素转换酶抑制剂;极化液疗法。

四、护理常规

(一)一般护理

1. 休息与活动　卧床休息,保持环境安静,减少探视,防止不良刺激,解除焦虑,以减轻心脏负担。一般急性期 24h 内绝对卧床休息,对有并发症者可视病情适当延长卧床时间。如无再发心肌缺血、心律失常、心力衰竭等并发症,24h 后可行床上腹式呼吸、协助床上洗漱、床上坐起进餐、关节被动运动等;若无低血压,第 4d 可在坐椅上及床边活动;5~7d 后可在床边站立逐步过渡到床边、病房、室外走廊行走,逐步增加活动量,以不引起任何不适为限。运动时心率增加小于 10 次/min 可加大运动量,进入高一阶段的训练。若运动时心率增加超过 20 次/min,收缩压降低超过 15mmHg,出现心律失常或心电图 ST 段缺血型下降≥0.1mV 或上升≥0.2mV,则应退回到前一个运动水平,如出现胸痛、心悸、气喘、头晕、恶心、呕吐等症状及心律、血压、心电图改变时应立即停止活动,并通知医生及时处理。

2. 给氧　持续或间断吸氧,以增加心肌氧的供应,减轻缺血和疼痛。

3. 饮食　第一日应给予清淡流质或半流质饮食,2~3d 后软食,以低盐低脂、低胆固醇、高维生素、易消化饮食为主,少量多餐,不宜过饱。伴心功能不全者应适当限制钠盐的摄入。

4. 保持大便通畅　常规给予缓泻剂,预防便秘,嘱患者卧床期间应床上排便,解释床上排便对控制病情的重要意义。患者排便时应提供隐蔽条件,如隔帘、屏风遮挡。适当按摩腹部以促进肠蠕动,嘱患者排便时勿用力,以防引起心脏缺血缺氧甚至猝死。

5. 心理护理　在配合医生抢救的同时,做好患者及家属的解释及安慰工作,关心患者,重视其感受,并有针对性地进行疏导及帮助,解释不良情绪会增加心脏负荷及心肌耗氧量,不利于疾病控制。帮助患者树立战胜疾病的信心。

(二)病情观察及护理

1. 严密观察及监测患者生命体征、氧饱和度及心电图变化,严格记录出入量,及时发现心律失常、休克、心力衰竭等并发症的早期症状。备好各种抢救药品及设备。

2. 疼痛可加重心肌缺血缺氧,使梗死面积扩大,应及早采取有效的止痛措施,遵医嘱给予吗啡或哌替啶止痛,给予吸氧,静脉滴注硝酸甘油。及时询问病人疼痛及其伴随症状的变化情况,注意有无呼吸抑制、脉搏加快等不良反应,随时监测血压变化。

3. 对于有适应症的患者,应配合医生积极做好各项准备工作,进行溶栓疗法和急诊介入治疗,此举可以使闭塞的冠状动脉再通,心肌得到再灌注,是解除疼痛最根本的方法。

4. 避免各种诱发因素,如紧张、劳累、情绪激动、便秘、感染等。

(三)用药的观察及护理

急性心肌梗死患者同心绞痛患者一样需使用镇静、疼痛剂、β受体拮抗剂、钙通道阻滞剂、血管紧张素转换酶抑制剂、抗血小板药物,其护理见本章第一节心绞痛用药观察及护理。本节用药护理主要叙述溶栓药物的观察及护理。

1. 询问患者有无禁忌症,溶栓前检查血常规、出凝血时间和血型。遵医嘱应用溶栓药物,密切观察有无不良反应:①出血,包括皮肤黏膜出血、尿血、便血、咯血、颅内出血等;②低血压(收缩压低于 90mmHg);③过敏反应:寒战、发热、皮疹等。一旦出现上述不良反应,立即通知医生,给予及时处理。

2. 溶栓疗效观察:①胸痛 2h 内基本消失;②心电图 ST 段于 2h 内回降>50%;③2h 内出现再灌注性心律失常;④血清 CK-MB 酶峰值提前出现(14h 以内);⑤根据冠状动脉造影直接判断。

(四)并发症的观察及护理

1. 观察心律失常的发生,急性期患者持续心电监护,严密观察心电图变化,如有异常立即通知医生,遵医嘱用药,观察药物疗效及不良反应,注意监测水、电解质、酸碱平衡状态,及时纠正电解质紊乱和酸碱失衡,预防或减少心律失常发生。备好各种抢救药品及设备,如除颤仪、抢救车等,以便于随时使用。

2. 防止发生左心衰竭,严密观察患者有无呼吸困难、端坐呼吸、咳嗽、咳痰、烦躁等表现;避免一切可能加重心脏负担的因素,如饱餐、情绪激动、排便用力等,注意控制液体入量及速度。

3. 休克的观察,监测生命体征及意识状态,如果患者面色苍白、脉搏细速、血压下降、表情淡漠、尿量减少、四肢湿冷,应及时通知医生并按休克处理。

4. 观察肢体活动情况,注意有无下肢静脉血栓的形成及表现。

五、健康指导

1. 用药指导

(1)遵医嘱按时服药,不得擅自改变剂量和停药、换药。提高用药依从性。

(2)教会患者自我监测药物的疗效及不良反应。使用 β 受体阻滞剂注意监测心率或脉搏；使用血管扩张剂、钙通道阻滞剂及血管紧张素转换酶抑制剂需监测血压，定期复查肝肾功；使用抗血小板聚集药物观察有无牙龈、皮下及大便出血，定期复查血常规及大便隐血；使用他汀类药物需定时复查肝功能。

（3）含服硝酸甘油时勿站立，可取坐位或卧位，防止应低血压而晕倒。

（4）外出时随身携带硝酸甘油，告知患者正确储存硝酸甘油的方法（采用棕色瓶保存，取用后立即旋紧瓶盖，防止潮解变质而失效，开瓶后有效期为 3 个月）。

2. 合理饮食

（1）以低盐低脂、低胆固醇、高维生素、清淡易消化饮食为主，避免辛辣刺激性食物。

（2）少量多餐，忌饱餐。

3. 休息与活动

注意休息，避免过度活动。一般分阶段循序渐进增加活动量，提倡小量、重复、多次运动，适当的间隔休息，可以提高运动总量而避免超过心脏负荷。活动内容包括个人卫生、家务劳动、娱乐活动、步行活动，避免剧烈运动、竞技性活动或活动时间过长。病人在上下两层楼或步行 2km 而无任何不适时，可以恢复性生活。经 2~4 个月的体力活动锻炼后，酌情恢复部分或轻工作，以后逐渐恢复全天工作，但对重体力劳动、驾驶员、高空作业及其他精神紧张或工作量过大的工种应予更换。

4. 生活方式

（1）戒烟限酒。

（2）适当活动，控制体重。教会患者体重指数的计算方法，体重指数（BMI）具体计算方法是以体重的千克数除以身高平方米为单位。

世界卫生组织（WHO）公布的 BMI 计算公式为：体重指数（BMI）=体重（kg）/身高（m）^{2}。（表 6-4）。

例如：一个人的身高为 1.75m，体重为 68kg，他的 BMI=68/（1.75）^{2}=22.2（kg/m^2）

表 6-4

	男性	女性	参考值
过轻	低于 20	低于 19	正常体重 18~25
适中	20~25	19~24	超重 25~30
过重	25~30	24~29	轻度肥胖>30
肥胖	30~35	29~34	中度肥胖>35
非常肥胖	高于 35	高于 34	重度肥胖>40
专家指出最理想的体重指数是 22			

（3）保持乐观情绪，劳逸结合。

5. 防治便秘

（1）多食新鲜水果蔬菜。

（2）根据病情适当运动。

（3）指导患者按摩腹部，以刺激肠蠕动。

（4）若出现便秘，给予缓泻剂，排便时勿用力，以免发生意外。

6. 避免诱因

避免紧张、情绪激动、劳累、饱食、便秘、感染、吸烟、寒冷刺激、沐浴时水温过高或过低，时间过长等。

7. 告诉家属，积极支持和帮助患者改变不良生活方式，创造一个良好的身心休养环境，保持乐观平和的心情。

8. 定期门诊复查 ECG、血糖、血脂，积极治疗其他疾病，如有不适立即就诊。

（石夏兰）

第七章 心脏骤停与心脏性猝死

心脏骤停(sudden cardiac arrest,SCA)指心脏射血功能的突然终止。心脏骤停发生后,由于脑血流突然中断,10秒左右病人即可出现意识丧失。如能及时救治,病人可以存活,否则将导致生物学死亡,自发逆转者少见。心脏骤停常为心脏性猝死的直接原因。心脏性猝死(sudden cardiac death,SCD)指急性症状发作后1h内发生的以意识突然丧失为特征、由心脏原因引起的生物学死亡。心脏骤停与心脏性猝死的区别在于前者通过紧急治疗有逆转的可能性,而后者是生物学功能不可逆转的停止。

一、病因

绝大多数心脏性猝死发生在有器质性心脏病的患者,其中以冠心病最常见,尤其是心肌梗死。心肌梗死后左室射血分数降低是心脏性猝死的主要预测因素,频发性与复杂性室性期前收缩也可预示心肌梗死存活者发生猝死的危险。冠状动脉粥样硬化及其并发症所致者高达80%以上,各种心肌病引起的心脏性猝死约占5%~15%,其余5%~10%的心脏性猝死可由各种病因酿成。

心脏性猝死主要为致命性快速心律失常所致,如室扑、室颤和室速,其次为严重缓慢性心律失常和心室停顿,较少见的是无脉性电活动。非心律失常性心脏性猝死所占比例较少,常由心脏破裂、心脏流入和流出道的急性阻塞、急性心脏压塞等所致。

二、临床表现

心脏性猝死的临床经过可分为前驱期、终末事件期、心脏骤停、生物学死亡4个时期,不同病人各期表现有明显差异。

1. 前驱期:在猝死前数天或数月,有胸痛、气促、疲乏、心悸等非特异性症状,也可无前驱表现。

2. 终末事件期:心血管状态出现急剧变化到心脏骤停发生前的一段时间,自瞬间至持续1h不等。典型表现包括严重胸痛、急性呼吸困难、突发心悸或晕厥等。

3. 心脏骤停:意识丧失为该病期的特征。心脏骤停是临床死亡的标志,临床表现为:①病人突然意识丧失,伴有局部或全身性抽搐。②呼吸断续至呼吸停止。③皮肤苍白或发绀,瞳孔散大,两便失禁。④颈、股动脉搏动消失。⑤心音消失。

(1)心脏骤停心电图示:心室颤动、心室停搏、电-机械分离。(图7-1,图7-2,图7-3)。

（2）循环中止：血压测不到，大动脉搏动消失，心音消失。

（3）意识丧失：心脏停搏后 6~8s 出现，呈深度昏迷，对强刺激无反应。

（4）全身抽搐：部分病人有此表现，无器质性心脏病或心脏病较轻、全身情况良好者易出现，表现为全身伸侧肌群强烈收缩，可在意识丧失同时或之后出现，多发生在心脏停搏后 10s 内。

（5）呼吸停止：意识丧失后出现，先为断续样呼吸，然后停止，并出现全身发绀，也可能为间歇性叹气样呼吸。如在心肺复苏中措施及时而得当，其自主呼吸可能维持较长一段时间。多发生在心脏停搏后 20~30s 内。

（6）昏迷：30s 后。

（7）瞳孔散大：循环中止后约 50~60s 时出现。

4. 生物学死亡：从心脏骤停至发生生物学死亡时间的长短取决于原发病的性质以及心脏骤停至复苏开始的时间。心脏骤停发生后，大部分病人将在 4~6min 内开始发生不可逆脑损害，随后经数分钟过渡到生物学死亡。

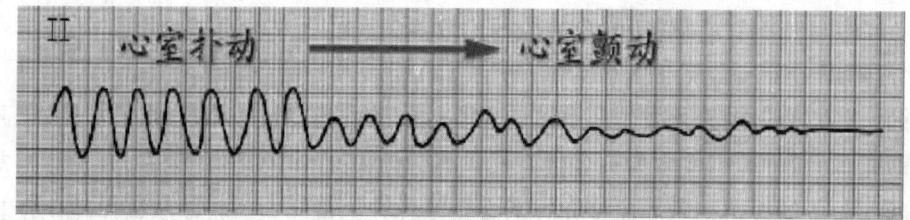

图 7-1　心室扑动、心室颤动

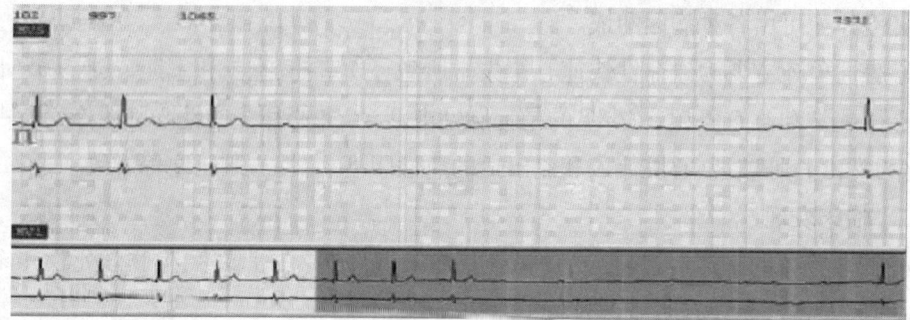

图 7-2　心室停搏

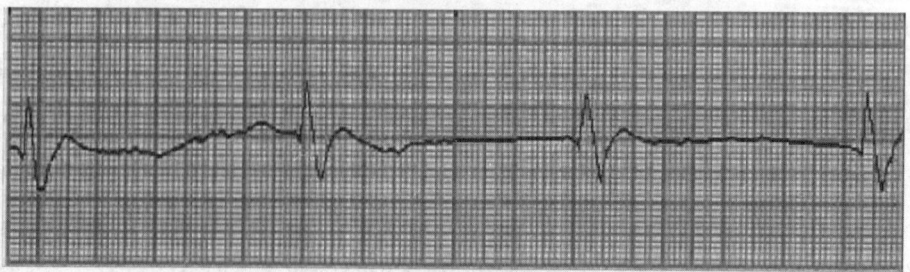

图 7-3　无脉性电活动

三、心脏骤停的处理

心脏骤停的生存率很低,在5%~60%之间。抢救成功的关键是快速识别和启动急救系统,尽早进行心肺复苏(cardiopulmonary resuscitation,CPR)和复律治疗。心肺复苏是恢复心跳与呼吸而采取的紧急急救措施。心肺复苏又分为初级心肺复苏和高级心肺复苏。成功的心肺复苏(心肺脑复苏),是恢复心跳、呼吸、智力和工作能力。心跳停止3s病人出现黑蒙;心跳停止5~10s出现晕厥;心跳停止15s出现昏厥或抽搐;心跳停止45s出现瞳孔散大;心跳停止1~2min出现瞳孔固定;心跳停止4~5min出现大脑细胞不可逆损害。因此要尽可能早地进行CPR,不要因为任何原因而延误复苏时间,大量实践证明:4min内50%的存活率;4~6min,10%的存活率;超过6min者4%的存活率;超过10min存活率几乎为0。最有效的抢救时间为"黄金4min"。

心肺脑复苏三个阶段现场复苏为基础生命支持(basi life suppor,BLS);高级生命支持(advenced life support ,ALS);持续生命支持(prolonged life support ,PLS)。

2015年成人生存链:①立即识别心脏骤停并启动急救系统;②尽早CPR,并强调胸外按压;③快速除颤;④有效的高级生命支持;5.综合的心脏骤停后治疗。(图7-4)

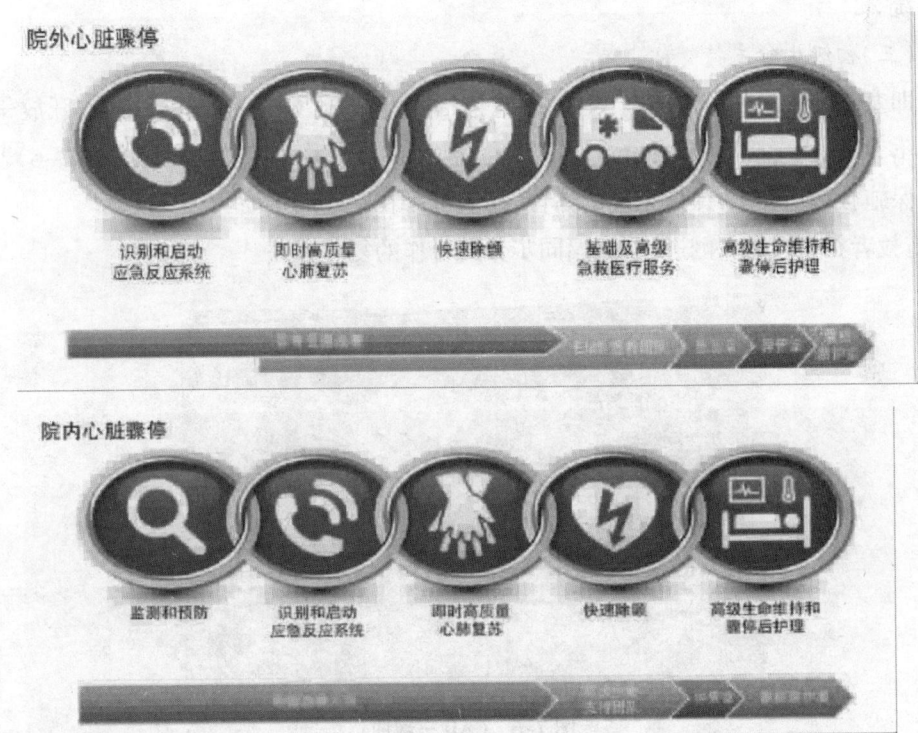

图7-4　成人生存链

(一)识别心脏骤停

当发现无反应或突然倒地的病人时,首先观察病人对刺激的反应,如重呼轻拍患者。判断大动脉有无搏动,如触摸颈动脉搏动。颈动脉位置:气管与颈部胸锁乳突肌之间的沟内。方法：一手食指和中指并拢，置于患者气管正中部位，男性可先触及喉结然后向一旁滑移约 2~3cm，至胸锁乳突肌内侧缘凹陷处（图 7-5）。突发意识丧失，无呼吸或无正常呼吸（即仅有喘息），检查脉搏的时间不应超过 10s，如 10s 内没有明确触摸到脉搏，视为心脏骤停，应呼叫和立即开始CPR。

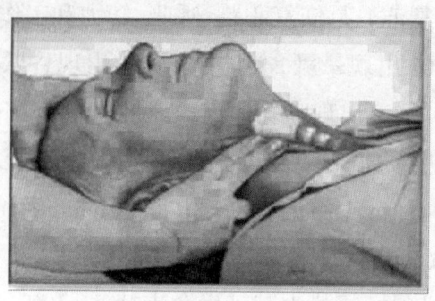

图 7-5　触摸颈动脉位置及方法

（二）呼叫

高声呼救，请求他人帮助。在不延缓实施心肺复苏的同时，应呼叫急救电话，启动急救系统。

（三）初级生命支持

即基础生命支持（BLS）。主要措施包括胸部按压（compression，C）、开放气道（airway，A）、人工呼吸（breathing，B）、除颤，前三者被简称为 CAB 三部曲（图 7-6）。首先确保施救环境安全，保持正确的体位，病人仰卧在坚固的平面上，施救者在病人的一侧进行，提倡同步分工合作的复苏方法。

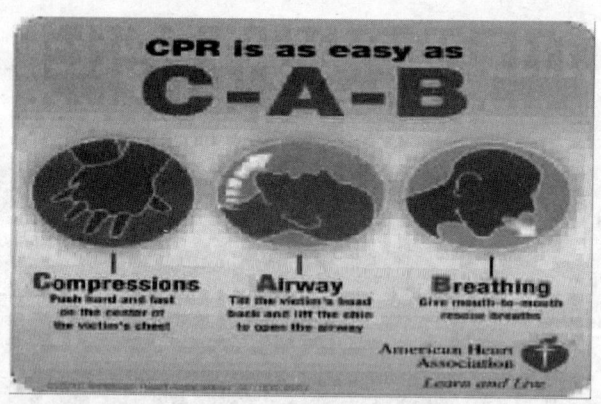

图 7-6　CAB 三部曲

1. 胸外按压（compression，C）：是建立人工循环的主要方法。

通过胸外按压可维持一定的血液流动，配合人工呼吸可为心脏和脑等重要脏器提供一定的含氧血液，为进一步复苏创造条件。

（1）按压部位：胸骨中下 1/3 交界处或双乳头与前正中线交界处。用手指触到靠近施救者一侧的胸廓肋缘,手指向中线滑动到剑突部位,取剑突上两横指,另一手掌跟置于两横指上方,置胸骨正中,另一只手叠加之上,手指锁住,交叉抬起。(图7-7)

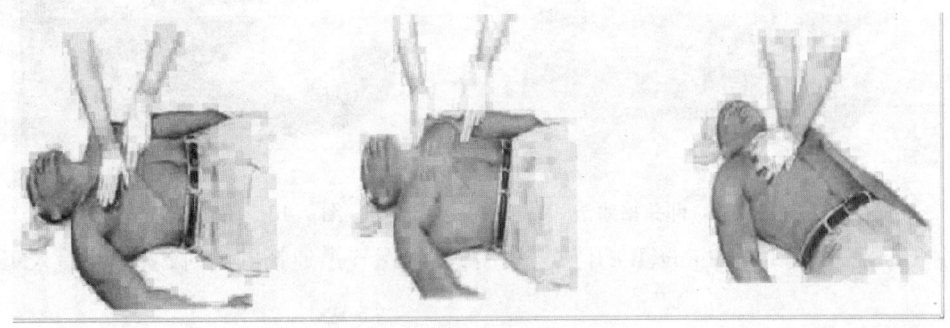

图7-7 胸外按压部位

(2)按压方法:按压时上半身前倾,腕、肘、肩关节伸直,以髋关节为支点,垂直向下用力,借助上半身的重力进行按压。按压频率至少100次/min不超过120次/min;按压幅度胸骨下陷至少5cm;压下后应让胸廓完全回弹。每次按压后,双手放松使胸骨恢复到按压前的位置,放松时双手不要离开胸壁,保持双手位置固定,压下与松开的时间相等,按压–通气比值为30:2(成人、婴儿和儿童)。每2min更换按压者,每次更换尽量在5s内完成,CPR过程中不应搬动患者并尽量减少中断。(图7-8)。

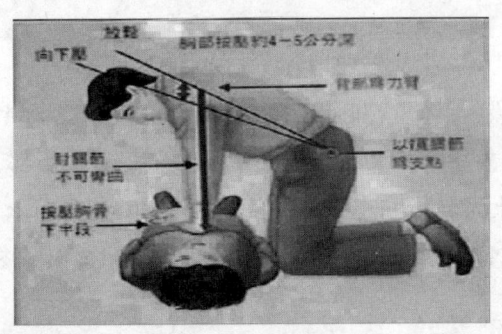

图7-8 胸外按压方法

2. 开放气道(Airway,A):保持呼吸道通畅是成功复苏的主要一步。

(1)去除气道内异物:舌根后坠和异物阻塞是造成气道阻塞最常见原因。开放气道应先去除气道内异物。如无颈部创伤,清除口腔中的异物和呕吐物时,可一手按压开下颌,另一手用食指将固体异物钩出,或用指套或手指缠纱布清除口腔中的液体分泌物。

(2)仰头抬颏法、托颌法开放气道:仰头抬颏法是将一手小鱼际置于患者前额部,用力使头部后仰,另一手置于下颏骨骨性部分向上抬颏。使下颌尖、耳垂连线与地面垂直;托颌法将肘部支撑在患者所处的平面上,双手放置在患者头部两侧并握紧下颌角,同时用力向上托起下颌。如果需要进行人工呼吸,则将下颌持续上托,用拇指把口唇分开,用面颊贴紧患者的鼻孔进行口对口呼吸。托颌法因其难以掌握和实施,常常不能有效地开放气道,还可能导致脊髓损伤,因而不建议基础救助者用。(图7-9,7-10)。

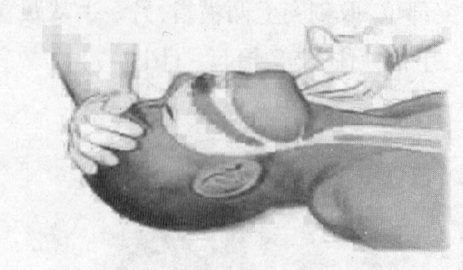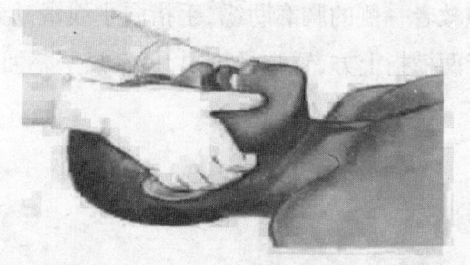

图7-9　仰头抬颏法　　　　　　　　图7-10　托颌法

3. 人工呼吸（Breathing，B）：开放气道后，在确保气道通畅的同时，立即开始人工通气。

（1）口对口呼吸：开放气道→捏鼻子→口对口→"正常"吸气→缓慢吹气（1秒以上），胸廓明显抬起。避免过度通气，每30次胸外按压连续给予2次通气。（图7-11）。

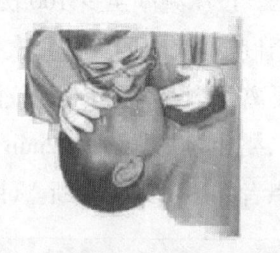

图7-11　口对口呼吸

（2）球囊面罩呼吸：①体位：仰卧，头后仰体位　抢救者位于患者头顶端。②手法：EC手法固定面罩。C法：左手拇指和食指将面罩紧扣于患者口鼻部，固定面罩，保持面罩密闭无漏气；E法：中指，无名指和小指放在病人下颌角处，向前上托起下颌，保持气道通畅。③用右手挤压气囊：1L球囊的1/2~2/3，胸廓扩张，超过1s（图7-12）。

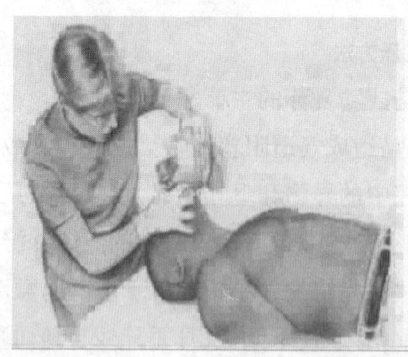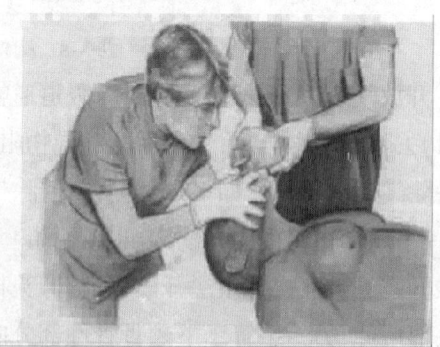

图7-12　球囊面罩呼吸

（3）口对面罩呼吸：施救者到患者一侧，用面罩封住患者口鼻，用靠近患者头顶的手将食指和拇指放在面罩的边缘，将另一只手的拇指放在面罩的下缘，其余手指放在下颌骨缘并提起下颌。进行仰头提颏，以开放气道。当提起下颌时，用力完全按住面罩的外

缘,使面罩边缘密封于面部,施以 1s 的吹气,使患者的胸廓隆起。(图 7-13)

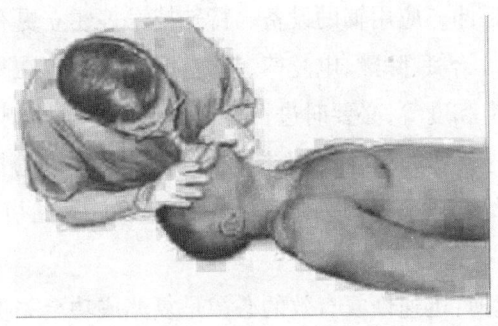

图 7-13 口对面罩呼吸

4. 除颤(defibrillation):室颤是心脏骤停常见和可以治疗的初始心律。除颤往往是抢救成功与否的关键,对于室颤病人,迅速除颤是首选的治疗方案,3~5min 内立即施行CPR 和除颤,存活率最高(图 7-14)。体外自动除颤仪(automated external defibrillators,AED)除颤可作为基础生命支持的一部分,应尽早进行。取AED,检查心律,室颤者除颤 1 次后,立即继续 5 个周期的 CPR(约 2min)后分析心律,如有指征则再一次除颤。(图 7-15)。

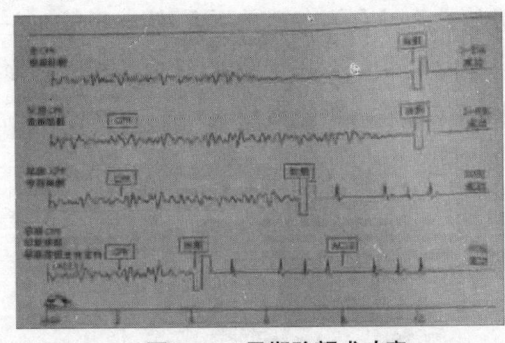

图 7-14 早期除颤成功率

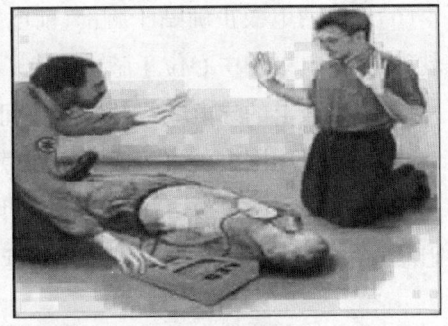

图 7-15 体外自动除颤仪

5. 高质量心肺复苏:

(1)按压速率至少为每分钟 100 次/min,不超过 120 次/min。

(2)成人按压幅度至少为 5 cm ,不超过6cm。

(3)保证每次按压后胸部完全回弹。

(4)尽可能减少胸外按压的中断。

(5)避免过度通气。

6. 人工循环有效指标:

(1)大动脉搏动扪及。

(2)意识、反射及自主呼吸恢复。

(3)瞳孔由大变小。

(4)缺氧改善。

（四）高级生命支持（ALS）

是基础生命支持的延伸，应用辅助设备、特殊技术等建立更有效的通气和血液循环。主要措施有气管插管、给氧、除颤、电复律、起搏和药物治疗。在复苏过程中必须持续监测心电图、血压、血氧饱和度等，必要时进行有创血流动力学监测。

1. 气管插管与给氧：若病人自主呼吸未恢复，应尽早行气管插管，以纠正低氧血症。院外病人常用气囊维持通气，医院内病人使用呼吸机，开始可给予100%浓度的氧气，然后根据血气分析结果进行调整。

2. 除颤、电复律与起搏：迅速恢复有效的心律是复苏成功至关重要的一步。一旦心电监护显示心室颤动或扑动，应立即除颤。除颤步骤：

（1）患者仰卧位于硬质平面；

（2）手控电极涂以专用导电胶，或粘贴一次性使用的监测除颤电极；

（3）开启除颤器；

（4）选择能量：首次电击能量单向波 360 J，双向波 150~200J；

（5）除颤器充电；

（6）确定两电极正确贴于胸部，前电极放在胸骨右侧右锁骨下方，侧电极放在左下胸乳头左侧，电极的中心位于腋中线上。手控电极板须紧压于胸壁，两电极板间必须分开，涂于电极板上的导电糊或盐水纱垫间胸壁不能有导电糊或盐水相连。（图 7-16）。

（7）确定无周围人员直接或间接和患者接触；

（8）同时按压两个放电按钮电击。对有症状的心动过缓病人，尤其是当高度房室传导阻滞发生在希氏束以下时，则应施行起搏治疗。

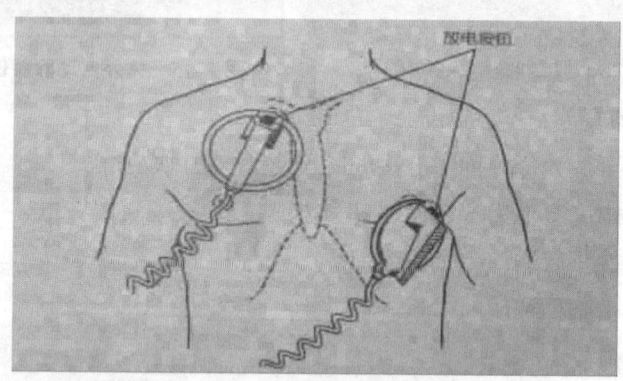

图 7-16　除颤电极位置

3. 药物治疗：尽早开通静脉通道，给予急救药物。

外周静脉通常选用肘正中静脉或颈外静脉，中心静脉可选用颈内静脉、锁骨下静脉和股静脉。

（1）血管升压药：肾上腺素是 CPR 的首选药物，可用于电击无效的室颤、无脉性室速、无脉性电活动、心室停搏。若连续 3 次除颤无效提示预后不良，应继续胸外按压和人工通气,并常规给予肾上腺素 1mg 静注,再除颤 1 次。如仍未成功,肾上腺素可每 3~5min 重复 1 次,可逐渐增加剂量至 5mg,中间给予除颤。血管加压素与肾上腺素作用相同,也可作为一线药物,只推荐使用 1 次,40U 静注。严重低血压时可用去甲肾上腺素、多巴胺、多巴酚丁胺。

(2)抗心律失常药物:①胺碘酮:使用肾上腺素 2~3 次后仍存在室颤或无脉性室速,在继续 CPR 的过程中可静脉给予胺碘酮,胺碘酮首次 150mg 缓慢静注(10min),可重复给药总量达 500mg,随后 10mg/(kg·d)维持静滴;或先按 1mg/min 静滴,6h 后以 0.5mg/min 持续静滴,每天总量可达 2g,根据需要可维持数天。②利多卡因:没有胺碘酮时可考虑使用, 一般 1~1.5mg/kg,3~5min 内静注,若无效可每 5~10min,0.5~0.75mg/kg 重复 1 次,总剂量达 3mg/kg。③硫酸镁:适用于低镁血症、电击无效的室颤、尖端扭转型室速等,一般 1~2g 稀释后静注,10~15min 后可重复。④阿托品:适用于缓慢性心律失常、心室停搏、无脉性电活动,一般 1~2mg 静注,每 3~5min 重复使用,最大总量 3mg。缓慢心律失常有条件者及早实施起搏治疗。

(3)纠正代谢性酸中毒:给予 5%碳酸氢钠,根据血气分析结果调整用量。复苏过程中产生的代谢性酸中毒通过改善通气常可以得到改善,不应过分积极补充碳酸氢钠。

四、复苏后的处理(持续生命支持)

(一)处理原则

1. 维持有效循环和呼吸功能.

2. 维持水、电解质和酸碱平衡

3. 防治脑缺氧和脑水肿水电平衡

4. 防治急性肾衰

5.防治继发感染

(二)脑复苏是心肺复苏最后成功的关键

1. 降温:密切观察体温变化,积极采取降温退热措施,如给予冰帽、降温毯,自主循环恢复后几分钟至几小时将体温降至 32℃~34℃为宜,持续 12~24h。

2. 脱水:可选用渗透性利尿剂 20%甘露醇或 25%山梨醇快速静滴,以减轻脑水肿;也可联合静注呋塞米、25%白蛋白或地塞米松,有助于避免或减轻渗透性利尿导致的"反跳现象"。

3. 防治抽搐:应用冬眠药物,如双氢麦角碱、异丙嗪稀释后静滴或地西泮静注。

4. 高压氧治疗:通过增加血液含氧量及弥散,提高脑组织氧分压,改善脑缺氧,降低颅内压,有条件者应尽早应用。

5. 促进早期脑血流灌注:如抗凝以疏通微循环,钙通道阻滞剂解除脑血管痉挛。

6. 同时做好心理护理,减轻病人恐惧,更好地配合治疗。

(石夏兰)

第八章　心脏瓣膜病患者的护理

心脏瓣膜病是指心脏瓣膜的结构和(或)功能发生异常的一组重要的心血管疾病。病变可累及一个瓣膜,也可累及两个或以上的瓣膜,后者称多瓣膜病。风湿炎症导致的瓣膜损害统称为风湿性心脏病,简称风心病。随着生活质量和医疗条件的改善,风心病人群的患病率正在下降,但在我国心脏瓣膜病仍以风心病最为常见。另外,黏液样改变及老年瓣膜退行性改变所致的心脏瓣膜病也日益增多。不同的病因累及的瓣膜也不一样,风心病患者以二尖瓣病变最为常见,其次为主动脉瓣;而老年退行性瓣膜病以主动脉瓣膜病变最为常见,其次为二尖瓣。

一、病因

(一)风湿热

风湿热主要是 A 组 β 溶血性链球菌感染导致的一种反复发作的全身性结缔组织炎症。

(二)先天性畸形

先天性畸形常见于主动脉瓣二叶式畸形、肺动脉瓣二叶式畸形。

(三)退行性病变

退行性病变主要为与年龄相关的主动脉瓣退行性病变导致的主动脉瓣狭窄。

(四)其他

还包括感染性心内膜炎。

二、病理

二尖瓣狭窄时,左心房血液射入左心室障碍,左心房压升高致肺静脉压升高,肺顺应性降低,发生劳力性呼吸困难,进一步发展导致肺动脉高压,右心室肥厚,右心衰竭。(图 8-1)。

二尖瓣关闭不全时,左心房血容量因血液反流而增多,致左心房扩大与肥厚,左心房过多的血液在心室舒张时流回左心室的量也增多,引起左心室扩大与肥厚,最终导致心功能不全。(图 8-1)。

主动脉瓣狭窄时,左心室射血受阻使左心室肥厚导致左心室功能障碍,重度狭窄可造成冠状动脉血流量减少与脑供血不足。(图 8-2)。

主动脉瓣关闭不全时,左心室在舒张期同时接受左心房和主动脉反流的血液,使血容量增多,产生代偿性扩张与肥厚,最终发生左心室衰竭。(图8-3)。

三、诊断要点

(一)二尖瓣狭窄

1. 症状:最先为劳力性呼吸困难,严重时呈夜间阵发性呼吸困难或端坐呼吸,甚至出现急性肺水肿,咳嗽、咳血丝痰或咯较大量鲜血。右心衰竭时出现食欲缺乏、腹胀、水肿等。

2. 体征:二尖瓣面容。右心衰竭时有体循环瘀血体征,心尖区可闻及舒张期杂音。

3. 辅助检查:X线检查、心电图、超声心动图、心导管检查等。

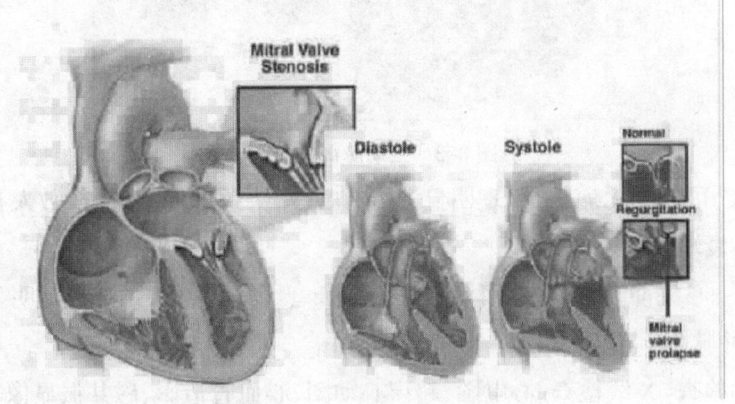

图8-1 二尖瓣狭窄及关闭不全

(二)二尖瓣关闭不全

1. 症状 轻者无症状,较重可有乏力、劳力性呼吸困难等。

2. 体征 心尖搏动增强,收缩期杂音。

3. 辅助检查 X线检查、心电图、超声心动图、左心室造影等。

(三)主动脉瓣狭窄

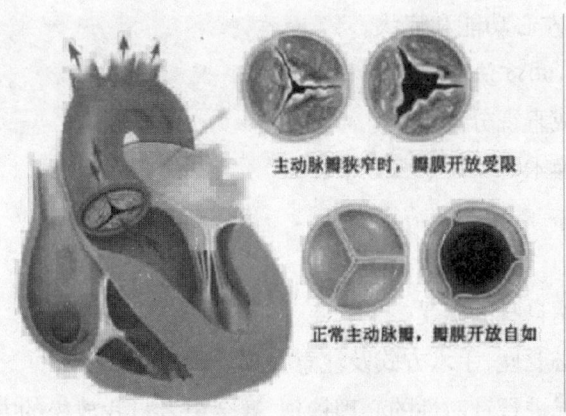

图8-2 主动脉瓣狭窄

1. 症状　轻者无明显症状,重者可出现呼吸困难、心绞痛、晕厥。

2. 体征　主动脉瓣区可有收缩期杂音,向颈部传导,收缩压和脉压差可降低。

3. 辅助检查　X线检查、心电图、超声心动图、心导管检查等。

（四）主动脉瓣关闭不全

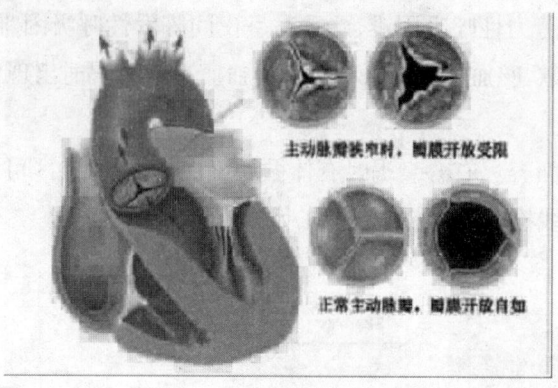

图 8-3　主动脉瓣关闭不全

1. 症状　可长期无症状。病理明显者可有心悸,头颈部搏动感。少数人有心绞痛。晚期出现左心衰竭表现。

2. 体征　心尖冲动可向左下移位,舒张期杂音,脉压增大,颈部搏动明显、毛细血管搏动症、水冲脉等。

3. 辅助检查　X线检查、心电图、超声心动图、心血管造影、磁共振显像等。

四、治疗

（一）内科治疗

内科治疗主要针对并发症进行预防和治疗。

（二）经皮球囊瓣膜成形术

二尖瓣仅适于单纯的瓣膜狭窄患者,其禁忌证包括近期(3个月)内有血栓史,伴有中、重度二尖瓣关闭不全及脊柱畸形等。主动脉瓣狭窄主要治疗对象为有心力衰竭高龄高危患者,用于改善左心功能和症状。

（三）外科手术常用方法有以下两种

1. 闭式分离术或直视分离术。

2. 人工瓣膜置换术。

五、健康指导

（一）心理护理

1. 鼓励患者表达自身的感受。

2. 解释手术的必要性、手术方式及注意事项。

3. 针对个体情况进行针对性的心理护理,教会患者自我放松的方法。

4. 鼓励家属和朋友给予关心和支持。

(二)活动与休息

根据心功能情况合理安排活动,以不感心慌气紧或劳累为度,协助患者取舒适卧位,以减轻呼吸困难。

(三)吸氧

根据呼吸困难的程度和血氧饱和度,必要时根据动脉血气分析结果确定吸氧方式及氧流量,并观察缺氧情况有无改善。

(四)饮食

1. 给予高热量、高蛋白、高维生素、易消化饮食,如鱼、肉、蛋、奶等,多食蔬菜水果,并少量多餐。

2. 限制钠盐及水分的摄入,以减轻心脏负荷。

3. 对抗凝药物有影响的食物不宜过多或长期食用,如菠菜、大蒜、生姜、洋葱、海藻、豆腐、胡萝卜,以及蛋黄、猪肝、绿茶等。

(五)预防感染

感染可诱发心力衰竭,尤其是肺部感染。心功能差的患者应避免感冒,以免加重心脏负担。

(六)病情观察

1. 监测生命体征,观察主诉、体温、血压、呼吸、心律及心率,必要时观察血氧饱和度。

2. 注意观察电解质、心脏大小、心脏杂音及心脏射血指数情况。

3. 风湿性心瓣膜病患者注意观察有无风湿活动的表现。

4. 加强对并发症的观察,及时发现并采取相应的治疗和护理措施。

5. 根据心功能情况监测出入量。

6. 用药观察:加强对洋地黄类药物、利尿剂、抗凝药、抗心律失常等药物疗效及不良反应的观察。

(七)健康宣教

1. 饮食

(1)低盐饮食。

(2)少量多餐,减轻心脏负担。

(3)保证摄入充足的营养,增强机体的抵抗力。

(4)摄入适量的蔬菜、水果等粗纤维食物,保持大便通畅。

2. 休息与活动

(1)保证充足的睡眠。

(2)生活有规律,保持情绪稳定、乐观。

(3)根据心功能适当活动,以不引起心慌、气促、胸闷或休息数分钟能缓解为限。

3. 用药指导

(1)长期服用洋地黄制剂,有洋地黄中毒应报告医生并停药。

(2)长期服用抗凝药,注意出血倾向。

(3)长期服用利尿剂,注意补钾。

(4)房颤患者避免屏气和突然用力、剧烈咳嗽,预防血栓脱落。

4. 出院指导

(1)预防风湿热反复发作避免寒冷和潮湿,预防呼吸道感染,防治扁桃体炎、咽喉炎。

(2)育龄期妇女积极避孕,避免诱发和加重病情。

(3)长期服用地高辛的患者,出院后应严格按医嘱服药,指导自我监测脉搏,病情变化及时就诊。

(八)并发症的处理及护理(表8-1)

表8-1

常见并发症	临床表现	护理
心房颤动	心悸、呼吸困难	电复律并配合药物维持窦性心律;控制心室率
血栓栓塞	脑动脉栓塞(头痛,偏瘫,失语,重者意识障碍),外周动脉栓塞(疼痛,感觉异常,运动功能障碍,肢体动脉搏动消失或减弱,皮肤改变);肺栓塞(呼吸困难、胸痛、咯血、晕厥等)	华法林抗凝,阿司匹林抗血小板凝集;外科手术治疗
心力衰竭	呼吸困难、咳嗽、咳痰、咯血,乏力、头晕、心慌等。肺部湿啰音。右心衰时腹胀、食欲缺乏,恶心、呕吐,水肿、颈静脉怒张、肝脾肿大	控制或去除心力衰竭诱因;使用洋地黄类药、利尿剂、血管扩张剂等药物
急性肺水肿	突然出现严重呼吸困难和发绀,端坐位,咳大量白色或粉红色泡沫痰,双肺布满湿啰音及哮鸣音	端坐位,吸氧,使用吗啡、快速利尿剂、血管扩张剂、洋地黄类药物、正性肌力药等
感染性心内膜炎	发热、心脏杂音、瘀点、动脉栓塞、脾大、贫血	内科:抗生素治疗 外科:手术治疗

六、前沿进展

(一)介入治疗的新进展

介入治疗的新进展包括经皮主动脉瓣植入术、经皮肺动脉瓣植入术、经皮二尖瓣修复术、经皮二尖瓣瓣环成形术等。

(二)外科治疗的新进展

外科治疗的新进展包括经心尖主动脉瓣植入术、利用机器人手术进行瓣膜置换。

(三)新材料的研究

关于机械瓣低强度抗凝研究已有初步结果。随着生物医学工程发展,3D 打印技术已逐渐在心脏瓣膜中使用。

七、知识拓展

经导管主动脉瓣置换术（TAVI）。

主动脉瓣狭窄是老年人最常见的心脏瓣膜病，其病理变化呈现为慢性炎症，瓣膜钙化等，大多数患者在患病初期通常没有任何症状。其每年病死率可高达50%。目前治疗方法以外科行瓣膜置换术为主。但对于高龄、高危同时合并肺部疾病、肝肾功能异常、贫血及肿瘤患者，往往不能选择外科瓣膜置换术。

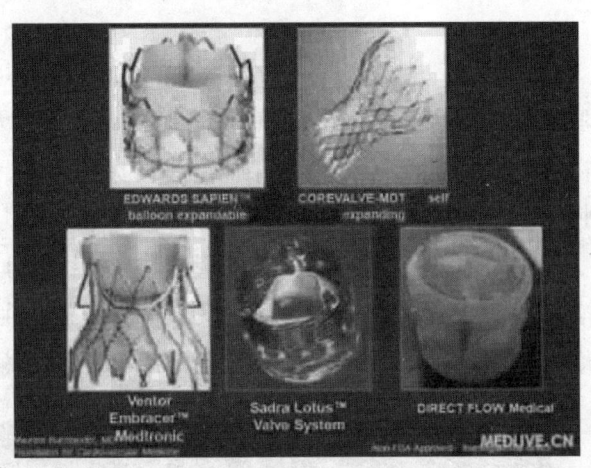

图8-4 经导管植入的主动脉瓣

1992年起，有Andersen等多名学者先后报道了经导管主动脉瓣置换的动物试验，并对置入器械进行逐步改进。自2002年法国医生Cribier等实施一首例人体TAVI术以来，TAVI发展迅速，截至目前，全球已有超过10000多例患者接受了TAVI治疗。关于国内医生的探索，我国长海医院秦永文教授等在2008年起即开展了相关动物试验。2010年10月3日，葛均波教授也成功实施了我国首例人体TAVI术。TAVI的开展不但为严重主动脉瓣狭窄的治疗开拓了新领域，同时给那些不适合进行外科手术的患者带来希望。随着材料学的进步和介入手术技术的不断发展，医生经验的积累，主动脉瓣膜病患者在不久的将来一定能从这种治疗方法中获得更大的益处。

（石夏兰）

第九章　感染性心内膜炎患者的护理

　　感染性心内膜炎(infective endocarditis, IE)指心脏内膜或邻近大动脉内膜因细菌、真菌或其他微生物(如病毒、立克次体等)感染而产生的炎症病变,同时伴有赘生物形成。赘生物为大小不等、形状不一的血小板和纤维素团块,内含大量维生素和少量炎性细胞。瓣膜为最常见的累及部位。感染性心内膜炎按临床病程可分为急性和亚急性两类,后者较前者明显多见。根据受累瓣膜材质可分为自体瓣膜感染性心内膜炎和人工瓣膜感染性心内膜炎。根据获得途径又可分为静脉药物依赖者心内膜炎和医源性心内膜炎(NIE)。

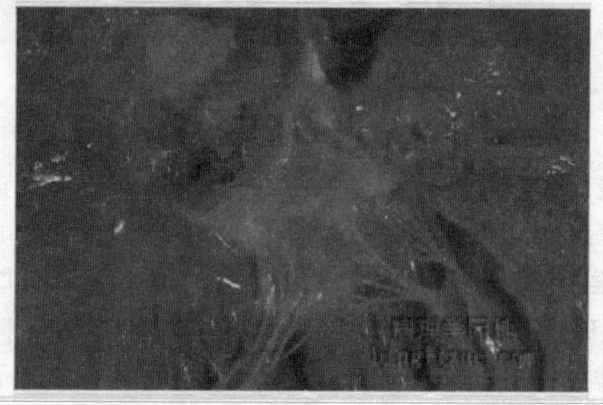

图 9-1　感染性心内膜炎

一、病因

　　急性感染性心内膜炎(native valve endocarditris AIE)主要由金黄色葡萄球菌引起。亚急性感染性心内膜炎主要由草绿色链球菌引起,其次为 D 族链球菌和表皮葡萄球菌。它们均可对损伤的瓣膜具有黏附作用,黏附以后对机体的防御可能产生耐受现象,并可改变局部凝血活性,具有局部增殖能力。

二、发病机制及病理

　　亚急性病例至少占 2/3 以上,主要发生于器质性心脏病的基础上,以心脏瓣膜病为主,其次为先天性心脏病,但极少发生于房间隔缺损和肺动脉瓣狭窄。受累瓣膜最常见为主动脉瓣和二尖瓣,少见于三尖瓣及肺动脉瓣。发病机制与下列因素有关:①血流动力学因素,主要机制是畸形孔道喷出的血流冲击心内膜面,引起损伤而致病,多发于高速血流处、高压腔至低压腔处。②非细菌性血栓性心内膜炎,内皮受损处形成结节样无菌性赘生物。③短暂性菌血症,循环中的细菌定居在无菌性赘生物上即可引起感染性心内膜炎的发生。急性发病机制尚不清楚。

三、诊断要点

(一)临床表现

临床表现缺乏特异性,不同患者间有很大的差异。

1. 感染的征象　发热为最常见的表现,亚急性者可表现为持续性的低至中度发热,偶有弛张型高热;急性者全身中毒症状明显,可表现为高热,伴有头痛、盗汗、寒战等症状。

2. 心脏损害的征象　可在原有杂音的基础上出现杂音性质的改变或者出现新的杂音是本病的特点。

3. 动脉栓塞　在机体的任何部位均可发生,常见于心、脑、肾、四肢、肺动脉等部位。

4. 感染的非特异性症状　进行性贫血、体重减轻、脾大、杵状指(趾)。

5. 周围体征　多为非特异性,近年已不多见。包括皮肤黏膜可出现瘀点;指和趾垫出现红或紫的痛性结节,即 Osler 结节;指(趾)甲下线状出血;Roth 斑:视网膜的卵圆形出血斑, 中心呈白色;Janeway 损害: 表现为手掌和足底处直径 1~4cm 的无痛性出血红斑。

6. 并发症

(1)心脏:心力衰竭是最常见的并发症。

(2)细菌性动脉瘤:多见于亚急性患者。

(3)迁移性脓肿:多见于急性患者,常发生于肝、脾、骨髓和神经系统。

(4)神经系统:可出现脑栓塞、脑出血等神经系统受累的表现。

(5)肾脏:大多数患者可出现肾动脉栓塞、肾小球肾炎等肾损害。

(二)辅助检查

1. 血培养:阳性血培养对本病诊断有重要价值。

2. 超声心动图:是临床诊治感染性心内膜炎最基本的方法,首选经胸超声心动图。

3. 血常规。

4. 免疫学检查。

5. 尿液检查。

(三)诊断标准

根据临床表现、实验室检查及超声心动图检查制订了杜克(Duke)诊断标准(表9-1)。

表 9-1　感染性心内膜炎杜克诊断标准

主要标准
1.2 次不同时间血培养阳性,病原菌为同一典型感染性心内膜炎致病菌
2.超声心动图异常(赘生物、脓肿、人工瓣膜裂开)或新出现的瓣膜反流
次要标准 1.心脏本身存在易患因素或者静脉药物成瘾者 2.发热:体温 38℃ 3.血管征象:细菌性动脉瘤、颅内出血、结膜出血、动脉栓塞、感染性肺梗死、Janeway 损害 4.免疫性征象:肾小球肾炎、Osler 结节、Roth 斑及内风湿因子阳性 5.致病微生物感染:不符合主要标准的血培养阳性或者与感染性心内膜炎一致的活动性致病微生物感染的血清学证据
确诊:满足 2 项主要诊断标准,或 1 项主要诊断标准+3 项次要诊断标准,或 5 项次要诊断标准
疑诊:满足 1 项主要诊断标准+1 项次要诊断标准,或 3 项次要诊断标准

四、治疗

(一)抗生素的应用

使用抗生素为最重要的治疗措施。早期、足量、长疗程地使用抗生素,主要以静脉给药的方式,以维持血药浓度在杀菌水平的 4~8 倍以上,疗程至少 6~8 周。抗生素的选择应根据血培养及药敏试验的结果,对于高度怀疑感染性心内膜炎的患者,可在连续 3 次采血,每次间隔 30~60min,并送检以后即可开始抗生素的应用。

(二)药物选择

可选用足量广谱抗生素杀菌剂,联合用药以增强杀菌能力,如万古霉素、庆大霉素等,真菌感染者选用抗真菌药物,如两性霉素 B。而青霉素仍是治疗感染性心内膜炎最常用、最有效的药物。

(三)手术治疗

各种类型的感染性心内膜炎虽然有众多的抗生素的治疗,但是病死率一直为 10%~50%,这与感染性心内膜炎的心脏和神经系统并发症有重要关系。因此,有抗生素治疗无效或严重心脏并发症的患者应该及时考虑手术治疗,可以改善患者的预后。

(四)其他

人工瓣膜心内膜炎治疗均应加庆大霉素,有瓣膜再置换适应证者应早期手术。

五、健康指导

(一)体温过高的护理

1. 观察体温及皮肤黏膜的变化　动态监测体温变化情况,每 4~6h 测量体温,并准确记录体温变化,绘制体温曲线,以判断病情进展及用药效果。评估皮肤有无瘀点、色泽是否改变、指(趾)甲下线状出血等情况及有无消退。

2. 正确采集血标本　应告知患者及家属为提高血培养的准确率,需要多次抽血,且每次采血量较多,在必要时甚至需要暂停抗生素,以取得其理解和配合。急性患者入院后应立即在 3h 内每隔 1h 采血 1 次共 3 次后开始实施治疗,每次采血 10~20ml,需要同时作需氧和厌氧培养。感染性心内膜炎患者的菌血症为持续性,因此不需要在体温升高时采血。如已使用抗生素的应根据医嘱暂停用药 3~7d 根据体温情况作血培养。未使用抗生素的患者在第一天连续采血 3 次,第 2d 培养如未见细菌生长应重复采血 3 次后再开始按医嘱实施治疗。如考虑霉菌、厌氧菌、立克次体的患者应作特殊的培养。

3. 发热的护理　急性期患者应卧床休息,病室安静通风,保持适宜的温度和湿度。观察体温变化,保持皮肤干燥舒适,衣服和皮肤之间可以垫软毛巾,便于更换,预防受凉。出汗较多时应注意适当补充水分及电解质,注意身心得到休息,患者发生寒战时应注意保暖。另外,必要时可予温水擦浴或冰袋物理降温或药物降温,如柴胡、安痛定等肌肉注射,根据医嘱合理使用抗生素。

4. 饮食护理　发热患者应注意休息,进食高蛋白、高热量、丰富维生素、清淡有味易消化食物,以补充机体消耗。对于食欲差的患者应做好心理护理,解释营养摄取在适应机体代谢及治疗过程中的重要性,鼓励多饮水并做好口腔护理。根据患者的病情及进食能力,制订合理的饮食计划,可少量多餐。准确记录出入量,为患者的治疗提供依据。如合并心力衰竭应按照心力衰竭患者饮食制订计划。

(二)抗生素应用的护理

1. 及时、准确的根据医嘱给予抗生素,严格按照要求时间准时用药。

2. 观察药物作用及不良反应。

3. 注意有无消化道症状、细菌耐药的产生等。对于肝肾功能不全的患者更应密切观察症状及体征,及时反馈,以便及时调整治疗方案。

4. 由于抗生素对血管刺激性较大,应经常更换穿刺部位,注意保护血管,可使用静脉留置针。

(三)心理护理

1. 解释疾病的相关知识、预后及自我护理。

2. 鼓励患者增强战胜疾病的信心。

3. 针对不同的情况采取个性化护理。

4. 指导患者学会自我放松。

5. 指导患者家属及朋友给予积极的支持和关心。

(四)潜在并发症——栓塞

栓塞可发生于机体的任何部位,因此急性期患者应绝对卧床休息,减少活动,避免因活动量过大而引起血栓脱落。注意患者有无腹痛、头痛、腰痛的发生。重点观察神志、瞳孔、肢体活动及皮肤温度等。对于容易发生下肢深静脉血栓的患者尤其要警惕肺栓塞的发生。如出现可疑现象要及时报告医生并积极协助处理。

（五）出院指导

1. 生活指导

（1）注意保暖,避免感冒,饮食规律,营养丰富,增强抵抗力。

（2）合理休息,保持口腔和皮肤清洁,定期牙科检查,少去公共场所,勿挤压痤疮等,减少病原体入侵机会。

2. 疾病知识

（1）讲解病因、发病机制和致病菌侵入途径、坚持规律用药的重要性。

（2）高危患者在进行侵入检查及治疗手术前应说明病史,以预防性使用抗生素。

3. 自我监测

监测自我体温的变化、有无栓塞的表现,定期门诊随访。

（六）并发症的观察和护理（表 9-2）

表 9-2 感染性心内膜炎并发症观察及处理

常见并发症	临床表现	护理
心力衰竭	左心衰表现为呼吸困难,咳嗽、咳痰和咯血,疲乏无力、尿少等;右心衰表现为上腹饱胀等消化道症状,也有尿少及夜尿等;全心衰可同时存在或以左或右心衰为主要表现	（1）非药物治疗:低盐低脂饮食,戒烟戒酒,控制液体摄入,急性期需卧床,慢性期可适当活动,预防感染。 （2）药物治疗:利尿剂、洋地黄及转换酶抑制剂等可联合使用
神经系统并发症	可见脑栓塞、脑出血等	卧床休息,减少活动,注意有无头痛、头晕等症状
细菌性动脉瘤	多见于亚急性者,受累动脉依次为近端主动脉、脑、内脏和四肢	（1）检查:血管彩超 （2）注意有无四肢麻木、局部疼痛等症状

六、前沿进展

超声心动图对诊断感染性心内膜炎的重要性

超声心动图对感染性心内膜炎的诊断、治疗、评价疗效和随访都具有很大的价值,一旦怀疑都应该进行超声心动图的检查。超声心动图分为经胸部（TTE）和经食管（TEE）检查,主要诊断标准是:①赘生物,可直观的检查出大小、形态及附着部位等;②脓肿的大小、形态、部位等;③特异性瓣膜破坏,如瓣膜穿孔,人工瓣膜裂开等。TTE 敏感性为40%~63%,TEE 敏感性为 90%~100%,TEE 的敏感性和特异性均高于 TTE。

欧洲心脏病协会（ESC)2009 年感染性心内膜炎的预防、诊断与治疗指南中指出TTE/TEEI 均适应证包括:①一旦怀疑患者有感染性心内膜炎可能,TTE 是首选的影像学技术,应尽早检查(I 类推荐,B 级证据);②高度怀疑感染性心内膜炎而 TTE 正常时,推荐卫生检查(I 类推荐,B 级证据);③TTE/TEE 呈阴性结果但临床上仍高度怀疑感染性心内膜炎的患者,应在 7~10d 后再行 TTE/TEE 检查(I 类推荐,B 级证据);④感染性心内膜炎治疗过程中一旦怀疑出现新的并发症(新杂音、持续发热、心力衰竭、脓肿等),应立即重复 TTE/TEE 检查(I 类推荐,B 级证据);⑤抗生素治疗结束时,推荐 TTE 检查以评价心脏和瓣膜的形态学及功能(I类推荐,C级证据)。

七、知识拓展

预防性使用抗生素与感染性心内膜炎

目前认为对于普通心脏病患者来说,在进行一些侵入性检查或操作(胃肠镜检查、牙科手术等)前可不必要预防性使用抗生素。因为预防性使用抗生素以避免菌血症的发生,从而预防感染性心内膜炎的策略从未得到过临床实践的证明,同时使用抗生素还可能产生各种不良反应,甚至是严重的不良反应。因此,目前除了高危患者外均不主张预防性使用抗生素。ESC指南中高危患者包括:既往有感染性心内膜炎的病史,使用人工心脏瓣膜者,紫绀型先天性心脏病患者,先心病采用人工材料行修补术后6个月内,修补术后置入部位持续存在残留缺损。ESC指南中还将下列情况列为中危患者:除房间隔缺损以外的其他非紫绀型先天性心脏病、二尖瓣脱垂并反流或者瓣膜已经严重增厚者;心脏瓣膜病患者和肥厚型心肌病患者。中危患者可根据实际情况合理使用抗生素。如在进行口腔检查、牙科手术前应选择针对链球菌的抗生素,生殖系统检查及手术前应选择针对肠球菌的抗生素。而预防感染性心内膜炎的最有效的措施是良好的口腔卫生习惯和定期的牙科检查,在任何侵入性检查或其他有创性操作过程中都必须严格无菌技术操作。

(冯　英)

第十章　心肌病

心肌病(cardiomyopathy)也称原发性心肌病,是指由不同病因引起的心肌病变导致心肌功能障碍的心肌疾病,通常表现为心室扩张或肥厚。临床上以扩张性心肌病、肥厚性心肌病、限制性心肌病最常见。

第一节　扩张性心肌病

扩张性心肌病(dilated cardiomyopathy,DCM)指左心室或双心室心腔扩大伴心肌收缩功能障碍,产生充血性心力衰竭。常伴有心律失常、心力衰竭及猝死,预后差且病死率高。(图 10–1)。

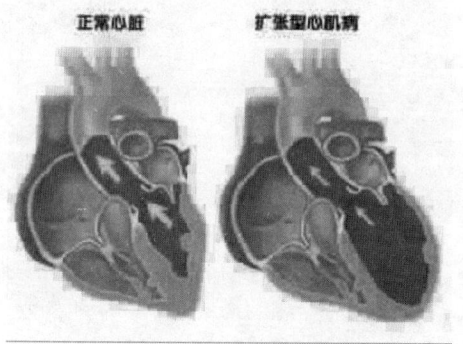

图 10-1　扩张性心肌病

一、临床表现

(一)症状

起病缓慢,早期病人可有心脏扩大,但无明显症状。当患者有气急甚至端坐呼吸、浮肿、肝大等充血性心力衰竭的表现时才被诊断。常合并各种心律失常如期前收缩、心房颤动、传导阻滞,晚期患者常发生室速甚至室颤,可导致猝死。终末期表现为持续性低血压。此外,可见心、脑、肾等脏器的栓塞现象。

(二)体征

1. 心界扩大,颈静脉怒张,水肿等左右心衰的体征。

2. 心音减弱,可听到第三或第四心音奔马律,肺部闻及湿罗音,随着心力衰竭加重时可闻及双肺哮鸣音。

二、辅助检查

1. X 线检查　心影明显增大,心胸比值增大,可见肺瘀血征。

2. 心电图　可见左心室肥大、各种心律失常以及 ST-T 改变,不同程度的房室传导阻滞,右束支传导阻滞常见等。

3. 超声心动图　心脏四腔均增大,以左侧为著,左心室流出道增宽,心室壁运动减弱,提示心肌收缩力下降。

4. 其他　心导管检查和心血管造影、放射性核素检查、心内膜心肌活检等均有助于诊断。

三、治疗要点

1. 病因治疗:积极找出病因给予对症治疗,如抗感染、纠正电解质紊乱等。

2. 针对心力衰竭的药物治疗:强心、利尿、扩血管。

3. 积极有效的控制各类心律失常。

4. 抗凝治疗,预防栓塞。

5. 介入治疗:行心脏再同步化治疗(CRT)、安装植入式心脏复律除颤器(ICD)。

6. 外科治疗:心脏移植,左心室成形术。

第二节　肥厚型心肌病

肥厚型心肌病(hypertrophic cardiomyopathy, HCM)是以心肌非对称性肥厚、心室腔变小、左心室血液充盈受阻、舒张期顺应性下降为特征的心肌病。临床根据左心室流出道有无梗阻分为梗阻性肥厚型心病及非梗阻性肥厚型心肌病两类。本病常为青年猝死的原因。(图 10-2)。

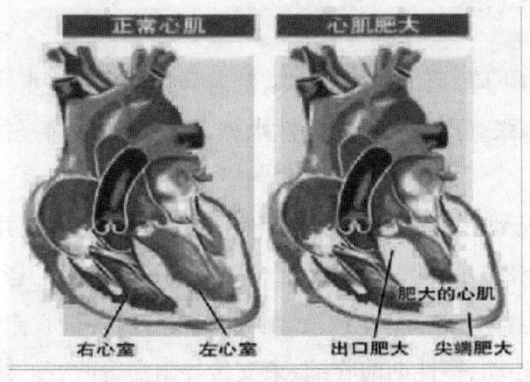

图 10-2　肥厚型心肌病

一、临床表现

1. 症状：部分患者可完全无自觉症状，因猝死或在体检中才被发现。非梗阻性肥厚型心肌病病人的临床表现类似扩张型心肌病。梗阻性肥厚型心病病人可有劳累性呼吸困难、心悸、乏力、头晕及晕厥，甚至猝死。部分患者因肥厚心肌耗氧增多而致心绞痛，但用硝酸甘油或休息多不能缓解。

2. 体征：心脏轻度增大，部分患者可在胸骨左缘或心尖部听到收缩中、晚期粗糙的吹风样杂音，屏气、剧烈运动、含服硝酸甘油时此杂音可增强。心尖部可闻及第四心音。

二、辅助检查

1. X线检查　心影多增大，如有心衰则心影明显增大。

2. 心电图　最常见左心室肥大，可有 ST-T 改变及病理性 Q 波。可有各种心律失常。

3. 超声心动图　对本病诊断有非常重要的意义。检查可见室间隔的非对称性肥厚，舒张期室间隔厚度与左心室后壁厚度之比≥1.3，间隔运动低下。

4. 其他　磁共振对诊断最有价值，心导管检查和心血管造影有助于诊断。心内膜心肌活检：心肌细胞畸形肥大，排列紊乱，有助于诊断。

三、治疗要点

1. 药物治疗：口服 β 受体拮抗剂和钙离子通道阻滞剂。

2. 介入治疗：化学射频消融、安装植入式心脏复律除颤器。

3. 外科手术：室间隔切除术。

第三节　限制性心肌病

限制性心肌病（restrictive cardio myopathy，RCM）是指以心室壁僵硬增加、舒张功能降低、充盈受限而产生以右心衰竭症状为特征的一类心肌病，确诊后 5 年生存率约 30%。

一、临床表现

1. 症状：活动耐力下降、乏力、呼吸困难，随着病情加重出现肝大、水肿、腹腔积液。

2. 体征：颈静脉怒张、肝大、下肢凹陷性水肿，听诊可闻及奔马律。

二、辅助检查

1. X线检查　可见到心房扩大和心包积液导致的心影扩大，并可显示肺瘀血和胸腔积液的情况。约 70% 显示心胸比例增大，合并右心房扩大者心影可呈球形。

2. 心电图　可见电压异常、ST-T 改变、异常 Q 波等。各种心律失常包括：窦性心动过速、心房颤动、心房扑动、室性期前收缩、束支传导阻滞等改变。约 50% 的患者可发生心房颤动。

3. 超声心动图　常见双心房明显扩大,心室壁厚度正常或增厚,有时可见左心室心尖部内膜回声增强,甚至血栓使心尖部心腔闭塞。多普勒血流图可见舒张期快速充盈突然中止;舒张中、晚期心室内径无继续扩大,A 峰减低,E/A 比值增大,具体标准为:E 峰$\geq$1.0m/s,A 峰$\leq$0.5m/s,E/A 比值$\geq$2.0,等容舒张时间缩短$\leq$70ms。

三、治疗要点

目前无特异性治疗方法,主要为避免呼吸道感染、劳累等加重心力衰竭的诱因,对症处理。

第四节　心肌病病人的护理

一.休息与活动

1. 保持休息环境安静、整洁舒适,避免不良刺激。

2. 根据患者心功能评估其活动的耐受水平,并制定活动计划。

3. 无明显症状的早期患者,可从事轻工作,避免紧张劳累。

4. 心力衰竭患者经药物治疗症状缓解后可轻微活动。

5. 合并严重心力衰竭、心律失常及阵发性晕厥的患者应绝对卧床休息。

6. 长期卧床及水肿患者应注意皮肤护理,预防压疮。

二、吸氧

1. 给予持续吸氧,根据病情调节氧流量。

2. 注意观察氧疗效果,氧饱和度及检测血气分析。

三、病情观察

1. 危重患者密切观察生命体征,尤其是血压心率及心电图变化。

2. 心功能不全、水肿,使用利尿剂患者注意观察出入量及电解质。

3. 使用洋地黄者,密切观察洋地黄毒性反应,如恶心、呕吐、黄绿视及有无室性期前收缩和房室传导阻滞等心律失常。

4. 保持大便通畅,预防便秘。

5. 每日检测体重及尿量。

四、饮食护理

1. 进食低脂、高蛋白和高维生素的易消化饮食,对心功能不全者应予低盐饮食。避免刺激性食物。

2. 戒除烟酒,忌饱餐。

3. 耐心向患者讲解饮食治疗的重要性,以取得患者配合。

五、心理护理

1. 鼓励和安慰患者,帮助其消除不良情绪,增强治疗信心。

2. 对睡眠紊乱者酌情给予镇静剂。

3. 鼓励患者家属和朋友给予患者关心和支持。

六、健康指导

1.用药及病情监测

遵医嘱按时服药,说明药物名称、用法、剂量,不得随意加减药物及换药,教会患者及家属对药物疗效及不良反应的观察,告知尿量和体重测量、记录的准确的重要性。

2.活动

根据心功能情况,适当活动。避免劳累、剧烈活动、情绪激动、屏气用力等,有晕厥史者应避免独自外出活动。

3.饮食

以高蛋白、高维生素、富含粗纤维的清淡饮食为主,以促进心肌代谢,增强机体抵抗力。心力衰竭时低盐饮食,避免高热量及刺激性食物,忌烟酒,不宜过饱。

4.预防感染

保持室内空气流通,防寒保暖。

5.随访

定期门诊随诊,以便于随时调整药物剂量。有病情变化或症状加重时立即就医。

(石夏兰)

第十一章 心包疾病

心包疾病除原发感染性心包炎症外,尚有肿瘤、代谢性疾病、自身免疫性疾病、尿毒症等所致非感染性心包炎。按病程进展,可分为急性心包炎(伴或不伴心包积液)、慢性心包积液、粘连性心包炎、亚急性渗出性缩窄性心包炎、慢性缩窄性心包炎等。临床上以急性心包炎和慢性缩窄性心包炎最为常见。

第一节 急性心包炎

急性心包炎(acute pericarditis)为心包脏层和壁层的急性炎症,可由细菌、病毒、自身免疫、物理、化学等因素引起。心包炎常是某种疾病表现的一部分或为其并发症,因此常被原发疾病所掩盖,但也可单独存在。

一、病因与发病机制

1. 病因 过去常见的病因为风湿热、结核及细菌性感染。近年来,病毒感染、肿瘤、尿毒症性及心肌梗死性心包炎发病率明显增多。

(1)感染性:病毒、细菌、真菌、寄生虫、立克次体等感染引起。

(2)非感染性:常见的有急性非特异性心包炎、自身免疫性(风湿热、系统性红斑狼疮、结节性多动脉炎、类风湿关节炎等)、肿瘤性、代谢性疾病如尿毒症、痛风等、外伤或放射性等物理因素及心肌梗死等邻近器官疾病。

2. 发病机制 心包腔是心包脏层与壁层之间的间隙,正常腔内约有 50ml 左右的浆液,以润滑心脏,减少搏动时的摩擦。急性炎症反应时,心包脏层和壁层出现纤维蛋白、白细胞和少量内皮细胞组成的炎性渗出,此时尚无明显液体积聚,为纤维蛋白性心包炎。随着病程发展,心包腔渗出液增多,则转变为渗出性心包炎,常为浆液纤维蛋白性,液体量由 100ml 至 2000~3000ml 不等,可呈血性或脓性。当渗出液短时间内大量增多时,心包腔内压力迅速上升,导致心室舒张期充盈受限,并使外周静脉压升高,最终导致心排血量降低,血压下降,出现急性心脏压塞的临床表现。

二、临床表现

1. 纤维蛋白性心包炎

(1)症状:心前区疼痛为主要症状,多见于急性非特异性心包炎和感染性心包炎-缓慢进展的结核性或肿瘤性心包炎疼痛症状可能不明显。疼痛可位于心前区,性质尖锐,与呼吸运动有关.常因咳嗽、变换体位或吞咽动作而加重。疼痛也可为压榨性,位于胸骨后,需注意与心肌梗死相鉴别。

(2)体征:心包摩擦音是纤维蛋白性心包炎的典型体征,因炎症而变得粗糙的壁层与脏层在心脏活动时相互摩擦而发生,呈抓刮样粗糙音,与心音的发生无相关性。多位于心前区,以胸骨左缘第3、4肋间最为明显,坐位时身体前倾、深吸气或将听诊器胸件加压更易听到。心包摩擦音可持续数小时或持续数天、数周,当积液增多将两层心包分开时,摩擦音即可消失。心前区听到心包摩擦音即可作出心包炎的诊断。

2. 渗出性心包炎 临床表现取决于积液对心脏的压塞程度, 轻者尚能维持正常的血流动力学,重者则出现循环障碍或衰竭。

(1)症状:呼吸困难是最突出的症状,可能与支气管、肺受压及肺瘀血有关。严重时可有端坐呼吸,伴身体前倾、呼吸浅速、面色苍白、发绀等。也可因压迫气管、喉返神经、食管而产生干咳、声音嘶哑及吞咽困难。全身症状可表现为发冷、发热、乏力、烦躁、上腹胀痛等。

(2)体征:心尖搏动减弱或消失,心音低而遥远,心脏叩诊浊音界向两侧扩大,皆为绝对浊音区。大量积液时可在左肩胛骨下出现浊音及左肺受压迫所引起的支气管呼吸音,称心包积液征(Ewart 征)。大量心包积液可使收缩压下降,而舒张压变化不大,故脉压变小,可累及静脉回流,出现颈静脉怒张、肝大、水肿及腹水等。

3. 心脏压塞 急性心脏压塞表现为心动过速、血压下降、脉压变小和静脉压明显上升,如心排血量显著下降可引起急性循环衰竭、休克。亚急性或慢性心脏压塞表现为体循环静脉瘀血、颈静脉怒张、静脉压升高、奇脉等。

三、治疗原则

1. 病因治疗 针对病因,应用抗生素、抗结核药物、化疗药物等治疗。

2. 对症治疗呼吸困难者给予半卧位、吸氧;疼痛者应用镇痛剂。

3. 心包穿刺解除心脏压塞和减轻大量渗液引起的压迫症状,必要时可经穿刺在心包腔内注入抗菌药物或化疗药物等。

4. 心包切开引流及心包切除术等。

第二节　缩窄性心包炎

缩窄性心包炎(constrictive pericarditis)是指心脏被致密厚实的纤维化或钙化心包所包围,使心室舒张期充盈受限而产生的一系列循环障碍的病征。

一、病因与发病机制

缩窄性心包炎继发于急性心包炎,在我国,以结核性心包炎最为常见,其次为化脓性或创伤性心包炎后演变而来。少数与心包肿瘤、急性非特异性心包炎及放射性心包炎等有关。急性心包炎后,随着渗出液逐渐吸收可有纤维组织增生,心包增厚粘连、钙化,最终形成坚厚的瘢痕,使心包失去伸缩性,致使心室舒张期扩张受阻、充盈减少,心搏量下降而产生血液循环障碍。长期缩窄,心肌可萎缩。

二、临床表现

心包缩窄多于急性心包炎后 1 年内形成,少数可长达数年。常见症状为劳力性呼吸困难,主要与心搏量降低有关。可伴有疲乏、食欲不振、上腹胀满或疼痛等症状。体征有颈静脉怒张、肝大、腹水、下肢水肿、心率增快等;可见 Kussmaul 征,即吸气时颈静脉怒张更明显。心脏体检可见心浊音界正常或稍大,心尖搏动减弱或消失,心音减低,可出现奇脉和心包叩击音。

三、治疗原则

早期实施心包切除术以避免病情发展而影响手术效果。通常在心包感染被控制。结核活动已静止即应手术,并在术后继续用药 1 年。

第三节　心包疾病病人的护理

1. 一般护理:保持环境安静,限制探视,注意病室的温度和湿度,避免病人受凉,以免发生呼吸道感染而加重呼吸困难。病人衣着应宽松,以免妨碍胸廓运动。遵医嘱用药,控制输液速度,防止加重心脏负荷。胸闷气急者给予氧气吸入。疼痛明显者给予止痛剂,以减轻疼痛对呼吸功能的影响。

2. 心包穿刺术的配合与护理:配合医生行心包穿刺或切开引流术,以缓解压迫症状或向心包内注射药物达到治疗的目的。

3. 术前护理:备齐物品,向病人说明手术的意义和必要性,解除思想顾虑,必要时应用少量镇静剂;询问病人是否有咳嗽,必要时给予可待因镇咳治疗;提供屏风或隐蔽的空间以维护病人隐私;操作前开放静脉通路,准备抢救药品如阿托品等以备急需;进行心电、血压监测;术前需行超声检查,以确定积液量和穿刺部位,并对最佳穿刺点做好标记。

4. 术中配合:嘱病人勿剧烈咳嗽或深呼吸,穿刺过程中有任何不适应立即告知医护人员。

严格无菌操作,抽液过程中随时夹闭胶管,防止空气进入心包腔;抽液要缓慢,每次抽液量不超过 1L,以防急性右室扩张,一般第 1 次抽液量不宜超过 200~300ml,若抽出新鲜血,立即停止抽吸,密切观察有无心脏压塞症状;记录抽液量、性质,按要求及时送检。密切观察病人的反应和主诉,如面色、呼吸、血压、脉搏、心电等变化,如有异常,及时协助医生处理。

5. 术后护理:术毕拔除穿刺针后,穿刺部位覆盖无菌纱布,用胶布固定;穿刺后 2h 内继续心电、血压监测,嘱病人休息,并密切观察生命体征变化。心包引流者需做好引流管的护理,待心包引流液<25ml/d 时拔除导管。

6. 用药护理:遵医嘱给予解热镇痛剂,注意观察病人有无胃肠道反应、出血等不良反应。若疼痛加重,可应用吗啡类药物。应用糖皮质激素、抗菌、抗结核、抗肿瘤等药物治疗时做好相应观察与护理。

7. 健康指导

(1)疾病知识指导:嘱病人注意休息,加强营养,增强机体抵抗力。进食高热量、高蛋白、高维生素的易消化饮食,限制钠盐摄入。注意防寒保暖,防止呼吸道感染。

(2)用药与治疗指导:告诉病人坚持足够疗程药物治疗(如抗结核治疗)的重要性,不可擅自停药,防止复发;注意药物不良反应;定期随访检查肝肾功能。对缩窄性心包炎病人讲明行心包切除术的重要性,解除思想顾虑,尽早接受手术治疗。术后病人仍应坚持休息半年左右,加强营养,以利于心功能的恢复。

(石夏兰)

第十二章　肺动脉栓塞

一、概述

1. 肺栓塞(PE)是各种内源性或外源性栓子进入肺动脉及其分支,阻断组织血液供应所引起的病理和临床状态。常见的栓子是血栓,亦称血栓栓塞症。其余为少见的新生物细胞、脂肪滴、气泡、静脉输入的药物颗粒甚至导管头端引起的肺血管阻断。

2. 肺栓塞的临床表现可从无症状到突然死亡,常见的症状为呼吸困难、胸痛、咳嗽和咯血,97%有呼吸困难,尤其以活动后明显。66%胸膜性疼痛为邻近的胸膜纤维素炎症所致,突然发生者常提示肺梗死。膈、胸膜受累可向肩或腹部放射,如有胸骨后疼痛,颇似心肌梗死,慢性肺梗死可有咯血。其他症状为焦虑,可能为疼痛或低氧血症所致。晕厥为肺血栓栓塞唯一或首发症状。常伴有低血压、右心衰竭和低氧血症。肺栓塞和深静脉血栓形成是静脉血栓栓塞症的两种主要的临床表现,多数肺栓塞是由深静脉血栓导致。未经及时治疗的肺栓塞病死率为 20 %~30%,误漏诊率高达 7 0%~9 0%,其发病率在心血管疾病中仅次于冠心病和高血压。因此,肺栓塞的特点是高发病率、高误诊率、高漏诊率和高病死率。

二、治疗原则

卧床休息、镇静、镇咳、镇痛、吸氧、抗凝、溶栓治疗、介入治疗及对症处理。

三、护理措施

1. 病情评估。患者意识状态,呼吸困难程度.有无颈静脉充盈、肝颈静脉回流征阳性、下肢水肿等右心功能不全的表现。

2. 保持安静,绝对卧床休息,防止活动促使静脉血栓脱落,发生肺栓塞。

3. 吸氧。必要时配合医师进行呼吸机辅助呼吸。

4. 监测生命体征及心电图、中心静脉压、动脉血气分析。

5. 镇痛。胸痛较重、影响呼吸的患者,遵医嘱给吗啡、哌替啶镇痛治疗,以免剧烈胸痛影响患者的呼吸运动。

6. 下肢深静脉血栓者,注意观察患肢皮肤颜色、温度、肿胀程度,比较双侧下肢。

7. 遵医嘱进行溶栓、抗凝等治疗。观察用药反应,动态监测凝血功能,观察皮肤是否有出血点。用记号笔标记患者皮肤瘀斑的面积以便于比较。观察患者有无出血,如牙龈出血、鼻出血、大小便潜血等现象。如出现出血情况，及时通知医生，评价其对患者的危险程度，以判断是否继续抗凝治疗。

8. 营养均衡，以清淡、易消化富含维生素和纤维素为宜，预防便秘，必要时给予通便药物如开塞露或辉力灌肠。保持排便通畅，避免增加腹压动作。

9. 密切观察病情，做好抢救记录。

四、健康指导

1. 指导患者戒烟戒酒。

2. 指导患者饮食清淡，避免食用高胆固醇、高脂肪含量的食物。

3. 避免寒冷刺激，积极治疗原发病。

（刘恒霞）

第十三章 心血管病介入标准护理

第一节 急性心肌梗死介入治疗标准护理

一、概述

急性心肌梗死(acute myocardial infarction,AMI)是指持久而严重的心肌缺血所致的部分心肌急性坏死。发生急性心肌梗死的病人,在临床上常有持久的胸骨后剧烈疼痛、发热、白细胞计数增高、血清心肌酶升高以及心电图反映心肌急性损伤、缺血和坏死的一系列特征性演变,并可出现心律失常、休克或心力衰竭,属冠心病的严重类型。心肌梗死的原因,多数是冠状动脉粥样硬化斑块或在此基础上血栓形成,造成血管管腔堵塞所致,临床上根据心电图有无 ST 段抬高,分为 ST 段抬高和非 ST 段抬高型心肌梗死。急性心肌梗死治疗原则是尽快恢复心肌的血液灌注,对发病 12h 内的 ST 段抬高心肌梗死(STEMI)患者优先采用经皮冠状动脉介入治疗(PCI)。发病 12h 以内,预期首次医疗接触至再灌注治疗时间(FMC)至 PCI 时间延迟大于 120min,无溶栓禁忌症的患者可采用溶栓治疗,以挽救濒死的心肌,防止心肌梗死范围扩大,降低心肌缺血面积,保护和维持心脏功能,及时处理严重心律失常、泵衰竭和各种并发症,防止猝死,使患者平稳度过急性期,且康复后还能保持较好功能的心肌。(图 13-1)。

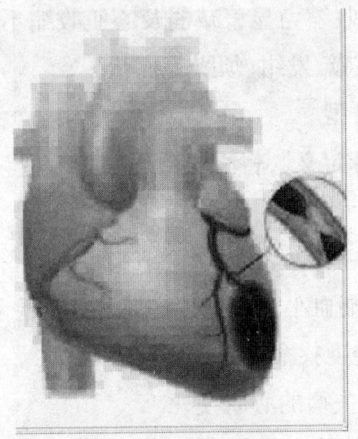

图 13-1 心肌梗死

二、临床特点

（一）先兆

感胸闷、胸痛，疼痛部位多样，有心前区疼痛、胃部不适，牙疼、肩背部、左臂内侧放射痛多在夜间发作。已有心脏病或急性心肌梗死高危患者，突然发生或出现比以往剧烈而频繁的心绞痛，持续时间较以往长，含服硝酸甘油、休息后仍然不能缓解。非典型心绞痛主要表现为上臂、下颌部、肩背部、颈部，甚至上腹部疼痛为主，而无胸痛或胸痛不明显。（图 13-2 ）。

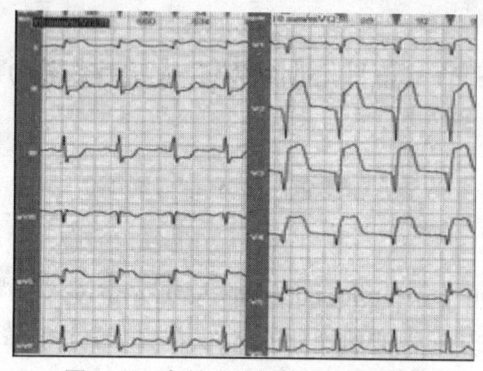

图 13-2　急性心肌梗死心电图表现

（二）主要临床表现

1. 疼痛：心前区，胸骨体上段或中段之后，常为压榨性、闷胀性或紧缩感疼痛，患者有濒死感，常发生于安静或睡眠时，疼痛持续时间长，休息或含服硝酸甘油不能缓解。

2. 全身症状：部分患者有发热，伴有心动过速、白细胞增高和红细胞沉降率增快等。

3. 胃肠道症状：约 1/3 有疼痛的患者，在发病早期伴有恶心、呕吐和上腹部胀痛感，这与迷走神经受坏死心肌刺激和心排血量降低、组织灌注不足有关。

4. 心律失常：见于 75%~95% 的患者，尤其是心肌梗死后 24h 内，以恶性室性心律失常为多见，梗死后 1~2 周内，都有可能发生，患者感乏力、头晕，甚至发生晕厥等症状。

5. 心力衰竭：主要是急性左心衰竭，可在发病最初几天内发生，或在疼痛、休克好转阶段出现，为梗死后心肌收缩力显著减弱及心肌收缩不协调性所致，发生率 32%~48%。患者出现呼吸困难、咳嗽、发绀、烦躁等症状。

三、急性心肌梗死临床分型

按第 3 版"心肌梗死全球定义"，将心肌梗死分为 5 型。

1 型：自发性心肌梗死

由于动脉粥样斑块破裂、溃疡、裂纹、糜烂或夹层，引起一支或多支冠状动脉血栓形成，导致心肌血流减少或远端血小板栓塞伴心肌坏死。患者大多有严重的冠状动脉病变，少数患者冠状动脉仅有轻度狭窄甚至正常。

2 型：继发于心肌氧供需失衡的心肌梗死

除冠状动脉病变外的其他情形引起心肌需氧与供氧失平衡，导致心肌损伤和坏死，例如冠状动脉内皮功能异常、冠状动脉痉挛或栓塞、心动过速/过缓性心律失常、贫血、呼吸衰竭、低血压、高血压伴或不伴有左心室肥厚。

3 型:心脏性猝死

心脏性死亡伴心肌缺血症状和新的缺血性心电图改变或左束支阻滞,但无心肌损伤标志物检测结果。

4a 型:经皮冠状动脉介入治疗(PCI)相关心肌梗死

基线心脏肌钙蛋白(cTn)正常的患者在 PCI 后 cTn 升高超过正常上限 5 倍;或基线 cTn 增高的患者,PCI 术后 cTn 升高≥20%,然后稳定下降。同时发生:(1)心肌缺血症状;(2)心电图缺血性改变或新发左束支阻滞;(3)造影示冠状动脉主支或分支阻塞或持续性慢血流或无复流或栓塞;(4)新的存活心肌丧失或节段性室壁运动异常的影像学表现。

4b 型:支架血栓形成引起的心肌梗死

冠状动脉造影或尸检发现支架植入处血栓性阻塞,患者有心肌缺血症状和(或)至少 1 次心肌损伤标志物高于正常上限。

5 型:外科冠状动脉旁路移植术(CABG)相关心肌梗死

基线 cTn 正常患者,CABG 后 cTn 升高超过正常上限 10 倍,同时发生:(1)新的病理性 Q 波或左束支阻滞;(2)血管造影提示新的桥血管或自身冠状动脉阻塞;(3)新的存活心肌丧失或节段性室壁运动异常的影像学证据。

四、诊断标准

满足以下任何 1 项时,均可诊断为急性心肌梗死。

1. 血清心肌损伤标志物:优先采用心脏肌钙蛋白(cardiac troponin,cTn),cTn 是诊断心肌坏死最特异和敏感的首选心肌损伤标志物, 通常在心肌梗死症状发生后 2~4 h 开始升高,10~24 h 达到峰值,并可持续升高 7~14 d。增高或增高后降低,至少有 1 次数值超过参考值(cTnI<0.05ng/ML)上限的 99%分位,并至少有以下 1 项表现:心肌缺血临床症状;按心电图是否有 ST 段抬高,分为急性 ST 段抬高性心肌梗死(STEMI)和非 ST 段抬高性心肌梗死(NSTEMI),如心电图出现新的 ST-T 波改变或左束支传导阻滞或病理性 Q 波;影像学检查显示新的存活心肌丧失或局部室壁运动异常;④冠状动脉造影或尸体解剖明确冠状动脉内血栓。

2. 心源性死亡伴有心肌缺血临床症状,或心电图改变,新的 ST-T 波抬高或左束支传导阻滞。

3. PCI 相关心肌梗死:基线 cTn 正常患者,PCI 后 cTn 升高超过正常上限 5 倍,或基线 cTn 增高患者,PCI 后 cTn 升高≥20%,然后稳定下降。同时存在心肌缺血症状或心电图改变、操作并发症、新的存活心肌丧失或局部室壁运动异常的影像学表现。

4. 支架血栓形成引起的心肌梗死:冠状动脉造影或尸体解剖发现支架植入处血栓性阻塞,患者有心肌缺血症状和(或)至少 1 次心肌血清生化标志物高于正常上限。

5. 冠状动脉搭桥（coronary artery bypass surgery，CABG）相关的心肌梗死：基线 cTn 正常患者，CABG 后 cTn 升高超过正常上限 10 倍，同时有新的病理性 Q 波或左束支传导阻滞、血管造影提示新的桥血管或自身冠状动脉阻塞，新的存活心肌丧失或局部室壁运动异常的影像学表现。

五、STEMI 治疗

早期、快速和完全地开通梗死相关动脉是改善 STEMI 患者预后的关键。（图 13-3 ）。

（一）建立协作网络，缩短确诊时间

1. 缩短自发病至首次医疗接触时间（FMC）的时间

应通过健康教育和媒体宣传，使公众了解急性心肌梗死的早期症状。教育患者在发生疑似心肌梗死症状（胸痛）后尽早呼叫"120"急救中心、及时就医，避免因自行用药或长时间多次评估症状而延误治疗。缩短发病至 FMC 的时间、在医疗保护下到达医院可明显改善 STEMI 的预后。

2. 缩短自 FMC 至开通梗死相关动脉的时间

建立区域协同救治网络和规范化胸痛中心是缩短 FMC 至开通梗死相关动脉时间的有效手段。有条件时应尽可能在 FMC 后 10 min 内完成首份心电图记录，并提前电话通知或经远程无线系统将心电图传输到相关医院。确诊后迅速分诊，优先将发病 12 h 内的 STEMI 患者送至可行直接 PCI 的医院（特别是 FMC 后 90 min 内能实施直接 PCI 者），并尽可能绕过急诊室和冠心病监护病房或普通心脏病房直接将患者送入心导管室行直接 PCI。

应在公众中普及心肌再灌注治疗知识，以减少签署手术知情同意书时的犹豫和延误。

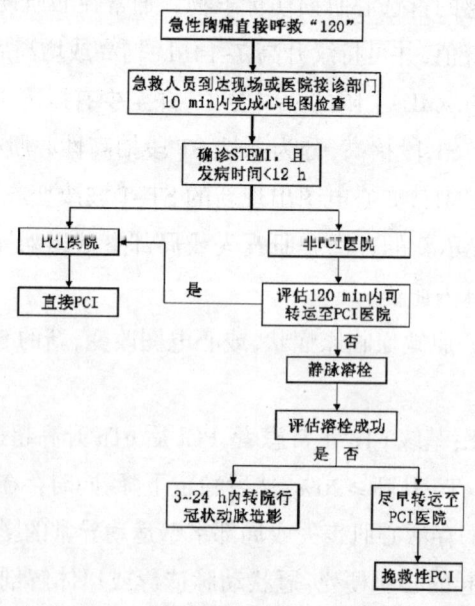

图 13-3 STEMI 患者急救流程

（二）治疗方法

1. 溶栓治疗 在再灌注治疗中,溶栓治疗快速、简便,在不具备 PCI 条件的医院或因各种原因使 FMC 至 PCI 时间明显延迟时,对有适应症的 STEMI 患者,静脉内溶栓仍是较好的选择。优先溶栓治疗的指征:AMI 发病≤3 h；不能行 PCI；D-to-B（door-to-balloon time 患者进入抢救室的门至第 1 次球囊扩张）时间>90min,而溶栓治疗相对更快。

2. 急诊直接经皮冠状动脉介入治疗（percutaneous coronary intervention,PCI）指南指出,优先急诊 PCI 的指征有:有进行 PCI 条件的医院（door-to-balloon time<90min）,有心外科支持；高危 STEMI 患者,如心源性休克（发病<36h,休克<18h,年龄<75 岁,无禁忌症,适合并同意 PCI）,或合并心力衰竭（KillipⅢ级以上,发病<12h,D-to-B<90min）；有溶栓禁忌症,有出血和颅内出血风险；④到院就诊较晚（发病>3h）；⑤疑诊为 STEMI。

3. 补救性 PCI 溶栓治疗后仍有明显胸痛,抬高的 ST 段无明显降低者,应尽快进行冠状动脉造影,如显示 TIMI0~Ⅱ级血流,说明相关动脉溶栓未再通,宜立即施行补救性 PCI。

4. 溶栓后再通者的 PCI 溶栓治疗成功的患者,如无心肌缺血的临床表现再发生,可在7~10d 后行冠状动脉造影,如有残留的狭窄病变适宜 PCI,可行 PCI 治疗。

六、标准护理管理流程

1. 入院接诊	→	(1)多参数心电监护仪监测,床旁描记 18 导联心电图 (2)建立静脉通道,采集血标本,查心肌损伤标记物 (3)低流量吸氧 (4)遵医嘱应用硝酸酯类、抗血小板、抗凝药物 (5)告知患者,绝对卧床休息 (6)简单向家属介绍病区相关制度 (7)将患者随身携带贵重物品交与家属保管

2. 风险评估	→	(1)评估心功能:依据 Killip 分级法 (2)评估心肌梗死心血管事件发生率:使用 TIMI 评分 (3)评估危险分层:使用 GRACE 风险评分 (4)评估出血风险:使用 CRUSADE 评分 (5)疼痛、压疮、坠床、导管滑脱等护理风险评估

3. 常规护理	→	(1)环境:保持环境安静,限制探视,注意保暖 (2)饮食:清淡、富含营养、易消化饮食,每餐不宜过饱,少量多餐 (3)大便:保持排便通畅,可口服缓泻剂或开塞露等外用通便剂

4. 介入术前护理	→	(1)完善血生化、血常规、凝血、传染病等血液检查项目,心电图、心脏超声、胸片等术前检查,如为急诊手术,部分项目术后完善 (2)健康宣教:讲解介入术后术侧肢体活动方法及注意事项 (3)评估肾功能:肾小球率过滤(eGFR)<60ml/min 者术前 6h 给予水化 (4)遵医嘱术前晚口服抗血小板药物:硫酸氯吡格雷 225~300mg 或替格瑞洛 180mg,治疗术日晨再服硫酸氯吡格雷 75mg+阿司匹林 100mg;如为急诊手术,则术前口服硫酸氯吡格雷 600mg 或替格瑞洛 180mg+阿司匹林 300mg (5)根据医嘱行桡动脉或股动脉穿刺部位皮肤准备;碘过敏试验 (6)左前臂穿刺静脉留置针,备用 (7)其他:备好大小便器、护理垫、吸水管、温开水 1500ml 左右
5. 术后常规护理	→	(1)监测生命体征:术后监测至少 12h 以上,术后 4h 内,每 15~30min 观察记录生命体征,观察心电图变化,有无发生恶性心律失常的征兆 (2)并发症观察:迷走神经反射、心脏压塞、急性血栓等并发症 (3)出血的观察:大小便颜色、性状;皮肤黏膜、牙龈有无出血 (4)关注患者主诉:有无胸痛、胸闷等心绞痛症状,发现问题及时通知医生处理
6. 穿刺点护理	→	(1)桡动脉穿刺:穿刺点有无出血、血肿;穿刺侧手臂有无肿胀;告知患者穿刺侧手腕 4h 内不能活动,卧床时手臂下垫软枕,略抬高,手指做对指运动;④根据指脉氧监测,每 40~60min 抽取加压包扎纱布 1 块或松止血扣 1 圈 (2)股动脉穿刺:穿刺点有无出血、血肿,足背动脉搏动情况;穿刺侧下肢皮肤颜色、温度;告知患者穿刺侧肢体制动 12h,12h 后可翻身侧卧,开始做肢体屈伸活动,24h 后可下地活动;④剧烈咳嗽或体位变化时按压穿刺部位,以防出血
7. 心理护理	→	(1)经常巡视,主动询问患者有无需要帮助,促使患者情绪稳定 (2)患者卧床期间,协助患者进行生活护理,满足患者需求 (3)运用通俗易懂的语言,向患者讲解心肌梗死介入治疗的相关知识,消除患者担心疾病预后等紧张、焦虑的情绪

七、健康指导

1. 心理护理:与患者及家属交流沟通,指导患者学会心理调节,保持平和心态,告诉患者医护人员会帮助他战胜疾病,以消除患者紧张恐惧心情,积极配合治疗。

2. 急性期需绝对卧床休息:根据患者急性心肌梗死发生的部位、面积,来确定绝对卧床休息时间,一般卧床 5~10d。但由于心前区疼痛,患者难以忍受,有的躁动不安,有的患者疼痛过后,认为一切正常,不听医护人员劝告,随意下床活动。针对这一情况,我们向患者解释卧床休息的重要性,使他们认识到活动会导致病情恶化,在恢复期,应循序渐进,切忌求之过急。根据患者自身疾病恢复情况,帮助患者制定活动计划,逐渐增加活动量,如 3~5d 可在床上坐起洗漱;5~7d 可坐在床旁;7~10d 可在床旁站立及绕床走动等。夜间烦躁失眠者,可给予镇静剂、保证充足睡眠。(图 13-4)

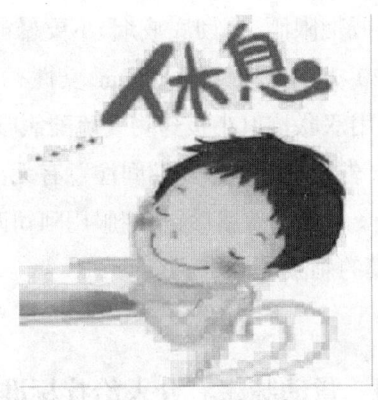

图 13-4　卧床休息

3. 避免肢体血栓形成及便秘：对于卧床时间较长的患者应定期作肢体被动活动，避免肢体血栓形成。由于卧床及环境、排便方式的改变，容易引起便秘。要提醒病人排便忌用力过度，因排便用力可增加心脏负荷，加重心肌缺氧而危及生命，可服缓泻剂或外用开塞露通便，便前可给予口含硝酸甘油片或消心痛等。

4. 心肌梗死患者的饮食原则：饮食选择低盐、低脂、低胆固醇、高维生素食物，多食新鲜蔬菜、水果等清淡易消化食物。急性心肌梗死患者初期多伴有心功能降低，绝对卧床休息至胃肠功能紊乱，饮食更应注意。

(1)限制热量摄入，以减轻心脏负担。尤其是发病初期，应少食多餐，以流质为主，并避免过冷或过热的膳食。发病开始的 1~2d，仅给热水果汁、米汤、蜂蜜水、藕粉等流质饮食，每日 6~7 次，每次 100~150ml。随着病情好转，可适当增加半流食，并逐步增加热能。允许进食适量的瘦肉、鱼类、水果等。经常保持胃肠道通畅，以防大便时因过分用力加重病情。

(2)饮食应平衡、清淡且富有营养，以改善机体，包括心肌细胞的营养供给，保护和维持心脏功能，促进病人早日康复。应避免过量和刺激性食物，不饮浓茶、咖啡。避免进食大量脂肪，因为有可能因餐后血脂增高、血液黏度增加，导致血流缓慢、血小板聚集而引起血栓形成。

(3)注意钠、钾平衡，适当增加镁的摄入，以防止或减轻并发症，尤其是心律失常和心力衰竭的发生和发展。一般建议低盐饮食，但急性期若小便中钠丧失过多，则不必过分限制钠盐。膳食中钠、钾、镁的摄入，应据病情随时调整。

(4)积极治疗原发病：帮助患者积极治疗高血压、高脂血症、糖尿病等疾病。低密度脂蛋白胆固醇应<1.8mmol/L 或降幅≥50%；尽可能将血压控制在 140/90mmHg 以下，伴有糖尿病、明显靶器官损害者，应尽可能控制在 130/80mmHg 以下；空腹血糖控制目标接近6.1mmol/L，餐后必须<10mmol/L，糖化血红蛋白控制在 7%以下。

(5)出院指导：急性心肌梗死患者行介入治疗后临床症状缓解，10~15d 可以出院，在家休息，继续康复治疗。

指导患者学会自我心理调节，避免情绪激动；避免紧张、劳累、便秘、感染、寒冷刺激等诱发因素;避免进食过饱,戒烟限酒,要彻底戒烟,不要暴露在抽烟的环境中;保持理想体重,体重指数应控制在 20~24.9,腰围男性<90cm,女性<81cm。

指导患者遵医嘱坚持服用双联抗血小板药物（硫酸氯吡格雷和阿司匹林)9~12 个月,不要随意增减药物剂量。告知患者在服药期间注意有无出血情况,如便血、牙龈、口腔、皮肤黏膜有出血倾向,需及时到医院就诊;长期服用阿司匹林会出现胃部不适症状,应在饭后服用,减少对胃粘膜的刺激。

第二节　肾动脉狭窄介入治疗标准护理

一、概述

肾动脉狭窄(renal artery stenosis,RAS)是由多种病因引起的一侧或双侧肾动脉主干或肾动脉主要分支狭窄,从而引起肾实质病变、继发性高血压、肾功能不全等一类疾病。RSA 常由动脉粥样硬化及纤维肌性发育不全引起,在我国及亚洲,还可由大动脉炎导致。动脉粥样硬化是最常见病因,约占肾动脉狭窄病例的 80%,主要见于老年,而后两种病因则主要见于青年人,女性居多。Gruntzing1974 年发明了双腔气囊导管,1978 年首次将介入技术应用于肾动脉狭窄的治疗,目前,介入技术中经皮穿刺肾动脉成形术(PTBA)和肾动脉支架植入术(PTRAS)已成为治疗各种原因引起的肾动脉狭窄的重要手段,特别是应用肾动脉腔内支架植入术,已逐渐成为外科肾动脉重建术的重要替代方法。我国高血压患病人群中,肾动脉狭窄约占 0.4%,其中大动脉炎引起的肾动脉狭窄占40%, 发病年龄一般<30 岁或>50 岁。肾动脉狭窄临床分为三级：肾动脉狭窄<50%,为轻度,一般不影响血供;中度狭窄为 50%~75%;肾动脉狭窄>75%则为重度狭窄。(图 13-5 ,图 13-6)。

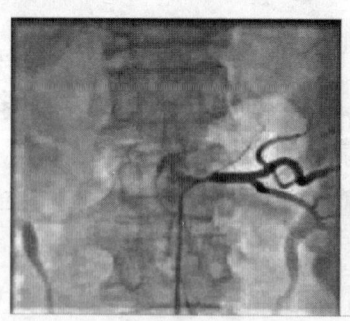 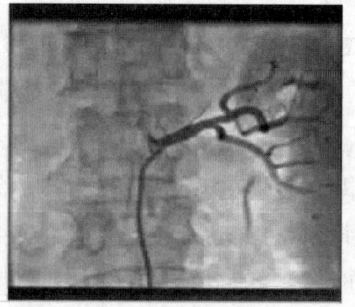

图 13-5　肾动脉狭窄　　　　图 13-6　肾动脉支架植入

二、肾动脉狭窄的诊断及临床特点

(一)诊断

1. 以下几种高血压表现:

(1)在 30 岁之前出现高血压或 55 岁之后出现严重高血压;

(2)急进性高血压(既往可控制的高血压突然出现持续性的恶化);

(3)顽固性高血压(当联合应用足量的包括利尿剂在内的 3 种降压药物时,仍旧难以达到目标血压者);

(4)恶性高血压(合并有包括急性肾功能衰竭、急性失代偿性充血性心力衰竭或新发的视神经或其他脑神经病变及 III 至 IV 的视网膜病变等急性靶器官损伤的高血压)。

2. 当应用 ACEI 或 ARB 类药物时,出现新发的氮质血症或肾功能恶化(血肌酐升高大于50%)。

3. 存在难以解释的肾萎缩或双侧肾脏大小差距超过 1.5cm。

4. 突然出现的难以解释的肺水肿及充血性心力衰竭。

5. 不能解释的肾功能不全,包括已透析治疗。

6. 多支冠状动脉血管病变,反复发作的难治性心绞痛。

有以上临床表现是,及时使用双功超声、计算机断层扫描血管显像(CTA)、核磁共振动脉成像(MRA)三种无创手段进行 RAS 的影像学诊断,当临床上高度怀疑而无创检查不能得出可靠结论时,可应用血管造影来确诊 RAS。

(二)临床特点

1. 年轻患者多见于纤维肌性发育不良和大动脉炎引起,后者女性居多;老年患者多由于动脉粥样硬化引起。

2. 肾动脉狭窄分为单侧和双侧狭窄,狭窄程度>50%时可影响肾血流,引起高血压、肾功能不全等,一般发病急,病程短,发展很快,患者舒张压升高明显。

3. 肾动脉狭窄的患病率:

(1)在 45 岁以上无症状人群中,肾动脉狭窄患病率 6%;

(2)在 60 岁以上冠心病患者行血管造影发现肾动脉狭窄者 19%~30%;

(3)因外周血管疾病造影检出肾动脉狭窄者 50%;

(4)肾血管性高血压占全部高血压患者的 1%~5%;

(5)晚期肾功能不全者 15%~20%由肾动脉狭窄所致。

4. 临床表现:

(1)血压升高表现:大部分患者均有显著持续性高血压,高血压病程时间往往较短,但进展迅速,头晕、头疼,一般降压药物治疗效果不佳,年轻患者常无症状,仅在体检时发现血压升高。

(2)急、慢性肾衰竭:血清肌酐进行性升高,尿量异常减少,低血钾;当应用 ACEI 或 ARB 类药物治疗后,病情加重,单侧肾缩小,少量蛋白尿。

(3)左心功能不全及心绞痛发作:左心室肥厚、左心顺应性下降、心脏容量负荷重;胸闷,心前区不适,心电图 ST-T 改变。

（4）大动脉炎：患者因病变广泛、多发，两支以上动脉受累者占83.5%，故临床上表现多样化。有的患者表现为脑缺血的症状，患者有头昏、晕厥、视力障碍甚至发生脑血栓性偏瘫。亦有患者表现为肢体缺血的症状，上肢症状较下肢多见，受累肢体血压测不到，动脉搏动不能扪及。左锁骨下动脉受累较右侧多见。

（5）电解质紊乱：高肾素-高醛固酮血症所致低血钾、代谢性碱中毒。

（6）眼底视网膜病变及血管杂音：大部分患者有明显的高血压性眼视网膜病变，表现为小动脉狭窄、痉挛或硬化。病程急骤者，病变可特别显著，可有视网膜出血、渗出。部分患者可听到腹部血管杂音，检出率与病变性质有关，纤维肌性结构不良比动脉粥样硬化检出率高，但其影响因素较多，故需要在不同情况下反复听诊。

三、诊断方法

1. 肾脏B超和彩色多普勒血管超声：是目前诊断最常用方法，检查特异性与敏感性可达98%，能显示肾动脉解剖结构、肾内血流动力学和肾脏体积。临床一般将普通超声与多普勒超声结合起来，通过测量肾动脉的血流动力学指标（即阻力指数、搏动指数、两侧肾脏阻力指数或搏动指数之差、收缩期加速指数、收缩期加速时间等）进行肾动脉狭窄的筛选和随访。缺点是检查操作人员技术水平不一，主观性强，不能准确判断肾血管狭窄。

2. 肾动脉放射性核素灌注检查：是较为常用的检查方法，分为放射性核素肾图和卡托普利肾图两种检查方法。放射性核素肾图的假阳性和假阴性率较高（均为20%），因此，一般不作为肾血管性高血压的筛选试验。卡托普利核素显像适用于广大的人群，但其对于肾血管疾病的亚组人群意义较小，对于严重的氮质血症、双侧肾动脉狭窄或仅单侧肾脏有功能的RAS患者，其应用价值受到一定的限制，故在肾动脉狭窄的诊断和治疗的中国专家共识中不推荐。

3. CT血管成像技术（CTA）：CTA可以利用三维重建技术显示肾动脉狭窄部位，从不同角度观察肾动脉开口处病变情况，对近端肾动脉粥样硬化诊断的敏感性和特异性均超过90%。但需注射造影剂，对肾功能已有损害的患者要慎重。

4. 磁共振血管成像（MRA）：包括时间飞跃法MRA、相位对比法MRA和三维钆增强MRA（3D-CE-MRA）。其分辨率足够观察肾实质内直径小至1mm的血管，诊断肾动脉病变达91.1%。

5. 肾动脉血管造影：诊断肾动脉狭窄的金标准，不仅能确定是否存在狭窄和阻塞，而且可以诊断其病因和程度，为是否可行血运重建术做出临床评估，其敏感性和特异性均超过95%。因此，对诊断和分级具有决定性意义，也是手术治疗的必要依据。目前以经皮穿刺股动脉置管法应用最为广泛。可以发现并观察肾动脉有无狭窄，狭窄的部位、范围、程度，远端分支及侧支循环的情况。高血压患者肾血管造影指征为：①腹部有血管杂音，静脉肾盂造影、超声及放射性核素检查疑有肾血管性高血压者；②近期发现严重的高血压；③脊肋或肋腹部疼痛及外伤史者；④一般情况下，年龄>55 岁，舒张压≥110 mmHg 者。肾动脉造影有一定的风险，高血压患者动脉造影病死率为 1/2000 ~1/5000。主要并发症有出血、动脉栓塞、急性肾功能衰竭等。为避免体液丢失，忌用非类固醇类消炎药，使用小剂量、低渗或等渗的非离子型造影剂，造影前后有效水化，可有效地防止造影剂肾损害。

四、肾动脉狭窄介入治疗

目前，肾动脉狭窄治疗主要包括：①通过药物治疗控制高血压，以防止高血压引起的各种并发症。②通过血管介入治疗或外科手术治疗纠正（或消除）肾动脉狭窄，恢复肾血流，保护肾功能。（图 13-7，图 13-8）。

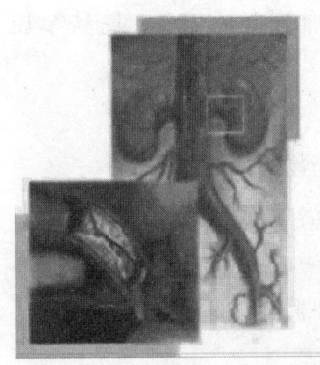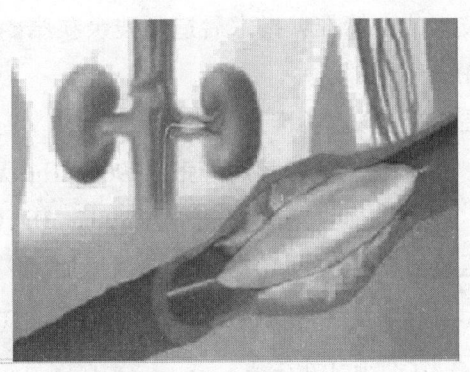

图 13-7　肾动脉斑块狭窄　　　　　图 13-8　肾动脉介入治疗

外科手术治疗，适用于肾动脉狭窄介入治疗失败、多分支狭窄或狭窄远端有动脉瘤形成及肾动脉起始部狭窄等情况。但经过临床观察，其远期疗效与介入治疗无显著差别，且手术治疗创伤大，需全身麻醉，对术者心、肺、脑等脏器功能尚有一定要求，风险明显高于介入治疗，临床应用受到限制。

（一）肾动脉介入治疗

主要包括经皮腔内血管成形术（Percutaneous transluminal angioplasty，PTA）和肾动脉内支架植入术（percutaneous transluminal renal artery stenting，PTRAS）。

（二）介入治疗适应症

在药物治疗基础上的肾动脉介入治疗具有成功率高、创伤小、操作安全性高及可重复手术等优势。

1. 药物难以控制的顽固性高血压；

2. 反复发作肺水肿；

3. 肾动脉狭窄程度>75%；

4. 肾动脉狭窄侧肾脏无明显萎缩者（肾脏长径 9cm）；

5. 同位素肾图或静脉肾盂造影显示肾功能尚可；

6. 血管造影显示有侧支循环建立，远端肾动脉供应区有逆影。此种情况即使术前肾功能已严重受损,狭窄消除血流恢复后肾功能也有可能得到戏剧性改善。

7. 大动脉炎静止期。

(三)介入治疗相对禁忌症

1. 碘过敏试验阳性者;

2. 患者一般状况差,严重凝血功能障碍;

3. 造影发现严重肾动脉狭窄或闭塞段钙化,导丝、导管不能通过;

4. 患者患侧肾脏严重萎缩者或肾功能丧失;

5. 大动脉炎活动期。

(四)疗效评价

技术成功标准:指术后造影残余狭窄<参考血管直径 20%,跨狭窄压力阶差<10mmHg。

临床治疗成功标准包括:

1. 高血压治愈,治疗后舒张压<90mmHg,无需药物治疗。

2. 高血压改善,治疗后舒张压>90mmHg,但较治疗前下降>15%,或撤出一种药物后血压较治疗前下降>10%,降压药无增加。

3. 肾功能改善,原血肌酐≥200μmol/L,治疗后下降>20%。

(五)介入治疗并发症

肾动脉狭窄介入术后并发症约 3%~10%。

(六)急性并发症

1. 肾动脉夹层、穿孔或破裂;肾动脉痉挛致急性肾动脉闭塞及血栓形成;肾脏出血、栓塞及部分梗死。

2. 穿刺部位:出血、血肿、假性动脉瘤。

3. 其他部位栓塞:脑栓塞、心肌梗死、十二指肠上动脉栓塞。

4. 造影剂使用致肾功能急性损伤、急性肺水肿、胆固醇栓子栓塞。

(七)远期并发症:再狭窄

(八)围手术期水化治疗

需进行肾动脉介入检查和治疗的患者,于术前 12h 开始静脉输入 0.9%生理盐水,以 100ml/h 速度输入,持续到术后 24h;如患者术后血清肌酐水平升高 0.5mg/dl(44.2μmol/L),或比基础值升高 25%,则水化治疗延长至术后 48h,同时每天监测血肾功;术中宜选用对肾功能影响小的造影剂,如碘克沙醇。

五、标准护理管理流程

1. 入院接诊	→	(1)介绍病区:向家属介绍病区环境,陪伴、探视等相关制度 (2)向患者介绍主管医生及责任护士;讲解饮食相关知识 (3)告知患者将随身携带贵重物品、首饰等交与家属保管

2. 风险评估 →
(1)对患者进行跌倒(坠床)、皮肤压疮、营养状况、导管滑脱等护理风险评估
(2)评估既往有无造影剂使用及过敏情况
(3)评估患者基本血压值及血压波动情况
(4)评估患者有无发生过出血、栓塞(如脑栓塞、肺栓塞、心肌梗死等)情况

3. 常规护理 →
(1)环境:保持环境安静,限制探视,注意保暖
(2)饮食:低盐、低脂,清淡易消化饮食
(3)活动:肾动脉狭窄严重,收缩压>180mmHg 患者,需卧床休息
(4)用药:术前常规应用降压药,将血压控制稳定
(5)大便:保持排便通畅,可口服缓泻剂或开塞露等外用通便剂
(6)吸氧:伴有胸闷、呼吸困难时给予吸氧 2~3L/min
(7)监护:有心、肾功能不全,高血压患者,需进行心电血压监测,密切观察患者血压、心率、心律、呼吸变化

4. 介入术前护理 →
(1)完善血生化、血常规、凝血、传染病等血液检查项目,心电图、心脏超声、肾动脉超声、胸片、24h 动态血压等术前检查,必要时做 CTA
(2)健康宣教:讲解介入术后术侧肢体活动方法及注意事项
(3)评估肾功能:肾小球滤过率(eGFR)<60ml/min 者术前 12h 给予水化治疗;严重者术前透析
(4)遵医嘱术前口服抗血小板药物:硫酸氯吡格雷 300mg, 阿司匹林 100~300mg;保证术前晚睡眠充足,必要时可使用安眠药
(5)根据医嘱行股动脉穿刺部位皮肤准备;碘过敏试验
(6)左前臂穿刺静脉留置针,备用静脉通路;帮助患者训练床上排便、排尿,术日晨可进食少量清淡易消化食物,术前排空大小便
(7)其他:备好大小便器、护理垫、吸水管、温开水 1500ml 左右

5. 术后常规护理 →
(1)监测生命体征:术后监测至少 24h 以上,术后 4h 内,每 15~30min 观察记录生命体征,观察心电图及血压变化情况
(2)体位及活动:取平卧位,穿刺股动脉:穿刺下肢制动 6~8h,8h 后可翻身,24h 后下地活动;穿刺桡动脉:定时减压处理,告知患者穿刺侧手腕不能打弯,休息时肢体可抬高,五指可做对指运动,24h 后下床活动;如使用血管闭合器者, 制动 4~6h 后可在床上活动,8h 后可下床活动,期间足背可做背屈运动
(3)并发症观察:迷走神经反射、肾周血肿、急性血栓等并发症
(4)出血的观察:大小便颜色、性状;皮肤黏膜、牙龈有无出血
(5)关注患者主诉:有无胸闷、呼吸困难等症状,发现问题及时通知医生处理
(6)术后 2h 饮水 1000ml 左右;保持大便通畅,必要时使用缓泻剂
(7)根据肾功能水化治疗 24~48h,监测尿量及血肾功能;必要时给予透析治疗

6. 穿刺点护理 →
(1)观察:穿刺点有无出血、血肿,足背动脉搏动情况;穿刺侧肢体皮肤颜色、温度;告知患者穿刺侧肢体制动 6~8h,18h 后可翻身侧卧,开始做肢体屈伸活动,24h 后可下地活动;④剧烈咳嗽或体位变化时按压穿刺部位,以防出血
(2)穿刺点弹力绷带加压包扎;如使用血管闭合器者不需加压包扎,保持穿刺处周围皮肤清洁干燥
(3)严格无菌操作,术后第二日拆除绷带后无菌敷料覆盖穿刺点,3~5d 后穿刺点愈合可洗澡

7. 心理护理	→	(1)经常巡视,主动询问患者有无需要帮助,促使患者情绪稳定 (2)患者卧床期间,协助患者进行生活护理,满足患者需求 (3)运用通俗易懂的语言,向患者讲解肾动脉狭窄介入治疗的效果及血压波动的相关知识,消除患者担心疾病预后等紧张、焦虑的情绪,增强对治疗的信心

六、健康指导

1. 心理护理:与患者及家属交流沟通,指导患者学会自我心理调节,保持平和心态,告诉患者,医护人员会帮助他战胜疾病,以消除患者紧张恐惧心情,保持血压稳定,积极配合治疗。

2. 运动:指导患者根据手术恢复情况逐渐增加活动量,选择适合自己的有规律的运动项目,如步行、快步走、有氧运动体操等,避免剧烈运动,防止疲劳。手术后一月基本恢复日常生活。

3. 饮食:营养均衡,粗细搭配。宜选择低盐低脂、低胆固醇、高维生素食物,减少饮食中脂肪的摄入。多进食新鲜蔬菜、水果,鸡鸭鱼等白色肉类,少食过咸、过甜,油炸、动物脂肪、内脏等食物,避免饱餐。

4. 药物指导:指导患者按时按量服用抗凝剂,了解药物的不良反应,如出血等,服药时注意观察不良反应,定期监测凝血功能。还继续服用降压药的患者,教会患者测量血压,并养成定时测量的习惯。血压出现波动时,不要紧张,坐位或平卧位安静休息,并测量血压,20~30min 后复测 1 次,血压过高或过低,需及时到医院就诊,切勿自行调整药物剂量,避免发生意外。

5. 向患者讲解疾病知识,掌握康复保健知识,使患者对疾病认知能力提高,从而提高药物治疗的依从性,养成良好的生活方式,提高自我健康意识,可以减少疾病再发生的概率。

第三节　先天性心脏病介入治疗的护理

先天性心脏病(简称先心病):发病率约占全部活产婴儿的 0.6%~0.9%,估计每年新出生的患儿高达 15 万~20 万,是小儿最常见的心血管疾病。先天性心脏病的介入诊断主要是评价先天性心脏病患者的心脏、血管畸形和心脏功能状态,为患者提供最佳的治疗时机和最好的治疗方法提供依据。

先天性心脏病的介入治疗始于 20 世纪 50 年代,经过导管介入治疗技术的长足发展,90 年代,经导管递送填塞装置以及封堵血管建立交通的技术逐渐开展,越来越多的以前只能经开胸手术治疗的心脏畸形可以通过介入性心导管术予以治疗。同时,由于超声心动图和其他非侵入性心脏影像学技术的不断发展, 对诊断心导管术的依赖性明显降低,与传统的心脏手术相比,经心导管介入性治疗术无疑具有显著的优点,如住院时间短、瘢痕小、痛苦少等。2001年12月，美国食品药品监督管理局正式批准 Amplatze 间隔封堵器的临床应用，标志着先天性心脏病的介入治疗进入了一个全盛时期。

一、房间隔缺损

(一)概述

房间隔缺损(atrial septal defect,ASD):房间隔部位的先天性缺损,导致左、右心房之间直接交通和血液分流的病变,是成年人中最常见的先天性心脏病,一般单独存在,占所有先天性心脏病的 10%~21%。女性患者多于男性患者,房间隔缺损可分为原发孔房间隔缺损(又称 Ⅰ型房间隔缺损)和继发孔(又称Ⅱ型房间隔缺损)两大基本类型。根据缺损出现于房间隔部位的不同,可将 ASD 分为五种解剖类型:继发孔型、原发孔型、静脉窦型、冠状窦型和混合型房间隔缺损。房间隔缺损多为单发,但两个以上的缺损亦不少见,有时缺损可有分隔或呈筛孔状。房间隔缺损右心室扩大。许多房间隔缺损患者虽已有右心扩大,但却直到成年后方有症状。(图 13-9)。

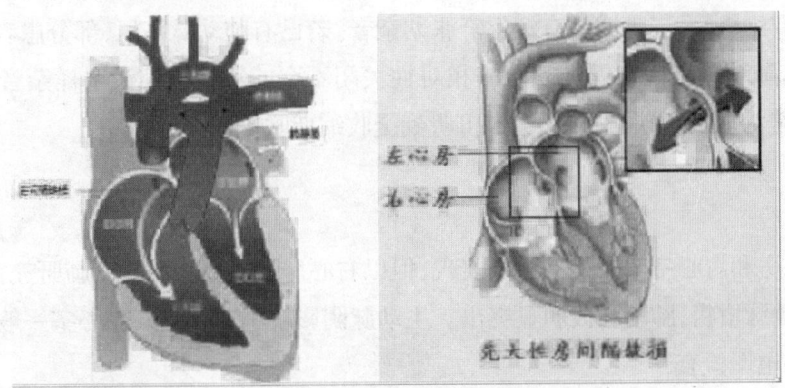

图13-9　房间隔缺损示意图

(二)病理解剖

由于解剖、病理的不同,房间隔缺损有卵圆孔未闭、原发孔未闭、继发孔未闭等各种类型。继发孔未闭最多见,缺损部位距房室瓣较远。在胚胎发育过程中,原发间隔吸收过多或继发间隔发育障碍,两者不能融合。原发孔未闭占 5%~10%,缺损大。由于原发房间隔过早停止增长,不与心内膜垫融合,遗留裂孔。卵圆孔未闭在正常人中有 20%~25%原发与继发房间隔未完全融合而致卵圆孔未闭,一般不引起心房间分流。共同心房是原发及继发房间隔不发育,形成单个心房腔。

房间隔缺损对血流动力学的影响主要取决于分流量的大小,由于左心房压力高于右心房,所以形成左向右的分流。持续的肺血流量增加导致肺瘀血,肺血管顺应性下降,从功能性肺动脉高压发展为器质性肺动脉高压,最终使原来的左向右分流逆转为右向左分流而出现青紫。

(三)临床表现

1. 症状:

房间隔缺损的症状多不一致,与缺损大小和分流量多少有密切关系。缺损大者,症状出现较早;缺损小者,可长期没有症状,一直潜伏到老年。多数病例在小儿时期易反复发作呼吸道感染,为多咳、气急,甚至肺炎症状。由于左心血流量的减少,患者多有体力缺乏,容易怠倦和呼吸困难。劳动后更易感到气急和心悸。此外,右心舒张期负荷过重长期存在,可继发肺动脉高压和右心衰竭。但其演变比较缓慢,可迁延达数年之久。一般到了青年期后,大多在 21~40 岁之间开始出现症状。主要症状为劳动后气急、心悸或呼吸道感染和心力衰竭,可发生室上性心律失常、心房扑动、心房颤动等。

2. 体征:

体态发育大多正常。右心室扩大,随着年龄的增长,可使邻近的胸骨和左侧肋骨轮廓显示膨隆饱满。扪诊可发现抬举性搏动力增强。叩诊时,心界可向左扩大,特别在左胸第 2、3 肋间因肺动脉扩张而更加明显。心脏听诊方面,主要发现为肺动脉瓣区收缩期杂音和第二音亢进,呈固定性分裂,胸骨左缘 2~3 肋间有 Ⅱ 至 Ⅲ 级柔和吹风样收缩期杂音,不伴有细震颤,三尖瓣区有短促舒张期杂音。若已有肺动脉高压,部分患者有肺动脉喷射音及肺动脉瓣区有因肺动脉瓣相对性关闭不全的舒张早期泼水样杂音(graham-steell)。若为原发孔缺损,在心尖部可听到全收缩期吹风样杂音。

(四)影像学检查

1. X 线:

右心房和右心室增大是其主要表现,但以右心房增大更为明显。肺野充血,肺纹理增粗,肺动脉增粗,肺动脉段明显突出。主动脉阴影较小,左心房、左心室一般不增大。

2. 心电图检查:

右束支传导阻滞和右心室增大,P-R 间期延长。

3. 超声心动图:

右心房、右心室增大,肺动脉增宽,房间隔连续中断。超声多普勒检查于房间隔右侧可测到收缩期左至右分流频谱,对判断高位、多发或小型缺损尤其有价值。

4. 心导管检查:

右心导管发现右心房血氧含量高于上腔静脉 1.9% 容积。70% 病例心导管可通过缺损口由右心房进入左心房。

(五)房间隔缺损封堵术的适应症和禁忌症

1. 适应症:

(1)继发孔型 ASD,左向右分流。

(2)年龄一般应≥2 岁,体重应≥10kg。

(3)缺损边缘至冠状静脉窦、上下腔静脉以右上肺静脉之间的距离≥4mm;与房室瓣的距离≥7mm。

(4)缺损最大伸展径≥5mm,≤40mm。

(5)房间隔长径>所选用封堵器左心房盘的直径。

(6)卵圆孔未闭合并房间隔瘤或有脑卒中及曾经合并脑栓塞者。

(7)复杂先天性心脏病矫治手术后遗留的房间隔交通，待血流动力学调整作用完成,可考虑封堵。

(8)外科修补术后的残余分流。

(9)二尖瓣球囊成形术后遗留的明显心房水平分流。

(10)不合并必须外科手术的其他心脏畸形。

2. 禁忌症:

(1)原发孔型 ASD。

(2)静脉窦型 ASD。

(3)房间隔缺损边缘条件不足以牢固放置封堵器。

(4)严重肺动脉高压导致右向左分流者。

(5)伴有部分或完全性肺静脉异位引流。

(6)左心房内隔膜。

(7)左心房发育差。

(8)下腔或盆腔内静脉血栓形成,心腔内血栓形成。

(9)同时合并有感染或体内存在严重感染灶。

(10)伴有其他与 ASD 无关的严重心肌疾患、瓣膜病变、先天性缺损或大血管异常。

(六)介入治疗的护理

术前护理:

1.常规护理 →	(1)详细了解病情,完善术前的相关各项检查　如三大常规(血、尿、粪)、血生化、凝血全套、传染病筛查、胸部 X 线片、心电图、超声心动图等,必要时行 CT 检查。 (2)术前前一天嘱患者练习床上大小便,并告知术后需卧床休息,下肢术侧肢体需制动,双侧腹股沟区备皮(范围:脐下至大腿中上 1/3 处)。 (3)建立静脉通道,左侧肢体备静脉留置针。 (4)小儿不合作需静脉复合麻醉,术前禁食、禁饮 6 小时,其余患者术前可进食清淡饮食 6、7 成饱,术前嘱患者排空大小便。 (5)术前行碘过敏试验和抗生素皮试,告知患者行碘过敏试验和皮试的意义,并于术前 30 分钟静脉输入抗生素。 (6)观察并对比双侧股动脉和足背动脉的搏动情况,以便术后观察术侧肢体血液循环的情况。
2. 心理护理 →	患者对治疗的种种疑虑容易产生紧张、焦虑的情绪,护理人员应主动与患者交流,讲解治疗的目的、手术的必要性、方法及术中、术后可能出现的不适,并告知术后的注意事项,做好患者及家属的心理指导,取得患者的信任,以解除患者的紧张情绪,使患者以最佳心态配合手术治疗。

术中护理:

1.术中用物的准备和常用的临床ASD封堵器 →	(1)术中用物的准备:常规器械包、肝素盐水、6F 股动脉鞘、260cm 加硬钢丝、6F 右心导管、输送长鞘、封堵器、注射器(5ml、10ml、20ml 或50ml)及除颤仪等。 (2)常用的临床 ASD 封堵器是 Amplatzer 房间隔封堵器::Amplatzer 双面伞封堵器于 1977 年应用于临床,由于其结构特点增加了使用的安全性,提高了手术成功率,术后残余分流发生率降低,使得操作更方便、安全。Amplatzer 房间隔封堵器是由高弹性镍钛合金编制的双面盘结构,连接两个盘片的中央部分呈圆柱形,盘片的直径比中央的圆柱部分大14mm。在盘片和圆柱部分缝有聚酯片 3 层。其主要优点是封堵器腰部圆柱直径大小与缺损直径一致,到位后不会发生移位,放置后不影响二尖瓣和三尖瓣活动。(如图 13-10)
2.术中的配合与监护: →	(1)手术体位:协助患者取平卧位,双臂伸直于躯体两侧,双下肢外展45°,固定肢体。静脉复合麻醉患儿应确认麻醉药生效后,方可将其抱到手术台上取平卧位,并有专人看护,防止坠床。 (2)穿刺右股静脉后常规给予肝素(1kg/100U),行右心导管检查,测定上、下腔静脉,右心房、右心室和肺动脉压力,选择合适的封堵器和输送长鞘。 (3)进行心电监测,密切观察心律失常的发生:连接多功能心电监护仪,监测心率、心律、呼吸、血压等的变化并记录。心电监护导联线应放于患者的肩上或手臂,以消除医生胸部视野障碍。患者术中由于导管、导丝对心脏的刺激,可发生房性或室性的心律失常,出现期前收缩、心动过速、房室传导阻滞等,常为一过性。也可由于封堵器的放置有关。护士严密监测心率、心律的变化,勤询问患者的主诉,如是否有明显的心悸、胸闷、头晕等不适,对于术中偶发的心律失常,患者无明显的症状时只需密切观察,对于频繁发作的心律失常护士应记录患者实时的 12 导联心电图,提示医生停止操作,一般刺激解除后即可恢复,必要时遵医嘱给予地塞米松、抗心律失常药物对症治疗。 (4)密切观察病情变化,备好抢救物品:护士应熟知介入手术的配合程序和操作方法,加强术中巡视,备齐抢救物品和药品,保证除颤仪处于完好备用状态,保持静脉通道顺畅,以便及时准确给药,防止意外的发生。

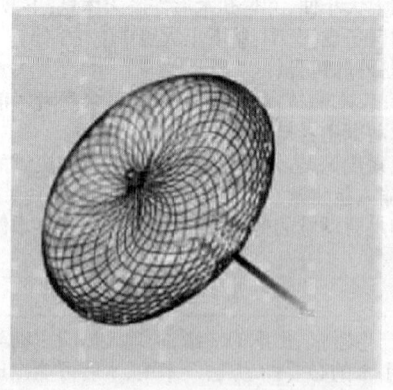
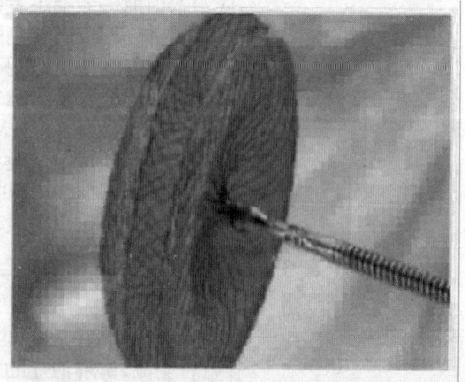

A:Amplatzer 房间隔封堵器　　　　　　B:Amplatzer 房间隔封堵器侧面

图 13-10　房间隔封堵器

术后护理

| 1. 心理护理： | → | 房间隔缺损封堵术由于患者肢体制动时间、卧床时间均较长，容易使患者产生不舒适感，有些患者主诉心脏出现异物感，多见于成年女性患者。护理人员应加强与其沟通，做好健康教育，缓解患者的紧张心理。 |

| 2. 常规护理： | → | (1)术后患者绝对卧床 12h，术侧肢体制动 6h，防止肢体活动引起穿刺处出血、血肿。
(2)观察肢体远端动脉搏动及血运情况，注意观察穿刺侧肢体的颜色、温度、感觉、足背动脉搏动是否对称有力，下床活动后注意患者的步态。婴幼儿停止制动后注意观察穿刺侧肢体是否活动自如。若发现穿刺侧肢体疼痛、肤色苍白或发绀、肢体发凉、足背动脉搏动减弱或消失，应考虑动脉血运不良或血栓形成。
(3)术后即可进食、进水。全麻患儿术后放置在监护室，准备好各种抢救物品，如吸引器、氧气、气管插管用物及抢救药品，患者进行心电图、血压、血氧饱和度监测，严密观察病情变化，每 15~30min 观察并记录 1 次，术后 6h 或麻醉完全清醒后方可进食，进食前先喝一两口水，防止误吸的发生。
(4)避免咳嗽、打喷嚏、用力排便、憋尿等增加动脉压及腹压的因素。
(5)观察体温变化，常规使用抗生素 3~5d，预防感染。 |

| 3. 并发症的观察与护理 | → | (1)封堵器脱落
封堵器脱落是放置封堵器后的严重并发症，常由封堵器型号选择不当或放置位置不合适所引起，发生率<0.1%。封堵器脱落常常进入肺循环，患者可出现胸痛、呼吸困难、发绀等症状。患者行封堵术治疗后立即给予心电监测，密切观察其心电图的变化，听诊心脏有无杂音。并结合患者的主诉，正确判断有无病情变化。一旦出现右心循环障碍的临床表现、频发房性期前收缩、室性期前收缩等心律失常，特别是体位变化时期前收缩增多或胸部有明显不适者，要引起高度重视，及时通知医师，复查心脏彩色超声，确定是否存在封堵器脱落。一旦发生封堵器脱落，一般需开胸手术处理或通过介入的方法取出封堵器。
(2)心律失常
封堵术后除了可能出现因为封堵器脱落而引起房性期前收缩、室性期前收缩等心律失常外，还可能出现房室传导阻滞，大多是因为封堵器盘面压迫房间隔组织引起房间隔组织的水肿造成。这一情况多见于小儿和面积较大的房间隔缺损行封堵术后，可给予地塞米松注射液 5mg 静脉推注，术后连用 3d，并结合术后心电图的情况及时用药。必要时可行心脏临时起搏器植入术。
(3)心脏积血和心脏压塞
常见的原因为心房(左心房或右心房)穿孔，其次为肺静脉破裂，均与手术操作有关。一旦发生上述情况，应尽快行心脏穿刺置管术。
(4)血栓形成
若操作过程中将气体带到左心系统或手术中肝素化不够、器械用肝素盐水冲洗不完全，各种器械表面的细小血栓脱落可导致动脉系统特别是冠状动脉或脑动脉栓塞；术后应遵医嘱抗凝。给予阿司匹林肠溶片，以 5mg/kg·d 的剂量口服。低分子肝素注射液皮下注射 Q12h。及时观察患者的病情变化，防止抗凝过度引起的牙龈、皮肤、胃黏膜出血，尤其应注意尿液的颜色，以防溶血的发生。护理人员要将抗凝的重要性告诉患者及其家属，以引起足够的重视，使其严格按医嘱用药。
(5)预防感染
由于治疗中置入封堵器，可能会引起置入物所致的热源反应，应与介入治疗感染所致的体温升高相鉴别。为预防感染，术中应严格无菌操作，患者术后常规使用抗生素治疗，术后至少连用 3d，如体温正常可停用。在此期间观察患者的体温和血常规变化，如出现体温过高，按高热护理常规处理。 |

（七）健康教育

指导患者出院后注意休息，避免剧烈活动，如长跑、打球等。穿刺处1周之内避免搓洗及摩擦，防止出血。坚持遵医嘱口服抗血小板聚集药物阿司匹林3~6个月，待新的内皮组织爬升到封堵器的表面，完全覆盖封堵器，使其表面不易生长血栓。预防感冒及其他感染。出院后1周，3~6个月、1年复查心脏彩色超声，了解其疗效及有无并发症，观察肺血流改变和封堵器的形态、结构有无变化等。如有不适，及时到医院就诊。

二、卵圆孔未闭

（一）概述

卵圆孔未闭（Patent Foramen Ovale，PFO）：卵圆孔一般在生后第1年闭合，若大于3岁的幼儿卵圆孔仍不闭合称卵圆孔未闭（Patent Foramen Ovale，PFO），成年人中约有20%~25%的卵圆孔不完全闭合。卵圆孔未闭是目前成人中最为常见的先天性心脏异常，在正常人群中约4人中即可检出1人患有此病。（如图13-11）

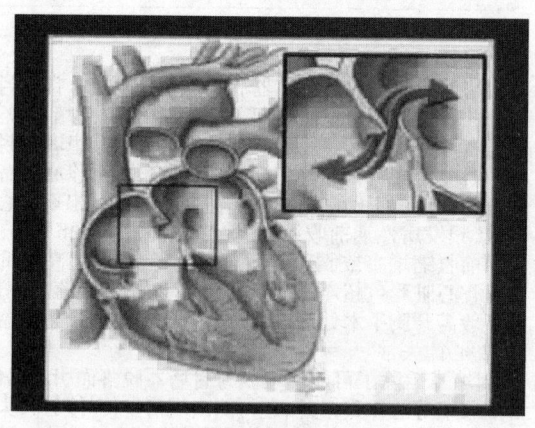

图13-11　卵圆孔未闭示意图

长期以来人们认为卵圆孔未闭一般不引起两房间的分流，对心脏的血流动力学并无影响，因而认为"无关紧要"。近年来的许多研究表明，卵圆孔未闭与不明原因脑卒中患者之间存在着密切的联系，这是因为通过未闭的卵圆孔，下列栓子可进入左心系统引起相应的临床症状：

1. 下肢深静脉或盆腔静脉的血栓；

2. 潜水病或减压病所致的空气栓子；

3. 手术或外伤后形成的脂肪栓子。

而且对于发生过血栓事件的卵圆孔未闭患者其再发的危险性依然很高。因此，针对病因治疗，封闭高危人群开放的卵圆孔，有望降低患者的发生率。另外，也发现卵圆孔未闭与减压病、偏头痛等的发病有关，闭合卵圆孔可能有益于上述患者。

（二）卵圆孔未闭的分类

根据PFO的大小，一般将PFO分为3类：

1. 大 PFO 为≥4mm

2. 中 PFO 为 2~3.9mm

3. 小 PFO 为<2mm

（三）临床表现

1. 症状

继发孔缺损早年多无症状，一般到了青年期才开始出现，主要为劳累后气促、心悸、心房颤动，可有右心衰竭或呼吸道感染。原发孔缺损症状出现较早，早期可出现明显肺动脉高压和右心衰竭。近年来发现，有先兆的偏头痛患者合并 PFO 的概率（41%~48%）是普通人群（16%~20%）的 2 倍，且偏头痛好发于 PFO 伴反常栓塞的患者。

2. 体征

右心室明显肥大，病人左侧前胸廓略膨隆，可扪到心搏动增强，少数可扪及震颤。听诊时，肺动脉瓣区可听到Ⅱ至Ⅲ级吹风样收缩期杂音，伴第二音亢进、分裂。分流量大者心尖区尚可听到柔和舒张期杂音。当肺动脉高压时，肺动脉瓣区收缩期杂音减轻，而第二音更加亢进、分裂。原发孔缺损伴有二尖瓣裂缺者，在心尖区还能听到Ⅱ~Ⅲ级收缩期杂音。

（四）影像学检查

1. X 线检查：

右心房、右心室增大，肺动脉圆锥突出，主动脉弓缩小，肺门阴影增大，肺野血管影纹增多。原发孔缺损可呈现左心室扩大，肺门血管增大较显著。

2. 心电图检查：

继发孔缺损呈电轴右偏，不完全性或完全性右束支传导阻滞、右心室肥大、P 波高大。原发孔缺损则常呈电轴左偏和 P-R 间期延长，可有左心室高电压、肥大。

3. 超声心动图：

右心房、右心室增大，室间隔与左心室后壁同向运动。剑突下四心腔切面，继发孔型可见心房间隔中部连续中断，原发孔型则在心内膜垫处。多普勒证实左右心房间有分流。伴有二尖瓣裂缺者可见二尖瓣前叶分叉状，多普勒显示反流。

（五）卵圆孔未闭封堵术的适应症与禁忌症

1. 适应症：

（1）PFO 伴或不伴房间隔瘤，Valsalva 动作时 TTE 或 TEE 证实有右向左分流。

（2）PFO 合并不明原因的脑栓塞。

（3）PFO 合并不明原因 TIA 或颅内缺血性病变。

（4）PFO 合并不明原因的颅外血栓栓塞。

（5）PFO 合并静脉系统血栓引起脑梗死者。

（6）外科手术修补 PFO 后仍然有残余 PFO。

（7）有先兆偏头痛合并 PFO 的患者。

2. 禁忌症：

（1）任何可以找到原因的脑栓塞情况

①心源性：扩张性心肌病、人工瓣膜置换手术后、二尖瓣狭窄、细菌性和非细菌性心内膜炎、心脏肿瘤，主动脉粥样硬化、阵发性或持续性心房颤动。

②周围血管系统：主动脉明显的粥样硬化或夹层。

③中枢神经系统：临床已经证实的脑血管的粥样硬化或夹层，任何已经存在的神经系统疾病或明显的颅内疾病（如颅内出血或颅内血管畸形）。

④血管炎：严重的胶原系统疾病类及血管和巨细胞动脉炎。

⑤血液高黏滞综合征（血细胞比容大于 0.50）白细胞大于（150×10^{10}/L），血小板大于（1000×10^9/L）和高凝状态。

（2）抗血小板或抗凝治疗禁忌

①3 个月内有严重出血情况，如消化道出血、凝血功能障碍和血小板功能不全等。

②明显的视网膜病（出血或渗出）。

③有颅内出血病史。

④有明显的颅内病变。

⑤全身或局部感染。

⑥妊娠。

（六）介入治疗的护理同 ASD 的护理

三、室间隔缺损

（一）概述

室间隔缺损（ventricular septal defect,VSD）是指左、右心室之间存在着异常交通，引起心室水平的左向右分流，导致血流动力学的紊乱，是最常见的心脏畸形。（图 13-12）

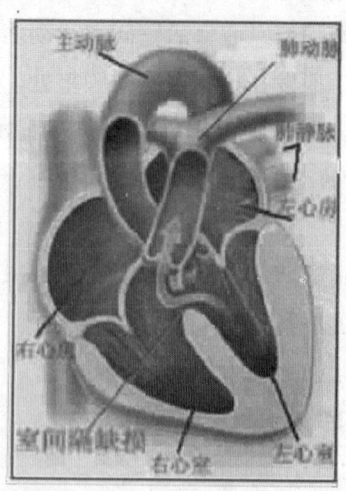

图13-12 室间隔缺损示意图

先天性室间隔缺损通常可单独存在,亦可是某种复杂性心血管畸形的组成部分。本病的发病率占存活新生儿的约 0.3%,占先天性心血管疾病的 30%。室间隔缺损有比较高的自然闭合率,占成年人先天性心血管疾病的约 10%。后天性室间隔缺损包括急性心肌梗死后室间隔穿孔,外伤性室间隔破裂等,后天性室间隔缺损通常为肌部间隔缺损,常发生急性血流动力血障碍,其病死率较高。室间隔缺损的病理类型根据胚胎发育情况可分为膜部缺损、漏斗部缺损和肌部缺损 3 大类型,其中,以膜部缺损最常见,肌部缺损最少见。膜部缺损又分为单纯膜部缺损、嵴下型缺损和隔瓣下型缺损;漏斗部缺损又分为干下型和嵴内型缺损。

(二)病理解剖

室间隔由 4 部分组成:膜部间隔、心室入口部间隔、小梁部间隔和心室出口或漏斗部隔。胎生期室间隔因发育缺陷、生长不良或融合不良而发生缺损,其中以膜部间隔缺损最为常见。

室间隔缺损的直径多在 0.1~3.0cm。通常膜部缺损较大,而肌部缺损较小,称Roger病。如缺损直径<0.5cm,左向右的分流量很小,多无临床症状。缺损呈圆形或椭圆形。缺损边缘和右心室面向缺损的心内膜可因血流冲击而增厚,容易引起感染性心内膜炎。心脏增大多不显著,缺损小者以右心室增大为主,缺损大者左心室较右心室增大显著。Kirklin 根据缺损的位置又将室间隔缺损分为 5 型(如图 13-13)。

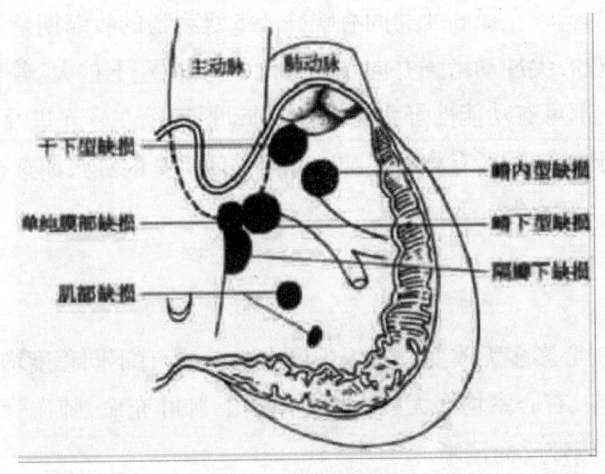

图13-13　卵圆孔未闭示意图

Ⅰ型为室上嵴上方缺损,缺损位于右心室流出道,室上嵴的上方和主、肺动脉瓣的直下方。

Ⅱ型为室上嵴下方缺损,缺损位于主动脉瓣环直下或室上嵴的后下方。

Ⅲ型为隔瓣后缺损,缺损位于右心室流入道、室间隔的最深处。三尖瓣隔瓣叶覆盖缺损,手术时易被忽略。

Ⅳ型为肌部缺损,多为心尖附近肌小梁间的缺损,有时为多发性。

Ⅴ型为室间隔完全缺如,又称单心室。

本病的血流动力学改变可因缺损的大小、部位及体、肺循环的阻力情况而有所不同。正常情况下,左心室收缩压明显高于右心室,故心室水平是左向右分流。当室间隔有缺损时,有一部分血流通过缺损从左心室进入右心室,产生左向右分流。小的室间隔缺损左向右分流最小,不易发生肺动脉高压,临床上可以长期无症状;中等和较大的室间隔缺损产生大量的左向右分流,肺血管阻力轻度增高,右心负荷增大,临床上可有中等程度的症状,巨大室间隔缺损左向右分流量大,较快形成重度肺动脉高压,右心室压力升高接近或超过左心室压力,出现双向分流,甚至右向左分流形成艾森门格综合征。

(三)临床表现

1. 症状

小型的室间隔缺损,如缺损直径<0.5cm,分流量较少者,一般无明显症状或仅有轻微症状;中等或较大的室间隔缺损产生大量的左向右分流,患者常有劳力后气急和心悸、易疲劳、乏力等,甚至反复出现肺部感染和充血性心力衰竭症状,如胸闷、心悸、水肿、咯血、呼吸困难等,少有晕厥等病史。大型室间隔缺损肺部感染和心力衰竭尤为显著,两者互为因果,病情发展较快。当肺动脉阻力增高显著时,分流量反而减少,肺部感染和心力衰竭发生次数也将减少,惟气急、心悸甚为明显并可出现咯血症状。

2. 体征

本病典型体征为胸骨左缘3、4肋间有响亮4~5级粗糙的收缩期杂音,向心前区传导,伴收缩期细震波。心尖冲动增强并向左下移位,心界向左下扩大。若分流量大于肺循环60%的患者,心尖部可有功能性舒张期杂音。肺动脉瓣第二音亢进及分裂。严重的肺动脉高压患者可有肺动脉瓣区有相对性肺动脉瓣关闭不全的舒张期杂音,室间隔缺损的收缩期杂音可减弱或消失。

(四)影像学检查

1. X线

小的室间隔缺损心影多无改变。缺损中度大时,心影有不同程度增大,以右心室增大为主,缺损大者,左、右心室均增大,肺动脉干凸出,肺叶充血,肺血管影增强,严重肺动脉高压时,肺叶外侧带反而清晰。

2. 心电图

缺损小者心电图正常;缺损大者以右心室肥厚为主;左、右心室肥厚及右束支传导阻滞等改变。

3. 超声心动图

收缩期以红色为主的异常血流束自左心室经室间隔缺损口进入右心室,分流血流束的大小不一,分流量大,血流速度高则呈多彩镶嵌。分流量小、流速低者左向右分流呈红色。根据异常血流束出现的切面图及部门,可确定缺损类型及部位。

4. 心导管检查

右心导管检查对室间隔缺损的诊断和选择手术适应症具有重要的参考意义。右心室水平血氧含量高于右心房 0.9% 容积以上,表明,心室水平有左向右的分流,偶尔导管可通过缺损到达左心室。其分流量常与缺损的大小相一致。

（五）室间隔缺损的适应症及禁忌症

1. 适应症

（1）对心脏有血流动力学影响的单纯性 VSD（超声心动图小儿膜周部室间隔缺损）。

①年龄通常≥3 岁。

②LVDD 增大或心导管检查 Qp/Qs≥2.0）。

③小儿膜周部室间隔缺损通常 3~12mm。

④VSD 上缘距主动脉右冠瓣≥2mm,无主动脉瓣右冠瓣脱入 VSD 及主动脉瓣反流。

⑤室缺缘距三尖瓣距离≥3mm,无三尖瓣中度及以上反流或三尖瓣叶或腱索异常。

⑥通常肺动脉压力正常或伴有轻度肺高压。

⑦外科手术后残余分流。

2. 肌部室缺

通常≥5mm。

3. 其他

心肌梗死或外伤后室缺虽非先天性,但其缺损仍可采用先心病 VSD 的封堵技术进行关闭术。

4. 禁忌症

（1）活动性感染性心内膜炎,心内有赘生物,或引起菌血症的其他感染。

（2）封堵器安置处有血栓存在,导管插入处有静脉血栓形成。

（3）室间隔缺损解剖位置不良,封堵器放置后影响主动脉瓣或房室瓣功能。

（4）重度肺动脉高压。通常膜周室缺介入治疗的对象为肺动脉压力正常或轻度肺动脉高压的患者,偶有中度肺动脉高压患者。重度肺高压伴双向或右向左分流的患者是禁忌症,对于重度肺高压,即使为动力性,通常推荐外科手术治疗为宜。

（5）主动脉瓣中度及以上反流。

（6）主动脉瓣脱垂达室间隔缺损。

（7）术前有明显的房室传导阻滞或束支阻滞。术中三度房室传导阻滞频发或恢复不良者。

（六）介入治疗的护理

肌部室间隔缺损封堵器:由直径 0.1mm 的高弹性镍钛合金编织成盘状结构。两盘片之间连接部分呈圆柱形,长 7mm,圆柱腰部直径 4~14mm。左心室的圆盘直径比圆柱部分大 4mm,右心室的圆盘直径比圆柱部分大 3mm（如图 13-14）。

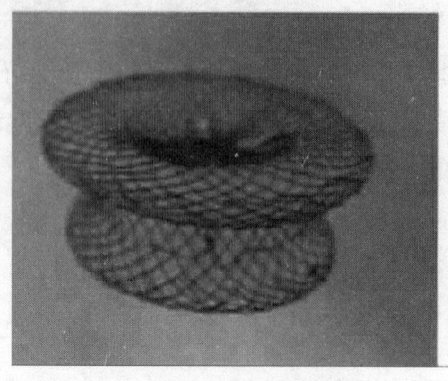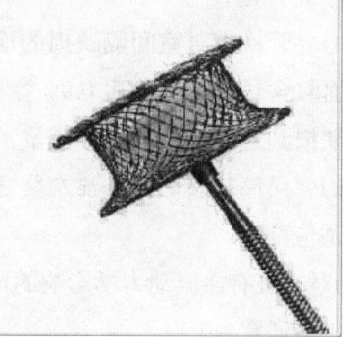

图 13-14　室间隔缺损封堵器

术前护理:同房间隔缺损介入术的术前护理。

术中护理:

1. 术中配合及手术步骤 →	(1)核对患者,协助患者到检查床,摆好体位,接心电、血压、指脉氧。 (2)协助消毒、铺巾、铺大单、连接压力、抽取对比剂,根据患者体重设置高压注射器的数值(流速、总量和压力),配置肝素盐水 1000U/ml。 (3)术中常用器械的准备:6F 动脉鞘 2 个、动脉造影连接管、高压注射筒 1 个、6F 端孔右心造影管、6F 猪尾导管、0.035in 260cm 起滑导丝、室间隔缺损封堵器、输送长鞘、圈套器、心电监护测压仪、除颤器、非离子对比剂、肝素、注射器(5ml、10ml、20ml)、平衡液、输液管等。 (4)穿刺股动脉、股静脉,给予肝素(100U×kg 体重)。 (5)用 PIG 测左室压→左室造影→测量 VSD。 (6)用端孔或 JR 造影管或切割 PIG 过 VSD→导丝过 VSD(0.032×260),观察心电变化。 (7)从股动脉送入鹅颈圈套器,将泥鳅导丝从 VSD 套入到右室,股静脉→体外→建立动脉 VSD→静脉→动静脉轨道。 (8)根据测量值和超声选择合适的 VSD 封堵器及输送鞘。 (9)经股动脉送入鞘及输送伞,并释放 VSD 封堵器。 (10)听杂音及超声评价无误后,释放伞,回收输送鞘及钢缆。
2. 术中监护的重点: →	(1)保持呼吸道通畅,关注血氧饱和度监测。 (2)动态监护心率、心律及心律失常。 几乎所有患者在经导管关闭室间隔缺损的手术操作过程中都会有一过性的心律失常,特别是室性心律失常,如室性期间收缩、室性心动过速等,均与导管在心室内操作有关,尤其是导管通过膜部室间隔缺损的时候。一般不需要处理,停止操作这些心律失常会自然消失。当心导管通过膜部室间隔缺损或心导管在室间隔的左心室面寻找缺损口时,由于心导管可能刺激室间隔内的左、右束支而引起束支传导阻滞,此时需要停止操作,如果停止操作束支阻滞仍无法恢复,可静脉注射阿托品 0.5~1mg,观察心律、心率的变化,等传导阻滞恢复后再进行操作。必要时协助医师安置临时起搏器。医师在术中更多地关注导管的操作及影像学方面的内容,这就要求介入护士必须进行动态心率、心律及心律失常的监护,正确识别各种心律失常,为医师做到及时、有效的警示,协助医师正确的药物处理,减少并发症的发生。

| 2. 术中监护的重点: | → | (3)溶血的观察
溶血的发生主要与存在残余分流、封堵器未内膜化、血细胞遭受机械性破坏及自身的免疫有关,发生率较低,但危险性高,所以应给予足够的重视。观察患者的面色、血压、尿液颜色,高度怀疑溶血发生时进行实验室检查,一旦发生溶血,护士应协助医师立即处理,遵医嘱应用皮质激素、降压、碳酸氢钠碱化尿液,保护肾功能,给予患者饮水促进排尿。随着封堵器内血栓的形成,心内膜内皮迅速增生覆盖,阻挡异常血流通过,溶血现象会逐渐消失,如不见好转或病情加重应协助医师钳取出封堵器或进行外科手术治疗。
(4)急性主动脉瓣、三尖瓣关闭不全的观察
室间隔封堵器释放后可引起急性的主动脉瓣、三尖瓣关闭不全,主要是由于封堵器靠近主动脉瓣、三尖瓣或运送导管的过程中损伤三尖瓣而引起。护士应注意询问患者有无心前区不适、头部动脉的搏动感,动态观察患者的血压,注意脉压的大小、外周血管征,包括随心脏搏动的点头症、颈动脉和桡动脉处的水冲脉、股动脉处的枪击音,如发现其中的部分体征应立即通知医师予以确定并进行处理。进行性三尖瓣关闭不全加上室间隔缺损还可能出现右心衰竭的系列体征,护士应严密观察。 |

术后护理:

| 1. 常规护理: | → | 同房间隔缺损介入治疗的术后护理(股动脉穿刺处给予血管缝合器进行缝合)。 |

| 2. 并发症的观察与护理: | → | (1)心律失常:因室间隔部位的传导系统组织丰富,术中的导管刺激、封堵器对心肌局部的刺激、室间隔房室传导组织的水肿以及封堵器选择过大对局部组织的挤压产生水肿均会影响传导束,导致各种心律失常。术后应给予心电监测,护理人员要密切观察患者心电图的变化,听诊心脏有无杂音,并结合患者的主诉,正确判断有无病情变化。常规术后可给予地塞米松 5mg 静脉推注,术后连用 3d,消除局部水肿,并结合术后心电图的情况及时用药,必要时安装临时起搏器。
(2)封堵器移位:多数由于封堵器不合适或放置位置不当引起,可以继发机械性溶血和传导阻滞等。介入术前准确测量缺损的大小,评估缺损的位置,选择适当的封堵器及术中正确的操作是十分重要的。术后要严格观察有无封堵器移位的表现,如心前区收缩期杂音又再出现,封堵器脱落后栓塞相关血管或瓣膜口的症状,如胸痛、胸闷、咳嗽、咳血等肺栓塞,或头昏、抽搐等三尖瓣口栓塞的表现。一旦发生封堵器移位,可用圈套器经导管取出,不能成功者,应立即进行外科手术取出。
(3)主动脉瓣关闭不全:如果因放置膜部室间隔缺损封堵器后造成了主动脉瓣关闭不全,应当立即取出封堵器。
(4)三尖瓣关闭不全:发生率约 1%。在选择膜部室间隔缺损的治疗方法中,膜部室间隔缺损离三尖瓣的距离是非常重要的,一般要求膜部室间隔缺损离三尖瓣≥3mm,才能采用经导管法关闭膜部室间隔缺损。
(5)血栓:室间隔缺损患者术后常规给予阿司匹林肠溶片,2~3mg/kg·d 口服,不需要静脉使用肝素稀释液,因为心室内血液流动的速度远远大于心房内血液流动的速度,不容易生成血栓,因此,室间隔缺损术后抗凝血药物使用的剂量比房间隔缺损术后要小。 |

| 3. 健康教育 | → | 同房间隔缺损介入治疗的健康教育。 |

四、动脉导管未闭

（一）概述

动脉导管未闭（patent ductus arteriosus，PDA）是一种常见的先天性心血管疾病，是指主动脉和肺动脉之间的一种先天性的异常通道，多位于主动脉狭部和左肺动脉根部之间，发病率的增加与多种因素有关，包括导管壁平滑肌减少，平滑肌对氧的敏感性降低，血液循环中扩血管性物质如前列腺素增高以及遗传因素等。PDA 可以是单一的畸形，也可与其他先天性心脏畸形同时存在。（如图 13-15）

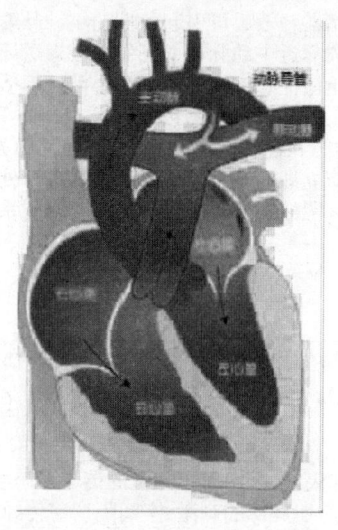

图13-15　动脉导管未闭示意图

（二）病理解剖

动脉导管连接肺动脉总干和降主动脉，是胎儿时期血液循环的主要渠道。婴儿出生后 10~15h 动脉导管即开始发生功能性闭合，2 个月，>80%婴儿可完成器质性闭合，1 岁后 95%完成。若 1 岁后持续不闭合者称为动脉导管未闭（图 13-16）。未闭动脉导管位于肺动脉主干（或左肺动脉）与左锁骨下动脉开口处远侧的降主动脉处。主动脉压高于肺动脉压，不论收缩期或舒张期，血流均由未闭动脉导管从主动脉流向肺动脉。形成主动脉与肺动脉间的左向右分流。导管的直径大小与主、肺动脉间的压力阶差决定了分流量大小。流入肺动脉的血流再回流至左心室，将会增加左心室的排血量，使左心室负荷加重，而引起左心室肥厚及增大。血液分流入肺动脉也会引起肺动脉增大，右心室肥大及增大。大量左向右的血液分流引起肺动脉高压。先为充血性肺动脉高压。如未能及时地阻断分流，则会进一步加重，进一步增高血管阻力，致使肺小动脉发生硬化，造成永久性病理改变，而成为阻塞性肺动脉高压。当肺动脉压接近或超过主动脉压，分流就会减少或停止，甚至肺动脉血逆流入主动脉，产生双向或右向左分流，从而引起发绀或杵状指（趾）。发绀以下肢为主，因其分流在降主动脉左锁骨下动脉之下。

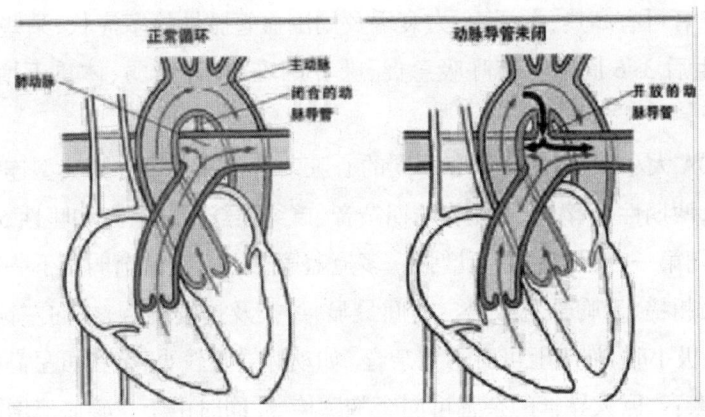

图13-16 动脉导管未闭解剖图

(三)临床分型

根据动脉导管的形态学改变分为漏斗型、管型和窗型三种。漏斗型较多见,长度与管型相似,但近主动脉处粗大,近肺动脉处狭小,呈漏斗状,有时甚至类似动脉瘤形;管型导管连接主动脉和肺动脉的两端口径相近,管壁厚度介于主动脉与肺动脉之间,此类型最多见;窗型动脉导管极短,口径极粗,外观类似主动脉,呈肺动脉窗样结构,管壁往往极薄,此型较少见。

Krichenko 根据动脉导管未闭造影的具体形态分为 5 种类型:A 型呈漏斗型,最狭窄端位于肺动脉,根据与气管的关系分为 1 型、2 型和 3 型;B 型动脉导管短,肺动脉与主动脉紧贴呈窗状,一般直径较大;C 型呈管状,长度约 10mm,导管两端基本相等,无狭窄;D 型处多处狭窄;E 型,呈伸长的喇叭状结构,最狭窄处远离支气管前缘。

PDA 除上述变化外,还可有肺动脉及其分支扩张,甚至类似动脉瘤样改变,导管内可有血栓形成,若导管粗大可有左右心室肥厚与扩张,随着年龄的增长,导管的形态特征发生变化,成年人患者动脉导管多短而宽,钙化、退行性改变的发生率增高,部分中老年患者合并动脉瘤形成, 年长儿或成年人患者如 PDA 未治疗可致肺动脉高压(PHA),右心室肥大,最后发生艾森曼格综合征,有些 PDA 患者可以活到成年人的晚期才出现症状或并发症,心力衰竭、运动耐量受限是成年患者最常见的症状,也有感染性动脉内膜炎、室上性心动过速、心绞痛、猝死等。

(四)临床表现

1. 症状

PDA 患者的症状与导管的解剖形态及病理生理改变相一致,小 PDA(内径≤2mm)早起无明显症状,多在体检时偶然发现心脏有连续性血管性杂音或单纯性收缩期杂音;中、大 PDA 有活动后心悸气短乏力和反复上呼吸道感染史,可逐步出现心功能不全症状;大导管并重度 PHA,导管解剖大多≥6mm,常生长发育不良,有感染和心衰病史,或由于肺动脉压力过高而产生右向左分流的差异性发绀。PDA 患者容易发生细菌性心内膜炎,此时患者可有高热、大汗、心力衰竭及周围血管脓性栓塞症状,某些患有巨大PDA的婴儿,在生后3~6周即可有呼吸急促,喂养困难、多汗虚弱、体重不增等发育障碍。

2. 体征

根据PDA大小和PHA高低有不同的心脏杂音体征,可分为典型连续性隆隆样或机器样杂音,两期性杂音、单纯性收缩期杂音、单纯性舒张期杂音和哑性5种,连续性隆隆样杂音紧随第一心音之后逐渐增强,多掩盖第二心音,后渐弱至下一次第一心音开始,杂音性质粗糙,于胸骨左缘第二肋间最显,可扪及连续震颤,并向左锁骨下传导,当患者的PDA极小时,临床上可听不到杂音。如动脉导管较小,杂音可呈高调而局限的单纯性收缩性杂音,巨大导管的杂音可向全胸廓传导,同时由于左心血流增加出现二尖瓣相对狭窄,于心尖部可听到舒张早中期隆隆样杂音。婴幼儿由于肺血管阻力较大,于出生数周内可无心脏杂音或仅有收期杂音,典型杂音在两岁开始,随病程进展,肺血管阻力增大,进而分流量逐渐减少,或发生心力衰竭、血压下降时,舒张期杂音逐渐减弱或消失,当病理进展到右向左分流或双向分流时,杂音可消失,或仅留有第二心音亢进或分裂,由于舒张期主动脉-肺动脉分流,使主动脉舒张压降低,肺压增大,大导管时主动脉可达收缩压的一半以上,检查周围血管时,可触及水冲脉,观察到颈动脉搏动,于大动脉表浅部可听到枪击音,于甲床及黏膜部可发现毛细血管搏动。

(五)影像学检查

1. 心脏X线平片可见肺部充血,肺纹理增粗,早期左心室增大,升主动脉和主动脉的阴影增宽,肺动脉段突出。肺动脉分支增粗,肺野充血。肺门"舞蹈"征是其典型症状。主动脉增宽有漏斗征者占37%~48%。

2. 心电图表现为左室肥厚、双室肥厚、右室肥厚。

3. 超声心动图是确证PDA最好的非创伤性检查,超声心动图显示左房、左室内径增大,在肺动脉分叉处与降主动脉有一通道,可见异常血流束通过。

4. 心导管及造影检查。

(六)动脉导管未闭的适应症及禁忌症

1. 适应症

(1)年龄>6岁(体重>20kg),股动脉内径>0.45cm,动脉导管未闭内径<0.8cm,或成年人动脉导管未闭内径<1.0cm。

(2)动脉导管未闭术后再通,动脉导管未闭合并有其他先天性心脏病,需分期手术。

2. 禁忌症

(1)股动脉内径小于动脉导管内径。

(2)动脉导管未闭合并其他心脏复杂畸形。

(3)动脉导管未闭合并肺动脉梗阻,且有右向左分流。

(4)窗形动脉导管。

（七）Amplatzer 动脉导管未闭封堵器

Amplatzer 封堵器由高弹性镍钛合金编织的蘑菇状网状结卡积后部分呈圆柱形,头部即在动脉侧的部分直径比圆柱部分大 4mm。动脉导管未闭封堵器(如图 13-17)。

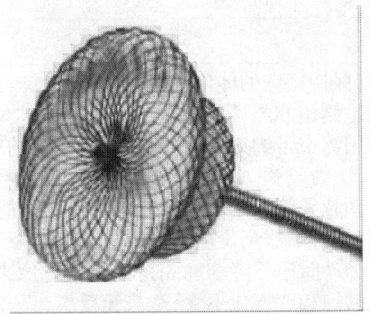

图13-17　动脉导管未闭封堵器

（八)动脉导管未闭的介入护理

术前护理

1. 常规护理: →	(1)完善术前的各项检查:如血常规、肝肾功能、电解质、出凝血全套、传染病筛查、血型、心电图、超声心动图、胸部 X 线片等。 (2)术者向患者家属及监护人解释操作方法,术中配合事项,可能出现的并发症, 征得患者家属及监护人的同意并签署《介入手术知情同意书》。全麻的患者,家属及监护人还需签《麻醉知情同意书》。 (3)碘过敏试验。 (4)双侧腹股沟区备皮(范围:脐下至大腿中上 1/3 处)。 (5)小儿不合作需静脉复合麻醉者,术前禁食 6h,禁饮 4h。 (6)术前紧张的患者可使用镇静剂。 (7)建立静脉通道,左侧肢体备静脉留置针。
2. 心理护理 →	同 ASD 护理

术中护理

1. 术中配合及手术步骤: →	(1)患者平移至导管床上,消毒,铺巾,局麻或全麻下行股动脉、静脉穿刺。 (2)协助消毒、铺巾、铺大单、连接压力,抽取对比剂,根据患者体重设置高压注射器的数值(流速、总量和压力),配置肝素盐水 1000U/ml,静脉给肝素 100U/kg。 (3)术中常用器械的准备:6F 动脉鞘 2 个、动脉造影连接管、高压注射筒 1 个、6F 端孔右心造影管、6F 猪尾导管、0.035in 260cm 柔软导丝、PDA 封堵器、输送长鞘、圈套器、心电监护测压仪、除颤器、非离子对比剂、肝素、注射器(5ml、10ml、20ml)、平衡液、输液管等。 (4)经股静脉送入 5F 端孔造影管行右心导管检查。 (5)经股动脉鞘管送入 5F 或 6F 猪尾造影管,行主动脉弓部造影,确定 PDA 的位置、大小、形态。 (6) 将输送器导管从股静脉径路送入经肺动脉侧面未闭的动脉导管送至降主动脉,选择比所测未闭的 PDA 最狭窄直径>2~4mm 的封堵伞,安装于传送导丝顶端,经输送鞘管将封堵器送至降主动脉。

1. 术中配合及手术步骤： →	(7)待封堵伞完全张开后，将输送鞘管、传送导丝回撤至未闭的 PDA 的主动脉侧，使腰部完全卡于未闭的 PDA 内。 (8)15min 后重复主动脉弓造影，观察未闭的 PDA 封堵效果，封堵成功后，撤出导管、拔管。 (9)压迫止血，股动脉用血管缝合器进行缝合，术毕返回病房。
2. 动脉导管未闭封堵术监护重点 →	(1)保持特殊的体位　由于动脉导管未闭的数字减影血管造影采用的是左侧位 90°，需要给予患者特殊的体位(患者平卧，双手抱头)，患儿可使用约束带约束四肢，保证造影图像的质量。 (2)压力监测　观察并记录主动脉，右心腔及肺动脉各部位的压力参数，对动脉导管未闭合并重度肺动脉高压的患者，协助医师进行试验型封堵，在封堵器到位后暂不释放，测定主动脉、肺动脉压力和血氧饱和度。如肺动脉压下降 30mmHg 以上或比原来下降 20% 以上，主动脉压力和血氧饱和度变化不大，全身无反应，无或仅有微量残余分流，可封堵；如肺动脉压升高或主动压下降，患者有烦躁、气短、心率加快等全身反应，应立即收回封堵器，进行对症处理；如肺动脉压力无变化，主动脉压和血氧饱和度无下降，无全身反应，且肺动脉压低于主动脉压，也可进行封堵。 (3)穿刺部位的观察　由于录入途径的要求，在年龄较小的患儿中可造成股静脉、股动脉的损伤，如局部血栓的形成、动脉壁的撕裂、假性动脉瘤、出血、血肿等。术者对于此类患儿应注意根据血管管径的大小、选择合适的封堵器输送鞘，送入、撤出操作轻柔，在手术结束后压迫止血手法不宜过重，护士协助医师观察患者下肢的血供情况，以不出血又可触及股动脉、足背动脉搏搏动为宜。

术后护理

1. 常规护理： →	同房间隔缺损介入治疗的术后护理（股动脉穿刺处给予血管缝合器进行缝合）。
2. 术后并发症的观察及护理 →	(1)封堵器脱落　发生率为 0.3%，主要为器材本身质量问题，个别操作不当也可引起，术中推送封堵器切忌旋转动作以免发生脱载，严格按照操作规程，选择合适的封堵器材，一般不会造成脱落。 (2)溶血　发生率<0.8%，主要与术后残余分流过大或封堵器过多突入主动脉有关，可发生于术后 1~ 24h 内。防治措施：尽量避免高速血流的残余分流，一旦发生术后溶血可使用抗生素、止血药，NaHCO3 碱化尿液，保护肾功能等，多数患者可自愈。 (3)封堵术后残余分流　PDA 封堵后再通，发生率≤0.1%，封堵器移位发生率为 0.4%，需严密观察，必要时外科手术取出。 (4)一过性高血压　短暂血压升高和心电图 ST 段下移，多见于年龄较大的 PDA 患者，动脉系统血容量突然增加所致，可用硝酸甘油或泵入硝普钠，也有自然缓解者。

（九）健康教育

指导患者出院后注意休息，避免剧烈活动，如长跑、打球等。穿刺处 1 周之内避免搓洗及摩擦，防止出血。坚持遵医嘱口服抗血小板聚集药物阿司匹林 3~6 个月，待新的内皮组织爬升到封堵器的表面，完全覆盖封堵器，使其表面不易生长血栓。预防感冒及其他感染。出院后的形态、结构有无变化等。如有不适，及时到医院就诊。

五、二尖瓣狭窄介入治疗的护理

（一）概述

风湿性心脏病包括二尖瓣狭窄、关闭不全，主动脉瓣狭窄、关闭不全。在风湿热病程中，二尖瓣最易受损，但从二尖瓣炎性损害开始发展到器质性二尖瓣狭窄约需 2 年时间。二尖瓣狭窄的基本病变是瓣叶交界处炎性粘连，致瓣膜开放受限、瓣口狭窄。单纯二尖瓣狭窄约占 40%，狭窄合并关闭不全约占 60%，狭窄程度随病程延长而加重。其病情发展往往与风湿活动的反复发生有关。二尖瓣狭窄时，左心房压、肺动脉压及肺动脉嵌楔压显著升高。经皮腔内二尖瓣球囊扩张术（Percutaneous balloon mitral valvuloplasty, PBMV）是治疗风湿性心脏病二尖瓣狭窄的一项较新的介入治疗技术，其机制是球囊在瓣口内充盈产生张力，使粘连的瓣膜沿粘连线分离，并可压碎瓣叶内结节状钙化灶，使瓣口面积增大。它具有较开胸手术损伤轻，痛苦小，安全性大，效果与二尖瓣分离术相当，可重复进行的优点。

（二）病情判断

1. 临床表现

一般在二尖瓣口面积<1.5cm² 才会出现以下明显的症状。

（1）呼吸困难：是最常见的症状，一般劳力性呼吸困难最先发生。晚期会出现端坐呼吸，当呼吸道感染、劳累、情绪激动、性交、妊娠、输液过多或快速心房扑动等诱因时，可诱发急性肺水肿。

（2）咯血：痰中带血或血痰，常伴夜间阵发性呼吸困难；二尖瓣狭窄晚期出血肺梗死时，亦可咯血痰。支气管静脉破裂造成大量咯血，肺毛细血管破裂会致粉红色泡沫痰，二尖瓣狭窄伴有心力衰竭的晚期并发肺梗死。

（3）咳嗽：常在夜间睡眠时及劳动后出现，多为干咳；并发支气管炎或肺部感染时，咳黏液样或浓痰。左心房明显扩大压迫支气管亦可引起咳嗽。

（4）声嘶：左心房扩大、支气管淋巴结大和左肺动脉扩张可压迫左喉返神经，引起声嘶（ortner 综合征）

2. 体征

重度的二尖瓣狭窄常伴有双颧绀红的"二尖瓣面容"。

（1）心脏体征：心尖冲动正常或不明显；心尖处可闻及第一心音亢进和开瓣音，瓣叶钙化僵硬者，第一心音减弱，开瓣音消失；心尖区有低调的隆样舒张中晚期杂音。

（2）肺动脉高压和右心室扩大的体征：肺动脉高压可出现肺动脉瓣第二心音亢进或分裂，引起肺动脉瓣关闭不全则会出现胸骨左缘第 2 肋间舒张早期吹风样杂音，称为 Graham Steell 杂音。右心室扩大可见心前区心尖冲动弥散。累及三尖瓣关闭不全时可闻及全收缩期吸气时增强的吹风样杂音。

3. 影像学诊断

（1）X 线检查：轻度狭窄者仅显示左心房扩大，肺部轻度瘀血。中度以上狭窄者可在放射线片上显示主动脉弓缩小、肺动脉圆锥突出、左心房扩大和右心室扩大，以及肺门阴影加深和右肺动脉降支增宽，在心脏右缘常可见到左、右心房的双重阴影。

（2）心电图检查：可见"二尖瓣型 P 波"，P 波宽而伴有切迹，QRS 波群电轴出现右偏和右心室贮厚。

（3）超声心动图检查（UCG）：确定和定量诊断二尖瓣狭窄的可靠方法。M 型可示二尖瓣曲线形态改变，大瓣的 M 样双峰曲线转为城墙样曲线，大瓣与小瓣呈同向运动。二维超声心动图示二尖瓣回声增粗、反光增强，舒张期大瓣呈圆顶状凸出（doming 征）且失去正常的柔软度、腱索增粗、缩短，二尖瓣开放面积缩小。此外，UCG 还可以对房室的大小、室壁的厚度和运动、心室功能、肺动脉压、其他瓣膜的异常和先天性畸形等方面提供有用信息。彩色多普勒血流显像可以实时观察二尖瓣狭窄的射流。

（4）心导管检查：轻度狭窄，各项压力、阻力读数仅轻度增高，心排血量正常。中度狭窄，各项读数为中度上升，心排血量于休息时正常，运动后下降。在重度狭窄，各项读数显著升高，心排血量在休息和运动后均见减低。

（三）二尖瓣狭窄介入术的适应症和禁忌症

二尖瓣狭窄介入治疗较手术治疗损伤轻、痛苦小、安全性大。效果与二尖瓣分离术相当，并且可以重复进行。但是，较二尖瓣置换术适应范围窄。具体的适应症和禁忌症见（表13-1）。

表13-1　二尖瓣狭窄介入治疗的适应症和禁忌症

项目	适应症	相对适应症	禁忌症
瓣膜超声心动图积分（分）	<8	8~12	>12
二尖瓣瓣口面积（cm2）	<1.5	>1.5	中度，瓣膜条件差；重度
合并二尖瓣反流	轻度	中度，瓣膜条件好者	中度以上反流或狭窄
合并主动脉瓣病变	轻	中度反流或狭窄	
中度肺动脉高压	左心室舒张末内径>35mm	左心室舒张末内径≤35mm	
左心房血栓	抗凝血治疗后血栓消失		
其他情况	有栓塞史，经食管超声心动图（TEE）检查无左心房血栓；外科闭式分离术后再狭窄；妊娠，预测影响分娩；外科手术高危患者人群		抗凝血治疗后仍有血栓风湿活动妊娠，预测不影响分娩

（四）二尖瓣狭窄介入治疗的护理

术前护理：

| 1. 心理护理 | → | PBMV 是近几年国内开展的新型介入治疗技术，患者对治疗的种种疑虑容易产生紧张、焦虑的情绪，护理人员应主动与患者交流，讲解治疗的目的，手术的必要性、大致方法及术中、术后可能出现的不适，并告知术后的注意事项，做好患者的围术期护理，取得患者的信任，使其全面配合治疗。 |

| 2. 术前常规护理 | → | （1）完善心脏超声检查，仔细观察各瓣膜结构与功能，测定各房室大小、瓣环直径和瓣口面，对二尖瓣超声形态特征进行记分。
（2）详细了解病情，协助医师做好心电图、心功能、出凝血时间、血常规、血生化等各种检查，保持患者水、电解质和酸碱平衡紊乱。
（3）完善备皮（范围是脐以下，膝关节以上）。
（4）碘过敏试验和青霉素皮试，并向患者讲解术前行过敏试验的意义。
（5）术前 1d 嘱患者练习床上大小便，洗澡并更换病号服。术前禁食 6h，嘱患者术前 1d 晚保证睡眠，如入睡困难，给予镇静催眠药物口服。术前嘱患者排空大小便。建立静脉通道，给予外周静脉留置。告知患者术后卧床、肢体制动的时间及注意事项。 |

术中护理：

| 1. 手术用物及方法 | → | （1）麻醉及手术体位 局部麻醉，取平卧位，双下肢外展。
（2）二尖瓣球囊扩张术特殊物品 8F 房间隔穿刺鞘、超滑导丝、房间隔穿刺针、6F 右心导管、二尖瓣球囊扩张导管（直径 18~28mm）、14F 扩张器、球囊延长管、左心房导引钢丝、带环弯头长钢丝、球囊游标卡尺、三通开关及 50ml 注射器。
（3）二尖瓣球囊扩张术 Seldinger 法穿刺股静脉经下腔静脉至右心房，穿过房间隔进入左心房，送球囊导管到达二尖瓣口，以对比剂迅速充盈球囊，扩张狭窄的二尖瓣（图 13-18）。 |

| 2. PBMV 手术步骤 | → | 常规消毒双侧腹股沟，上至脐部，下至大腿中部，显露腹股沟，消毒铺单→穿刺右侧股静脉，行右心房造影→递送 6F 端孔右心导管、0.032in 的导丝，测量并记录肺动脉压力、主动脉压力和左心房压力→递送房间隔穿刺针，递送 8F 房间隔穿刺鞘扩张股静脉和房间隔穿刺孔→递送左心房导引钢丝、球囊导管和球囊延长管，稀释对比剂约 50ml（5 份生理盐水，1 份对比剂）。根据二尖瓣的瓣口面积，用游标卡尺测量球囊大小，计算充盈球囊所需的对比剂量；递送球囊和加硬管→扩张二尖瓣狭窄处，扩张成功后，退出球囊导管，记录扩张后主动脉和左心室压力，听心音及杂音的改变→撤出鞘管，穿刺处压迫止血及包扎，护送患者至病房。 |

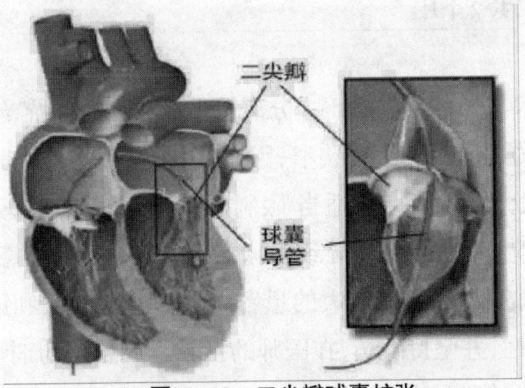

图13-18 二尖瓣球囊扩张

术后护理：

| 1. 常规护理 | → | 术后患者转入 CCU 病房，持续心电血压氧饱和度监测，24h 内监测心率、心律、呼吸，血压变化，根据病情定时监测，并做好记录。 |

| 2. 伤口护理 | → | 卧床休息，穿刺侧肢体制动 4~6h，严密观察穿刺处有无渗血、渗液，保持穿刺部位清洁无菌；渗血、渗液过多时，应报告医师，及时重新加压包扎和观察伤口情况。 |

| 3. 饮食护理 | → | 术后因活动受限，而致胃肠蠕动减弱、消化功能减低，故应加强饮食护理，患者宜食低盐、低脂、低胆固醇、清淡、易消化的膳食，少食多餐，避免刺激性食物，以减少便秘和腹胀。 |

| 4. 并发症的观察与护理 | → | (1)心律失常：二尖瓣球囊扩张术中因导管刺激心脏，常有一过性室性期前收缩、短阵性室性心动过速、房性期前收缩、房性心动过速、心房颤动等，其中室性心律失常发生率约 90%，经调整导管位置后可以改善或消失。球囊充盈扩张时若见室速，宜迅速回抽对比剂，退管至左心房；偶尔可能压迫希氏束及左束支，引起完全性房室传导阻滞，需要安装临时起搏器保护。因此，术后要严密观察心电图的变化，及时发现恶性心律失常，并及时处理。扩张前静脉注射利多卡因有预防作用。
(2)心脏压塞：心脏压塞发生率为 0.2%~5.0%，由房间隔穿刺引起，是 PBMV 术中及术后死亡的主要原因。应用 X 线和超声同时引导穿刺，增加定位准确性，可能避免。术中及术后应观察患者有无持续性胸闷、胸痛、心慌气短等，注意有无心脏压塞体征，如颈静脉怒张、肝大、水肿、奇脉等，严重者出现心律失常、休克、猝死，以便及早发现、及早修复破裂的心房，挽救患者生命。
(3)感染：术后体温偏高主要是导管对组织的刺激引起组织损害所产生的组织致热原引起发热。其次是病原体引起的感染，由于病原体的代谢产物或其毒素作用于白细胞而释放出致热原导致发热，如有高热应积极采取降温措施或按医嘱给予药物治疗。可用抗生素预防继发感染，一般静脉应用抗生素 3~5d。
(4)栓塞：术中心腔内操纵导管及导丝，导致左心房血栓脱落是引起体循环栓塞的主要原因，多数为脑栓塞，其他栓塞部位依次为肠系膜动脉栓塞、冠状动脉栓塞、脾动脉栓塞等。皮下注射低分子肝素钙 0.6ml，Q12h，连用 3~5d，口服阿司匹林 100mg/d 或双嘧达莫(潘生丁)75mg/d，共 2 个月。 |

（五）健康教育

二尖瓣球囊扩张术与外科二尖瓣闭式分离手术一样属于减症治疗，扩张成功的瓣膜有可能因风湿病变的进展而发生再狭窄，因此，出院后患者应增强体质，避免感冒受凉。一旦出现感冒症状，要及时治疗。适当 限制重体力劳动。心房颤动患者术后应坚持服用抗凝药，以防心脏附壁血栓形成，导致动脉系统栓塞。中青年患者应每月注射长效青霉素，以预防风湿热的复发，心脏增大的患者，术后服用强心、利尿等药物，以改善心功能，提高服药的依从性，并坚持随访，在医师的指导下调整用药剂量，患者一旦出现心力衰竭和其他不适要及时到医院诊治。

第四节　心脏起搏器介入治疗的护理

人工心脏起搏是采用微电子技术，用低能量电脉冲暂时或长期地刺激心脏使之发生激动和传导功能，帮助心脏恢复搏动，称为人工心脏起搏。经过半个多世纪的科学技术的发展，起搏器的种类及功能日趋增多，由固定频率起搏，发展为按需起搏、频率应答起搏、双腔起搏、抗心动过速起搏及三腔起搏等，种类的增多也扩宽了起搏器的适应证，除了治疗缓慢性心律失常外，起搏器还可以用于治疗某些快速性心律失常、梗阻性肥厚型心肌病、药物难以控制的充血性心力衰竭、心房颤动等。心脏起搏的目的已不是仅局限于支持心率，更重要的是为患者提供正常或接近正常的血流动力学效应，恢复其工作能力，提高生活质量。

一、临时起搏器的植入术

（一）概述

安置心脏临时起搏器是现代临床急救中抢救和治疗严重心动过缓心脏停搏和某些心动过速的应急、可靠的治疗方法。临时起搏器是心导管室必备的生命支持仪器，具有调控频率、感知和发放脉冲强度三项功能。由一根双极起搏电极导管和一只体外脉冲发生器组成，用于需要立即进行起搏治疗的患者。（图 13-19）

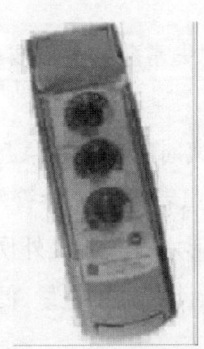

图13-19　临时起搏器

（二）方法

1. 经静脉

临床普遍采用。路径分别有经左锁骨下静脉、经右锁骨下静脉、经右侧股静脉三种。可在床旁"盲插"（带气囊的漂浮起搏电极或 5F 起搏硬电极）或在导管室 X 线透视下进行。

2. 经皮

临床少采用。路径分别有经肘正中静脉、肘静脉。缺点是电极易移位、断裂。

3. 经食管

临床少采用,三度房室传导阻滞者禁用。

4. 经胸

某些紧急情况下应用。

5. 经气管心室起搏

临床少采用。

(三)临时起搏器的适应症及禁忌症

1. 临时起搏的适应症

(1)完全性房室传导阻滞,心室逸搏频率缓慢。

(2)症状性窦性心动过缓、窦性停搏或长时间的窦性暂停。

(3)急性前壁心肌梗死伴二度Ⅱ型房室传导阻滞、三度房室传导阻滞、完全性左或右束支传导阻滞、交替性左或右束支传导阻滞、心动过缓而伴有症状(如胸痛、气促、头晕、乏力等)、心室率<45次/min、心动过缓所致的心律失常、完全性左束支阻滞拟做漂浮导管检查。

(4)急性下壁心肌梗死伴完全性房室传导阻滞、室率缓慢且耐受不良,发生低血压、充血性心力衰竭或室性心律失常。

(5)某些快速心律失常。如心动过缓诱发或药物诱发的尖端扭转性室性心动过速、心房扑动及复发性持续性室性心动过速。

(6)置入的永久起搏器失灵。

(7)已用最大抑制心肌的抗心律失常药物又需要电击除颤时,可预先安装临时起搏器,以预防电击后心脏停搏。

(8)心室起搏、心肌电—机械分离时的床边紧急起搏。

(9)预防性使用:如左束支阻滞患者行右心导管术时,疑有病态窦房结综合征的患者电复律时以及进行右冠状动脉成形术时,心脏外伤或外科手术后的二度Ⅱ型以上的房室传导阻滞、病窦综合征或术后预计有低排血量、低血压或休克、充血性心力衰竭者,可预防性地做临时起搏。

2. 临时起搏的禁忌症

临时心脏起搏术在大多数情况下是用于紧急抢救,故无绝对禁忌症。尽管对疑有或正患有败血症的患者进行静脉插管临时起搏有可能加重感染,但为了挽救生命仍然需要进行临时起搏。

(四)临时电极植入心腔的时间

一般不超过2周,最多1个月。

（五）临时起搏器植入术的护理

1.术前护理 →	(1)术前认真核对患者姓名、性别、年龄、手腕带等，至少使用两种核查方法。备好急救药品及抢救物品。 (2)术前认真核查"介入治疗患者知情协议单"有无医师及患者签字。 (3)嘱患者平卧于检查床或病床上（选择床旁"盲插"法），执行术前常规双侧腹股沟区、双侧锁骨上、下区备皮，根据插管路径，暴露术野，建立静脉通路，接诊时如带有液体应问清液体里是否加有抗心律失常药物（如异丙肾上腺素等）。 (4)连接体表心电图（一般只需肢体导联心电图）。 (5)准备好临时起搏器，确保电量充足，确保连接导线安全、牢靠。 (6)同时在短时间内对患者进行简单心理安慰，消除紧张恐惧心理，以取得手术最佳配合。 (7)因情况危急需紧急实施治疗，往往相关化验结果术前不能得到，故建议使用一次性敷料器械包，操作人员做好自我防护。
2.术中护理 →	(1)严格执行无菌操作规程，铺无菌台、打开无菌辅料包及器械包，并将注射器、无菌手套、输液器、相关导管耗材（6F动脉鞘、临时起搏电极）逐一递上手术台。 (2)协助医师穿无菌手术衣，消毒皮肤，铺无菌单，罩无菌机套。 (3)无有创动脉血压监测情况下，采用袖袋式血压监测。 (4)指套式血氧饱和度监测（必要时）。 (5)经左锁骨下静脉、右锁骨下静脉、右侧股静脉到达三尖瓣口的距离大约分别为30cm、20cm、40cm。 (6)在插入电极跨过三尖瓣环时，会发生频发的室性早搏或短阵室性心动过速，甚至诱发室颤，应严密监测心电图变化，除颤器处于备用状态，功率设置在150~200J。 (7)待电极送到右室满意位置后，将电极尾端与台下临时起搏器进行连接，并确保连接部位紧密、牢靠。注意不要污染无菌操作区。开始配合医生进行起搏阈值测试，起搏频率一般设定为70~80次/min，视实际情况增或减。电压先从5V起，逐步降低幅度直至不能夺获为止，这一临界数值即为起搏阈值（正常值≤1.0V），为确定稳定性，可重复测试2~3次，最后选择的起搏电压应为起搏阈值的2~3倍。感知灵敏度必要时进行测试，一般选择2.0~2.5mV。为取得抢救的较高安全及有效性，除电压、感知灵敏度数值设置在较宽安全范围内外，临时起搏脉宽设置较高，一般为1.0ms。起搏输出电压一般设定在4~5V。 (8)检查电极稳定性，嘱患者深呼吸或咳嗽，严密监测心电图，看有否无效起搏及膈肌刺激现象。 (9)加强术中巡视，确保整个手术过程中外周静脉通路处于通畅状态，重视患者主诉。时刻监测生命体征变化，如神志、心率、心律、呼吸、血压，如有变化及时报告术者。 (10)用3.0不可吸收线将电极固定于穿刺部位的皮肤上，固定3~4个点，在上面覆盖无菌纱布，再用弹力绷带适当加压固定、捆绑。 (11)建立术中护理记录，内容包括：患者基础状态描述，术前及术后心率、心律描述。生命体征数据记录，起搏设定频率，起搏阈值，感知灵敏度数值记录。 (12)将有效起搏心电图打印一份，连同电极导管条形码粘贴单一同存放于患者病历里，以备核查。

3. 术中急救护理 →	该手术常是紧急状况下实施,电极导管质地较硬,在插管过程中,因操作不当会刺破心肌,造成心脏穿孔,出现心脏压塞症状,或导致插管路径中的血栓脱落,随血流阻塞肺及脑等器官,引发急性肺栓塞及脑栓塞,而导致突发呼吸、循环及中枢神经系统意外,出现意识丧失,血压下降,心跳、呼吸停止的严重事件,应立即配合实施抢救;要反应迅速、敏捷。严格遵医嘱行事,用药剂量、途径、时间要准确无误,抢救护理记录要详细、准确。 (1)若发生心脏穿孔、心包压塞等危急重症,并出现严重的血流动力学障碍,患者表现烦躁,心率、血压下降,意识丧失,甚至呼吸、心跳停止,立即通知麻醉科、心脏外科做好急救准备,同时立即配合进行现场紧急抢救,将升压药、抗心律失常药配好备用,需行心包穿刺时,立即将心包穿刺针、6F股动脉鞘、导引钢丝、猪尾造影管等备齐使用。 (2)若出现呼吸障碍,应保持呼吸道通畅,吸出口腔异物,必要时立即托起下颌行气管插管。 (3)电除颤。如心电图示室颤,立即采用非同步电除颤,首次除颤电量为200J,如失败,可将电量升至300~360J。可多次使用,同时胺碘酮150mg稀释后静脉缓慢推注,或静脉注射利多卡因1mg/kg,间隔3~5min重复一次;总负荷量达3mg/kg。 (4)配血、输血、输液、强心治疗。 (5)复苏药物。肾上腺素为首选,每次0.5~1mg,其为心脏正性肌力药物。胺碘酮可治疗快速心律失常,阿托品可降低迷走神经张力,呼吸兴奋剂如尼可刹米、洛贝林、回苏灵,升压药如多巴胺、阿拉明,纠正酸中毒药物如碳酸氢钠纠正电解质紊乱,低分子右旋糖苷扩充血容量等。 (6)做血气分析。 (7)由于各种操作、每种药物都有可能产生并发症和不良反应,因此配合紧急抢救时,要临危不乱,有条不紊,必须操作规范,用药及时准确,同时严密观察患者病情变化,加强生命体征监测,对可能发生的并发症做到心中有数,做到尽早尽快发现、解决及处理危及患者生命的不良事件。 (8)及时向家属通报患者的病情及抢救情况,做好家属的安慰、解释工作,以取得家属理解与配合。
4. 术后护理 →	(1)经股静脉入路,穿刺侧肢体保持制动,并告知患者不要弯曲肢体,否则会造成电极打折、断裂,造成无效起搏而危及生命的严重后果。 (2)术后严密监测心电图变化,包括心率、心律及生命体征的变化。 (3)预防感染。静脉输入抗生素,穿刺部位应保持清洁,每日碘附消毒穿刺部位及皮肤固定位置,并观察伤口处有无红、肿、热、痛,用无菌纱布覆盖,无菌贴膜固定,并标记穿刺及更换敷料的时间。 (4)如发现感知失灵或无效起搏,应立即调整感知灵敏度及电压幅度,必要时进行电极重新放置。 (5)由于临时起搏器终端暴露在外,故必须予以保护,存放于患者周围安全位置以防跌落损坏、漏电,每日查看电池耗电情况,留备用电池以备随时更换。

二、永久起搏器植入术

(一)概述

人工心脏起搏器:是由电子脉冲发放器(起搏器)和电子脉冲传导器(电极导线)组成(图13-20),它由电子脉冲发放器发放一定形式的脉冲,经导线和电极的传导刺激心肌,使心肌产生兴奋、传导和收缩,从而完成一次有效的心脏搏动。是缓慢性心律失常

(如病窦综合征、二度或三度房室传导阻滞)的根治性治疗方法;治疗与预防快速性心律失常(如阵发性房颤、长 QT 间期综合征);以及治疗与控制非心电疾病(如顽固性心衰、神经介导性晕厥、肥厚梗阻性心肌病)等。自 1958 年第一例心脏起搏器植入,迄今 50 年间,起搏器功能已发生巨大变化与改进,已从最初的治疗技术,逐步发展至心律失常的诊断技术。因此心脏起搏器又被称为"心律失常诊断与治疗的植入性装置"或"心脏病诊断与治疗的植入装置"。

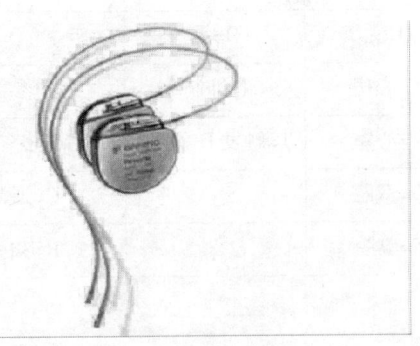

图图 13-20　人工心脏起搏器

心脏脉冲发生器是由电源及电子电路构成并可产生和输出电刺激,极为精密复杂,具有高度可程控性,并能够储存相当大量的诊断数据的电子装置。重量约为 25g 左右。从功能上讲,储存于电池中的能量通过连接通路刺激心脏后再回流至脉冲发生器,形成回路。能源已从锌汞电池发展为锂电池。用锂电池系列供电一般可用 6~8 年,有可能达 14~15 年。

心脏起搏器的电极导线是能植入人体的相对脆弱的导电金属线,外有绝缘层包裹,其功能是把起搏器的能源及复杂的电子线路与心脏联系在一起。其在传输起搏器向心肌发放脉冲、把心脏的腔内心电图传输到起搏器,感知线路两个方面都起着关键作用;起搏电极导线分心房电极(长度一般为 53cm)与心室电极(长度一般为 58cm)。心房与心室电极又有被动固定(头端带翼状固定结构)电极与主动固定(螺旋电极)电极之分。起搏电极导线有单极和双极之分,单极电极导线的顶部(−)与脉冲发生器金属壳(+)构成单极起搏与感知,双极电极导线的顶部电极(−)与体部环状电极(+)构成双极起搏与感知。

心脏起搏器的植入部位已从单腔发展到双腔、三腔、甚至四腔。功能也从固律(率)型发展到按需型、生理型及自动化型。

(二)经历的年代

1. 第一代:频率固定型起搏(VOO 方式)。

2. 第二代:按需型起搏(VVI 方式)。

3. 第三代:生理型起搏(DDD 方式或具有变时性功能 DDDR 方式)。

4. 第四代:自动化起搏(其工作的各项参数自动调整,不经随访就能获得最佳的血流动力学治疗效果)。

(三)心脏起搏器编码识别

1.北美心脏起搏和电生理学会/英国心脏起搏和电生理组织的起搏器编码:(表 13-2)

表 13-2

I	II	III	IV	V
起搏的心腔	感知的心腔	感知后的反应	可程控性频率适应性	抗心动过速功能
O=无	O=无	O=无	O=无	O=无
A=心房	A=心房	I=抑制	P=单参数可程控	P=起搏
V=心室	V=心室	T=触发 D=两种	M=多参数程控	S=电击
D=双腔	D=双腔		C=遥测功能	D=起搏和电击
S=单腔	S=单腔		R=频率适应	

2. 识别

第一位字母表示起搏的心腔。

第二位字母表示感知的心腔。

第三位字母表示感知后的反应或起搏器感知自身电活动后的反应方式。

第四位字母表示起搏器的可程控性或频率适应性,目前该位字母常单独被用来标明是否具有频率适应性功能。

第五位字母表示抗心动过速功能。

(四)起搏器电极植入的途径

临床上常用的是经锁骨下静脉穿刺,将起搏电极植入心腔内,一般将心房电极放置在右心房的心耳处,心室电极放置在右室心尖部或流出道。单腔起搏器置入心室电极,起搏囊袋紧贴胸大肌表面,而不应在皮下组织内,否则会引起脂肪液化,造成皮肤出血、破溃、坏死和起搏器外露。囊袋大小应可容纳起搏器,太小表面组织张力过大,太大会引起起搏器移动和翻转。(图 13-21)。

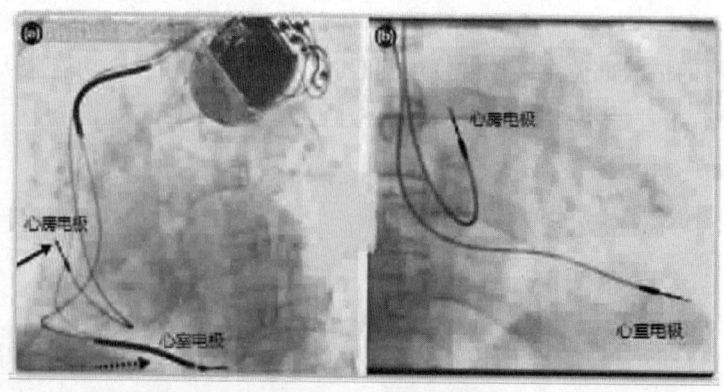

图 13-21　双腔起搏器

（五）永久起搏器的适应症及禁忌症

1. 永久起搏器的适应症：

（1）病态窦房结综合征：可表现为窦性停搏、窦房阻滞二度Ⅱ型、慢-快综合征、心率<45 次/min 的窦性心动过缓等。

（2）慢性二度以上的房室传导阻滞：阻滞点在房室结以下，表现为逸搏频率 45 次/min、逸搏 QRS 波群为室性图形、替代起搏点不稳定者或有明显症状。

（3）慢性心房颤动伴较缓慢的心室率，或经常出现心搏长间隙，有明显症状。

（4）束支阻滞引起的间歇性三度房室传导阻滞。

（5）颈动脉窦综合征引起的发作性晕厥。

（6）心功能不全或缺血性心脏病，需要有较可靠的心率以维持满意的血流动力学效应和心肌氧平衡。

（7）程控起搏器治疗顽固性快速心律失常。

（8）三腔起搏器治疗扩张型心肌病充血性心力衰竭。

2. 永久起搏器的禁忌症：

（1）单纯一度房室传导阻滞或二度Ⅰ型房室传导阻滞无临床症状。

（2）急性心肌梗死后短暂性房室传导阻滞。

（3）分支、束支或双束支阻滞，不伴房室传导阻滞且无临床症状。

（4）药物引起的心动过缓。

（5）反复晕厥，但颈动脉窦按摩试验无心脏抑制反应。

（六）永久起搏器植入术的护理

术前护理：

1. 心理护理 →	向患者及其家属介绍人工心脏起搏器的有关知识及指导术中配合，以消除患者的紧张心理。请手术成功的患者亲自介绍体会，使患者了解手术的必要性、安全性及注意事项。同时，根据患者提出的问题和引起焦虑的原因进行有针对性的心理疏导，以减轻其心理压力，满足其心理需求，以利于手术顺利施行。

2. 术前常规护理 →	（1）术前停用血小板抑制剂 3~5d，做好抗生素皮试，术前半小时静脉滴注。 （2）完善心脏及各脏器的功能检查，如 X 线胸片、心电图、B 超、心脏彩色超声及各项血化验指标，如血小板计数、出凝血时间、凝血酶原时间和肝肾功能等；调整体内代谢平衡，维护脏器功能。 （3）为利于术中清洁、消毒，防止术后感染，做好手术区域局部备皮。剃去双侧颈部、肩部、上胸部、腋下的体毛。 （4）术前不需禁食水，进食清淡饮食 6~8 分饱，并排空大小便，更换衣裤。 （5）一般左手穿刺静脉留置针，备齐一切抢救设备及药品。

术中护理：

1. 术中用物及步骤 →	(1)协助患者平卧于手术床上，裸露上半身，连接肢导联心电图，必要时将血压计袖带束缚于起搏器植入侧的对侧上肢，监测血氧饱和度(指套式)，建立静脉通路，对于有胸闷气短者，给予鼻导管低流量持续吸氧。 (2)严格执行无菌操作规程，铺无菌台、打开无菌辅料包及起搏器专用器械包，7F或(8F)的静脉撕开鞘，起搏电极导线，起搏器，逐一递与手术操作人员。备好6F的股动脉鞘，临时起搏电极及临时起搏器，必要时紧急情况下使用。 (3)经右或左锁骨下静脉入路，在插入电极跨过三尖瓣环时，会发生频发的室性早搏或短阵室性心动过速，甚至诱发室颤，应严密监测心电图变化，除颤器处于备用状态，功率设置在150~200J。 (4)待电极送到心室或心房满意位置后，用一条无菌测试导线(长约80~100cm，两端带鳄鱼夹)与台下起搏器测试分析仪进行连接，台上一端与起搏电极尾端连接，另一端与起搏器分析仪正负极连接，进行各项参数测试，这是一项非常重要及必不可少的手术程序，是确保术后起搏器正常工作的先决条件。在测试时注意不要污染无菌操作区。
2. 术中参数测试及观察 →	(1)起搏频率：一般设定为超过基础心率的20%，保证完全夺获(一般设定为70~80次/min)，视实际情况增或减。 (2)起搏电压(阈值)：先从5V递降，逐步降低幅度直至不能夺获为止，这一临界数值即为起搏阈值，为确定稳定性，可重复测试2~3次(正常值：在脉宽0.5ms条件下，心房≤1.5V，心室≤1.0V)。 (3)阻抗：是指起搏系统中电流流动的阻力大小，单位：Ω。包括导线的导体电阻、电极的电阻以及电极极化所产生的电阻。在完全起搏(完全夺获)，并将起搏电压调至5V的条件下进行测试(正常值：心房或心室500~1200Ω)。 (4)感知灵敏度(P波、R波高度)：测试该项数值时，对于因窦房结病变需植入起搏器的患者要格外小心，因在测试该数值时，起搏器测试仪是不起搏的，因此为避免在测试起搏阈值时对窦房结产生抑制现象，突然停起搏时可能会导致阿-斯综合征发作，因此在测试P波、R波高度时，要先逐渐降低起搏频率，直至恢复自身心律后，再逐渐升高感知灵敏度数值，待仪器上感知显示灯熄灭，起搏显示灯亮起一刻的感知灵敏度数值即为所要测到的数值(即P波、R波高度)(正常值：P波≥2.5mV，R波≥5.0mV)。 (5)检查电极稳定性，嘱患者深呼吸或咳嗽，严密监测心电图，检查是否有无效起搏及膈肌刺激现象。必要时重新调整电极位置，直到各项所测参数符合要求为止。 (6)加强术中巡视，确保整个手术过程中外周静脉通路处于通畅状态，重视患者主诉，时刻监测生命体征变化，如神志、心率、心律、呼吸、血压、面色等，如有变化及时报告术者。 (7)用3.0不可吸收线将电极固定于血管切开处及静脉穿刺处，松紧度要适宜，太松会造成电极滑脱，太紧会损伤电极表面的绝缘层。之后再进行三层的皮肤缝合，最后一层皮肤缝合时用3.0的可吸收线进行缝合，碘伏纱布覆盖，无菌贴膜进行固定。 (8)建立术中护理记录，内容包括：患者基础状态描述，记录术前及术后心率、心律、呼吸、血压，记录术中所测各项参数，包括起搏器型号、电极型号、起搏频率、起搏阈值、阻抗、感知灵敏度等数值，描记术后有效起搏心电图，并将起搏器及电极条形码粘贴于记录单上。

| 3.术中急救护理: | → | 该手术常是将电极导管经静脉送入心内膜，在插管过程中，会划破心肌，造成心脏穿孔，心脏压塞，或导致插管路径中血栓脱落，随血流阻塞肺及脑等器官，引发急性肺栓塞及脑栓塞，而导致突发呼吸、循环及中枢神经系统意外，出现意识丧失，血压下降，心跳、呼吸停止等严重紧急事件，因此，巡台护士要有高度的责任心，严密观察患者生命体征变化，加强巡视，工作要有预见性，一旦出现危机情况，应立即配合实施抢救，要反应迅速、敏捷。严格遵医嘱行事，用药剂量、途径、时间要准确无误，抢救护理记录要详细、准确。
(1)若发生心脏穿孔、心包压塞等危急重症，并出现严重的血流动力学障碍，患者表现烦躁，心率、血压下降，意识丧失，甚至呼吸、心跳停止，立即通知麻醉科、心脏外科做好急救准备，同时立即配合进行现场紧急抢救，将升压药、抗心律失常药配好备用，需行心包穿刺时，立即将心包穿刺针、6F导管鞘、导引钢丝、猪尾造影管等备齐使用。
(2)若出现呼吸障碍，应保持呼吸道通畅，吸出口腔异物，必要时立即托起下颌行气管插管。
(3)备好除颤仪。如心电图示室颤，立即采用非同步电除颤，首次除颤电量为200J，如失败，可将电量升至300~360J。可多次使用，同时胺碘酮150mg稀释后静脉缓慢推注，或静脉注射利多卡因1mg/kg，间隔3~5min重复一次；总负荷量达3mg/kg。
(4)配血、输血、输液、强心治疗。
(5)复苏药物。肾上腺素为首选，每次0.5~1mg，其为心脏正性肌力药物。胺碘酮可治疗快速心律失常，阿托品可降低迷走神经张力，呼吸兴奋剂如尼可刹米、洛贝林、回苏灵，升压药如多巴胺、阿拉明，纠正酸中毒药物如碳酸氢钠纠正电解质紊乱，低分子右旋糖苷扩充血容量等。
(6)做血气分析。
(7)由于各种操作、每种药物都有可能产生并发症和不良反应，因此配合紧急抢救时，要临危不乱，有条不紊，必须操作规范，用药及时准确，同时严密观察患者病情变化，加强生命体征监测，对可能发生的并发症做到心中有数，做到尽早尽快发现、解决及处理危及患者生命的不良事件。
(8)及时向家属通报患者的病情及抢救情况，做好家属的安慰、解释工作，以取得家属理解与配合。 |

术后护理：

| 1.心理护理 | → | 起搏器植入术后由于患者肢体制动时间较长，伤口疼痛，容易使患者产生不舒适感，护理人员应加强与其沟通，做好健康教育，缓解患者的紧张心理。 |

| 2.术后常规护理 | → | (1)术后持续心电监护血压监测24~48h，观察起搏器的工作状况，注意监测心律、心率及血压变化。
(2)饮食及排便护理，术后可正常饮水及进食，给予清淡、易消化、富含维生素、蛋白质食物，以促进伤口愈合，同时给予进食适量粗纤维素的食物，保持排便通畅。
(3)起搏器囊袋宜用沙袋间断压迫4~6h，以防局部皮下形成血肿。观察囊袋有无出血、肿胀等情况。
(4)注意体温变化及伤口愈合情况，观察伤口有无红肿、疼痛、渗血、渗液，皮肤变暗、发紫等情况。术后常规应用抗生素3~5d，预防术后感染。
(5)术后患者需取平卧位8~10h，后可取高枕平卧位休息，搬动患者时应肩、臀同步平衡抬起，床上活动动作宜轻缓，以防止起搏电极脱位。
(6)注意观察患者术后是否有胸闷、胸痛、面色苍白、出冷汗、血压下降等症状，防止心肌穿孔的发生。 |

2. 术后常规护理 →	(7)术后切口愈合良好不需拆线,3d 即可出院。术后应尽早在床上做肢体活动,防止肢体发生失用性萎缩,如握拳、摇手、弯肘、抬腿及非手术侧肩关节的运动,要限制术侧上臂向上向后做大幅度运动(如梳头式运动及外展运动)。术后 1 个月内,避免大幅度的转体活动及上臂向上向后大幅度运动(如梳头、举物过头)等动作,易造成电极脱位和移位。

3. 术后注意事项 →	(1)安装永久性起搏器后,一般不会影响使用常用的家用电器,如微波炉、电热锅等,避免使用电磁炉。移动电话对起搏器有一定的干扰作用,平时不要将移动电话放在离起搏器很近的衣袋里;如果起搏器安装在右胸,那么,请在左侧拨打或接听移动电话。 (2)通过机场安检时,请向安检人员出示安装起搏器的有关证明。安检不影响起搏器的正常工作。 (3)在操作电焊或发动汽车时,可能会影响起搏器正常工作,如有头晕、眼花、心悸等症状,应尽快停止操作并及时远离。 (4)CT 检查对起搏器无影响。应尽量避免做 MRI(磁共振成像)检查。体外震波碎石可干扰甚至造成起搏器的永久损害。 (5)禁止短波透热及避免微波透热理疗。

术后并发症的护理:

1. 与手术相关的并发症 →	(1)囊袋感染:局部感染最常在放置脉冲发生器的部位一般发生在术后 2~4d。感染后局部肿胀变硬、触痛、缝线处发红,继而可有波动感。局部有积血淤滞或脓肿形成时,应积极处理,抽去瘀血或局部切开排脓,并加用抗生素治疗,严重者将行起搏器换位手术。全身感染的发生率很低,一旦确认,应积极应用抗生素,避免发展成为感染性心内膜炎。 (2)出血和血肿形成:可见锁骨下静脉穿刺引起出血,埋藏处囊腔小动脉出血,电极插入头静脉口结扎不妥而致出血。出血多者可形成血肿,一般采取术前停用抗凝药、术中可靠止血及术后沙袋压迫等方法多可避免,术后若出现囊袋血肿,则应在严格消毒下穿刺抽吸血肿。 (3)皮肤压迫性坏死:主要是覆盖于脉冲发生器表面的皮肤坏死破溃。慢性感染、囊袋张力过高、皮肤过敏或体型瘦及皮肤过薄,均是形成皮肤压迫性坏死的因素。一旦发生,宜及早更换起搏器的位置及切除坏死组织。 (4)气胸:由穿刺针误入胸腔刺破肺脏引起。少量气胸不必行特殊处理,如为张力性气胸应做紧急处理。

2. 与起搏电极相关并发症 →	(1)心律失常:安放电极时,可引起室早、室速甚至室颤。静脉给予利多卡因或异丙肾上腺素治疗,并做好电复律及临时起搏的准备。 (2)导管电极移位:右心腔过大、电极张力不足、体位变化及同侧上肢活动幅度过大,均易导致电极移位。最常发生于 1 周内,表现为间歇起搏或不起搏、起搏状态受体位影响。X 线胸片可见导管电极位置改变。一旦电极发生移位,宜及早切开伤口,复位电极。 (3)膈肌刺激:若导管电极张力过大,电极靠近膈面心室壁,则可刺激膈肌与心脏同步收缩,患者出现腹壁跳动或呃逆。改进方法为:先试着调低电压,若无效,则需切开伤口回撤电极少许,若仍无效,则需重新安放置电极。 (4)心肌穿孔:安放电极时操纵粗钢丝用力过猛或患者心室扩大而电极张力过大,均可致心肌穿孔。表现为左下胸痛、心脏不起搏而胸腹壁随起搏脉冲跳动。电极可穿入左心室,也可穿至心外膜。X 线胸片显示电极位置异常。一旦确诊,应将电极及早撤回心腔,重新定位,一般很少引起心脏压塞。

2. 与起搏电极相关并发症 →	（5）起搏阈值增高：起搏器安置后1~2周阈值可增高2~3倍，1个月后可稳定在初始阈值的2倍，此为生理性阈值升高，一般不影响起搏功能，系电极与心内膜接触点炎性水肿所致。若影响起搏功能则可调高起搏电压或适当增加脉宽。 （6）导管电极裂损：导管裂损易发生在经常弯曲处。表现为间歇起搏或不起搏，或裂损处漏电致局部肌肉跳动。应及时更换导管电极。
3. 与起搏器本身相关的并发症 →	（1）感知不良：起搏器不能感知自主心律，出现竞争心律，为感知不良。可通过程控仪下调感知灵敏度，以期改善。 （2）感知过度：若R波抑制型起搏器对T波感知，呈R波和T波共同抑制，使起搏频率过慢，称感知过度。肌电波和高频电磁波也可被起搏器感知而抑制起搏功能。上调感知灵敏度值可纠正。 （3）起搏频率减慢（或增快）：若起搏频率较程控频率减慢（或增快）≥5/min，称起搏频率减慢（或增快）。减慢多由电源不足引起。突然增快>120/min者，情况危急，可致室颤，需及时更换起搏器。
4. 其他并发症 →	（1）起搏器依赖：停止起搏后，无自主心搏或自主心室逸搏阈期≥3s或自主心搏极慢不足以维持循环功能者，称起搏器依赖。病窦综合征或房室传导阻滞者均可产生起搏器依赖，其依赖程度可用胸壁试验测知。完全依赖者，如需更换起搏器，最好在临时起搏保护下进行。 （2）起搏器综合征：见于心室起搏者，由心排血量下降，房室收缩不同步，或房室逆传等综合因素所致。表现为乏力、头晕、心慌、晕厥和低血压等。严重者需更换心房同步或房室顺序起搏器后可消除。 （3）起搏器介导性心动过速：临床上主要见于房室同步双腔起搏器。起搏器介导性心动过速由起搏器引起，又由起搏器维持。以房室折返性心动过速最常见。一旦确诊，可程控降低P波感知灵敏度或将DDD方式程控为DDI型或DVI型。

（七）健康教育及随访

1. 出院的健康教育

应全面了解患者伤口的愈合情况，了解患者及其家属对起搏器知识掌握的程度，有针对性地给予正确指导，内容包括：

（1）每位植入心脏永久起搏器的患者，都会得到一张由生产厂商出具的"心脏起搏器身份识别卡"，上面详细记录有植入起搏器型号、电极型号、患者姓名、植入地点及日期、术者姓名及担保期限等重要信息，告知患者这张卡外出时要携带身边并妥善保管，以便在需要紧急救助的情况下，出具此卡以兹证明。将"植入式心脏起搏器患者指南"发放给患者，告知其详细阅读。

（2）提示患者起搏器设定的基础频率，教会患者自己数脉搏，并记录下来，如出现明显高于或低于起搏器所设定的频率（一般情况下60次/min）或不齐，甚至出现术前的症状，如头晕、黑蒙、乏力、晕厥等症状，及时与医生联系就诊。

（3）提示患者在术后早期靠近心脏起搏器的手臂只能进行轻微活动，应避免进行伸展、提举和突然的提拉活动,逐渐增加手臂的活动,6周后可进行正常的运动。不要抚摸、移动植入皮下的心脏起搏器,尽量避免打击与撞击。在洗澡时,不要用力揉搓伤口处,不要将重物压在起搏器上,因部分机型会对压力有反应,以免给患者带来不适。

(4)告知患者,某些类型的电能或磁能会干扰起搏器正常工作,要远离这些设施,如大型电器设备、工业发动机、无线电发射塔、磁铁、商场或机场的安检设施、医疗机构的核磁共振、放疗机、手术电凝刀等。家用电器正常使用一般不会干扰起搏器。

(5)告知患者,植入起搏器后,要定期到医院复查,进行起搏器随访。一般情况下起搏器植入术后1、3、6个月随访一次,以后半年随访一次。预计接近起搏器电能耗竭时,缩短随访时间,改为每月一次,必要时及时进行起搏器更换手术。

2. 起搏器随访:

起搏器植入患者术后随访是起搏器治疗的重要环节,是起搏器植入后治疗的延续,目的是评价起搏器植入后患者的临床症状是否得到改善,改善效果如何,了解并处理起搏器的不良反应,了解起搏系统存在的故障、功能异常及各种并发症,以便及时发现并予以预防和纠正、调整、优化起搏器各项工作参数,发挥起搏器最佳工作效能,满足患者生理功能需要。术后随访是一项长期细致的工作。

随访内容包括:

(1)建立起搏器患者随访档案,详细记录并专人保管,如患者姓名、性别、出生年月、通讯地址、联系电话、邮政编码、"心脏起搏器身份识别卡"交接时间、身份证号码、起搏器及起搏导线生产公司、型号、序列号、植入时间、术者姓名及术前心律失常类型等。

(2)最早期的几次随访,除常规检查起搏器的工作状况外,应重点观察伤口愈合情况,皮肤切口处有无红肿、变色、渗出、疼痛。检查起搏器囊袋部位皮肤颜色、温度、张力变化等情况。

(3)中后期的随访,应全面检查起搏器所设定各项参数是否安全、合理、有效,包括频率、输出电压、脉宽、阻抗感知灵敏度、房室间期、心室心房不应期、模式转换功能、电池电量及预期使用期限等。确保起搏器处于最佳工作状态。

三、心律转复除颤器(ICD)介入治疗的护理

恶性室性心律失常是心脏性猝死最常见原因,占心脏性猝死的约87%,置入型心律转复除颤器(implantable cardioverter defibrillator,ICD)的应用为恶性室性心律失常的治疗开辟了一个新领域。20年来,大量临床实践证明,埋藏式心脏复律除颤器降低恶性室性心律失常患者病死率的效果明显优于抗心律失常药物,因此,ICD已作为治疗恶性心律失常的首选方法。

(一)概述

ICD植入术与起搏器埋植技术基本相同,但有两点主要区别:①术中要诱发心室颤动、测定除颤阈值;②需要设置和输入ICD的工作参数。

　　ICD 是用于治疗室性心动过速和心室颤动预防猝死的，这就要求它能有效终止患者发生的全部室性心动过速和心室颤动。ICD 能否有效终止室性心动过速和心室颤动，取决于它能否准确地识别室性心动过速和心室颤动以及终止程序的设置是否得当。ICD包含一个体内除颤器和起搏器，在发病后生死攸关的数秒钟内，ICD 自动地进行监测，当检测到室性心动过速或心室颤动时，ICD 能及时进行电击和起搏治疗。

　　(二)植入型心律转复除颤器的适应症和禁忌症

　　1. 适应症：

　　(1)心室颤动所导致心搏骤停或非可逆因素导致的伴有血流动力学不稳定的室性心动过速。

　　(2)器质性心脏病伴有自发的血流动力学稳定或不稳定持续性室性心动过速。

　　(3) 伴有临床原因不明的晕厥症状同时出现血流动力学显著不稳定的室性心动过速或者在心电生理检查时可诱发出心室颤动。

　　(4)心肌梗死所导致的左心射血分数低于 35%，于心肌梗死后 40d 心功能仍为Ⅱ级或Ⅲ级。

　　(5)非缺血性扩张性心肌病射血分数≤35%，心功能Ⅱ级或Ⅲ级。

　　(6)心肌梗死所导致的出现左心功能不全，心肌梗死后 40d 左心射血分数低于 30%，心功能Ⅰ级。

　　(7)心肌梗死所导致的非持续性室速，射血分数<40%，电生理检查时可以诱发心室颤动或持续性室性心动过速。

　　(8) 也有文献报道，对于一切非可逆原因引起的致命性室性心律失常，均可安置ICD。

　　2. 禁忌症：

　　(1)室性心动过速或心室颤动的病因是可逆或可纠正的，如急性心肌梗死、心肌炎、电解质紊乱或药物的不良反应等。

　　(2)原因不明的晕厥，又未证实系室性心动过速、心室颤动所致。

　　(3)频繁发作的室性心动过速或心室颤动。

　　(4)导管消融或外科手术可治疗的室性心动过速或心室颤动，如特发性室性心动过速或束支折返性心动过速以及法洛四联症并发的室性心动过速、综合征合并心房颤动所致的心室颤动。

　　(5)其他因素，如有明显的行为异常，难以配合或随访；难治性心力衰竭，且不能行心脏移植；其他终末期(预期寿命<6 个月)。

　　(三)起搏器电极植入的途径

　　通常经左锁骨下静脉处穿刺：Seldinger 法穿刺锁骨下静脉，制作囊袋，置放撕开鞘，将起搏器电极导线由撕脱鞘插入将电极导管经右心房嵌入右心室肌小梁，将心房电极置于右心耳,测定电极导管参数,连接起搏器。(图 13-22)。

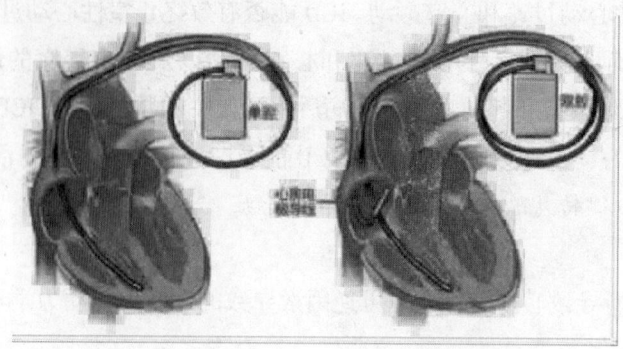

图 13-22　ICD 起搏器示意图

(四)心律转复除颤器(ICD)介入治疗的护理

术前护理：

1. 心理护理	→	ICD 是新技术,临床应用数量不多,且价格昂贵,患者及其家属对治疗技术和治疗效果会存在着很大的顾虑,而心律失常的阵发特点也常常使患者存有侥幸心理,因此,医护人员应及时讲解 ICD 系统的基本知识,术中配合以及术后的注意事项,了解患者的心理顾虑,取得患者及其家属的充分理解和信任,并签订手术知情同意书。

2. 术前准备	→	(1)术前尽可能停用抗心律失常药 3 个半衰期,尽可能消除或加以改善心力衰竭;电生理检查,明确能否诱发出室性心动过速或心室颤动(VT/VF)及其频率、形态、终止方式。 (2)再次确认手术适应证,ICD 安置位置与途径,以及术中可能发生的严重并发症并制定相应的应急治疗预案。 (3)术前仔细地检查心电监护仪和除颤器均处于良好的备用状态,协助医师完成各项术前检查及准备工作。酌情给予适量 β 受体阻断药,以免术中猝死的发生。并备功能完好的 ICD 植入系统。 (4)完善心脏及各脏器的功能检查,如 X 线胸片、心电图、B 超、心脏彩色超声及各项血化验指标,如血小板计数、出凝血时间、凝血酶原时间和肝肾功能等;调整体内代谢平衡,维护脏器功能。 (5)仔细备皮,范围上至下颌,下至肋缘,内至胸部正中线,外至腋中线。 (6)右上肢备静脉留置针,以便抢救用药。术前 30min 给予静脉滴注抗生素。

术中护理：

1. 麻醉及手术体位	→	局部麻醉:局部麻醉使用利多卡因,患者取平卧位,显露前胸部,连接心电监护仪,头偏向手术部位的对侧。

2. 常用器材和物品	→	(1)植入型心律转复除颤器安置术,手术包内包括大、中、小直止血钳及大、中、小弯止血钳若干把,有齿及无齿镊、皮肤钳、巾钳、组织剪、皮肤撑开器、持针器、线剪、刀柄、刀片、缝针等。另备无菌手套、利多卡因、平衡液、输液器及注射器若干。(2)植入型心律转复除颤器安置术常用器材:9F 撕开鞘、心律转复除颤器、临时起搏器、除颤仪、电极导线及起搏分析仪。

| 3. 常规护理 | → | 术中其余护理同永久起搏器的护理。 |

| 4. 术中急救护理 | → | (1)埋置的 ICD 术中需诱发室颤发作,心室颤动发作至除颤放电至少>
10s,心室颤动诱发及放电是否成功,直接关系到患者的生命,故在除颤
阈值测试前,必须准备好各种抢救仪器和药品,将除颤仪、人工呼吸机、
吸引装置、氧气装置、气管插管、切开包等所需物品放在适当位置,以防
因器械不到位而丧失或延误抢救时机,做好应急除颤抢救措施,明确分
工,各司其职,杜绝意外发生。如低能量除颤不能转复,必须立即进行体
外高能量电击除颤,直至转为窦性心率。(2)当患者处于睡眠状态,呼之
不应,睫毛反射消失时,应严密监测其心电图,血压,氧饱和度,特别是
对高危患者,如心功能减低,脑动脉硬化和慢性阻塞性肺疾病者,应尽
量缩短心脏和脑缺血时间。(3)除颤成功后,应继续观察患者生命体征
的变化,直至患者清醒。转运患者时,需携带有心电监护装置的除颤器、
氧气袋、病历、护理记录等,备好各种抢救物品和药品,由医护人员护
送,全程监测患者心电图和意识变化,随时随地做好抢救准备工作。(4)
其余急救护理同永久起搏器的护理。 |

术后护理:

| 1. 心理护理 | → | ICD 术后患者最主要关注的是手术效果,患者大多思想上有一定压
力。尤其是在清醒状态下被电击过的患者,会恐惧不安,因此,心理护理
非常重要。护理人员应采取适当的解释和安慰,告诉患者,放电是由于
ICD 能准确识别心律失常并按预设工作模式有效地工作。它的各项工
作参数都由人工设置,因此,可以根据病情调节不同的预设参数。通过
观察心律失常的发生及终止方式,及时修改 ICD 的工作模式,使之更好
发挥疗效。通过电击次数的减少,还可配合使用少量镇静药,让患者充
分休息,缓解紧张、焦虑的情绪。 |

| 2. 术后常规护理 | → | (1)生命体征的监护:术后沙袋压迫囊袋 8~12h。注意观察有无切口出
血或囊袋血肿等意外的发生。安置患者于监护病房,严密监测心电图、
血压 24~48h,密切观察心律、心率、呼吸、血压和血氧饱和度的变化。尤
其是观察有无心律失常的发生,监护中若发现 VT 和(或)VF,应该守候
患者床旁,观察并记录患者意识、起搏器工作状况等,发现异常立即报
告医师,并遵医嘱做好相应的紧急处理措施。
(2)预防感染的护理:术后观察患者伤口有无红、肿、热、痛及切口皮肤
的张力情况。伤口换药 1 次/天,术后 3d 内测体温 4 次/d,如发热者继续
观察体温的变化。常规应用抗生素静脉滴注5~7d,以防血行感染。
(3)基础护理:术后患者一般卧床 1d,限制术肢上臂活动,将常用的生
活用品置于患者健侧,以便患者向健侧肢体取放。鼓励患者尽早活动,
但也要尽量避免术侧翻身,体位改变时动作要轻,避免用力引起 ICD
电极的脱位。而且还应该主动协助患者做好生活护理,避免大幅度的活
动引起的电极脱位而引起 ICD 功能失灵,同时需要指导患者做好患侧
上肢和肩关节前后适当运动。 |

| 3. 并发症的护理 | → | (1)电极脱位:在心电图上出现起搏和(或)感知不良。较大幅度的电极
脱位在心脏 X 线上可见电极与手术完毕时位置明显不同,而位置变化
轻微的所谓微脱位靠 X 线诊断就困难了。一旦出现电极脱位应立即打
开囊袋,重新放置电极。 |

3. 并发症的护理	→	(2)囊袋感染:早期囊袋局部皮肤红、肿、热、痛是主要表现,全身症状不明显,一旦怀疑有囊袋感染,要立即静脉应用大剂量抗生素(最好选择头孢类),早期治疗有可能控制感染。如果囊袋化脓,出现波动感,就需要切开囊袋,取出 ICD,清创处理。ICD 消毒后在对侧胸部重新埋置。由于目前国内使用的 ICD 体积还偏大,多需胸大肌下埋置,一旦感染,处理起来比皮下难度要大,早期发现也困难。为了避免感染,手术中最好用抗生素冲洗囊袋。 (3)导线断裂:如果导线完全断裂,ICD 不能发放起搏信号,X 线检查可以发现断裂部位;部分断裂时会出现起搏和感知失灵,用程控仪可以发现电极导线阻抗明显升高。导线断裂一经确诊即应给予更换。 (4)导线绝缘破坏:导线绝缘破坏时,发生漏电,因此到达心脏的电流减少,导致起搏失灵。X 线检查一般可以发现绝缘破坏的部位。处理方法:更换导线。 (5)误放电:所谓误放电是指 ICD 在没有发生持续室性心动过速/心室颤动的时候发放电治疗,其发生率高达 22%~24%,常见的诱因有心房颤动、室上性心动过速、窦性心动过速和非持续性室性心动过速。当这几种心律失常的频率和持续时间满足所设定的室性心动心室颤动识别标准时,ICD 即判定发生室性心动过速/心室颤动,因而发放治疗。 (6)ICD 埋藏后心律失常"风暴":有些患者 ICD 术后数月内室性心律失常发作次数较术前显著增加,这种现象被称为埋藏后心律失常"风暴"(postimplantation arrhythmic"Storm")。"风暴"的原因还不十分清楚。可能与术后疼痛、焦虑、心力衰竭以及术后停用抗心律失常药等因素有关,常需加用或调整原来使用的抗心律失常药才能控制。

(五)健康教育

1. 告知患者:

(1)避免穿紧身的衣服以免刺激埋置 ICD 处的皮肤。

(2)按照医师指示,限制上肢的活动幅度,不能过分地推、拉或扭动上肢。术肢负重物品<5kg。

(3)如伤口出现红、肿或流液,应及时向医师报告。

(4)将置入 ICD 的情况告知其他医师(包括牙科医师),使他们在进行手术和口腔科治疗之前及之后,为患者注射抗生素以预防感染。

2. 及时联系医师:

(1)发生快速心律失常,症状持续的时间>3min 或超出医师规定的时限。

(2)伤口出现红、肿或流液现象。发热不退,达 2~3d。

(3)对 ICD 或所服用的药物有任何疑问。

(4)计划旅行或搬家。

(5)发生任何异常情况,如出现新的不能解释的症状或出现置入 ICD 前有过的症状。

(6)ICD 每次放电或短期内发生多次放电。

(7)术后加服、更换或调整抗心律失常药。

(8)ICD 复律或除颤无效后。

3. 出院前指导：

(1)患者出院时常担心出院后 ICD 不能正常工作，护士要耐心解答患者的疑问，并详细交代注意事项。指导用药和避免加重心力衰竭的诱因等。

(2)除对永久起搏器携带者的常规指导外，护理人员还应教会患者自测脉搏的方法，自测脉搏 1 次/天，还应为患者建立随访卡，记录患者资料和 ICD 安装时间、型号、厂家、使用年限等。嘱患者外出随时携带随访卡，并做好事件记录。

(3)定期随访，第 1 年每 2 个月随访 1 次，第 2 年每月随访 1 次，尤其是当 ICD 预期寿命临近时，更应缩短随访问期。随访内容包括患者室性心动过速、心室颤动的发生次数、周长、时间、终止方式、工作参数以及效果，电池以及电容器充放电情况、有无发生于 ICD 有关的并发症，如感染、导线断裂、绝缘破坏、电极脱位等。

四、心脏再同步化(CRT)介入治疗的护理

(一)概述

伴随社会经济和生活水平的提高，各种原因导致的心力衰竭患者的数量也越来越多。尽管近些年随着医学的进步和各种心力衰竭指南的推广和执行，在接受了优化的药物治疗后(包括肾素血管紧张素系统抑制剂和交感神经系统抑制剂)，心力衰竭患者的预后得到了一定程度的改善，但是心力衰竭的总体预后依然较差，特别是中度、重度心力衰竭患者死亡率较高。心脏再同步化治疗(cardiac resynchronization therapy，CRT)，又称为双心室起搏治疗心力衰竭，主要用于纠正 由于双心室及左心室内收缩不同步引发的心力衰竭。在 20 世纪 90 年代开始应用于临床心力衰竭的治疗，几十年来已经有多个大型临床试验证实 CRT 可以显著改善中、重度心力衰竭患者的预后，CRT 可以明显提高患者的活动能力和生活质量，并能逆转心肌重塑、显著减少心力衰竭患者住院率和全因死亡率。

(二)CRT 的适应症

根据 ACC/AHA 和 ESC 的指南，结合我国的情况，提出我国 CRT 治疗的适应证：

1. Ⅰ类适应症：

同时满足以下条件者：

(1)缺血性或非缺血性心肌病。

(2)充分抗心力衰竭药物治疗后，NYHA 心功能分级仍在Ⅲ级或不必卧床的Ⅳ级

(3)窦性心律。

(4)左心室射血分数≤35%。

(5)左心室舒张末期内径≥55mm。

(6)QRS 波时限≥120ms 伴有心脏运动不同步。

2. Ⅱa 类适应症：

(1)充分药物治疗后 NYHA 心功能分级好转至Ⅱ级，并符合Ⅰ类适应证其他条件。

（2）慢性心房颤动患者，合乎 I 类适应证的其他条件，可行 CRT 治疗，部分患者需结合房室结射频消融以保证有效夺获双心室。

3. II b 类适应症：

（1）符合常规心脏起搏适应证并心室起搏依赖的患者，合并器质性心脏病或 NYHA 心功能Ⅲ级及以上。

（2）常规心脏起搏并心室起搏依赖者，起搏治疗后出现心脏扩大及 NYHA 心功能Ⅲ级及以上。

（3）QRS 时限<120ms 并符合 I 类适应证的其他条件，经超声心动图或组织多普勒（TDI）检查，符合下列不同步条件任两条者：

①左心室射血前时间>140ms。

②心室间机械收缩延迟，左心室射血前时间较右心室延迟>40ms。

③左心室后外侧壁激动延迟。

4. Ⅲ类适应症：

心功能正常，不存在室内阻滞。

（三）术中所用的器材

手术敷料包和器械包各 1,9F、8F 的撕开鞘、长鞘、10 极标测电极，肺动脉楔压球囊、PTCA 导丝、左右心室电极、房电极、三腔起搏器、肝素盐水，非离子对比剂，备好除颤仪及急救药品和物品。

（四）手术方法

除常规右心房、右心室起搏部位外，目前普遍采用的是经皮穿刺锁骨下静脉经冠状静脉窦途径，将起搏电极导线输送至冠状静脉窦分支静脉起搏左心室。作为心脏再同步化治疗的操作关键环节，置入左心室的起搏电极导线操作较为复杂些，左心室电极放置的具体方法。

1. 冠状静脉窦插管：

手术一般从左侧进行，选择左锁骨下静脉穿刺送入导引钢丝，然后将特殊设计的冠状静脉窦长鞘送入冠状静脉窦。送冠状静脉窦长鞘时，可用标测用的 10 极冠状静脉窦电极作为导引先送入冠状静脉窦，然后将冠状静脉窦长鞘推送入冠状静脉窦。

2. 逆行冠状静脉窦造影：

在植入冠状静脉窦电极导线前，首先应进行逆行冠状静脉窦造影，了解冠状静脉窦及其分支血管的走形。当长静脉鞘沿冠状静脉窦电极导管送至冠状静脉窦内后，将带球囊的造影导管沿静脉鞘送入冠状静脉窦，并保留。将球囊充盈后，经造影导管打入造影剂，进行冠状静脉窦逆行造影，显示冠状静脉窦及其分支血管的分布。

3. 冠状静脉窦电极导线植入：

经冠状静脉窦植入左心室电极导线：冠状静脉窦逆行造影完毕后，撤出造影导管，再沿静脉鞘将电极导线送入心脏静脉,最好选择左室侧或后静脉,也可选择其他血管。

4. 左室电极放置完毕后进行测试,可接受的左心室的起搏电极导线参数为:起搏阈值≤3.5V且不会因起搏电压过高引发膈肌跳动,R 振幅≥5mV,阻抗 300~1000Ω。右心房、右心室起搏电极导线以及起搏器脉冲发生器的置入,基本同一般的双腔永久性心脏起搏器手术。如图 13-23 所示:

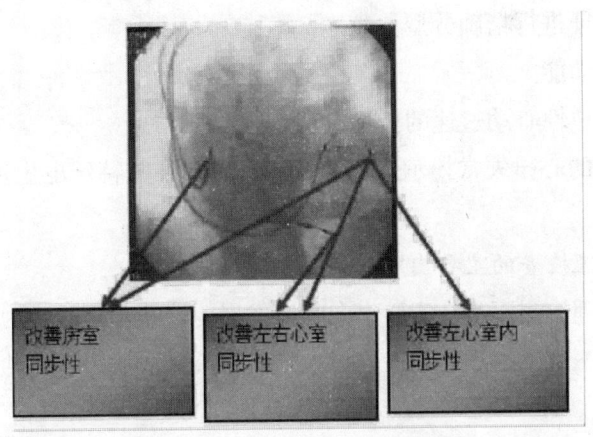

改善房室同步性 改善左右心室同步性 改善左心室内同步性

图13-23　CRT 示意图

(五)护理同永久起搏器的护理

注:术前在右上肢备静脉留置针,并行碘过敏实验。

(六)健康教育及随访同 ICD 的健康教育

第五节　心脏电生理检查和射频消融治疗的护理

心脏电生理检查是研究、诊断心律失常方面心脏疾病的重要手段,是评价心脏电功能的精确方法。它采用不同的标测 电极导管,经外周静脉送入心脏不同的位置,进行心内标测心电图,同步记录心腔内各不同部位的电位活动,必要时再给予特定的电刺激,观察其传导速度,达到阐明心律失常的电生理机制,深化心律失常的诊断依据,强化对心律失常的治疗措施,验证对心律失常的治疗效果的目的。

射频消融术是利用导管电极在心脏内定位,寻找心脏异常起搏点或异常传导途径,然后发放射频电流,射频的热损伤使局部心肌蛋白变性,改变其心肌细胞电生理特性,以消除不正常的传导通道或病灶,从而达到治疗心律失常的目的。

一、心脏电生理检查

(一)概述

心脏电生理检查是以整体心脏或心脏的一部分为对象,记录心内心电图、标测心电图和应用各种特定的电脉冲刺激,借以诊断和研究心律失常的一种方法。对于窦房结、房室结功能评价,预激综合征旁路定位、室上性心动过速和室性心动过速的机理研究,以及筛选抗心律失常药物和拟定最佳治疗方案,均有实际重要意义。

(二)适应症

1. 确定房室传导阻滞的精确部位。

2. 鉴别异位激动的起源(如室上性激动与室性激动的鉴别)。

3. 对预激综合征进行精确分型。

4. 检查窦房结功能。

5. 明确某些异位性心动过速的折返机制。

6. 对某些复杂的心律失常揭示发病的特殊机制及某些特殊电生理现象(如隐匿性传导)。

(三)心脏电生理检查的主要内容

随着心脏电生理检测逐步从实验室向临床发展,该技术现已成为心脏病学临床检查和治疗中一项必不可少的重要手段。从广义上讲,临床心脏电生理检测应包含两方面内容。

1. 在生理或病理情况下,记录并研究心脏兴奋传导系统和心脏不同部位出现的电活动。

2. 采用心脏电刺激技术,并同步记录心脏电活动信息,又称动态电生理学,即给予一定的刺激方法,如 S1S1,或 S1 S2 等电脉冲刺激心脏某一部位(如心房、心室等),根据记录图判断心脏各部位传导方向、顺序、传导速度和不应期等。

(四)心导管室的要求

临床心脏电生理检测必须在心导管室内进行,因此,要求心导管室要具备以下条件与设备。

1. 进行电生理检测时要把多根电极导管经血管插入心腔,因此导管室无菌条件必须严格。

2. 需要有 500 mA 以上的可做多角度投照的 X 线透视机,应配有质量较好的影像增强系统。

3. 至少有 4 个通道以上的多导电生理记录仪。

4. 心电及血压持续监测仪。

5. 生理刺激仪。

6. 供电生理检测用的多极电极导管。

7. 经皮穿刺器械。

8. 必要的急救药物和设备,如氧气、吸痰器及起搏、复律设备。

(五)心脏电生理检查的导管材料

6F 股动脉鞘 3 个、4 极标测电极 2 根、10 极标测电极 1 根,导管尾线 10 极 1 根、导管连线4极2根等。

（六）电生理检查的标测部位

1. 高右房标测电极　4极标测导管由股静脉经下腔静脉送入高右房。

2. 希氏束标测电极　4极标测导管由股静脉经下腔静脉送入房室交界处。

3. 冠状窦标测电极　10极标测导管经颈内静脉送冠状窦内。

4. 右心室标测电极　4级标测导管由股静脉经下腔静脉送入右心室。（图13-24）。

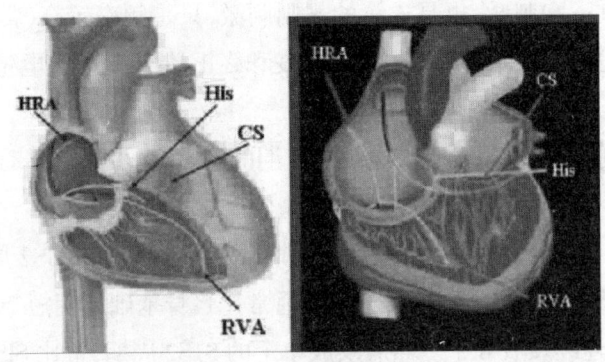

图13-24　电生理标测示意图

（七）术中连接好多导生理仪,进行程序刺激技术

程序刺激是心电生理检查的基本手段,通过事先设定的刺激程序对心脏进行刺激,通过与体表心电图和心腔内心电图记录技术相结合，达到了解心肌和心脏传导系统的电生理特性,诱发和分析心律失常以及研究药物和非药物治疗心律失常的效果等目的。程序刺激的方法包括:刺激参数的设置、导联的选择和刺激方式。

（八）程序刺激技术

程序刺激是心电生理检查的基本手段,通过事先设定的刺激程序对心脏进行刺激,通过与体表心电图和心腔内心电图记录技术相结合，达到了解心肌和心脏传导系统的电生理特性,诱发和分析心律失常以及研究药物和非药物治疗心律失常的效果等目的。程序刺激的方法如下。

1. 刺激参数的设置

刺激仪发出的脉冲信号为一直流电方波。要求心内刺激的脉冲宽度为2 ms,电流/电压的刺激强度为舒张期阈值的2倍。为了使检查的结果具有可比性，要求刺激的强度、时间、部位和程序尽可能一致。

2. 导联的选择

体表心电图通常至少选择Ⅰ、Ⅱ和V_1导联,以代表不同轴向的心电图。心内心电图通常选择高位右心房（ HRA)电图、右心室（心尖部)电图、冠状静脉窦电图(代表左心房、左心室电图)和希氏束电图。根据检查的目的和要求不同,还可选用其他部位的电图。

3. 刺激方式

(1)连续规则刺激：

①分级递增刺激：又称 Sl Sl 刺激,用高于自身心率 10 ~20 次/min 的频率开始连续刺激,时间 10~60s,然后逐渐增加频率,每次增加 10~20 次/min,再重复刺激,直到刺激频率达到 170~ 270 次/min(依据检查的目的和刺激的部位)。频率过快可引起非生理性的严重快速心律失常,如心房纤颤,影响患者的检查结果。

②短阵猝发(burst)刺激:也是连续的规则刺激,只是频率较高(常>200 次/min)、持续时间较短(6~12 次)。多用于心动过速的诱发和终止,但不是心脏电生理检查的常规手段。

③程序期前刺激:主要用于心脏组织不应期的测定,也可用于心动过速的诱发。可以分为两种类型。

a. SlS2 刺激：S1S2 刺激采用两种刺激周期,即 S1Sl 周期和 SlS2 周期,前者又称基础周期,一般均用毫秒(ms)表示。S1S1 周期通常比自身基础周期短 20~30 ms,以 500~600 ms 应用较多,连续发放 8 个。然后发放单个的 S1S2 周期,常比 SlS1 周期短 20~50 ms。此后,间隔 8~10 个正常的周期,再重复进行 SlS2 刺激扫描,再次刺激的 SlS2 周期比上一次缩短 10~20ms,而 SlS1 周期不变。

根据检查的情况,还可以加发 S3 刺激,成为 SlS2S3,而更多的期前刺激 S1S2S3S4、SlS2S3S4S5 等应用得较少,因为引起非生理性心律失常较多。一般在 S1S2 检查的基础上加 S3 刺激,S2S3 刺激的起始周期同 SlS2 周期,一般等于心脏组织的不应期+50 ms,以后周期性重复刺激时,S2 S3 周期逐渐缩短,而 S1S2 和 S1Sl 周期保持不变。根据需要,可改变 S1S1、S2S3 周期再重复上述检查过程。

b. S2 刺激:这种刺激方式与 SlS2 刺激相似,只是基础周期为自身节律周期,通过感知8~10 个自身的心脏电活动周期(SlSl)后触发 S2 刺激。同样,也可增加 S3 甚至更多的刺激。

(九)介入护理同 RFCA 护理

二、心律失常射频消融治疗的护理

(一)概述

1891 年 Arson 等发现,在外科手术中使用高频交流电可减少对神经肌肉的不良刺激。20 世纪 80 年代中期,Huang 等应用射频能量采取非开胸的方式消融动物的房室交接区。随后,德国医师 Borggrefe 首次采用射频导管消融技术治疗了 1 例房室折返性心动过速患者,成功地阻断了其房室旁路。在此后数十年间,射频消融(Radio frequency ablation RFCA)技术迅速发展。很快应用到对房室结内折返性心动过速、房性心动过速、心房扑动、室性心动过速等快速心律失常的治疗,并取得了良好的效果。

(二)射频导管消融治疗的适应症和禁忌症

1. 适应症:

(1)病态窦性心动过速或不适当的窦性心动过速。

(2)房性心动过速,包括折返性和局灶性房性心动过速。

(3)I 型心房扑动。

(4)局灶性心房颤动(阵发性心房颤动)。

(5)频发性顽固性房性期前收缩。

(6)房室结内折返性心动过速(慢快型、快慢型)。

(7)房室折返性心动过速(正道前传型、旁道前传型)。

(8)预激综合征合并快速性心房颤动。

(9)预激综合征(短前向不应期显性旁道)。

(10)无休止性交界区反复性心动过速(PJRT)。

(11)左、右心室特发性室性心动过速。

(12)频发性顽固性室性期前收缩。

(13)束支折返性室性心动过速。

(14)器质性心脏病室性心动过速(冠心病、心肌病、致心律失 常性心室发育不良等)。

2. 禁忌症:

射频消融术除妊娠(因为 X 线照射可能对胎儿有害)是明确禁忌证外,无明显禁忌证。对于快速性心律失常发作不频繁、心律失常发作时无明显临床症状、心律失常易用刺激迷走神经手法或药物终止,应结合具体情况而定。

(三)术中常用器械

动脉鞘、四级、十级、Lasso 电极导管、标测导管、四级、十级导管尾线;温控射频消融导管、温控射频消融导管连线、冷盐水灌注消融导管、冷盐水 Carto 射频消融导管、房间隔穿刺针、背部体表参考电极、20ml、10ml、5ml 注射器等。

(四)常用药物

射频导管消融中常用的药物分类:试验用药,用于电生理诱发试验、电生理诊断和鉴别诊断以及疗效评价;手术用药,用于建立手术条件、防止操作并发症;急救用药,用于对各种并发症的处理;其他用药,用于处理原发病和其他需要药物处理的情况。

1. 诱发试验药物:

(1)盐酸异丙肾上腺素:使用方法是以 1mg 稀释到 500ml 生理盐水,根据需要间断快速静脉滴注或缓慢持续滴注维持。常用于术前增加室性或室上性快速性心律失常的诱发率和术后检验即刻消融治疗效果。由于此药物明显增加心肌耗氧量,因此冠心病患者慎用。

(2)腺苷或三磷腺苷(ATP):使用方法是以 10ml 注射器抽取 10~20mg,从静脉通道进行"弹丸式"注射（即在 3~5s 内迅速注射完毕）。常用于术前鉴别房室结和房室旁路的传导以及术后检验房室旁道的即刻消融效果。

（3）维拉帕米：使用方法是以 20ml 注射器抽取 5~10mg,从静脉径路缓慢注射(1~2mg/min),主要用于鉴别某些室性心动过速的发病机制,如分支性室性心动过速等。

（4）阿托品：使用方法是以 10ml 注射器抽取 1~2mg,从静脉径路"弹丸式"注射,目的与异丙肾上腺素试验相同。青光眼和前列腺疾病患者禁用。

2. 消融手术用药：

（1）局麻药物：常用利多卡因。对于需要全麻的儿童或婴幼儿则须由专业麻醉师施行。

（2）止血药物：对某些患者在操作结束时以鱼精蛋白静脉注射对抗肝素的作用,通常为 10mg 对抗 1000U 的肝素。

（3）镇静药物：常采用地西泮 10mg 肌肉注射用于镇静或以 20~30mg 在体外电复律前静脉注射进行全身麻醉。

（4）造影药物：常采用非离子性对比剂。

（5）生理盐水：用于冲洗导管、鞘管和补液。

3. 急救药物：

包括处理并发症的急救药物两大类。处理并发症的常用急救药物：抗休克药物,抗心力衰竭药物,止血药物,抗心绞痛药物,抗快速和缓慢性心律失常药物,抗过敏药物,其他用药主要用于维持基础心脏病或原发病的治疗,保持其连续性,如静脉硝酸甘油等。

（五）心律失常射频消融治疗的护理

术前护理：

1. 心理护理 →	详细地向患者及其家属讲明手术的过程、注意事项、了解患者的心理状态,消除紧张、焦虑等不良情绪。
2. 进行相关的术前检查 →	如血常规、凝血功能、肝肾功能、超声心动图、心电图及胸部 X 线片。房颤患者的射频消融还需做经食管超声波检查,主要是检查左、右心耳的病变(血栓)及瓣膜赘生物和肺静脉内血栓,防止手术时血栓及赘生物脱落形成栓塞。
3. 常规护理 →	(1)常规清洁备皮,备皮范围为右侧颈部、腋下、双侧腹股沟及会阴部。同时检查患者的足背动脉搏动情况以便于术中、术后做搏动情况的对照。 (2)术前一晚遵医嘱应用镇静剂,以保证睡眠质量,克服紧张情绪。 (3)射频消融手术术前不需禁食,手术当天给予低脂、易消化、清淡饮食,饮食不宜过饱。 (4)术前 3d 应停用各种抗心律失常药物,停用药物在体内代谢的 5 个半衰期以上,消除药物对心肌细胞电生理特性的影响,减少手术中不能诱发心律失常的可能性。口服胺碘酮者,需要停药 1 个月后药物才能完全排出体外。 (5)术前在左肢体留置静脉留置针,以便术者右侧操作方便,进入导管室前排空大小便

术中护理：

1. 术中核查与监护 →	(1)术前认真核对患者姓名、性别、年龄、病案号、手腕带等(三查七对)。 (2)患者取平卧位，双下肢外展，将射频仪阻抗板紧贴于患者腰骶部位下方，并嘱其保持仰卧体位，以防电极板移位，造成接触不良，在消融时发生室颤等严重并发症。 (3)连接全导联心电图(12导联)，并将患者基础心电图记录、打印下来，这一点很重要，常因术者在向体内插送电极导管过程中，误将折返环的某一点碰断，使得术中在行电生理检查时很难将心动过速诱发出来，给手术带来难度，造成消融终点无法评价。 (4)认真检查多导电生理仪、射频仪接地线情况，确保牢靠、稳固。 (5)再次对患者进行简单的耐心讲解，态度要和蔼可亲、乐观、庄重、镇定，以消除患者恐惧心理，解除患者的种种疑虑，稳定其情绪，以取最佳配合。
2. 手术步骤及护理配合 →	(1)患者取平卧位，双下肢外旋，头偏向左侧，消毒左右侧颈部，双侧腹股沟，上至脐部，下至大腿中部，显露腹股沟，铺无菌单。 (2)穿刺2处股静脉和1处右侧颈内静脉或左锁骨下静脉。置2根4级6F标侧电极和1根5F标测电极分别至高位右心房、右心室、希氏束及冠状静脉窦行电生理检查。 (3)如为左侧旁道则穿刺右侧股动脉后根据体重给予肝素化(每千克体重×100U，每超过1h追加1000U)，置入左侧消融大头导管。如为右侧旁道或房室结双径，则在股静脉(给予肝素2000~3000单位)内置入右侧消融大头导管。如为房颤、室速、室早则需连接背部电极，CARTO射频消融仪、冷盐水灌注系统，冷盐水Carto射频消融导管，做电生理检查，初步判断室上性心动过速的类型。确定靶点后，用射频发生器进行消融。重复电生理检查，确认消融是否成功。 (4)手术成功后，退出导管，拔除鞘管，股动脉进行血管缝合器进行缝合，压迫止血，包扎伤口护送患者至病房。

术后护理：

1. 常规护理 →	(1)生命体征的观察:术后遵医嘱进行心电血压氧饱和度监护和生命体征的观察。尤其加强体温的观察，每4h测量一次，如体温超过37.5℃要检查有无穿刺部位感染和感染性心内膜炎。心电监护一般为24~48h，监测心率、心律、血压及氧饱和度的变化。 (2)术后患者的体位:患者术后取平卧位，消融左侧房室旁路时因采用股动脉入路，在鞘管拔除后嘱患者术侧肢体制动6~8h，防止出血。6~12h后可左右翻身，12~16h后可下床活动，卧床期间注意活动脚趾，做足背屈伸运动。 (3)饮食护理:饮食上给予高蛋白、高维生素易消化饮食。由于手术时间较长，加上术力消耗，术后应注意液体的补充，如不注意液体的补充，易发生低血容量性休克。 (4)保持二便通畅:术后24h大小便应在床上，当发生尿潴留时应及时诱导排尿或导尿，以免膀胱过度充盈而发生意外。术后可常规给予缓泻剂，预防腹胀、便秘，必要时进行肛管排气、灌肠。
2. 穿刺部位护理 →	穿刺部位用弹力绷带固定，加压，不可太紧，以免引起皮肤破损，增加感染机会。注意观察穿刺处有无出血、血肿及术侧肢体血运情况、皮温、皮肤的颜色是否正常，观察足背动脉的搏动情况。足背动脉搏动减弱或消失时，要立即向医生报告，以便及时采取措施。

3. 避免深静脉血栓形成	→	消融右侧房室旁路或改良房室结时采用股静脉入路，则嘱患者平卧 4h 后下床活动。预防性的给予低分子肝素钙 1 支皮下注射，每 1 次，12h。
4. 疼痛的护理	→	部分的患者在术中放电时会有胸或背部疼痛，也可能在术后出现类似的疼痛。护士要向其解释疼痛发作的诱因，并且教会患者学会胸痛时自我护理的方法：如深呼吸运动、听音乐等缓解措施。

| 5. 并发症的观察及护理： | → | (1)心包压塞：射频消融术心包压塞发生率为 0.2%~0.6%，为严重并发症之一。其产生原因为；冠状动脉窦破裂、心脏穿孔。在手术过程中或手术后，一旦患者出现胸闷、心搏减弱、血压下降、心影扩大，则应高度怀疑为心包压塞。有条件立即进行超声检查明确诊断。若无急诊超声条件应根据患者临床症状综合分析判断，必须时应立即做心包穿刺引流。若已用肝素，应予鱼精蛋白对抗治疗。同时快速补充液体并准备输血。经上述处理病情仍不缓解者应行外科手术治疗。
(2)三度房室传导阻滞：术中如出现短暂三度房室传导阻滞应立即停止手术，并给予静脉推注地塞米松 10mg，多数患者的房室阻滞可恢复正常。个别永久性损伤传导系统的患者则需要安装永久性心脏起搏器治疗。
(3)心室颤动：立即行体外除颤。
(4)气胸：多为操作不熟练者发生，是锁骨下静脉穿刺的并发症，少量气胸多数自行吸收，大量时可行抽气引流。
(5)迷走神经反射：迷走反射是射频消融治疗过程中最常见的并发症之一，可发生于消融手术过程中及术后。疼痛、情绪紧张、血容量不足等因素作用于皮层中枢和下丘脑，使胆碱能神经的张力突然增加，导致内脏及肌肉的小血管强烈反射性扩张，引起血压下降，心率迅速减慢等。立即给予多巴胺 10mg、阿托品 1mg 静脉推注后根据情况给予相应的对症处理。
(6)血管并发症：主动脉血栓形成和栓塞。术后严密观察足背动脉搏动情况，发现血栓形成或栓塞征兆应及时、及早处理。早期可采用拉网法取出血栓。对发现较晚者采取血管内溶栓治疗。动-静脉瘘发生主要是溶栓因穿刺股静脉时进入股动脉、术后压迫止血不当，经听诊血管杂音及床旁超声明确诊断后可持续压迫半小时或更长时间加压包扎，如不能缓解或大的假性动脉瘤发生可行外科修补术。 |

（六）健康教育

严格按医嘱口服阿司匹林肠溶片 3~6 个月。术后 1 个月避免重体力劳动，活动要适度，维持日常生活自理即可，待心功能恢复后再逐渐加大活动量，保护心功能。保持心情舒畅。患者应学会测量脉搏，并记录，发现异常及时与医师联系。定期复查心电图。3 个月内，每 2 周门诊复查 1 次，如有不适随时到医院就诊。

三、心房颤动射频消融的介入护理

（一）概述

心房颤动(atrial fibrillation AF)是临床中最为常见的一类心律失常，房颤发作时，心房各部位呈现一种快速而紊乱的颤动，每分钟可达 500 次/min 左右，由于心房无法进行正常、规则的收缩与舒张活动，心室跳动也变得快慢不一，心率快时达 130~160 次/min，慢时 50 次/min，极不规整。Framingham 的研究显示，50 岁以上人群每增加 10 岁其发病率就增加 1 倍，80 岁以上人群 AF 的发病率可达 10%。近期我国流行病学调查表明,AF 在我国的发病率和患病率与欧美国家基本相同。尽管 AF 曾被认为是一种良性的心律失常,但越来越多的人已经意识到它是一种有着较高致残率和病死率的疾病,已成为21 世纪严重危害人民身体健康的健康问题。因此对 AF 的治疗日益受到人们的重视。AF 的治疗策略主要包括恢复并维持窦性心律(slnus rhythm,SR)或控制心室率加抗凝治疗和经导管消融(catheter ablation,CA)治疗也成为人们关注的焦点。越来越多的证据表明,CA 治疗在维持 SR 方面优于现有的药物治疗,因此接受 CA 治疗的患者日趋增多。

导管射频消融治疗房颤是近 10 多年来临床心脏电生理学最受关注的热点之一。经过不断探索,近年来取得了令人鼓舞的进展,国内一些大的心脏电生理中心房颤射频消融已经非常成熟,阵发性房颤射频消融成功率可达到80%以上甚至 90%。1998 年,法国医生 Haissaguerre 等证实了肺静脉内异常电活动在房颤触发机制中的作用,并应用导管消融治疗取得成功,开创了房颤消融的里程碑,并且奠定了以肺静脉隔离为基石的基本方法。2000 年环状电极标测肺静脉电位指导下的肺静脉隔离术使房颤射频消融有了质的发展。CARTO 三维标测导航系统的发展,使房颤射频消融犹如心脏直视操作,房颤射频消融更加安全,明显缩短了操作时间,提高了成功率,促进了房颤射频消融的进一步发展。

(二)房颤射频消融适应症(2008 年中国专家共识)

1. 阵发性房颤: 症状明显,尤为年轻——导管消融作为一线治疗以改善症状、提高生活质量和社会活动能力。

2. 持续性房颤:时间<3 年(尤为<1 年);对 I 类或 III 类抗心律失常药物治疗无效或无法耐受;发作频繁的症状性房颤;无器质性心脏病——导管消融作为首选治疗。

3. 病史长,合并器质性心脏病(包括经过严格选择的症状性心衰患者)及高龄房颤患者——导管消融可以作为维持窦律,预防复发的措施之一。

(三)导管消融的禁忌证较少,仅左心房/左心耳血栓是绝对禁忌症。

(四)介入手术的护理

术前护理

1. 心理护理	→	由于缺乏对手术的了解,患者术前常处于焦虑、紧张状态。通过术前与患者沟通,详细地向患者及其家属讲明手术的过程、注意事项、了解患者的心理状态,消除紧张、焦虑等不良情绪。
2. 进行相关的术前检查	→	如血常规、凝血功能、肝肾功能、超声心动图、心电图及胸部 X 线片。必须做经食管超声波检查,主要是检查左、右心耳的病变(血栓)及瓣膜赘生物和肺静脉内有无血栓,如有血栓形成,是绝对禁忌症。
3. 常规护理	→	(1)常规清洁备皮,备皮范围为右侧颈部、腋下、双侧腹股沟及会阴部。同时检查患者的足背动脉搏动情况以便于术中、术后做搏动情况的对照。

| 3. 常规护理 | → | (2)术前一晚遵医嘱应用镇静剂,以保证睡眠质量,克服紧张情绪。(3)射频消融手术术前不需禁食,手术当天给予低脂、易消化、清淡饮食,饮食不宜过饱。
(4)术前在左肢体留置静脉留置针,以便术者右侧操作方便,进入导管室前排空大小便。 |

| 4. 药物的准备 | → | (1)术前停用抗心律失常药物5个半衰期以上,以免术中因药物作用诱发不出心律失常而影响术后判断。服用华法林抗凝者,术前3~4d应停用。
(2)除常规备好各类急救药品外,还要准备好麻醉药,如枸橼酸芬太尼、吗啡;镇静药,如咪达唑仑、地西泮;抗心律失常药,如普罗帕酮、盐酸胺碘酮;抗凝药,如普通肝素;肝素拮抗药,如鱼精蛋白。在配备上述药品的同时,护士应熟练掌握这些药品的剂量、用法、常见不良反应等。 |

术中护理

| 1. 心理护理 | → | 当患者进入导管室见到各类复杂仪器时无形中也会产生心理恐惧感,此时护士应热情接待患者进入导管室,向患者简要介绍导管室内各种设备的用途,并协助患者完成术前的准备工作,从而消除患者因环境陌生带来的紧张感。 |

| 2. 术中核查与监护 | → | (1)术前认真核对患者姓名、性别、年龄、病案号、手腕带等(三查七对)。
(2)患者取平卧位,双下肢外展,将射频仪背部电极板紧贴于患者腰骶部位下方,并嘱其保持仰卧体位,以防电极板移位,造成接触不良,在消融时发生室颤等严重并发症。
(3)心房颤动射频消融术中需要X线显影,尤其左心房、肺静脉造影时要在影像中观察分析血管走向,因此心电图监护连接导联时必须避开心脏区域,不妨碍术者操作。心电监护时多选用肢导电极,导联线摆放在患者左侧床边,右侧导联线从患者平卧的身下引到看侧。监护时用纽扣电极片分别粘贴在左、右侧上、下肢体的内侧位置并连接导联线,调整监护导联排除干扰,特别是交流电干扰。如果射频消融术中需使用除颤背极板时,可将胸导 $V_1 \sim V_6$ 分别粘贴在胸前除颤背极板边缘并连接导联线或遵医嘱粘贴。
(4)认真检查多导电生理仪、射频仪接地线情况,确保牢靠、稳固。 |

| 3. 三维标测系统连接(图13-20) | → | (1)常规清洁备皮,备皮范围为右侧颈部、腋下、双侧腹股沟及会阴部。同时检查患者的足背动脉搏动情况以便于术中、术后做搏动情况的对照。目前在临床中常用的三维标测系统为强生 CARTOTM XP 系统图和 En-Site 3000 系统。以 CARTOTM XP 系统为例,患者进入导管室后去除全身衣物,先在患者背部粘贴三维标测定位电极。其放置的位置在患者的后背、肩胛下角水平线的脊柱左缘,通常采用X线透视下保证背部参考电极放置于心脏投影的中心。 |

| 4. 标测电极的连接 | → | 护士根据术者选择不同的标测电极提供相应的电极连(尾)线。由于电极连线的一侧由术者连接标测导管,在无菌区域中使用;另一侧接在转换盒(在非无菌区或中使用),所以连线过程中注意无菌操作。术者在心房颤动消融术中会用到 Lasso、十极冠状窦等标测电极,在连接时注意准确对接,以免影响术者的判断。 |

5. 术中常用导管耗材 →	6F 带锁导管鞘 2 根,8F 带锁导管鞘 1 根,6F 二极标测导管 1 根,6F 十极标测导管 1 根,7F 环状标测电极 1 根,7.5F 三维标测消融导管 1 根,71cm 长房间隔穿刺针 1 根,8.5F 导引鞘(SWARTZ)SL1 1 根。相应的标测电极连线也要备好。
6. 手术方法及配合 →	(1)1%利多卡因局部麻醉,Seldinger 法穿刺右锁骨下静脉,置入冠状窦电极,穿刺右股静脉,分别置入 8.5FSWARTZ 鞘及房间隔穿刺针,穿刺房间隔,以 100 U/kg 肝素化,行左右侧肺静脉造影,分别送入 LASSO 电极及蓝把冷盐水灌注大头,连接 CARTO3,建立左房模型及肺静脉定口,随后冷盐水灌注大头以 20 ml/分流速、30 W 功率在两侧肺静脉造口外环形消融至肺静脉电位完全隔离。 (2)在开始消融之前,护士要连接好肝素盐水(1U/ml)灌注泵和泵管。在连接肝素盐水泵管时,注意检查泵管全程是否有气泡,如有要完全排净。协助术者检查消融导管头端灌注孔是否正常灌注;检测生理盐水泵从高流量灌注到低流量灌注是否正常。需要特别注意的是,在连接、排水过程中,请勿将各类电极连线的孔针淋湿,否则会发生短路,影响正常操作。 (3)术毕房颤不能再被诱发,透视下心影搏动正常,结束手术,拔除导管及鞘管,返回病房。
7. 术中监护 →	(1)观察心律(率)变化:由于患者非心房颤动发作时可能有窦性心动过缓、长间歇、窦房结功能低下等情况,术中由心房颤动心律转变为窦性心律时均可出现窦性心动过缓,引起血流动力学变化,患者会出现头晕等不适,严重者可出现晕厥,护士应遵医嘱给予相应处理。 (2)术中血氧饱和度的观察:影响血氧饱和度监测的因素有①患者指甲过长使传感器位置放置不到位;②强光线对血氧饱和信号的干扰;③重症患者,四肢循环差,皮肤温度过低;④在消融术置管同侧手臂测量血压时,影响末梢血管搏动,导致测量困难;传感器脱落。排除以上因素外,若氧饱和度低于 90%,应及时告知医生。 (3)术中血压的观察:心房颤动射频消融术中多使用无创血压监测,在消融前绑好袖带,可先测量并记录患者的基础血压,作为本次手术进程中的对照压力,便于观察术中血压的变比。术中根据患者的情况可随时测量,如发生血压不正常可遵医嘱及时用药。
8. 并发症的观察及处理 →	(1) 心脏压塞:CA 时心脏压塞为严重并发症之一,发生率为0.2%~0.6%。其产生原因为各种原因造成的心房穿孔。在手术过程中,护士一旦发现患者出现胸闷、出虚汗、血压下降、心影扩大,则应高度怀疑为心脏压塞,并立刻向医师汇报。可立即进行超声检查明确诊断。若无急诊超声条件应根据患者临床症状综合分析:判断,必要应立即做心包穿刺引流。护士可为手术台上提供 6F 动脉鞘、猪尾导管或双腔静脉引流管、三腔静脉引流管、穿刺针和 50ml 注射器。若患者已用肝素,护士应遵医嘱给予鱼精蛋白对抗治疗,一般用量为 1mg 鱼精蛋白中和 100U 肝素。遵医嘱迅速静脉注入抢救药物,如阿托品、多巴胺等以维持正常血压、心率,同时快速补充液体。如经上述处理病情仍不缓解者应行外科手术治疗。 (2)血管迷走神经反射:血管迷走神经反射多由疼痛、过度紧张、血管过分受压引起,患者表现为心率减慢、血压降低、出汗、恶心等症状。护士可遵医嘱给予对症处理,静脉注射多巴胺、阿托品及止吐药。 (3)窦性停搏:多发生在病态窦房结综合征患者,常出现在心房颤动转复为窦性心律时。此时可给予临时起搏治疗,往往很快恢复。

8. 并发症的观察及处理	→	(4)心室颤动:心室颤动的出现多数由于心脏压塞发现较晚及处理不及时引起。当心电图出现异常时护士应立即提示术者暂停手术。患者有意识时,嘱其用力咳嗽,可振动胸廓,帮助心脏规律运动。患者意识不清楚时,协助术者叩击患者胸部、胸外按压可以帮助转复。护士把抽吸好的抢救药品(阿托品、盐酸肾上腺素、多巴胺、利多卡因等)摆好放在静脉入口最近处,遵医嘱即时使用。迅速准备非同步除颤,功率调至150~200J,观察并记录转复情况,一般1~2次除颤后即可复窦性心律,如频发心室颤动可继续除颤。 (5)三度房室传导阻滞:常发生在合并右心房扑动消融时。术中如出现短暂三度房室传导阻滞应立即停止手术,多数情况下可自行恢复,必要时可予静脉注射地塞米松。个别永久性损伤传导系统的患者则需要安装永久性心脏起搏器治疗。

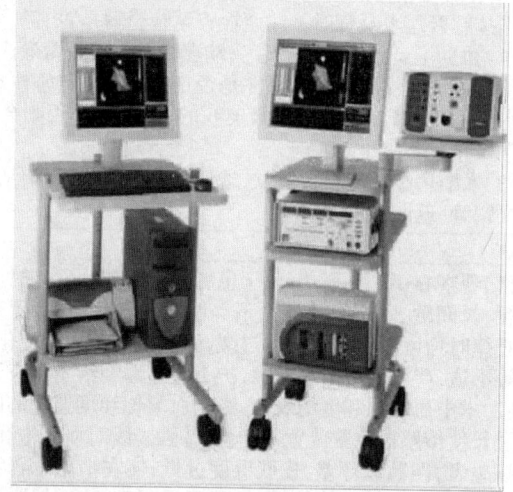

图 13-25　CARTOTM XP 系统

术后护理

1. 常规护理	→	(1)生命体征的观察:术后遵医嘱进行心电血压氧饱和度监护和生命体征的观察。尤其加强体温的观察,每4h测量一次,如体温超过37.5℃要检查有无穿刺部位感染和感染性心内膜炎。心电监护一般为24~48h,监测心率、心律、血压及氧饱和度的变化。 (2)饮食护理:饮食上给予高蛋白、高维生素易消化饮食。由于手术时间较长,加上术力消耗,术后应注意液体的补充,如不注意液体的补充,易发生低血容量性休克。 (3)保持二便通畅:术后24h大小便应在床上,当发生尿潴留时应及时诱导排尿或导尿,以免膀胱过度充盈而发生意外。术后可常规给予缓泻剂,预防腹胀、便秘,必要时进行肛管排气、灌肠。
2. 穿刺部位护理	→	置入SWARTZ鞘管的穿刺部位应用弹力绷带加压包扎,但力度不可过大以免导致血供障碍,加压包扎处可予沙袋压迫止血6h。患者卧床期间注意活动足趾和做足背屈伸运动,避免深静脉血栓形成,护士可定期观察患者穿刺部位有无渗血,以及血肿;告知患者穿刺侧下肢制动6~8h,12h后方可下床活动,制动过程中可帮助患者做局部按摩,下床后2周内不要做患肢的剧烈运动,以免出现血肿。一旦发现穿刺部位有肿块要及时就医。

| 3. 并发症的观察 → | (1)射频消融术后遵医嘱进行心电监护和生命体征的观察。①患者返回病房后即刻查血压、心率、床旁心电图、记录病程，心电监护一般监测24~48h。②严密观察患者有无气胸及栓塞表现，患者如有胸闷、憋气等表现要及时向医师汇报。③注意观察术侧肢体血供情况，包括皮肤温度、皮肤颜色是否正常，足背动脉搏动是否良好等。④监测体温变化，如体温升高要注意穿刺部位有无感染，对于发生在术后1~2周的高热要警惕心房—食管瘘的发生。
(2) 左心房—食管瘘：左心房—食管瘘是严重的潜在致命性并发症之一。通常发生在术后2~4周，主要表现为感染性心内膜炎、败血症和神经系统栓塞症状。其发生主要与射频消融时的功率大小及消融时间有关。由于食管邻近左心房后壁，左心房外膜与食管之间的组织厚度不到5mm，在临近食管的左心房后壁消融时该部位损伤过重引起。 |
| 4. 抗凝药的护理 → | 术后常规常规给予华法林3个月左右，低分子肝素钙皮下注射3~5d，注意观察有无出血倾向，如牙龈出血、皮肤瘀斑、黑便、血尿等，定期监测国际标准化比率(INR)，使其维持在2.0~3.0之间。 |

（五）健康教育

某些患者在射频消融术后还有一些术前症状，护士可告知射频消融术后3个月内部分患者仍会出现期前收缩或心房颤动的发作，这与射频能量对心房的损伤以及心房的恢复过程有关，并不意味着心房颤动的复发，大多数患者在3个月后症状会完全消失。因此，如果患者3个月内出现心悸等症状，可继续按医嘱服药或通过随访门诊及时与医师联系，确定最合适的处理方法。

四、梗阻性肥厚型心肌病化学消融术

（一）概述

梗阻性肥厚型心肌病(hypertrophic obstructive cardiomyopathy, HOCM)是原发性心肌病中肥厚型心肌病(hypertrophic cardiomyopathy, HCM)的一种特殊的类型，因其肥厚的心肌造成左心室流出道梗阻而得名，是最常见遗传性心脏病，发病率约为0.1%~0.2%，其中散发病例约占总病例数的45％。肥厚性心肌病是国内甚至全球危害较大的心脏病之一，非对称性肥厚性心肌病占70%，基底部肥厚性心肌病占15~20％，中心性肥厚性心肌病占8%~10％，心尖部肥厚性心肌病占2％，年死亡率3~5%。有研究报道，目前我国肥厚性心肌病患者约有200万人，并且每年都有上升的趋势。

（二）临床表现

1. 症状：

常反复发作劳力性呼吸困难、心前区闷痛、晕厥等症状，生活质量差。与主动脉瓣狭窄相类似，约10%的病例因阵发性或持续性心房颤动引起心悸或体循环栓塞，晚期病例则出现充血性心力衰竭，端坐呼吸和肺水肿。任何一个年龄段都有发病的可能，尤其是青壮年患者，心脏猝死率极高。

2. 体征：

常见体征有心尖搏动增强，向左下方移位，常见抬举性冲动或双重性冲动，胸骨左缘下部或心尖区可听到收缩中期喷射性杂音,传导到心基部,常伴有震颤,伴有二尖瓣关闭不全病例则心尖区呈现全收缩期杂音,第 2 心音分裂,也可听到第 3 心音或第 4 心音,但听不到收缩期喷射样喀喇音,周围动脉冲击波较强,消失波较小,与水冲脉相类似。

3. 病理改变:

肥厚型梗阻性心肌病左心室梗阻病变的程度轻重不一,典型的病变以心室间隔上部肥厚最为显著,纵向切开心室间隔,肥厚的心肌即向左,右心室腔膨出,心室间隔最厚部位处于二尖瓣前瓣叶游离缘的下方,心室间隔在该处因与前瓣叶互相冲撞而呈现局限性纤维化内膜增厚(图 13-26),肥厚的心室间隔心肌的厚度向上(主动脉瓣环),向下(心尖部)逐渐减少,左心室流出道下段梗阻位于肥厚的心室间隔心肌与前瓣叶游离缘之间,心脏收缩时,肥厚的心室间隔凸入心室腔,靠近前移的二尖瓣前瓣叶,导致左心室流出道狭窄,有时伴有关闭不全,收缩早期流出道梗阻程度较轻,此时心室排血量较多,左心室游离壁前外部份及心尖区均匀肥厚,左心室后壁则增厚较少,心室间隔与左心室后壁厚度之比可达 3:1,左心室腔较小,心室间隔中段增厚者则心室腔呈哑铃状,病变进入晚期,由于心肌梗死或长期重度心力衰竭,左心室可能扩大,左心房腔常扩大,心房壁增厚,二尖瓣前瓣叶增厚,可伴有腱索断裂或先天性畸形,右心室因肥厚的心室间隔突入右心室可导致流出道梗阻,病程长者右心室游离壁可因梗阻病变或肺循环压力升高而增厚,心室间隔和心室壁的冠状动脉分支管壁常增厚,管腔狭小,可能引致透壁心肌梗阻。

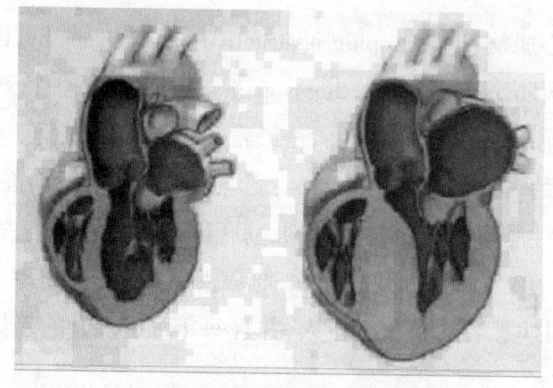

图13-26 肥厚梗阻心肌

(三)影像学检查

1. 胸部 X 线检查:心影增大,左心室增大,但无升主动脉扩大或瓣叶钙化征象,晚期病例则左心房,右心室亦可增大,肺野血管瘀血。

2. 心电图检查:显示左心室肥大和劳损,有时前胸 aVL 和 I 导联呈现异常 Q 波,有的病例呈现完全性右束支,左束支或左前半支传导阻滞和左心房肥大。

3. 心导管检查:右心导管检查可显示肺动脉压力升高或右心室流出道狭窄征象,

左心导管检查显示左心室舒张末期压力显著升高，左心室腔与流出道之间存在收缩期压力阶差，主动脉或周围动脉压力波形显示上升支快速升高，呈现双峰，然后缓慢下降，心室期外收缩后主动脉脉压减少，服用硝酸甘油，亚硝酸异戊酯，异丙肾上腺素，洋地黄以及体力劳动和 Valsalva 动作后心肌收缩力加强，左心室流出道梗阻加重，均可引致杂音响度加强，收缩压力阶差增大。

4. 选择性左心室造影可显示流出道前上方肥厚隆起的心室间隔和流出道后壁的二尖瓣前瓣叶，左心室腔弯曲，收缩末期左心室容量小和粗大的乳头肌。

5. 左心室造影尚可判明有无二尖瓣关闭不全，成年病人宜作冠状动脉造影，以了解冠状动脉有无病变。

6. 超声心动图检查：显示左心室壁显著增厚，心室间隔较心室后壁更为肥厚，左心室腔小，流出道狭窄和心脏收缩时二尖瓣前瓣叶向前移位。

(四)治疗方法

治疗方法包括药物治疗、外科手术治疗和内科介入治疗。内科介入治疗的主要方法是安置双腔起搏器、ICD 治疗以及经皮经腔肥厚间隔心肌化学消融治疗(percutaneous transluminal septal myocardial ablation,PTSMA)。治疗时并存在着药物不良反应,起搏器无效,手术风险等问题。随着介入心脏病学的发展,经皮经腔间隔消融术(PTSMA)已成为治疗肥厚性梗阻型心肌病的首选治疗方法,其克服了传统治疗方法的弊端,为 HCOM 治疗带来了新的希望。 PTSMA 的原理是通过穿刺股或(桡)动脉的方法将球囊导管送至肥厚心肌的供血血管(常为第一间隔支),在供血血管内缓慢注射一定量的无水酒精,将肥厚间隔的血液供应阻断,使肥厚的间隔部位的心肌细胞缺血、坏死,从而使间隔心肌收力下降或丧失,减少流出道梗阻,达到缓解患者症状的目的。

(五)梗阻性肥厚型心肌病化学消融术的护理(表 13-3)

术前护理：

1. 常规护理 →	(1)详细了解病情,完善术前的相关各项检查 如三大常规(血、尿、粪)、血生化、凝血全套、传染病筛查、胸部 X 线片、心电图、超声心动图等。(2)术前前一天嘱患者练习床上大小便,并告知术后需卧床休息,下肢术侧肢体需制动,双侧腹股沟区备皮(范围:脐下至大腿中上 1/3 处)。(3)建立静脉通道,左侧肢体备静脉留置针。(4)患者术前可进食清淡饮食 6、7 成饱,术前嘱患者排空大小便。(5)术前行碘过敏试验。(6)观察并对比双侧股动脉和足背动脉的搏动情况,以便术后观察术侧肢体血液循环的情况。
2. 心理护理 →	患者对治疗的种种疑虑容易产生紧张、焦虑的情绪,护理人员应主动与患者交流,讲解治疗的目的、手术的必要性、方法及术中、术后可能出现的不适,并告知术后的注意事项,做好患者及家属的心理指导,取得患者的信任,以解除患者的紧张情绪,使患者以最佳心态配合手术治疗。

术中护理:

1. 术中用物的准备	→	常规器械包、肝素盐水、6F 股动脉鞘、5F 桡动脉鞘 2 个、5F 猪尾导管、冠造钢丝、造影导管、指引导管、导引导丝、OTW 球囊、"Y"形接头、高压注射针筒、临时起搏电极、临时起搏器、无水酒精、非离子对比剂及除颤仪等。
2. 手术方法	→	(1)穿刺右侧股静脉和左右桡动脉,经右股静脉放置临时起搏电极至右心室以 60 次/分处于起搏状态,固定好临时起搏器。 (2)猪尾导管经左桡动脉至左室测定左心室流出道压力阶差。 (3)经右桡动脉先后行左右冠脉造影,了解冠脉情况,特别是不同间隔支的走形与分布。 (4)选择适当的指引导管,将常规冠脉导丝送入罪犯间隔支远端,将适当 OTW 球囊送入间隔支适当部位,加压并保持压力,再抽取无水酒精 4ml,以 1ml/min 速度缓慢推注。随着酒精的缓慢注入,数分钟内左室压力逐渐下降,主动脉压力逐渐上升,即瓣下压力阶差逐渐减小。约 10~15 分钟后如果压力阶差下降 50%,则表示消融成功。
3. 术中监护的重点	→	(1)压力阶差的测定:在 PTSMA 治疗前,介入护士应协助医师进行导管测压,测量左心室流出道压力阶差。压力阶差在患者静息时应≥50mmHg 或静息时在 30~50mmHg,应激时≥70mmHg,可作为进行 PTSMA 的标准。测量方法:用端孔导管在左心室与主动脉间连续测压,获得连续的压力曲线。或用端孔导管置于主动脉瓣上,另一猪尾导管置入左心室内,同步测量主动脉根部及左心室腔内压力曲线,护士给予记录并做相应的打印。术后压力阶差测量方法相同。 (2)无水酒精的使用:在 PTSMA 过程中,最常使用的化学溶剂的是无水酒精,无水酒精化学消融已成为造成不可逆心肌坏死的首选方法。无水酒精消融的优缺点如下表所示。护士为医师提供无水酒精的量要准确,如果有大的侧支血管,注入无水乙醇的量要非常的少。一般来说,大部分患者每支血管注入 1ml 无水酒精就已足够,注入的酒精量越少,引起房室传导阻滞的危险性越低。 (3)疼痛的观察:无水酒精到达心肌时,在短时间内使心肌细胞缺血、坏死,患者可感到不同程度的胸痛,由于时间短暂,大部分患者可以忍受,几分钟后可缓解。也有部分患者由于间隔支供血范围较大,患者疼痛难以忍受,出现类似心肌梗死症状,需要进行对症处理。介入护士根据患者疼痛的表现及主诉进行疼痛评估,分值较高的患者可给予吗啡 3~5mg 静脉注射,观察用药后反应,并给予心理护理。 (4)持续心电、压力观察:在患者行 PTSMA 的过程中必须保证持续有效地进行生命体征监护,PTSMA 时患者房室传导阻滞的发生率较高,心房颤动也较常见,所以术中护士要时刻关注心电图的改变,准备好急救药品及抢救仪器。由于 PTSMA 是人为地造成部分心肌的坏死,可能会发生游离壁或无水酒精注入失误而引起前降支的损伤、急性前壁的心肌坏死、出现血压的降低、恶性心律失常的出现及血液循环系统的变化,护士及早发现,及早协助医师对症处理,可减少并发症的发生。

表 13-3 无水酒精消融的优缺点

优点	缺点
住院时间短,恢复快	部分患者压力阶差降低不完全
患者痛苦小	部分患者压力阶差降低和症状缓解迟缓
手术并发症较少	长期危险性不明(缓慢性、快速心律失常)
心房颤动不常见	

术后护理:

1. 预防心律失常的护理	→	因为该手术是往血管内注入无水酒精,使该处心肌坏死,所以很可能发生各种心律失常,尤其术后 24h 以内,以房室传导阻滞、室颤、室速较为常见。因此术后置患者于监护室,严密心电监护 48~72h,观察心电波形的改变,同时监测血压、神志、心率、心律变化,询问患者有无胸闷、胸痛不适,并备好急救药品及物品,保持静脉通道畅通。
2. 胸痛的护理	→	由于手术使心肌发生化学凝固性坏死,因此患者术后有不同程度的胸痛不适。疼痛影响患者情绪、休息与睡眠,担心手术效果。我们不仅注意评估疼痛的性质、部位、时间,每 6~8h 监测心肌酶谱的变化,严密监测心电图 ST 段的变化,为患者提供安静舒适的环境,持续氧气吸入,减少心肌耗氧,而且同时向患者解释这种现象是一种正常反应,是冠状动脉室间隔支消融后心肌缺血所致,以使患者放松。
3. 术侧肢体的护理	→	因术后带有临时起搏器和一侧桡动脉鞘管未拔,行动脉内压力监测,术侧肢体制动,保持鞘管畅通和临时起搏器固定稳妥,注意观察穿刺部位有无出血、血肿,足背动脉和桡动脉的搏动情况,若患者术侧肢体出现麻木、发绀、肿胀等异常情况,及时通知医生,观察 1~3d 后病情平稳,可拔出临时起搏器和动脉鞘管。
4. 生活护理	→	因为心肌缺血坏死,心肌收缩力下降,我们要求患者严格卧床休息 3d,1 周内减少活动,1 周后可在病室内少量活动,以防止发生急性心功能不全。给予清淡易消化饮食,少食多餐,防止便秘。增加巡视病房次数,观察患者术后有无心慌、胸闷、胸痛情况,监测心率、心电图,若活动后心率增加 20~30 次/min 或心电图表现为心律失常或 ST 段改变,就应停止活动并卧床休息。

(六)健康教育

嘱患者 2 周内避免提重物负重,防止穿刺部位瘀血。1 月内避免剧烈运动,若活动后出现心慌,胸闷则应停止活动,就地休息。按时规律服药,服药期间注意观察心率、血压的变化,不可随意停药。3 月后复查心功能及左室流出道情况,同时注意防止受凉感冒,避免劳累。若有不适,门诊随诊。

五、下肢深静脉血栓形成的介入治疗及护理

(一)概述

深静脉血栓形成(deep venous thrombosis,DVT)是指血液在深静脉腔内不正常凝结,由液体转化为固体,阻塞静脉腔,导致静脉回流障碍,而且引起静脉壁的炎性改变。

如未给予及对治疗,急性期可并发肺栓塞(致死性或非致死性),后期则因血栓形成后综合征,影响生活和工作能力。全身主干静脉均可发病,最常见于下肢。

(二)病因

1. 下肢深静脉血栓形成是多种因素作用的结果。1946 年,Virchow 理论认为,血管壁损伤、血流缓慢和血液凝血功能异常(血液高凝状态)是造成深静脉血栓形成的 3 个主要因素。

(1)静脉壁损伤常见的损伤因素:

① 静脉内注射各种刺激性溶液和高渗溶液导致静脉炎和静脉血栓形成;

② 静脉局部挫伤、撕裂伤或骨折碎片创伤均可产生静脉血栓形成。损伤可造成内皮脱落及内膜下层胶原裸露,或静脉内皮及其功能损害,引起多种具有生物活性物质释放,启动内源性凝血系统,同时静脉壁电荷改变,导致血小板聚集、黏附,形成血栓。股骨颈骨折损伤股总静脉,骨盆骨折和盆腔手术常可能损伤髂总静脉或其属支,均可并发髂股静脉血栓形成。

(2)静脉血流滞缓

久病卧床,术中、术后以及肢体固定等制动状态及久坐不动等,缺乏下肢肌对静脉的挤压作用使血流滞缓,静脉流速减慢,在瓣窦内形成涡流,使瓣膜局部处于低氧状态,引起白细胞黏附分子表达,白细胞黏附及迁移,促成血栓形成。此外,血流淤滞可引起局部凝血因子积聚和抑制因子消耗,使静脉血趋向形成血栓。血流滞缓是诱发下肢深静脉血栓形成最常见的原因。比目鱼肌静脉窦是血栓形成发生的起始部位。66%人群的左髂静脉前方被右髂总动脉跨越压迫,后方又受第 3 腰椎椎体挤压而血流不畅,容易发生血栓,因此下肢深静脉血栓形成以左侧多见。大约 25%人群的髂外静脉有瓣膜,甚至先天性膜状闭塞,更容易血栓形成。

(3)血液高凝状态

各种大型手术是引起血液高凝状态的最常见原因。术中和术后因组织损伤引起血小板聚集能力增强;术后血清前纤溶和纤维蛋白溶酶两者的抑制药水平均有增高,从而使纤维蛋白溶解减少,使血液呈高凝状态。妊娠、烧伤或严重脱水、长期服用避孕药、肿瘤组织裂解产物及大剂量应用止血药物和脱水药等,也可使血小板数增多,凝血因子含量增加而抗凝血因子活性降低,导致血管内异常凝结形成血栓。

2. 高危因素

年龄、吸烟、感染、高血脂、血管解剖异常、遗传等高危因素。

(三)临床表现

典型的下肢深静脉血栓形成的急性期临床表现是突发性单侧肢体肿胀,以左下肢最多见。

1. 患肢肿胀

是下肢静脉血栓形成后最常见的症状,患肢组织张力高,呈非凹陷性水肿。肤色泛红,皮肤温度较健侧高。肿胀严重时,皮肤可出现水疱。随血栓部位的不同,肿胀部位也有差异。

2. 疼痛、压痛和发热

血栓在静脉内引起炎性反应,使患肢局部(静脉血栓产生炎性反应的部位)产生持续性疼痛,如股静脉行径或小腿处。血栓堵塞静脉,使下肢静脉回流受阻,患侧肢体胀痛,直立时疼痛加重。急性期因局部炎性反应和血栓吸收可出现低热。

3. 浅静脉曲张

浅静脉曲张属于代偿性反应,当主干静脉堵塞后,下肢静脉血通过浅静脉回流,浅静脉代偿性扩张。因此浅静脉曲张在急性期一般不明显,是下肢静脉血栓后遗症的表现。

4. 股青肿

这是下肢静脉血栓中最严重的一种情况,当整个下肢静脉系统回流严重受阻时,组织张力极度增高,致使下肢动脉痉挛,肢体缺血甚至坏死。

(四)实验室检查

血液检查,D-二聚体是纤维蛋白复合物溶解时产生的降解产物。下肢静脉血栓形成同时纤溶系统也被激活,血液中 D-二聚体浓度上升。

(五)影像学检查

1. 彩色多普勒超声:

可显示下肢深静脉是否有血栓和血栓部位,能区别静脉阻塞是来自外来压迫或静脉内血栓形成,对小腿静脉丛及静脉血栓再通的患者也有满意的检出率。彩色多普勒超声表现为血栓呈低回声或无回声,静脉腔增宽等。此法无创伤性,可以反复检查,方便、简便、迅速、有效。

2. 下肢静脉造影:

下肢静脉造影分为上行性和下行性静脉造影术,能直接显示静脉形态做出确定诊断。前者主要用来显示深、浅静脉由下而上充盈,检查下肢静脉有无阻塞;后者用来检查静脉瓣膜功能。主干静脉腔内持久的、长短不一的圆柱状或类圆柱状对比剂密度降低区域,边缘可有线状对比剂显示形成"轨道症",是静脉血栓的直接征象,为急性深静脉血栓形成的诊断依据。

3. CT检查:

静脉注入对比剂后,对疑有血栓部位进行扫描,可以显示血栓及侧支血管。有些静脉造影不能显示出来的血栓,用 CT 检测可能被发现。

(六)治疗原则

下肢深静脉血栓的处理原则为早期诊断和早期治疗。如果延误时机,造成血栓机化,或者逆行扩展演变为全肢型病变,任何治疗方法都难以取得满意疗效。处理方法应根据病变类型和实际病情而定。主要治疗方法为非手术治疗,包括一般治疗和药物治疗。一般治疗患者可卧床休息、抬高患肢,以减轻肢体肿胀;当全身症状和局部压痛缓解后,可进行轻度活动,起床时应穿弹力袜或用弹力绷带。药物治疗包括抗凝血、溶栓和祛聚等治疗。髂股静脉血栓病期如<48h者,可尝试外科应用 Fogarty 带囊导管血栓清除术,但会破坏静脉瓣膜,常导致术后深静脉功能不全后遗症。近年来,介入治疗的方法以其见效快、安全性高、并发症少的优点逐步取代了外科疗法。介入治疗方法主要包括经导管接触性溶栓术、血管腔内成形术、血管内支架植入术、下腔静脉滤器置入术等。

(七)治疗的适应症与禁忌症

1. 经导管局部溶栓术的适应症与禁忌症

(1)适应症:

各种原因引起的局限性髂股静脉血栓形成;急性、亚急性血栓形成,甚至慢性血栓形成。

(2)禁忌症:

有严重出血倾向,近期有内脏出血及脑血管出血;有严重并发症,身体状况较差;颅内肿瘤,或2个月内曾做过颅内手术;凝血功能障碍,有糖尿病性出血性视网膜病变,有一般血管造影禁忌证,心、肝、肾等脏器功能严重障碍,下腔静脉发育畸形或已阻塞。

(3)相对禁忌症:

接受较大的外科手术,孕妇或近期产妇,最近有严重创伤。

2. 下腔静脉滤器置入术的适应症与禁忌症:

下腔静脉滤器置入术(implantation of infe-rior vena caval filter)是经外周静脉穿刺插管,送入滤过器至下腔静脉上段,达到阻止血栓上行、防止肺动脉栓塞的目的,髂股静脉血栓形成是导致肺动脉栓塞的高危因素,在溶栓术前、术中均有造成肺栓塞的危险。为预防致死性肺栓塞的发生,溶栓术前可置入下腔静脉滤器。

(1)适应症:反复性肺动脉栓塞;大面积 DVT,不能接受抗凝血治疗或抗凝血治疗无效且需要防止下腔静脉系栓子脱落;髂总静脉以下血栓准备外科取栓手术;实验室检查抗凝血治疗有效,但出现腔静脉及以下血栓或血栓持续进展。

(2)禁忌症:弥散性血管内凝血、肺纤维化、肺功能不全;右心室栓子脱落致肺动脉栓塞。

（八）介入手术的护理

术前护理：

1. 心理护理	→	患者深静脉血栓形成使下肢静脉回流障碍,引起患肢明显肿胀,影响正常活动,最后可因水肿影响患肢动脉血供而有截肢的危险;且因血栓脱落而引起肺栓塞,起病急剧,可有呼吸困难、胸痛、胸闷等濒死感。患者往往精神高度紧张、忧虑、情绪不稳,加之行介入治疗是一个手术治疗,患者担心疗效,且静脉滤器费用较昂贵,也会增加患者的经济负担和精神负担。因此,护理人员应主动、热情地接待患者入院,应用和蔼亲切的态度、周到礼貌的语言使其尽快适应患者角色,应尽早告知治疗方法的有效性和必要性及手术目的,并以娴熟的技术赢得患者的信任,使其感受到关心和尊重,减轻负面情绪的影响,取得理解和配合,最终患者能以积极的心态接受、配合手术及护理。
2. 休息和饮食	→	急性期患者应绝对卧床休息,床上活动时避免动作幅度过大,禁止按摩患肢,以防血栓脱落而导致其他部位的栓塞。抬高患肢,患肢宜高于心脏平面 20~30cm,促进血液回流并降低静脉压,防止静脉瘀血,以减轻水肿与疼痛。劝患者禁烟,以防烟中尼古丁引起血管收缩,影响血液循环。指导患者进食低脂、富含纤维素的食物,术前 2~3d 进少渣饮食
3. 病情观察与护理	→	标记测量部位,每天测量患肢与健肢平面的周径,动态观察肢体肿胀情况。如患肢组织张力极度增高,致使下肢动脉痉挛,肢体缺血甚至坏死,观察疼痛的部位、程度、动脉搏动情况,观察肢体皮肤温度、肤色、有无水疱出现,做好记录并给予相应处理。若患者出现呼吸困难、咯血、胸痛、血压下降等异常情况,提示可能发生肺动脉栓塞,给予高浓度氧气吸入,避免深呼吸、咳嗽、剧烈活动,并遵医嘱给予相应处理。
4. 术前常规护理	→	(1)协助完善检查,包括心、脑、肺、肾等重要脏器功能的检查,了解凝血系统的功能状态。 (2)术前适应性训练:多数患者不习惯在床上使用便壶、便盆排尿和排便,术前指导患者练习床上排便和排尿,预防术后因排尿、排便模式改变引发尿潴留和便秘。 (3)行碘过敏实验。 (4)术区皮肤准备,预防术后感染。包括腹股沟区、会阴部,剃除或剪去毛发、清洁皮肤的污垢。 (5)术前晚给患者提供整洁、安静、舒适的休息环境,保证患者充足的睡眠,必要时遵医嘱给予镇静药。 (6)术前可进食清淡饮食 7~8 分饱,进入手术室前,指导患者排尿,取下活动义齿、发夹、眼镜、手表、首饰和其他贵重物品。

术中护理:(图 13-27)

1.麻醉与手术体位 →	局部麻醉,取平卧位,双下肢分开并外展。

2. 术中常用器械和物品 →	血管造影手术包、6F 股动脉穿刺鞘、6F 右心导管、JR4 造影导管、节型钢丝、滤器释放装置,静脉滤器、肝素、利多卡因、非离子对比剂等。

3. 手术步骤及术中配合 →	(1)以右股静脉穿刺为例。常规消毒双侧腹股沟,上至脐部,下至大腿中部,护士配合连接心电监护仪,协助铺无菌手术单,同时做好心理护理。 (2)采用 Seldinger 法常规经股静脉穿刺插管置入鞘管成功后,注入肝素,经钢丝送造影导管行下腔静脉造影,在肾静脉开口水平进行标记。 (3)通过造影确定释放的位置,置换 8F 输送鞘管,用滤器释放装置释放下腔静脉滤器于肾静脉开口下缘以下、髂静脉开口水平以上的下腔静脉内。 (4)术毕患者返回病房。

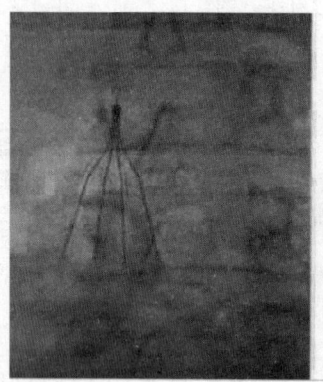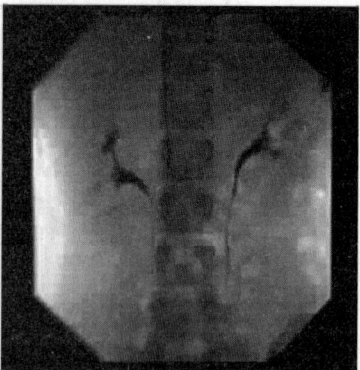

图13-27　下腔静脉滤器置入术后示意图

术后护理：

| 1. 术后常规护理 | → | (1)体位与休息:患者术后用平车送回病房,3人搬运法将患者平移至床上,平卧位。观察患者意识状态,给予心电、血氧监护及吸氧。根据是否带有留置鞘管评定卧床时间。股静脉穿刺未留置鞘管的患者,穿刺侧肢体平伸制动6~8h(每2h更换卧位1次),对侧肢体可活动,预防血栓形成。卧床24h,第2d早晨穿刺处解除弹力绷带压迫,给予换药,下床后应尽量避免下蹲及增加腹压的动作；留置鞘管的患者应指导其穿刺侧肢体限制活动(屈髋屈膝<30。)至导管拔除,避免患者不敢床上活动而导致拔管后关节强直,患肢仍需抬高15~30cm,每2h更换卧位1次。下腔静脉滤器置入术后的患者可遵医嘱进行局部向心方向按摩、挤压(被动循环),以促进静脉回流。
(2)疼痛:行局部接触性溶栓的患者溶栓过程中可感到疼痛或稍有不适,一般不给予特殊处理,疼痛剧烈难忍者,遵医嘱给予镇痛药。
(3)术后指导:鼓励患者多饮水,促进对比剂排出,减少对肾的损害。饮食宜清淡,忌食油腻、辛辣等食物,进低脂且富含纤维素的饮食,保持大便通畅,避免增加腹压而影响下肢静脉回流。主动进行锻炼,收缩腿部肌肉、活动足部和足趾,治疗后尽早下床活动,以及多做深呼吸及咳嗽动作等。 |

（九）健康教育

1. 养成良好的生活习惯

禁烟、禁酒；控制体重，减少动物脂肪的摄入；保持大便通畅，避免因排便困难腹压增强，而影响静脉血流。指导患者避免久站、坐时双膝交叉过久，休息时抬高患肢。进行适当的体育锻炼，增强血管壁弹性，如散步、抬腿、打拳等活动。保持心情舒畅，避免情绪波动，积极控制各种感染，可减少血栓形成。

2. 术后早期活动

教育外科术后、产后患者早期下床活动，鼓励患者经常按摩肢体肌肉，以促进血液循环。

3. 遵医服药

抗凝血治疗可预防血栓再形成，遵医嘱长期口服华法林。不能随意漏服或停服。服药期间，监测凝血指标，注意观察有无出血倾向。

4. 定期复查

术后前4周，每周复查凝血指标1次，每月复查1次超声，定期X线复查，观察滤器的位置、跨度、有无移位等情况。如肢体再次出现持续肿胀或呼吸费力等症状，及时到医院复查。

第六节　ACS 和冠状动脉介入治疗的危险评分

急性冠状动脉综合征（ACS）患者临床风险高，早期（30d 或院内）进行评估和危险分层，对患者的及时治疗及预后有预警作用。

一、TIMI 危险评分

TIMI（the thromobolysis in myocardial infarction）危险评分是临床上针对急性冠状动脉综合征患者预后的危险评分，又称心肌梗死溶栓治疗危险评分。TIMI 危险评分对 US/NSTEMI 的预测价值已经被广泛证实。（表 13-4，表 13-5，表 13-6）

表 13-4　不稳定型心绞痛/非 ST 段抬高型心肌梗死的 TIMI 危险评分

项目	分值
年龄≥65 岁	1分
≥3 个冠心病危险因素	1分
7d 内应用阿司匹林	1分
冠状动脉造影显示冠状动脉狭窄≥50%	1分
24h 内至少有 2 次心绞痛发作	1分
心电图显示 ST 段变化	1分
心肌损伤标志物水平升高	1分

总分 7 分，低危：0~2 分；中危：3~4 分；高危：5~7 分

表 13-5　ST 段抬高型心肌梗死的 TIMI 危险评分

项目	分值
年龄 65~74 岁	2 分
≥75 岁	3 分
收缩压<100mmHg	3 分
心率>100/min	2 分
Killips 分级Ⅱ-Ⅳ级	2 分
体重<67kg	1 分
前壁 ST 段抬高或左束支传导阻滞	1 分
距离就诊时间>4h	1 分

总分 14 分,低危:0~3 分;中危:4~6 分;高危:7~14 分

表 13-6　不同危险计分患者心血管事件发生

TIMI 危险计分	心血管病事件*发生率(%)
2	8.3
3	13.2
4	19.9
5	26.2
6~7	40.9

*心血管事件包括 14d 内的总死亡,新发生或复发的 MI,严重缺血需紧急血供重建的联合终点事件。

二、GRACE 危险评分

GRACE(global registry of acute coronary events),又称全球急性冠状动脉事件注册,是关于 ACS 患者预后判断应用较多的一个危险评分。GRACE 危险评分方法包括8 项指标:年龄、心率、动脉收缩压、血肌酐、心电图显示 ST 段变化、心肌标志物升高、Killip 分级、入院时心搏骤停。

GRACE 危险评分可提供患者院内和出院 6 个月的死亡风险预测,甚至能预测 5 年死亡风险并辅助决定早期介入干预策略,因此,可以说 GRACE 危险评分是 ACS 危险分层的"金标准"。

CRACE 危险评分方法(总分 0~258 分)(表 13-7)

判断标准:

入院 24h 内:(低危≤108 分,院内死亡风险<1%;中危,109~140 分,院内死亡风险 1%~3%;高危>140 分,院内死亡风险>3%)

出院前或 30d 内:(低危≤88 分,出院后 6 个月<3%;中危,89~118 分,出院后 6 个月死亡风险 3%~8%;高危>118 分,出院后 6 个月死亡风险>8%)

三、ACS 患者出血危险评估（表 13-8）

表 13-8　CRUSADE 出血评分系统

参数			数值	计分
年龄（岁）	评分	心率(/min)		
<40	0	<70		
40~49	18	70~89		
50~59	36	90~109		
60~69	55	110~149		
70~79	73	150~199		
≥80	91	≥200		
Killip 分级	评分	心肌标志物升高		
Class I	0	是		
Class II	21	否		
Class III	43			
Class IV	64			
红细胞压积(%)			< 31 31~33.9 34~36.9 37~39.9 ≥40	9 7 3 2 0
肌酐清除率(ml/min)			≤15 >15~30 >30~60 >60~90 >90~120 >120	39 35 28 17 7 0
心率(/min)			≤70 71~80 81~90 91~100 101~110 111~120 ≥121	0 1 3 6 8 10 11
性别			男性 女性	0 8
心力衰竭的表现			否 是	0 6
血管疾病病史			否 是	0 6
糖尿病			否 是	0 6

续表 13-8

	≤90	10
	91~100	8
收缩压(mmHg)	101~120	5
	121~180	1
	181~200	3
	≥201	5

判断标准:分为 5 个等级:极低危(计分≤20),低危(计分 21~30),中危(计分 31~40),高危(计分 41~50),极高危(计分>50 分)

四、PCI 并发症风险评分(Mayo 系统)

Mayo 系统简洁易行,对 PCI 术后风险有出色的预测能力,是目前临床上广泛应用的评分系统。(表 13-9,表 13-10)

表 13-9 PCI 并发症风险评分

危险因素	患者情	评分
年龄(岁)	< 40 40~49 50~59 60~69 70~79 80~89 90~99	0 1 2 3 4 5 6
行 PIC 前有休克	否 是	0 5
肾功能不全(血肌酐 > 265μmol/L)或终末期慢性肾脏病史	否 是	0 3
急诊 PIC	否 是	0 2
NYHA 分级	或级 或级	0 2
左主干病变	否 是	0 5
多支病变	否 是	0 2
血管造影提示有血栓	否 是	0 2
总分		

判断标准：

表 13-10

评分	危险分级	主要并发症发生率(%)
0~5	极低危	≤2
6~8	低危	2~5
9~11	中危	5~10
12~14	高危	10~25
≥15	极高危	>25
相关解释	主要手术并发症指：死亡、Q 波心梗、非择期 CABG 手术或卒中。	

五、造影剂肾病危险分层

1. 低危患者：无肾功能损害病史，Scr<120μmol/L。

2. 高危患者：3 个最危险因素：

(1)血清肌酐>120μmol/L，血清肌酐清除率<60ml/min。

(2)肾功能损害伴糖尿病。

(3)造影剂用量不当。

3. 有下列任意 3 项者，均为高危患者

(1)高龄；(2)糖尿病；(3)充血性心力衰竭；

(4)造影剂用量超过 150ml；(5)72h 内已使用过造影剂；

(6)肝硬化；(7)肾病综合征(表 13-11)。

表 13-11 Mehran 造影剂肾病的相关危险因素评分

危险因素	危险分值
低血压	5
IABP	5
心衰	5
年龄>75 岁	4
贫血	3
糖尿病	3
eGFR < 20ml/(min·1.73㎡)	6
eGFR:20~40ml/(min·1.73㎡)	4
eGFR:40~60ml/(min·1.73㎡)	2
对比剂用量	1min/100ml

判断标准：(1)低危：≤5；(2)中危：6~10；(3)高危：11~16；(4)极高危：≥16；

肌酐清除率公式：(140－年龄)×体重(kg)/72×Scr(mg/dl)，女性按计算结果×0.85

（张　春　张曼娟　石夏兰）

第十四章　心血管内科常用药物解析

心血管内科常用药物的分类:

一、强心苷类和磷酸二酯酶抑制药

(一)强心苷类　代表药为:地高辛

1.药理作用:强心苷类如地高辛不仅可以减慢心率还可以抑制房室结,减慢房室传导。

2. 适应症:慢性心力衰竭、室上性心律失常。

3. 禁忌症:禁用于洋地黄中毒、二度以上房室传导阻滞、肥厚梗阻型心肌病不伴有快速房颤、急性心肌炎,肾功能不全等。

4. 用法用量:每片 0.25mg,口服常用 0.125~0.25mg,每日 1 次。剂量应个体化,注意监测地高辛血药浓度。

5. 毒副反应:

(1)胃肠道反应: 有厌食、恶心、呕吐、腹痛和腹泻等。

(2)神经系统反应:可有头晕、头痛、失眠、疲倦、谵妄等。还可见黄视、绿视、视物模糊等。

(3)心脏反应: 主要表现为:室性早搏,二联律,三联律,房室传导阻滞,窦性心动过缓等。

6. 中毒的处理:立即停用洋地黄,补充钾盐,停用排钾利尿药,纠正心律失常。

7. 注意事项:

①洋地黄可降低窦房结的自律性,致使房室传导减慢。用药前详细询问患者洋地黄类药物用药史,用药期间需定期观察心电图变化,心率低于 60 次/min 时停止服药。监测血钾、肾功能。

②严密观察中毒反应,如出现室性早搏、室速、室颤、房室传导阻滞、逸搏心律、视力模糊或黄绿视、恶心、呕吐等疑似洋地黄中毒症状时,立即报告医生,及时处理。过量时,由于蓄积性小,一般于停药后 1~2d 中毒表现可以消退。

③在应用洋地黄类药物期间,禁止静脉补钙,如病情需要,可考虑小剂量口服,与洋地黄类药物口服时间错开(如早晨服用洋地黄,晚上口服钙剂)。

④在有低血钾、不完全性房室传导阻滞、高钙血症、甲状腺功能低下、缺血性心肌病、心肌梗死、心肌炎、肾功能损害等临床症状时,慎用洋地黄类药物。

(二)磷酸二酯酶抑制剂　代表药为:米力农、氨力农等

1. 药理作用:本品是磷酸二酯酶抑制剂,有正性肌力和血管扩张作用。本品正性肌力作用主要是通过抑制磷酸二酯酶,增强心肌收缩力,增加心脏排血量。但对平均动脉压和心率无明显影响。这些药物能促进钙离子进入心肌细胞,增加钙离子储备。通过直接舒张血管平滑肌,可降低外周血管阻力,减少回心血量。本品对伴有传导阻滞的患者较安全。

2. 适应症:适用于对洋地黄、利尿剂、血管扩张剂治疗无效或效果欠佳的各种原因引起的急、慢性顽固性充血性心力衰竭。

3. 禁忌症:低血压、心动过速、心肌梗死慎用;肾功能不全者宜减量。

4. 用法用量:静脉注射负荷量为 $25\sim75\mu g/kg$,$5\sim10min$ 缓慢静脉注射,以后每分钟 $0.25\sim1.0\mu g/kg$ 维持静脉输入。每日最大剂量不超过 $1.13mg/kg$。

5. 不良反应:少数有头痛、室性心律失常、无力、血小板计数减少等。过量时可有低血压、心动过速。长期口服因副作用大,可导致远期死亡率升高,已不再应用。

6. 本品以生理盐水或 5% 葡萄糖液稀释后使用,不能用含右旋糖酐的溶液稀释。与速尿混合立即产生沉淀。

(三)新型的正性肌力药:代表药为左西孟旦注射液

1. 药理作用:是钙增敏剂,以钙离子浓度依赖的方式与心肌肌钙蛋白 C 结合而产生正性肌力作用,增强心肌收缩力,但并不影响心室舒张。同时通过使 ATP 敏感的 K^+ 通道开放而产生血管扩张作用。另外还可抑制磷酸二酯酶Ⅲ。

2. 适应症:适用于传统治疗(利尿剂、血管转化酶抑制剂和洋地黄类)疗效不佳,并且需要增加心肌收缩力的急性失代偿心力衰竭(ADHF)的短期治疗。

3. 禁忌症:①对本品和其他任何辅料过敏的患者。②显著影响心室充盈或/和射血功能的机械性阻塞性疾病。③严重的肝肾(肌酐清除率<30ml/min)功能损伤的患者。④严重低血压和心动过速的患者。⑤有尖端扭转型室性心动过速(Tdp)病史的患者。

4. 用法用量:给药前需稀释,仅用于外周或中央静脉输注。治疗的初始负荷量为 $6\sim12\mu g/kg$,时间大于 10min,以后以 $0.05\sim0.1\mu g/kg\cdot min$ 维持持续输注。

5. 不良反应:最常见的是头痛、低血压和室性心动过速。还有低钾血症、失眠、头晕、恶心、便秘、腹泻、呕吐和血红蛋白减少等。

6. 注意事项:在负荷剂量给药时以及持续给药开始 $30\sim60min$ 内,密切观察患者反应,如低血压、心动过速等。稀释后的左西孟旦应单独输注。输液配制后应在 24h 内使用。治疗期间必须严格监测心电图、血压、心率及尿量。对这些参数的检测至少持续到输液结束后 3d 或直至患者临床症状较稳定。

(四)使用强心甙类和磷酸二酯酶抑制药的护理

1. 严格遵医嘱给药,注意剂量个体化,不与奎尼丁、普罗帕酮、维拉帕米、钙剂、胺碘酮等药物合用,以免增加药物毒性。

2. 教会病人服地高辛时自测脉搏,用西地兰时必须稀释后缓慢静脉注射,并同时监测心率、心律及心电图变化。必要时监测血药浓度(有效的治疗血药浓度是 0.5~2ng/ml)。

3. 当需要地高辛快速起效时(如室上性心律失常)应给予负荷量,给药前测量心率,若心率< 60 次/min 暂不给药并报告医生。

二、抗心律失常药物

分类:I 类(包括 IA、IB、IC)II 类,III 类,IV 类。腺苷不属于这 4 类当中。

(一)I 类抗心律失常药

1. IA 类抗心律失常药:

(1)药理作用:通过改变心肌细胞膜和干扰自主神经系统对起搏细胞的控制来实现其抗心律失常的作用。

(2)代表药物:诺佩斯、普鲁卡因胺、硫酸奎尼丁、奎尼丁葡萄糖酸盐等。

(3)适应症:心室性心动过速、房颤、房扑、突发性心房性心动过速等。

(4)不良反应:腹泻、恶心、呕吐、心律失常、心电图改变、肝毒性、呼吸停止等。

(5)注意事项:给药前测量心率,若发现异常,应当立即停药并通知医生。哮喘病人用药需谨慎。

2. IB 类抗心律失常药:

(1)药理作用:IB 类抗心律失常药能抑制钠离子内流,缩短动作电位,相对延长有效不应期,减少心律失常的危险。这类药特别作用于浦肯野纤维及心室肌,所以这类药只用于治疗心室性心律失常。

(2)代表药物:美西律、利多卡因等。

(3)适应症:主要用于急性室性心律失常,如持续性室性心动过速及心室颤动等。应避免用于无症状的室性早搏。

(4)禁忌症:心源性休克和有 II 或 III 度房室传导阻滞,病窦综合征者禁用。

(5)用法用量:开始量 100mg 加入 5%葡萄糖液 20ml 中,缓慢静注 3~5min。如无效可在 5~10min 后再给 50~100mg 一次。然后以 1.5~2mg/min 的速度静注 3~4h 后滴速减至0.75~1mg/·min,并维持 24~48h。

(6)不良反应:嗜睡、低血压、心动过缓、严重心律失常、QRS 波增宽等。

(7)注意事项:IB 类抗心律失常药可增强其他抗心律失常药的作用;静脉用药应使用输液泵或注射泵。用药期间注意监测血压、心电图。

3. IC 类抗心律失常药:

(1)药理作用:减慢传导性的作用最为明显,莫雷西嗪能明显抑制钠离子通道,显著降低除极速率和有效不应期。

(2)代表药物:普罗帕酮(心律平)等。

(3)适应症:室性心动过速、心室颤动及室上性心律失常等。

(4)不良反应:出现新的心律失常、心力衰竭、心源性死亡等。

(5)注意事项:用药前纠正电解质紊乱,在调整药量前后要监测心电图的变化。

(二)Ⅱ类抗心律失常药

1. 药理作用:可阻断位于心脏传导系统的β受体,降低窦房结的自律性,抑制房室结及其他心肌细胞的传导性,还可降低心肌收缩力,减少心脏做功,降低心肌耗氧量。

2. 代表药物:普萘洛尔(心得安)、艾司洛尔等。

3. 适应症:房颤、房扑、室性心律失常等。

4. 不良反应:心力衰竭、低血压、心律失常、心动过缓、恶心、呕吐、支气管痉挛等。

5. 注意事项:监测心率和血压的变化;突然停药或减量会引发或加剧心绞痛甚至导致心肌梗死等。

(三)Ⅲ类抗心律失常药

1. 药理作用:确切的作用机制尚不明确,但它是通过将单向阻滞转换为双向阻滞来实现抗心律失常作用的,对除极影响较小。

2. 代表药物:盐酸胺碘酮(可达龙)。

3. 适应症:房性心律失常伴快速室性心律;W-P-W 的心动过速;严重的室性心律失常;体外电除颤无效的室颤相关心脏停搏的心肺复苏。

4. 用法用量:常规静脉注射,负荷量:开始 10min 给药 150mg,随后 6h 给药 1mg/min;维持量:剩余 18h 给药量减至 0.5mg/min。配制时只能使用等渗葡萄糖溶液。根据临床情况,遵医嘱执行。

5. 不良反应:心动过缓、恶心、注射局部炎症反应;罕见心律失常发作或恶化,窦性停搏,心跳骤停。用药过程中密切观察心电图变化,注意心律、心率及血压的变化,不能与地高辛合用。

6. 禁忌症:甲状腺功能异常或有既往病史、碘过敏、缓慢性心律失常、循环衰竭、妊娠期及哺乳期妇女、肝肾功能不全、低血压患者禁用。

7. 注意事项:使地高辛血药时血药浓度升高,加重不良反应;监测血压、心率及心律的变化;在服用胺碘酮期间观察是否有肺功能受损的指征(呼吸困难、干咳、胸痛等)等。

(四)Ⅳ类抗心律失常药

1. 药理作用:Ⅳ类抗心律失常药为钙离子通道阻断药,在动作电位 2 相阻断钙离子的流动,降低钙离子依赖性组织(房室结)的传导速度和不应期。

2. 代表药物：地尔硫卓（合心爽）、维拉帕米（异搏定）等。

3. 适应症：室上性心律失常快速型，高血压急症等。

4. 用法用量：室上性快速型心律失常：通常用 10mg/次，缓慢静脉注射或以 5~15μg/kg/min 的速率静脉滴注。高血压急症：5~15μg/kg·min 静脉滴注。

5. 不良反应：外周水肿、低血压、心动过缓、房室传导阻滞、面红（服用地尔硫卓）心力衰竭、肺水肿等。

6. 注意事项：开始用药及加大药量前要认真监测血压、心率及心律的变化；补充钙剂会将降低药物疗效等。

（五）其他抗心律失常药

1. 腺苷：是一种需静脉注射的抗心律失常药，临床上主要用于迅速终止阵发性室上性心动过速，静脉注射后可以减慢窦性频率、减慢心率、减慢房室结的传导。

2. 适应症：突发室上性心动过速等。

3. 不良反应：面部潮红、呼吸急促、呼吸困难、胸部不适等。

4. 注意事项：腺苷必须在 1~2s 内快速静脉注射，然后快速静脉推注 20ml 生理盐水；在用药过程中要记录心电图等。

三、抗心绞痛药

抗心绞痛药是通过减少心肌耗氧或增加心肌的氧供应来达到抗心绞痛的作用。通常分为三类：硝酸酯类（缓解心绞痛急性发作）、β 受体阻断药（心绞痛的长期预防）、钙离子通道阻滞药（用于其他药物难以缓解及预防的心绞痛）。

（一）硝酸酯类

1. 药理作用：通过对平滑肌的直接作用而舒张静脉及动脉，其舒张静脉的作用要强于动脉。舒张静脉，使回心血量减少；缩小心室舒张末期容积（心室舒张末期容积被称为前负荷）；通过减轻前负荷，缩小了心室容积和降低心室壁张力，左心室在射血时不必过度耗氧，从而达到减少心肌耗氧的目的；扩张冠状动脉，心肌供血增加从而增加局部缺血区的血氧供应。左心室射血阻力主要来自小动脉，叫做外周血管阻力。硝酸酯类通过扩张小动脉，减轻后负荷，降低阻力，减少心脏做功，从而降低耗氧量。

2. 代表药物：硝酸甘油、依姆多等。

3. 适应症：主要用于冠心病心绞痛的治疗及预防，也可用于高血压急症。

4. 用法用量：胸痛发作时，立即舌下含服 1 片硝酸甘油（0.5mg），每 5min 可重复 1 片，如果 15min 内总量达 3 片而疼痛症状仍存在，应立即就医。在活动或大便之前 5~10min 预防性使用，可避免诱发心绞痛。采取舌下含服，用药前及用药期间注意监测血压等。服药后平卧，以防体位性低血压。静脉输注硝酸甘油时，开始剂量为 5ug/min，用微量泵匀速输入。由于硝酸甘油的个体差异很大，静脉输入无固定适合剂量，应根据患者的血压、心率、临床症状和其他血流动力学参数来调整。

5. 主要不良反应是头疼,可在用药后立即发生,呈持续性或剧烈疼痛,减量或停药后症状会缓解。偶可发生眩晕、虚弱、心悸和其他体位性低血压的表现。明显低血压表现,如恶心、呕吐、出汗、苍白、虚脱等症状。告知患者及家属药物的不良反应,增强患者的自我识别意识,出现症状时及时就诊。

6. 注意事项:硝酸甘油口服片剂应存放在暗色瓶内,置于干燥处,打开使用后 3 个月更换 1 次。静脉药物也须避光保存,输注时要避光。

(二)β 受体阻滞剂

1. 药理作用:β 受体阻断药可以降低血压,并可以阻断心肌及心脏传导系统的 β 受体,减慢心率,减弱心肌收缩力,使心肌耗氧降低。

2. 代表药物:美托洛尔、普萘洛尔等。

3. 适应症:长期预防心绞痛、治疗高血压病的一线药物、伴左心室射血分数下降导致的稳定型心力衰竭等。

4. 不良反应:心动过缓、晕厥、液体潴留、心力衰竭、心律失常、恶心、腹泻、房室传导阻滞、支气管痉挛、低血糖等。

5. 注意事项:用药前及用药期间注意监测心率、心律、血压及心电图的变化;低血糖症状可能被掩盖,注意观察糖尿病病人是否有出汗、疲劳、饥饿等症状;服用非选择性 β 受体阻断药时要观察有呼吸系统病史的病人是否出现呼吸困难等。

(三)钙离子通道阻滞药

1. 药理作用:钙离子通道阻滞药普遍用于预防对其他抗心绞痛药无效的心绞痛,一些钙离子通道阻滞药还应用于治疗心律失常。钙离子通道阻滞药作用于心肌细胞及血管平滑肌,阻滞钙离子内流,扩张冠状动脉及外周动脉,减弱心肌收缩力,减轻心脏负荷。通过扩张外周小动脉,钙离子通道阻滞药还可以降低心脏后负荷,从而降低心肌耗氧。钙离子通道阻滞药作用于窦房结及房室结,减慢传导,减慢心率,从而降低心肌耗氧。

2. 代表药物:络活喜、合心爽、心痛定等。

3. 适应症:长期预防性抗心绞痛治疗(特别对于变异性心绞痛)、高血压病等。

4. 注意事项:在开始用药及调节药量时监测心率、心律、血压;服用钙剂会降低其疗效等。

四、抗高血压药

包括交感神经抑制药、血管扩张药、血管紧张素 I 转化酶抑制药(ACEI 类)、血管紧张素 II 受体阻滞药(ARB 类)、利尿药等。

(一)交感神经抑制药

1. 药理作用:通过抑制或阻断交感神经系统,来达到其舒张外周血管或减少心脏排血量的目的,从而降低血压。

2. 代表药物:

中枢交感神经系统抑制药:可乐定、甲基多巴等。

α受体阻滞药:特拉唑嗪、酚妥拉明等。

3.适应症:各型高血压病,可单独使用或与其他抗高血压药同时使用。特拉唑嗪还用于改善良性前列腺增生症患者的症状,如:尿频、尿急、排尿困难、夜尿增多等。

4.用法用量:一次 1~2mg 口服,一日 1 次,首次睡前服用。

5. 不良反应:头痛、头晕、无力、心悸、体位性低血压(α受体阻滞药)、抑郁、嗜睡、水肿等。这些反应通常轻微,继续治疗可自行消失,必要时可减量。

6. 注意事项:在用药前及用药期间监测血压、脉搏等。

(二)血管扩张药

分为两类:钙离子通道阻滞剂、直接血管扩张剂。

1. 药理作用:钙离子通道阻滞药通过抑制钙离子内流,松弛小动脉血管平滑肌,直接血管扩张药作用于动脉及静脉,直接松弛外周血管平滑肌,增加血管内径,从而降低外周血管阻力,使血压下降等。

2. 代表药物:硝普钠、尼可地尔等。

①适应症:高血压急症、高血压危象、心力衰竭等。也与其他药物联合应用治疗中、重度高血压病。

②主要不良反应是低血压。肾功能不全患者可能出现呼吸困难、恶心、呕吐、肌肉抽搐、出汗、少尿、氮质血症、头疼及心悸。心衰患者可出血肺换气功能障碍。长期输注时,可能发生硫氰酸盐的潴留,导致硫氰酸盐中毒(如运动失调、视物模糊、眩晕、谵妄、意识丧失、血浆硫氰酸盐浓度升高)及氰化物中毒(如皮肤粉红色、呼吸浅快、昏迷、低血压、休克症状、血浆氰化物浓度升高)。此外还有光敏反应。一旦出现不良反应立即通知医师处理。

③注意事项:硝普钠使用时要现用现配,液体配置 6h 后,不管是否用完需及时更换,以避免氰化物中毒。本品的正常滴注用溶液应是淡棕色,如色泽变蓝、绿色或深红色时,即不能使用。配置好的溶液放置最好不超过 24h。本溶液不可直接推注。在使用过程中,要避光,严密监测血压、心率,以 10μg/min 起始,根据血压调节输入速度,用微量泵控制。血压不宜低于 90/60mmHg。患者改变体位时动作宜缓慢,防止体位性低血压。3.代表药物:新活素(重组人脑利钠肽 rhBNP)

①药理作用:迅速纠正血流动力学紊乱,利钠排尿,对 K^+ 及 SCr 无影响,抑制神经内分泌系统过度激活,天然抗心脏重塑剂。通常与利尿剂合用,能迅速缓解患者的呼吸困难、显著增加利尿剂的利尿效果,改善因 RAAS 系统激活引起的利尿剂抵抗,轻、中度肾功能不全的病人使用不受限。

②适应症:急性左心衰(慢性心衰急性失代偿、急性冠脉综合征、高血压急症、急性

重症心肌炎等引起的）、慢性心衰的长期应用。

③被归为血管扩张剂，但并非单纯的血管扩张剂，而是一种兼具、利尿、抑制 RAAS 和交感神经系统多重作用，阻滞急性心衰演变中的恶性循环。起效时间 2~15 min，最大药效时间 30 min，生理半衰期 $t_{1/2}$ 22 min。

④用法用量：负荷剂量：1.5μg/kg·min，3~5min 缓慢、匀速推注；维持剂量速率：0.0075~0.01μg/kg·min 连续注射 24h。

以 60kg 患者，1.5μg/kg 负荷剂量，0.015μg/kg·min 维持剂量为例。①取新活素 1 支，溶于 50ml 稀释液中。②参照患者体重，查出对应的负荷剂量体积和维持滴注速率。③取负荷体积 9ml，3~5min 缓慢推注。④剩余药液按照 5.4ml/h 持续滴注。5)每支药物使用完毕，再单独配置。患者须连续滴注 24~72h。

⑤不良反应：低血压（发生率 1.9%）。处理措施：减量、停用或加用多巴胺。

⑥注意事项：对新活素过敏的患者禁用；对于心源性休克或收缩压<90mmHg 的患者纠正以上现象后方可使用。

（三）血管紧张素 I 转化酶抑制药（ACEI 类）

1. 药理作用：血管紧张素 I 转化酶抑制药通过阻断肾素–血管紧张素–醛固酮系统（RASS）来实现其降压作用。

2. 代表药物：贝那普利、卡托普利等。

3. 适应症：高血压病、心力衰竭等。

4. 不良反应：血管性水肿、持续性干咳、皮疹、肾功能不全等。

5. 注意事项：在用药前及用药期间监测血压、脉搏等。

（四）血管紧张素 II 受体阻滞药（ARB 类）

1. 药理作用：有效抑制血管紧张素 II 与受体结合等。

2. 代表药物：厄贝沙坦、氯沙坦、缬沙坦等。

3. 适应症：高血压病、对 ACEI 类药物耐受的心力衰竭等。

4. 不良反应：疲劳、腹痛、皮疹、低血压等。

5. 注意事项：在用药前及用药期间监测血压、脉搏等。

（五）利尿药

1. 药理作用：通过加强肾脏对水电解质的排泄，来达到降压的目的。

2. 分类：噻嗪类和类噻嗪类、髓襻类利尿药、保钾利尿类。

（1）噻嗪类和类噻嗪类利尿药

①药理作用：抑制钠离子在肾脏的重吸收，增强钠离子和水的排泄，还增加 Cl^+、K^+、HCO_3^- 的排泄，就会造成电解质的紊乱。

②最初这类药物可以降低血容量，减少心排血量，但如果治疗长期继续，心排血量会趋于稳定，而血容量减少。

③代表药物：氢氯噻嗪等。

④适应症：各型高血压病、水肿等。

⑤不良反应：低钾血症、直立性低血压、低钠血症、头晕、恶心等。

⑥注意事项：监测血清钾离子水平、注意出入量、监测血清葡萄糖水平，噻嗪类可引起高血糖等。

（2）髓襻类利尿药

①药理作用：髓襻类利尿药为高效利尿药，主要作用于髓襻升支粗段而得名（这部分肾单位主要负责尿液的浓缩），其不仅抑制钠离子、氯离子及水的重吸收，也使尿中钠离子、氯离子及水的排出增多。

②代表药物：布美他尼、呋塞米等。

③适应症：各型高血压病、心力衰竭、水肿等。

④不良反应：低钾血症、直立性低血压、低钠血症、脱水、高尿酸血症、眩晕、肌肉痛性痉挛、皮疹等。

⑤注意事项：监测过度利尿的指征：低血压、心动过速、皮肤干燥、过度口渴等；注意血压、心率及出入量；注意电解质水平等。

（3）保钾利尿类

①药理作用：主要作用于远曲小管，增加钠离子、氯离子、钙离子及水的排泄，而减少K^+、H^+排泄，从而降低血压、增加血清钾离子的水平等。

②代表药物：螺内酯等。

③适应症：水肿、因利尿而低血钾的心力衰竭病人、肝硬化、肾病综合征、高血压病等。

④不良反应：高钾血症、头痛、恶心、皮疹等。

⑤注意事项：观察心电图是否有心律失常的出现；监测血清钾离子水平、注意出入量等。

3. 禁忌症：对药物成分过敏者禁用。痛风患者不宜使用。对已存在水电解质紊乱倾向、前列腺增生、排尿障碍、妊娠及哺乳妇女慎用。

4. 用法用量：根据利尿剂种类和剂型的不同具体用量遵医嘱执行。

5. 利尿剂最严重的副作用是可致水、电解质紊乱，所以在使用过程中，注意观察尿量的变化，患者有无出现胃肠道反应、口干、乏力、嗜睡、低血压等症状，还可能出现血糖、尿糖、血尿酸升高，少见视物模糊，有上述症状发生时，要及时处理。

五、抗凝血药

分类：肝素、Xa 因子抑制药、口服抗凝药、抗血小板药等。

（一）肝素

1. 药理作用：

（1）肝素通过激活抗凝血酶 III 抑制凝血酶和纤维蛋白的形成。

（2）抗凝血酶 III 灭活凝血因子 IXa、Xa、XIa 和 XIIa,从而预防纤维蛋白凝块形成。

（3）小剂量肝素催化抗凝血酶 III 与凝血因子 Xa 和凝血酶结合,从而抑制血凝块的形成。血凝块已经形成之后,必须使用大剂量肝素阻止纤维蛋白形成,这种剂量和效果之间的关系就是使用小剂量肝素抗凝的基本原理。

（4）在肝素治疗中,全凝血时间,凝血酶原时间和部分凝血活酶时间延长。小剂量或者超低预防量肝素只能轻度延长这些时间。

2. 代表药物:磺达肝葵钠、依诺肝素、低分子量肝素、速碧林等。

3. 适应症:与阿司匹林联合用于不稳定性心绞痛和非 Q 波型心肌梗死急性期的治疗;预防和治疗深静脉血栓、预防栓塞、弥散性血管内凝血(肝素)、预防心肌梗死后并发症等。

4. 禁忌症:对低分子肝素和/或肝素过敏、有明确病史或怀疑患者有肝素诱导的免疫介导型血小板减少症、急性胃十二指肠溃疡和脑出血、急性感染性心内膜炎等患者禁用;有出血倾向、行外科手术、妊娠期间慎用。

5. 用法用量:用于心血管疾病治疗时,皮下注射 120 U/kg,每日 2 次,至少治疗 3~5 天,如医生认为必要可延长注射时间。皮下注射部位:前外侧腹壁皮下组织,左右交替,注射时,拇指与食指捏起皮肤形成皱褶,垂直进针完全插入于皱褶内,整个注射过程,应维持皮肤皱褶的存在。

6. 常见不良反应是注射部位皮下血肿,可逆的血小板减少、肝酶升高;罕见注射部位皮肤坏死、过敏反应及注射部位以外的出血。

7. 注意事项:一般治疗范围是将凝血活酶时间控制在正常值的 1.5~2.5 倍;密切观察病人有无出血症状;与非甾体类抗炎药,右旋糖酐铁或抗血小板药共同使用时增加出血的危险;硫酸鱼精蛋白与肝素的药理作用相反等。

（二）Xa 因子抑制药

1. 药理作用:是一种高选择性,直接抑制 Xa 因子的口服药物。通过抑制 Xa 因子可以中断凝血瀑布的内源性和外源性途径,抑制凝血酶的产生和血栓的形成。

2. 代表药物:利伐沙班。

3. 适应症:预防和治疗深静脉血栓、急性肺动脉栓塞等。

4. 禁忌症:对此药物过敏者、有临床明显活动性出血的患者、具有凝血异常和临床相关出血风险的肝病患者、孕妇及哺乳期妇女等。

5. 用法用量:推荐剂量为口服 10mg,每日 1 次。可以在进餐时服用,也可以单独服用。

6. 不良反应:出血风险、肾损害、肝损害、血小板减少症、恶心、发热等。

7. 注意事项:不能由肝素或低分子量肝素代替;密切观察病人有无出血症状;在临床常规使用时不需要监测凝血参数。

(三)口服抗凝药

1. 药理作用:抑制肝脏合成维生素 K 依赖的凝血因子,如凝血酶原和凝血因子 VI-I、IX、以及 X。

2. 代表药物:华法林等。

3. 适应症:预防深静脉血栓、预防心脏瓣膜疾病或人工瓣膜置换术后引起的血栓栓塞并发症、房性心律失常等。

4. 不良反应:出血、肝炎、腹泻等。

5. 注意事项:监测凝血酶原时间和国际标准比值;密切观察病人有无出血症状;维生素K 会减低华法林的药效等。

(四)抗血小板药

1. 药理作用:通过不同的药物特异性和剂量相关的方式干扰或抑制血小板的活性。低剂量的阿司匹林抑制前列腺素合成,减少血栓素 A_2 的生成,从而抑制血小板聚集,减少血栓的形成。氯吡格雷可以抑制血小板聚集。替罗非班对血小板聚集的抑制是可逆的。

2. 代表药物:口服制剂有阿司匹林、氯吡格雷、替格瑞洛等。注射制剂有替罗非班(欣维宁)。它是目前国内唯一的血小板 IIb/IIIa 受体拮抗剂,是国家二类新药。

3. 适应症:降低心肌梗死后的死亡风险、预防人工心脏瓣膜置换术后引起的血栓栓塞并发症、降低心肌梗死后再梗死的发生率及不稳定性心绞痛病人心肌梗死发生率、预防冠状动脉旁路移植术后再闭塞等。主要用于防治动脉性栓塞,例如心、脑血管相关疾病,外周动脉栓塞和肺栓塞等。

4. 用法用量:注射剂替罗非班与肝素联用静脉滴注,起始 30min 滴注速率为 $0.4\mu g/kg\cdot min$,起始输注量完成后继续以 $0.1\mu g/kg\cdot min$ 的速率维持滴注 36h。在血管造影术期间可持续滴注,并在血管成形术/动脉内斑块切除术后持续滴注 12~24h。如果病人激活凝血时间小于 180s 或停用肝素后 2~6h 应撤除动脉鞘管。

5. 不良反应:胃肠道系统异常、出血、血小板减少症、血管性水肿、超敏感性如严重变应性反应包括过敏性反应等。

6. 注意事项:密切观察病人有无出血症状,阿司匹林应在饭后服用以减少胃肠道刺激等。

六、溶栓药

1. 药理作用:通过将纤维蛋白溶解酶原转变为纤维蛋白溶解酶来溶解血栓、纤维蛋白和其他血浆蛋白。

2. 代表药物:尿激酶、链激酶、阿替普酶、瑞替普酶等。

3. 适应症:用于急性心肌梗死、肺栓塞、脑血管栓塞、周围动脉或静脉栓塞、视网膜动脉或静脉栓塞等。

4. 用法用量:肺栓塞:初次剂量按体重 4400 U/kg,以 90 ml/h 速度在 10min 内滴完;其后以 4400 U/h 的给药速度,连续静脉滴注 2h 或 12h。心肌梗死:按 6000 U/min 速度连续滴注 2h,滴注前应先行静脉给予肝素 2500~10000 U。也可将以 200 万~300 万 U 配制后静脉滴注,45min 到 90min 滴完。

5. 最常见的不良反应是出血倾向。以注射或穿刺局部血肿最为常见。其次为组织内出血,发生率 5%~11%,多轻微,严重者可致脑出血。本品用于冠状动脉再通溶栓时,常伴随血管再通后出现房性或室性心律失常,发生率高达 70% 以上。需严密进行心电监护。

6. 注意事项:监测给药前、中、后的部分凝血酶原时间(APTT)、凝血酶原时间(PT)、凝血酶时间(TT)、国际标准比值和血红蛋白含量及红细胞压积,TT 和 APTT 应小于 2 倍延长的范围内;用药期间密切观察病人反应、穿刺点有无出血及监测生命体征,至少每 4h 记录一次;静脉给药时,要求穿刺一次成功,以避免局部出血或血肿;动脉穿刺给药时,给药毕应在穿刺局部加压至少 30min,并用无菌绷带和敷料加压包扎,以免出血。

七、肾上腺素能类药物

分类:儿茶酚胺类药物、非儿茶酚胺类药物。

(一)儿茶酚胺类药物

1. 药理作用:儿茶酚胺类药是有效的血管收缩性药物,使心脏更有效的收缩,每次心脏搏动心室排空更完全,增加心脏负荷和心肌耗氧量。儿茶酚胺类药还具有正性变时性作用,能使心率加快。能引起浦氏纤维自律增强。

2. 代表药物:

(1)多巴酚丁胺

①适应症:在收缩型心力衰竭的短期治疗中增加心排血量等。

②不良反应:头痛、震颤、支气管痉挛、心悸、心动过速、心律失常(心室性期前收缩)、低血压、高血压病和高血压危象、心绞痛、恶心、呕吐、输液时如果药液外渗可引起局部组织缺血坏死等。

③注意事项:给药前纠正血容量不足;不宜与碱性溶液(碳酸氢钠)配伍使用;不能与其他药物使用同一输液通路;不能与其他药物混合;使用输液泵给药;选择大静脉给药以预防刺激注射部位或药液外渗;治疗开始或加大用药剂量时密切观察心率、血压变化和有无心律失常等。

(2)多巴胺

①适应症:适用于心肌梗死,治疗休克和血流动力学异常、增加心排血量、低血压等。由于本品可增加心排血量,也用于洋地黄和利尿剂无效的心功能不全。

②用法用量:开始时以每分钟按体重 1~5μg/kg·min,10min 后以每分钟 1~4μg/kg·min 速度递增,以达到最大疗效。常用使用量:5~20μg/kg·min。慢性顽固性心力衰竭患

者。滴注开始时每分钟按体重 0.5~2μg/kg·min 逐渐递增。多数病人按 1~3μg/kg·min 给予即可生效。根据血压情况可加快速度和加大浓度,但最大剂量不超过每分钟 500μg。

③不良反应:头痛、心动过缓、心悸、心动过速、传导阻滞、室性心律失常、低血压、高血压病和高血压危象、氮质血症、心绞痛、恶心、呕吐、输液时药物浓度过高或药液漏出血管外,可能导致四肢坏疽或局部组织缺血坏死、支气管痉挛等。

④注意事项:给药前纠正血容量不足;在滴注前必须稀释,也可以使用输液泵或微量注射泵给药;选择粗大的静脉给药以预防外渗,如果发现药液外渗,立即停止注射,用酚妥拉明做局部浸润注射,防止组织坏死;治疗开始或加大剂量时密切观察心率、血压变化和有无心律失常;治疗期间,特别是大剂量用药时监测尿量等。突然停药可产生严重低血压,故停用时应逐渐递减。

(3)肾上腺素

①适应症:支气管痉挛、超敏反应、过敏反应、抢救心脏骤停等。

②不良反应:躁动、焦虑、头晕、头痛、心动过速、心悸、心律失常(心室颤动)、高血压、脑卒中、脑出血、心绞痛、血糖升高、输液时如果药液外渗可引起局部组织缺血坏死等。

③注意事项:给药前纠正血容量不足;使用输液泵或微量泵给药;选择大静脉给药以预防外渗;治疗开始或加大剂量时密切观察心率、血压变化和有无心律失常等。

(4)去甲肾上腺素

①适应症:在急性低血压时维持血压。

②不良反应:焦虑、头晕、头痛、心动过缓、心律失常、低血压、高血压、发热、代谢性酸中毒、血糖升高、呼吸困难、输液时如果药液外渗可引起局部组织缺血坏死等。

③注意事项:给药前纠正血容量不足;使用输液泵或微量泵给药;选择大静脉给药以预防外渗,如果发现药液外渗,立即停止注射,用酚妥拉明做局部浸润注射,防止组织坏死;治疗开始或加大剂量时密切观察心率、血压变化和有无心律失常等。

(二)非儿茶酚胺类药物

药理作用:非儿茶酚胺类药物的直接作用是激动 α 受体活性等。

代表药物为麻黄碱。

1. 适应症:在急性低血压时,特别是脊椎麻醉时维持血压;治疗直立性低血压和支气管痉挛等。

2. 不良反应:焦虑、头晕、头痛、心悸、低血压、高血压、恶心、呕吐等。

3. 注意事项:给药前纠正血容量不足;选择大静脉给药以预防外渗,如果发现药液外渗,立即停止注射,用酚妥拉明做局部浸润注射,防止组织坏死;治疗开始或加大剂量时密切观察心率、血压变化和有无心律失常等。

八、调脂药

目前临床上可供选择的调脂药物种类繁多,归纳起来可分为6类:他汀类、贝特类、烟酸类、树脂类、胆固醇吸收抑制剂和其他类。但最常用的是前两类。

（一）他汀类

1. 药理作用:通过抑制合成胆固醇的限速酶 HMG-CoA 还原酶的活性,从而阻断 HMG-CoA 向甲基二羟戊酸转化,使胆固醇合成减少。

2. 代表药物:立普妥、可定、舒降之等。

3. 适应症:胆固醇、甘油三酯和 LDL 水平升高者;预防成人多危险因素如心血管疾病(未患冠心病者)等。

4. 不良反应:急性肾功能衰竭时横纹肌溶解、头痛、胃肠胀气、腹痛、便秘、恶心等。

5. 注意事项:指导病人定期监测血脂水平;定期监测肝功能;每天同一时间服用,不需要与餐同服;教育病人调整饮食和生活方式来降低胆固醇和甘油三酯水平等。

（二）贝特类

1. 药理作用:不很确切。在胆固醇形成之前减少胆固醇的产生。调动组织中的胆固醇,增加胆固醇排泄,减少脂蛋白的合成和分泌。

2. 代表药物:菲诺贝特。

3. 适应症:高胆固醇血症、高甘油三酯血症等。

4. 不良反应:皮疹、恶心、呕吐、腹泻、肌肉疼痛、感冒样症状、头晕、视力模糊、腹痛等。

5. 注意事项:指导病人定期监测血脂水平;教育病人调整饮食和生活方式来降低胆固醇和三甘油酯水平;与餐同服等。

（马曼娟）

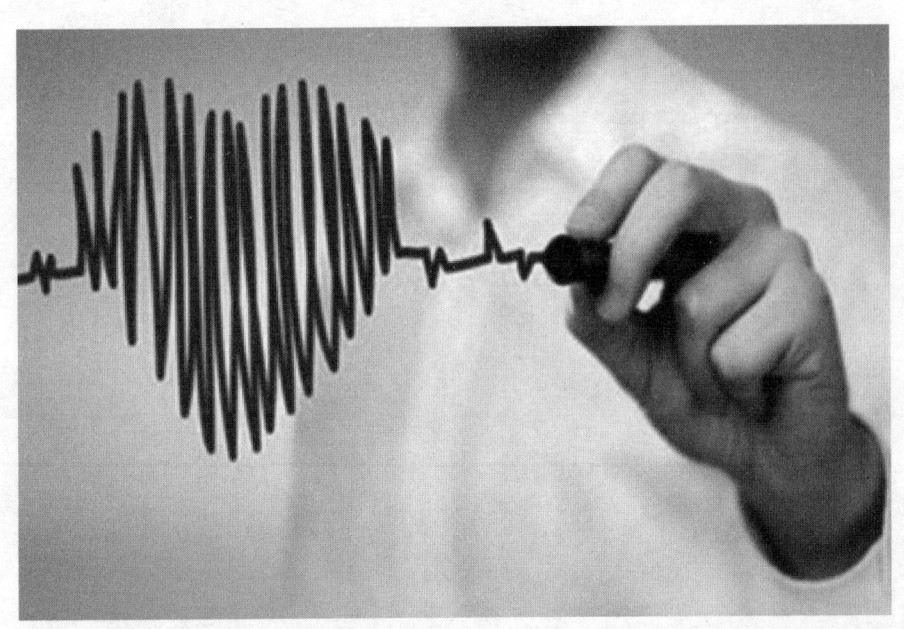

第三部分 专业技能培训

第一章　心血管内科专科技术操作流程

第一节　除颤仪的相关知识要点

一、电除颤的原理

选一适当的电流,在 2~3ms 内经胸壁(胸外电除颤)或直接经心脏(胸内电除颤),使 75%~100% 的心肌细胞在瞬间同时处于除极化处于不应期,打断导致心律失常折返环或消除异位兴奋灶从而使自律性最高的窦房结控制心脏搏动,达到重建窦性心律的方法。

电除颤:又称电复律,是用除颤器释放高能量电脉冲通过心肌,使心肌同时除极,终止异位心律,重建窦性心律的方法。

自动体外除颤器(automatic external defibrillator, AED):AED 的基本工作原理采用调制区方程(MDF)鉴别室性与室上性心律失常,具有自动识别、分析心电节律、自动充放电及自检功能。且与常规除颤相比,AED 可提高存活率 1.8 倍,它能提供连续监测,快速识别和迅速反应功能, 安全可靠,具有有效降低心脏骤停的发生率和死亡率的潜在功能。

二、电除颤的注意事项

1. 快速证实心跳骤停:意识丧失、颈动脉、股动脉搏动消失,呼吸断续或停止,皮肤发绀,心音消失、血压测不出、瞳孔散大、心电图直线 。

2. 除颤果断、迅速、争分夺秒 。

3. 心肺复苏中除颤,因每次除颤而中止心外按压的时间要尽可能短,要在呼气末放电除颤,以减少跨胸电阻抗。

4. 体重和心脏大小:决定电能大小的选择

5. 电极板和局部阻抗:电极板小、和胸壁接触不严密、电极板位置过近、电极板之间形成短路,电流不能通过心脏。

6. 除颤同时,用药纠正酸碱失衡和电解质紊乱,利于除颤成功。

三、适应症

非同步除颤用于:室颤、室扑。

同步除颤用于:房颤、房扑、室上速、室速。

四、禁忌症

(1)洋地黄中毒所致心律失常。

(2)电解质紊乱,尤其是低血钾者。

(3)风湿活动及感染性心内膜炎者。

(4)病态窦房结综合征合并心律失常者。

(5)房扑、房颤或室上性心律失常伴高度及完全性房室传导阻滞者。

(6)心脏明显扩大及心功能不全者。

(7)高龄房颤者,高血压性或动脉硬化性心脏病长期持续房颤者,心室率特别缓慢者。

(8)慢性心脏瓣膜病,房颤已持续一年以上者。

(9)风湿性心脏病术后,一个月以内的房颤及甲亢症状未控制的房颤。

(10)最近发生过栓塞者。

五、并发症

(1)局部皮肤灼伤(严重灼伤多与电极板与皮肤接触不良有关。除颤后应注意观察患者局部皮肤有无灼伤的出现。轻者一般无需特殊处理,较重者按一般烧伤处理。)

(2)栓塞:心、肺、脑、下肢栓塞

(3)心律失常:几秒内可自行恢复

(4)心包填塞

(5)乳头肌功能断裂

(6)心脏破裂

(7)低血压(可能与高能量电除颤造成的心肌损害有关)

(8)急性肺水肿(多出现在电除颤后 1~3h 内,亦可发生在电除颤 24h 后)

六、操作流程

当病人发生室颤时,只有医生未在场的情况下,护士方可执行此项操作。

(1)普通除颤仪

1. 推车至病人床旁,做好解释,测血压、心率、心律并做好心电图记录。

2. 打开除颤器开关,选择方式:非同步电除颤(机器开机自动默认)或同步电除颤(按压 SYNC 钮),将电极板涂上导电糊,调至所需的电功率(同步一般 70~100J,非同步一般200~360J,小儿为 1~2J/kg,成人为 3~5J/kg)。将 ETERNVM 放于右锁骨中线第二肋间(心底部),将APEX 放于左锁骨中线与第五肋间交点处(心尖部),电极与皮肤接触紧密。

3. 充电:操作者自己按压 APEX 电极板上的黄钮或机器左上角的 charge。

4. 充电至所需的电功率,机器发出"嘀嘀"的长音,表明充电结束,电极板上梯形绿灯全部亮起,表明与皮肤接触紧密,可以开始除颤,这时两手同时按压电极板上顶端的橘黄色放电按钮,此时放电要注意操作者离开病人床,其他操作均停止。吸氧患者暂关闭氧源。

5. 监测心电图并记录,继续行心肺复苏,如果一次不成功,还可以再除颤一次(在生命体征允许的情况下)。

6. 使后用75%酒精擦拭电极板,整理用物,使机器处于充电状态。

总结为:打开开关→选好能量→涂导电糊→充电→放好位置并提醒周围人→放电。

电极板大小,成人电极板直径应为10~13cm,婴儿4~5cm,儿童8cm。

除颤完成,电极板仍放置于胸壁上,观察心电波形,转为窦性心律后拿开除颤电极板,连接监护。

(2)AED的操作:患者仰卧,AED放在患者耳旁,在患者左侧进行除颤操作,这样方便安放电极,同时可另有人在患者右侧实施CPR。

AED除颤连贯操作步骤:患者仰平卧位→电极正确粘贴→开启除颤仪→按分析按钮→仪器提示"正在分析"→仪器示知分析结果→如示知"建议除颤"则告知大家离开患者身体→按压电击按钮进行除颤。

注意事项:《2015AHA心肺复苏及心血管急救指南更新》中指出:当可以立即取得AED时,对有目击的成人心脏骤停,应尽快使用除颤器,若成人在未受监控的情况下发生心脏骤停,或不能立即取得AED时,应该在他人前往获取及准备AED时开始心肺复苏(30次心外按压和2次人工呼吸的复苏周期),AED到达,检查心律是否可电击复律,如果是,进行1次除颤,立即继续心肺复苏,持续约2min(直至AED提示需要分析心律),如不是,不可电击,继续心肺复苏,持续约2min(直至AED提示需要分析心律)。

七、引起室扑和室颤的原因

(1)冠心病患者广泛心肌梗死形成后,是诱发室扑、室颤最常见的原因。或在心绞痛严重发作时,室壁瘤等。

(2)药物诱发室扑和室颤。其中最常见的是严重的洋地黄中毒。

(3)心脏手术、心脏外伤或做心导管检查时。低温麻醉到一定温度时,也可发生室扑和室颤。此外,心室颤动可由触电、溺水、窒息、高钾血症、低钾血症引起。

八、单向除颤仪与双向除颤仪的区别

单向除颤器只发出一次电流,而电流流经身体的时间由身体的电阻决定。双向除颤器则在发出一次电流后,可以发出一次反向的电流,而且能够控制电流流通的时间。这种控制传送电流和电流时间的能力使这种设备能通过调整来抵消并配合病人的阻抗来给予恰当的治疗。新式低能量双向脉冲除颤波用于自动体外电除颤已显示出极大的优势,它采用固定150J电能,首次除颤成功率89%,三次内重复除颤成功率达97%。基于低能量双向脉冲电除颤的优势,美国心脏协会(AHA)已发表了一份科学通告来支持低

能量双向波形,其结论是:对院外室颤病人进行首次除颤时采用低能量（150J）的,不逐级增加的(150J—150J—150J),根据阻抗调整波形的双向波是安全的,令人满意的和临床有效的传统推荐首次单相波除颤能量为 200J, 第二次和第三次除颤能量可仍是200J或者提高到 360J,经过 3 次连续除颤后即可达到 99%的除颤成功率 。

第二节　不同除颤仪的具体操作流程

一、飞利浦除颤仪操作流程

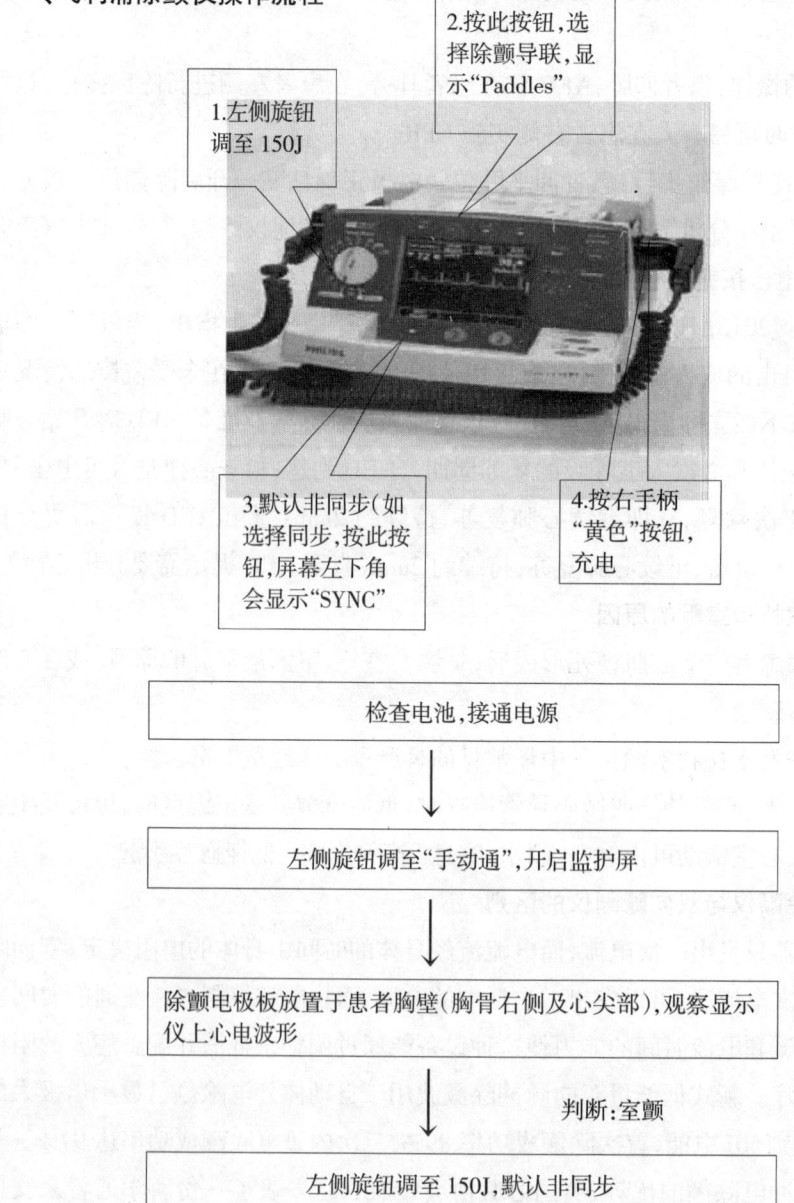

2.按此按钮,选择除颤导联,显示"Paddles"

1.左侧旋钮调至 150J

3.默认非同步(如选择同步,按此按钮,屏幕左下角会显示"SYNC")

4.按右手柄"黄色"按钮,充电

检查电池,接通电源

↓

左侧旋钮调至"手动通",开启监护屏

↓

除颤电极板放置于患者胸壁(胸骨右侧及心尖部),观察显示仪上心电波形

↓

判断:室颤

左侧旋钮调至 150J,默认非同步

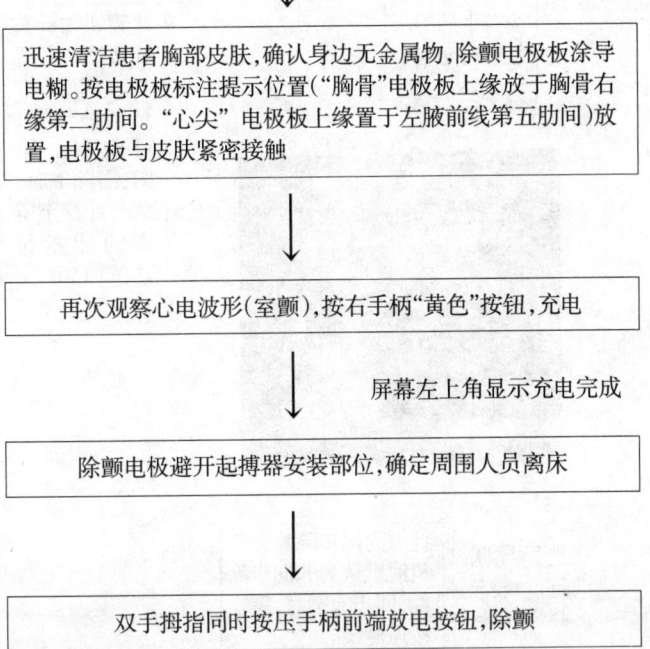

迅速清洁患者胸部皮肤,确认身边无金属物,除颤电极板涂导电糊。按电极板标注提示位置("胸骨"电极板上缘放于胸骨右缘第二肋间。"心尖"电极板上缘置于左腋前线第五肋间)放置,电极板与皮肤紧密接触

再次观察心电波形(室颤),按右手柄"黄色"按钮,充电

屏幕左上角显示充电完成

除颤电极避开起搏器安装部位,确定周围人员离床

双手拇指同时按压手柄前端放电按钮,除颤

(一)使用后的工作和日常维护

1. 使用完后,务必将电源开关设定在"OFF"状态。

2. 将除颤仪放回相应的位置,并连接电源插头到合适的电源上,及时充电。

3. 清洁所有的电极板和接线盒,清点并保管好全部附件,做好使用记录。

4. 确定有充足的记录纸、电极膏或除颤垫供下一次使用。

5. 保持除颤仪的清洁。

(二)除颤仪自检方法

1. 握住电击板手柄,按心前区电击钮,除颤仪应不放电。

2. 放开心前区电击钮,按胸骨电击钮,除颤仪应不放电。

3. 按 SYNC 钮,同时按胸骨电击钮,除颤仪应不放电。

4. 再次按 SYNC 钮,关闭同步复律功能。

5. 同时按两个电击钮,心电图纸打印出结果,如果各项功能良好,其纸上会显示"TEST100J PASSED"(100J 测试通过)。如果显示"TEST FAILED"(100J 测试失败),除颤仪不能正常使用,应立即与设备科联系,及时进行维修。

二、光电除颤仪操作流程

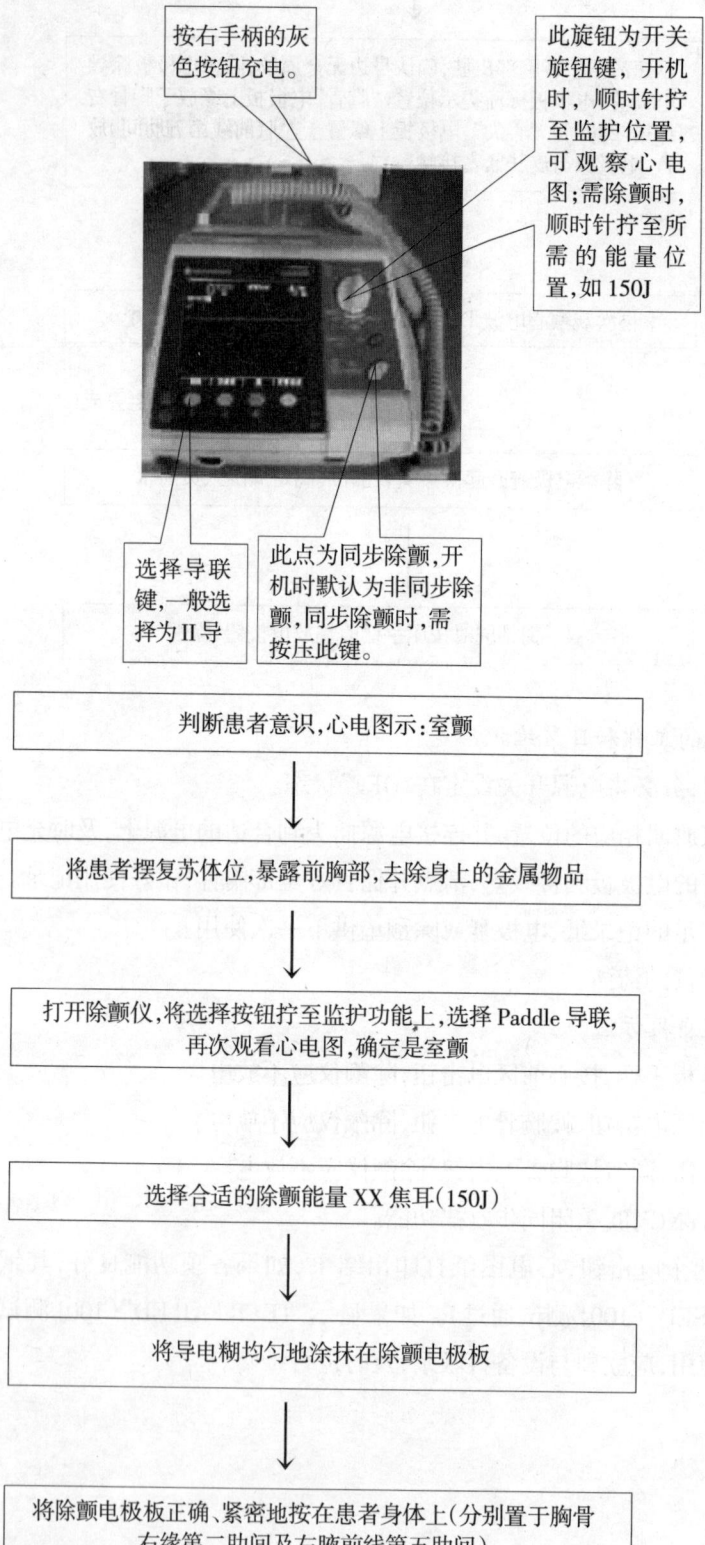

按右手柄的灰色按钮充电。

此旋钮为开关旋钮键，开机时，顺时针拧至监护位置，可观察心电图；需除颤时，顺时针拧至所需的能量位置，如 150J

选择导联键，一般选择为 II 导

此点为同步除颤，开机时默认为非同步除颤，同步除颤时，需按压此键。

判断患者意识，心电图示：室颤

↓

将患者摆复苏体位，暴露前胸部，去除身上的金属物品

↓

打开除颤仪，将选择按钮拧至监护功能上，选择 Paddle 导联，再次观看心电图，确定是室颤

↓

选择合适的除颤能量 XX 焦耳(150J)

↓

将导电糊均匀地涂抹在除颤电极板

↓

将除颤电极板正确、紧密地按在患者身体上(分别置于胸骨右缘第二肋间及左腋前线第五肋间)

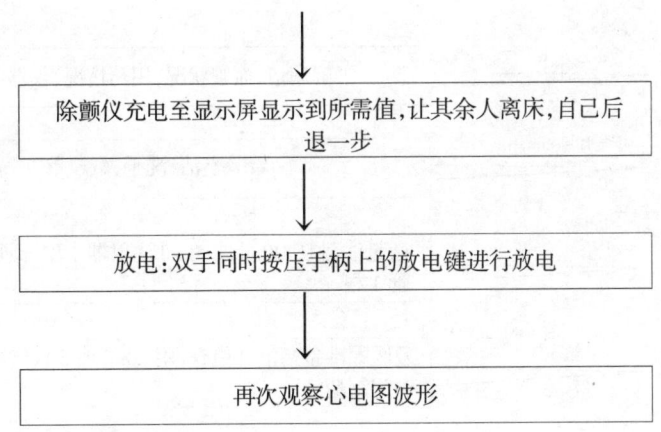

```
除颤仪充电至显示屏显示到所需值,让其余人离床,自己后
退一步
```

↓

```
放电:双手同时按压手柄上的放电键进行放电
```

↓

```
再次观察心电图波形
```

(一)使用后的工作和日常维护

1. 使用完后,务必将电源开关设定在"关闭"状态。

2. 将除颤仪放回相应的位置,并连接电源插头到合适的电源上,及时充电。

3. 清洁所有的电极板和接线盒,清点并保管好全部附件,做好使用记录。

4. 确定有充足的记录纸和导电糊。

5. 保持除颤仪的清洁。

(二)除颤仪的自检方法

1. 将开关旋钮逆时针拧至基本检测位置,显示屏上会显示基本检测的内容。

2. 放电检测:选择能量 100J→充电→双手同时按压放电钮→在仪器上放电成功(不要在空中放电)→右侧方框内会显示"√"。

3. 放电检测完后,按压导联键进行电池检测、记录器检测、报警声音检测、语音声音检测。

4. 检测完毕后,显示屏上会显示"基本检测正常",自动打印检测报告单,检测人签名,并贴于除颤仪检测本上。

5. 检测时,若有故障,显示屏会显示故障类别,如电量不足,会提示"请充电"。

第三节　微量注射泵和输液泵

一、微量注射泵

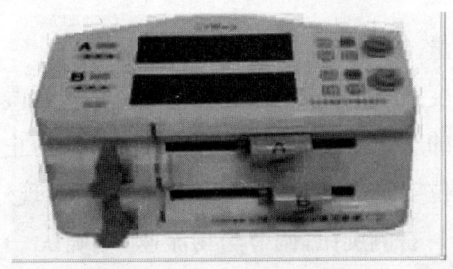

【操作流程】

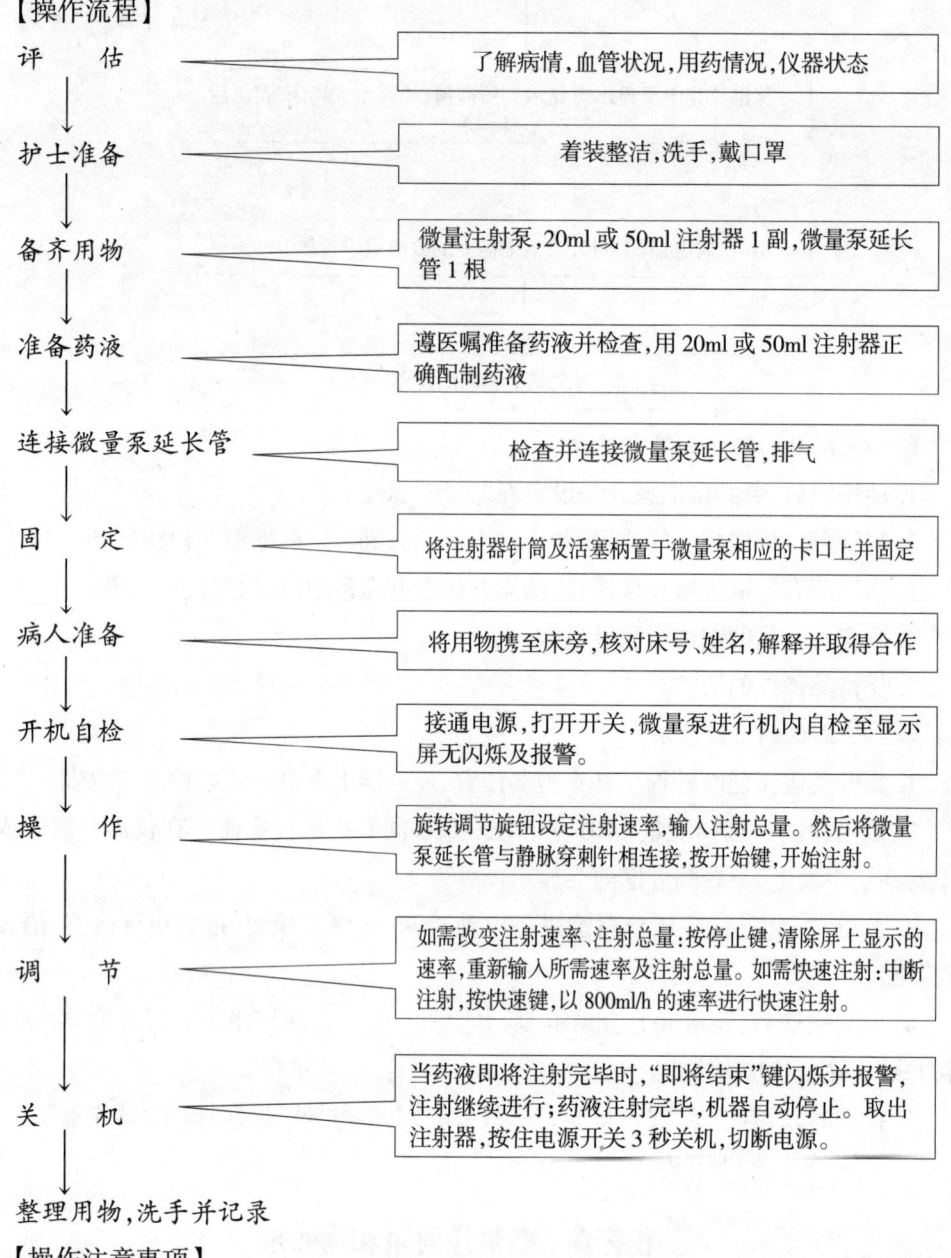

评　估	了解病情,血管状况,用药情况,仪器状态
护士准备	着装整洁,洗手,戴口罩
备齐用物	微量注射泵,20ml 或 50ml 注射器 1 副,微量泵延长管 1 根
准备药液	遵医嘱准备药液并检查,用 20ml 或 50ml 注射器正确配制药液
连接微量泵延长管	检查并连接微量泵延长管,排气
固　定	将注射器针筒及活塞柄置于微量泵相应的卡口上并固定
病人准备	将用物携至床旁,核对床号、姓名,解释并取得合作
开机自检	接通电源,打开开关,微量泵进行机内自检至显示屏无闪烁及报警。
操　作	旋转调节旋钮设定注射速率,输入注射总量。然后将微量泵延长管与静脉穿刺针相连接,按开始键,开始注射。
调　节	如需改变注射速率、注射总量:按停止键,清除屏上显示的速率,重新输入所需速率及注射总量。如需快速注射:中断注射,按快速键,以 800ml/h 的速率进行快速注射。
关　机	当药液即将注射完毕时,"即将结束"键闪烁并报警,注射继续进行;药液注射完毕,机器自动停止。取出注射器,按住电源开关 3 秒关机,切断电源。

整理用物,洗手并记录

【操作注意事项】

1. 在调速之前先按暂停,必须使用选定的 20ml、50ml 注射器,注射器推片应卡入推头的槽内。

2. 同时按快进及总量,快进输出量计入累计总量中。

3. 正确设定输液速度及其他必需参数,防止设定错误延误治疗。

4. 随时查看输液泵的工作状态,及时排除报警、故障,防止液体输入失控。

5. 注意观察穿刺部位皮肤情况,防止发生液体外渗,出现外渗及时给予相应处理。

6. (双轨)默认模式 1:右侧旋钮,调节药物流速 → 确认 → 设置预输液量 → 确认 。

(单轨)默认模式 1 :按右侧上下"《〈"调节药物流速 → 先确认后选择 → 设置预输液量 → 确认。

【常见故障排除】

1. 阻塞报警指示灯闪烁: 按"暂停"键停止:①针头堵塞;②管路打折不通;③针头滑出血管外,排除后按 "开始"键重新开始输入。

2. 液体已完报警指示灯闪烁 :按"暂停"键停止,更换注射器并正确安装后按"开始"键重新开始输入。

3. 低电压报警指示灯闪烁 :按"暂停"键停止:①未接直流电;②插头松动,排除后按"开始"键重新开始输入。

4. 活塞/离合器报警指示灯闪烁 :按"暂停"键停止:①离合器未与空针活塞夹好;②注射器凸缘不在槽中;③滑座夹未夹好,排除后按"开始"键重新开始输入。

二、输液泵

【操作流程】

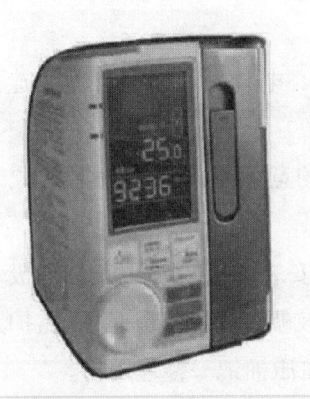

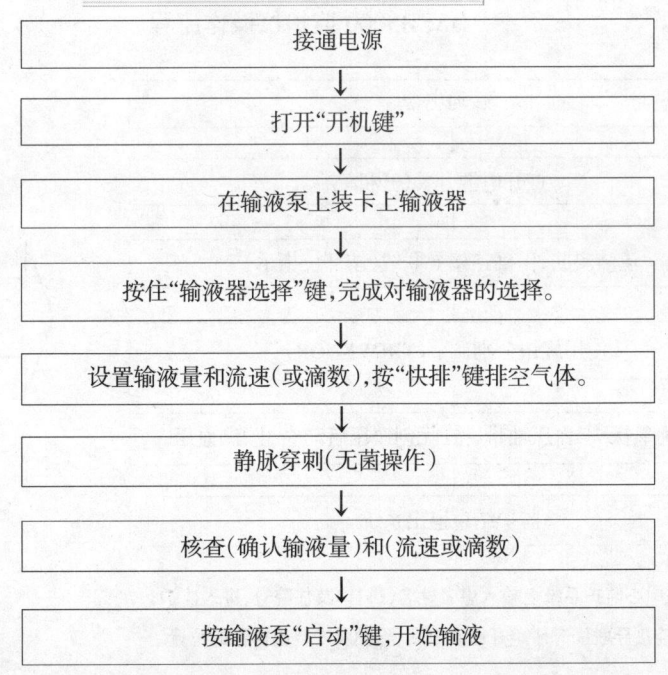

接通电源

↓

打开"开机键"

↓

在输液泵上装卡上输液器

↓

按住"输液器选择"键,完成对输液器的选择。

↓

设置输液量和流速(或滴数),按"快排"键排空气体。

↓

静脉穿刺(无菌操作)

↓

核查(确认输液量)和(流速或滴数)

↓

按输液泵"启动"键,开始输液

【常见故障排除】

故障排除:消除报警(SILENCE)→ 关闭输液器滑轮。

ALR IN LINE(空气):打开机门 → 排除气泡→ 开始／停止。

OCCLUSION(阻塞):检查输液管与穿刺部位 → 排除故障。

DOOR OPEN(机门):重关机门 → 开始／停止。

LOW BATT(低电压):检查电源,重新接通。

EMPTY(液体走完):预订液体量已输完 → 消除键 C (CLEAR) → 开始／停止。

STOPP(停止运行):开始／停止(INFUSE/STANOBY)。

第四节 心电监护操作流程

一、操作程序

1. 物品准备:心电监护仪、心电、血压、血氧插件。连接导线、电极片、配套血压袖带、血氧探头。

2. 监测前向患者说明监测的意义,以便消除患者的顾虑,取得患者合作。让患者取平卧位或半卧位。

3. 程序:接电源→开机→安装连接模块→安放电极→连接患者→选择患者类别(成人/小儿)→选择导联→调整波幅、走纸速度→选择监护频带(自动/手动/起搏)→调节报警范围→调节报警音量→绑血压袖带→整理用物。

DASH5000 监护仪操作流程

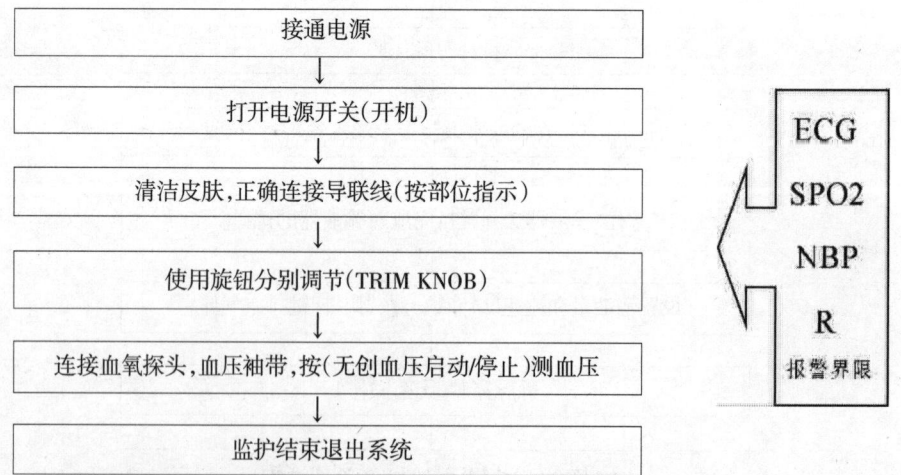

备注:1. 在中心监护系统上输入患者姓名(拼音)及住院号,进入监护。

2. 连接导联线时请避开做心电图、除颤及安装起搏器的位置。

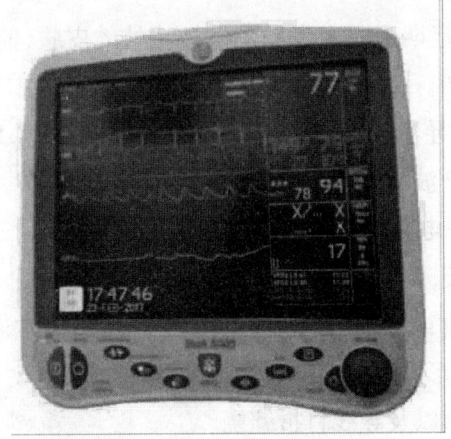

二、电极的安放

五导线：1.右上（RA）：右锁骨中线下第二肋间；

2. 右下（RL）：右锁骨中线第 6~7 肋间；

3.中间（C）：胸骨左缘第四肋间，平乳头；

4. 左上（LA）：左锁骨中线下第二肋间；

5. 左下（LL）：左锁骨中线第 6~7 肋间。

三导线：黄色—正极　红色—负极　黑色—接地电极

综合 I 导联：正极置于左锁骨中点下缘，负极在右锁骨中点下缘，地线置于右侧胸大肌下方。其波形类似标准 I 导联，QRS 波的振幅较小。

综合 II 导联：正极置于左腋前线第 4~6 肋间，负极在右锁骨中点下缘，地线置于右侧胸大肌下方。心电图波形与 V_5 导联相似，波幅较大。

综合 III 导联：正极置于左锁骨中线肋弓下缘，负极置于左锁骨中线中点下部，地线置于右侧胸大肌下方。心电图波形似于标准 III 导联。

三、监护电极常见故障

1. 肌电干扰：患者因紧张、寒冷引起的肌肉颤抖可造成肌电干扰，尤其当电极安放在胸壁肌肉较多的部位时易出现。

2. 基线漂移：可能原因为电极固定不良，患者活动或受呼吸的干扰。患者皮肤干燥，角化层较厚油脂和汗毛较多。

3. 严重的交流电干扰：常见原因为电极脱落、导线断裂、导电糊干涸及电热毯等机器的干扰等。心电图特点为基线上出现有规律、每秒 50~60 次的纤细波形。

4. 心电波形振幅低：可能为正负电极间距太近或两个电极之一正好放在心肌梗死部位的体表投影区。

四、注意事项

1. 放置电极前，应清洁局部皮肤，必要时刮去体毛。避开电除颤及做常规心电图心前区导联的位置。

2. 注意患者的保暖,定期观察患者粘贴电极片处的皮肤,监护时间超过 72h 要更换电极位置,防止皮肤损伤。

3. 应选择最佳的监护导联放置部位,QRS 波的振幅>0.5mV,以能触发心率计数。如有心房的电活动,要选择 P 波清晰的导联,通常是 Ⅱ 导联。

4. 监护仪上设有报警电路,监测时应正确设置上限及下限,当心率超过预设的警戒线时,及时启动报警系统。

5. 若需分析 ST 段异常或更详细地观察心电图变化,应做常规导联的心电图。

6. 密切观察心电图波形,注意避免各种干扰所致的伪差。对躁动患者,应当固定好电极和导线,避免电极脱落以及导线打折缠绕。

7. 按不同年龄选择袖带的型号,按标准位置固定袖带,监测血压前,先选择好成人档或小儿档,再将袖带内残余气体放干净,检查袖带是否平整,连接处有无漏气,以免影响测量结果。

五、仪器维护保养

1. 监护仪放置固定位置,通风,避免阳光直射。每天对心电监护仪进行测试并做好记录。

2. 每天对仪器进行清洁工作。监护仪屏幕用柔软布蘸 75%酒精擦拭,外表面、导联线及血压袖带先清洁后再用 0.5%含氯消毒液消毒备用。

3. 心电导联线不能弯曲过度防止导联线断裂,血氧饱和度探头避免硬物磕碰。

第五节　荧光免疫分析仪

一、BNP/cTnI 临床检测 SOP

1. 适应症及临床意义:

(1)BNP 的快速检测能反映左心室功能的改变,能帮助充血性心力衰竭(CHF)早期诊断和评估预后。适用于心功能不全、心力衰竭、心肌病的患者。

(2)cTnI 具有心肌绝对特异性,对心肌损伤诊断的准确率高达 92%左右,在心肌损伤发生后约 2h 后血液中的浓度就显著升高,是最有效的诊断急性心肌梗死方法。适用于急性心肌梗死、不稳定性心绞痛。

2. 操作前准备:

(1)根据医嘱要求,选择测试板,将测试板从冰箱中取出,放置室温下约 10min。

(2)准备 EDTA 盐作为抗凝剂的采血管(紫色),按静脉采血的 SOP 采集静脉血 2ml,并颠倒摇匀 4~5 次。

(3)打开测试板包装,取专用吸管,打开试管帽,将全血样本吸出,加样到测试板的加样孔,样本不能溢出加样孔。吸样和加样的过程要连续,避免产生气泡,影响检测结果。

(4)加样后测试板放置 5min 后再进行检测。

3.操作流程

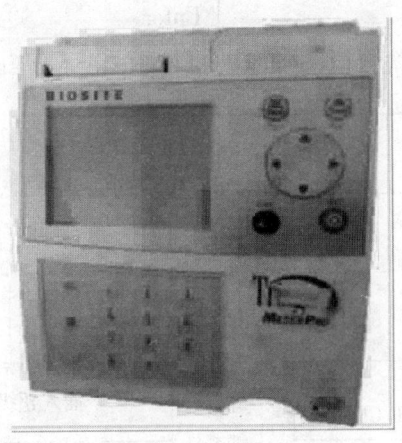

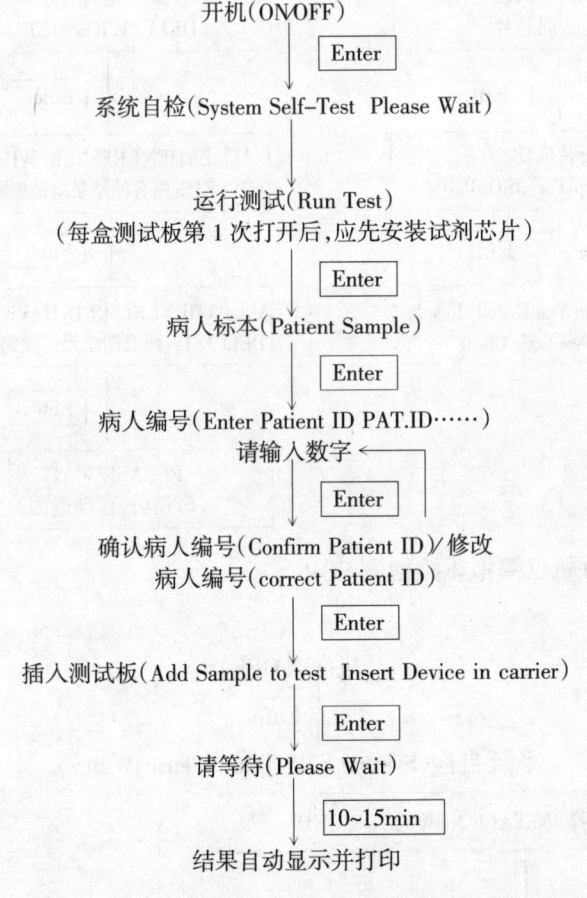

开机(ON/OFF)

Enter

系统自检(System Self-Test Please Wait)

运行测试(Run Test)

(每盒测试板第 1 次打开后,应先安装试剂芯片)

Enter

病人标本(Patient Sample)

Enter

病人编号(Enter Patient ID PAT.ID……)

请输入数字

Enter

确认病人编号(Confirm Patient ID)/修改

病人编号(correct Patient ID)

Enter

插入测试板(Add Sample to test Insert Device in carrier)

Enter

请等待(Please Wait)

10~15min

结果自动显示并打印

二、荧光免疫分析仪临床检测 SOP

开机(ON/OFF)

↓ Enter

系统自检(System Self-Test Please Wait)

新打开试剂盒 芯片安装	删除存储

左侧流程：

按▲/▼,选择
INSTALL NEW CODE CHIP

↓ Enter

显示 INSERT CODE CHIP
插入试剂芯片

↓ Enter

安装成功
(Code Chip For...Installed)

↓ Enter

回到主菜单 Run Test Recall Results
Install New Code Chip

右侧流程：

↓ Enter

插入超级编码芯片

↓

按▲▼键选择至
DELETE RESULT

↓ Enter   发现误操作,
按 EXIT 键退出

ALL PATIENT RESULTS WILL BE
DELETE(所有的结果将被删除)

↓ Enter

ALL PATIENT RESULTS HAVE BEEN
DELETED(所有的结果已被删除)

↓ Enter

PLEASE WAIT
(请稍后,自动返回)

三、荧光免疫分析仪模拟质控检测 SOP

开机(ON/OFF)

↓ Enter

系统自检(System Self-Test Please Wait)

按▲/▼,选择 INSTALL NEW CODE CHIP

↓

```
┌─────────────────────────────────────────────────────┐
│          显示 INSERT CODE CHIP,插入模拟质控芯片          │
└─────────────────────────────────────────────────────┘
                          │
                          ▼
┌─────────────────────────────────────────────────────┐
│          安装成功（Code Chip For...Installed）           │
└─────────────────────────────────────────────────────┘
                          │
                          ▼
┌─────────────────────────────────────────────────────┐
│   回到主菜单  Run  Test  Recall  Results  Install New Code Chip │
└─────────────────────────────────────────────────────┘
                          │
                          ▼
┌─────────────────────────────────────────────────────┐
│             按▲/▼,选择 Run  Test                       │
└─────────────────────────────────────────────────────┘
                          │
                          ▼
┌─────────────────────────────────────────────────────┐
│       显示 INSERT QC DEVICE,插入黑色模拟质控测试板        │
└─────────────────────────────────────────────────────┘
                          │
                          ▼
┌─────────────────────────────────────────────────────┐
│          显示 PLEASE WAIT,等待 3~5min                  │
└─────────────────────────────────────────────────────┘
                          │
                          ▼
┌─────────────────────────────────────┐      ┌───────────────┐
│  黑色模拟质控测试板退出,               │      │   按"×"        │
│  结果打印: QC DEVICE                  │ ───▶ │  返回主菜单界面; │
│          CALIB    PASS               │      │   关机          │
│          LASER    PASS               │      └───────────────┘
│          ALIGN    PASS               │
│  PRESS PRINT OR PRESS EXIT           │
└─────────────────────────────────────┘
```

备注:模拟质控芯片及测试板使用完毕后立即放入黑色扁平盒内避光保存!

第六节　有创血压监测

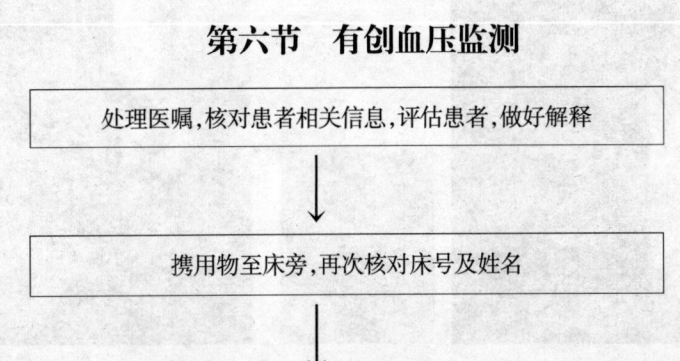

```
┌─────────────────────────────────────────────────────┐
│    处理医嘱,核对患者相关信息,评估患者,做好解释           │
└─────────────────────────────────────────────────────┘
                          │
                          ▼
┌─────────────────────────────────────────────────────┐
│         携用物至床旁,再次核对床号及姓名                  │
└─────────────────────────────────────────────────────┘
                          │
                          ▼
```

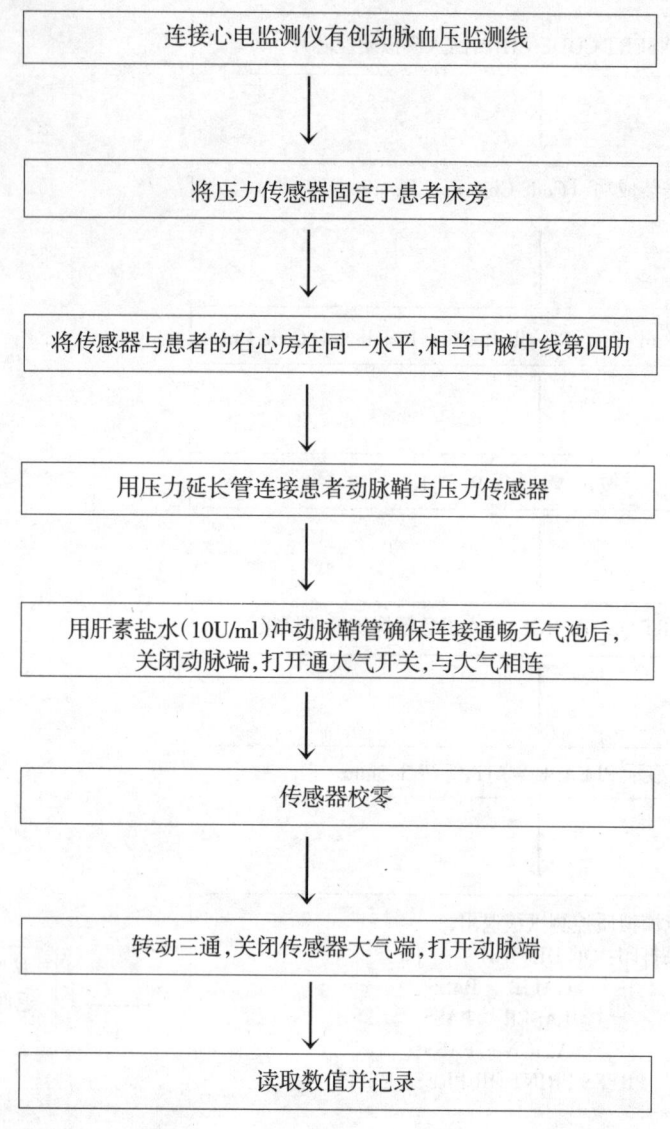

连接心电监测仪有创动脉血压监测线

↓

将压力传感器固定于患者床旁

↓

将传感器与患者的右心房在同一水平,相当于腋中线第四肋

↓

用压力延长管连接患者动脉鞘与压力传感器

↓

用肝素盐水(10U/ml)冲动脉鞘管确保连接通畅无气泡后,
关闭动脉端,打开通大气开关,与大气相连

↓

传感器校零

↓

转动三通,关闭传感器大气端,打开动脉端

↓

读取数值并记录

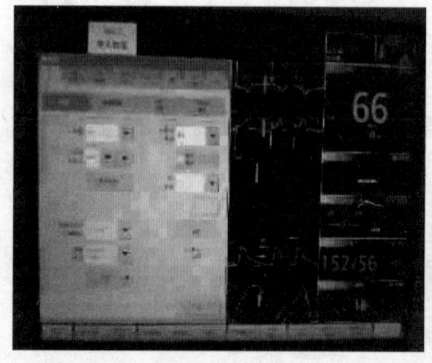
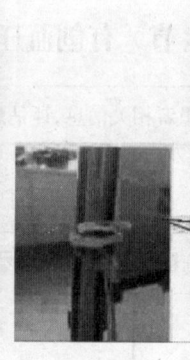
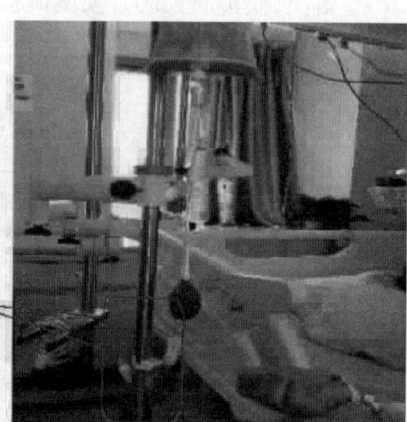

第七节 临时起搏器植入流程图

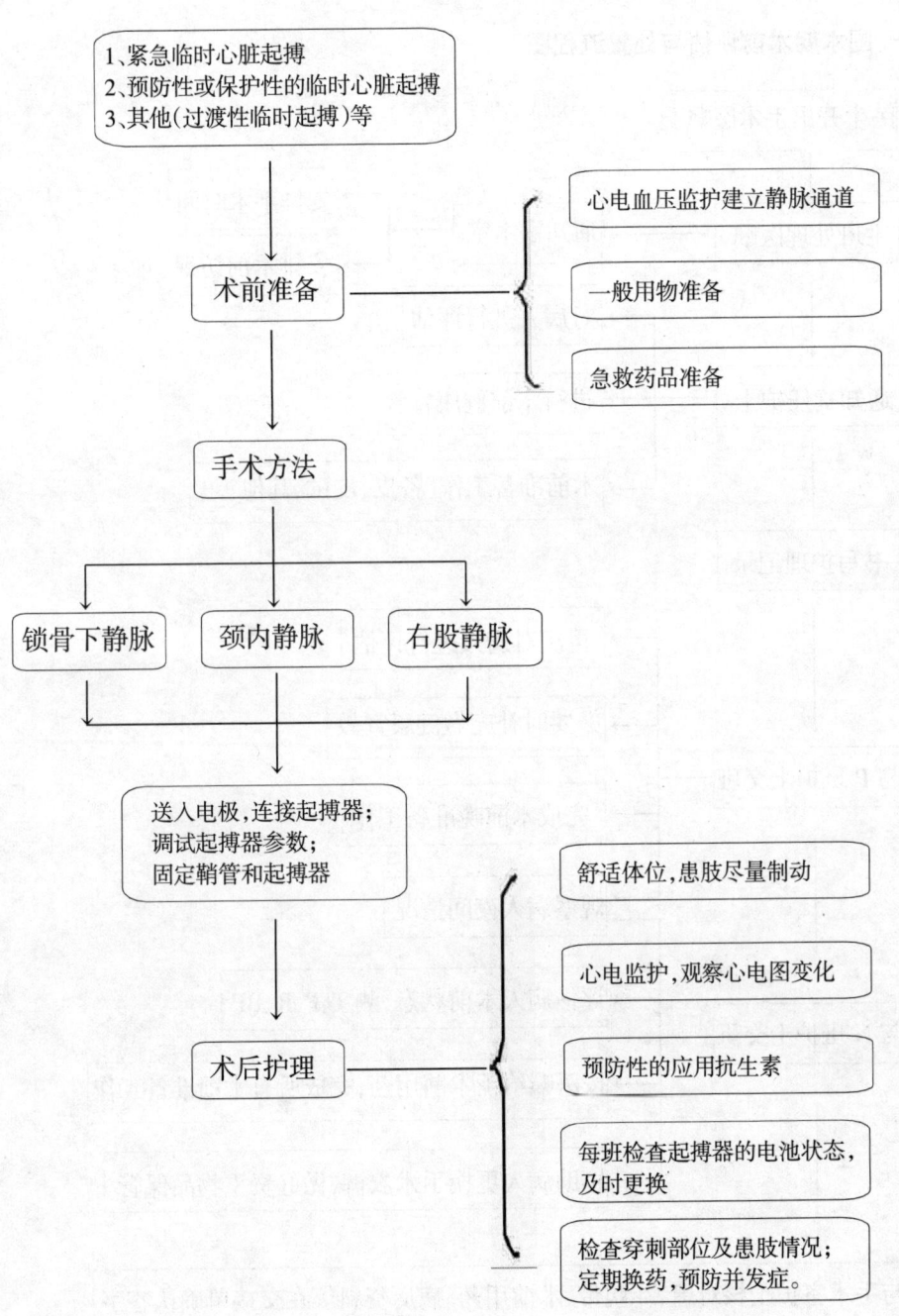

1、紧急临时心脏起搏
2、预防性或保护性的临时心脏起搏
3、其他(过渡性临时起搏)等

术前准备
- 心电血压监护建立静脉通道
- 一般用物准备
- 急救药品准备

手术方法

锁骨下静脉　颈内静脉　右股静脉

送入电极,连接起搏器;
调试起搏器参数;
固定鞘管和起搏器

术后护理
- 舒适体位,患肢尽量制动
- 心电监护,观察心电图变化
- 预防性的应用抗生素
- 每班检查起搏器的电池状态,及时更换
- 检查穿刺部位及患肢情况;定期换药,预防并发症。

第八节 围术期手术评估与处置流程图

一、围术期术前评估与处置流程图

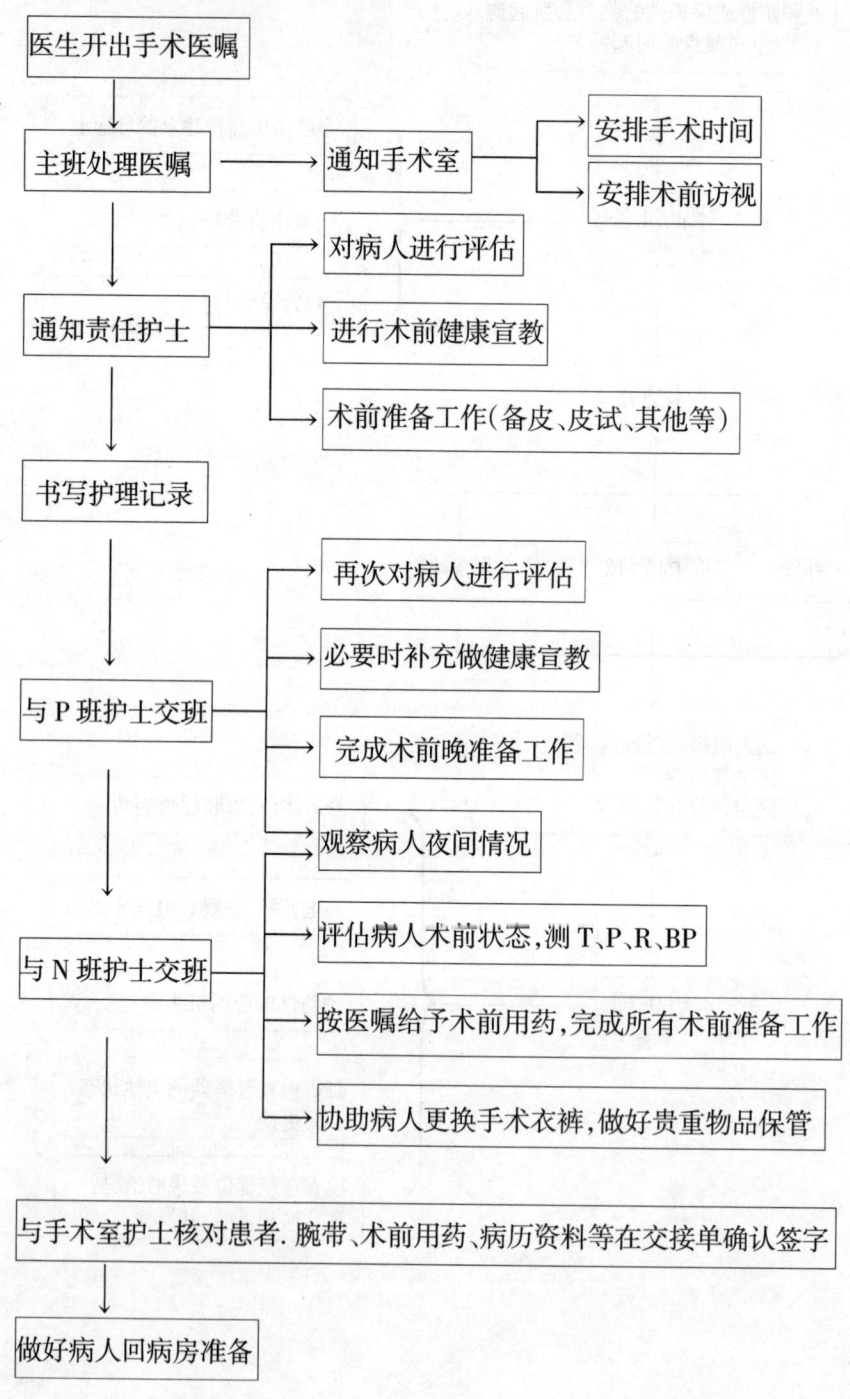

医生开出手术医嘱

主班处理医嘱 → 通知手术室 → 安排手术时间 / 安排术前访视

通知责任护士 → 对病人进行评估 / 进行术前健康宣教 / 术前准备工作（备皮、皮试、其他等）

书写护理记录

与P班护士交班 → 再次对病人进行评估 / 必要时补充做健康宣教 / 完成术前晚准备工作 / 观察病人夜间情况

与N班护士交班 → 评估病人术前状态,测T、P、R、BP / 按医嘱给予术前用药,完成所有术前准备工作 / 协助病人更换手术衣裤,做好贵重物品保管

与手术室护士核对患者. 腕带、术前用药、病历资料等在交接单确认签字

做好病人回病房准备

二、围手术期术中评估与处置流程图

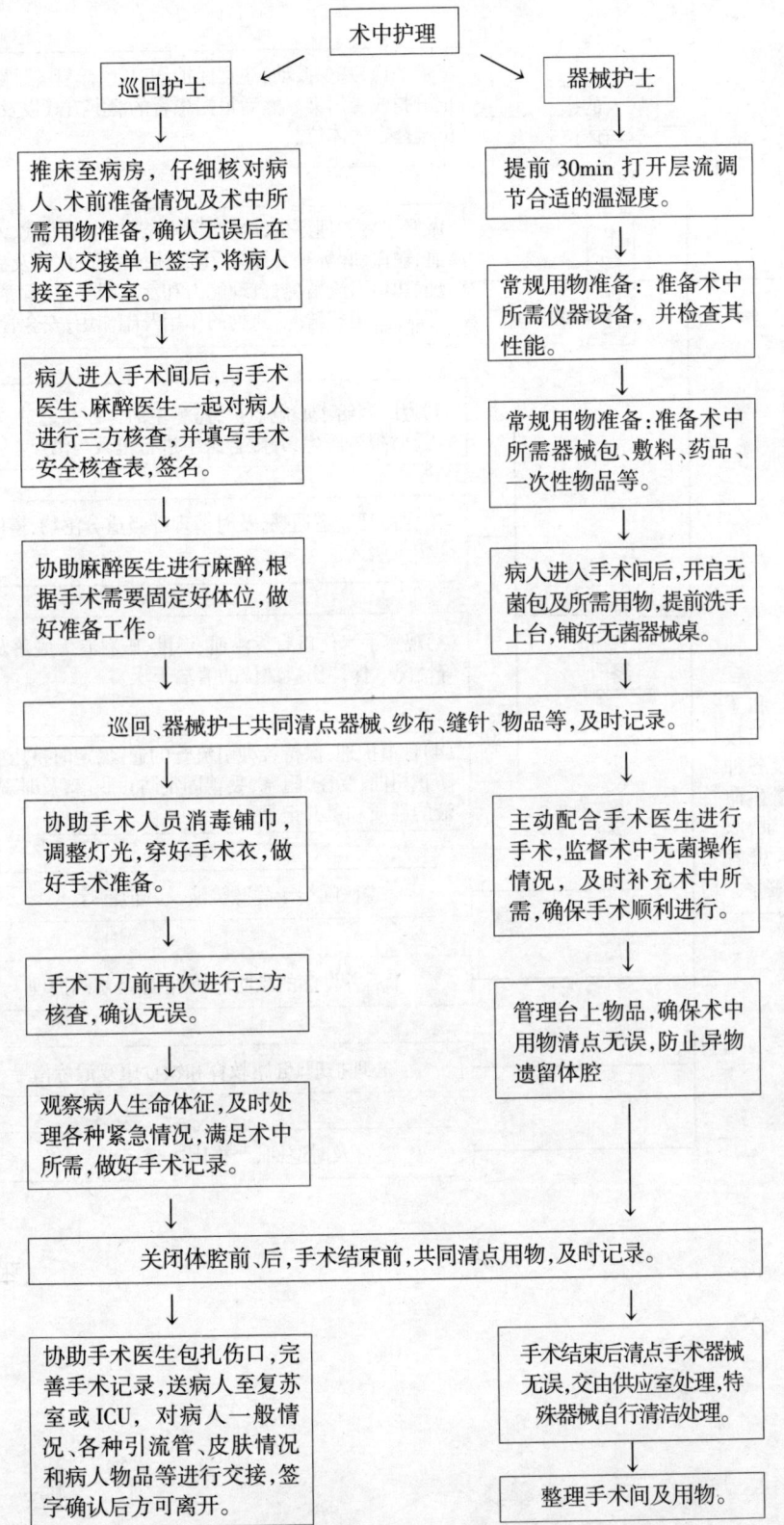

术中护理

巡回护士　　　器械护士

巡回护士：

推床至病房，仔细核对病人、术前准备情况及术中所需用物准备,确认无误后在病人交接单上签字,将病人接至手术室。

↓

病人进入手术间后,与手术医生、麻醉医生一起对病人进行三方核查,并填写手术安全核查表,签名。

↓

协助麻醉医生进行麻醉,根据手术需要固定好体位,做好准备工作。

器械护士：

提前 30min 打开层流调节合适的温湿度。

↓

常规用物准备:准备术中所需仪器设备,并检查其性能。

↓

常规用物准备:准备术中所需器械包、敷料、药品、一次性物品等。

↓

病人进入手术间后,开启无菌包及所需用物,提前洗手上台,铺好无菌器械桌。

巡回、器械护士共同清点器械、纱布、缝针、物品等,及时记录。

巡回护士：

协助手术人员消毒铺巾,调整灯光,穿好手术衣,做好手术准备。

↓

手术下刀前再次进行三方核查,确认无误。

↓

观察病人生命体征,及时处理各种紧急情况,满足术中所需,做好手术记录。

器械护士：

主动配合手术医生进行手术,监督术中无菌操作情况,及时补充术中所需,确保手术顺利进行。

↓

管理台上物品,确保术中用物清点无误,防止异物遗留体腔

关闭体腔前、后,手术结束前,共同清点用物,及时记录。

巡回护士：

协助手术医生包扎伤口,完善手术记录,送病人至复苏室或 ICU,对病人一般情况、各种引流管、皮肤情况和病人物品等进行交接,签字确认后方可离开。

器械护士：

手术结束后清点手术器械无误,交由供应室处理,特殊器械自行清洁处理。

↓

整理手术间及用物。

三、围手术期术后评估与处理流程图

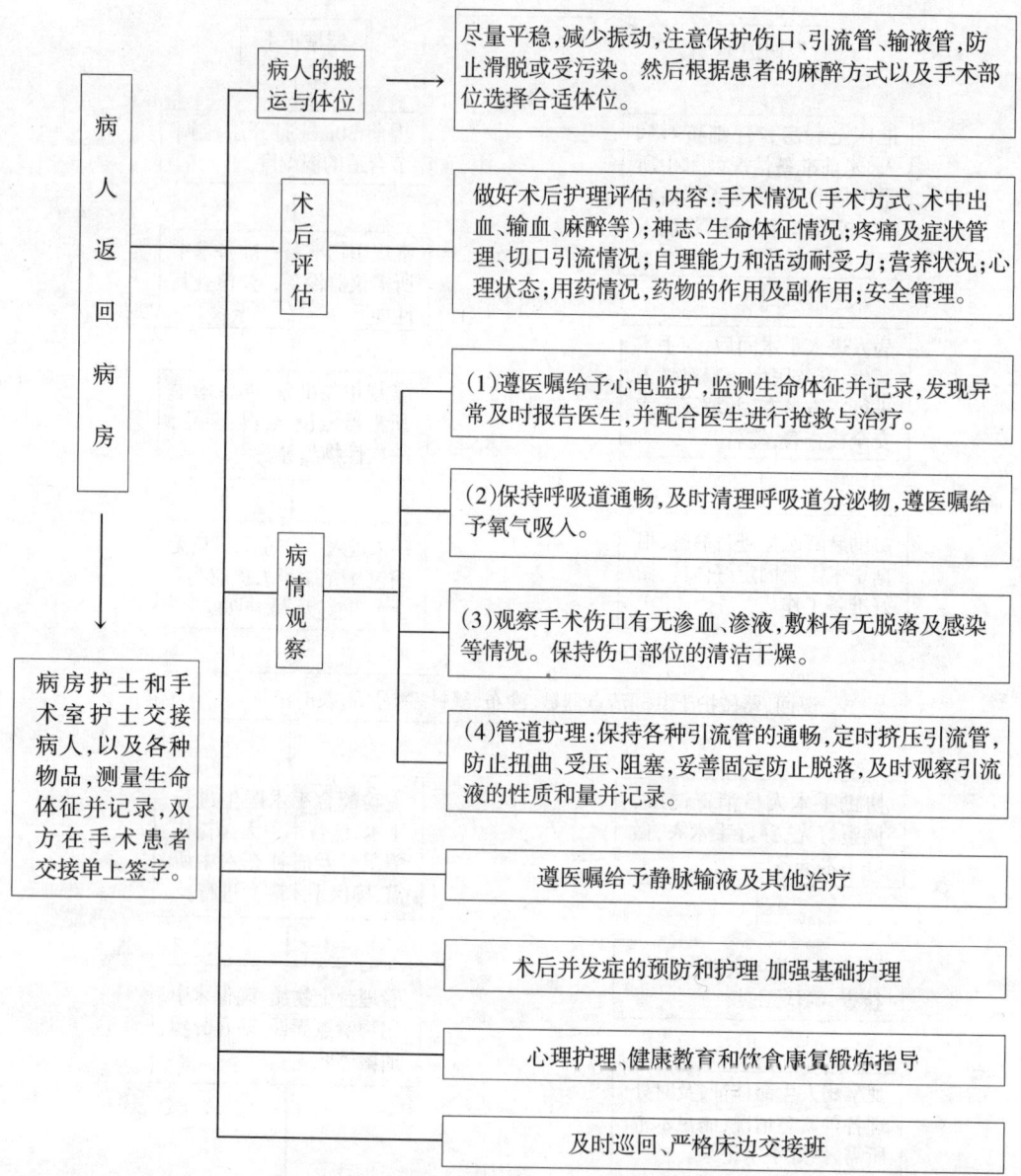

病人返回病房

病人的搬运与体位 → 尽量平稳,减少振动,注意保护伤口、引流管、输液管,防止滑脱或受污染。然后根据患者的麻醉方式以及手术部位选择合适体位。

术后评估 → 做好术后护理评估,内容:手术情况(手术方式、术中出血、输血、麻醉等);神志、生命体征情况;疼痛及症状管理、切口引流情况;自理能力和活动耐受力;营养状况;心理状态;用药情况,药物的作用及副作用;安全管理。

病情观察 →

(1)遵医嘱给予心电监护,监测生命体征并记录,发现异常及时报告医生,并配合医生进行抢救与治疗。

(2)保持呼吸道通畅,及时清理呼吸道分泌物,遵医嘱给予氧气吸入。

(3)观察手术伤口有无渗血、渗液,敷料有无脱落及感染等情况。保持伤口部位的清洁干燥。

(4)管道护理:保持各种引流管的通畅,定时挤压引流管,防止扭曲、受压、阻塞,妥善固定防止脱落,及时观察引流液的性质和量并记录。

遵医嘱给予静脉输液及其他治疗

术后并发症的预防和护理 加强基础护理

心理护理、健康教育和饮食康复锻炼指导

及时巡回、严格床边交接班

病房护士和手术室护士交接病人,以及各种物品,测量生命体征并记录,双方在手术患者交接单上签字。

（张　春）

第二章 心血管内科急救护理流程

第一节 急性心肌梗死急救护理流程

评估 → 患者:临床表现(心前区压榨样窒息感或烧灼样疼痛,伴大汗和烦躁不安,持
续时间长达 1~2h 以上,口服硝酸甘油无效);检查(心电图异常、深宽的 Q 波,
ST 段呈弓背向上明显抬高,T 波倒置,心肌酶升高)

→ 环境,用物

护理问题 → 目前患者存在的护理问题

准备 → 用物:心电监护仪、除颤仪、临时起搏器及其他急救物品

→ 环境:CCU 监护病房

实施

操作 → 接诊:平车快速接诊,安置监护室,安慰病人,通知医生

→ 吸氧:吸氧(流量 4~5L/min)

→ 监测:心电监护,密切监测患者生命体征及心电图情况

→ 输液:在左侧肢体建立静脉通道,先留血标本,再输液

→ 用药:按医嘱用药:溶栓药、抗心律失常药、扩张血管药、止痛药等

→ 溶栓:必要时遵医嘱进行急诊溶栓:0.9%NS100ml+尿激酶 150 万 U 静
脉滴注(30min 内滴完,最好用输液泵)

→ 完善术前准备:嚼服阿司匹林 300mg,口服氯吡格雷 600mg 或替格瑞
洛 180mg,碘过敏试验、会阴部备皮等。

→ 记录:做好抢救记录

宣教:针对护理问题进行宣教,交待注意事项(绝对卧床休息)

效果评价 → 有效:症状缓解,疼痛缓解或减轻,心电图 ST 段下降,做好交班记录;

→ 无效:心前区疼痛未缓解,心梗面积扩大或出现恶性心律失常,继续抢救

适应症:适用于由于各种原因引起的急性心肌梗死的病人。

操作要点：

1. 18 导联心电图检查：在原 12 导联心电图检查的基础上再加 6 个导联。方法：原肢体导联不变，用胸导联的 V_4、V_5、V_6 分别置于病人的左侧第五肋间隙腋后线、肩胛下角线和脊柱旁线，分别为 V_7、V_8、V_9。用胸导联的另外三个导联分别置于右侧胸骨旁第四肋间隙处与锁骨中线第五肋间隙处连线的中点处，锁骨中线第五肋间隙处、腋前线第五肋间隙处，分别为 V_3R、V_4R、V_5R。

2. 碘过敏试验：静脉注射造影剂前，先测量病人的血压和心率，取 1ml33% 泛影葡胺皮试液缓慢静脉注射，密切观察 15min 后再次测量病人的血压和心率，较前对比是否变化过大，以及病人是否出现恶心、呕吐、手足麻木感和（或）出现荨麻疹等反应。

3. 缓解疼痛：急性心梗时剧烈疼痛可使交感神经兴奋，引起心率加快、血压升高和心排血量增加，从而增加心肌耗氧量。如病人口服和静滴硝酸甘油疼痛无法缓解，可立即肌肉或静脉注射吗啡或杜冷丁。

4. 扩血管药物的使用：使用硝酸甘油应按照医嘱控制滴速，监测血压。

第二节　急性冠脉综合征急救流程

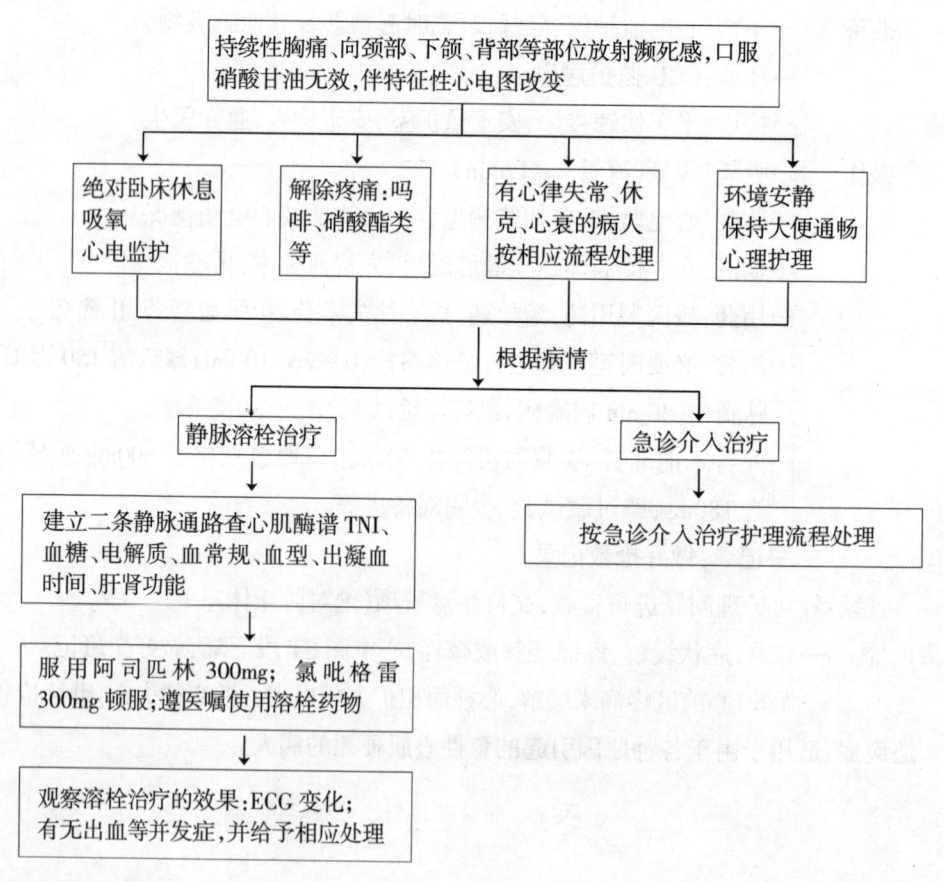

第三节 高血压急症急救流程

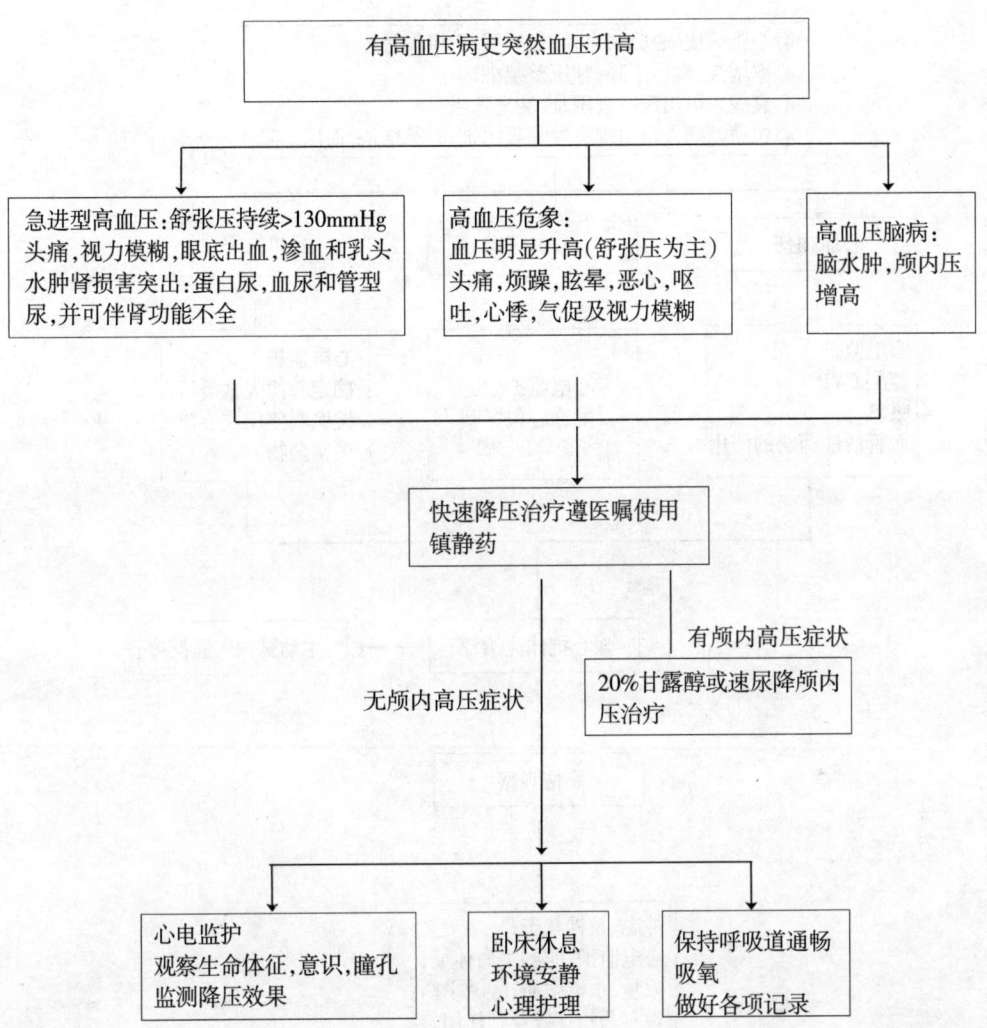

有高血压病史突然血压升高

急进型高血压:舒张压持续>130mmHg
头痛,视力模糊,眼底出血,渗血和乳头
水肿肾损害突出:蛋白尿,血尿和管型
尿,并可伴肾功能不全

高血压危象:
血压明显升高(舒张压为主)
头痛,烦躁,眩晕,恶心,呕
吐,心悸,气促及视力模糊

高血压脑病:
脑水肿,颅内压
增高

快速降压治疗遵医嘱使用
镇静药

有颅内高压症状

20%甘露醇或速尿降颅内
压治疗

无颅内高压症状

心电监护
观察生命体征,意识,瞳孔
监测降压效果

卧床休息
环境安静
心理护理

保持呼吸道通畅
吸氧
做好各项记录

第四节 心源性休克急救流程

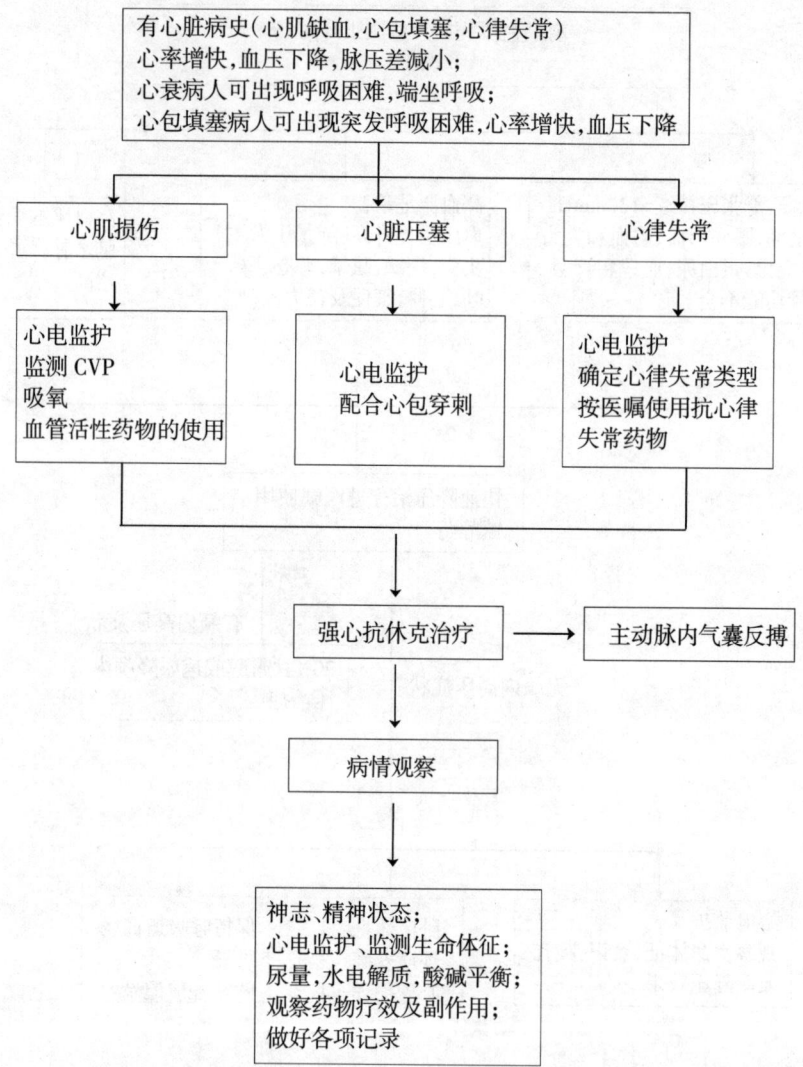

第五节　心源性猝死(心肺复苏)急救流程

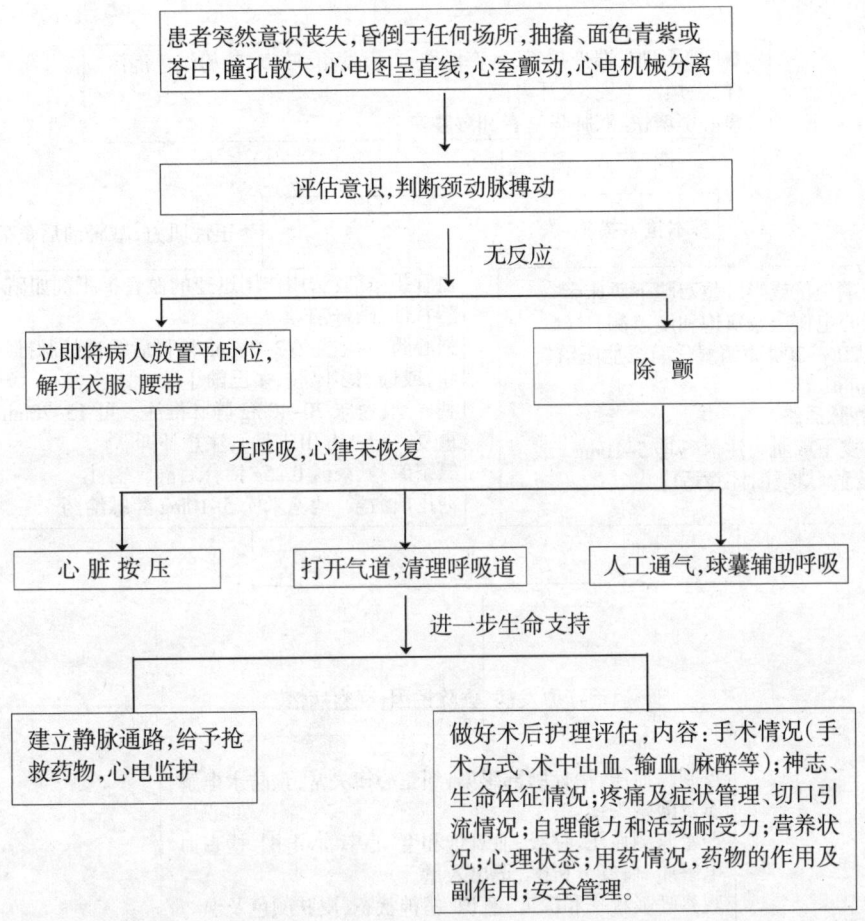

备注:

1.心肺复苏终止指标

①患者意识已恢复,有自主呼吸,触及大动脉搏动,心电图呈自主心律;

②心肺复苏进行 30min 以上,患者仍无反应、无呼吸、无脉搏、瞳孔无回缩;

2.抢救结束,收集抢救药物安瓿,清点数目,校对实际用量并登记,督促医生及时补开抢救医嘱,及时书写抢救记录,补充抢救用物,清洁抢救设备。

第六节　急性肺水肿急救流程

临床表现

●呼吸困难、端坐呼吸,频率增快,口唇发绀,咳嗽、咳粉红色泡沫样痰、烦躁不安、大汗淋漓
●心率增快、双肺哮鸣音和湿啰音

基本抢救措施　　　　　　　　　　　　正性肌力,减轻前后负荷

体位:端坐位或半卧位双腿下垂床旁
监护:心电血压及氧饱和度监测
吸氧:20%~30%酒精湿化面罩加压给氧
6~8L/min
开放静脉通路
镇静:皮下或肌肉注射吗啡 5~10mg ,或
3~5mg 静脉推注,注意适应症

血管扩张剂:选用作用迅速的血管扩张剂如硝酸甘油,硝普钠等
强心药:西地兰 0.2~0.4mg 稀释后缓慢静脉推注,或选用多巴胺、多巴酚丁胺。
利尿剂:速尿 20~40mg 静脉推注。可 15~20min 重复,(记 24h 出入量),注意补钾。
氨茶碱:氨茶碱 0.25g 稀释后静脉输注
糖皮质激素:地塞米松 5~10mg 静脉给药

治疗原发病、去除诱因,观察病情

控制高血压,治疗肺部感染,纠正心律失常,预防水电解质及酸碱失衡。
严密监测血压、呼吸、血氧饱和度、心率、心电图、检查血电解质、血气分析等,记出入量。
观察呼吸频率和深度、意识、精神状态,皮肤颜色及温度、肺部啰音的变化。

（张　春）

第三章 心血管内科应急预案及不良事件应急流程

第一节 护理不良事件及突发意外应急预案

一、住院患者出现输液反应的应急预案及程序

【应急预案】

1. 患者发生输液反应时,应立即更换所输液体及输液器,遵医嘱静输生理盐水或平衡液。

2. 同时报告医生及病区护士长,并遵医嘱给予对症治疗。

3. 情况严重者应就地抢救,必要时进行心肺复苏。

4. 建立护理记录,记录患者的生命体征、一般情况和抢救过程。

5. 发生输液反应时,应及时报告医院感染管理科、消毒物品供应中心、护理部和药剂科。

6. 保留输液器和药液分别送消毒供应中心和药剂科,同时取相同批号的液体、输液器和注射器分别送检。

【程序】

患者发生输液反应时 → 立即更换所输液体和输液器 → 遵医嘱静输生理盐水 → 报告医生 → 遵医嘱给药+情况严重时就地抢救 → 及时、准确做好记录 → 报告上级 → 标本送检

二、住院患者出现输血反应的应急预案及程序

【应急预案】

1. 患者发生输血反应时,应立即停止输血,更换输液器、静输生理盐水,遵医嘱给予抗过敏药物。

2. 报告医生及病房护士长,并保留未输完的血袋,以备检验。

3. 病情紧急的患者准备好抢救药品及物品,配合医生进行紧急救治,并给予氧气吸入。

4. 若是一般过敏反应,应密切观察患者病情变化并做好记录,安慰患者,减少患者的

焦虑。

5. 按要求填写输血反应报告卡,上报输血科。

6. 怀疑溶血等严重反应时,将保留血袋及抽取患者血样一起送输血科。

7. 加强巡视及病情观察,做好抢救记录。

【程序】

立即停止输血 → 更换输液器 → 静输生理盐水 → 遵医嘱给予抗过敏药 → 报告医生及护士长 → 保留血袋 → 病情紧急时,做好抢救准备 → 进行抢救 → 一般反应观察病情做好记录 → 填写输血反应卡 → 上报输血科 → 反应严重时,将保留血袋及患者血样一起送输血科 → 密切观察病情、做好记录

三、患者住院期间出现摔伤的应急预案及程序

【应急预案】

1. 加强入院宣教,告知患者及家属住院期间的安全防护措施,避免发生;尤其对于年龄>65 岁以上的体弱、久病卧床及年龄<10 岁以下的患者以及近 3 个月有跌倒史的患者,加强入院评估,给予床尾配挂警示牌。

2. 检查病房设施,不断改进完善,杜绝不安全隐患。

3. 当患者突然摔倒时,护士立即到患者身边,检查患者摔伤情况,通知医生判断患者的神志、受伤部位,伤情程度,全身状况等,并初步判断摔伤原因或病因。

4. 对疑有骨折或肌肉、韧带损伤的患者,根据摔伤的部位和伤情采取相应的搬运患者方法,将患者抬至病床;请医生对患者进行检查,必要时遵医嘱行 X 光片检查及其他治疗。

5. 对于摔伤头部,出现意识障碍等危及生命的情况时,应立即将患者轻抬至病床,严密观察病情变化,注意瞳孔、神志、呼吸、血压等生命体征的变化情况,通知医生,迅速采取相应的急救措施。

6. 受伤程度较轻者,可搀扶或用轮椅将患者送回病床,嘱其卧床休息,安慰患者,并测量血压、脉搏,根据病情做进 步的检查和治疗。

7. 对于皮肤出现瘀斑者进行局部冷敷;皮肤擦伤渗血者用碘伏或 0.1%新洁尔灭清洗伤口后,以无菌敷料包扎;出血较多或有伤口者先用无菌敷料压迫止血,再由医生酌情进行伤口清创缝合。创面较大,伤口较深者遵医嘱注射破伤风针。

8. 加强巡视,及时观察采取措施后的效果,直到病情稳定。

9. 准确、及时书写护理记录,认真交班。

10. 向患者了解当时摔倒的情景,帮助患者分析摔倒的原因,向患者做宣教指导,提高患者的自我防范意识,尽可能避免再次摔伤。

【程序】

入院宣教→患者突然摔倒 → 立即通知医生 → 检查患者摔伤情况→ 将患者抬至病

床 → 进行必要检查 → 严密观察病情变化 → 对症处理 → 加强巡视 → 观察效果 → 写护理记录 → 认真交班 → 做健康教育。

四、住院患者发生坠床的应急预案及程序

【应急预案】

1. 对于有意识不清并躁动不安的患者,应加床档,需要家属陪伴。

2. 对于极度躁动的患者,可应用约束带实施保护性约束,但要注意动作轻柔。经常检查局部皮肤,避免对患者造成损伤,并向家属解释取得配合。

3. 在床上活动的患者,嘱其活动时要小心,做力所能及的事情,如有需要可以让护士帮助。

4. 对于有可能发生病情变化的患者,要认真做好健康教育,告诉患者不做体位突然变化的动作,以免引起血压快速变化,造成一过性脑供血不足,引起晕厥等症状,发生危险。

5. 教会患者一旦出现不适症状,最好先不要活动,应用呼唤铃告诉医护人员,给予必要的处理措施。

6. 一旦患者不慎坠床时,护士应立即到患者身边,通知医生检查患者坠床时的着力点,迅速查看全身状况和局部受伤情况,初步判断有无骨折或肌肉、韧带损伤和危及生命的症状等情况。

7. 配合医生对患者进行检查,根据伤情采取必要的急救措施。

8. 加强巡视直至患者病情稳定。巡视中严密观察病情变化,发现病情变化,及时向医生汇报。

9. 及时、准确记录病情变化,认真做好交接班。

【程序】

做好安全防范 → 发生坠床时 → 护士立即赶到 → 通知医生 → 查看受伤情况 → 判断病情 → 采取急救措施 → 加强巡视 → 严密观察病情变化 → 准确记录 → 做好交接班

五、药物引起过敏性休克的应急预案及程序

【应急预案】

1. 护理人员给患者应用药物前应询问患者是否有该药物过敏史,按要求做过敏试验,凡有过敏史者禁忌做该药物的过敏试验。

2. 正确实施药物过敏试验,过敏试验药液的配制、皮内注入的剂量及试验结果判断都应按要求正确操作。

3. 该药试验结果阳性患者或对该药有过敏史者,禁用此药。在该患者护理病历单、手腕带、床尾卡、病历夹上用红笔注明过敏药物名称并将阳性结果记录于一般护理记录单,同时告知患者家属及主管医生。

4. 曾行药物过敏试验且结果阴性后接受该药治疗的患者,停用此药 3d 以上,应重做

过敏试验,方可再次用药。

5. 抗生素类药物应现用现配,特别是青霉素水溶液在室温下极易分解产生过敏物质,引起过敏反应,还可使药物效价降低,影响治疗效果。

6. 严格执行查对制度,做药物过敏试验前要警惕过敏反应的发生,治疗盘内备肾上腺素1支。

7. 药物过敏试验阴性,第一次注射后观察20~30min,注意观察巡视患者有无过敏反应,以防发生迟发过敏反应。

【应急流程】

1. 患者一旦发生过敏性休克,立即停止使用引起过敏的药物,就地抢救,并迅速报告医生。

2. 立即平卧,遵医嘱皮下注射肾上腺素1mg,小儿酌减。如症状不缓解,每隔30min再皮下注射或静脉注射0.5ml,直至脱离危险期,注意保暖。

3. 改善缺氧症状,给予氧气吸入,呼吸抑制时应遵医嘱给予人工呼吸,喉头水肿影响呼吸时,应立即准备气管插管,必要时配合施行气管切开。

4. 迅速建立静脉通路,补充血容量,必要时建立两条静脉通路。遵医嘱应用晶体液、升压药维持血压,应用氨茶碱解除支气管痉挛,给予呼吸兴奋剂,此外还可给予抗组胺及皮质激素类药物。

5. 发生心脏骤停时,立即进行胸外按压、人工呼吸等心肺复苏的抢救措施。

6. 观察与记录,密切观察患者的意识、体温、脉搏、呼吸、血压、尿量及其他临床变化,患者未脱离危险前不宜搬动。

7. 按《医疗事故处理条例》规定6 h内及时、准确地记录抢救过程。

【程序】

1. 过敏反应防护程序:

询问过敏史 → 做过敏试验 → 阳性患者禁用此药 → 告知家属、标记该药 → 阴性患者接受该药治疗 → 现用现配 → 严格执行查对制度 → 首次注射后观察20~30 min。

2. 过敏性休克急救程序:

立即停用此药 → 平卧 → 皮下注射肾上腺素 → 改善缺氧症状 → 补充血容量 → 解除支气管痉挛 → 发生心脏骤停行心肺复苏 → 密切观察病情变化 → 告知家属 → 记录抢救过程。

六、外出或外出不归时的护理应急程序

【应急预案】

1. 在晨间交班、有治疗及患者病情特殊时,要求三班交接病人。发现患者外出应马上通知病室主管医生及病房护士长。

2. 查找患者联系电话,或通知住院处协助查找家属联系电话。

3. 尽可能查找患者去向,必要时通知保卫处协助寻找患者,24h 寻找未果报警(如判断系欠费跑账另论)。

4. 根据情况通知医务处和护理部,夜间通知院内总值班。

5. 患者返回后立即通知院总值班室或相关部门,由主管医生及护士长按医院有关规定进行处理。

6. 若确属外出不归,需两人共同清理患者用物,贵重物品、钱款应登记并上交领导妥善保存。

7. 及时、准确记录患者外出过程。

【程序】

患者外出或外出不归时,及时通知医生及护士长 → 联系家属寻找病人,24h 后未归报警 → 通知医务科和护理部 → 返回后通知院总值班 → 未归,保管好患者物品 → 记录患者外出过程。

七、医护人员发生针刺伤时的应急预案及程序

【应急预案】

1. 医护人员在进行医疗操作时应特别注意防止被污染的锐器划伤刺破。如不慎被乙肝、丙肝、HIV 污染的尖锐物体划伤刺破时,应立即挤出伤口血液,然后用碘伏和酒精消毒,必要时去外科进行伤口处理,并进行血源性传播疾病的检查和随访。

2. 被乙肝、丙肝阳性患者血液、体液污染的锐器刺伤后,应在 24 h 内抽血查乙肝、丙肝抗体,必要时同时抽患者血对比。同时注射乙肝免疫高价球蛋白,按 1 个月、3 个月、6 个月接种乙肝疫苗。

3. 被 HIV 阳性患者血液、体液污染的锐器刺伤后,应在 24 h 内去预防保健科抽血查 HIV 抗体,必要时同时抽患者血对比,按 1 个月、3 个月、6 个月复查,同时口服贺普丁(拉米呋定)每日 1 片。

4. 通知医务处、院内感染科进行登记、上报、随访等。

【程序】

立即挤出伤口血液 → 反复冲洗 → 消毒 → 伤口处理 → 抽血化验检查 → 注射乙肝免疫高价球蛋白 → 通知医务处、院内感染科进行登记、上报、随访。

八、患者发生化疗药物外渗时应急预案及程序

【应急预案】

1. 护士应熟练掌握化疗药物的名称、剂量、作用及输注方法。

2. 一旦发现化疗药物外渗时,应立即停止化疗药物滴入,可保留针头接注射器,尽量回抽漏于皮下的外渗药物,然后拔除针头。并通知主管医生及护士长。

3. 采取积极措施。遵医嘱不同药物选用不同的解毒剂。如长春新碱选用透明质酸钠或8.4%碳酸氢钠;阿霉素和柔红霉素选用 8.4%碳酸氢钠和地塞米松或氢考;氮芥选用

10%硫代硫酸钠

4. 可行局部环形封闭:即10%利多卡因5ml+地塞米松5mg+ 0.9% NS 2ml皮肤周围作环形封闭。其作用有:稀释外渗药物浓度、防止药液扩散及止痛消肿等作用。并注意保护局部皮肤,常见外用药物有:海普林软膏、如意金黄散外敷、七叶皂苷钠等。严重肿胀时使用50%硫酸镁湿敷,若有水泡形成,吸尽水泡里的液体,给予清创换药,周围外涂湿润烫伤膏。

5. 冷敷可以有效地缓解强刺激性药物对血管的损伤。可用冰袋外渗处间断冷敷24~48h,加强巡回,以防冻伤。但长春新碱、依托泊苷、奥沙利铂局部冷敷会加重毒性作用,因此禁忌行冷敷。局部热敷也能促进血管扩张,加速化疗药物的吸收。可予漏部位热敷24h,热敷温度以50℃~60℃为宜,热敷适宜于植物碱类药物的外渗。但蒽环类药物,如紫杉醇、氮芥、吡柔比星、多柔比星(阿霉素)等药物外渗后禁用热敷处理。

6. 责任护士应及时准确评估患者药物外渗全身或局部情况及药物渗入量。如有无全身过敏反应、药物外渗的面积、皮肤的颜色、温度及疼痛的性质。评估外渗药物损失量,如损失量超过原药液的10%,再重新输注时应遵医嘱补充损失量。

7. 药物外渗给予对症处理后,应做好心理护理,消除紧张情绪。嘱患者卧床休息,减少活动,将患肢抬高24~48h,以促进血液回流,减少局部组织肿胀。如外渗部位未愈前,禁止在外渗区域及远心端再行各种穿刺注射等治疗。

8. 责任护士应每天严密观察患者外渗部位皮肤的恢复情况,加强交接班。如皮肤颜色、温度、弹性、消肿及疼痛情况等,做好护理记录。

9. 指导功能锻炼,预防肢体废用综合征。应及时指导患者进行合理的屈肘、握拳、外展及内旋活动,避免出现关节僵直和肌肉萎缩等严重并发症。

10. 对于化疗药物外渗的不良事件,及时上报护理部。科室积极讨论,提出改进措施。

【程序】

一旦外渗,停止输入→保留针头,回抽药液→通知医生及护士长→根据医嘱进行对症治疗→观察处理后的情况→评估外渗情况及心理反应→补充损失量,重新穿刺→记录实践过程→加强交班。

九、住院患者发生躁动时的应急预案及程序

【应急预案】

1. 护理人员应首先寻找躁动原因,及时通知医生,给予相应的处理。

2. 密切观察患者病情,注意观察意识及生命体征的变化,保持呼吸道通畅。

3. 在监护病房的患者,要有专人看护,放置床挡,必要时使用保护性约束,防止患者误伤及自伤。

4. 对麻醉恢复期出现躁动的患者,与家属进行沟通,以减轻他们的紧张心理,取得合作。

5. 病情逐渐加重引起的躁动患者,护理人员要及时通知医生,积极消除原发诱因,遵医嘱给予对症处理并加以约束。

6. 对昏迷患者病情逐渐好转而出现的躁动,应经常呼唤患者,并评估意识恢复程度。

7. 加强患者生活护理工作,增加患者舒适感,减少不良因素对患者的刺激。

8. 注意保持病房安静,减少声音对患者的不良刺激。

9. 如患者出现意识模糊或有异常者,护理人员要给患者加用床挡,严密观察,以免躁动时发生坠床。

10. 护理人员对于躁动患者实施保护性约束时,要注意动作轻柔,以免对患者造成损伤,同时要经常观察被约束患者的肢体颜色。

【程序】

立即通知医生 → 寻找躁动原因 → 保持呼吸道通畅 → 密切观察患者病情 → 专人看护 → 实施保护性约束 → 与家属沟通 → 密切观察病情变化 → 加强基础护理 → 保持病房安静 → 及时记录。

十、突然发生猝死应急预案及程序

【应急预案】

1. 值班人员应严格遵守医院及科室各项规章制度,坚守岗位,定时巡视患者,尤其对新患者、重患者应按要求巡视,及早发现病情变化,一旦发生病情变化尽快采取抢救措施。

2. 急救物品做到“四固定”,班班清点,同时检查急救物品性能,完好率达到100%,急用时可随时投入使用。

3. 医护人员应熟练掌握心肺复苏流程,全面了解常用急救仪器性能、使用方法及注意事项。仪器及时充电,防止电池耗尽。

4. 发现患者在病房内猝死,应迅速做出准确判断,第一发现者不要离开患者,应立即进行心脏按压、人工呼吸等急救措施,同时请旁边的患者或家属帮助呼叫其他医务人员。

5. 其他医务人员到达后,立即根据患者情况,依据本科室的心肺复苏抢救程序配合医生采取各项抢救措施。

6. 抢救中应注意心、肺、脑复苏,开放静脉通路,必要时开放两条静脉通路。

7. 发现患者在走廊、厕所等病房以外的环境发生猝死,迅速做出正确判断后,立即就地抢救,行胸外心脏按压、人工呼吸等急救措施,同时请旁边的患者或家属帮助呼叫其他医务人员。

8. 其他医务人员到达后, 根据患者情况按心肺复苏抢救流程迅速采取心肺复苏,及时将患者搬至病床上,搬运过程中不可间断抢救。

9. 在抢救中,应注意随时清理环境,合理安排呼吸机、除颤仪、急救车等各种仪器的摆放位置,腾出空间,利于抢救。

10. 参加抢救的各位人员应注意互相密切配合,有条不紊,严格查对,及时做好各项记录;并认真做好与家属的沟通、安慰等心理护理工作。

11. 按《医疗事故处理条例》规定,在抢救结束后 6h 内,据实、准确地记录抢救过程。

12. 抢救无效死亡,协助家属将尸体运走,向医务处或总值班汇报抢救过程结果;在抢救过程中,要注意对同室患者进行安慰。

【程序】

防范措施到位 → 猝死后立即抢救 → 通知医生 → 继续抢救 → 告知家属 → 记录抢救过程。

十一、停电和突然停电的应急预案及程序

【应急预案】

1. 通知停电后,立即做好停电准备,备好应急灯、手电、蜡烛(吸氧患者勿用)等;如有抢救患者使用动力电器时,需找替代的方法。

2. 突然停电后,立即使用抢救患者机器运转的动力方法,维持抢救工作,开启应急灯或点燃蜡烛照明灯。

3. 与电力维修科联系,查询停电原因,尽早排除故障,或开启应急发电系统。

4. 加强巡视病房,安抚患者,同时注意防火、防盗。

【程序】

接到停电通知 → 备好应急灯 → 准备动力电器的应急方案

突然停电后 → 采取措施保证抢救仪器的运转 → 开启应急灯 → 与电力维修科联系 → 查询停电原因 → 加强巡视病房 → 安抚患者→ 防火、防盗。

十二、使用呼吸机过程中突遇断电的应急预案及程序

【应急预案】

1. 值班护士应熟知本病房、本班次使用呼吸机患者的病情。

2. 住院患者使用呼吸机过程中,如果突然遇到意外停电、跳闸等紧急情况时,医护人员应采取补救措施,以保护患者使用呼吸机的安全。

3. 部分呼吸机本身带有蓄电池,在平时应定期充电,使蓄电池始终处于饱和状态,以保证在出现突发情况时能正常运行。护理人员应定期检测呼吸机蓄电池充电情况及呼吸机能否正常工作,并严密观察患者生命体征有无变化。

4. 呼吸机不能正常工作时,护士应立即停止应用呼吸机,迅速使用简易呼吸器,并用人工气囊辅助通气;如果患者自主呼吸良好,则给予鼻导管吸氧;严密观察患者的呼吸、面色、意识等情况。

5. 突然断电时,护士应立即携带简易呼吸器到患者床前,同时通知值班医生,观察患者面色、呼吸、意识及呼吸机情况。

6. 立即与有关部门联系:总务科、医院办公室、医务处、护理部、医院总值班等,迅速采取各种措施,尽快恢复通电。

7. 停电期间,本病区医生、护士不得离开患者,以便随时处理紧急情况。

8. 遵医嘱给予患者药物治疗,根据患者情况调整呼吸机参数。来电后,重新将呼吸机与患者呼吸道连接。

9. 护理人员将停电经过及患者生命体征准确记录于护理记录单中。

【程序】

突然断电 → 使用简易呼吸器 → 通知值班医生 → 调整患者呼吸 → 观察病情变化 → 立即联系有关部门 → 尽快恢复通电 → 随时处理紧急情况 → 遵医嘱给药 → 来电后重新调整、应用呼吸机 → 准确记录。

十三、失窃的应急预案及程序

【应急预案】

1. 及时向患者介绍住院须知、安全知识,保管好贵重物品及现金。

2. 加强巡视,做好安全工作,随手带门,经常检查门窗。

3. 维持好病房秩序,对可疑人员进行询问。

4. 一旦发生失窃,做好现场保护工作。

5. 通知保卫科或者总值班,协助做好侦破工作。

【程序】

向患者介绍安全防范知识 → 保管好贵重物品及现金 → 做好安全工作 → 对可疑人员进行询问 → 发生失窃 → 做好现场保护工作 → 通知保卫科或者总值班 → 协助做好侦破工作。

十四、消防紧急疏散患者应急预案及程序

【应急预案】

1. 做好病房安全管理工作,经常检查库房、电源及线路。住院患者不允许私用电器,发现隐患及时通知有关科室,消除隐患。

2. 发现火情后,护理人员要保持清醒的头脑,冷静面对。当班护士和主管医生要立即组织好患者,并立即通知保卫科或总值班,紧急报警。

3. 立即呼叫周围人员并组织灭火,同时报告科主任、护士长。

4. 根据火势,组织人员用灭火器、自来水等灭火工具积极扑救。

5. 发现火势无法扑救时,马上拨打"119"报警,并告知准确方位。

6. 开放安全通道,将患者撤离疏散到安全地带,注意稳定患者情绪,保证患者安全,防止拥挤发生意外。如火灾发生在白天:轻病人服从安排成批撤离;重病人由主管医生、责任护士负责,接好各种抢救设备如:氧气袋、呼吸机、监护仪等,并将病人安置于平车或轮椅上,由专人护送撤离;如火灾发生在夜间:值班护士应及时上报,在院方安排人员来临之前,先指挥病人撤离,然后服从院方统一安排。

7. 尽可能切断电源、撤除易燃易爆物品并抢救贵重仪器及重要科技资料。

8. 组织患者撤离时,不要乘坐电梯,应走安全通道。

9. 若大火或烟雾已封锁前后出口,应退守病房,用毛巾、被子等堵塞门缝,并泼水降温,等待消防队员前来营救。

10. 所有人员立即用湿毛巾、湿口罩或湿纱布罩住口鼻,防止窒息。

【程序】

做好病房安全管理 → 消除隐患 → 紧急疏散患者 → 立即通知保卫科或总值班 → 积极扑救 → 尽快撤出易燃易爆物品 → 积极抢救贵重物品、设备和科技资料 → 火情无法扑救立即拨打"119" → 告知准确方位。

十五、处理医疗投诉及纠纷的应急预案及程序

【应急预案】

1. 医疗投诉发生后,科室应立即向主管部门报告。隐匿不报者,将承担可能引起的一切后果。

2. 由医疗问题所致的纠纷,科室应先调查,迅速采取积极有效的处理措施,控制事态,争取科内解决,防止矛盾激化,并接待纠纷患者及家属,认真听取患者及家属的意见,针对其意见解释有关问题,如果患者能够接受,投诉处理到此终止。

3. 主管部门接到科室报告或家属投诉后,应立即向当事科室了解情况,与科主任共同协商解决办法,如果患者能够接受,投诉处理到此终止。如果患者不能接受,请患者就问题的认识和要求提供书面的材料;然后,找有关责任人调查了解事件的详情,提出解决问题的方案,并向分管副院长汇报,与患者协商处理意见,如患者接受,处理到此终止。

4. 对主管部门已接待,但仍无法解决的医疗纠纷,建议患者或家属按法定程序进行医疗鉴定。当事科室在一周内备齐所需病案摘要、原始病案、有关资料及科室意见。

5. 当事科室指定专人出席医疗事故鉴定会。

6. 患者及家属向法院起诉后,当事科室指定专人和律师代表医院出庭,必要时职能部门陪同。

7. 医疗主管部门根据医疗纠纷的性质对科室和个人提出行政处理意见,并提请院办公会决定。

【程序】

向主管部门报告 → 科室调查处理 → 主管部门 → 当事科室了解情况 → 协商解决 → 患者不能接受 → 向分管副院长汇报 → 仍无法解决时 → 医疗鉴定 → 出席医疗事故鉴定会 → 医疗主管部门提出处理意见 → 院办公会决定。

十六、吸氧过程中中心吸氧装置出现故障的应急预案及程序

【应急预案】

1. 立即打开备用氧气袋,试好流量,连接吸氧管,继续为患者吸氧,并向患者家属做好解释及安慰工作。

2. 必要时将备用氧气筒装置推至床旁,给予吸氧。

3. 应用过程中密切观察患者缺氧有无改善以及其他病情变化。

4. 通知设备维修科进行维修。

【程序】

备用氧气袋接吸氧管 → 继续吸氧 → 或接备用氧气筒 → 观察病情 → 通知维修。

十七、吸痰过程中中心吸引装置出现故障的应急预案及程序

【应急预案】

1. 先分离吸痰管与中心吸引装置,然后用注射器连接吸痰管吸痰,并向患者家属做好解释与安慰工作。

2. 如注射器抽吸效果不佳,连接备用吸痰器如旁边电动吸引器(或洗胃机)进行吸引。

3. 密切观察患者呼吸道分泌物情况,必要时再次吸引。

4. 立即通知设备维修科进行维修。

【程序】

分离吸痰管 → 接注射器抽吸 → 接备用吸痰器 → 密切观察病情→ 通知维修。

十八、患者发生空气栓塞的应急抢救预案及程序

【风险预案】

1. 输液前要排尽空气,输液过程中,值班护士要及时巡视密切观察,及时更换液体,以免空气进入静脉形成栓塞。

2. 当发现空气进入体内时,立即关住静脉管路,阻止空气进一步进入。

3. 让患者处于头低足高左侧卧位,使空气进入右心室,避开肺动脉入口,由于心脏的跳动,空气被混成泡沫,分次小量进入肺动脉内,同时通知医生,配合医生做好应急处理。

4. 立刻给患者吸纯氧,有条件者可行高压氧治疗。

5. 如有脑性抽搐遵医嘱可应用安定,也可应用激素减少脑水肿、应用肝素和小分子右旋糖酐改善微循环。

6. 患者病情稳定后,详细、据实的记录空气进入原因、空气量及抢救处理过程。

7. 继续观察并记录,直至证明患者完全脱离危险为止。

【程序】

发生空气栓塞→ 立即夹住静脉通路 → 头低足高左侧卧位 → 通知医生 → 吸氧或高压氧 → 药物治疗 → 观察生命体征 → 告知家属 → 记录原因及抢救过程 → 继续观察。

十九、急性喉阻塞的应急预案及程序

【应急预案】

1. 明确诊断后,立即使患者半坐卧位,持续吸氧,如出现呼吸性碱中毒时,要间歇性小流量给氧。密切观察患者面色、呼吸、神志情况,并请旁边的人员帮助呼叫医生。

2. 建立静脉通道,立即给予雾化吸入,尽早使用糖皮质激素,减轻局部水肿。

3. 患者出现烦躁不安,情绪不稳。应立即遵医嘱使用镇静剂,但禁用吗啡,并使用抗生素,以控制感染。

4. 明确病因,根据不同病因,做不同处理,如因异物引起,立即行手术取出异物,护理人员应准备好抢救物品及用品,如气管切开包、吸引器等。

5. 患者在手术期间,病房护士应准备好负压吸引用品、吸氧装置、心电监护设施。准备病房单元,迎接手术患者。

6. 手术后,返回病房,安置于准备好的安静病房,给予持续吸氧,监测患者生命体征,及时吸出呼吸道内分泌物,遵医嘱给予抗生素药物治疗。

7. 如患者行气管切开,床旁桌上备好抢救设备(气管切开包、无影灯、吸引器等)。

8. 护理人员应严密观察患者生命体征、神志,特别注意气管切开后的呼吸情况,如有呼吸困难,立即拔除内套管后吸痰,观察患者血氧饱和度及呼吸困难程度有无改善,四肢、口唇有无青紫。

9. 若患者为气管切开,应固定好外套管,并确定牢固,在管口覆盖无菌生理盐水浸湿的纱布,保持内管通畅,及时吸痰,如痰液黏稠,阻塞呼吸道不易吸出,可给予雾化吸入或气管内持续滴药。

10. 患者病情平稳,神志清楚,生命体征稳定后,护理人员还应:

(1)严密观察有无出血、感染、皮下气肿、纵隔气肿、气管食管瘘等并发症的发生。

(2)安慰患者和家属,给患者提供心理护理服务,并教会患者与护士及家人交流的各种方式。

(3)根据《医疗事故处理条例》规定,在抢救结束后 6 h 内,据实准确地记录抢救过程。

11. 待病情完全平稳后,向患者详细了解具体原因,制定有效的预防措施,并交待注意事项,常规做好气管切开术后的护理。

【程序】

立即抢救 → 通知医生 → 继续抢救 → 手术 → 观察生命体征 → 及时清理呼吸道分泌物 → 气管切开护理 → 记录救治过程。

二十、紧急封存患者病历的应急预案及程序

【应急预案】

1. 当出现纠纷和医疗争议,患者及家属要求封存病历时,病房要保管好病历,以免丢失。

2. 及时准确记录患者的病情变化、治疗及护理情况

3. 备齐所有有关患者的病历资料。

4. 迅速与科领导、医务处(晚间及节假日与院总值班)联系。

【程序】

患者及家属要求封存病历 → 保管好病历 → 及时准确记录 →备齐病历资料 → 迅速与医务处或总值班联系。

二十一、患者有自杀倾向的应急预案及程序

【应急预案】

1. 发现患者有自杀念头时,应立即通知主管医生或值班医生,及时向科主任及护士长汇报。

2. 做好必要的防范措施,包括没收锐利的物品,锁好门窗,防止意外。

3. 通知患者家属,要求 24h 陪护,拒绝家属离开患者的要求,家属如需要离开患者时应通知值班的护理人员及医生。

4. 详细交接班,及时巡回,同时多关心患者,随时准确掌握患者的心理状态,帮助患者树立战胜疾病的信心和生活的勇气。

【程序】

患者有自杀倾向时 → 立即通知主管医生及护士长 → 通知科主任 → 做好防护措施 → 通知家属 24h 陪护 → 准确掌握患者情况及心理状态。

二十二、遭遇暴徒的应急预案及程序

【应急预案】

1. 做好病房安全管理工作,夜间病区门上锁。

2. 遭遇暴徒后,沉着冷静,采取果断措施保护患者及公物,尽量减少不必要的损失,同时注意自我保护。

3. 注意观察暴徒的行为及特征。

4. 设法通知保卫处,通知夜间总值班,由总值班视情况拨打 110。

5. 暴徒逃走,注意走向,为破案提供线索。

【程序】

做好病房安全管理工作 → 遇暴徒,保护患者及公物 → 观察其特征及行为 → 通知总值班 → 提供线索。

二十三、重大意外伤害事故护理急救工作规定

(1)报告制度:凡遇到重大、复杂、批量、紧急抢救的突发事件,当班护士应及时向病区护士长、科护士长及护理部报告;夜间及节假日向总值班报告。护理部在接到重大急救报告后,除积极组织人力实施救护工作外,还应立即向分管院长报告,逐级上报卫生局。

(2)对重大急救工作,开辟绿色通道,优先处理。

(3)启动护理急救小分队和护理急救梯队。

(4)重大意外伤害急救程序。

1. 院内急救程序

（1）伤病员来院后，首先由急诊科护士做好应急处理。

（2）严格执行报告制度。

（3）急诊科护士人力不足时，由护理部或总值班调集相关科室护士参加急救工作。

（4）由医务处、护理部或总值班负责组织、协调患者的急救、转科等工作。

（5）门诊患者、住院患者突发意外情况时，所在科室或就近科室应就地进行抢救，并迅速通知急诊科医护人员前往参加急救或将患者转至急诊科进一步抢救，同时报告医务处、护理部协助组织抢救。

2. 院外救援程序

（1）接到院外救援通知的单位（院办、医务处、护理部、行政总值班）立即组织协调。需要护士时，呼叫护理急救小组第一梯队人员到急诊科待命。

（2）严格执行报告制度。

（3）护理部根据上级指示组建第二救援小分队。

二十四、病房发现传染病患者时的应急程序及程序

【应急预案】

1. 发现甲类或乙类传染病，在第一时间内通知上级领导及有关部门（医务处、护理部、院感染办公室等），及时填写传染病报告单。

2. 根据传染源的性质，立即采取相应的隔离措施。

3. 保护病室其他患者。

4. 患者使用的物品严格按消毒隔离要求处理。

5. 患者出院、转出后，应按传染源性质进行严格的终末消毒。

【程序】

发现传染病患者时 → 立即通知上级领导及有关部门 → 采取隔离措施 → 保护同病室患者 → 患者使用的物品进行消毒隔离处理 → 患者出院后严格终末消毒

二十五、住院患者发生误吸时的应急预案及程序

【应急预案】

1. 患者发生误吸时，护理人员应立即通知医生配合进行抢救处理。

2. 根据患者的意识及配合情况，选择合理迅速的抢救方式。当患者神志清醒时，取站立位身体前倾，医护人员一手抱住上腹部，另一手拍背；当患者处于昏迷状态时，患者应取仰卧位，头偏向一侧，医护人员按压腹部，同时行负压吸引，快速吸出患者口鼻及呼吸道内吸入的异物；也可让患者处于俯卧位，医护人员进行拍背。

3. 其他医护人员应迅速备好生理盐水、开口器、舌钳、喉镜、气管插管等抢救用物。

4. 抢救过程中应密切观察患者意识、呼吸、面色等情况，遵医嘱及时给药。

5. 当患者出现神志不清、呼吸、心跳骤停时，应立即配合医生：行胸外心脏按压、人工呼吸、心电监护等抢救措施;遵医嘱及早采取脑复苏:予冰帽以保护脑细胞,使用脑细胞活性剂脱水剂等药物。

6. 严密观察患者生命体征、神志和瞳孔变化,及时做好护理记录。

7. 患者病情好转后,护理人员应给患者以下:

(1)保持口腔清洁,整理床单元,更换床单及衣物。

(2)安慰患者及家属,给予患者心理支持,消除紧张情绪。

(3)按《医疗事故处理条例》规定,在抢救结束后 6 小时内,据实、准确的记录抢救过程。

(4)待患者病情完全平稳后,向患者详细了解发生误吸的原因,制定有效的防范措施,并加强宣教,防止再发生类似情况。

【程序】

发生误吸→立即清理呼吸道分泌物→通知医生→配合抢救→密切观察生命体征→遵医嘱给药→告知家属→记录抢救过程。

二十六、管道脱落的护理应急预案及程序

【防范措施】

1. 对意识不清,躁动病人,麻醉复苏病人应有专人守护,用约束带适当约束四肢,防止病人自行将导管抓脱。

2. 观察引流管是否在皮肤上加固缝扎,引流管长短适宜并妥善固定。

3. 向病人说明置管的目的和重要性,告诉病人保护导管的方法,脱衣或活动时要特别小心,防止脱出。

4. 翻身活动,转运病人时防止病人导管脱落,必要时注意将引流管松开。

5. 对不能讲话的病人,建立文字、图表、手势等沟通卡片,示意导管的重要性以取得配合。

6. 气管插管病人欲拔管时,向病人说明拔管的危险性及适应的方法,并严加看护。避免人机对抗,吸痰方法正确、及时。移动病人时尽量将气管插管与呼吸机脱开。

7. 脑室引流管除导管固定牢固外,在头部加戴网罩。

8. 置胃管病人固定方法为:将胶带剪成"人"字型,使用高举平台法,将胃管固定于鼻翼两侧,另一端将胶带剪成"工"字型,固定于耳廓处。记录胃管的深度,移动病人时将胃管固定于衣领上。

9. 胸腔引流管置于病人上臂下,妥善固定,避免被手抓到。协助病人翻身活动时注意管道长度,用手适当提高胸管并适当安置。搬运病人时为防止导管脱出,应用两把血管钳夹住胸管,水封瓶置于病人双膝间。

10. 严密观察病人情况作好护理记录。

【应急预案】

1. 病人发生气管导管脱落时立即行简易呼吸气囊辅助通气。

2. 严密观察气管导管脱落患者血氧饱和度、有无紫绀及舌根后坠。协助患者头后仰位托起下颌,垫高肩部,保持呼吸道通畅。

3. 胸腔闭式引流管若一旦发生导管脱落,迅速用手掌封住胸壁口,紧急呼叫其他医务人员行进一步处理。

4. 腹部管道脱落患者应立即用无菌纱布覆盖引流口,同时通知医生并配合迅速处理。

5. 病人发生静脉导管脱落时立即用无菌纱布按压局部。

6. 填写不良事件报表,上报护理部。

【程序】

各种引流管脱落→立即通知医生→密切观察生命体征→配合处理→严密观察病情变化→心理护理,安抚患者→记录过程,加强交接班→填写不良事件报表→上报护理部。

二十七、电除颤术(非同步)操作应急预案

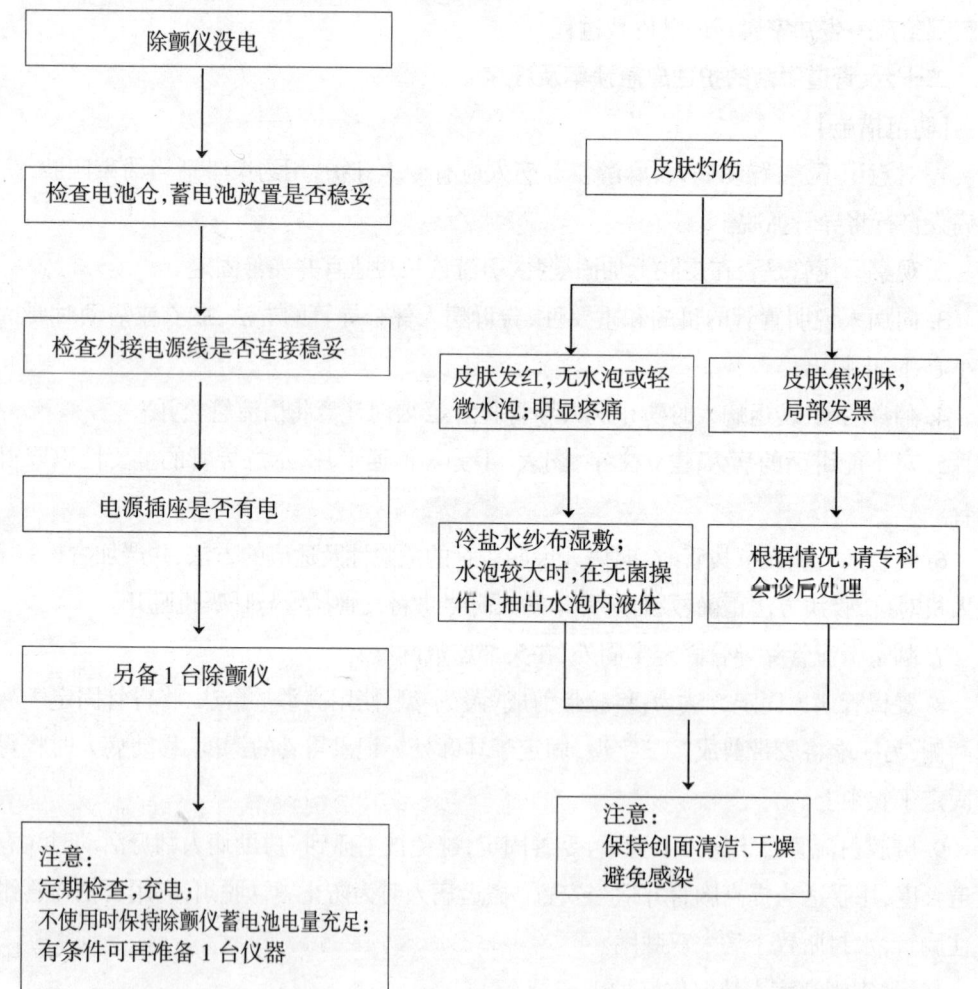

第二节　临床护理公共事件应急流程

一、护理缺陷处理流程

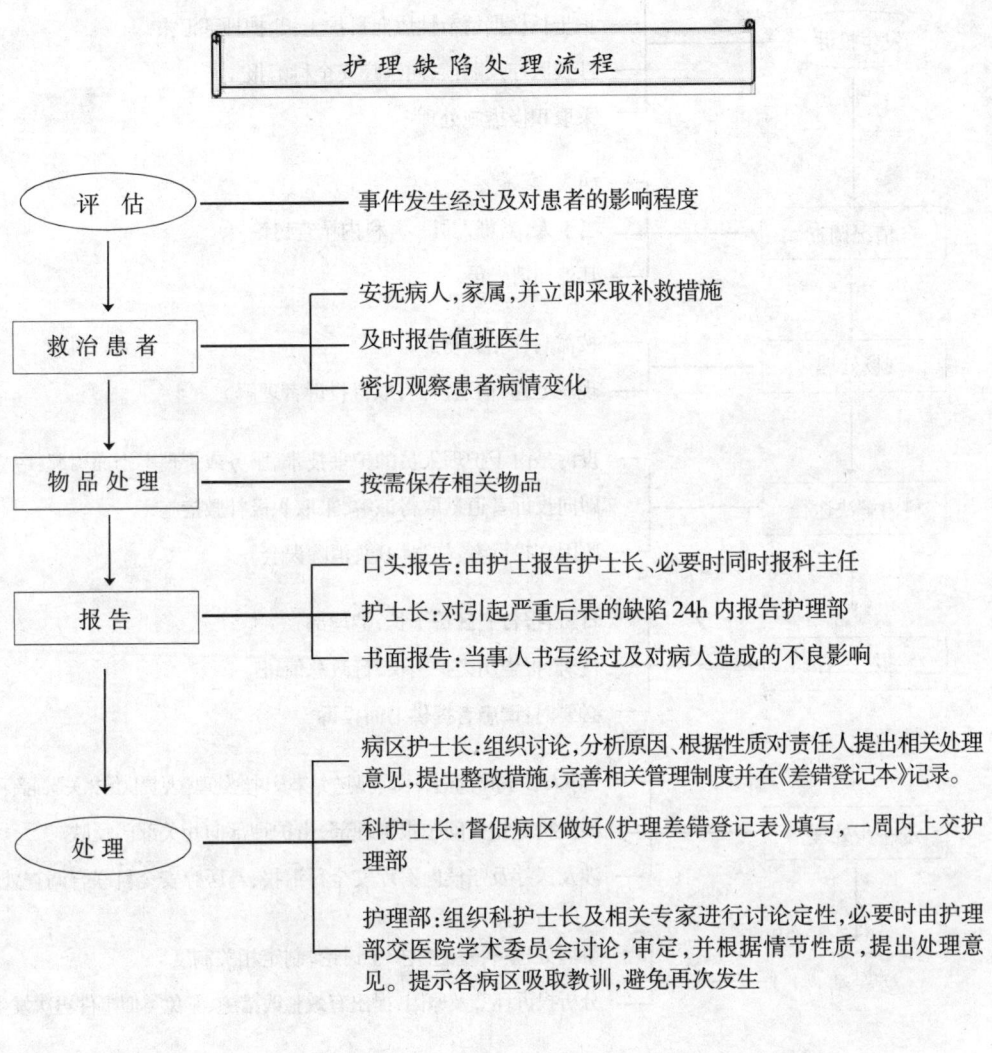

护理缺陷处理流程

评 估 —— 事件发生经过及对患者的影响程度

救治患者 —— 安抚病人,家属,并立即采取补救措施
—— 及时报告值班医生
—— 密切观察患者病情变化

物品处理 —— 按需保存相关物品

报 告 —— 口头报告:由护士报告护士长、必要时同时报科主任
—— 护士长:对引起严重后果的缺陷24h内报告护理部
—— 书面报告:当事人书写经过及对病人造成的不良影响

处 理 —— 病区护士长:组织讨论,分析原因,根据性质对责任人提出相关处理意见,提出整改措施,完善相关管理制度并在《差错登记本》记录。
—— 科护士长:督促病区做好《护理差错登记表》填写,一周内上交护理部
—— 护理部:组织科护士长及相关专家进行讨论定性,必要时由护理部交医院学术委员会讨论,审定,并根据情节性质,提出处理意见。提示各病区吸取教训,避免再次发生

备 注　缺陷对患者的影响是否有因果关系,重度缺陷:对病人造成严重不良影响。中度缺陷:对病人造成一定不良影响。轻度缺陷:对病人尚未造成不良影响

二、护理投诉处理流程

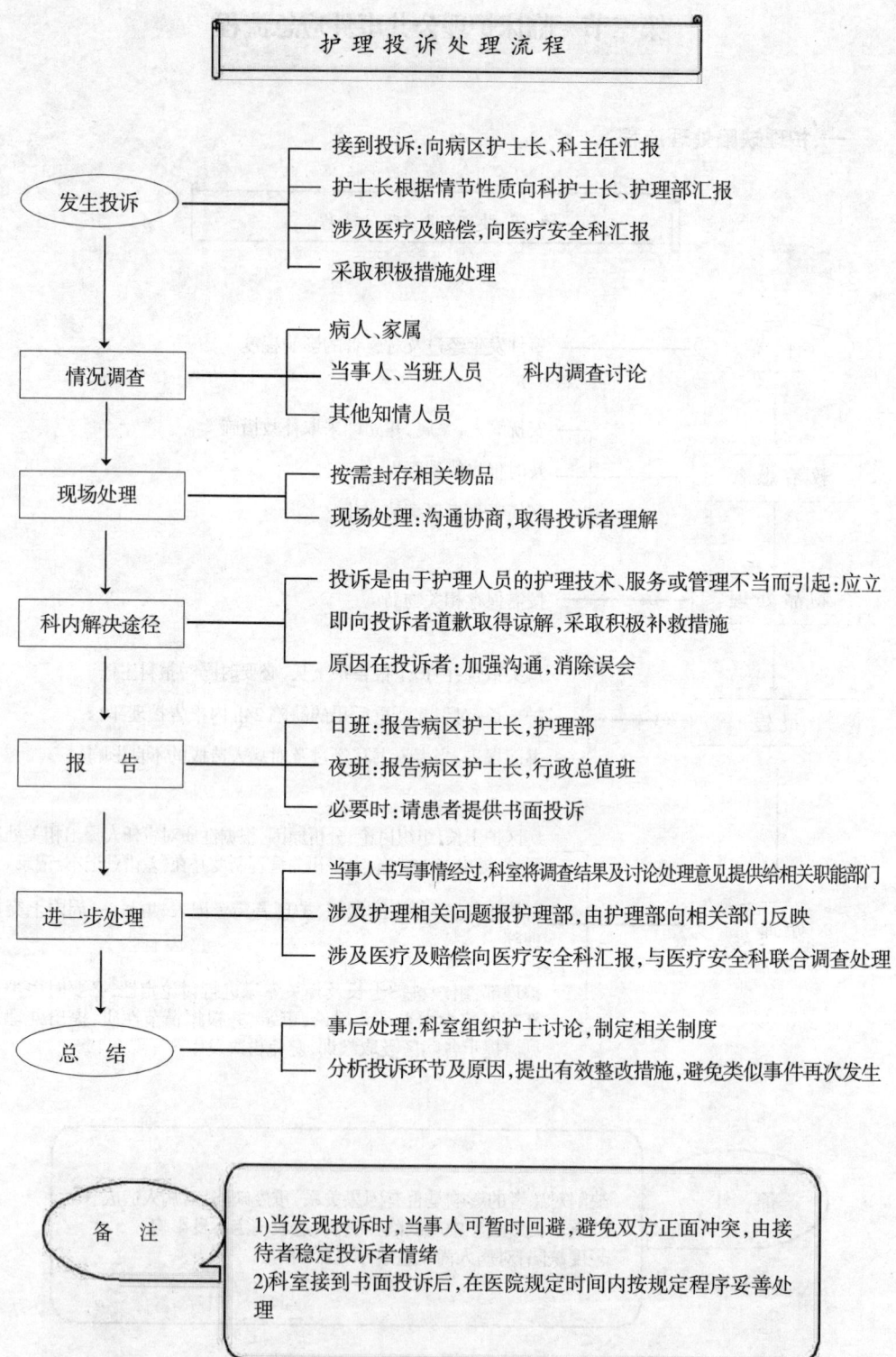

护 理 投 诉 处 理 流 程

发生投诉
— 接到投诉:向病区护士长、科主任汇报
— 护士长根据情节性质向科护士长、护理部汇报
— 涉及医疗及赔偿,向医疗安全科汇报
— 采取积极措施处理

情况调查
— 病人、家属
— 当事人、当班人员　　科内调查讨论
— 其他知情人员

现场处理
— 按需封存相关物品
— 现场处理:沟通协商,取得投诉者理解

科内解决途径
— 投诉是由于护理人员的护理技术、服务或管理不当而引起:应立即向投诉者道歉取得谅解,采取积极补救措施
— 原因在投诉者:加强沟通,消除误会

报　　告
— 日班:报告病区护士长,护理部
— 夜班:报告病区护士长,行政总值班
— 必要时:请患者提供书面投诉

进一步处理
— 当事人书写事情经过,科室将调查结果及讨论处理意见提供给相关职能部门
— 涉及护理相关问题报护理部,由护理部向相关部门反映
— 涉及医疗及赔偿向医疗安全科汇报,与医疗安全科联合调查处理

总　　结
— 事后处理:科室组织护士讨论,制定相关制度
— 分析投诉环节及原因,提出有效整改措施,避免类似事件再次发生

备　　注
1)当发现投诉时,当事人可暂时回避,避免双方正面冲突,由接待者稳定投诉者情绪
2)科室接到书面投诉后,在医院规定时间内按规定程序妥善处理

三、封存病历流程

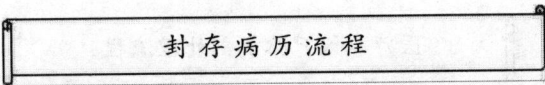

封 存 病 历 流 程

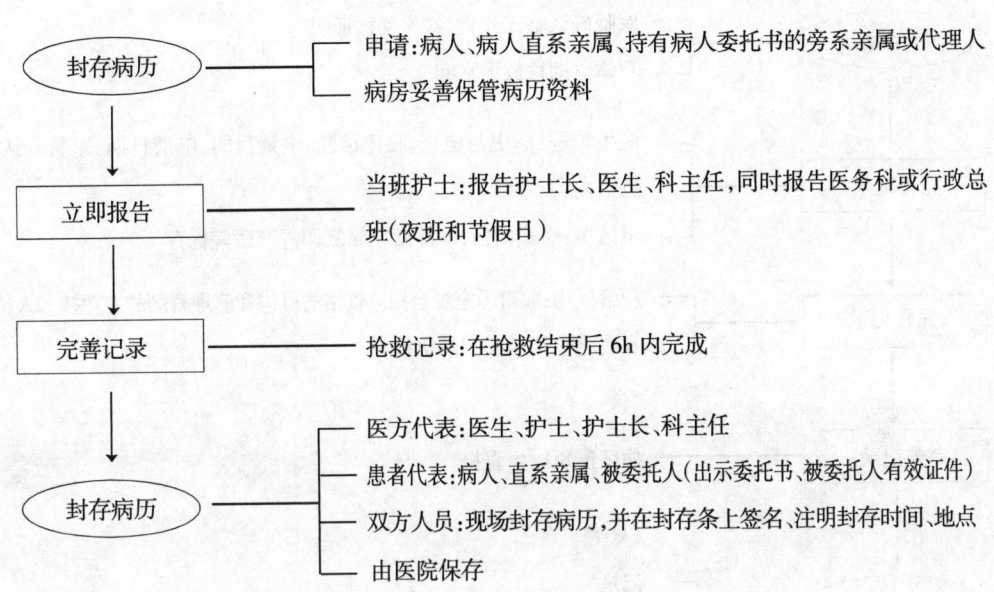

封存病历 —— 申请:病人、病人直系亲属、持有病人委托书的旁系亲属或代理人
病房妥善保管病历资料

↓

立即报告 —— 当班护士:报告护士长、医生、科主任,同时报告医务科或行政总班(夜班和节假日)

↓

完善记录 —— 抢救记录:在抢救结束后 6h 内完成

↓

封存病历 —— 医方代表:医生、护士、护士长、科主任
—— 患者代表:病人、直系亲属、被委托人(出示委托书、被委托人有效证件)
—— 双方人员:现场封存病历,并在封存条上签名、注明封存时间、地点
—— 由医院保存

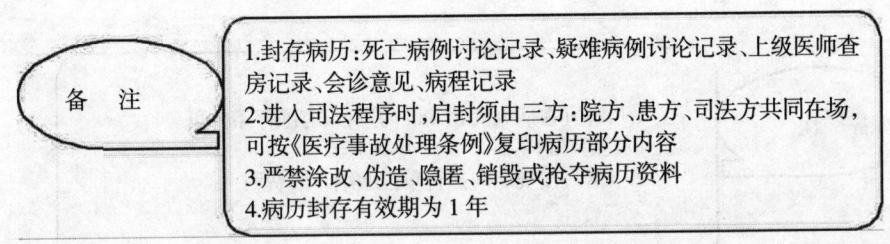

备　注
1.封存病历:死亡病例讨论记录、疑难病例讨论记录、上级医师查房记录、会诊意见、病程记录
2.进入司法程序时,启封须由三方:院方、患方、司法方共同在场,可按《医疗事故处理条例》复印病历部分内容
3.严禁涂改、伪造、隐匿、销毁或抢夺病历资料
4.病历封存有效期为 1 年

四、医疗争议尸体解剖处理流程

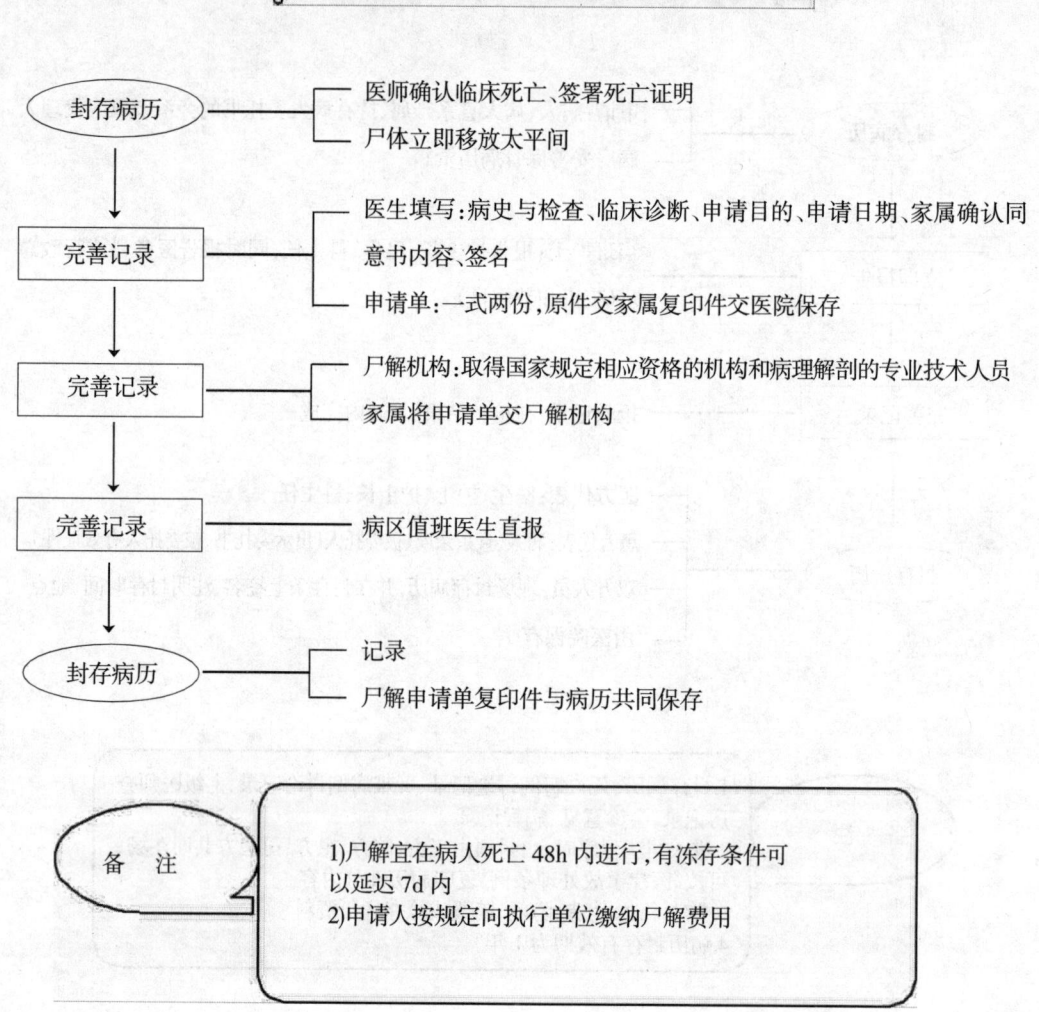

医疗争议尸体解剖处理流程

封存病历 —— 医师确认临床死亡、签署死亡证明
—— 尸体立即移放太平间

完善记录 —— 医生填写:病史与检查、临床诊断、申请目的、申请日期、家属确认同意书内容、签名
—— 申请单:一式两份,原件交家属复印件交医院保存

完善记录 —— 尸解机构:取得国家规定相应资格的机构和病理解剖的专业技术人员
—— 家属将申请单交尸解机构

完善记录 —— 病区值班医生直报

封存病历 —— 记录
—— 尸解申请单复印件与病历共同保存

备 注
1)尸解宜在病人死亡 48h 内进行,有冻存条件可以延迟 7d 内
2)申请人按规定向执行单位缴纳尸解费用

五、药物过敏性休克急救处理流程

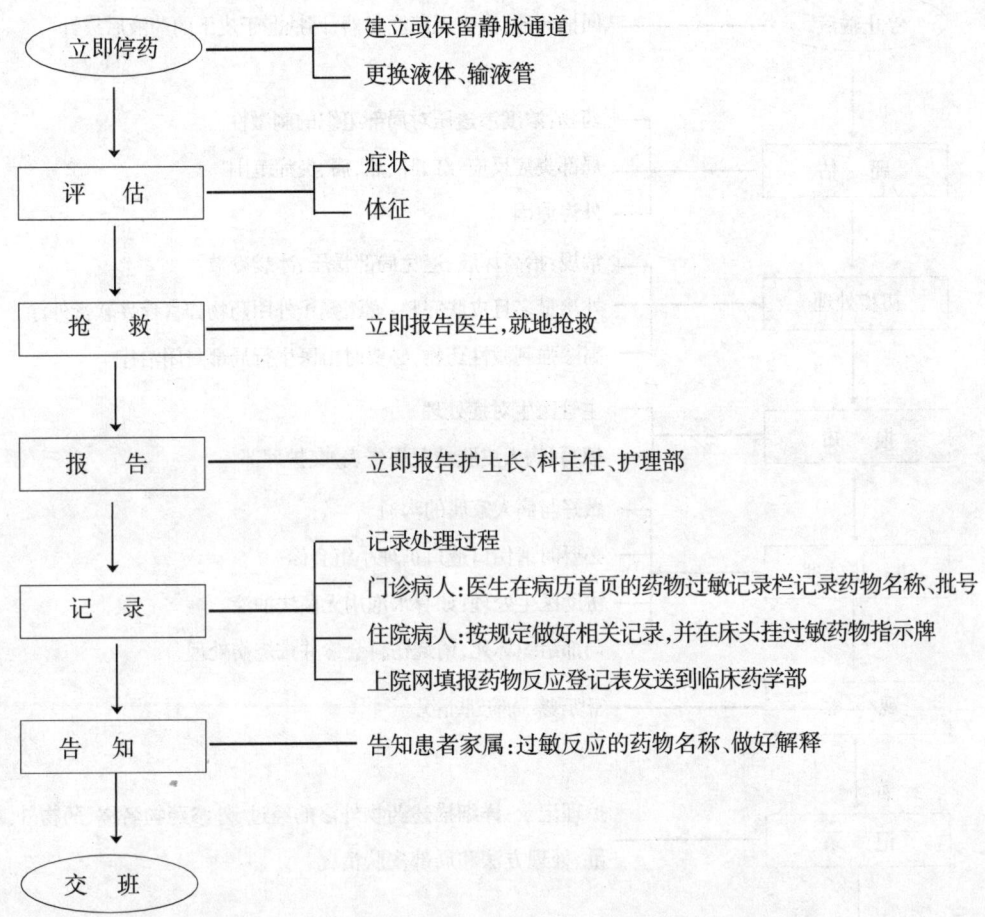

药物过敏性休克急救处理流程

立即停药
— 建立或保留静脉通道
— 更换液体、输液管

评　估
— 症状
— 体征

抢　救
—— 立即报告医生,就地抢救

报　告
—— 立即报告护士长、科主任、护理部

记　录
— 记录处理过程
— 门诊病人:医生在病历首页的药物过敏记录栏记录药物名称、批号
— 住院病人:按规定做好相关记录,并在床头挂过敏药物指示牌
— 上院网填报药物反应登记表发送到临床药学部

告　知
—— 告知患者家属:过敏反应的药物名称、做好解释

交　班

六、药物外渗应急处理流程

药物外渗应急处理流程

停止输液 —— 回抽药液:换接无菌注射器,回抽漏于皮下的药液后拔针

评 估
- 药物:浓度渗透压对局部组织的刺激性
- 局部炎症反应:红、肿、热、痛、炎症范围
- 外渗原因

初步处理
- 常规:抬高坏肢、避免局部受压、冰袋冷敷
- 外渗量多且皮肤完整:遵医嘱予外用药物如喜疗妥软膏外涂
- 高渗强刺激性药物:必要时由医生行局部封闭治疗

报 知
- 主管医生对症处理
- 填写《病人皮肤情况报告表》交护理部

进一步处理
- 做好与病人家属的沟通
- 必要时请伤口造口护理小组会诊
- 协助医生处理:如有水泡用无菌法抽液
- 局部组织坏死,请烧伤科会诊并按烧伤处理

观 察 —— 密切观察局部皮肤情况

记 录 —— 护理记录:详细描述药物外渗的经过、外渗药物名称、药物外渗量、处理方法和局部皮肤情况

床头交接

备 注
1)局部封闭液配制:2%普鲁卡因 1ml+生理盐水 4ml
2)局部冰敷,注意观察,防止冻伤
3)使用化疗药之前先予生理盐水滴注,确保输液通畅、无渗漏后再换化疗药,一旦发现外漏即停止用药,给予冰敷

七、输液(血)反应应急处理流程

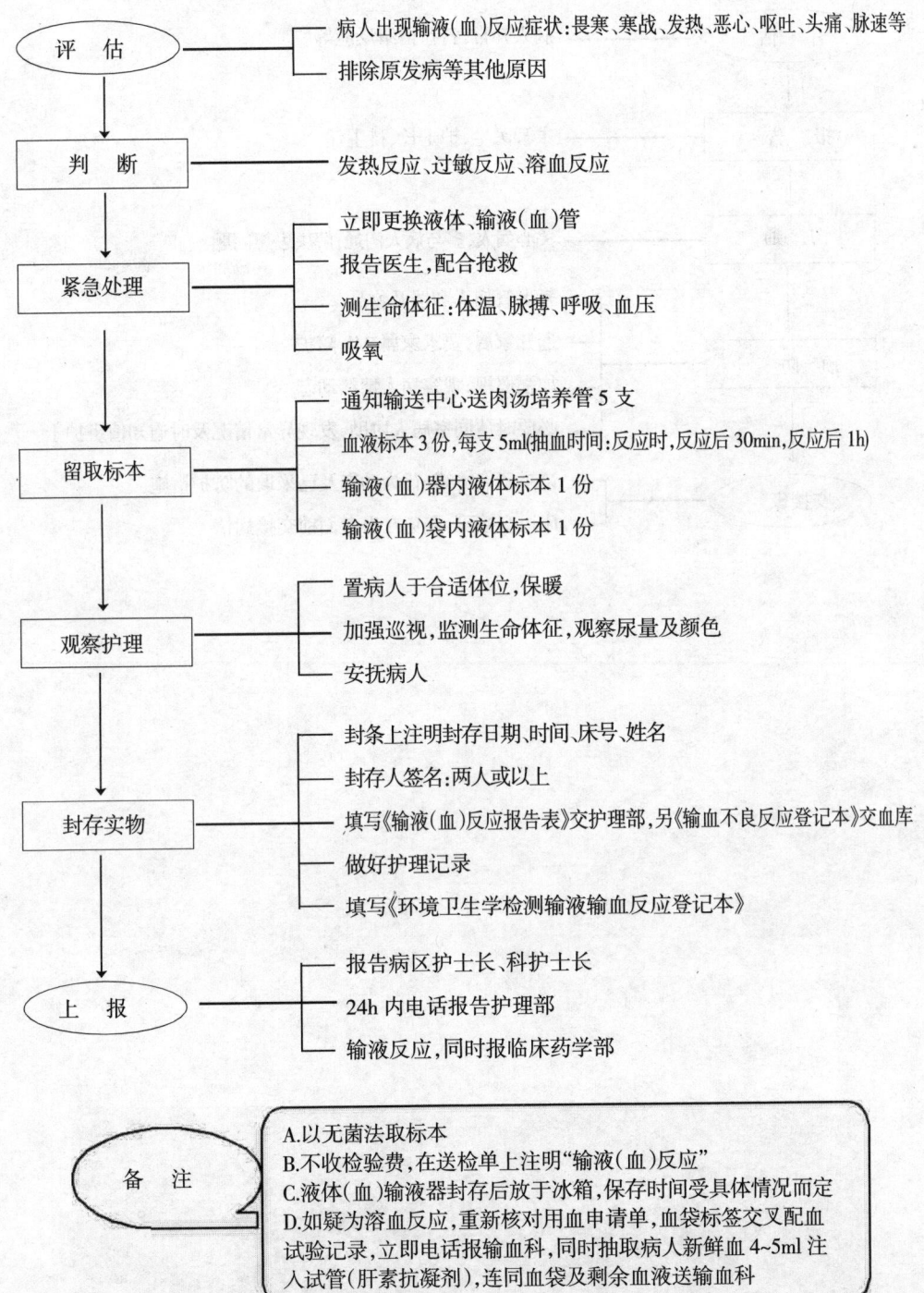

输液(血)反应应急处理流程

评　估
—— 病人出现输液(血)反应症状:畏寒、寒战、发热、恶心、呕吐、头痛、脉速等
—— 排除原发病等其他原因

判　断
—— 发热反应、过敏反应、溶血反应

紧急处理
—— 立即更换液体、输液(血)管
—— 报告医生,配合抢救
—— 测生命体征:体温、脉搏、呼吸、血压
—— 吸氧

留取标本
—— 通知输送中心送肉汤培养管5支
—— 血液标本3份,每支5ml(抽血时间:反应时,反应后30min,反应后1h)
—— 输液(血)器内液体标本1份
—— 输液(血)袋内液体标本1份

观察护理
—— 置病人于合适体位,保暖
—— 加强巡视,监测生命体征,观察尿量及颜色
—— 安抚病人

封存实物
—— 封条上注明封存日期、时间、床号、姓名
—— 封存人签名:两人或以上
—— 填写《输液(血)反应报告表》交护理部,另《输血不良反应登记本》交血库
—— 做好护理记录
—— 填写《环境卫生学检测输液输血反应登记本》

上　报
—— 报告病区护士长、科护士长
—— 24h内电话报告护理部
—— 输液反应,同时报临床药学部

备　注
A.以无菌法取标本
B.不收检验费,在送检单上注明"输液(血)反应"
C.液体(血)输液器封存后放于冰箱,保存时间受具体情况而定
D.如疑为溶血反应,重新核对用血申请单,血袋标签交叉配血试验记录,立即电话报输血科,同时抽取病人新鲜血4~5ml注入试管(肝素抗凝剂),连同血袋及剩余血液送输血科

八、病人有自杀倾向应急处理流程

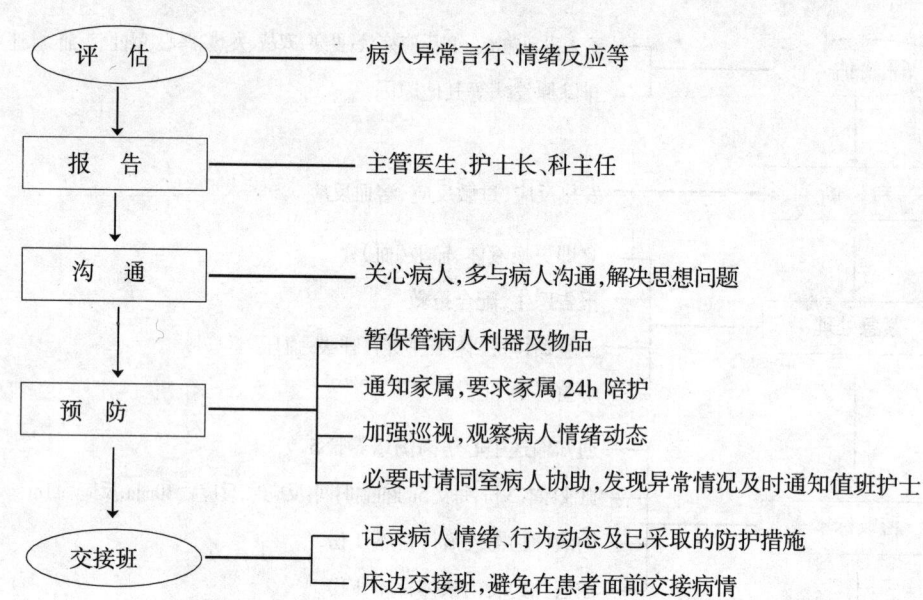

病人有自杀倾向应急处理流程

评　估 —— 病人异常言行、情绪反应等

报　告 —— 主管医生、护士长、科主任

沟　通 —— 关心病人,多与病人沟通,解决思想问题

预　防
- 暂保管病人利器及物品
- 通知家属,要求家属 24h 陪护
- 加强巡视,观察病人情绪动态
- 必要时请同室病人协助,发现异常情况及时通知值班护士

交接班
- 记录病人情绪、行为动态及已采取的防护措施
- 床边交接班,避免在患者面前交接病情

九、病人自杀应急处理流程

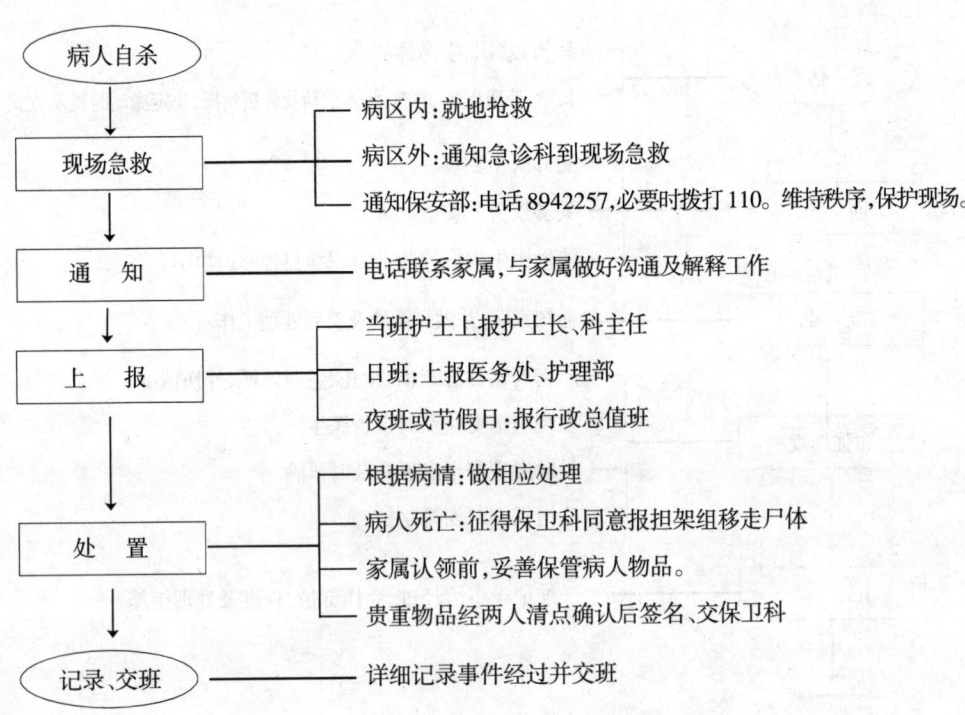

病人自杀应急处理流程

病人自杀

现场急救
— 病区内:就地抢救
— 病区外:通知急诊科到现场急救
— 通知保安部:电话8942257,必要时拨打110。维持秩序,保护现场。

通 知
— 电话联系家属,与家属做好沟通及解释工作

上 报
— 当班护士上报护士长、科主任
— 日班:上报医务处、护理部
— 夜班或节假日:报行政总值班

处 置
— 根据病情:做相应处理
— 病人死亡:征得保卫科同意报担架组移走尸体
— 家属认领前,妥善保管病人物品。
— 贵重物品经两人清点确认后签名、交保卫科

记录、交班
— 详细记录事件经过并交班

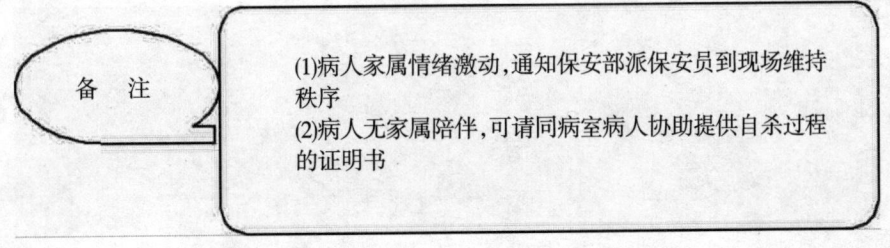

备 注

(1)病人家属情绪激动,通知保安部派保安员到现场维持秩序
(2)病人无家属陪伴,可请同病室病人协助提供自杀过程的证明书

十、病人坠床、跌倒应急处理流程

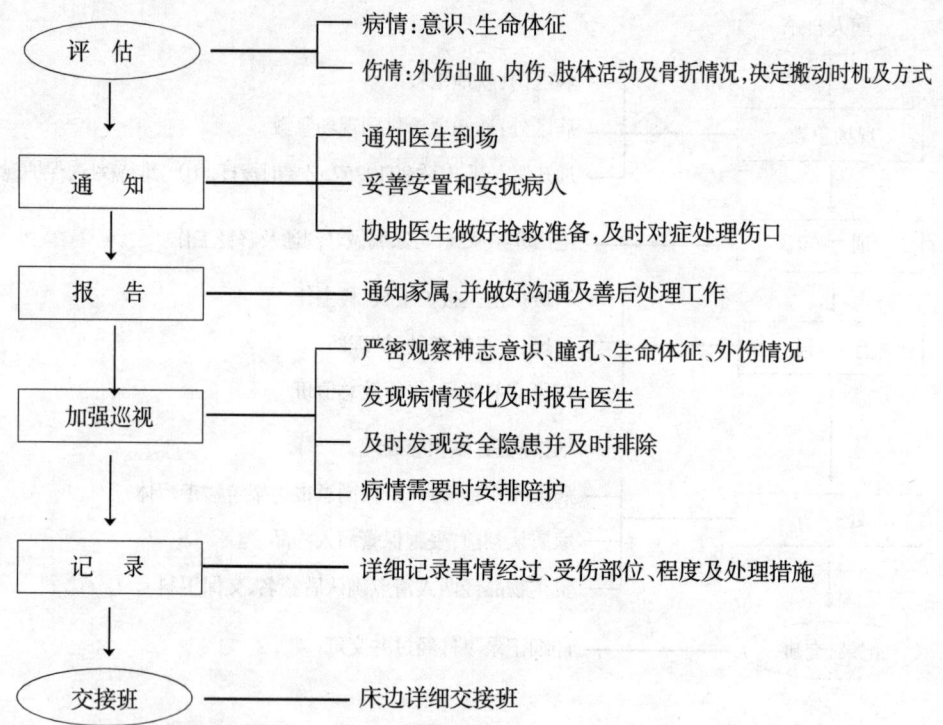

病人坠床、跌倒应急处理流程

评估
— 病情：意识、生命体征
— 伤情：外伤出血、内伤、肢体活动及骨折情况,决定搬动时机及方式

通知
— 通知医生到场
— 妥善安置和安抚病人
— 协助医生做好抢救准备,及时对症处理伤口

报告
— 通知家属,并做好沟通及善后处理工作

加强巡视
— 严密观察神志意识、瞳孔、生命体征、外伤情况
— 发现病情变化及时报告医生
— 及时发现安全隐患并及时排除
— 病情需要时安排陪护

记录
— 详细记录事情经过、受伤部位、程度及处理措施

交接班
— 床边详细交接班

十一、病人误吸应急处理流程

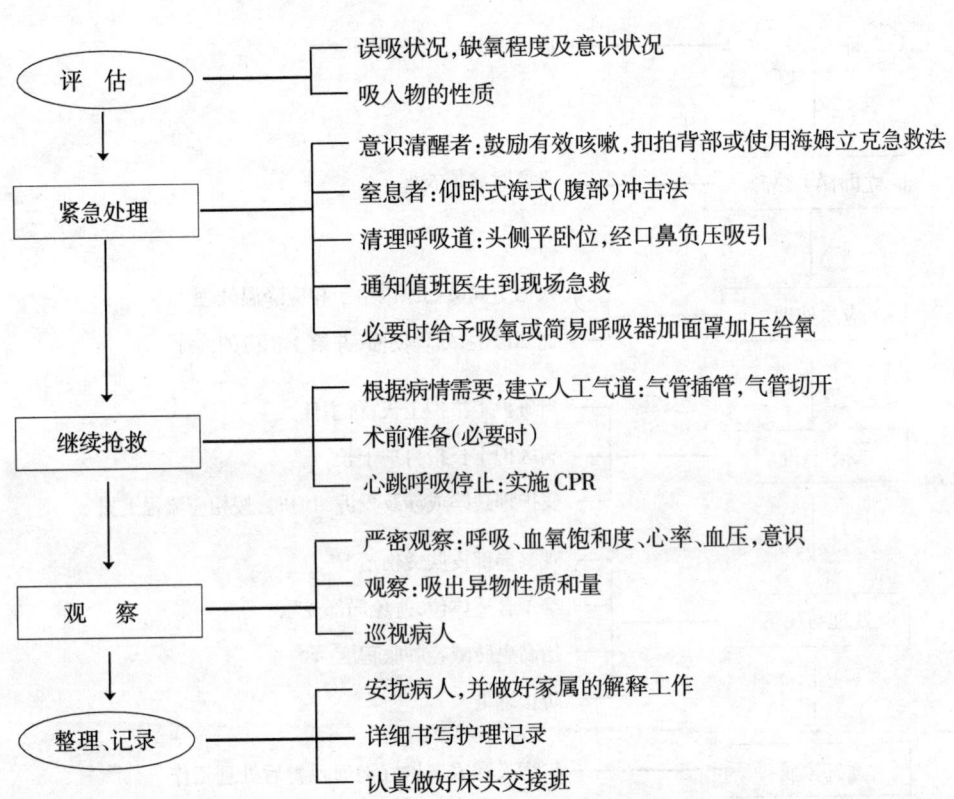

病人误吸应急处理流程

评估
- 误吸状况,缺氧程度及意识状况
- 吸入物的性质

紧急处理
- 意识清醒者:鼓励有效咳嗽,扣拍背部或使用海姆立克急救法
- 窒息者:仰卧式海式(腹部)冲击法
- 清理呼吸道:头侧平卧位,经口鼻负压吸引
- 通知值班医生到现场急救
- 必要时给予吸氧或简易呼吸器加面罩加压给氧

继续抢救
- 根据病情需要,建立人工气道:气管插管,气管切开
- 术前准备(必要时)
- 心跳呼吸停止:实施CPR

观察
- 严密观察:呼吸、血氧饱和度、心率、血压,意识
- 观察:吸出异物性质和量
- 巡视病人

整理、记录
- 安抚病人,并做好家属的解释工作
- 详细书写护理记录
- 认真做好床头交接班

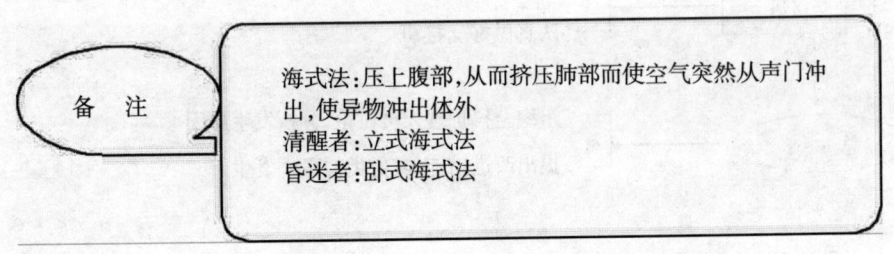

备注
海式法:压上腹部,从而挤压肺部而使空气突然从声门冲出,使异物冲出体外
清醒者:立式海式法
昏迷者:卧式海式法

十二、病人烫伤应急处理流程

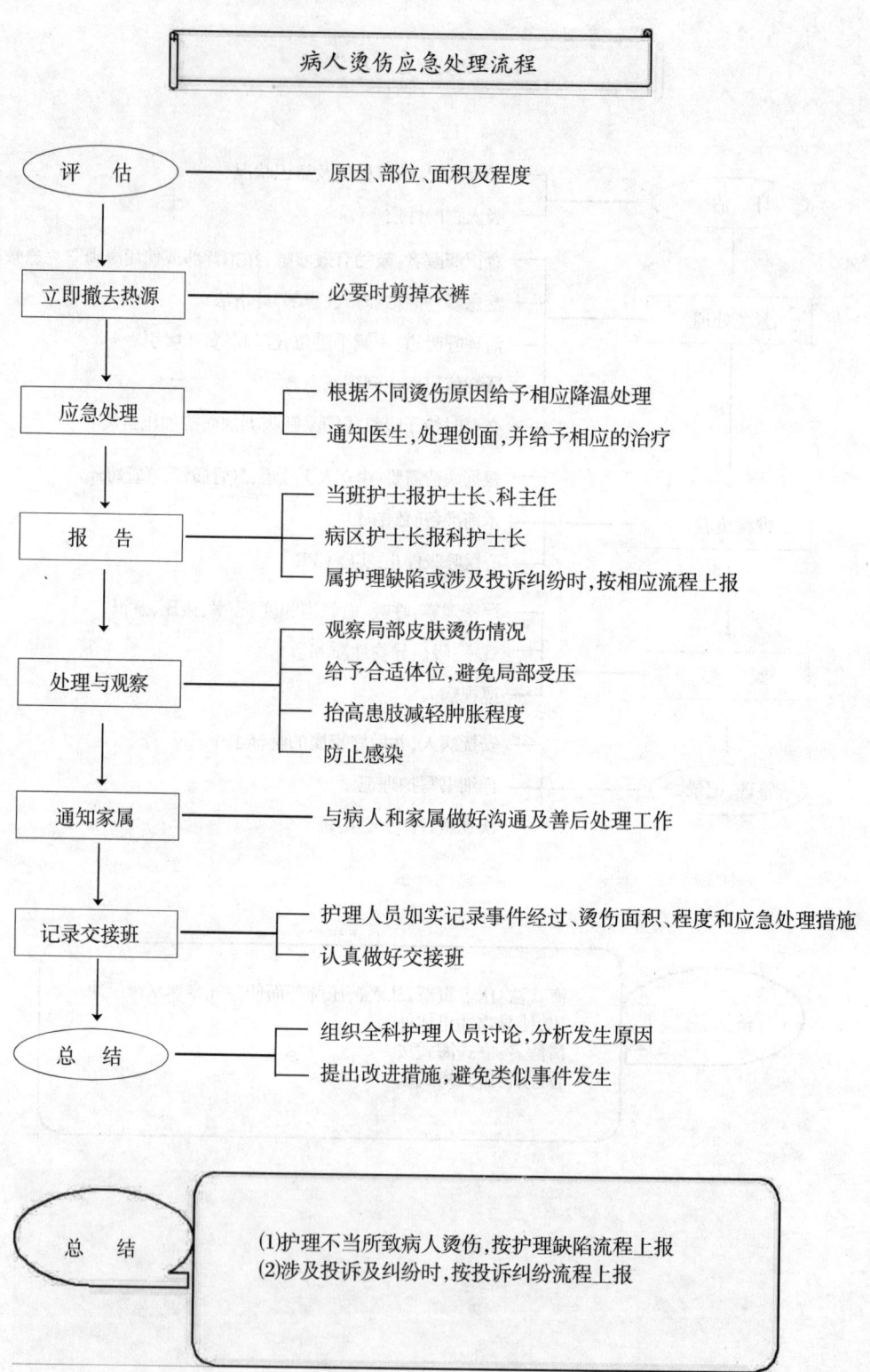

病人烫伤应急处理流程

评　估 —— 原因、部位、面积及程度

立即撤去热源 —— 必要时剪掉衣裤

应急处理
—— 根据不同烫伤原因给予相应降温处理
—— 通知医生,处理创面,并给予相应的治疗

报　告
—— 当班护士报护士长、科主任
—— 病区护士长报科护士长
—— 属护理缺陷或涉及投诉纠纷时,按相应流程上报

处理与观察
—— 观察局部皮肤烫伤情况
—— 给予合适体位,避免局部受压
—— 抬高患肢减轻肿胀程度
—— 防止感染

通知家属 —— 与病人和家属做好沟通及善后处理工作

记录交接班
—— 护理人员如实记录事件经过、烫伤面积、程度和应急处理措施
—— 认真做好交接班

总　结
—— 组织全科护理人员讨论,分析发生原因
—— 提出改进措施,避免类似事件发生

总　结
(1)护理不当所致病人烫伤,按护理缺陷流程上报
(2)涉及投诉及纠纷时,按投诉纠纷流程上报

十三、病人躁动应急处理流程

病人躁动应急处理流程

评　估 ── 环境:噪音、强光、危险物品等

病人:意识状态、躁动原因及程度

防护处理 ── 安抚病人

固定各种管道,保持通畅

去除刺激源:病室安静光线柔和加床栏,必要时保护性约束肢体,及时告知病人家属

根据现场情况,做好护理人员自身安全防护

护　理 ── 观察病情变化、神志、躁动程度、伴随症状及生命体征等

遵医嘱给予镇静剂,保持呼吸道通畅

必要时安排床边陪护

用约束带时注意皮肤及肢体局部情况

记录与交班 ── 做好病情记录及床头交接班

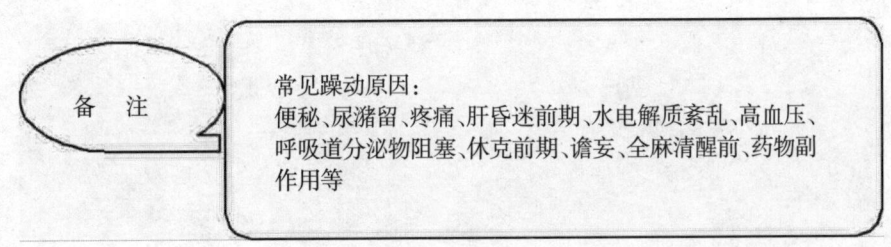

备　注

常见躁动原因:
便秘、尿潴留、疼痛、肝昏迷前期、水电解质紊乱、高血压、呼吸道分泌物阻塞、休克前期、谵妄、全麻清醒前、药物副作用等

十四、病人精神异常应急处理流程

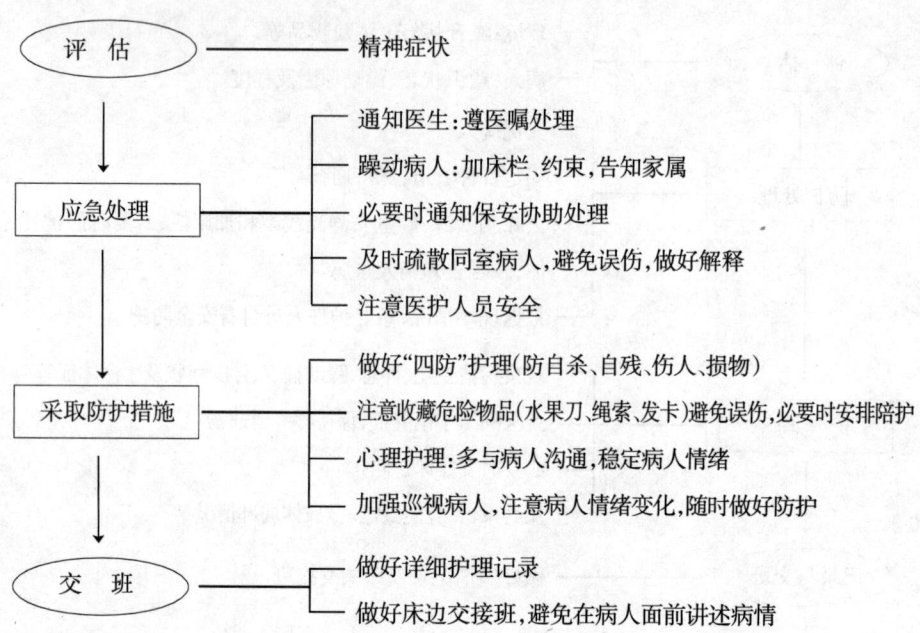

病人精神异常应急处理流程

评 估 —— 精神症状

应急处理 ——
通知医生：遵医嘱处理
躁动病人：加床栏、约束，告知家属
必要时通知保安协助处理
及时疏散同室病人，避免误伤，做好解释
注意医护人员安全

采取防护措施 ——
做好"四防"护理(防自杀、自残、伤人、损物)
注意收藏危险物品(水果刀、绳索、发卡)避免误伤，必要时安排陪护
心理护理：多与病人沟通，稳定病人情绪
加强巡视病人，注意病人情绪变化，随时做好防护

交 班 ——
做好详细护理记录
做好床边交接班，避免在病人面前讲述病情

十五、病人失踪应急处理流程

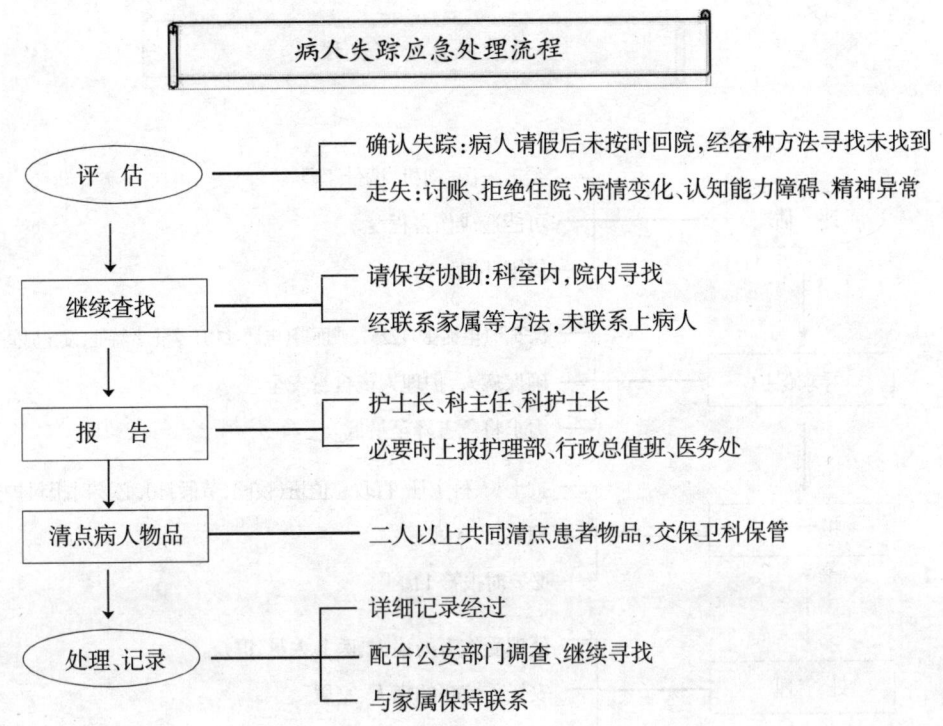

病人失踪应急处理流程

评　估 —— 确认失踪:病人请假后未按时回院,经各种方法寻找未找到
—— 走失:讨账、拒绝住院、病情变化、认知能力障碍、精神异常

继续查找 —— 请保安协助:科室内,院内寻找
—— 经联系家属等方法,未联系上病人

报　告 —— 护士长、科主任、科护士长
—— 必要时上报护理部、行政总值班、医务处

清点病人物品 —— 二人以上共同清点患者物品,交保卫科保管

处理、记录 —— 详细记录经过
—— 配合公安部门调查、继续寻找
—— 与家属保持联系

十六、遇袭应急处理流程

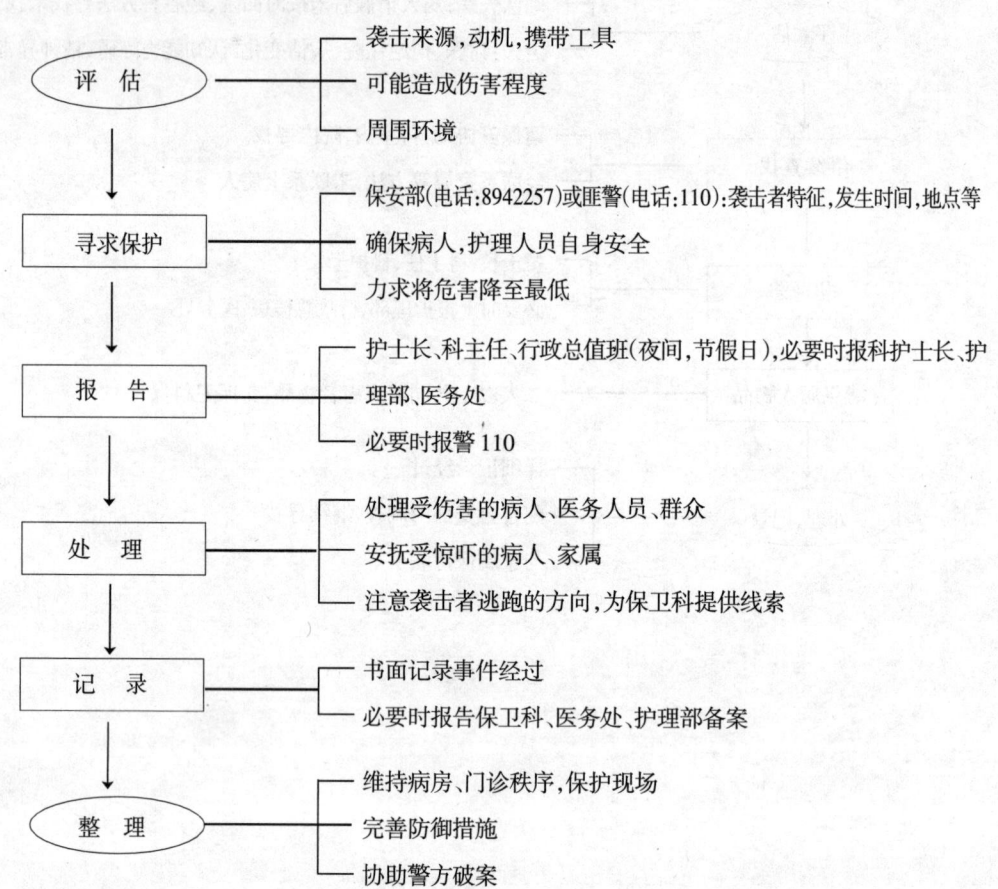

遇袭应急处理流程

评　估 —— 袭击来源,动机,携带工具
　　　　　—— 可能造成伤害程度
　　　　　—— 周围环境

寻求保护 —— 保安部(电话:8942257)或匪警(电话:110):袭击者特征,发生时间,地点等
　　　　　　—— 确保病人,护理人员自身安全
　　　　　　—— 力求将危害降至最低

报　告 —— 护士长、科主任、行政总值班(夜间,节假日),必要时报科护士长、护
　　　　　　理部、医务处
　　　　　—— 必要时报警110

处　理 —— 处理受伤害的病人、医务人员、群众
　　　　　—— 安抚受惊吓的病人、家属
　　　　　—— 注意袭击者逃跑的方向,为保卫科提供线索

记　录 —— 书面记录事件经过
　　　　　—— 必要时报告保卫科、医务处、护理部备案

整　理 —— 维持病房、门诊秩序,保护现场
　　　　　—— 完善防御措施
　　　　　—— 协助警方破案

十七、患者失窃应急处理流程

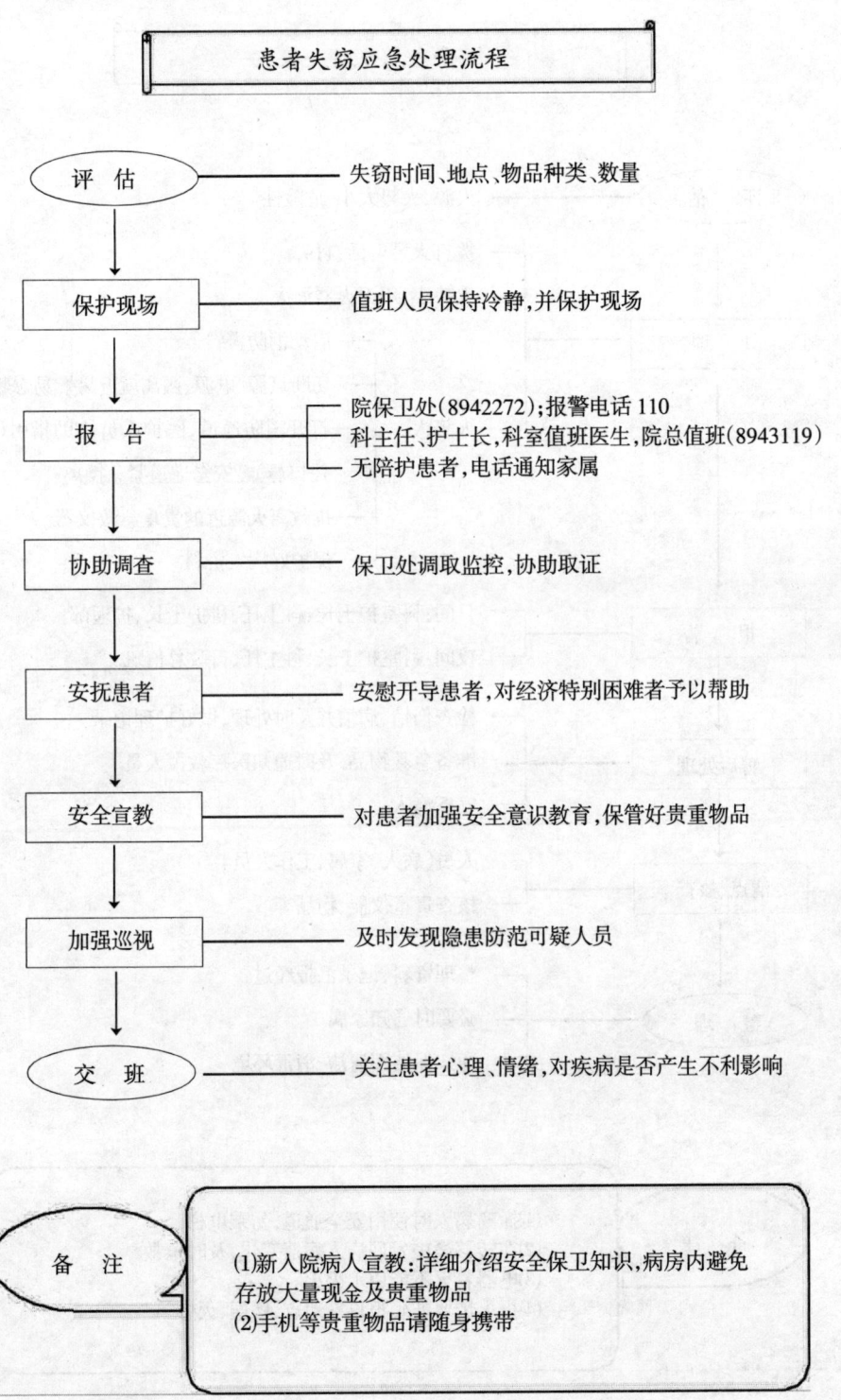

患者失窃应急处理流程

评估 —— 失窃时间、地点、物品种类、数量

保护现场 —— 值班人员保持冷静,并保护现场

报告 —— 院保卫处(8942272);报警电话110
科室主任、护士长,科室值班医生,院总值班(8943119)
无陪护患者,电话通知家属

协助调查 —— 保卫处调取监控,协助取证

安抚患者 —— 安慰开导患者,对经济特别困难者予以帮助

安全宣教 —— 对患者加强安全意识教育,保管好贵重物品

加强巡视 —— 及时发现隐患防范可疑人员

交班 —— 关注患者心理、情绪,对疾病是否产生不利影响

备注
(1)新入院病人宣教:详细介绍安全保卫知识,病房内避免
存放大量现金及贵重物品
(2)手机等贵重物品请随身携带

十八、火情应急处理流程

```
┌─────────────────────────────────────────┐
│            火情应急处理流程                │
└─────────────────────────────────────────┘
```

(评 估)———— 火源、火势大小、危险性

(处 理)
├── 拨打火警电话：119
├── 火势小：用灭火器灭火
└── 火势大
    ├── 启动消防警铃
    ├── 切断氧源、电源、搬离就近易燃易爆物品
    ├── 打开消防通道，医护人员协助指引(湿毛巾捂住口鼻)经安全通道紧急撤离
    ├── 抢救离火源近的贵重急救仪器
    └── 保护好病人资料

(报 告)
├── 日间：科室护士长、科主任、科护士长、护理部
└── 夜间：科室护士长、科主任、行政总值班

(善后处理)
├── 检查伤情、病情并及时处理，做好护理记录
├── 准备急救物品，及时通知医疗救援人员
└── 安抚病人

(清点、核查)
├── 人员(病人、家属、工作人员)
└── 核查贵重仪器、物品等

(整 理)
├── 整理资料，记录汇报经过
├── 必要时通知家属
└── 通知保洁部清洁、消毒环境

(备 注)
(1)撤离病人时使用安全通道，勿乘电梯
(2)在转移途中发现病人病情变化，及时抢救
(3)电器着火不能用水灭火
(4)报火情要准确报科室地点、楼层、火势

十九、院内触电应急处理流程

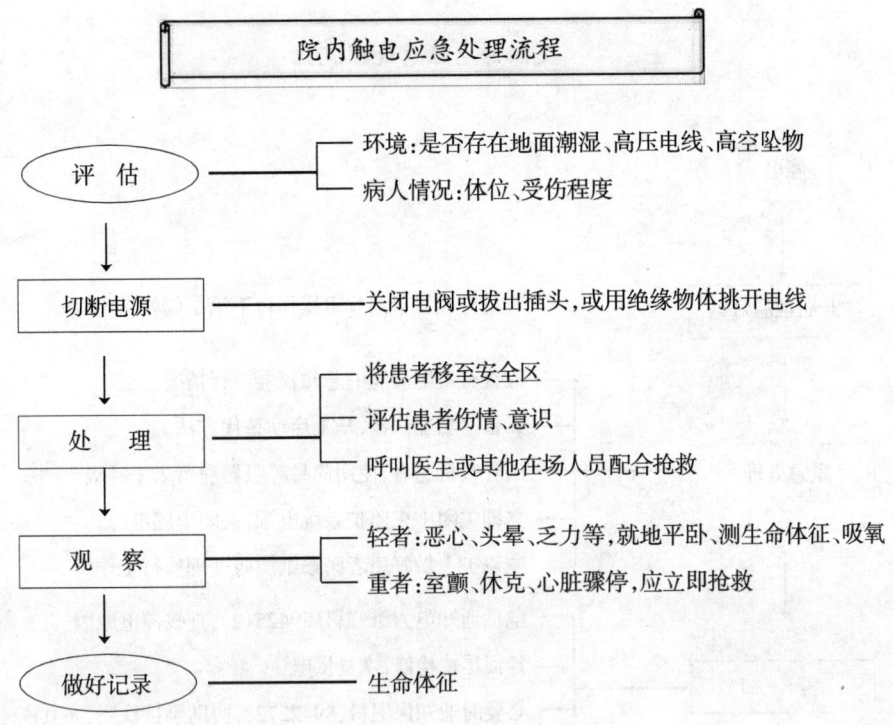

院内触电应急处理流程

评 估 —— 环境:是否存在地面潮湿、高压电线、高空坠物
—— 病人情况:体位、受伤程度

切断电源 —— 关闭电阀或拔出插头,或用绝缘物体挑开电线

处 理 —— 将患者移至安全区
—— 评估患者伤情、意识
—— 呼叫医生或其他在场人员配合抢救

观 察 —— 轻者:恶心、头晕、乏力等,就地平卧、测生命体征、吸氧
—— 重者:室颤、休克、心脏骤停,应立即抢救

做好记录 —— 生命体征

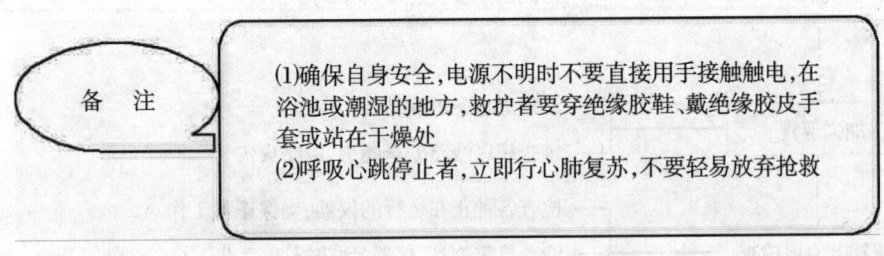

备 注

(1)确保自身安全,电源不明时不要直接用手接触触电,在浴池或潮湿的地方,救护者要穿绝缘胶鞋、戴绝缘胶皮手套或站在干燥处
(2)呼吸心跳停止者,立即行心肺复苏,不要轻易放弃抢救

二十、突然停电应急处理流程

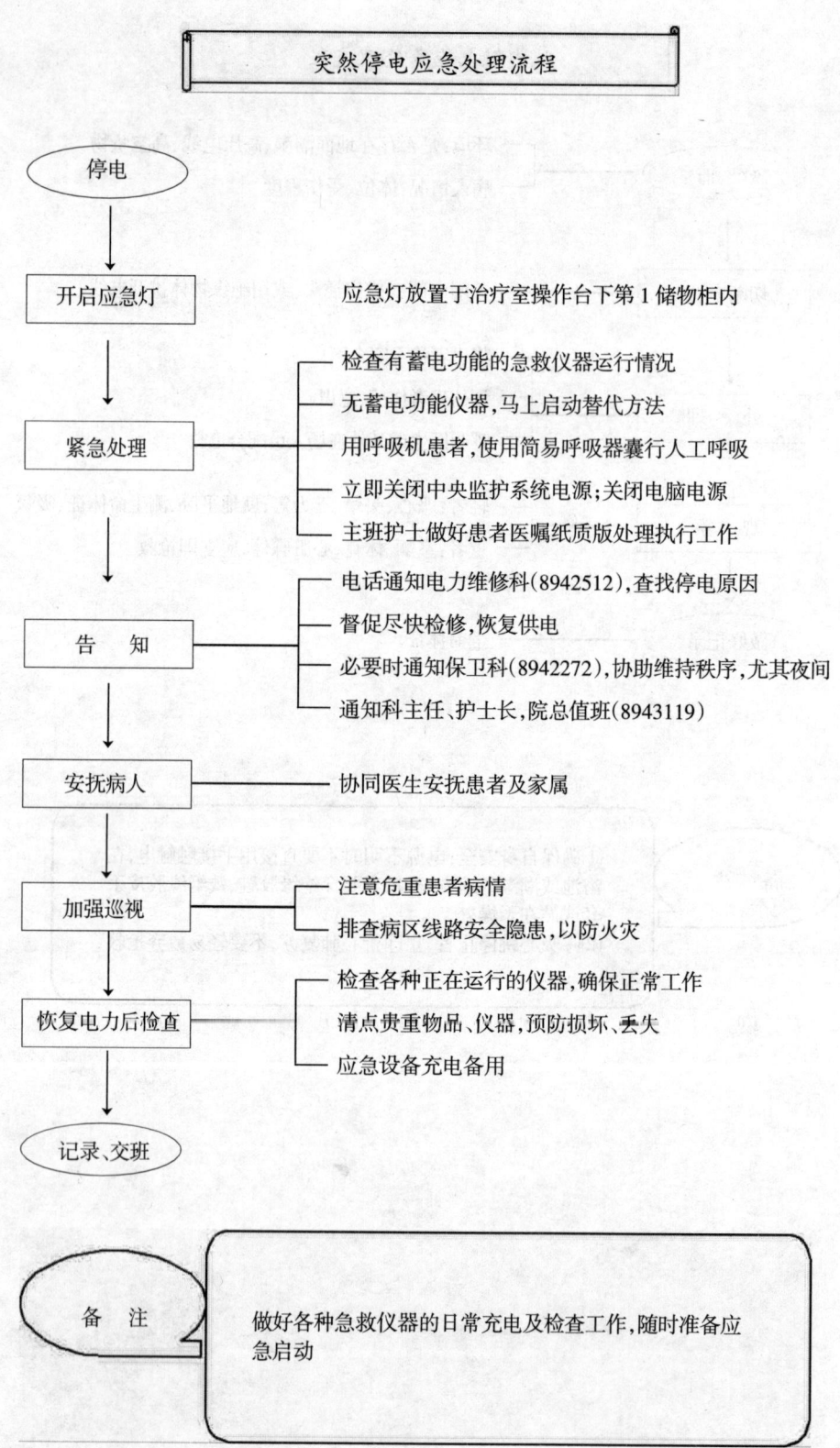

突然停电应急处理流程

停电

开启应急灯　　　　　应急灯放置于治疗室操作台下第1储物柜内

紧急处理
- 检查有蓄电功能的急救仪器运行情况
- 无蓄电功能仪器,马上启动替代方法
- 用呼吸机患者,使用简易呼吸器囊行人工呼吸
- 立即关闭中央监护系统电源;关闭电脑电源
- 主班护士做好患者医嘱纸质版处理执行工作

告　知
- 电话通知电力维修科(8942512),查找停电原因
- 督促尽快检修,恢复供电
- 必要时通知保卫科(8942272),协助维持秩序,尤其夜间
- 通知科主任、护士长,院总值班(8943119)

安抚病人　　　　　协同医生安抚患者及家属

加强巡视
- 注意危重患者病情
- 排查病区线路安全隐患,以防火灾

恢复电力后检查
- 检查各种正在运行的仪器,确保正常工作
- 清点贵重物品、仪器,预防损坏、丢失
- 应急设备充电备用

记录、交班

备　注　　做好各种急救仪器的日常充电及检查工作,随时准备应急启动

二十一、停水应急处理流程

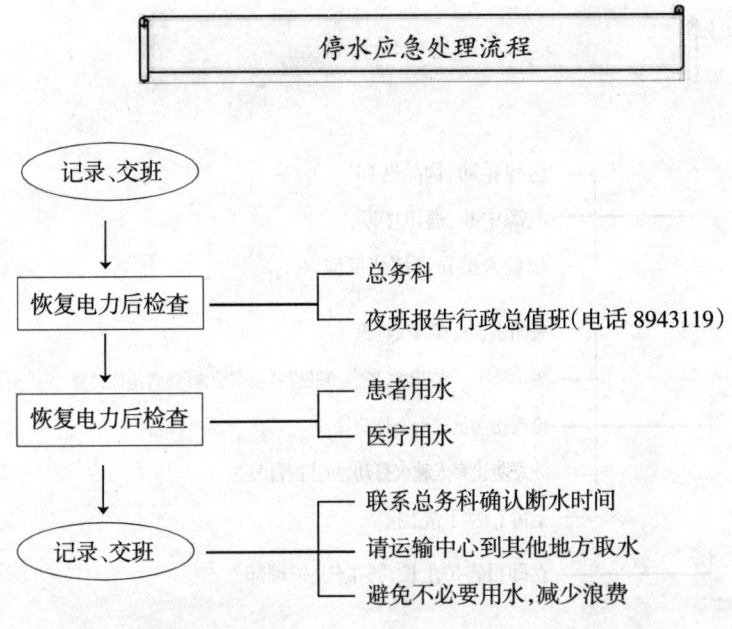

停水应急处理流程

记录、交班

恢复电力后检查 ——— 总务科
　　　　　　　　　　 夜班报告行政总值班(电话 8943119)

恢复电力后检查 ——— 患者用水
　　　　　　　　　　 医疗用水

记录、交班 ——— 联系总务科确认断水时间
　　　　　　　　 请运输中心到其他地方取水
　　　　　　　　 避免不必要用水,减少浪费

二十二、泛水应急处理流程

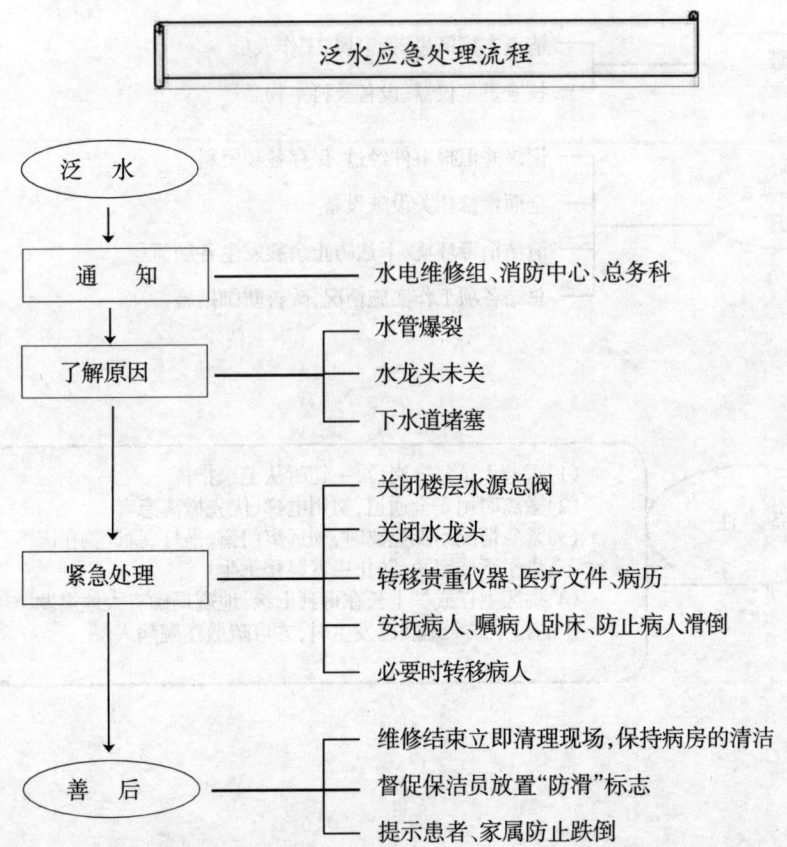

泛水应急处理流程

泛　水

通　知 ——— 水电维修组、消防中心、总务科

了解原因 ——— 水管爆裂
　　　　　　　 水龙头未关
　　　　　　　 下水道堵塞

紧急处理 ——— 关闭楼层水源总阀
　　　　　　　 关闭水龙头
　　　　　　　 转移贵重仪器、医疗文件、病历
　　　　　　　 安抚病人、嘱病人卧床、防止病人滑倒
　　　　　　　 必要时转移病人

善　后 ——— 维修结束立即清理现场,保持病房的清洁
　　　　　　 督促保洁员放置"防滑"标志
　　　　　　 提示患者、家属防止跌倒

二十三、地震应急处理流程

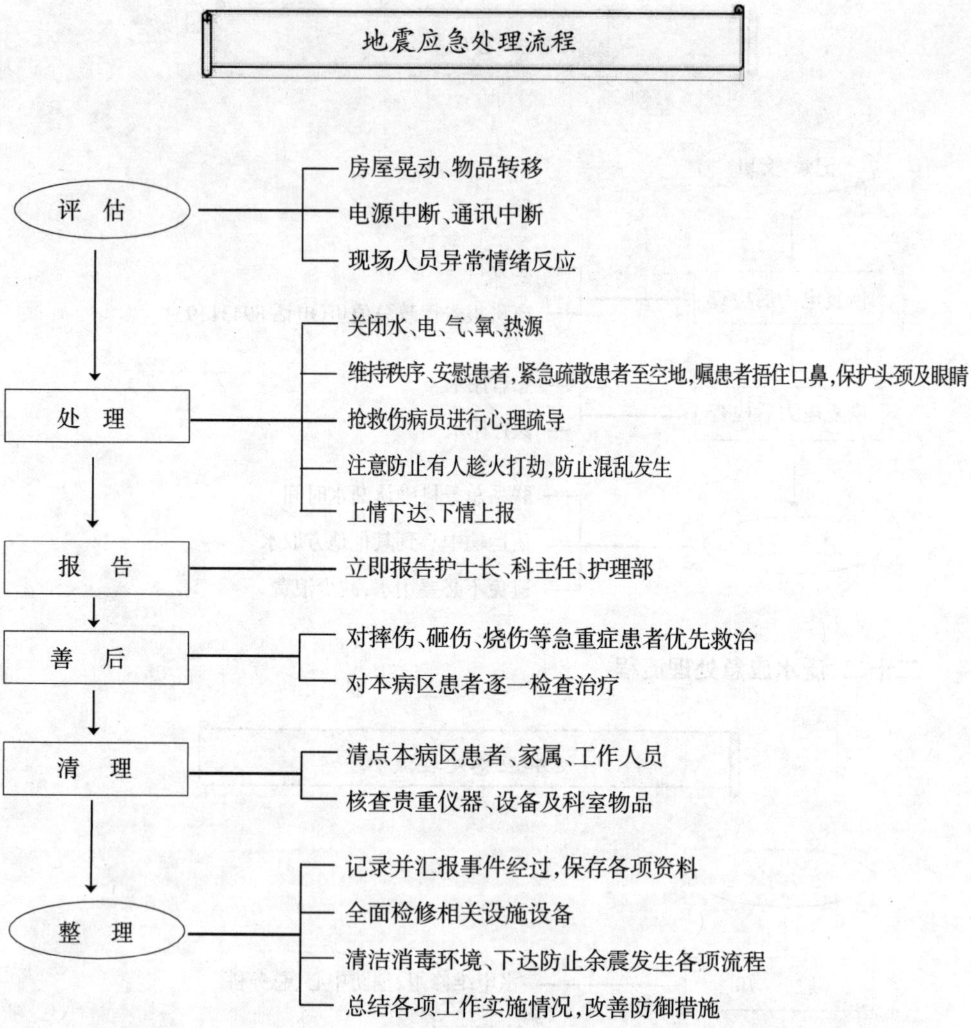

地震应急处理流程

评估
— 房屋晃动、物品转移
— 电源中断、通讯中断
— 现场人员异常情绪反应

处理
— 关闭水、电、气、氧、热源
— 维持秩序、安慰患者，紧急疏散患者至空地，嘱患者捂住口鼻，保护头颈及眼睛
— 抢救伤病员进行心理疏导
— 注意防止有人趁火打劫，防止混乱发生
— 上情下达、下情上报

报告
— 立即报告护士长、科主任、护理部

善后
— 对摔伤、砸伤、烧伤等急重症患者优先救治
— 对本病区患者逐一检查治疗

清理
— 清点本病区患者、家属、工作人员
— 核查贵重仪器、设备及科室物品

整理
— 记录并汇报事件经过，保存各项资料
— 全面检修相关设施设备
— 清洁消毒环境、下达防止余震发生各项流程
— 总结各项工作实施情况，改善防御措施

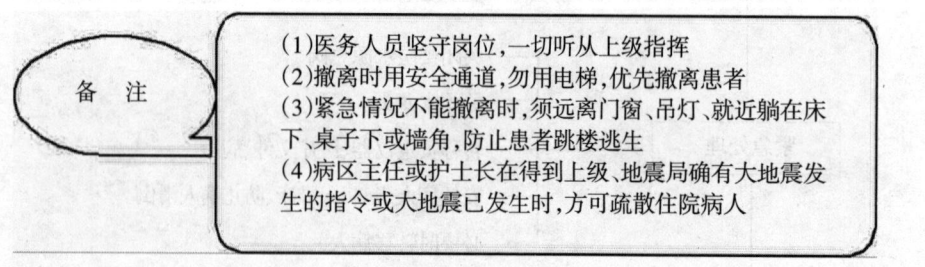

备注

(1)医务人员坚守岗位，一切听从上级指挥
(2)撤离时用安全通道，勿用电梯，优先撤离患者
(3)紧急情况不能撤离时，须远离门窗、吊灯，就近躺在床下、桌子下或墙角，防止患者跳楼逃生
(4)病区主任或护士长在得到上级、地震局确有大地震发生的指令或大地震已发生时，方可疏散住院病人

二十四、麻醉药品遗失应急处理流程

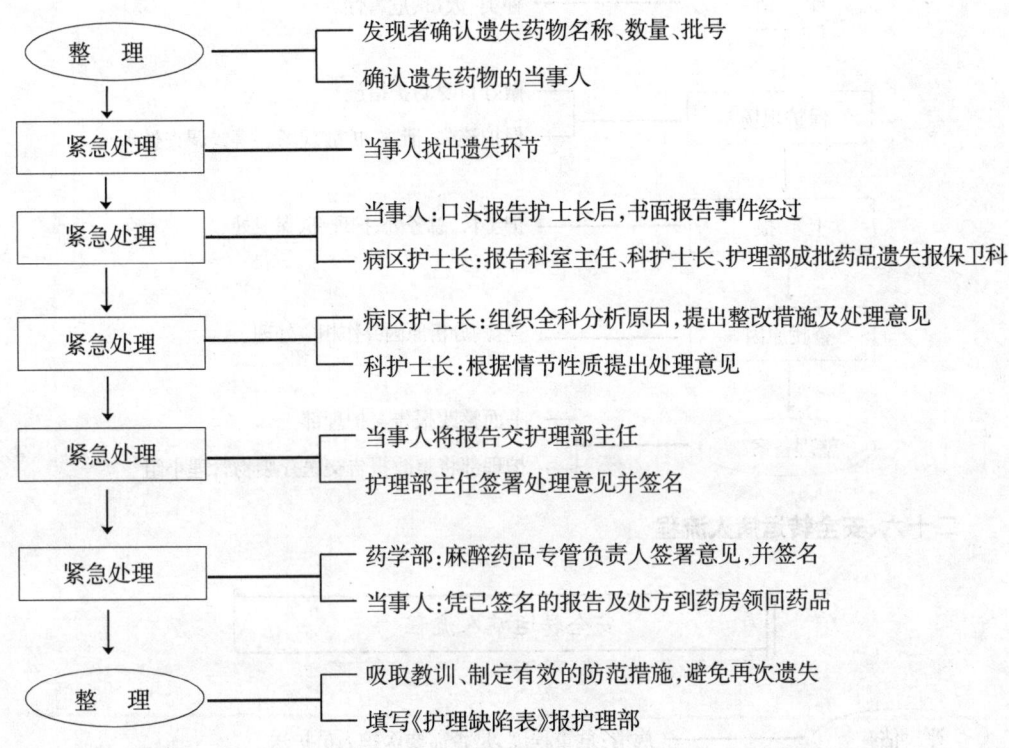

麻醉药品遗失应急处理流程

| 整　理 | ── 发现者确认遗失药物名称、数量、批号 |
| | ── 确认遗失药物的当事人 |

紧急处理 ── 当事人找出遗失环节

紧急处理
── 当事人:口头报告护士长后,书面报告事件经过
── 病区护士长:报告科室主任、科护士长、护理部成批药品遗失报保卫科

紧急处理
── 病区护士长:组织全科分析原因,提出整改措施及处理意见
── 科护士长:根据情节性质提出处理意见

紧急处理
── 当事人将报告交护理部主任
── 护理部主任签署处理意见并签名

紧急处理
── 药学部:麻醉药品专管负责人签署意见,并签名
── 当事人:凭已签名的报告及处方到药房领回药品

整　理
── 吸取教训、制定有效的防范措施,避免再次遗失
── 填写《护理缺陷表》报护理部

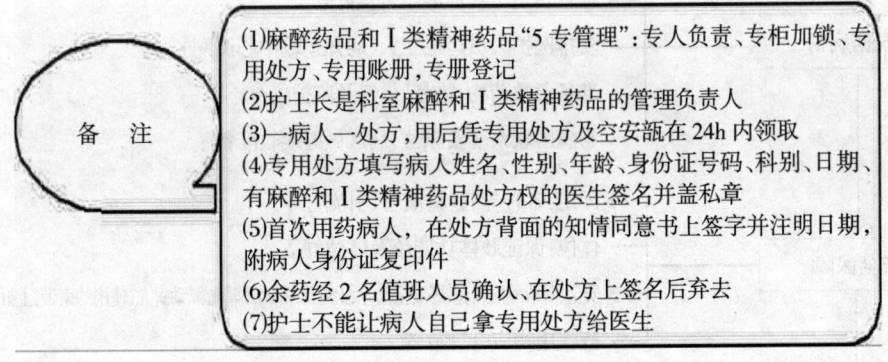

备　注

(1)麻醉药品和Ⅰ类精神药品"5专管理":专人负责、专柜加锁、专用处方、专用账册,专册登记
(2)护士长是科室麻醉和Ⅰ类精神药品的管理负责人
(3)一病人一处方,用后凭专用处方及空安瓿在24h内领取
(4)专用处方填写病人姓名、性别、年龄、身份证号码、科别、日期、有麻醉和Ⅰ类精神药品处方权的医生签名并盖私章
(5)首次用药病人,在处方背面的知情同意书上签字并注明日期,附病人身份证复印件
(6)余药经2名值班人员确认、在处方上签名后弃去
(7)护士不能让病人自己拿专用处方给医生

二十五、医疗废物流失、泄露、扩散应急处理流程

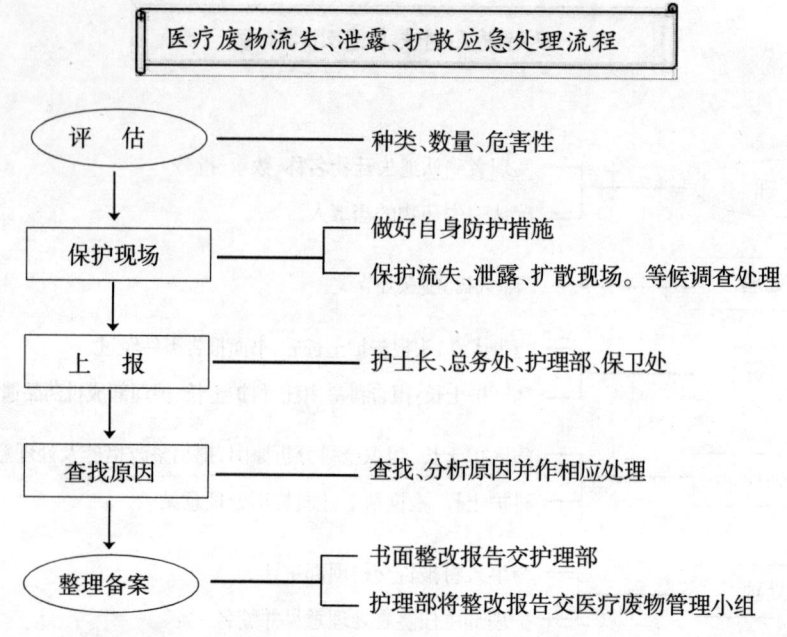

二十六、安全转运病人流程

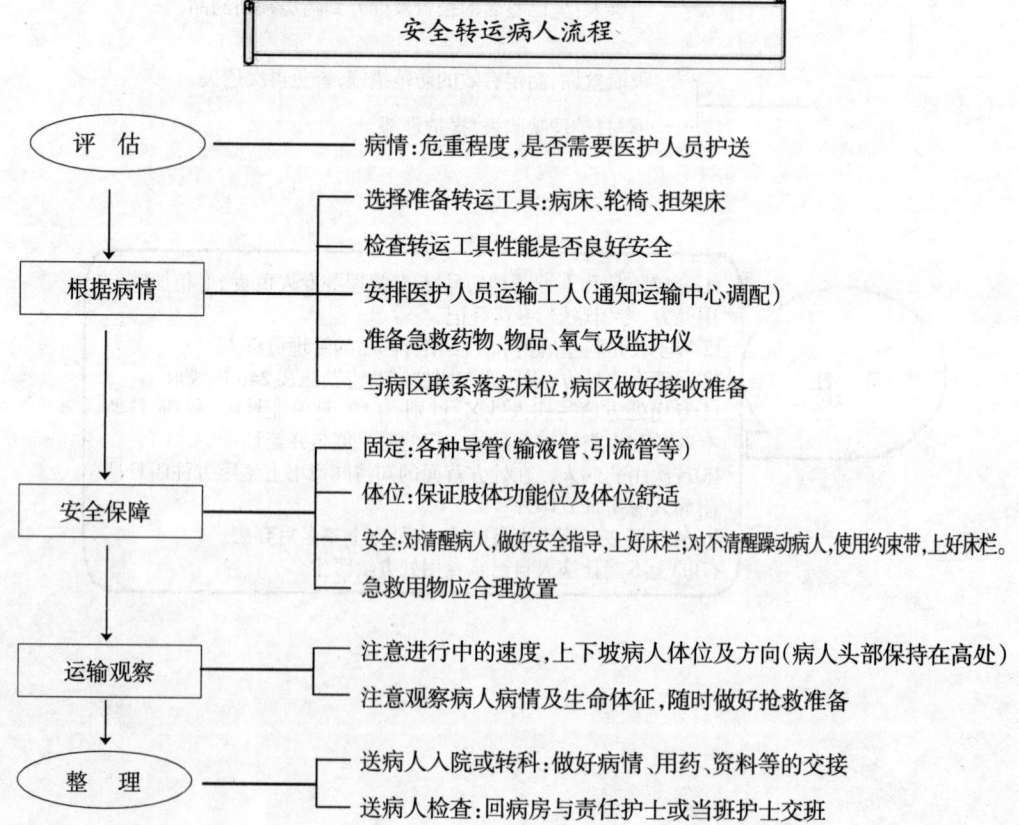

二十七、七步洗手法流程及示意图

七步洗手法流程及示意图

洗 手 ── 接触病人前后洗手或消毒手
          揉搓时间：不少于 15 秒

第一步 ── 内 ── 掌心对掌心，手指并拢互搓

第二步 ── 外 ── 掌心对手背，手指交叉互搓

第三步 ── 夹 ── 掌心对掌心，手指交叉搓擦

第四步 ── 弓 ── 两手互握互搓指背

第五步 ── 大 ── 手握另一拇指旋转搓擦，左右交替

第六步 ── 立 ── 五指并拢在另一掌心搓擦，左右交替

第七步 ── 腕 ── 一手握另一手腕旋转搓擦，左右交替

干 手 ── 擦手纸擦干
          自然风干
          自动干手机吹干

备 注 ── (1)洗手设施应采用非接触式洗手装置
          (2)接触性洗手装置在洗手、擦干后用手纸按下水阀，不可
          用手直接接触

二十八、接触呼吸道传染病三级防护流程

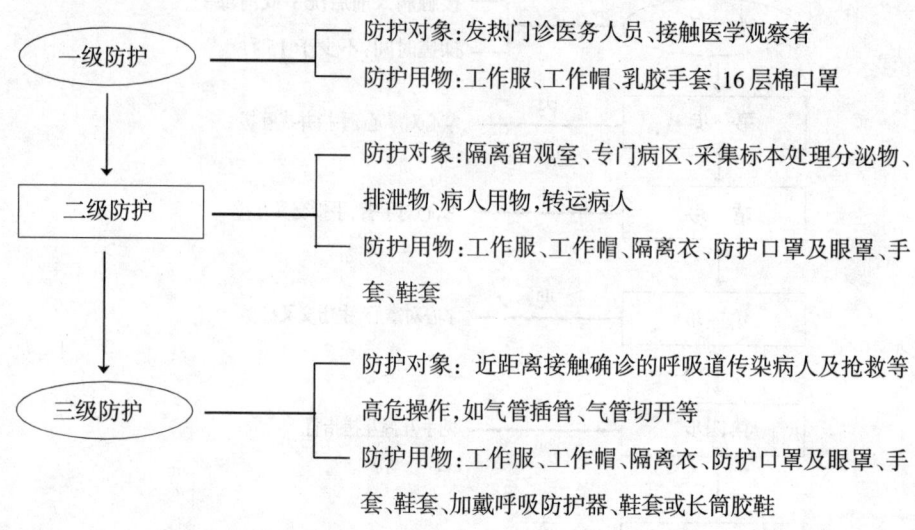

接触呼吸道传染病三级防护流程

一级防护 ——— 防护对象:发热门诊医务人员、接触医学观察者
防护用物:工作服、工作帽、乳胶手套、16 层棉口罩

二级防护 ——— 防护对象:隔离留观室、专门病区、采集标本处理分泌物、排泄物、病人用物,转运病人
防护用物:工作服、工作帽、隔离衣、防护口罩及眼罩、手套、鞋套

三级防护 ——— 防护对象:近距离接触确诊的呼吸道传染病人及抢救等高危操作,如气管插管、气管切开等
防护用物:工作服、工作帽、隔离衣、防护口罩及眼罩、手套、鞋套、加戴呼吸防护器、鞋套或长筒胶鞋

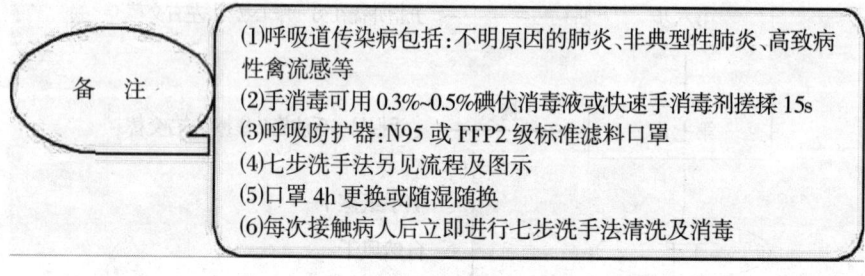

备 注

(1)呼吸道传染病包括:不明原因的肺炎、非典型性肺炎、高致病性禽流感等
(2)手消毒可用 0.3%~0.5%碘伏消毒液或快速手消毒剂搓揉 15s
(3)呼吸防护器:N95 或 FFP2 级标准滤料口罩
(4)七步洗手法另见流程及图示
(5)口罩 4h 更换或随湿随换
(6)每次接触病人后立即进行七步洗手法清洗及消毒

二十九、医疗废物处理流程

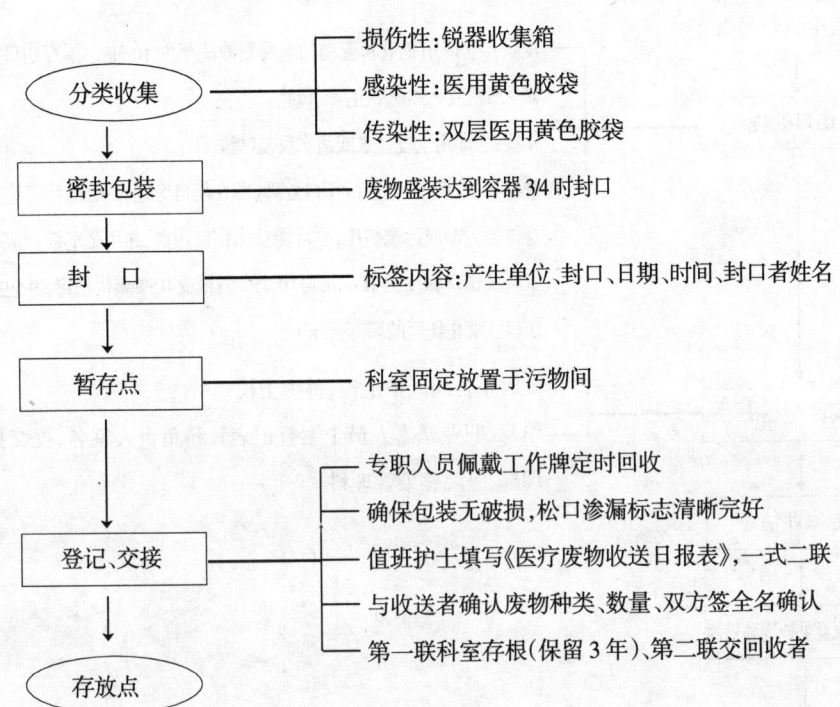

医疗废物处理流程

分类收集
— 损伤性:锐器收集箱
— 感染性:医用黄色胶袋
— 传染性:双层医用黄色胶袋

密封包装
— 废物盛装达到容器3/4时封口

封口
— 标签内容:产生单位、封口、日期、时间、封口者姓名

暂存点
— 科室固定放置于污物间

登记、交接
— 专职人员佩戴工作牌定时回收
— 确保包装无破损,松口渗漏标志清晰完好
— 值班护士填写《医疗废物收送日报表》,一式二联
— 与收送者确认废物种类、数量、双方签全名确认
— 第一联科室存根(保留3年)、第二联交回收者

存放点

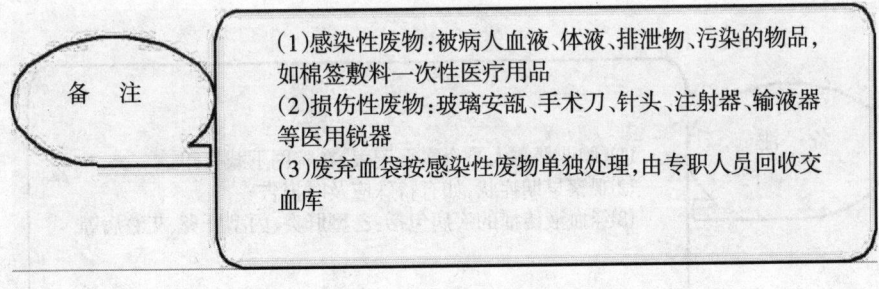

备注

(1)感染性废物:被病人血液、体液、排泄物、污染的物品,如棉签敷料一次性医疗用品
(2)损伤性废物:玻璃安瓿、手术刀、针头、注射器、输液器等医用锐器
(3)废弃血袋按感染性废物单独处理,由专职人员回收交血库

三十、经血传播疾病职业暴露处理流程

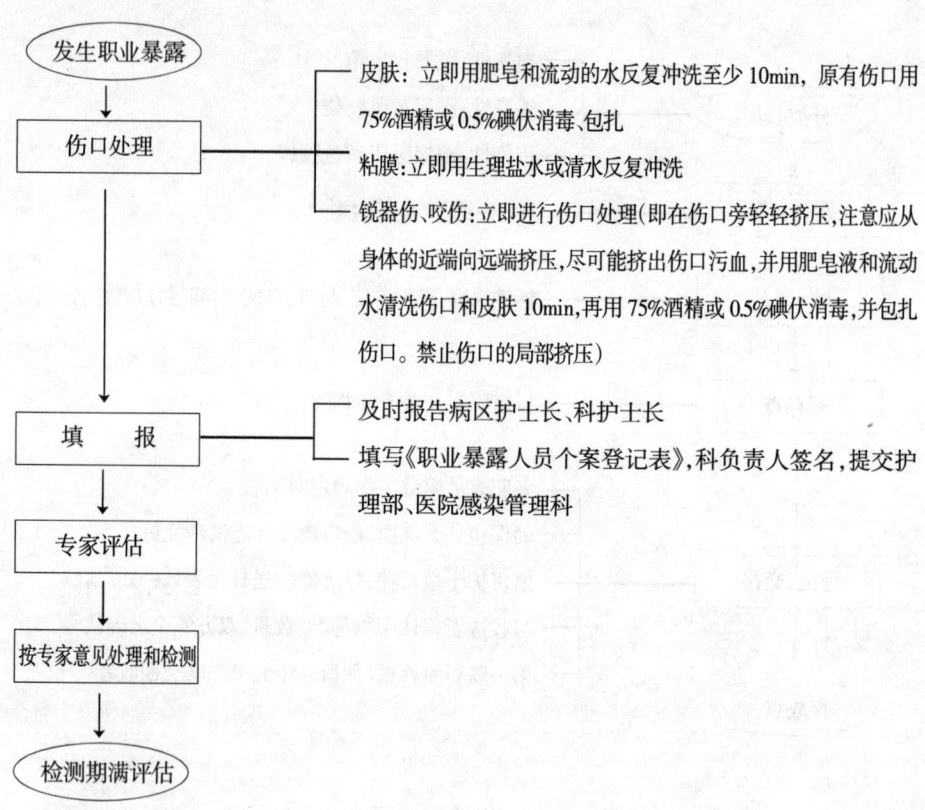

经血传播疾病职业暴露处理流程

发生职业暴露

↓

伤口处理 ——— 皮肤：立即用肥皂和流动的水反复冲洗至少 10min，原有伤口用 75%酒精或 0.5%碘伏消毒、包扎

粘膜：立即用生理盐水或清水反复冲洗

锐器伤、咬伤：立即进行伤口处理（即在伤口旁轻轻挤压，注意应从身体的近端向远端挤压，尽可能挤出伤口污血，并用肥皂液和流动水清洗伤口和皮肤 10min，再用 75%酒精或 0.5%碘伏消毒，并包扎伤口。禁止伤口的局部挤压）

↓

填　　报 ——— 及时报告病区护士长、科护士长

填写《职业暴露人员个案登记表》，科负责人签名，提交护理部、医院感染管理科

↓

专家评估

↓

按专家意见处理和检测

↓

检测期满评估

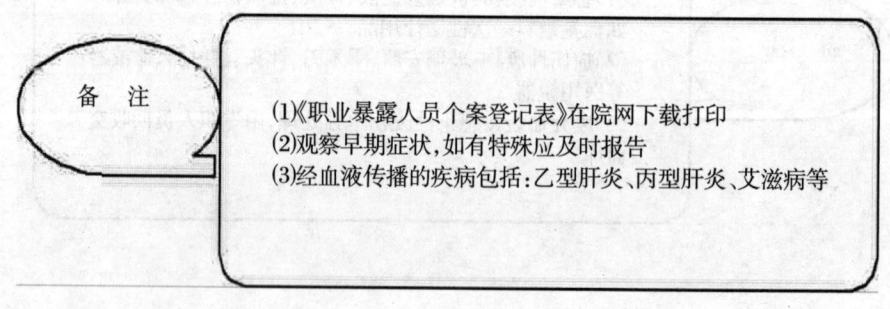

备　注

(1)《职业暴露人员个案登记表》在院网下载打印
(2)观察早期症状，如有特殊应及时报告
(3)经血液传播的疾病包括：乙型肝炎、丙型肝炎、艾滋病等

三十一、压疮上报流程

压疮上报流程

评估 —— 是否存在压疮的危险因素:如病情危重、身体衰弱、营养不良、生命体征不稳定者,石膏固定患者、使用镇静剂者、大小便失禁者等

保护患者 ——
- 安抚病人,家属,并立即采取补救措施
- 及时报告值班医生
- 密切观察患者病情变化

物品处理 —— 按需存相关物品

报告 ——
- 口头报告:由护士报告护士长、必要时同时报科主任
- 护士长:由护士长填写患者皮肤压力伤登记表,24h内上报护理部、科护士长
- 书面报告:建立压疮登记本

处理 ——
- 病区护士长:组织讨论,分析原因、根据性质对责任人提出相关处理意见,提出整改措施,完善相关管理制度并在《差错登记本》记录。
- 科护士长:督促病区做好《护理差错登记表》填写,一周内上交护理部
- 护理部:组织科护士长及相关专家进行讨论定性,必要时上交护理部交医院学术委员会讨论,审定,并根据情节性质,提出处理意见:提示各病区吸取教训,避免再次发生

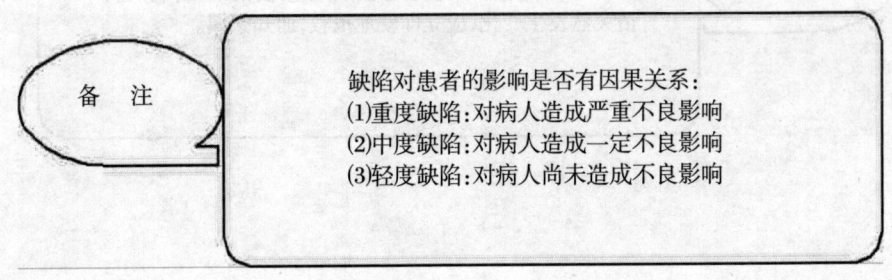

备注

缺陷对患者的影响是否有因果关系:
(1)重度缺陷:对病人造成严重不良影响
(2)中度缺陷:对病人造成一定不良影响
(3)轻度缺陷:对病人尚未造成不良影响

三十二、危重病人交接流程

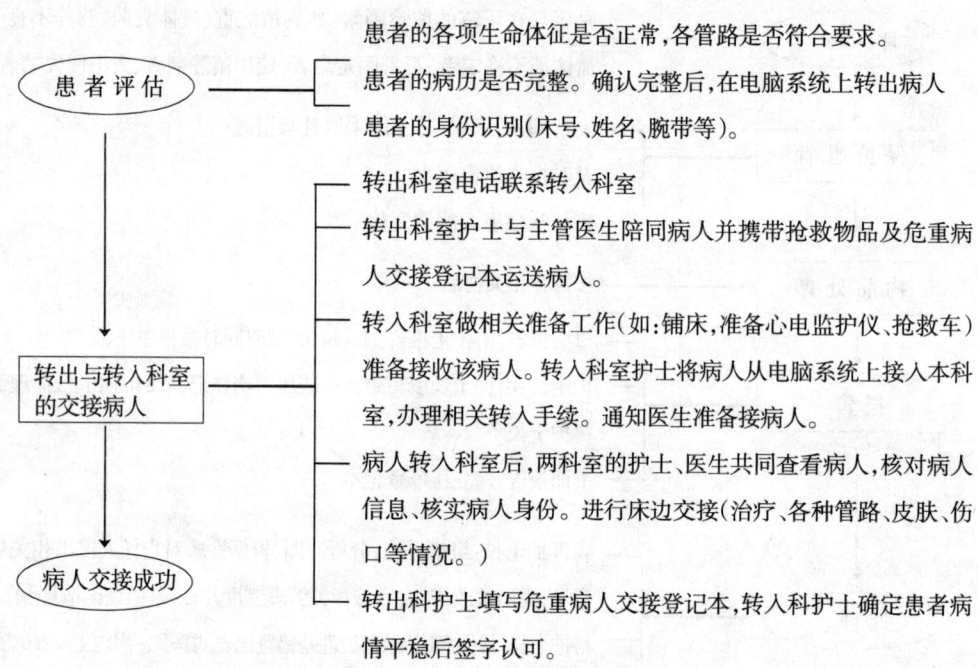

危重病人交接流程

患者评估
- 患者的各项生命体征是否正常,各管路是否符合要求。
- 患者的病历是否完整。确认完整后,在电脑系统上转出病人
- 患者的身份识别(床号、姓名、腕带等)。

转出与转入科室的交接病人
- 转出科室电话联系转入科室
- 转出科室护士与主管医生陪同病人并携带抢救物品及危重病人交接登记本运送病人。
- 转入科室做相关准备工作(如:铺床,准备心电监护仪、抢救车)准备接收该病人。转入科室护士将病人从电脑系统上接入本科室,办理相关转入手续。通知医生准备接病人。
- 病人转入科室后,两科室的护士、医生共同查看病人,核对病人信息、核实病人身份。进行床边交接(治疗、各种管路、皮肤、伤口等情况。)
- 转出科护士填写危重病人交接登记本,转入科护士确定患者病情平稳后签字认可。

病人交接成功

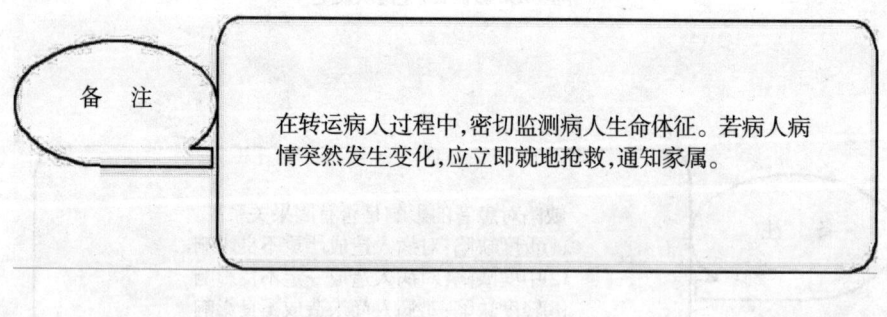

备注

在转运病人过程中,密切监测病人生命体征。若病人病情突然发生变化,应立即就地抢救,通知家属。

三十三、护理不良事件上报流程

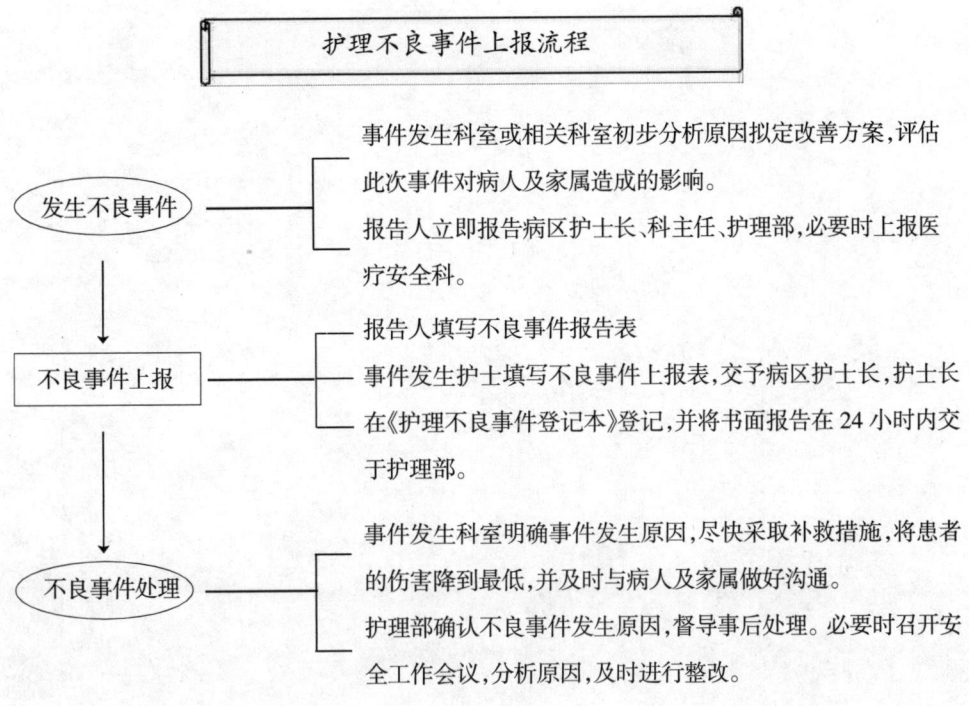

护理不良事件上报流程

发生不良事件
— 事件发生科室或相关科室初步分析原因拟定改善方案,评估此次事件对病人及家属造成的影响。
报告人立即报告病区护士长、科主任、护理部,必要时上报医疗安全科。

不良事件上报
— 报告人填写不良事件报告表
事件发生护士填写不良事件上报表,交予病区护士长,护士长在《护理不良事件登记本》登记,并将书面报告在 24 小时内交于护理部。

不良事件处理
— 事件发生科室明确事件发生原因,尽快采取补救措施,将患者的伤害降到最低,并及时与病人及家属做好沟通。
护理部确认不良事件发生原因,督导事后处理。必要时召开安全工作会议,分析原因,及时进行整改。

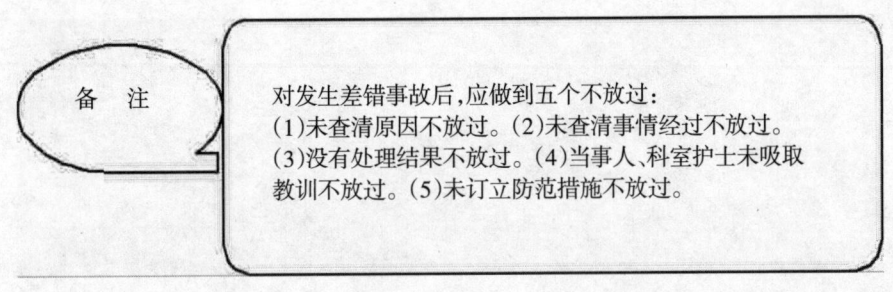

备　注　对发生差错事故后,应做到五个不放过:
(1)未查清原因不放过。(2)未查清事情经过不放过。
(3)没有处理结果不放过。(4)当事人、科室护士未吸取教训不放过。(5)未订立防范措施不放过。

（张银雪）

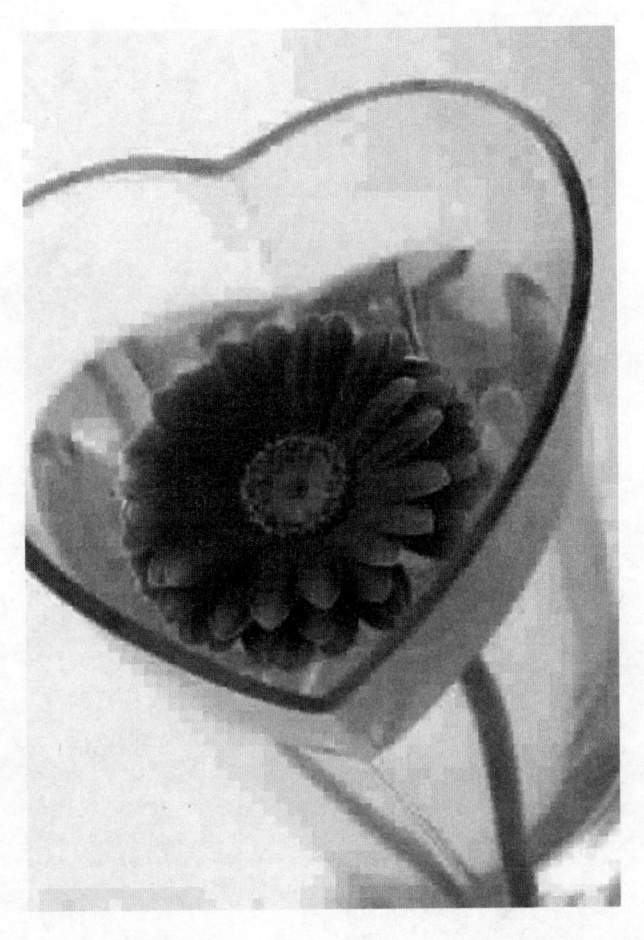

第四部分　试题部分

第一套 试题

一、单选题

1. 心脏的传导系统中自律性最高的为(   )

A.窦房结

B.房室结

C.结间束

D.房室束

E.希氏束

2. 心脏的前负荷是指(   )

A.射血后心室剩余血量

B.静脉回心血量

C.等容舒张期血量

D.心室舒张末期充盈量

E.循环血容量

3. 意识丧失病人的卧位常为(   )

A.自动体位

B.被动体位

C.患侧卧位

D.端坐位

E.仰卧位

4. 下列哪项实验结果是冠心病的危险因素(   )

A.血清总胆固醇下降

B.血清甘油三酯下降

C.血清高密度脂蛋白——胆固醇增高

D.血清低密度脂蛋白——胆固醇增高

E.血清肌酸磷酸激酶降低

5. 硝酸酯类药物的主要不良反应是(   )

A.扩张硬化狭窄的冠状动脉

B.脑血管扩张引起搏动性头疼

C.主要扩张全身小动脉引起面色潮红

D.抑制 β 受体,减慢心率

E.改善冠状动脉侧支循环

6. 心绞痛发作的最常见诱因是(　　　　　)

A.吸烟

B.饱餐

C.受寒

D.体力劳动

E.情绪激动

7. 下列属于高血压三级的血压标准是(　　　　　)

A.Bp≥130/85mmHg

B.Bp≥140/90mmHg

C.Bp≥180/110mmHg

D.Bp≥160/100mmHg

E.Bp≥170/105mmHg

8. 心脏的正常起搏点是(　　　　　)

A.窦房结

B.房室束

C.浦肯野纤维

D.左右分支

E.房室结

9. 不是心功能代偿的主要调节机制的是(　　　　　)

A.心肌收缩力加强

B.心率加快

C.血压增高

D.心肌肥厚

E.心室舒张末期容量增加

10. 长期卧床的心力衰竭患者,若发生下肢静脉血栓脱落,最易引起栓塞的器官是
(　　　　　)

A.心脏

B.脑

C.肺

D.肾

E.脾

11. 可加强心力衰竭患者心肌收缩力的药物是(　　　　　)

A.氢氯噻嗪

B.地高辛

C.呋塞米

D.硝酸甘油

E.硝普钠

12. 发生高血压急症时需快速降压,常用药物是(　　　)

A.硝酸甘油舌下含服

B.使用呋塞米(速尿)

C.硝普钠静脉滴注

D.甘露醇快速静脉输入

E.硝酸甘油静脉输入

13. 微循环的主要功能是(　　　)

A.参与维持动脉血压

B.影响血管内外体液分布

C.实现物质交换

D.调节体温

E.维持外周血管阻力

14. 慢性心力衰竭最常见的诱因是(　　　)

A.妊娠

B.水电解质平衡紊乱

C.服用洋地黄类药物

D.感染

E.过度劳累

15. 最易发生心源性脑缺氧综合征的心律失常是(　　　)

A.快速房颤

B.室性期前收缩

C.室上性心动过速

D.三度房室传导阻滞

E.预激综合征

16. 冠心病的主要危险因素是(　　　)

A.吸烟、酗酒

B.不良饮食习惯

C.男性多于女性

D.代谢综合征

E.以上都是

17. 发生急性左心衰时患者应采取的体位是(　　　)

A.平卧位

B.头高脚低位

C.坐位,两腿下垂

D.头低脚高位

E.侧卧位

18. 风湿性心脏瓣膜病,病变最常受累的瓣膜是( )

A.二尖瓣和主动脉瓣

B.三尖瓣和肺动脉瓣

C.主动脉瓣

D.三尖瓣

E.二尖瓣

19. 高血压患者,生气后,血压升至 250/120mmHg,发生癫痫样抽搐、呕吐、意识模糊等中枢神经系统功能障碍的表现,脑 CT 未见异常,最可能的诊断是( )

A.脑出血

B.高血压脑病

C.蛛网膜下腔出血

D.脑梗死

E.高血压危象

20. 高血压分期标准最主要的依据是( )

A.病程长短

B.血压增高速度

C.症状轻重

D.器官损伤及功能代偿情况

E.以上都不是

21. 原发性高血压的主要病理生理是( )

A.心排出量升高

B.交感神经兴奋性增加

C.肾素分泌过多

D.周围血管阻力增加

E.血管内皮细胞过多分泌内皮素

22. 高血压危象时最常见的症状是( )

A.一时性脑缺血

B.意识丧失,抽搐

C.脑出血

D.偏瘫,失语

E.头痛,头晕,收缩压达 200mmHg 以上

23. 高血压伴有低钾首先应考虑( )

A.皮质醇增多症

B.原发性醛固酮增多症

C.嗜铬细胞瘤

D.继发于慢性肾炎的高血压

E.肾动脉狭窄

24. 下列疾病中,哪种不伴有高血压(　　　　)

A.急性肾炎

B.急性肾盂肾炎

C.主动脉缩窄

D.嗜铬细胞瘤

E.扩张型心肌病

25. 对血压显著增高多年的病人,应用降压药使血压短时间内骤降至正常水平可以

(　　　　)

A.改善症状

B.改善心脑肾血液供应

C.诱发肾功能不全

D.诱发脑出血

E.预防冠状动脉血栓形成

26. 男性,72 岁,血压 210/96mmHg,伴气促及下肢水肿,心率 110 次/分,最好选用下

列何种降压药物(　　　　)

A.β 受体阻滞剂

B.ACEI 制剂

C.钙离子拮抗剂

D.利尿剂

E.α 受体阻滞剂

27. 高血压早期病理变化主要是(　　　　)

A.早期出现动脉内膜增生,管腔变窄

B.高血压出现即有各脏器缺血改变

C.周身细小动脉痉挛

D.动脉内膜钙化

E.动脉血管硬化,弹性降低

28. 原发性高血压通常起病缓慢,早期常无症状,如不积极治疗则易发生(　　　　)

A.心、脑、肾等靶器官的损害

B.改善心、脑、肾血液供应

C.诱发肾功能不全

D.诱发脑出血

E.下肢静脉曲张

29. 高血压患者在精神紧张、情绪波动时会出现血压升高,患者会感觉到(　　　　)

A.一时性脑缺血

B.血压骤升

C.脑出血

D.偏瘫,失语

E.眩晕,头痛

30. 急性心包炎是由于( )部位的急性炎症引起的综合征。临床特征包括胸痛、心包摩擦音和一系列异常心电图变化。

A.急性肾炎

B.心包脏层和壁层

C.心内膜

D.心外膜

E.心包外层

31. 急性心包炎的病因较多,可来自心包本身疾病,也可为全身性疾病的一部分如结核、系统性红斑狼疮等,极易漏诊,临床表现具有( )

A.隐匿性

B.高血压脑病

C.脑梗死

D.高血压危象

E.急性上呼吸道感染

32. 缩窄性心包炎可引起心包增厚,粘连,甚至钙化,使心脏的舒张期充盈受限,从而降低心脏功能,造成全身血液循环障碍,是( )部位的慢性炎症病变所致

A.心包的壁层及脏层

B.上呼吸道感染

C.动脉炎症反应

D.动脉内膜钙化

E.肾小球肾炎

33. 长期卧床的心力衰竭患者,易形成下肢静脉血栓,当患者下床活动时,易发生( )部位的栓塞

A.心

B.脑

C.肺

D.肾

E.脾

34. 人工心脏起搏器植入患者术后第1d常选择的卧位是( )

A.右侧卧位

B.左侧卧位或平卧位

C.半卧位

D.右侧卧位或平卧位

E.头低足高位

35. 心房纤颤电复律常用( )

A.同步150~200J

B.非同步150~200J

C.同步100~200J

D.同步 200~300J

E.非同步 100~150J

36. 颈动脉明显搏动主要见于（　　　　　）

A.主动脉瓣关闭不全

B.二尖瓣关闭不全

C.三尖瓣关闭不全

D.主动脉瓣狭窄

E.二尖瓣狭窄

37. 人工心脏起搏器安装的适应症为（　　　　　）

A.一度房室传导阻滞

B.室上性心动过速

C.病态窦房结综合征

D.室性心动过速

E.房颤

38. 急性心梗的典型心电图表现为（　　　　　）

A.P–P 间期延长

B.ST 段压低

C.病理性 Q 波出现

D.ST 段弓背向上抬高

E.R–R 间期绝对不等

39. 下列哪项不属于高级心肺复苏的措施（　　　　　）

A.人工呼吸

B.气管插管

C.除颤

D.建立静脉通路

E.药物

40. 主动脉瓣狭窄的晚期,可见（　　　　　）

A.收缩压升高,脉压正常

B.收缩压和脉压均升高

C.脉压升高,收缩压正常

D.收缩压和脉压均下降

E.收缩压和舒张压均下降

41. 进行双向波直流电除颤的能量是（　　　　　）

A.50J 以上

B.150J 以上

C.250J 以上

D.100J 以上

E.200J 以上

42. 正常二尖瓣口面积为(　　　　)

A. <1.5cm^2

B. <2cm^2

C. 2~2.5cm^2

D. 3~4cm^2

E. 4~6cm^2

43. 若发现胸骨左缘第二肋间收缩期吹风样杂音,第二心音亢进分裂。该患者最可能为(　　　　)

A.室间隔缺损

B.动脉导管未闭

C.房间隔缺损

D.二尖瓣狭窄

E.二尖瓣关闭不全

44. 下列哪种情况常提示亚急性感染性心内膜炎(　　　　)

A.心房颤动

B.期前收缩

C.心脏扩大

D.新出现病理杂音

E.原有的病理杂音强度增加Ⅱ级以上,或杂音的性质、强度突然改变

45. 风湿性心瓣膜病致死的主要原因是(　　　　)

A.心律失常

B.充血性心力衰竭

C.亚急性感染性心内膜炎

D.栓塞

E.合并肺部感染

46. 心力衰竭诱发因素中一般最常见的为(　　　　)

A.心律失常

B.过度劳累或情绪激动

C.感染

D.摄取钠过多或补液过量和过快

E.严重贫血或大出血

47. 下列哪项不是引起左心衰竭的原因(　　　　)

A.高血压病

B.甲状腺功能亢进性心脏病

C.二尖瓣关闭不全

D.慢性肺部疾病

E.主动脉瓣关闭不全

48. 提示急性肺水肿的特征性表现是(　　　　)

A.气促、烦躁不安

B.心率增快、心尖区出现奔马律

C.肺部有哮鸣音

D.咯粉红色的泡沫痰

E.肺动脉瓣第 2 心音亢进

49. 左心衰竭一般不出现的体征为(　　　　)

A.心浊音界扩大

B.第 1 心音减弱

C.颈静脉怒张

D.舒张期奔马律

E.两肺底湿罗音

50. 左心室后负荷增加的主要因素是(　　　　)

A.血容量增加

B.肺动脉高压

C.体循环高压

D.左心室流入道狭窄

E.心动过速

51. 冠心病最常见的病因是(　　　　)

A.重度主动脉瓣病变

B.冠状动脉栓塞

C.冠状动脉粥样硬化

D.肥厚型心肌病

E.冠状动脉痉挛

52. 下列各项中不属于洋地黄中毒表现的是(　　　　)

A.心动过速

B.心动过缓

C.心律不齐

D.视力模糊

E.震颤、抽搐

53. 与心房颤动心电图特征不符合的是(　　　　)

A.P 波消失

B.形态、振幅均变化不定的 f 波

C.QRS 波群形态正常

D.QRS 波群频率为 100~160 次/min

E.R-P 间隔相等

54. 急性心肌梗死病人吸氧的目的是(　　　　)

A.改善心肌缺氧,减轻疼痛

B.预防心源性休克

C.减少心律失常

D.防止心力衰竭

E.促进坏死组织吸收

55. 心力衰竭的饮食,下列哪项不妥(　　　　)

A.适当限盐

B.高热量

C.少量多餐

D.注意补充富有钾、镁的食物

E.需摄入含适量纤维素的食物

56. 下列各项表现中能最早提示左心功能不全的是(　　　　)

A.剧烈咳嗽

B.咯粉红色泡沫痰

C.头昏、乏力

D.劳力性呼吸困难

E.夜间阵发性呼吸困难

57. 心血管疾病急性期患者对疾病缺乏思想准备易产生哪种情况(　　　　)

A.恐惧

B.焦虑

C.沮丧

D.消极

E.悲观

58. 配合抢救急性肺水肿时,错误的是(　　　　)

A.取下肢下垂坐位

B.低流量持续给氧

C.安慰患者,稳定情绪

D.静脉注射西地兰

E.静脉注射速尿

59. 病人体力活动明显受限,轻于日常的活动即可引起乏力、心悸、呼吸困难,说明此时病人心功能处于(　　　　)

A.Ⅰ级

B.Ⅱ级

C.Ⅲ级

D.Ⅳ级

E.无法确定

60. 洋地黄中毒引起的快速性心律失常首选的抗心律失常药为(　　　　)

A.普罗帕酮

B.维拉帕米

C.胺碘酮

D.苯妥英钠

E.心得安

61. 临床上最常见的心律失常是（   ）

A.心房颤动

B.病窦综合征

C.期前收缩

D.房室传导阻滞

E.室上性心动过速

62. 室性阵发性心动过速的首选药物是（   ）

A.利多卡因

B.苯妥英钠

C.普罗帕酮

D.胺碘酮

E.维拉帕米

63. 一度房室传导阻滞是指 PR 间期超过（   ）

A. 0.11s

B. 0.12s

C. 0.20s

D. 0.40s

E. 0.32s

64. 以下哪种情况最适用于选用西地兰（   ）

A.心衰伴快速房颤

B.急性心衰

C.慢性心衰加重

D.快速房颤

E.室上速

65. 以下哪种心律失常病人听诊心律绝对规则（   ）

A.阵发性室上性心动过速

B.心房颤动

C.心房扑动

D.期前收缩

E.二度 I 型房室传导阻滞

66. 逸搏心律的心电图表现中,下列有误的是（   ）

A.延迟出现的 QRS 波

B.QRS 波形态均不正常

C.QRS 波前无相关的 P 波

D.可连续三次以上

E.ST 段 T 波正常或异常

67. 突发性心动过速患者发作,采取较简便有效的措施是(　　　)

A.刺激呕吐反射或嘱屏气

B.静脉推注西地兰

C.静脉滴注去甲肾上腺素

D.静脉注射利多卡因

E.给予阿托品口服

68. 左心衰最早出现的症状是(　　　)

A.倦怠、乏力

B.劳力性呼吸困难

C.夜间阵发性呼吸困难

D.端坐呼吸

E.咯粉红色泡沫痰

69. 心房扑动进行电复律治疗时,通常能量选择为(　　　)

A.50～100J

B.100～150J

C.150～200J

D.200～360J

E.360J 以上

70. 女性 56 岁,有"风湿性心脏病"病史,自诉心慌。心电图:P 波消失代之以间距、振幅不等的畸形波,频率 360 次/min,QRS 波形态正常,节律绝对不规则。该病人的心电图诊断为(　　　)

A.室上性心动过速

B.室性心动过速

C.房性心动过速

D.心房扑动

E.心房颤动

71. 心脏电复律前后的护理配合不当的是(　　　)

A.做好心理护理,解除病人的思想顾虑

B.提前 1~3d 给予洋地黄类药物

C.复律后继续服用抗心律失常药物

D.严密监测病人有无栓塞发生

E.监测生命体征变化

72. 心房颤动时其频率为(　　　)

A.100~150 次/min

B.150~200 次/min

C.150~300 次/min

D.250~300 次/min

E.350~600 次/min

73. 下列哪项心律失常采用机械兴奋迷走神经的方法,可能终止发作( )

A.频发室性期前收缩

B.房室传导阻滞

C.心房颤动

D.阵发性室性心动过速

E.阵发性室上性心动过速

74. 以下哪种药物用于缓慢型心律失常和心室停搏的病人( )

A.利多卡因

B.普鲁卡因酰胺

C.溴苄胺

D.阿托品

E.心律平

75. 吸气时脉搏显著减弱或消失称为( )

A.水冲脉

B.交替脉

C.奇脉

D.不整脉

E.短绌脉

76. 心电图上表示冲动从心房传导到心室的时间是( )

A.P 波

B.P–R 间期

C.QRS 波

D.T 波

E.U 波

77. 起搏器电极导线植入途径临床上常用的是( )

A.颈内静脉

B.颈外静脉

C.头静脉

D.锁骨下静脉

E.腋静脉

78. 确定冠心病的唯一金标准是( )

A.超声心动图

B.64 排 CT

C.心电图的改变

D.心肌核素检查

E.冠脉造影术

79. 下列哪项是器质性心血管疾病的特征性体征( )

A.杂音

B.心音分裂

C.震颤

D.心尖搏动增强

E.心尖搏动不明显

80. 主动脉瓣第二心音增强见于(　　　　)

A.二尖瓣狭窄

B.肺源性心脏病

C.左心功能不全

D.高血压

E.主动脉关闭不全

81. 关于心电图的价值,下列哪项不正确 (　　　　)

A.能确定心律失常

B.能确诊心肌梗死

C.辅助诊断房室肥大

D.辅助诊断电解质紊乱

E.能反映心功能状态

82. 脉搏与临床诊断不符的是(　　　　)

A.速脉见于周围循环衰竭

B.交替脉见于室性期前收缩

C.脉搏短绌见于心房颤动

D.奇脉见于缩窄性心包炎

E.水冲脉见于主动脉瓣关闭不全

83. 最有助于诊断感染性心内膜炎的检查是(　　　　)

A.胸部 X 线检查

B.心电图

C.超声心动图

D.心血管造影

E.心脏 CT

84. 风湿性心瓣膜病心房颤动的患者,若发生栓塞,最常见的部位是(　　　　)

A.肺动脉

B.肺静脉

C.下肢动脉

D.脑动脉

E.下肢静脉

85. 下列何种情况,射频消融术可作为一线治疗(　　　　)

A.扩张型心肌病引起的室速

B.冠心病

C.发作时心率快,血流动力学不稳定

D.多形型室速

E.特发性室速

86. 目前冠状动脉内支架植入在冠心病的介入治疗中普遍采用，关于这项技术错误的说法是（　　　　）

A.可解决 PTCA 时引起的动脉夹层问题

B.植入支架前可以不行 PTCA 而直接植入支架

C.可防止弹性回缩

D.可防止内膜增生

E.在介入治疗中是一个里程碑式的进步，具有重大的意义

87. 介入技术在心脏瓣膜疾病中目前应用最广泛的是（　　　　）

A.二尖瓣狭窄

B.二尖瓣关闭不全

C.主动脉瓣狭窄

D.主动脉瓣关闭不全

E.三尖瓣关闭不全

88. 阵发性室上性心动过速的心电图诊断,下列哪项不正确?（　　　　）

A.心室率 150~250 次/min

B.节律一般不规则,但亦可有规则

C.QRS 波群形态可不正常

D.可见到逆行的 P 波

E.突发突止

89. 患者男 22 岁,运动后常有胸部不适感,1h 前在足球场上突然晕倒,急诊时人已清醒,生命体征平稳,但可闻及心脏杂音,为确定病因首选的辅助检查是(　　　　)。

A.Holter

B.超声心动图

C.心导管

D.肺功能

E.头颅 CT

90. 在循环系统中,静脉又称为(　　　　)

A.阻力血管

B.功能血管

C.容量血管

D.直捷通路

E.动静脉短路

91. 下列关于循环系统解剖生理不正确的描述是(　　　　)

A.心脏本身的血供主要来自冠状动脉

B.主要功能是在内分泌腺和靶器官之间传递激素

C.可维持机体内环境的稳定

D.心肌细胞和血管内皮细胞具有内分泌功能

E.血管活性物质在调节心血管的运动和功能方面有重要的作用

92. 以下哪种情况是洋地黄适应症(　　　　)

A.预激综合征合并心房颤动

B.风心病,心衰,快速房颤

C.梗阻性肥厚型心脏病

D.高度房室传导阻滞

E.急性心肌梗死

93. 梗阻性肥厚型心肌病,胸骨左缘第3、4肋间收缩期喷射性杂音,其强度的改变,下列哪项正确(　　　　)

A.含硝酸甘油减弱

B.运动时减弱

C.屏气减弱

D.下蹲减弱

E.用心得安增强

94. 主动脉粥样硬化形成的主动脉瘤最常见于(　　　　)

A.冠状动脉开口处

B.肾动脉开口处

C.主动脉弓

D.降主动脉

E.腹主动脉

95. 某患者服用地高辛 0.25mg/d,共 2 周。出现下列何种情况应予停药(　　　　)

A.双下肢轻度水肿

B.房颤心率由 120 次/min 降为 80 次/min

C.心尖区收缩期杂音增强

D.心率 40 次/min,血钾降低

E.血肌酐升高

96. 体循环瘀血的最可靠体征为(　　　　)

A.静脉压升高

B.肝脏肿大及压痛

C.胸、腹腔积液

D.双下肢水肿

E.颈静脉曲张

97. 下列哪项检查对诊断肥厚型心肌病有重要的意义(　　　　)

A.超声心动图

B.心电图

C.胸部 X 线检查

D.心导管

E.心血管造影

98. 病毒性心肌炎可出现下列哪项表现(　　　　)

A.Ewart 征

B.Rotch 征

C.Osler 结

D.Jameways 结

E.Adams-Stokes 综合征

99. 风心病二尖瓣狭窄患者,随右心衰竭的加重,下列哪项临床表现将减轻
(　　　　)

A.肝肿大压痛

B.下肢水肿

C.颈静脉曲张

D.心尖区舒张期隆隆样杂音

E.呼吸困难

100. 急性前壁心肌梗死患者突然发生室颤,在医生未到来之前,护士可以做什么
(　　　　)

A.密切观察病人,等待医生到来

B.立即准备静脉注射利多卡因

C.立即准备除颤,选择同步电复律

D.立即准备除颤,选择非同步电复律

E.立即准备临时起搏治疗

二、多选题

1. 下列有关心悸的叙述正确的是(　　　　)

A.心悸是指病人自觉心跳或心慌伴心前区不适感

B.心悸的出现表明心脏有器质性病变

C.心动过缓也会导致心悸发生

D.烟、酒等刺激性物质可加重或诱发心悸

E.心悸常使病人产生紧张不安感

2. 心衰的基本病因为(　　　　)

A.感染

B.原发性心肌损害

C.心律失常

D.妊娠

E.心脏负荷过重

3. 左心功能不全时出现的体征有(　　　　)

A.心尖区舒张期奔马律

B.肝颈静脉回流征阳性

C.两肺底可闻及湿罗音

D.下肢浮肿

E.腹水征阳性

4. 右心衰竭的临床表现有（　　　　）

A.胸腔积液

B.水肿

C.肝脏肿大

D.咳嗽、咯血

E.尿少

5. 减轻心脏前负荷的措施是（　　　　）

A.利尿

B.半卧位

C.吸氧

D.两腿下垂

E.降低周围血管阻力

6. 下列情况能引起右心后负荷加重的有（　　　　）

A.高血压

B.肺气肿

C.主动脉瓣关闭不全

D.动脉狭窄

E.输液过多过快

7. 对心力衰竭使用强利尿剂患者尤应注意（　　　　）

A.补钾

B.补钙

C.观察尿量

D.观察瞳孔

E.观察心音变化

8. 急性肺水肿时应用吗啡治疗的机理是（　　　　）

A 使患者安静、减少氧耗

B.扩张外周血管,减轻心脏负荷

C.减轻呼吸困难

D.有利于消除肺水肿

E.减慢心率、提高心排血量

9. 主动脉瓣狭窄患者的常见原因是（　　　　）

A.猝死

B.右心衰竭

C.左心衰竭

D.栓塞

E.感染性心内膜炎

10. 溶栓治疗中脑出血的危险因素有(　　　　)

A.年龄大于 75 岁

B.脑血管病史

C.女性,低体重患者

D.使用纤维蛋白特异性溶栓药物

E.以上均不对

11. 病窦综合征包括下列哪项(　　　　)

A.窦性停搏

B.窦性心动过缓

C.左束支与右束支传导阻滞交替出现

D.慢快综合征

E.窦房阻滞

12. 下列哪些因素可以影响心脏心排量(　　　　)

A.静脉压

B.静脉回流量

C.心率

D.心脏收缩力

E.交感神经兴奋

13. 心尖区第一心音强弱不等可见于(　　　　)

A.心房颤动

B.室性心动过速

C.三度房室性导阻滞

D.二度Ⅰ型房室传导阻滞

E.以上均不对

14. 心脏电复律后应该做的护理是(　　　　)

A.心电监护 24h

B.清醒后绝对卧床 24h

C.有饥饿感立即进食,防止低血糖

D.严密观察生命体征

E.用奎尼丁或洋地黄等药维持窦性心律

15. 人工心脏起搏器植入的适应症有(　　　　)

A.症状明显的二度以上房室传导阻滞

B.阵发性心动过速

C.病态窦房结综合征,心率小于 45 次/min

D.广泛性心肌梗死

E.外科手术前后的保护性应用

16. 急性感染性心内膜炎的病理机制是（　　　　）

A.心腔扩张

B.赘生物碎片脱落致栓塞

C.心内感染和局部扩散

D.血源性播散

E.免疫系统激活

17. 护理原发性高血压病人,正确的护理措施有（　　　　）

A.限制钠盐

B.避免情绪激动

C.适当的体育锻炼

D.卧床休息

E.减轻体重

18. 急性心包炎的诊断（　　　　）

A.体检发现心率增快,心界增大、颈静脉怒张、心音遥远、脉压差变小、肝大、腹水及下肢肿胀等。

B.胸片可见心脏影像呈烧瓶状,心影扩大。

C.心电图检查表现为低电压与窦性心动过速等。

D.超声心动图可以发现心包积液,及心脏受压征象。

E.出现肾功能衰竭症状

19. 慢性缩窄性心包炎诊断（　　　　）

A.有过发热、胸痛等急性心包炎病史。

B.体检发现腹水、肝大、颈静脉怒张、脉压差变小、心音遥远等。

C.心电图示低电压和异常 Q 波。

D.超声心动图示心脏舒张功能明显受限,心包增厚,钙化,可以确诊。

E.周身细小动脉痉挛。

20. 高血压是以体循环动脉压增高为主要表现的临床综合征，是最常见的心血管疾病。长期高血压可最终导致（　　　　）器官功能衰竭。

A.心

B.脑

C.肾

D.肺

E.肝

21. 原发性高血压的症状有以下几种（　　　　）

A.头疼

B.眩晕

C.耳鸣

D.心悸气短

E.肢体麻木

22. 急性心包炎感染性病因由以下几种(　　　　)

A.病毒

B.药物

C.细菌

D.真菌

E.寄生虫

23. 急性心包炎非感染性病因有以下几种(　　　　)

A.急性非特异性

B.自身免疫性

C.肿瘤性

D.内分泌

E.破伤风性

24. 心包炎的护理措施有(　　　　)

A.心电监测

B.给氧

C.输液护理

D.预防感染

E.呼吸监控

25. 急性左心衰竭的特征是(　　　　)

A.肺动脉瓣第二心音亢进

B.舒张早期奔马律

C.心率慢

D.双肺满布湿啰音和哮鸣音

E.第一心音增强

26. 慢性心力衰竭治疗的目的是(　　　　)

A.降低死亡率

B.短期血流动力学稳定

C.阻止或延缓心室重塑

D.提高运动耐量改变生活质量

E.缓解症状

27. 肥厚型梗阻性心肌病药物治疗不宜用(　　　　)

A.β受体阻滞剂

B.钙拮抗剂

C.硝酸甘油

D.胺碘酮

E.洋地黄类

28. 心血管病的诊断应根据(　　　　)

A.病史

B.临床症状

C.器械检查

D.实验室检查

E.临床体征

29. 心肌炎的体征有(　　　　)

A.心脏扩大

B.心率及节律改变

C.心音改变

D.心力衰竭

E.血栓栓塞

30. 无脉搏性电活动常见的疾病是(　　　　)

A.严重心脏病的终末表现

B.心脏骤停的电击治疗后

C.高血压

D.急性心肌梗死伴心源性休克

E.心包压塞

31. 高血压急症时下列哪项药物可以选用(　　　　)

A.硝普钠

B.血管紧张素转化酶抑制剂

C.硝酸甘油静滴

D.硝苯地平舌下含服

E.以上均不对

32. 以下哪些不是急性与慢性心包填塞的主要区别(　　　　)

A.体循环静脉瘀血

B.第一心音亢进

C.脉压变大

D.奇脉

E.动脉收缩压急剧下降

33. 心室颤动的先兆主要表现是(　　　　)

A.频发多源的室性期前收缩

B.快速房颤

C.室性期前收缩呈 R on T 现象

D.三度房室传导阻滞

E.室性心动过速

34. 下列哪项是洋地黄中毒的表现(　　　　)

A.恶性、呕吐

B.头痛、无力

C.黄视、绿视

D.手足抽搐

E.腹泻

35. 心率160～200次/min,突发突止,心率规则,见于(　　　　)

A.心房颤动

B.窦性心动过速

C.频发室性期前收缩

D.阵发性室性心动过速

E.阵发性室上性心动过速

36. 主动脉夹层引起的压迫症状是(　　　　)

A.压迫喉返神经导致声音嘶哑

B.压迫上腔静脉引起上腔静脉综合征

C.压迫颈交感神经节引起霍纳(Horner)综合征

D.压迫腹腔动脉,肠系膜动脉引起恶心、呕吐、腹胀、腹痛、黑便等

E.压迫肾动脉可引起血尿、尿闭及肾性高血压

37. 心脏电复律的适应症包括(　　　　)

A.室颤

B.病窦综合征

C.伴有高度房室传导阻滞的房颤

D.预激伴快速心律失常

E.有严重血流动力学障碍的室上速

38. 下列哪些是病毒性心肌炎的临床表现(　　　　)

A.胸痛

B.呼吸困难

C.与体温升高相对应的心率加快

D.室性期前收缩

E.病理性第三心音

39. 主动脉瓣关闭不全的体征有(　　　　)

A.听到第三心音

B.心尖部第一心音亢进

C.肺动脉瓣区第二心音减弱或消失

D.心尖部低调柔和的舒张中期杂音

E.脉压变小

40. 下列哪些是主动脉瓣关闭不全的临床表现(　　　　)

A.胸痛

B.呼吸困难

C.咳嗽

D.头颈部动脉搏动感

E.大咯血

41. 心肺复苏应该在何种地方进行(   )

A.柔软的床上

B.地板上

C.地板的软垫上

D.硬板床上

E.水泥地上

42. 一般情况下心绞痛常见的诱因包括(   )

A.屏气用力动作

B.饱餐

C.寒冷

D.睡眠质量差

E.喝咖啡

43. 下列与原发性高血压发病相关的因素有(   )

A.遗传因素

B.自身免疫缺陷

C.精神长期过度紧张

D.高盐饮食习惯

E.肥胖

44. 关于左心衰竭时病理生理机制及临床表现的叙述,下列正确的是(   )

A.肝脾肿大

B.最早出现的是劳力性呼吸困难

C.咳嗽、咳痰

D.晚期可出现端坐呼吸

E.双下肢浮肿

45. 介入性诊断包括以下哪几项(   )

A.心导管检查术

B.外周动脉造影

C.静脉造影

D.冠状动脉造影术

E.心内电生理检查

46. 对心力衰竭患者护理的重要措施有(   )

A.合理吸氧

B.健康教育

C.预防并发症

D.减轻心脏负荷

E.控制输液速度

47. 安装人工心脏起搏器术后应该(   )

A.拍摄心脏正位片

B.沙袋压迫伤口 4~6h

C.安装临时起搏器者应尽量活动,防粘连

D.注意气胸、血胸等并发症

E.心电监护 24h

48. 不可能是生理性杂音的是(　　　　)

A.心尖部收缩期杂音

B.舒张期杂音

C.隆隆样杂音

D.连续性杂音

E.肺动脉瓣区收缩期杂音

49. 心电监护的意义在于(　　　　)

A.及时发现和识别心律失常

B.观察心肌缺血或心肌梗死的部位

C.监测电解质改变

D.观察心脏排血量

E.观察起搏器功能

50. 对 PCI 术后进行抗凝治疗的患者,护理须注意(　　　　)

A.每周测定凝血酶原时间 1 次

B.观察患者有无上消化道出血症状

C.观察患者有无血尿

D.观察患者有无皮肤黏膜出血

E.如出血倾向明显,应立即准备应用抗凝药物对抗药。

三、填空题

1. 心源性呼吸困难的病变基础是 ＿＿＿＿,护理这类病人体位应保持 ＿＿＿＿,饮食应注意限制 ＿＿＿＿。

2. 心力衰竭大多由器质性心血管疾病所致,其基本病因是 ＿＿＿＿＿＿＿ 和 ＿＿＿＿＿＿＿。

3. 转复心房扑动最有效的办法是 ＿＿＿＿＿＿＿。

4. 风湿热的主要临床表现是 ＿＿＿＿＿＿、＿＿＿＿＿＿＿、＿＿＿＿＿＿＿、＿＿＿＿＿＿＿。

5. 二尖瓣关闭不全最主要的体征是 ＿＿＿＿＿＿ 闻及响亮而粗糙的 ＿＿＿＿＿＿＿、＿＿＿＿＿＿＿ 杂音。

6. 长期血压增高容易引起损害的器官是 ＿＿＿＿＿＿、＿＿＿＿＿＿＿、＿＿＿＿＿＿。

7. 右心衰竭的临床表现有 ＿＿＿＿＿＿＿、＿＿＿＿＿＿＿、＿＿＿＿＿＿＿、＿＿＿＿＿＿＿。

8. 主动脉瓣关闭不全的体征有听到第 ＿＿＿＿＿＿＿ 心音,肺动脉瓣区第 ＿＿＿＿＿＿＿ 心音减弱或 ＿＿＿＿＿＿＿,心尖部低调柔和的 舒张期杂音。

9. 浆膜心包可分为脏层和壁层。脏层覆于心肌的外面,又称为 ＿＿＿＿＿,壁层在脏层的外围。脏层与壁层在出入心的大血管根部相移行,两层之间的腔隙称为 ＿＿＿＿＿,内含有少量浆液,起润滑作用,可减少心脏搏动时的摩擦。

10. 纤维心包又称心包纤维层, 是一 ＿＿＿＿＿ 结缔组织囊,贴于浆膜心包壁层的

_____ 膜面,向上与出入心的大血管外膜相移行,向下与膈的中心腱紧密相连。

11. 心包积液在临床诊断中使用 _____ 为常规检查方式,使心包积液患者的检出率明显 _____,对少量心包积液的患者具有重要的诊断价值。

12. 高血压是以体循环动脉压增高为主要表现的临床综合征,是最常见的 _____ 疾病。长期高血压可影响心、脑、肾等器官的功能,最终导致这些器官功能衰竭。

13. 高血压病初期只是在精神紧张、情绪波动后 _____ 暂时升高,随后可恢复正常,以后血压升高逐渐趋于明显而持久,但一天之内 _____ 血压仍有明显的差异。

14. 循环系统由 _____、_____ 及调节血液循环的 _____ 组成。

15. 扩张型心肌病患者的超声心动图表现有 _____ 扩大早而显著,_____ 减弱,提示心肌 _____ 下降的特征。

16. 病毒性心肌炎是由 _____ 感染所引起的,以心肌非特异性间质性炎症为主要病变的心肌炎。

17. 心肌病分为 _____、_____、_____ 和 _____ 4类。

18. 心律失常按其发生原理可分为 _____ 和 _____ 两大类。_____ 是诊断心律失常最重要的一项无创检查技术。

19. 正常窦性心律的冲动起源于 _____,心电图显示窦性心律的 P 波在 _____、_____、_____ 导联直立,_____ 导联倒置,PR 间期为 _____ 秒。

20. _____ 被医学界称为诊断冠心病的"金标准"。

四、判断题

1. 心源性水肿最常见的病因为左心衰竭或全心衰竭。(　　　)

2. 体力活动轻度受限,休息时无症状,日常活动可引起乏力、心悸、呼吸困难、心绞痛等症状,休息后可缓解,此病人的心功能属于Ⅱ级。(　　　)

3. 心衰病人输液时滴速一般控制在 30~40 滴/min。(　　　)

4. 心悸严重程度并非与病情呈正比。(　　　)

5. 急性左心衰吸氧时给予酒精湿化,流量为 6~8L/min。(　　　)

6. 正常二尖瓣口面积为 3~4cm²。(　　　)

7. 心源性水肿的特点是首先发生于身体下垂部位,常见非凹陷性。(　　　)

8. 急性肺水肿是左心衰竭呼吸困难最严重的形式。(　　　)

9. 全心衰竭表现为呼吸困难加重而紫绀减轻。(　　　)

10. 典型心绞痛发作为阵发性的心前区压榨样疼痛,持续数分钟至数小时。

(　　　)

11. 慢性缩窄性心包炎临床症状多继发于急性心包炎,主要为结核性心包炎或化脓性心包炎急性期得到很好的治疗。(　　　)

12. 急性化脓性心包炎的治疗应以引流心包积液,缓解心包填塞,同时选择有效抗生素控制感染,并给予输血、血浆、高蛋白饮食和高维生素饮食,纠正水、电解质平衡紊乱。(　　　)

13. 急性心包炎的临床症状可以由多种致病因子所引起,常常是全身性疾患的一部分,或由临近组织的炎症蔓延而成。可有心前区痛、有压迫感、发热、咳嗽、呼吸困难等症状。

14. 慢性缩窄性心包炎临床症状由于形成坚厚的斑痕组织,心包明显增厚,主要妨碍心脏的舒张功能,影响心脏回心血量,导致腹水、肝肿大、呼吸困难等。( )

15. 完整的病史,细致的体检和正确的临床思维是心血管疾病诊断的基础。( )

16. 扩张型心肌病不会有血栓形成。( )

17. 心肌炎的组织学检查可见心肌细胞溶解,间质水肿,单核细胞浸润。( )

18. 心理治疗是心血管疾病的基础治疗。( )

19. 一度房室传导阻滞的 P-R 间期时限为大于 0.12s。( )

20. 心房颤动时心电图上显示 R-R 间期绝对不等。( )

21. 室速的心电图表现中最有价值的是心室夺获与室性融合波。( )

22. 如发生心室颤动,可用于同步直流电复律。( )

23. 风湿性心脏病是链球菌感染心脏瓣膜,使瓣膜发炎受到损伤的结果。( )

24. 肺栓塞的栓子大多数来源于右心室。( )

25. 二尖瓣狭窄血流动力学障碍的结果是造成左房扩大,右室肥厚。( )

五、名词解释

1. 心悸

2. 心源性呼吸困难

3. 劳力性呼吸困难

4. 心源性哮喘

5. 心源性水肿

6. 前负荷与后负荷

7. 代偿间歇

8. 窦性心律

9. 二联律与三联律

10. 多源性室性早搏

六、简答题

1. 心功能如何分级?

2. 无器质性心脏病患者可因哪些因素诱发期前收缩?

3. 哪些临床表现提示患者已有早期心功能不全?

4. 心室颤动前常有哪些先兆性心律失常?

5. 简述对心力衰竭患者的健康教育?

6. 简述对病毒性心肌炎患者进行健康教育的内容?

7. 怎样鉴别心源性哮喘和支气管哮喘?

8. 简述心源性水肿的主要原因及护理。

9. 如何做好急性肺水肿的抢救配合工作?

七、案例分析

1. 患者男性,35 岁,心悸、气促 2 年,关节痛、发热 1 月,心尖部可闻及收缩期及舒张期杂音,心率 90 次/min,脾可触及肋下 1cm,杵状指。尿蛋白++,尿中红细胞 4~10 个/HP。

（1）最可能的诊断是（　　　　）

A.肾盂肾炎

B.肾小球肾炎

C.风心病合并亚急性细菌性心内膜炎

D.上呼吸道感染

E.风湿活动

（2）首先应对患者作哪项处理（　　　　）

A.抗生素治疗

B.二尖瓣分离术

C.洋地黄治疗

D.利尿剂治疗

E.避免重体力活动,定期随诊

（3）应首选哪种抗生素（　　　　）

A.丁胺卡那霉素

B.万古霉素

C.红霉素

D.青霉素

E.头孢菌素

2. 夜急诊来一男性 51 岁患者,夜间突然发生呼吸困难,被迫坐起,端坐咳嗽、咯大量粉红色泡沫痰,大汗淋漓,口唇青紫,面色灰白,双肺满布湿啰音。

（1）患者为何咳大量粉红色泡沫痰（　　　　）

A.支气管扩张

B.支气管哮喘

C.肺炎

D.急性左心衰

E.肺梗死

（2）本病应如何处理（　　　　）

A.低浓度吸氧

B.端坐位双腿下垂

C.给止血药

D.静推垂体后叶素

E.口服维生素 K

（3）本病的首要护理问题是（　　　　）

A.心排血量减少

B.体液过多

C.活动无耐力

D.有窒息的危险

E.气体交换受阻

3. 李女士,47 岁,患风湿性心脏瓣膜病,因发生感染,心功能Ⅲ级而入院。给予抗感染和抗心衰治疗。今日出现乏力,腹胀,心悸,心电图出现 U 波增高。

(1)目前李女士出现的并发症是(　　　　)

A.高钾血症

B.低钾血症

C.高钠血症

D.低钠血症

E.代谢性酸中毒

(2)护士应如何指导患者休息(　　　　)

A.活动不受限制

B.从事轻体力活动

C.增加睡眠时间,可起床做轻微活动

D.卧床休息,限制活动量

E.严格卧床休息,采取半卧位

(3)李女士出院后,预防链球菌感染的措施是(　　　　)

A.坚持锻炼,防止呼吸道感染

B.减少运动,多休息

C.坚持限制钠盐饮食

D.减轻心理压力,增强康复信心

E.定期复查,必要时做细菌培养

4. 患者男性,62 岁。突然出现心前区疼痛伴大汗 3h,急诊就医,心电图示:V_1~V_5 导联出现 Q 波,且 ST 段弓背向上抬高。

(1)此病人可能的诊断是(　　　　)

A.急性胃穿孔

B.急性胰腺炎

C.自发性气胸

D.急性心肌梗死

E.带状疱疹

(2)该病人进行心肌梗死的定位诊断是(　　　　)

A.前间壁心梗

B.广泛前壁心梗

C.下壁心梗

D.右心室梗死

E.侧壁心梗

(3)次日晨,病人心前区疼痛明显缓解,护理该病人正确的措施是(　　　　)

A.即将好转,可去卫生间上厕所

B.可停止吸氧

C.卧床休息,协助生活护理

D.可以正常饮食

E.可床上坐起

5. 患者男性,45 岁。患冠心病十余年,间断胸闷 1 周,1d 前于夜间突然被迫坐起,频繁咳嗽,严重气急,咳大量粉红色泡沫痰。

(1)该患者首先考虑的诊断是( )

A.急性右心衰

B.急性肺气肿

C.慢性左心衰竭

D.急性左心衰竭

E.慢性右心衰竭

(2)该患者目前首要的护理问题是( )

A.活动无耐力

B.恐惧

C.气体交换受阻

D.潜在并发症:心源性休克

E.体液过多

(3)对该患者正确的护理是( )

A.给予持续低流量吸氧

B.取坐位背部靠物支撑,双腿下垂

C.给温开水饮用

D.将毛花苷 C 快速静脉推注

E.与麻醉科联系给予气管插管

6. 男性,15 岁,半月前因咳嗽,咽痛,发热以"上呼吸道感染"在当地诊所治疗好转,近日出现心悸, 头晕, 心前区隐痛, 查体:T37.8°C,P118 次/min,R25 次/min,BP130/80mmHg,心电图:ST-T 改变,ST 段压低,T 波低平,频发室早,咽拭子检查为柯萨奇病毒阳性。

(1)此患者最有可能的诊断是( )

A.上呼吸道感染

B.腮腺炎

C.病毒性心肌炎

D.白血病

E.避免重体力活动,定期随诊

(2)为明确诊断还应该做哪些检查? ( )(可多选)

A.血常规

B.血沉

C.心脏彩超

D.冠脉造影

E.CT

（3）确诊后该如何治疗？（   ）（可多选）

A.抗病毒

B.促进心肌炎症修复

C.纠正心律失常

D.卧床休息至少2周

E.体温恢复正常即可下床活动

7. 男性,76岁,冠心病史20年,今晨起锻炼时突然出现胸痛,伴大汗、恶心、呕吐,家人急送医院,查体:痛苦面容,烦躁,四肢末梢湿冷。脉搏细速,心率124次/min,呼吸24次/min,血压80/50mmHg。急查心电图提示:急性广泛前壁心肌梗死。

（1）该患者心电图表现为（   ）

A.II、III、AVF导联ST段抬高

B.V_7~V_8导联ST段抬高

C.V_1~V_3导联ST段抬高

D.I、AVL、V_1~V_5导联ST段抬高

E.II、III、AVF导联伴V_4R导联ST段抬高

（2）该患者此时最容易发生的心律失常是（   ）

A.心房颤动

B.室性期前收缩

C.房室传导阻滞

D.左束支传导阻滞

E.室上性心动过速

（3）如出现该心律失常应给予（   ）

A.利多卡因

B.阿托品

C.电复律

D.硝酸甘油

E.西地兰

（4）经上述处理后,患者心律失常未见好转,出现室颤,则选用哪项措施（   ）

A.同步电复律

B.非同步电复律

C.口服美西律

D.静注利多卡因

E.临时起搏器植入

8. 患者男性,65岁。高血压病20年,血脂高4年,既往有心绞痛发作史,今天与家人发生争执后胸痛持续20min不缓解,伴大汗送急诊。

（1）应首先考虑该病人可能发生（   ）

A.急性胃肠炎

B.食物中毒

C.胃癌

D.急性心肌梗死

E.急性胰腺炎

(2)护理上述病例,暂时不需要进行(　　　　)

A.监测血压

B.监测心电图

C.拍 X 光胸片

D.抽血检查心肌酶

E.查血、尿、便常规

(3)根据诊断,护理人员要为患者提供哪些护理措施(　　　　)(可多选)

A.吸氧

B.监测生命体征

C.建立静脉通路

D.绝对卧床休息

E.心理护理

(4)如果医生诊断该患者为急性心肌梗死,下述酶中最先呈阳性反应的是(　　　　)

A.谷草转氨酶

B.肌酸磷酸激酶

C.乳酸脱氢酶

D.谷丙转氨酶

E. 碱性磷酸酶

9. 患者女性,35 岁,因情绪激动后出现头晕、头疼,并出汗、乏力等症状,来急诊室就诊。血压 220/140 mmHg。有高血压家族史,2 年前首次发现高血压。未进行规律的药物治疗。医生初步确定为高血压危象。

(1)医生需做什么检查与脑出血鉴别(　　　　)

A.腰穿

B.B 超

C.超声心动图

D.血液化验

E.头颅 CT

(2)高血压危象首先进行的治疗(　　　　)

A.心电监护

B.静脉输注降压药物

C.心理护理

D.预防感染

E.给氧气

(3)需要采取哪些护理措施(　　　　)(可多选)

A.卧床休息,保持环境安静

B.心电血压监测

C.短时间内将血压降至正常范围

D.心理护理

E.密切观察药物治疗的效果

10. 男性,72 岁,发现血压升高 10 年,有吸烟史,高脂血症,曾查出餐后 2h 血糖 9.2 mmol/L。长期服用倍他乐克 25mg 每日二次,氢氯噻嗪 25mg 每日二次,血压波动在 150~170/80~90mmHg 之间。颈动脉超声提示右侧颈总动脉粥样硬化斑块形成。

(1)该患者的血压应控制在( )

A.150/100mmHg 以下

B.130/90mmHg 以下

C.120/80mmHg 以下

D.140/90mmHg 以下

E.140/80mmHg 以下

(2)从护理的角度给患者一些健康指导( )(可多选)

A.定期测量血压,监测血糖

B.戒烟

C.低盐低脂饮食

D.指导药物的选择

E.适量运动

第一套　试题答案

一、单选题

1. A　2. D　3. B　4. D　5. B　6. B　7. C　8. A　9. C　10. C
11. B　12. C　13. C　14. D　15. D　16. E　17. C　18. E　19. B　20. D
21. D　22. E　23. B　24. E　25. C　26. B　27. C　28. A　29. E　30. B
31. A　32. A　33. C　34. B　35. C　36. A　37. C　38. D　39. A　40. D
41. B　42. E　43. C　44. E　45. B　46. C　47. D　48. D　49. C　50. C
51. C　52. E　53. C　54. A　55. B　56. D　57. B　58. B　59. C　60. D
61. C　62. A　63. C　64. A　65. A　66. B　67. A　68. B　69. A　70. E
71. B　72. E　73. E　74. D　75. C　76. B　77. D　78. E　79. C　80. D
81. E　82. B　83. C　84. D　85. E　86. D　87. A　88. B　89. B　90. C
91. B　92. B　93. D　94. E　95. D　96. A　97. A　98. E　99. E　100. D

二、多选题

1. ADE　2. ABCDE　3. AC　4. ABCE　5. ABD　6. BD　7. AC　8. ABCDE　9. ACE
10. ABCD　11. ABDE　12. BCDE　13. ABCD　14. ABD　15. ACE　16. BCDE
17. ABCE　18. ABCD　19. ABCD　20. ABC　21. ABCDE　22. ACDE　23. ABC　24. ABCDE　25. ABD　26. ACDE　27. CE　28. ABCDE　29. ABCD　30. ABE　31. AC
32. ABCD　33. ACE　34. BCDE　35. DE　36. ABCE　37. ADE　38. ABDE　39. ACD　40. AD　41. BDE　42. ABD　43. ACDE　44. ACE　45. ABCDE　46. ABDE　47. ABDE　48. BCD　49. ABCE　50. BCD

三、填空题：

1. 肺瘀血/两腿下垂坐位/钠盐
2. 原发性心肌损害/心脏负荷过重
3. 同步直流电复律
4. 心肌炎、关节炎、皮肤损害、舞蹈症
5. 心尖区、收缩期、吹风样
6. 心、脑、肾
7. 胸腔积液、水肿、肝大、尿少
8. 第三、第二、消失
9. 心外膜,心包腔

10. 纤维,外心

11. 超声心动图上升

12. 心血管

13. 血压,昼夜

14. 心脏,血管,神经体液

15. 左心室,室壁运动,收缩力

16. 嗜心肌性病毒

17. 扩张型,肥厚型,限制型,未定型

18. 冲动形成异常,冲动传导异常,心电图

19. 窦房结,Ⅰ,Ⅱ,aVF,aVR,0.12~0.20

20. 冠状动脉造影术

四、判断题

1. ✕ 2. ✓ 3. ✓ 4. ✓ 5. ✓ 6. ✕ 7. ✕ 8. ✓ 9. ✕ 10. ✕ 11. ✕ 12. ✓ 13. ✓ 14. ✓
15. ✓ 16. ✕ 17. ✓ 18. ✓ 19. ✕ 20. ✓ 21. ✓ 22. ✕ 23. ✕ 24. ✓ 25. ✓

五、名词解释

1. 心悸:患者自觉心跳或心慌,伴有心前区不适感。体格检查可发现心率加快或减慢,心律规则或不规则,或心搏增强等。

2. 心源性呼吸困难:指由于各种心脏病发生左心功能不全和(或)右心功能不全时,患者自觉空气不足,呼吸困难,发绀,端坐呼吸,并可有呼吸频率、深度与节律的异常。

3. 劳力性呼吸困难:体力活动时发生一般正常人不致发生的明显气急、胸闷乃至呼吸困难,即称劳力性呼吸困难。常为心功能不全的标志,尤以左心衰竭者明显。临床上常根据发生该症状时所费体力的大小,将心功能分为Ⅰ~Ⅳ级。

4. 心源性哮喘:左心衰竭导致肺瘀血、肺水肿,压迫细支气管而出现的气急、喘息状态称心源性哮喘。患者坐位,两腿下垂,呼吸费力,常闻哮鸣音。因常于夜间睡眠中突然发生,故亦称为"夜间阵发性呼吸困难"。

5. 心源性水肿:一般指右心功能不全或心脏舒缩受限,导致体循环回心血流瘀滞,静脉压升高而出现的组织水肿。与其他水肿表现不同的是身体下垂部分明显,早期多见于足踝部,长期卧床者可出现于骶尾部。如慢性肺源性心脏病,心包炎等。

6. 前负荷与后负荷:心脏为人体血流的动力泵,其负荷首先决定于进入心脏的血液量,其次为将心内这些血液泵出去所费的力。故前者称为心脏的前负荷,又称心室在收缩前所承受的容量负荷,实即心室舒张末期容量;后者即称后负荷。后负荷大小常与心脏流出道孔径大小及外周动脉血管阻力相关。因左右心各有血液进出,故又可细分为左心前、后负荷与右心前、后负荷。

7. 代偿间歇:指心脏提早搏动后,下一窦性搏动发生前,存在的一段较长停歇期。为心电图常用术语之一。若早搏前后,两个窦性心搏间隔恰好等于两个相连窦性搏动间距的2倍,则称为完全代偿间歇,见于室性早搏;若小于后者2倍,则称不完全代偿间歇,见于房性早搏等。

8. 窦性心律：心脏搏动完全或基本上由窦房结发出的冲动起源所控制的心律,称窦性心律。一般正常人均为窦性心律。其心电图特征是窦性 P 波(额面电轴在 30°~70°)后面,依次出现 QRS 波群及 T 波。窦性节律如频率过快、过慢或不规则称窦性心律失常。

9. 二联律与三联律：早搏有时呈规律的出现,如每隔 1 个或 2 个正常心脏搏动后出现 1 个早搏,且如此连续 3 次或 3 次以上,即称为二联律或三联律。如每隔 1 个正常心脏搏动后出现 2 个早搏,亦称三联律。

10. 多源性室性早搏：如室性早搏起源于多个异位起搏点,称为多源性室性早搏。其心电图表现为：同一导联内,提前发生的 QRS 波群形态各不相同,且均增宽变形,其前无 P 波；配对间期(室性期前收缩与其前面的窦性搏动之间期称为配对间期)不等。

六、简答题

1. 答：心功能分级对劳动力鉴定及治疗均有一定指导意义：①心功能一级(心功能代偿期)：无症状,体力活动不受限制；②二级(Ⅰ度心功能不全)较重体力活动则有症状,体力活动稍受限制；③三级(Ⅱ度心功能不全)：轻微体力活动即有明显症状,休息后稍减轻,体力活动大受限制；④四级(Ⅲ度心功能不全)：即使在安静休息状态下,也有明显症状,体力活动完全受限。

2. 答：过度吸烟、饮酒、喝浓茶和咖啡、疲劳、情绪波动等可诱发。

3. 答：心功能不全早期往往通过加快心率、心肌扩张和心肌肥厚等进行代偿以增加心排血量。可无症状或仅有心率增快、疲乏、烦躁、出汗及尿量减少。体征可有心脏扩大、舒张期奔马律等。

4. 答：(1)频发室性期前收缩>5 个/min,或室性期前收缩呈二联律。

(2)连续出现 2 个或 2 个以上的室性期前收缩,多源性室性期前收缩或反复发作短阵室性心动过速。

(3)室性期前收缩落在前一搏动的 T 波上(R on T)。

5. 答：(1)指导患者避免引起诱发因素：如过度劳累、过度激动、感染,尤其是呼吸道感染,钠盐摄入过多等。

(2)休息与活动：指导患者根据其心功能情况合理安排工作,活动与休息保证足够的睡眠时间。

(3)用药指导：对于需长期服药的患者,应在患者出院前列出所服药物的注意事项,并嘱患者严格按照医嘱坚持服药,不可随意增减或撤换药物。

(4)教会患者自我监测：以便及时发现病情变化,当出现呼吸困难进行性加重、尿少、体重短期内迅速增加、浮肿等表现时应及时就诊。服药期间出现食欲不振,应警惕洋地黄过量；利尿过多出现乏力应注意低钾血症,均应及时就诊。

(5)嘱患者定期门诊随诊,及早发现病情变化。

6. 答：(1)合理安排休息与活动：急性期心脏已扩大者应严格卧床休息,出院后继续休息 2~3 个月,半年至 1 年内避免重体力劳动。对转为慢性者,出现心功能减退、持久心律失常时仍应限制活动并充分休息。

(2)注意饮食调整：除保证营养以促进心肌修复外,还要注意禁烟酒、咖啡,不宜过饱及在心功能不全时限制钠盐等。

（3）避免诱发因素：应特别注意避免呼吸道感染、过劳、缺氧、营养不良等，以免诱发心律失常、心力衰竭等。

（4）其他：坚持药物治疗并定期随访，尤其在病情变化时要及时就医。

7. 答：心源性哮喘患者有心脏病史，吸气性呼吸困难，坐起后可减轻，有左心室增大、舒张期奔马律、肺底湿啰音等体征。支气管哮喘患者有哮喘反复发作史，呼气性呼吸困难，改变体位无效果，心脏体征正常，两肺满布哮鸣音。

8. 答：主要原因（1）右心功能不全时，由于有效循环血量减少，肾血流量降低，继发醛固酮分泌增多，排尿减少，导致钠、水潴留。

（2）体循环静脉系统瘀血，静脉压升高致使毛细血管静脉端静水压力增高，组织液回流吸收减少，水分渗至组织间隙内。

护理：（1）调整饮食，限制钠盐摄入。

（2）维持体液平衡，纠正电解质紊乱。准确记录出入液量，观察尿量和体重的变化，严重水肿且利尿效果不佳时，每日进液量应控制在前 1d 尿量加 500ml 左右；需要输液时，应根据血压、心率、呼吸，调节和控制滴数，一般 20~30 滴/min。

（3）加强皮肤护理，预防褥疮。

9. 答：立即通知医生，安慰患者，让患者取两腿下垂坐位，给予乙醇湿化氧气吸入，随之迅速按医嘱给予强心、利尿、镇静、扩张血管及激素等治疗措施，并密切观察患者面色、心率、心律、血压、尿量、神志等变化，并详细记录。

七、案例分析

1. C\A\D　　2. D\B\E　　3. B\D\A　　4. D\B\C　　5. D\C\B　　6. C\ABC\ABCD　　7. D\B\A\B

8. （3）A\B\C\D\E　　9. E\B\ABDE　　10. C\ABCE

（张　春　　何冬花）

第二套 试 题

一、单选题

1. 不能加速心率的药物或离子是( )

A.钠

B.钙

C.镁

D.肾上腺素

E.阿托品

2. 并非由心排血量下降造成晕厥者是( )

A.心室颤动

B.三度房室传导阻滞

C.病态窦房结综合征

D.窦性心动过速

E.病毒性心肌炎

3. 哪项是引起呼吸困难最常见而确切的原因( )

A.过早搏动

B.左心功能不全

C.心包积液

D.风湿性心脏病

E.右心功能不全

4. 心源性哮喘区别于支气管哮喘的最可靠依据是( )

A.端坐呼吸

B.闻哮鸣音

C.咳粉红色泡沫状痰

D.心尖部闻奔马律

E.坐起后气喘减轻

5. 慢性心功能不全者出现最早的表现是( )

A.咯血

B.发绀

C.心率加快

D.夜间阵发性呼吸困难

E.下肢水肿

6. 心功能不全诱因甚多,最常见的是(　　　　)

A.情绪激动

B.输液过多、过快

C.呼吸道感染

D.分娩

E.洋地黄中毒

7. 左心功能不全失代偿的最早标志是(　　　　)

A.心肌肥厚

B.心率增快

C.劳力性呼吸困难

D.夜间阵发性呼吸困难

E.肺底闻捻发音

8. 右心功能不全时不出现哪种表现(　　　　)

A.发绀

B.夜间阵发性呼吸困难

C.上腹部饱胀

D.尿少

E.肝颈静脉回流征阳性

9. 同时减轻心脏前后负荷,产生有益血流动力学效应的扩血管药物是(　　　　)

A.异山梨酯(消心痛)

B.肼苯哒嗪

C.硝酸甘油

D.酚妥拉明

E.哌唑嗪

10. 能直接引起右心后负荷加重的瓣膜病变有(　　　　)

A.主动脉瓣狭窄

B.主动脉瓣关闭不全

C.二尖瓣狭窄

D.二尖瓣关闭不全

E.肺动脉瓣狭窄

11. 右心室后负荷增高的主要原因之一是(　　　　)

A.周围小动脉收缩

B.三尖瓣关闭不全

C.输液过多或过快

D.肺动脉高压

E.房间隔缺损

12. 右心衰竭鉴别于肝硬化的要点是(　　　　)

A.肝颈静脉回流征阳性

B.食欲减退

C.肝大

D.腹水形成

E.下肢水肿

13. 下列哪项不是右心衰竭的临床表现(　　　　)

A.颈静脉充盈或怒张

B.肝大和压痛

C.周围型发绀

D.咳嗽,咳粉红色泡沫痰

E.下垂性凹陷性水肿

14. 心力衰竭临床表现的基本原理是(　　　　)

A.肺循环充血,体循环缺血

B.动脉系供血不足,静脉系瘀血

C.微循环血流灌注不足

D.急性肺水肿致组织缺氧

E.体液潴留致细胞水肿

15. 紫绀是由于(　　　　)

A.毛细血管扩张充血

B.红细胞量增多

C.红细胞量减少

D.血液中还原血红蛋白增多

E. 毛细血管血流加速

16. 护理心功能衰竭病人哪项不妥(　　　　)

A.必须身心两方面休息

B.采取舒适的卧位

C.少吃多餐,避免胃过度充盈

D.心功能 I 级应绝对卧床休息

E.详记液体出入量

17. 长期取半卧位的心源性水肿患者,最易引起皮肤溃烂的部位是(　　　　)

A.踝部

B.足跟部

C.骶尾部

D.背部

E.枕后

18. 最容易发生急性肺水肿的是(　　　　)

A.右心衰竭

B.室间隔缺损

C.二尖瓣狭窄

D.心肌炎

E.肺部感染

19. 对心力衰竭患者输液,应严格限制滴速在每分钟(   )

A.20~30 滴

B.30~40 滴

C.40~50 滴

D.不超过 60 滴

E.不超过 80 滴

20. 心力衰竭患者低盐饮食,主要是为了减轻(   )

A.左心前负荷

B.左心后负荷

C.右心前负荷

D.右心后负荷

E.右心前、后负荷

21. 给洋地黄类药物前,护士应先测量(   )

A.体温

B.脉搏

C.呼吸

D.血压

E.体重

22. 接受洋地黄治疗患者的下列表现中,哪项可以确定洋地黄中毒(   )

A.心悸、气急

B.食欲不振

C.恶心、呕吐

D.疲乏无力

E.黄视或绿视

23. 下列哪些不是洋地黄中毒表现(   )

A.恶心、呕吐

B.头痛、乏力

C.黄视、绿视

D.手足搐搦

E.心衰加重

24. 使用洋地黄的禁忌证是(   )

A.预激综合征

B.全心衰竭

C.右心衰竭

D.左心衰竭

E.窦性心动过速

25. 心力衰竭患者应用下列哪种药物时,最需密切观察血压变化(　　　　)

A.利多卡因

B.奎尼丁

C.洋地黄

D.多巴酚丁胺

E.哌唑嗪

26. 慢性心功能不全患者长期服用噻嗪类利尿药,最常出现的不良反应是(　　　　)

A.低钾血症

B.高镁血症

C.低钠血症

D.脱水症

E.氮质血症

27. 对心力衰竭患者护理的最重要措施是(　　　　)

A.合理吸氧

B.清除焦虑

C.健康教育

D.减轻心脏的负荷

E.预防并发症发生

28. 临床上抢救急性肺水肿给患者吸氧时,常在湿化瓶中加乙醇的目的是(　　　　)

A.增加热量

B.扩张肺泡毛细血管床

C.降低肺泡中泡沫的表面张力

D.增加迷走神经兴奋性

E.增加气体交换面积

29. 气囊漂浮导管检查术后护理中须注意(　　　　)

A.留置导管一般不超过 28h

B.留置期间要经常活动肢体

C.不定时用肝素液冲注导管

D.每日更换敷料和接管 1 次

E.撤管后沙袋压迫止血 1h

30. 一般诱发心律失常的最常见原因是(　　　　)

A.情绪激动

B.烟酒过度

C.进餐过饱

D.发热、疼痛

E.睡眠不足

31. 下列心律失常中较严重的是( )

A.室性心动过速

B.心室律不整齐

C.偶发室性期前收缩

D.房性期前收缩

E.心房颤动

32. 在心电图上,一度房室传导阻滞与其他较严重房室传导阻滞间最根本区别是( )

A. PR 间期延长

B.室上性心动过速

C.心率大于 40 次/min

D. QRS 波无脱漏

E. ST 段和 T 波变化

33. 阵发性室性心动过速最常见于( )

A.健康人

B.风湿性心脏病

C.高血压性心脏病

D.急性心肌梗死

E.甲状腺功能亢进性心脏病

34. 心室颤动时的脉搏特点是( )

A.快而规则

B.快而不规则

C.慢而不规则

D.不规则,与心率不一致

E.消失而摸不到

35. 关于二联律的叙述正确的是( )

A.每 2 个正常心搏接 1 个早搏

B.每 2 个早搏接 1 个正常心搏

C.每 1 个正常心搏之后出现 1 个早搏

D.2 次早搏相连续

E.每 2 个正常心搏接 2 个早搏

36. 符合房性早搏的是( )

A.提前出现的 P 波

B.提前出现的 Q 波

C.PR<0.12s

D.QRS 波群增宽

E.有完全性代偿间歇

37. 室性早搏时一定出现哪种表现( )

A.提前出现的正常的 QRS 波

B.QRS 波前无 P 波

C.ST、T 波无变化

D.无完全性代偿间歇

E.有逆行 P 波时,代偿间歇不完全

38. 不是室颤的原因是(　　　)

A.急性心肌梗死

B.洋地黄中毒

C.电击伤

D.高血压

E.心脏低温手术

39. 下列哪项不是对预激综合征的描述(　　　)

A.异位心律

B.PR<0.12s

C.QRS>0.11s,起始粗钝或有切迹

D.PJ 间期正常

E.ST 压低,T 波倒置

40. 逸搏心律的心电图表现中,下列有误的是(　　　)

A.延迟出现的 QRS 波

B.QRS 波形态均不正常

C.QRS 波前无相关的 P 波

D.可连续 3 次以上

E.ST、T 波正常或异常

41. 二度 I 型房室传导阻滞心电图可见哪种表现(　　　)

A.PR 间期逐渐延长

B.P 波增宽

C.QRS 宽大畸形

D.ST 上移

E.T 波倒置

42. 治疗快速性室性异位心律的首选药物是(　　　)

A.胺碘酮

B.洋地黄

C.奎尼丁

D.普罗帕酮(心律平)

E.利多卡因

43. 关于心律失常错误的叙述是(　　　)

A.不是一类独立的疾病

B.其临床重要性在于对循环系统血流动力学的影响

C.有冲动起源异常和冲动传导异常之分

D.都是心脏病理生理的表现

E.可引起心绞痛、心肌梗死

44. 下列哪项不是病态窦房结综合征常见病因（　　　　）

A.冠心病

B.心肌病,心肌炎

C.风湿性心脏病

D.先天性心脏病

E.阿–斯综合征

45. 不符合室性早搏的叙述是（　　　　）

A.QRS 波提前出现宽大畸形

B.心肌梗死并发室性早搏宜用利多卡因治疗

C.洋地黄中毒所致宜用苯妥英钠治疗

D.频发性室性早搏宜用维拉帕米（异搏定）治疗

E.低钾血症是室性早搏的常见原因之一

46. 治疗室上性早搏常选用的药物是（　　　　）

A.苯妥英钠

B.利多卡因

C.美西律（慢心律）

D.维拉帕米（异搏定）

E.氯化钾

47. 哪种心律失常常见于无明显器质性心脏病者（　　　　）

A.三度房室传导阻滞

B.二度Ⅱ型房室传导阻滞

C.室上性阵发性心动过速

D.RonT

E.心室扑动

48. 并非是室上性阵发性心动过速特点的是（　　　　）

A.突然发作,突然中止

B.心律绝对规则

C.心率在 160~220 次/min

D.QRS 波时间>0.12s

E.刺激迷走神经可使发作突然中止

49. 室上性阵发性心动过速 P 波绝对不可能有哪种表现（　　　　）

A.不易分辨

B.与 T 波重叠

C.无 P 波

D.与 QRS 波无关

E.逆传性

50. 最严重的心律失常是(   )

A.室性阵发性心动过速

B.心房扑动

C.三度房室传导阻滞

D.心室颤动

E.病态窦房结综合征

51. 下列早搏次数哪项可诊断为"频发性早搏"(   )

A.3 次/min 以上

B.5 次/min 以上

C.8 次/min 以上

D.10 次/min 以上

E.15 次/min 以上

52. 哪项心律失常处理时可应用兴奋迷走神经的方法(   )

A.频发室性早搏

B.阵发性室上性心动过速

C.阵发性室性心动过速

D.心室颤动

E.心房颤动

53. 室性早搏患者一般哪种药物治疗无效(   )

A.维拉帕米

B.胺碘酮

C.丙吡胺

D.美西律

E.普罗帕酮(心律平)

54. 以按压颈动脉窦法治疗室上性心动过速,下列不正确的是(   )

A.取胸锁乳突肌前缘平甲状软骨上缘搏动处按压

B.每次按压时间不超过 10~15s

C.左、右两侧轮流按压

D.听到心率减慢立即停压

E.老年人宜用此法

55. 非器质性心脏病者一般不会出现(   )

A.窦性心动过速

B.阵发性室上性心动过速

C.阵发性房颤

D.室早二联律

E.三度房室传导阻滞

56. 心房颤动最常发生于（　　　　　）

A.冠状动脉硬化性心脏病

B.二尖瓣狭窄

C.高血压性心脏病

D.甲状腺功能亢进

E.扩张型心肌病

57. 心电图观察有以下情况必须准备急救处理,哪项除外（　　　　　）

A.频发室性早搏

B.反复短阵性室速

C.持久性心房颤动

D.二度房室传导阻滞

E.室性早搏落在前一个 T 波上

58. 引起猝死最常见的心律失常是（　　　　）

A.心房颤动

B.心房扑动

C.心室颤动

D.室上性阵发性心动过速

E.频发性室性早搏

59. 哪项并非危险性心律失常先兆（　　　　）.

A.频发性室性早搏

B.心室颤动

C.短阵性室性心动过速

D.R on T 现象

E.二度以上房室传导阻滞

60. 哪项心律失常不发生于非器质性心脏病（　　　　　）

A.Ⅰ度房室传导阻滞

B.窦性心动过速

C.短阵性房颤

D.室上性阵发性心动过速

E.室性早搏二联律

61. 必须紧急处理的心律失常不包括（　　　　）

A.高度房室传导阻滞

B.房性早搏 10 次/min

C.多源性室性早搏

D.反复短阵性室性心动过速

E.室性早搏见 RonT

62. 在病房中突然发现心跳骤停者应首先怎样处理（　　　　　）

A.建立静脉通路静脉注射利多卡因

B.抬患者至抢救室进行电除颤

C.通知医师抢救

D.胸外心脏按压,口对口人工呼吸

E.吸氧,做好气管切开准备

63. 房室传导阻滞:一度与二度、三度的根本区别是(　　　　)

A.P 波形态正常与异常

B.PR 间期>0.21s

C.P 波均下传出现 QRS 波

D.QRS 波是否宽大畸形

E.有无继发性 ST、T 波改变

64. 临床表现中,确定心脏骤停最可靠的是(　　　　)

A.呼吸停止

B.意识丧失,抽搐

C.颈动脉、股动脉、桡动脉均无搏动

D.血压测不出

E.望诊无心尖搏动

65. 属于钙离子拮抗剂(Ⅳ 类)的抗心律失常药是(　　　　)

A.普萘洛尔(心得安)

B.异搏定(维拉帕米)

C.胺碘酮

D.利多卡因

E.奎尼丁

66. 目前重症三度房室传导阻滞最好的治疗方法是(　　　　)

A.给予足量阿托品

B.使用肾上腺糖皮质激素

C.使用异丙肾上腺素

D.对因治疗

E.安装人工心脏起搏器

67. 哪项最提示多源性室性早搏发作(　　　　)

A.有心悸感伴气短

B.脉搏短绌或强弱不等

C.听诊早搏后间歇较长

D.血压低于发作前,收缩压不稳定

E.早搏的第二心音不清

68. 心跳骤停最多见的病因是(　　　　)

A.电解质代谢紊乱

B.心脏手术

C.电击

D.病态窦房结综合征

E.冠心病,心肌梗死

69. 严重心脏病患者突然出现下列哪项,应想到心跳骤停的可能( )

A.意识丧失、抽搐

B.呼吸停止

C.颈动脉或股动脉搏动消失

D.血压测不到

E.瞳孔散大

70. 您独自巡视病房时,突然发现某患者心脏停搏,须首先采取的措施是( )

A.尽快招呼医师来抢救

B.推抢救车行电极除颤

C.心肺基础复苏术

D.给予吸氧,做好气管插管准备

E.建立静脉通路,保证静脉给药途径

71.电复律前正确的准备措施是( )

A.停服洋地黄 3~5d

B.禁食 4h,排空大、小便

C.褥垫保证松软无硬物

D.暂时拔除吸氧导管

E.忌用镇静药

72. 心脏停搏及早发现的可靠依据是( )

A.呼之不应

B.呼吸停止

C.颈动脉和股动脉搏动感消失

D.测不到血压

E.看不到心尖搏动

73. 以心电监护仪持续监护心律失常患者,下列哪项表现为危急征兆( )

A.心率增快达 126 次/min

B.房颤 QRS 波变为规则出现

C.室上速转为窦性心律

D.室性期前收缩次数明显增多

E.室性期前收缩出现 R on T 现象

74. 二尖瓣狭窄最有诊断价值的体征是( )

A.二尖瓣面容

B.左心界扩大

C.心尖区舒张期杂音

D.两肺湿性啰音

E.肺动脉瓣区第二心音亢进

75. 风湿性心瓣膜病最常见的并发症是(　　　　)

A.心律失常

B.亚急性感染性心内膜炎

C.充血性心力衰竭

D.合并肺部感染

E.栓塞

76. 风湿性心瓣膜病患者并发哪种心律失常最易有血栓形成(　　　　)

A.心动过速

B.频发房性早搏

C.频发室性早搏

D.心房颤动

E.房室传导阻滞

77. 二尖瓣狭窄患者,提示其瓣膜尚有一定弹性的听诊标志是(　　　　)

A.心尖区第一心音亢进

B.舒张期杂音局限不传导

C.肺动脉瓣区第二心音分裂

D.二尖瓣开放拍击音

E.吸气时杂音减轻或消失

78. 慢性风心病最常见的瓣膜病变范围是(　　　　)

A.单纯二尖瓣

B.二尖瓣合并主动脉瓣

C.单纯主动脉瓣

D.主动脉瓣合并肺动脉瓣

E.肺动脉瓣合并三尖瓣

79. 确诊二尖瓣狭窄的最可靠的辅助检查是(　　　　)

A.心电图

B.X 线摄片

C.超声心动图

D.心音图

E.CT

80. 下列哪种风心病易发生心绞痛、晕厥(　　　　)

A.二尖瓣狭窄

B.二尖瓣关闭不全

C.主动脉瓣狭窄

D.肺动脉瓣狭窄

E.三尖瓣关闭不全

81. 直接导致风湿性心脏病患者死亡的最常见病因是(　　　　)

A.动脉栓塞

B.心律失常

C.心力衰竭

D.呼吸道感染

E.并发感染性心内膜炎

82. 主动脉瓣关闭不全时不会出现哪种表现（　　　　）

A.心绞痛

B.心肌梗死

C.舒张期杂音

D.心杂音向心尖传导

E.坐位前倾时心杂音明显

83. 关于二尖瓣狭窄的叙述错误的是（　　　　）

A.心尖部可触及震颤

B.闻舒张期隆隆样杂音

C.第一心音减弱

D.闻开瓣音标志瓣膜弹性较好

E.可使左心房增大

84. 不符合主动脉瓣关闭不全的是（　　　　）

A.血压升高,脉压减小

B.抬举样心尖搏动

C.靴形心

D.水冲脉

E.毛细血管搏动征阳性

85. 最支持主动脉瓣关闭不全的是（　　　　）

A.主动脉瓣区舒张期叹气样杂音

B.靴形心

C.心电图显示左心室肥大

D.收缩压增高,脉压增大

E.第一心音、第二心音均减弱

86. 主动脉瓣狭窄叙述错误的是（　　　　）

A.可见靴形心

B.听到舒张期隆隆样杂音

C.第二心音降低

D.胸骨右缘第二肋间触及震颤

E.心杂音向颈部传导

87. 主动脉瓣关闭不全不出现的体征是（　　　　）

A.心脏向左下扩大

B.第一心音减弱

C.闻 Austin-Flint 杂音

D.胸骨左缘闻叹气样舒张期杂音

E.叹气样杂音向颈部传导

88. 诊断二尖瓣狭窄可靠又实用的检查方法是（   ）

A.心电图

B.心音图

C.X 线检查

D.超声心动图

E. CT

89. 哪项最支持二尖瓣关闭不全（   ）

A.二尖瓣面容

B.叩诊心左界扩大

C.心尖搏动向左下移位

D.心电图表现为左心室肥厚

E.心尖闻三级全收缩期吹风样杂音

90. 二尖瓣狭窄患者最易形成心腔内血栓的是（   ）

A.合并感染、发热

B.并发心房颤动

C.发生房室传导阻滞

D.卧床时间较长

E.与二尖瓣关闭不全同时发病

91. 最支持室间隔缺损诊断的是（   ）

A.肺动脉高压

B.感染性心内膜炎

C.肺动脉瓣区第二心音分裂

D.右心房增大

E.胸骨左缘 3~4 肋间粗糙的收缩期杂音

92. 不支持变异型心绞痛诊断的是（   ）

A.发作诱因明确

B.维持时间达 15~20min

C.胸骨后剧烈疼痛有压榨感

D.发作时心电图 ST 段抬高

E.发作多在夜间或清晨

93. 最提示非典型心绞痛发作的是（   ）

A.由劳累或情绪激动而诱发

B.胸骨后压榨样疼痛伴窒息感

C.胸痛放射至左上肢可达手指

D.剧痛者硝酸甘油不易缓解

E.被迫停止原有动作

94. 下列心绞痛的处理原则中不正确的是(　　　　)

A.扩张全身小动脉、小静脉

B.避免用力

C.避免激动

D.立即进行低温脑保护,强心甙静脉注射

E.饮食不得过饱

95. 硝酸酯类药抗心绞痛的最主要机制是(　　　　)

A.降低心脏后负荷

B.减低心脏前负荷

C.直接扩张冠状动脉

D.扩张周围血管

E.减慢心率

96. 硝酸甘油缓解心绞痛的机制最重要的是(　　　　)

A.明显地扩张冠状动脉

B.主要扩张全身小静脉

C.主要扩张全身小动脉减轻心脏后负荷

D.抑制 β 受体,减慢心率

E.改善冠状动脉侧支循环

97. 冠心病心绞痛发作的最常见诱因是(　　　　)

A.吸烟

B.饱餐

C.受寒

D.体力劳动

E.情绪激动

98. 心绞痛发作的典型部位是(　　　　)

A.心前区

B.心尖区

C.胸骨体中上段后

D.下段胸骨后

E.剑突附近

99. 典型心绞痛常有以下特点,哪项除外(　　　　)

A.多夜间发作而突然惊醒

B.疼痛部位常见胸骨后

C.含服硝酸甘油片 3min 内多缓解

D.每次持续多不超过 15min

E.疼痛可放射至左肩左臂

100. 心绞痛的疼痛性质是(　　　　)

A.针扎样刺痛,反复发作

B.闪电样抽痛,起止突然

C.压榨样闷痛,伴窒息感

D.刀割样绞痛,辗转呻吟

E.尖锐性灼痛,咳时加剧

二、多选题

1. 有关风湿性心脏病叙述正确的是(　　　　)

A.约 2/3 患者有风湿热病史

B.青年女性患病率为高

C.二尖瓣狭窄发生率高于其他瓣膜病损

D.超声心动图对诊断二尖瓣狭窄有特异性价值

E.心电图能确定各瓣膜损害性质

2. 主动脉瓣关闭不全的阳性检查结果有(　　　　)

A.脉压增大

B.毛细血管搏动征阳性

C.胸骨右缘粗糙收缩期杂音

D.靴形心

E.M 型超声检查见主动脉瓣关闭呈双线

3. 二尖瓣狭窄的临床表现有(　　　　)

A.咯血

B.靴形心

C.第一心音亢进

D.开瓣音

E.心尖部舒张期隆隆样杂音

4. 二尖瓣狭窄的典型杂音特点为(　　　　)

A.出现在舒张中晚期

B.音调高

C.局限在心尖部

D.呈隆隆样

E.左侧卧位最清楚

5. 主动脉瓣关闭不全的听诊能发现(　　　　)

A.第一心音减弱

B.主动脉瓣听诊区叹气样杂音

C.第二心音亢进

D.心杂音向心尖部传导

E.二尖瓣听诊区闻 Austin-Flint 杂音

6. 对风湿性心脏病患者应该如何保健指导(　　　　)

A.避免上呼吸道感染

B.房颤者应用小量阿司匹林

C.多做体育锻炼,增强体质

D.卧床休息,减轻心脏负荷

E.进高热量、高维生素易消化食物

7. 二尖瓣关闭不全的体征有(　　　　)

A.心浊音界向左下扩大

B.心尖部闻及收缩期杂音

C.心脏杂音呈隆隆样

D.心杂音向左腋下传导

E.心尖部第一心音亢进

8. 哪些风心病能引起第二心音减弱(　　　　)

A.二尖瓣狭窄

B.三尖瓣狭窄

C.主动脉瓣狭窄

D.主动脉瓣关闭不全

E.肺动脉瓣狭窄

9. 早搏可出现于(　　　　)

A.正常健康人

B.心脏病患者

C.高血钾者

D.洋地黄中毒

E.心肌炎

10. 二度 I 型房室传导阻滞,心电图可出现哪些表现(　　　　)

A.P 波正常

B.PR 间期逐渐延长

C.QRS 波宽大

D.T 波倒置

E.有 QRS 波脱落

11. 房颤心电图的特点是(　　　　)

A.P 波消失

B.QRS 波宽大畸形

C.出现 f 波

D.f 波小而规则

E.ORS 间距不等

12. 三度房室传导阻滞心电图特点是(　　　　)

A.P 波宽大

B.P 波形态正常

C.QRS 波时间、形态可正常

D.心房率慢于心室率

E.心室律由交界区以下起搏点维持

13. 以下心律失常中呈三联律的是(   )

A.3个早搏连续发生

B.每3个窦性搏动后出现1个期前收缩

C.每2个期前收缩后1个窦性搏动

D.每2个窦性搏动后1个期前收缩

E.每3个窦性搏动后3个期前收缩

14. 下述心律失常易致猝死的是(   )

A.心房颤动

B.心室颤动

C.心房扑动

D.室性阵发性心动过速

E.三度房室传导阻滞

15. 典型预激综合征的心电图表现包括(   )

A.逆行性P波

B.PR<0.12s

C.QRS>0.11s

D.QRS起始部见δ波

E.可见继发性ST-T改变

16. 符合病窦综合征治疗原则的是(   )

A.先治疗病因

B.心率过缓者使用阿托品或异丙肾上腺素

C.避免使用减慢心率的药物

D.药效不佳者应置入按需型人工心脏起搏器

E.在起搏器保护下选用抗心律失常药

17. 治疗阵发性室上性心动过速正确的方法是(   )

A.静脉注射毛花苷C,0.4mg

B.压迫眼球,左右交替进行

C.刺激咽后壁诱发恶心、呕吐

D.有哮喘史者肌内注射新斯的明1mg

E.冠心病患者宜用甲氧胺升高血压

18. 室性与室上性阵发性心动过速的区别在于前者(   )

A.多发生于器质性心脏病基础上

B.听诊时心音可强弱不等

C.可诱发心室颤动致死

D.压迫眼球可以终止发作

E.利多卡因治疗有效

19. 心室颤动的临床特点包括(   )

A.发生于严重器质性心脏病者

B.突然意识丧失

C.抽搐、呼吸停止

D.血压测不到

E.脉搏短绌

20. 普萘洛尔适用于（　　　　）

A.三度房室传导阻滞

B.窦性心动过缓

C.心房颤动

D.室性期前收缩

E.病态窦房结综合征

21. 纠正室性早搏可选用（　　　　）

A.普罗帕酮

B.利多卡因

C.苯妥英钠

D.洋地黄

E.奎尼丁

22. 有严重房室传导阻滞者禁用（　　　　）

A.普萘洛尔

B.奎尼丁

C.普鲁卡因胺

D.胺碘酮

E.维拉帕米

23. 已确诊为心室停搏可及时向心内注射的药物包括（　　　　）

A.肾上腺素

B.碳酸氢钠

C.阿托品

D.毒毛旋花子苷 K

E.维拉帕米

24. 符合风湿热疾病规律的是（　　　　）

A.初患病年龄多为 5~15 岁

B.发热、多汗甚为常见

C.可侵犯心脏、关节、皮肤、胸膜

D.舞蹈病常可自愈,很少伴有心脏炎

E.青霉素对本病有特效,列为抗风湿首选药

25. 风湿性心肌炎的表现有（　　　　）

A.症状轻重不一致可见阿-斯综合征

B.窦性心动过速睡眠时恢复正常

C.心脏可扩大,闻收缩期杂音

D.可闻及奔马律

E.除心率增快外,心电图多无其他异常

26. 符合风湿热的特征有(　　　　)

A.心内膜、心肌、心包均能受累

B.游走性关节痛,炎症消退留有畸形

C.皮肤红斑变化迅速,消退快

D.舞蹈病多由心肌炎伴发

E.可发生偏瘫

27. Jones 标准诊断风湿热的主要表现有(　　　　)

A.心脏炎

B.环形红斑

C.关节炎

D.舞蹈病

E.血沉增快

28. 按 Jones 标准风湿热次要的表现是(　　　　)

A.皮下结节

B.关节痛

C.链球菌感染史

D.C 反应蛋白阳性

E.血沉增快

29. 风湿热关节炎的特点有(　　　　)

A.多发性和对称性

B.多固定侵犯四肢大关节

C.受累关节红肿热痛

D.炎症消退后关节无畸形

E.不典型者仅有关节痛或侵犯手足小关节

30. 慢性风心病常见并发症有(　　　　)

A.心力衰竭

B.心房颤动

C.动脉栓塞

D.室壁瘤

E.亚急性感染性心内膜炎

31. 最宜使用糖皮质激素治疗的风湿热是(　　　　)

A.以明显的多形红斑皮下结节就诊

B.就诊时发现有心脏炎

C.确诊为舞蹈病无其他表现

D.游走性关节红肿使用阿司匹林、吲哚美辛已 8 周不见好转

E.糖尿病患者又确诊为风湿热

32. 心绞痛的诱因是（　　　）

A.劳累

B.用力

C.紧张

D.激动

E.饱食

33. 加重冠心病的危险因素是（　　　）

A.情绪激动

B.高血压

C.高血脂

D.过度肥胖

E.进食过饱

34. 硝酸酯类治疗心绞痛,正确理论是（　　　）

A.主要机制是扩张冠状动脉

B.是治疗心绞痛发作最有效的药物

C.作用快

D.亚硝酸异戊酯应包于手帕内压碎吸入

E.异山梨酯可维持作用 4~5h

35. 对心绞痛者进行保健教育的内容包括（　　　）

A.适当参加体力劳动

B.不饱餐

C.少进高胆固醇食物

D.随身携带硝酸甘油类药物以备急用

E.定期到医院复查

36. 心肌梗死胸痛的特点有（　　　）

A.是最早出现的症状

B.胸骨后疼痛,剧烈,硝酸甘油不能缓解

C.疼痛难忍,压榨感,窒息感

D.疼痛可向上腹部、颈部、背部放射

E.100%患者发生胸痛

37. 心肌梗死时发生心律失常的特点是（　　　）

A.90%以上的心肌梗死者发生心律失常

B.心肌梗死起病后 24h 内最多见

C.室性心律失常最多见,是致死的主要原因

D.前壁心肌梗死易出现传导阻滞

E.右心室心肌梗死是室颤最多的原因

38. 心肌梗死时发生休克的特点是（　　　）

A.主要由于心排血量急剧减少而致

B.常发生在心肌梗死后数小时至 1 周内

C.发生率约为心肌梗死患者的 1/5

D.坏死心肌吸收中毒使微循环障碍是死因

E.休克发生后可掩盖胸痛,造成误诊

39. 对心肌梗死正确的治疗是(　　　　)

A.病初绝对卧床休息 2 周

B.监测心电图、血压、呼吸至少 3d 以上

C.低流量(1~2L/min)间断吸氧以免抑制呼吸

D.病初 6h 内心衰者,及时给予洋地黄制剂

E.发生室性期前收缩,心动过速,首选利多卡因治疗

40. 治疗心肌梗死左心衰竭的正确措施是(　　　　)

A.绝对卧床 2 周以上

B.以吗啡(或哌替啶)和利尿药为主要药物

C.可选用血管扩张药

D.急性心肌梗死 24h 内避免使用洋地黄制剂

E.可用多巴酚丁胺

41. 心肌梗死出现危险性心律失常的先兆包括(　　　　)

A.多源性室性早搏

B.心室颤动

C.R on T 现象

D.心房颤动

E.二度以上房室传导阻滞

42. 诊断心肌梗死哪 3 项最为重要(　　　　)

A.剧烈的胸部疼痛,硝酸甘油不易缓解

B.实验室检查血清酶的变化

C.特征性心电图改变

D.B 超对心脏的观察

E.典型的临床表现

43. 冠心病发生的有关因素包括(　　　　)

A.高血压

B.高脂饮食

C.家族遗传

D.营养不良

E.心肌硬化

44. 易发生心绞痛的心脏病有(　　　　)

A.急性心肌梗死

B.肥厚型心肌病

C.主动脉瓣狭窄

D.室性心动过速

E.高血压危象

45. 心绞痛发作时体检可见(　　　　)

A.无特殊体征

B.血压升高

C.休克

D.心尖部闻及第三、第四心音

E.心尖部吹风样杂音

46. 心绞痛患者应该(　　　　)

A.绝对卧床休息1周

B.戒烟、忌酒、进食勿过饱

C.进食低热量,低胆固醇食物

D.避免情绪激动

E.使用硝酸酯类药物

47. 诊断心肌梗死主要根据有(　　　　)

A.心前区剧烈疼痛,硝酸甘油难缓解

B.恶心,呕吐

C.心前区疼痛向左前臂放射

D.心电图检查

E.血清酶测定

48. 急性心肌梗死患者急性期所采取的护理措施是(　　　　)

A.让患者住进CCU病房

B.绝对卧床休息

C.高流量吸氧

D.记液体出入量

E.详细观察生命体征

49. 指导心肌梗死后患者的生活方式和饮食应该是(　　　　)

A.摄入高热量饮食

B.减轻体重

C.摄入低胆固醇食物

D.进行适度的体育活动

E.摄入低钾饮食

50. 下列危重情况中,哪些多在急性心肌梗死1周内发生(　　　　)

A.室颤致猝死

B.心源性休克

C.梗死后综合征

D.心脏破裂

E.脑栓塞

三、填空题

1. 心搏量受心肌收缩力 ___ 和 ___ 的影响。

2. 轻度活动即出现心慌气短,应认为其心功能 ___ 级,心功能不全 ___ 度。

3. 心源性水肿主要是由于 ___ 瘀血所致,最早出现在 ____ 部位。护理时应注意给 ___ 饮食,每日进液量应控制在 ___ 为宜。

4. 左心衰竭主要表现为 ___ 瘀血,右心衰竭主要表现为 ___ 瘀血。护理心力衰竭病人的中心问题是 ___。

5. 左心衰竭一旦发生全心衰竭后,由于 ___ 减少,左心衰竭症状可 ___。

6. 给心衰患者吸氧,一般氧流量为 ___L/min。急性肺水肿患者给氧,流量为 ___L/min,并经 ___ 处理后吸入。慢性肺心病应以 ___L/min___ 给氧。

7. 心功能不全的治疗原则是 ___、___、___、___。

8. 心功能不全患者如需静脉补液,滴速宜控制在 ___ 滴/min,以免增加心脏 ____ 负荷。

9. 洋地黄类药物给药方法有 __、__ 两种,前者适用于 __ 患者,后者适用于 __ 患者。

10. 洋地黄类药物速给法为 ___。给予有效治疗量。先给毛花苷 C_mg,必要时 2~4h 再给 _mg,奏效后改地高辛 ___mg/d 作维持量。

11. 我国肺心病主要由 ___ 及 ___ 引起,占 ___。

12. 慢性肺心病晚期临床表现主要是 ___ 和 ___ 两方面征象,常见并发症是 ___、___、___、___。

13. 低钾血症主要表现为 ___、___、___ 和 ___。

14. 低钠血症主要表现为 ___、___、___、___ 和 ___。

15. 冠心病的易患因素包括 ___、___、___、___、___ 和 ___ 等。

16. 冠心病可分为 ___、___、___、心力衰竭和心律失常型、猝死型五种类型。

17. 原发性心肌病分三型:___ 心肌病、___ 心肌病、___ 心肌病。

18. 心率低于 40 次/min,常见于 ___、___ 及 ___,大于 160 次/min,常见于 ___、___ 等疾病。

19 严重心律失常常可导致心源性休克,可出现收缩压低于 ___mmHg, 脉压小于 ___mmHg,脉搏 ___,四肢 ___,肤色 ___ 或神志 ___,尿量 ___ 等征象。

20. 风湿性心脏病是指急性风湿性心脏炎所遗留的心脏瓣膜病变,临床上常以 ___ 最为常见。

四、判断题

I. 水肿是右心功能不全的早期表现。(   )

2. 患者出现端坐呼吸、发绀、咳粉红色泡沫痰、两肺布满湿性啰音、心率快等是大叶性肺炎的临床表现。(   )

3. 治疗心力衰竭水肿使用利尿药最好在每天早晨或上午。(   )

4. 左心衰竭咯血大多为大咯血。(   )

5. 左心功能不全急性肺水肿时可吸入乙醇湿化的氧,流量为 6L/min。(   )

6. 肝颈静脉回流征阳性是右心衰竭的表现。(   )

7. 治疗休克使用右旋糖酐扩容时速度宜慢些。（　　　　）

8. 治疗休克使用血管扩张药一般从小剂量开始,护理时应注意血压的变化。
（　　　　）

9. 二度 I 型房室传导阻滞心电图中包含 QRS 波群脱落的 RR 间期小于其 PP 间期。（　　　　）

10. 莫氏 I 型房室传导阻滞也称文氏现象。（　　　　）

11. 室颤是最严重的异位心律。（　　　　）

12. 心肌梗死时应持续低流量吸氧。（　　　　）

13. 房室交界性早搏的代偿间歇可完全或不完全性,房性早搏时代偿间歇呈不完全性。（　　　　）

14. 室性早搏的 QRS 波群形态正常。（　　　　）

15. 房性早搏 QRS 波群形态宽大畸形。（　　　　）

16. 心房颤动的心室律明显不规则。（　　　　）

17. 三度房室传导阻滞和室性心动过速是最严重的异位心律。（　　　　）

18. 一度房室传导阻滞指 RR 间期>0.21s。（　　　　）

19. 三度房室传导阻滞时,心房的冲动完全不能传导到心室。（　　　　）

20. 左、右束支传导阻滞,心电图若出现 ST 段压低、T 波倒置,标志心肌缺血。
（　　　　）

21. 风湿热的发病机制是细菌侵入人体,在器官、组织发生的变态反应的后果。
（　　　　）

22. 心绞痛是主动脉供血不足,心肌暂时缺血缺氧所引起的临床症候群。（　　　　

23. 心绞痛可在劳累当时发生。（　　　　）

24. 自发性心绞痛即指劳力当时发生的心绞痛。（　　　　）

25. 心肌梗死者可闻及心包摩擦音。（　　　　）

五、名词解释

1. 舞蹈症

2. 猝死

3. 心包填塞征

4. 文氏现象

5. 高血压危象

6. 预激综合征

7. 阿-斯综合征

8. 动态心电图

9. 极化液

10. 心导管消融

六、简答题

1. 慢性肺源性心脏病病情观察包括哪些内容?

2. 怎样观察心肌病患者的病情变化?

3. 简述原发性高血压的分期标准?

4. 简述房室传导阻滞患者的临床表现?

5. 典型心绞痛的特点是什么?

6. 对急性心肌梗死患者应注意观察哪些内容?

7. 对急性心肌梗死患者应做哪些愈后健康指导?

8. 简述急性心肌梗死的治疗原则及措施?

9. 左心衰竭和右心衰竭主要临床表现有何不同?

10. 如何对心力衰竭患者进行临床观察?

七、案例分析

1. 某心脏病患者,男性,32 岁。在家生活如常,每于外出骑车及上楼梯时即感气促、胸闷、心悸,停下休息片刻后可逐渐减轻。体格检查:心率 94 次/min,心界扩大,肝脏肋下 1cm 触及,下肢未见水肿。您认为其心功能可分级为( )

A.心功能 I 级

B.心功能 II 级

C.心功能 III 级

D.心功能 IV 级

E.II 度心力衰竭

2. 遇一患者,疑患急性左心衰竭,表现有如下特征,你认为其中哪项可作为区别于慢性肺心病右心衰竭的依据( )

A.咳嗽、气喘

B.发绀、烦躁

C.夜间不能平卧

D.端坐呼吸,闻哮鸣音

E.咳粉红色泡沫痰

3. 男性,58 岁,有高血压病史,某日与朋友共进晚餐时,饮白酒半斤,回家后突感头痛剧烈、头晕、呕吐、不能站立、左侧肢体活动障碍,行走不稳。你考虑病人患有( )

A 内囊出血

B.脑血栓形成

C.脑栓塞

D.短暂脑缺血发作

E.高血压危象

4. 女性,32 岁, 风湿性心脏病患者, 每于做家务或上楼梯等日常活动时即感到气喘、心慌、胸闷,坐下休息片刻后可逐渐缓解,看书、进餐时却无此不适。根据该患者心功能情况,你应如何安排其休息。( )

A.绝对卧床,取半卧位

B.限制活动,增加卧床时间

C.能起床活动,增加休息

D.保证睡眠,劳逸结合

E.活动如常,不必限制

5. 男性患者,28岁,自诉突然心慌胸闷,听诊心率200次/min,心律匀齐,心音均等。血压尚正常。你考虑患者最可能是(　　　)

A.窦性心动过速

B.室上性心动过速

C.室性心动过速

D.房颤

E.室颤

6. 患者女性,19岁,大学生,平素体健,学校体检时心率96次/min,律齐,心尖部可闻及2/6级收缩期吹风样杂音,心界增大不明显。最恰当的健康指导是(　　　)

A.卧床休息一个月

B.加强营养

C.坚持服用利尿剂

D.加强体育锻炼

E.适当锻炼,避免剧烈运动,防止感染,定期随访。

7. 男性患者,56岁,近3个月来胸骨后疼痛较前发作频繁,加剧,发作由原来3min延长至4~5min,体力活动耐力较差,应考虑为(　　　)

A.变异型心绞痛

B.不稳定型心绞痛

C.心内膜下心肌梗死

D.自发型心绞痛

E.心绞痛二尖瓣脱垂

8. 夜班接班后巡视病房,发现一左心衰竭患者的心衰尚未完全控制,为预防阵发性夜间呼吸困难的发生,你应采取的最重要措施是(　　　)

A.保持病房安静,减少声、光等刺激

B.夜间继续给氧气吸入

C.保持其半卧位睡眠

D.睡前给小量镇静药

E.注意保暖

9. 女性,34岁,风湿性心脏病心力衰竭患者,应用洋地黄和利尿药后,出现恶心、呕吐,心电图见有室性早搏呈二联律或三联律。你应首先采取以下哪项措施(　　　)

A.卧床休息,给氧

B.补充钾、钠盐

C.加用血管扩张药

D.立即停用洋地黄

E.静注高渗葡萄糖液

10. 患者,48岁,风湿性心脏病二尖瓣狭窄合并关闭不全,因心力衰竭住院1个月,经足量地高辛、双氢克尿噻治疗后仍有气短、尿少、腿肿,采取何种措施方可有效(　　　)

A.停药

B.静脉注射毛花苷 C

C.加用普萘洛尔

D.吸氧

E.加用扩血管药

第二套 试题答案

一、单选题

1.C 2.D 3.B 4.C 5.D 6.C 7.C 8.B 9.E 10. E 11. D 12. A 13. D
14. B 15. D 16. D 17. C 18. C 19. A 20. C 21. B 22. E 23. D 24. A
25. E 26. A 27. D 28. C 29. D 30. A 31. A 32. D 33. D 34. E 35. C
36. A 37. B 38. D 39. A 40. B 41. A 42. E 43. D 44. E 45. D 46. D
47. C 48. D 49. D 50. D 51. B 52. B 53. D 54. E 55. D 56. B 57. C
58. C 59. B 60. E 61. B 62. D 63. C 64. C 65. B 66. E 67. D 68. E
69. A 70. C 71. C 72. C 73. E 74. C 75. C 76. D 77. D 78. D 79. C
80. C 81. C 82. B 83. C 84. A 85. A 86. B 87. E 88. D 89. E 90. B
91. E 92. A 93. D 94. D 95. C 96. B 97. D 98. C 99. A 100. C

二、多选题

1. ABCD 2. ABDE 3. ACDE 4. ACDE 5. ABDE 6. ABE 7. ABD
8. ABCDE 9. ABDE 10. ABE 11. ACE 12. BC 13. CD 14. BDE 15. BCDE
16. BCDE 17. ABC 18. ABCE 19. ABCD 20. CD 21. ABCDE 22. ABCDE
23. ABC 24. ABCD 25. ACD 26. ACE 27. ABCD 28. BCDE 29. ACDE
30. ABCE 31. BD 32. ABCDE 33. BCD 34. BCD 35. ABCDE 36. ABCD
37. ABC 38. ABCE 39. ABE 40. ABCDE 41. ACE 42. BCE 43. ABC 44. CDE
45. ABDE 46. BCDE 47. ADE 48. ABCDE 49. BCD 50. ABD

三、填空题

1. 前负荷,后负荷

2. 三,II

3. 体循环,身体下垂,低盐,每日尿量加上 500ml

4. 肺,体循环,减轻心脏负荷

5. 右心室排血量,减轻

6. 2~3,4~6,乙醇湿化,1~2,持续

7. 减轻心脏负荷,加强心肌收缩力,治疗病因,防治诱因

8. 20~30,前

9. 速给法,维持量法,心衰较急较重且 2 周内未用过洋地黄的,心功能不全较轻的

10. 1~3d,0.2~0.4,0.2~0.4,0.125~0.25

11. 慢性支气管炎,肺气肿,80%~90%

12. 呼吸衰竭,心力衰竭,上消化道出血,弥散性血管内凝血,心律失常,休克

13. 乏力,腹胀,心悸,心电图 U 波增高及心律失常

14 乏力,食欲减退,恶心,呕吐,嗜睡

15. 高脂血症,高血压病,糖尿病,吸烟,脑力劳动加之缺乏体力活动,遗传因素

16. 隐匿型,心绞痛型,心肌梗死型

17. 扩张型,肥厚型,限制型

18. 严重窦性心动过缓,二度,三度房室传导阻滞,室上性心动过速,室性心动过速,房颤

19. 80,20,细速,厥冷,苍白,不清,减少

20. 二尖瓣病变

四、是非题

1. 2.✕ 3.√ 4.✕ 5. √ 6.√ 7.✕ 8. √ 9. √ 10. √ 11.√
12.✕ 13. √ 14. ✕ 15.✕ 16.√ 17.✕ 18. √ 19. √ 20.✕ 21.√ 22.✕
23.√ 24.✕ 25.√

五、名词解释

1. 舞蹈症:风湿热病变侵及脑基底节时,患者四肢及面部肌肉可出现无目的、不自主、不协调的运动,这一表现称为舞蹈症。临床上多见于 5~12 岁女孩患者。

2. 猝死:猝死又称急死或暴死,联合国世界卫生组织(WHO)将发现不适至 24h 内死亡者均称猝死。据尸解报告,猝死者中 2/3 以上生前有冠心病、心肌炎、心律失常等心脏性隐患, 1/3 左右有急性胰腺炎、颅内出血、感染性疾病等非心脏性疾患,而绝大多数在临终前都有过度劳累、精神刺激、饱餐、酗酒、吸烟过度等诱发因素存在,并以夜间熟睡中发生居多,猝死发生时均有一短暂的心室颤动过程,故及时发现,抢救得力,仍可挽救生命。

3. 心包填塞征:急性心包炎渗液骤增时,由于心包腔被大量渗液所填塞而使心脏舒缩严重受限,从而出现的一系列临床征象,包括奇脉、颈静脉怒张、肝颈静脉回流征阳性、肝大、胸腹水、下肢水肿及血压降低、脉压缩小、心动过速等。

4. 文氏现象:心电图上,因心脏传导系统任何部位的传导过程逐步缓慢,最终不能下传,而造成一次脱漏的周而复始现象。属Ⅱ度房室传导阻滞的一种类型,亦称莫氏Ⅰ型。如为房室阻滞者, 心电图上可见到 PR 间期逐渐拉长, 最终 P 波后不再依次出现 QRS 波;然后再从最短的 PR 间期开始,如此循环,独成规律。

5. 高血压危象:指在高血压病程中,周围小动脉发生短暂性强烈痉挛,导致血压急剧升高而引起头痛、烦躁、恶心、呕吐、多汗、面色苍白或潮红、视力模糊等征象。

6. 预激综合征:预激是一种房室传导的异常现象,冲动经附加通道下传,提早兴奋心室的一部分或全部,引起部分心室肌提前激动,称为"预激"。合并窦性心动过速发作者称为预激综合征。也可称为"WPW"综合征。【临床上可有心悸、头昏等症状;心电图上可见 PR 间期极其短暂,QRS 波从 P 波尾部或等电位线上开始, 斜形直达 QRS 波顶部(又称"δ"波)。根治本病常需行手术。】

7. 阿-斯综合征:阿-斯综合征即心源性脑缺血综合征,是心脏排血突然锐减甚至停止,导致急性脑缺血所引起的晕厥和抽搐等表现,常见于严重心律失常,亦见于急性心脏排血受阻。严重者不及时抢救,可发生猝死。

8. 动态心电图:动态心电图又称 Holter 心电图,或简称 DCG。可用于连续记录患者日常活动时的心电图,记录整个 24 h 或以上时间内的全部心电活动,各种资料再经回放系统处理,为现今心血管领域中重要的非创伤性检查方法之一。

9. 极化液:极化液(glucose-insulin-kalium mixture,GIK)是由 100g/L 葡萄糖液 500ml 中加普通胰岛素 8U 和氯化钾 1.5g 组成。给患者静脉滴注后,有利于心肌细胞电稳定,纠正心肌损伤后钾的丧失,使心脏恢复正常收缩,减少心律失常的发生。

10. 心导管消融:心导管消融是通过心脏电生理检查技术在心内检测定位后,将导管电极置于引起心律失常的病灶处或异常传导路径区域,应用高能电流、激光、射频电流、细胞毒性物质、冷冻等方法,使该区域心肌细胞坏死或损害,达到治疗顽固性心律失常的目的。目前临床上一般多采用射频电消融(RFCA)。

六、简答题

1. 答:(1)观察病情,观察有无心力衰竭的表现及有无上消化道出血、心律失常、休克、肾功能减退、电解质紊乱和酸碱失衡等。(2)观察药物不良反应,慎用镇静药和禁用麻醉药,以免诱发呼吸抑制和肺性脑病;长期应用抗生素者应注意观察有无双重感染。

2. 答:除观察血压、脉搏、呼吸等变化外,尚应注意有无急性左心衰竭、动脉栓塞、心律失常和昏厥等征象。

3. 答:按器官损害程度分为 3 期。(1)一期:无器官损害表现。(2)二期:出现下列一项者,左心室肥厚;视网膜动脉变窄;蛋白尿和(或)血肌酐轻度升高;超声或 X 线显示有动脉粥样硬化斑块。(3)三期:出现下列器官损害的表现,左心衰、心绞痛、心肌梗死;脑血管意外或高血压脑病;肾衰竭;眼底出血或渗血,视盘水肿;动脉闭塞性疾病。

4. 答:一度房室传导阻滞患者常无自觉症状;二度 I 型房室传导阻滞患者有心脏停顿或心悸感;二度 II 型房室传导阻滞患者可有疲乏、头昏、活动后气促、短暂昏厥感,脉律可慢而规则或不规则;三度房室传导阻滞患者轻者仅心跳缓慢,心率(脉律)慢而规则,30~50 次/min,重者则有心悸、头晕、胸闷、乏力,还可出现心力衰竭和脑缺血症状,严重时可发生阿-斯综合征甚至猝死。

5. 答:(1)部位:以胸骨中段后最常见,下段后及心前区少见,可放射至颈、咽部或左肩与左臂内侧。(2)性质:突然发作的绞痛,呈紧闷或压榨性疼痛,多伴有压迫或窒息感,常迫使患者停止原有动作。(3)持续时间:多在 1~5min,很少超过 15min。(4)诱发因素:疼痛多发生于体力劳动时或情绪激动、饱餐、受冷、吸烟等情况下。(5)缓解方式:休息或含服硝酸甘油后 1~5min 缓解。

6. 答:(1)24h 内每小时监测心率、心律、呼吸、血压 1 次,72h 后酌情再定。(2)注意有无心源性休克、严重心律失常先兆和心力衰竭早期表现。(3)对用抗凝治疗者,每天需测定凝血酶原时间并观察患者有无出血倾向。(4)有条件者可监测中心静脉压及肺微血管楔嵌压变化。

7. 答:(1)指导患者克服不良情绪。(2)调整生活方式,注意劳逸结合,保证足够睡眠。(3)合理安排饮食,禁忌烟酒及咖啡等刺激性食物,平时多吃蔬菜、蛋白质,少吃动物脂肪、胆固醇含量较高的食物。(4)根据心功能情况进行适当锻炼,避免诱发因素如紧张、劳累、寒冷刺激、情绪激动、饮食过饱、便秘、感染等。(5)按医嘱服药,随身常携带硝酸甘油等扩张冠状动脉的药物,定期复查。(6)指导患者及家属,当患者病情突然变化时,及时采取简易应急措施。

8. 答:保护和维持心功能,挽救濒死的心肌,防止梗死扩大,缩小心肌缺血范围,及时处理严重心律失常、休克、心力衰竭和各种并发症,防止猝死。具体措施如下:(1)严密监护。(2)解除疼痛,尽快选用吗啡或哌替啶。(3)应用尿激酶溶栓治疗,进行心肌再灌注。(4)及时处理心律失常如室性心动过速、室颤及房室传导阻滞等。(5)控制心源性休克,补充血容量,应用升压药、血管扩张药。(6)治疗急性左心衰竭,应用利尿药、吗啡等。(7)其他如抗凝治疗。

9. 答:左心衰竭是肺循环瘀血。临床表现为呼吸困难(呈劳力性呼吸困难、阵发性呼吸困难、端坐呼吸等),咳嗽,咯血。右心衰竭是体循环瘀血。临床表现为肝大,颈静脉怒张,双下肢凹陷性水肿,明显发绀等。

10. 答:(1)注意密切观察患者生命体征变化及心力衰竭进展情况,一旦发现急性肺水肿征兆,应立即配合抢救。(2)对应用洋地黄药物的患者,要注意观察有无毒性反应;对应用扩血管药物的患者应监测血压的变化;对应用利尿剂的患者,要注意观察利尿效果及副作用。(3)观察有无栓塞发生。(4)定期测定血电解质及酸碱平衡情况,以防病情加重。

七、案例分析
1.B　2.E　3.A　4.C　5.B　6.E　7.B　8.C　9.D　10.E

(何冬花)

第三套　试　题

一、单选题

1. 治疗心绞痛奏效最快、持续时间最短的方法是（　　　　）

A.硝酸甘油片舌下含化

B.硝酸异山梨酯舌下含化

C.亚硝酸异戊酯鼻腔吸入

D.硝苯地平含化

E.麝香保心丸口服

2. 多数心绞痛的持续时间为（　　　　）

A. 1~2min

B. 3~5min

C. 15min 左右

D.0. 5~lh

E. 2~3h

3. 对心绞痛患者做下列合理饮食的健康教育指导中,最正确的是（　　　　）

A.早餐要好,午餐要饱

B.三餐间切忌随便加餐

C.喜饮咖啡者宜改浓茶

D.饭后 2h 内不宜体力活动

E.限制高热量和粗纤维食物

4. 急性心肌梗死最常发生在（　　　　）

A.安静或睡眠时

B.重体力活动时

C.大量脂肪餐后

D.精神紧张时

E.用力排便时

5. 冠心病急性心肌梗死部位一般都在（　　　　）

A.左心房

B.右心房

C.室间隔

D.右心室

E.左心室

6. 急性心肌梗死时,下列血清学检查中,升高最早、恢复最快的是(　　　　)

A.肌红蛋白(MB)

B.乳酸脱氢酶(LDH)

C.肌酸磷酸激酶(CPK)

D.天门冬氨酸氨基转移酶(AST)

E.Y-谷氨酰转肽酶

7. 急性心肌梗死易并发脏器及四肢动脉栓塞的时间多在发病后(　　　　)

A.24h 内

B.48h 内

C.1~2 周

D.2~4 周

E.1~2 个月

8. 急性心肌梗死发生左心衰竭的主要原因是(　　　　)

A.阵发性室性心动过速

B.房室传导阻滞

C.心脏负荷加重

D.心肌收缩力不协调

E.肺部感染

9. 急性心肌梗死发生休克的主要机制是(　　　　)

A.剧烈疼痛

B.坏死心肌吸收过敏

C.反射性周围小动脉收缩

D.心律失常

E.心排血量急剧下降

10. 对隐性冠心病的早期诊断,主要依据是(　　　　)

A.有无高脂血症

B.有无高血压史

C.有无糖尿病史

D.有无心电图改变

E.有无不典型心绞痛史

11. 导致急性心肌梗死患者 24h 内死亡的最常见原因是(　　　　)

A.心力衰竭

B.心律失常

C.心源性休克

D.心脏破裂

E.脑部栓塞

12. 急性心肌梗死鉴别于一般心绞痛的可靠依据是(　　　　)

　　A.胸骨后疼痛持续 20min 以上

　　B.面色苍白出冷汗

　　C.有早搏出现

　　D.心电图见 T 波倒置

　　E.心电图见病理性 Q 波

13. 急性心肌梗死发生后 24h 内应尽量避免应用洋地黄类药物，其主要原因是防止诱发(　　　　)

　　A.脏器动脉栓塞

　　B.室性心律失常

　　C.房室传导阻滞

　　D.室壁瘤

　　E.洋地黄中毒

14. 急性心肌梗死发病 3d 的患者,应给下列哪项饮食(　　　　)

　　A.低盐普饭

　　B.低脂软饭

　　C.流质饮食

　　D.清淡半流质

　　E.禁食

15. 对刚入院的急性心肌梗死患者,应立即给予下列何种方式吸氧(　　　　)

　　A.1~2L/min,间断

　　B.1~2L/min,持续

　　C.3~5L/min,持续

　　D.3L/min,间断

　　E.6~8L/min,间断

16. 急性心肌梗死患者应保持大便通畅,其目的主要是防止排便时(　　　　)

　　A.用力过度引起虚脱

　　B.腹压加剧痔疮出血

　　C.血压陡升致脑卒中(出血)

　　D.诱发心律失常致猝死

　　E.血流加速引起脑栓塞

17. 治疗急性心肌梗死患者的频发室性期前收缩的首选药物是(　　　　)

　　A.普罗帕酮

　　B.地尔硫卓

　　C.美西律

　　D.利多卡因

　　E.普鲁卡因胺

18. 极化疗法用于急性心肌梗死患者的主要目的是(　　　　)

A.增加心肌收缩力

B.改善心肌的营养

C.降低心肌兴奋性

D.加速冠脉血流

E.减少心律失常

19. 急性心肌梗死患者,纠正休克使用血管活性药物前一般先要(　　　)

A.吸氧

B.解除疼痛

C.补充血容量

D.注意保暖

E.观察尿量

20. 急性心肌梗死患者应绝对卧床休息至少达(　　　)

A.24h

B.48h

C.1周

D.2~3周

E.3~5周

21. 急性心肌梗死第12d,护理时应注意(　　　)

A.继续杜绝亲友探望

B.帮其床上活动肢体

C.劝其走动不宜过久

D.给半量流质饮食

E.协助下床大、小便

22. 一般急性心肌梗死患者,发病后几天可转出冠心病监护病房(CCU)(　　　)

A.2~5d

B.5~7d

C.7~10d

D.10~14d

E.至少2周以上

23. 有关急性心肌梗死患者的活动限制,下列哪项不妥(　　　)

A.发病24h内必须绝对卧床

B.第2d起除床旁小便外仍应卧床

C.第2周可床上扶坐做四肢活动

D.第3周可帮其在床旁稍做站立

E.第4~5周可在室内缓步走动

24. 急性心肌梗死1周内的一般护理措施中,错误的是(　　　)

A.完全卧床休息

B.吸氧至少3d

C.饮食限制钠盐

D.灌肠解除便秘

E.翻身不宜过勤

25. 下列哪项不是急性心肌梗死的先兆表现（　　　　）

A.心绞痛变得剧烈而频繁

B.无诱因心绞痛发作时间延长

C.心绞痛前常见脉搏短绌

D.心绞痛时出现恶心呕吐

E.心电图见 ST 段一过性抬高

26. 心肌梗死并发室性早搏应首选药物是（　　　　）

A.毒毛旋花子苷 K

B.维拉帕米

C.普罗帕酮

D.苯妥英钠

E.利多卡因

27. 急性心肌梗死时哪项护理不当（　　　　）

A.绝对卧床休息 2 周

B.做好心理护理

C.饮食清淡、少吃多餐

D.有无发绀均予吸氧

E.使用止痛药使疼痛减轻到能忍耐程度

28. 下列哪项不是透壁性心肌梗死的临床表现（　　　　）

A.剧烈的疼痛

B.休克

C.心前区疼痛含硝酸甘油迅速缓解

D.室性心律失常

E.左心衰竭

29. 哪项不是心肌梗死先兆（　　　　）

A.心绞痛发作时恶心、呕吐、上腹痛

B.无诱因心绞痛含服硝酸甘油难以缓解

C.心绞痛发作时发现脉搏短绌

D.心绞痛发作 20min 无减轻

E.近期心绞痛发作频繁

30. 急性心肌梗死早期一般不用洋地黄治疗,其原因主要是为了避免（　　　　）

A.引起洋地黄中毒

B.诱发室性心律失常

C.增加心肌耗氧量

D.导致室壁瘤

E.加重胸骨后疼痛

31. 在心肌梗死 5h 可增高的血清酶是哪种(　　　　)

A.乳酸脱氢酶

B.谷草转氨酶

C.谷丙转氨酶

D.肌酸磷酸激酶

E.乳酸脱氢酶同工酶

32. 心肌梗死症状中最先出现哪一项(　　　　)

A.发热

B.疼痛

C.恶心呕吐

D.呼吸困难

E.晕厥

33. 心肌梗死发生心力衰竭主要是由于(　　　　)

A.室性早搏

B.房室传导阻滞

C.心肌负荷加重

D.心肌收缩力减弱或不协调

E.全身需氧量增多

34. 提示心肌梗死者乳头肌功能失调的体征是(　　　　)

A.室性阵发性心动过速

B.血压下降

C.心尖部收缩期喀喇音和吹风样杂音

D.奔马律呼气时明显

E.心尖部闻及第四心音

35. 经皮冠状动脉腔内成形术(PTCA)是指(　　　　)

A.心腔内外科手术

B.冠状动脉搭桥术

C.人造冠状动脉术

D.自股动脉插管至冠状动脉内球囊扩张术

E.经皮穿刺入冠状动脉腔内行溶栓术

36. 反搏术治疗冠心病的基本原理是(　　　　)

A.提高舒张压,增加冠状动脉灌注

B.减轻后负荷,降低心肌耗氧量

C.气囊压动脉,减少回心血量

D.气囊充气后,扩张冠状动脉

E.以上选项均不是

37. 诊断早期高血压病的主要依据是(　　　　)

A.血压持续升高

B.高血压症状明显

C.高血压病史不超过5年

D.血压升高但波动大,无心、脑、肾损害

E.高血压伴眼底动脉狭窄

38. 诊断高血压心脏病的必备条件是(　　　　)

A.左心室肥大

B.心力衰竭

C.心律失常

D.主动脉瓣区杂音

E.有交替脉

39. 原发性高血压最常见的死亡原因是(　　　　)

A.心律失常

B.心力衰竭

C.高血压脑病

D.尿毒症

E.高血压危象

40. 治疗高血压病使用降压药不正确的是(　　　　)

A.选降压作用温和、缓慢、持久的降压药物

B.选副作用小的口服降压药

C.从大剂量开始,有效后小剂量维持

D.易引起"直立性低血压"的药物,使用前应向患者说明预防方法,引起注意

E.避免急剧、过度降压

41. 高血压危象不会发生(　　　　)

A.剧烈头痛

B.视力模糊

C.颈静脉怒张

D.血压急剧升高

E.全身小动脉暂时性强烈收缩

42. 急进型高血压病常见的致死原因是(　　　　)

A.心力衰竭

B.心律失常

C.脑出血

D.尿毒症

E.阿-斯综合征

43. 预防高血压病并发症的最重要措施是(　　　　)

A.低脂饮食

B.减轻体重

C.避免紧张

D.戒烟少酒

E.降压治疗

44. 对无症状的早期高血压最先采用的治疗应是（　　　　）

A.两种基础降压药合用

B.使用肼苯达嗪

C.给予卡托普利(巯甲丙脯酸)

D.休息为主,避免紧张和劳累

E.禁食高胆固醇食物

45. 卡托普利最适用于治疗哪种疾病（　　　　）

A.高血压脑病

B.容量依赖性高血压

C.急进型高血压

D.眼底有渗出或出血者

E.肾素依赖性高血压

46. 高血压危象者急诊室处理的关键是（　　　　）

A.迅速吸氧

B.绝对卧床休息,头部垫高

C.使用甘露醇降颅内压

D.迅速降低血压

E.给予吗啡镇静

47. 高血压肾功能轻度损害时最宜选用哪种药物（　　　　）

A.利血平

B.胍乙啶

C.普萘洛尔

D.肼苯达嗪

E.降压灵

48. 早期缓进型高血压的最重要护理措施是保证患者（　　　　）

A.合理饮食

B.积极用药

C.心理平衡

D.加强锻炼

E.充分休息

49. 一般早期缓进型高血压病治疗原则中,宜以下列哪项为辅（　　　　）

A.药物治疗

B.控制体重

C.低盐饮食

D.适当运动

E.稳定情绪

50. 高血压患者的饮食原则中,应特别强调的是(　　　　)

A.低盐

B.低脂

C.低糖

D.高维生素

E.限制热量

51. 目前原发性高血压急症的首选降压药多为(　　　　)

A.硝酸甘油

B.阿替洛尔

C.卡托普利

D.硝普钠

E.利血平(利舍平)

52. 导致原发性高血压发生的最重要机制是(　　　　)

A.心肌收缩力增强

B.心排血量增多

C.血钠离子升高

D.皮质激素分泌过多

E.周围血管阻力增加

53. 慢性肺心病绝大多数是由哪种疾病并发肺气肿发展而来的(　　　　)

A.支气管哮喘

B.支气管扩张

C.重症肺结核

D.慢性支气管炎

E.胸廓畸形

54. 慢性肺心病下列哪项表现提示其肺心功能失代偿(　　　　)

A.上楼时气急、喘息

B.活动后心悸、乏力

C.下垂性水肿、少尿

D.咳嗽加剧,黄痰增多

E.右心室肥大,呈桶状胸

55. 以下肺源性心脏病治疗原则,不妥的是(　　　　)

A.控制呼吸道感染

B.低流量持续吸氧

C.慎用洋地黄类药物

D.大量应用利尿药

E.慎用镇静药和禁用麻醉药

56. 下列最有价值提示慢性肺心病并发肺性脑病的是(　　　　)

A.头痛乏力

B.神志淡漠

C.心悸、胸闷

D.呼吸深快

E.发绀气喘

57. 下列哪项血气分析结果符合慢性肺心病发生呼吸衰竭的征象(　　　　)

A. $PaO_2 > 6.6kPa, PaCO_2 > 7.3kPa$

B. $PaO_2 < 6.6kPa, PaCO_2 > 7.3kPa$

C. $PaO_2 > 6.6kPa, PaCO_2 < 7.3kPa$

D. $PaO_2 < 6.6kPa, PaCO_2 < 7.3kPa$

E. $PaO_2 > 7.3kPa, PaCO_2 < 6.6kPa$

58. 慢性肺心病并发酸中毒时最易引起(　　　　)

A.高血钾

B.低血钠

C.高血镁

D.低血氯

E.低血钙

59. 慢性肺心病心肺功能失代偿期的护理中心环节是(　　　　)

A.通气功能锻炼

B.防止呼吸道感染

C.低盐饮食

D.纠正缺氧和 CO_2 潴留

E.积极心理护理

60. 慢性肺心病的最主要死亡原因是(　　　　)

A.心力衰竭

B.呼吸衰竭

C.肺性脑病

D.肝肾综合征

E.消化道出血

61. 肥厚型心肌病发生晕厥和心绞痛的共同根源是(　　　　)

A.心律失常

B.情绪紧张

C.动脉硬化

D.心室肌肥厚

E.心源性休克

62. 导致心肌病猝死的直接原因通常是(　　　　)

A.急性左心衰竭

B.突发呼吸衰竭

C.严重心律失常

D.脑缺血坏死

E.脑动脉栓塞

63. 诊断肥厚型心肌病最重要的是( )

A.心律失常

B. X 线检查

C.病理性 Q 波

D.超声心动图检查

E.胸骨左缘收缩期粗糙杂音

64. 不符合肥厚型心肌病的是( )

A.可出现各类心律失常

B.若为梗阻性,梗阻部位在左心室流出道

C.使用普萘洛尔治疗

D.病因不明

E.X 线摄片见心影增大可确诊

65. 肥厚型梗阻性心肌病的特征是( )

A.心绞痛

B.含服硝酸甘油胸痛缓解

C.呼气性呼吸困难

D.无心脏扩大

E.舒张期杂音

66. 不是扩张型心肌病特点的是( )

A.心室腔扩大

B.心室肌肥厚

C.多有心律失常

D.易发生心功能不全

E.应用除外诊断法排除其他心脏病

67. 引起病毒性心肌炎的最常见病毒是( )

A.埃可病毒

B.流感病毒

C.麻疹病毒

D.疱疹病毒

E.柯萨奇病毒

68. 下列哪项往往是临床上病毒性心肌炎的首见症状( )

A.心脏增大

B.心律失常

C.心力衰竭

D.与体温成比例的心率增快

E.心尖区收缩期杂音

69. 病毒性心肌炎及心肌病患者的饮食应注意(　　　　)

A.少量多餐,避免过饱

B.禁食 24h

C.流质饮食,每日 2 次

D.低蛋白低热量

E.以上选项均不是

70. 哪项不是病毒性心肌炎的诊断试验(　　　　)

A.血沉

B.C 反应蛋白

C.类风湿因子

D.肌酸磷酸激酶

E.血清抗心肌抗体

71. 心肌炎最主要的病因是什么感染(　　　　)

A.细菌

B.病毒

C.支原体

D.立克次体

E.螺旋体

72. 患者发生急性左心衰竭,不宜选用(　　　　)

A.异山梨酯

B.普萘洛尔

C.多巴酚丁胺

D.酚苄明(苯苄胺)

E.美西律

73. 左心衰时可出现哪项异常(　　　　)

A.肺瘀血

B.肾动脉瘀血

C.上腔静脉瘀血

D.肝大

E.下肢水肿

74. 右心衰时不会出现的是(　　　　)

A.颈静脉怒张

B.胃肠瘀血

C.肝大,肝硬化

D.血性泡沫痰

E.下肢水肿

75. 下列哪项不是引起左心衰竭的病因(　　　　)

A.高血压病

B.甲状腺功能亢进症

C.二尖瓣关闭不全

D.慢性肺源性心脏病

E.主动脉瓣关闭不全

76. 心力衰竭患者的饮食,下列不妥的是(　　　　)

A.高热量

B.低钠盐

C.富营养

D.少量多餐

E.清淡低脂

77. 护理长期卧床的心力衰竭患者应注意肢体活动,主要防止(　　　　)

A.肌肉强直

B.下腔静脉血栓形成

C.下肢静脉血栓形成

D.皮肤感染

E.坠积性肺炎

78. 洋地黄引起房室传导阻滞时处理不妥当的是(　　　　)

A.停洋地黄

B.停普罗帕酮、维拉帕米

C.继续对原发病治疗

D.氯化钾静脉点滴

E.必要时用阿托品

79. 下列为常用非洋地黄类强心药,须除外的是(　　　　)

A.氨力农

B.米力农

C.多巴胺

D.多巴酚丁胺

E.环戊噻嗪

80. 配合抢救急性肺水肿的护理措施中,错误的是(　　　　)

A.置两腿下垂式坐位或半卧位

B.氧气吸入氧流量 6~8L/min

C.氧气经 30%~50%乙醇湿化

D.静脉滴注毛花苷 C

E.控制输液速度 20 滴/min

81. 下列哪项一般不宜列为心血管疾病的护理问题(　　　　)

A.呼吸困难

B.下肢水肿

C.电解质紊乱

D.测肺毛细血管楔压

E.有全心衰竭的可能

82. 以下心血管疾病的护理措施中,没必要的是(　　　　)

A.发生晕厥者,立即扶持其平卧

B.呼吸困难者,安置于坐位或半卧位

C.出现心悸者,尽快给予高流量吸氧

D.心力衰竭水肿者,控制其食盐量

E.长期卧床者,每天按摩骶、足部皮肤

83. 以下哪项不属周围血管征(　　　　)

A.脉压增宽

B.水冲脉

C.颈静脉怒张

D.毛细血管搏动

E.股动脉枪击音

84. 根据下列哪项表现可诊断为风湿热(　　　　)

A.游走性关节炎+心电图改变

B.既往有风湿热史+心脏炎

C.皮肤环形红斑+皮下结节

D.发热+舞蹈症

E.关节痛+血沉加速

85. 下列哪种风心病者易发生心绞痛、晕厥(　　　　)

A.二尖瓣狭窄

B.二尖瓣关闭不全

C.主动脉瓣狭窄

D.三尖瓣狭窄

E.肺动脉瓣关闭不全

86. 诊断主动脉瓣关闭不全最重要的体征是(　　　　)

A.心界扩大呈靴形

B.主动脉瓣区第 2 音减弱

C.心前区抬举性搏动

D.周围血管征

E.第 2 主动脉瓣区闻及舒张期杂音

87. 导致风心病患者死亡的最常见病因是(　　　　)

A.呼吸道感染

B.心律失常

C.心力衰竭

D.动脉栓塞

E.并发感染性心内膜炎

88. 以下对风心病的护理措施中,不妥的是（　　　　　）

A.发生心力衰竭前,少量增加运动

B.有心脏炎时,嘱其绝对卧床

C.下肢水肿时,适当低盐饮食

D.有关节炎时,给予局部热敷

E.长期卧床者,帮做肢体活动

89. 没有抗风湿作用的药物是（　　　　　）

A.阿司匹林

B.吲哚美辛

C.泼尼松

D.青霉素

E.地塞米松

90. 不是风湿热 Jones 标准主要表现的是（　　　　　）

A.心肌炎

B.关节痛

C.皮下结节

D.舞蹈症

E.多形性红斑

91. 风湿热心内膜炎的主要表现是（　　　　）

A.心率加快

B.心脏扩大

C.心脏杂音

D.心电图 ST 段改变

E.呼吸困难和心悸

92. 哪项不是风湿活动的指标（　　　　）

A.环形红斑时隐时现

B.血沉 40mm/h

C.血清抗链球菌溶血素“O”500U

D.血清黏蛋白 80%

E.血清 C 反应蛋白阳性

93. 预防风湿热复发有效的措施是（　　　　）

A.每月服用阿司匹林 2 周以上

B.避免在户外活动 1 年以上

C.风湿热治愈后继续卧床休息 2 个月以上

D.定期检测血沉 2 年以上

E.预防性肌注青霉素 5 年以上

94. 风湿性心瓣膜病最常见于（　　　　）

A.二尖瓣

B.三尖瓣

C.主动脉瓣

D.肺动脉瓣

E.以上选项均不是

95. 下列疾病可引起杵状指,但除外(　　　　)

A.支气管扩张症

B.肺脓肿

C.亚急性细菌性心内膜炎

D.先天性心脏病

E.风湿性心脏炎

96. 一般风湿性心脏炎首选治疗药物是(　　　　)

A.泼尼松

B.硝酸甘油

C.阿司匹林

D.青霉胺

E.异山梨酯

97. 风湿性心脏病最易发生的瓣膜病变是(　　　　)

A.主动脉瓣狭窄

B.肺动脉瓣狭窄

C.二尖瓣狭窄

D.三尖瓣关闭不全

E.主动脉瓣关闭不全

98. 大量心包积液时,患者为减轻压迫症状,常取(　　　　)

A.半卧位

B.前倾坐位

C.两膝弯曲仰卧位

D.健侧卧位

E.患侧卧位

99. 不是心包积液的体征的是(　　　　)

A.心界扩大呈烧瓶状

B.心音遥远

C.心包摩擦音

D.心尖搏动消失

E.脉压减小

100. 与缩窄性心包炎相符合的是(　　　　)

A.突然发病

B.脉压增大

C.第一心音亢进

D.心室每搏射血量随呼吸而变化

E.窦性心动过缓

二、多选题

1. 对近端深静脉血栓检出率高的检查有（　　　　）

A. 超声检查

B. 放射性核素检查

C. 阻抗容积描记法

D. 静脉血流描记法

E. 以上均正确

2. 下列哪些情况使肥厚型梗阻性心肌病胸骨左缘下端收缩期杂音减轻（　　　　）

A. 下蹲

B. 静脉滴注异丙肾上腺素

C. 服用甲氧胺

D. 亚硝酸异戊酯吸入

E. 服用普萘洛尔(心得安)

3. 下列哪些疾病易引起心肌缺血（　　　　）

A. 风心病二尖瓣狭窄

B. 风心病主动脉瓣狭窄

C. 冠心病

D. 糖尿病

E. 心肌炎

4. 目前临床上根据病理生理学对心肌病的分型包括（　　　　）

A. 扩张型心肌病

B. 未分类(不定型)的心肌病

C. 肥厚型心肌病

D. 限制型心肌病

E. 致心律失常型右室心肌病(致心律失常型右室发育不良)

5. 在治疗急性左心衰竭时,下列哪种药物可以使用（　　　　）

A. 速尿

B. 吗啡

C. 安定

D. 氨茶碱

E. 普萘洛尔(心得安)

6. 扩张型心肌病的非药物治疗措施包括（　　　　）

A. 植入双腔或三腔起搏器

B. 左心机械辅助泵

C. 左室成形术

D. 心脏移植

E. 导管射频消融

7. 下列哪些先心病可引起发绀（　　　　）

A. 完全性大血管错位

B. 法洛四联症

C. 艾森门格综合征

D. 三尖瓣下移

E. 双侧上腔静脉

8. 下列哪些先天性心脏病可以出现 P 亢进分裂（　　　　）

A. 单纯肺动脉扩张

B. 房间隔缺损

C. 室间隔缺损

D. 完全性肺静脉畸形分流

E. 艾森门格综合征

9. 容易引起晕厥或阿-斯综合征发作的原因为（　　　　）

A. 三度房室传导阻滞

B. 高度房室传导阻滞

C. 频发房性早搏

D. 病态窦房结综合征

E. 以上均不是

10. 梗阻性肥厚型心肌病的治疗可供选择的药物是（　　　　）

A. 异丙肾上腺素

B. 洋地黄

C. 普萘洛尔（心得安）

D. 硝酸甘油

E. 异搏定

11. 病理性 Q 波可见于下列哪些疾病（　　　　）

A. 心肌炎

B. 心肌病

C. 高血压病

D. 心肌梗死

E. 心包炎

12. 下列哪几项符合肥厚型梗阻性心肌病听诊特点（　　　　）

A. 亚硝酸异戊酯可使杂音减弱

B. 胸骨左下缘 III/VI 级粗糙收缩期杂音

C. 第二心音逆分裂

D. 主动脉瓣区第二心音减弱

E. 心尖区收缩期杂音

13. 风湿性心瓣膜病二尖瓣关闭不全可致（   ）

A. 左房扩大

B. 左室扩大

C. 肺动脉高压

D. 全心扩大

E. 右室扩大

14. 氯吡格雷的抗凝优势有（   ）

A. 起效快

B. 极少引起粒细胞减少

C. 没有胃肠道副作用

D. 还有溶栓作用

E. 以上均不对

15. 下列哪些正确（   ）

A. 二尖瓣中度狭窄时瓣口面积在 1.5cm 以上

B. 二尖瓣重度狭窄时瓣口面积在 1.0cm 以下

C. 主动脉瓣重度狭窄时平均跨瓣压差 50mmHg

D. 主动脉瓣重度狭窄时最大跨瓣压差 70mmHg

E. 二尖瓣狭窄但前叶弹性尚好时第一心音可亢进

16. 男, 37 岁, 风心病伴发热 3 周, 血培养 2 次草绿色链球菌(+)。宜选下列哪些抗生素联合治疗（   ）

A. 万古霉素

B. 头孢菌素

C. 阿米卡星

D. 青霉素

E. 红霉素

17. 心肌梗死的常规二级预防包括下列哪几项（   ）

A. 受体阻滞剂

B. 钙拮抗剂

C. 硝酸酯类

D. 调脂治疗

E. 改良生活方式

18. 梗阻性肥厚型心肌病的非药物治疗措施包括（   ）

A. 手术切除肥厚的室间隔心肌

B. 植入双腔起搏器（DDD）

C. 酒精(化学)消融肥厚的室间隔心肌

D. 左心机械辅助泵

E. 导管射频消融

19. 风湿性心瓣膜病主动脉瓣狭窄可引起（   ）

A. 大咯血

B. 胸痛

C. 劳力性呼吸困难

D. 阵发性夜间呼吸困难

E. 晕厥

20. 一患者心率 160 次/min, 以下哪些情况有利于室性心动过速的诊断（　　　　　）

A. 休克倾向

B. QRS 波宽大畸形

C. 心率较不整齐

D. 异搏定注射后转为窦性心律

E. 以上均不是

21. 可同时作用于室性及室上性心律失常的药物是（　　　　）

A. 美托洛尔

B. 胺碘酮

C. 利多卡因

D. 心律平

E. 以上均不是

22. 影响心脏功能的主要因素是（　　　　）

A. 感染和贫血

B. 心脏前负荷

C. 心肌收缩力

D. 心脏后负荷

E. 心肌的顺应性

23.下列哪些心律失常可致阿-斯综合征（　　　　）

A. 快速室性心动过速

B. 阵发性室上性心动过速

C. 二度Ⅱ型或三度房室传导阻滞

D. 心房颤动

E. 以上均不对

24. 扩张型心肌病常与下列哪些疾病鉴别（　　　　）

A. 冠状动脉粥样硬化性心脏病

B. 风湿性心脏病

C. 急性病毒性心肌炎

D. 先天性心脏病

E. 甲状腺功能亢进性心脏病

25. 左冠状动脉前降支闭塞可引起以下哪些部位梗死（　　　　）

A. 左心室前壁

B. 心尖部

C. 前间隔

D. 二尖瓣前乳头肌

E. 以上均不能

26. 下列哪些病因导致的心衰不宜使用血管扩张剂治疗（　　　　）

A. 二尖瓣狭窄

B. 主动脉瓣狭窄

C. 病毒性心肌病

D. 房颤

E. 不耐受 ACEI 抑制剂

27. 下列哪些支持三度房室传导阻滞（　　　　）

A. 心房与心室活动各自独立

B. 心房率快于心室率

C. 心室起搏点通常在阻滞部位稍下方

D. 三度房室传导阻滞如心室率显著缓慢, 应给予起搏治疗

E. 阿托品适用于阻滞位于房室结的患者

28. 下列哪种情况不宜应用强效血管扩张剂（　　　　）

A. 二尖瓣狭窄

B. 高血压心脏病并急性左心衰

C. 左室流出道梗阻

D. 缺血性心脏病

E. 主动脉瓣狭窄

29. 老年人突然发生以下哪种或哪几种情况须做心电图检查排除急性心肌梗死（　　　　）

A. 不明原因的上腹痛或恶心呕吐

B. 以前无心脏病史突然发生心力衰竭

C. 严重心律失常

D. 休克

E. 以上均不对

30. 亚急性感染性心内膜炎可出现下列哪些临床表现（　　　　）

A. 发热、午后和晚上高

B. 头痛、背痛和肌肉关节痛

C. 突发心力衰竭

D. Osler 结节

E. Janeway 损害

31. 严重二尖瓣狭窄, 可以发生下列哪些并发症（　　　　）

A. 亚急性细菌性心内膜炎

B. 肺水肿

C. 右心衰竭

D. 肺部感染

E. 房颤

32. 静脉溶栓治疗的不足之处有（　　　）

A. 梗死相关血管再通率偏低

B. 由于禁忌证临床相当一部分患者不能应用

C. 缺血事件复发率较高

D. 治疗措施过于简单

E. 以上均不对

33. 下列哪些情况可出现奇脉（　　　）

A. 心包积液

B. 缩窄性心包炎

C. 限制型心肌病

D. 急性心肌梗死

E. 以上均正确

34. 以下哪些是胺碘酮的副作用（　　　）

A. 角膜色素沉着

B. 甲亢

C. 肺纤维化

D. 尖端扭转型室速

E. 以上均不是

35. 患者听诊心率60次/min, 律齐, 如作心电图检查, 可以出现下列哪些改变（　　　）

A. 窦性心律

B. 心房颤动伴三度房室传导阻滞

C. 完全性左束支传导阻滞

D. 心房扑动 4:1 传导

E. 阵发性房性心动过速 2:1 传导

36. 以下哪些不宜做电复律（　　　）

A. 阵发性室性心动过速

B. 低血钾

C. 洋地黄中毒

D. 室颤

E. 以上均不是

37. 下列有关预激综合征的说法正确的是（　　　）

A. 窦性心搏的 PR 间期短于 0.12s

B. QRS 波群起始部分粗钝, 终末部分正常

C. A 型预激 QRS 主波均向上

D. B 型预激 QRS 主波均向上

E. B 型预激在 V 导联 QRS 波群主波向下, V_5、V_6 导联向上

38. 下列哪项属于急性冠脉综合征（　　　）

A. 心源性猝死

B. 不稳定型心绞痛

C. 急性 ST 段抬高心肌梗死

D. 急性非 ST 段抬高心肌梗死

E. 稳定型心绞痛

39. 心包积液的心电图表现有（　　　　）

A. ST 段抬高(aVR 除外)，弓背向下

B. QRS 低电压

C. 电交替

D. 常有心动过速

E. 以上均不对

40. 有关药物治疗肢体动脉狭窄叙述正确的有（　　　　）

A. 血管扩张剂能改善缺血性肢体疼痛

B. 抗血小板制剂能防止动脉闭塞病变的进展

C. 尿激酶只对急性血栓性血管闭塞有效，对慢性闭塞无效

D. 肝素对慢性闭塞性肢体动脉粥样硬化无效

E. 以上均不对

41. 急性心肌梗死患者突然抽搐、意识丧失，可能的原因（　　　　）

A. 室颤

B. 心脏停搏

C. 无脉室速

D. 电机械分离

E. 严重心动过缓

42. 严重贫血所致的心功能不全为（　　　　）

A. 左室前负荷增加

B. 右室前负荷增加

C. 左室后负荷增加

D. 体循环血容量增加

E. 右心后负荷增加

43. 有关高血压危象的说法正确的是（　　　　）

A. 高血压危象包括高血压急症和高血压危症

B. 可有双侧眼底渗出或出血

C. 高血压急症伴有急性靶器官损害

D. 高血压危症伴有急性靶器官损害

E. 高血压脑病降压不宜过快，1h 内平均动脉压降低 20%~25%或舒张压降至 100mmHg 为宜

44. 动脉粥样硬化的发病机制中，哪些因子的改变与本病有关（　　　　）

A. LDL 升高

B. ApoA 降低

C. TXA 受抑制

D. 血小板功能亢进

E. 血小板第 4 因子亢进

45.下列不属于高血压危险因素的是（   ）

A. 女性>60 岁

B. 总胆固醇>5.2mmol/L

C. X 胸片见心胸比率>0.5

D. 眼底检查视网膜小动脉呈中度硬化和狭窄,出现动脉交叉压迫症,视网膜静脉阻塞

E. 血 Cr 98μmol/L

46. 阵发性夜间呼吸困难的发作与以下哪项发病机制有关（   ）

A. 熟睡时对缺氧更敏感

B. 平卧时膈肌上升肺活量减少

C. 夜间迷走神经兴奋性增高

D. 熟睡时呼吸频率减慢

E. 静脉回心血量增加

47. 晕厥常见于以下哪些疾病（   ）

A. 扩张型心肌病

B. 二尖瓣狭窄合并关闭不全

C. 主动脉瓣狭窄

D. 主动脉瓣关闭不全

E. 梗阻性肥厚型心肌病

48. 高血压的非药物治疗方式包括（   ）

A. 每日食盐量不超过 2 g

B. 减少脂肪摄入,多吃蔬菜水果

C. 限制饮酒

D. 减轻体重

E. 以上均是

49. 以下哪些症状或体征会出现于急性心包炎（   ）

A. 吸气时和平卧时胸骨后疼痛加重

B. 心包摩擦音

C. 第二心音逆分裂

D. 发热、乏力

E. Ewart 征

50. 急性感染性心内膜炎的特征是（   ）

A. 中毒症状明显

B. 病程进展迅速 , 数天至数周引起瓣膜破坏

C. 感染迁移多见

D. 病原体主要为金黄色葡萄球菌

E. 病原体主要为草绿色链球菌

三、填空题

1. 心房颤动病人体检时的心电图特点是 ____、____、____。

2. 急性感染性心内膜炎的主要致病菌是 _____。

3. 生物学死亡期的特征是出现 _____、_____、_____ 等。

4. _____ 用非同步电除颤，_____ 及 ____ 用同步电复律。

5. 心脏瓣膜病最常累及的瓣膜为 _____，其次为 _____。

6. 奇脉是诊断 _____ 和 _____ 的重要依据。

7. 主动脉瓣区第二心音增强主要见于 _____ 升高。

8. 世界卫生组织规定的高血压诊断的标准是：收缩压≥____mmHg，舒张压≥____mmHg。

9. 电除颤时电极板的位置放于 ____ 和 ____，室颤时选用 ____ 电除颤，房颤时选用 ____ 电复律。

10. 冠状动脉造影术可经 ____ 或 ____ 入路置入造影导管，是确诊冠心病的 ____。

11. 风湿性心脏病的常见并发症有 ___、___、___、___ 等。

12. 慢性风湿性心脏病患者的饮食应是 ___、___、___ 类。出现心功能不全时应注意 ____，应用利尿药者可进 ___ 食物。

13. 风湿性心内膜炎病变主要累及 ___ 瓣，其次累及 ___ 瓣。

14. 感染性心内膜炎的抗生素治疗原则为 _____、剂量要足、疗程宜长、_____、监测血清 SBT、_____。

15. 心绞痛患者疼痛发作时间多在 ___min，很少超过 ____min，经休息或 ____ 后 疼痛缓解。

16. 对心绞痛的主要治疗原则是 ___ 和 ___。

17. 急性心肌梗死临床主要表现为 ___、___、___、___ 等。

18. 急性心肌梗死的诱因有 ___、___、___、___、___ 等。

19. 成人高血压的标准：收缩压 ___mmHg 和（或）舒张压 ___mmHg。

20. 急进型高血压病患者的舒张压多持续在 ___mmHg，短期内出现 ___、___、___、___ 改变。

四、判断题

1. 糖尿病合并高血压病，降压宜选用双氢克尿噻。（　　　　）

2. 普萘洛尔适用于心排血量增高、血浆肾素增高的高血压患者。（　　　　）

3. 高血压合并心力衰竭者禁用普萘洛尔。（　　　　）

4. 硝苯吡啶适用于一、二期高血压合并冠心病的患者。（　　　　）

5. 心肌炎出现严重的房室传导阻滞应禁忌使用糖皮质激素。（　　　　）

6. 洋地黄适用于各种原因的心衰、快速室上性心律失常。（　　　　）

7. 治疗扩张型心肌病心力衰竭可用足量洋地黄。（　　　）

8. 亚急性感染性心内膜炎患者,出现栓塞和血管损害多在病程后期,约 1/3 的患者中是首发症状。（　　　）

9. 诊断亚急性细菌性心内膜炎,做血培养最好在使用抗生素之后 24~48h 取血 2~3 次,以提高阳性率。（　　　）

10. 心包摩擦音是渗出性心包炎的典型体征。（　　　）

11. 心包积液在 300ml 以上时,X 线检查可见心影扩大呈烧瓶形。（　　　）

12. 超声心动图检查对诊断肥厚型心肌病有非常重要的意义。（　　　）

13. 右心房内血氧含量显著高于腔静脉的血氧含量,提示为先天性心脏病房间隔缺损。（　　　）

14. 慢性二尖瓣关闭不全,最常见的病因是先天畸形。（　　　）

15. 经皮冠状动脉内支架植入术是使冠状动脉血管再通的唯一方法。（　　　）

16. 扩张型心肌病可通过植入心脏起搏器进行心脏再同步化治疗,以提高患者远期生存率。（　　　）

17. 临时心脏起搏器电极植入后,最长留置时间为 7 天。（　　　）

18. 急性心肌梗死患者进行静脉溶栓,最佳的溶栓时机为发病后 12 小时之内。（　　　）

19. 心肌梗死患者发生心力衰竭多为右心衰竭。（　　　）

20. 心肌梗死患者排便用力可危及生命。（　　　）

21. 钙离子拮抗药控制自发性心绞痛最有效。（　　　）

22. 我国高血压病的死因以并发脑血管意外为首位。（　　　）

23. 高血压患者合并消化性溃疡者慎用利血平。（　　　）

24. 确定冠心病的唯一金标准是冠脉造影术。（　　　）

25. 心电图上表示冲动从心房传导到心室的时间为 P-R 间期。（　　　）

五、名词解释

1. 电击除颤

2. 开瓣音

3. 枪击音

4. 肥厚型心肌病

5. R on T 现象

6. 病窦综合征

7. 血流动力学

8. 高血压急症

9. 急性冠脉综合征

10. 稳定型心绞痛

六、简答题

1. 简述对高血压危象及高血压脑病患者的抢救及护理措施。

2. 如何判断患者心脏骤停? 怎样进行现场抢救?

3. 心脏骤停的有效复苏指标是什么? 复苏后的处理原则有哪些?

4. 服用洋地黄药物患者护理时注意什么？

5. 安装永久性人工心脏起搏器的指征是什么？

6. 安装人工心脏起搏器患者术后如何护理？

7. 试述冠状动脉造影术的适应症和禁忌症？

8. 急性心力衰竭的临床表现有哪些？

9. 电击除颤操作的适应症和禁忌症是什么？

10. 电击除颤后的常见并发症是什么？

七、案例分析

1. 男性,58 岁,高血压病患者,夜间突然惊醒,被迫坐起,烦躁不安,咳嗽、气急,咳粉红色泡沫痰,若采取以下护理措施,哪项不妥(　　　　　)

A.置双腿下垂半坐位

B.乙醇湿化面罩加压给氧

C.肌内注射吗啡 2mg

D.硝酸甘油片 0.3mg 舌下含化

E.静脉注射呋塞米(速尿)20 mg

2. 一位长期接受治疗的心力衰竭患者,再次出现乏力、腹胀、心慌等症状,心率 120 次/min,心电图见明显 U 波,正确的处理措施是(　　　　　)

A.加大洋地黄用量

B.立即静脉推注呋塞米(速尿)

C.静脉滴注碳酸氢钠

D.补充氯化钾

E.肌注硫酸镁

3. 男,56 岁,高血压心脏病 6 年,近 1 年来,每天从事原有日常活动时出现心悸、气短,休息后好转,判定为(　　　　　)

A.心功能 I 级

B.心功能 II 级

C.心功能 III 级

D.心功能 IV 级

E.心功能 V 级

4. 某中年女性教师晨起锻炼时,首次发生心绞痛,即刻硝酸甘油片 2 片(0.6mg)舌下含化,1min 后感眼前发黑、恶心、手心发凉。此时应嘱患者(　　　　　)

A.马上吃些点心

B.立即躺下平卧

C.原地活动四肢

D.站立勿动待自行恢复

E.急去医院心电图室检查

5. 男性患者,68 岁,因胸骨后闷痛 1h 入院,心电图示急性广泛前壁心肌梗死。住院当夜,您发现其反应迟钝、面色苍白、皮肤湿冷、脉搏细弱,应首先考虑(　　　　　)

A.心源性休克

B.急性肺水肿

C.并发脑栓塞

D.心室颤动征象

E.心肌梗死后综合征

6. 女性患者,46岁,因昏厥1次而入院检查,心电图示二度房室传导阻滞(莫氏Ⅱ型)。某日在院中又突然昏倒并抽搐,拍喊无反应,触诊颈动脉及股动脉均无搏动。此时您应首先(   )

A.给高流量氧气吸入

B.呼叫就近医生来抢救

C.尽快抬其进抢救室

D.通畅气道后口对口呼吸

E.心脏听诊确定有无停搏

7. 某老年原发性高血压患者,住院治疗期间,一次沐浴,在较高水温的浴缸中浸泡良久,起来后出现头昏、眼花、眩晕乃至恶心、黑蒙,至床上平躺片刻后方逐渐好转。您考虑造成这一现象的可能原因是(   )

A.血压升高

B.颅内高压

C.心理紧张

D.脑血流量减少

E.外周血管收缩

8. 男性,50岁,原发性高血压患者,自诉头痛、头晕,舒张压持续在100~110mmHg,休息后仍不能降至正常,必须用药物方可控制。拍X线胸片示左心室肥大,查尿蛋白(+)。您的印象为(   )

A.Ⅰ期高血压

B.Ⅱ期高血压

C.Ⅲ期高血压

D.急进型高血压病

E.高血压危象

9. 男性,69岁,慢性肺心病晚期患者,经吸氧、抗感染、利尿及洋地黄类药物治疗后,呼吸困难减轻,但出现昼睡夜醒,恍惚多言。您考虑为(   )

A.痰液堵塞

B.肺性脑病

C.洋地黄中毒

D.并发神经官能症

E.并发脑血管意外

10. 27岁男性,突然心悸、胸闷、头晕,测脉率为200次/min,节律齐整。患者否认既往有心脏病史。在医生到来之前,您采取下列哪些护理措施可能是积极有效的(   )

A.尽快保持患者两腿下垂位

B.迅速给氧,并先经乙醇湿化

C.立即给舌下含服硝酸甘油片

D.嘱患者深吸气后屏气,再用力呼气

E.强行以手指或压舌板刺激其咽部引发恶心

第三套　试题答案

一、单选题

1.C　2.B　3.D　4.A　5.E　6.A　7.C　8.D　9.E　10.D　11.B　12.E　13.B
14.C　15.C　16.D　17.D　18.E　19.C　20.C　21.B　22.B　23.B　24.D　25.C
26.E　27.E　28.C　29.C　30.B　31.D　32.B　33.D　34.C　35.D　36.A　37.D
38.A　39.B　40.C　41.C　42.D　43.E　44.D　45.E　46.D　47.D　48.C　49.A
50.A　51.D　52.E　53.C　54.C　55.D　56.B　57.B　58.A　59.B　60.C　61.D
62.C　63.D　64.E　65.A　66.B　67.E　68.B　69.A　70.C　71.B　72.B　73.A
74.D　75.D　76.A　77.C　78.D　79.E　80.D　81.D　82.C　83.C　84.C　85.C
86.E　87.C　88.A　89.D　90.B　91.C　92.C　93.E　94.A　95.E　96.A　97.C
98.B　99.C　100.D

二、多选题

1.ACD　2.ACE　3.BCD　4.ABCDE　5.ABCD　6.ABCD　7.ABCD　8.ABCDE
9.ABD　10.CE　11.ABD　12.BCE　13.ABCDE　14.ABC　15.BCE　16.CD　17.ADE
18.ABC　19.BCDE　20.ABC　21.ABD　22.BCDE　23.AC　24.ABDE　25.ABCD　26.AB
27.ABCDE　28.ACE　29.ABCD　30.ABCD　31.BCDE　32.ABC　33.ABC　34.ABCD
35.ABCD　36.BC　37.ABCE　38.BCD　39.ABCD　40.BCD　41.ABCDE　42.ABD
43.ABDE　44.ABDE　45.CD　46.BCE　47.CE　48.BCD　49.ABDE　50.ABCD

三、填空题

1. 第一心音强弱不等,心律绝对不规则,脉搏短绌

2. 金黄色葡萄球菌

3. 尸冷、尸斑、尸体腐烂

4. 室颤,室速,房颤

5. 二尖瓣,主动脉瓣

6. 心包积液,缩窄性心包炎

7. 主动脉内压力

8. 140,90

9. 胸骨右缘第2肋间,心尖部,非同步,同步

10. 桡动脉,股动脉,金标准

11. 充血性心力衰竭,心律失常,亚急性感染性心内膜炎,栓塞

12. 富于营养,易消化,多维生素,限制钠盐,富含钾盐的

13. 二尖,主动脉

14.用药要早,选用杀菌剂,联合用药

15. 3~5,15,含服硝酸甘油

16. 改善冠状动脉供血,减轻心肌耗氧

17. 胸骨后疼痛,心源性休克,心律失常,心力衰竭,胃肠道症状及发热

18. 紧张,劳累,情绪激动,饮食过饱,排便用力,感染

19. >140,>90

20. 130~140,心,脑,肾,眼底

四、判断题

1. ×　2. √　3. √　4. √　5. ×　6. √　7. ×　8. √　9. ×　10. ×　11. √

12. √　13. √　14.×　15.×　16.√　17.×　18.√　19.×　20. √　21. √　22. √

23. √　24. √　25. √

五、名词解释

1. 电击除颤:电击除颤系用短暂的电流通过心脏,使所有心肌纤维在瞬间同时除极。窦房结和房室结得以发出和下传冲动,从而恢复窦性心律或有效的心室收缩活动,为一迅速有效地去除室颤及快速性心律失常的方法。

2. 开瓣音:即二尖瓣开放拍击音。为二尖瓣骤然开放,被血流冲击,发生震动所产生。 听诊特点是紧贴第二心音后出现的一种高调、清脆、响亮而短促的舒张期附加音(如同第二音的回声)。在胸骨左缘第4肋间隙,患者取坐位或仰卧位于呼气时听诊最明显。多见于二尖瓣 狭窄者。开瓣音的存在表示:①二尖瓣弹性尚良好;②病变主要累及后瓣,前瓣仍旧保持完整,故适合做手术分离。

3. 枪击音:即大动脉枪击音。在正常人,听诊器如轻放在外周大动脉(如股动脉)上,是听不到声音的。当主动脉瓣关闭不全时,随着心室强有力的收缩,大动脉内压力突然由较低骤升,管壁突然扩张,而产生一种高调的收缩期杂音,称为枪击音。

4. 肥厚型心肌病:肥厚型心肌病(hypertrophic cardio myopathy,HCM)是以心肌非对称性肥厚、心室腔变小为特征,以左心室血液充盈受阻,舒张期顺应性下降为基本病症的心肌病。根据左心室流出道有无梗阻又可分为梗阻性肥厚型和非梗阻性肥厚型心肌病。

5. R on T 现象:R 代表室性期前收缩的 QRS 波,T 代表室性期前收缩前面的窦性搏动的 T 波,当前者提前到落在后者上时,即 R on T。因 T 波顶峰处为心室易颤期,故此时极易导致心室颤动的发生,情况紧急,应立即做好必要的急救准备。

6. 病窦综合征(SSS):即病态窦房结综合征。是由于窦房结或其周围组织的器质性病变导致功能障碍,从而产生各种心律失常和多种症状的综合病症。主要特征为持续或间歇性< 50 次/min 的窦性心动过缓及短阵性停搏等。当合并快速室上性心律失常反复发作时称为心动过缓-过速综合征。

7. 血流动力学:用力学的理论和方法来研究心脏及血管节律性舒缩活动和其内血液流 动的规律,借以评价心脏动力泵功能的科学,称为血流动力学。血流动力学常用的

检测指标有心脏收缩期或舒张期各腔室、血管内的血液容积、压力、含氧量、血流速度、方向、流量等,以及根据这些资料用力学公式计算出的心排血量,各部位血流阻力、各瓣膜口面积、各心室做功量等情况。临床用以检测的方法有超声心动图、放射性核素显像等非介入性检测,和自四肢较大静脉插入纤细导管的介入性心导管检测。

8. 高血压急症:是指在短时间内(数小时或数天)血压急度升高,舒张压>130 mmHg和(或)收缩压>200 mmHg,伴有重要器官组织如心脏、脑、肾脏、眼底、大动脉的严重功能障碍或不可逆性损害。

9. 急性冠脉综合征:是以冠状动脉粥样硬化斑块破溃,继发完全或不完全闭塞性血栓形成为病理基础的一组临床综合征,包括不稳定型心绞痛(UA)、急性非 ST 段抬高型心肌梗死(NSTEMI)和 ST 段抬高型心肌梗死(STEMI)。

10. 稳定型心绞痛:在冠状动脉狭窄的基础上,由于心肌负荷的增加引起心肌急剧的、暂时的缺血与缺氧的临床综合征。其特点是阵发前胸压榨拌疼痛感觉,主要位于胸骨后,可放射至心前区和左上肢尺侧,常发生在劳力负荷增加时,持续数分钟,休息或用硝酸酯类制剂后消失。此种典型的发作至少持续 2 个月稳定不变(包括频率、持续时间和诱发因素)称为稳定型心绞痛。

六、简答题

1. 答:高血压危象和高血压脑病患者一经确诊,应立即配合抢救并提供适当的护理。(1)给患者半卧位,绝对卧床休息,做好解释工作,使其情绪稳定。(2)准备一切抢救物品,少搬动患者,改变体位时要缓慢。(3)给予氧气吸入,4~5L/min,并保持呼吸道通畅。(4)迅速、准确执行医嘱,建立静脉通路,给予降压、脱水和镇静处理。(5)滴注降压药物时,药物剂量和给药速度要准确,以免血压骤降发生意外。(6)定时观察血压、心率、呼吸、神志、瞳孔、尿量等变化,记录于护理记录单上,滴注降压药物时,应 5~10min 测 1 次血压。(7)指导患者避免用力排便、用力呼气或屏气。(8)注意安全,提供保护性护理,防止坠床等意外发生。(9)发生脑血管意外、急性脑水肿、心力衰竭、肾功能衰竭时,及时做相应的处理。

2. 答:可根据以下临床表现进行判断:①突然意识丧失或有全身抽搐;②颈动脉或股动脉搏动消失;③心音消失;④呼吸停止;⑤发绀;⑥瞳孔散大,对光反射消失;⑦心电图检查示心室停搏或心室颤动。一旦发现患者心脏骤停,应立即空拳叩击心前区 2~3 下,如仍无心跳,再行心脏按压、人工呼吸等,同时注意纠正心律失常和酸中毒等。

3. 答:有效复苏指标是:①瞳孔缩小;②出现睫毛反应;③挣扎动作;④肌张力良好;⑤出现自主呼吸。复苏后的处理原则有:①维持有效循环;②维持有效呼吸;③防止脑损害;④防治急性肾衰竭;⑤防止继发感染;⑥注意调节酸碱平衡等。

4. 答:(1)严格按时间、按剂量服用药物。(2)服用洋地黄前必须数脉率,成人应不低于每分钟 60 次为宜。(3)密切观察洋地黄治疗效果,有效指征为心功能不全的症状和体征改善,心房纤颤的心室率减慢,肝脏缩小,尿量增加,体重下降,食欲改善等。(4)注意洋地黄的毒性反应,如有无恶心,呕吐,心律失常等。

5. 答:人工心脏起搏器是用人造的脉冲电流刺激心脏,带动心搏的治疗方法。其主要指征如下。(1)心脏传导阻滞。完全性房室传导阻滞,二度 II 型房室传导阻滞等。(2)

病态窦房结综合征。(3)反复发作的颈动脉窦性昏厥和心室停搏。(4)异位快速心律失常,药物治疗无效者。(5)外科手术前后的"保护性"应用。(6)心脏病的诊断。

6. 答:(1)术后患者应取平卧位或略向左侧卧位,不宜翻动体位,以免导管电极移位。永久起搏者术后 1~2d 可起床或半卧位,但仍不宜进行较大的活动,手术侧手臂避免高举。(2)心电监护,了解起搏功能,观察血压。(3)密切观察伤口有无渗血。(4)注意有无心脏穿孔、血栓栓塞、局部感染等并发症。

7. 答:冠状动脉造影术能显示冠状动脉的解剖及其阻塞病变的位置、程度和范围,是检查冠心病的重要方法。适应症有:①准备手术治疗的冠心病患者;②瓣膜置换术前,了解有无冠状动脉疾病;③经冠状动脉溶栓治疗;④冠状血管重建术后,复查冠状动脉通畅情况;⑤不典型心绞痛或原因不明的胸痛需确诊者;⑥疑有先天性冠状动脉畸形或其他病变者。禁忌症有:①碘过敏实验阳性;②严重心肺功能不全,肝肾功能不全;③电解质紊乱,严重心律失常。

8. 答:突发严重的呼吸困难,呼吸频率常为每分钟 30~40 次,端坐卧位、面色青灰、口唇发绀、大汗淋漓、烦躁不安、同时可伴频繁咳嗽、咳粉红色泡沫样痰。极重者可因脑部缺氧而出现神志模糊。发病开始可有一过性血压升高,病情如不缓解,血压可持续下降甚至休克。

9. 答:(1)适应症:室颤、心脏骤停、心电机械分离、房扑或房颤等。

(2)禁忌症

1)洋地黄中毒引起的各种心律失常,除室颤。

2)房颤伴完全房室传导阻滞。

3)慢房颤、严重电解质紊乱。

4)其他:如左房巨大血栓的房颤,房颤持续 5 年以上。

10. 答:(1)心律失常、室性心律失常可用药物治疗(利多卡因等)。

(2)心肌梗死,多见于长期房颤患者电除颤后。

(3)呼吸心跳停止。

(4)低血压,心肌损伤,急性肺水肿等并发症。

(5)皮肤灼伤。

七、案例分析

1.C　2.D　3.B　4.B　5.A　6.D　7.D　8.B　9.B　10.D

(刘恒霞)

参考文献

1.候桂华,霍勇.心血管介入治疗护理实用技术.2版.北京:北京大学医学出版社,2017

2.尤黎明,吴瑛.内科护理学.6版.北京:人民卫生出版社,2017

3.郭爱敏,周兰姝.成人护理学.3版.北京:人民卫生出版社,2017

4.《2015美国AHA心肺复苏及心血管急救指南更新》,2015

5.李海燕,李帼英.心血管介入标准化护理管理手册.北京:人民军医出版社,2015

6.郭继鸿.新概念心电图.4版.北京:北京大学医学出版社,2014.

7.葛均波,徐永健.内科学.8版.北京:人民卫生出版社,2013.

8.周兰姝,郭爱敏.成人护理学习指导及习题集.1版.北京:人民卫生出版社,2012

9.张清.内外科护理学.1版.北京:清华大学出版社,2012.

10.周立,王蓓,毛燕君.介入护理管理与操作.北京:人民军医出版社,2012

11.周爱卿.先天性心脏病心导管术.上海:上海科学技术出版社,2009